웰니스를 위한

비니요가

KRAFTSOW의 요가치료입문

| Gary Kraftsow 저 · 조옥경 역 |

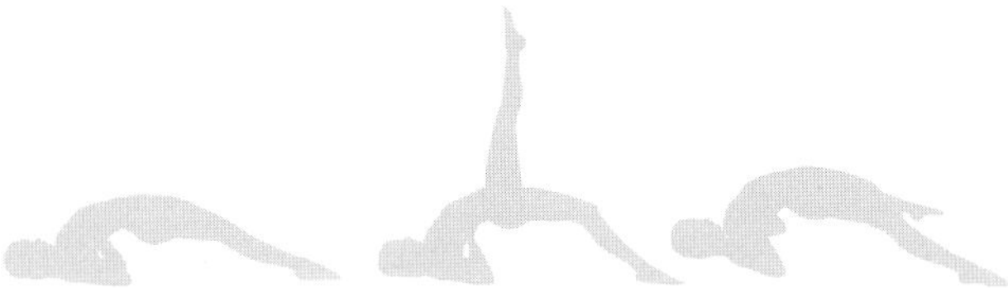

학지사

Yoga for Wellness: Healing with the Timeless Teachings of Viniyoga
by Gary Kraftsow

역자 서문

최근 보완대체의학 분야에서 요가에 대한 관심이 높아지면서 요가의 치료적 적용에 관한 요구 또한 증가하고 있다. 현재 일반인 사이에는 다이어트 중심의 생활체육 요가가 성행하고 있지만, 앞으로는 의료 및 치료현장에 요가가 도입되고 접목되면서 신체, 정서, 마음을 치료하고 치유하는 치료적 측면이 강조될 것으로 보인다. 사실상 요가는 신체, 정서, 마음의 정화를 통해 정신의 심층을 계발하여 기쁨과 평정심을 발견하고 고양함으로써 절대적인 자유에 이른다는 점에서 본질적으로 치료적 요소를 내포하고 있다.

요가는 수천 년 동안 전통 인도의학인 아유르베다를 보완하는 치료적 방법으로 널리 사용되어 오고 있었다. 요가찌낏사(yoga cikiṭsa)는 요가치료를 의미하는 싼스끄리뜨어로 이 책의 본문에서도 밝히고 있듯이 "요가찌낏사는 치료적인 전통으로서 우리의 신체 조건, 정서 상태, 태도, 식이와 행동 패턴, 라이프스타일과 사적인 유대관계, 그리고 우리가 일하며 사는 환경은 서로 모두 연결되어 있으며, 건강 상태와도 긴밀하게 연결되어 있다는 인식"을 출발점으로 삼는다. 이는 빠딴잘리 요가전통과 건강에 관한 아유르베다 체계에 그 기원을 두고 있으며, 두 전통에서 비롯된 건강개념을 바탕으로 다양한 증상의 감소, 균형 회복, 생명력 증진, 태도를 개선시키는 데 요가를 응용하여 적용하고자 힘을 기울이고 있다.

이 책의 추천사를 쓴 스콧 거슨(Scott Gerson) 박사도 밝히고 있듯이 현재 인도에서 요가치료 전통의 맥을 이어 가고 있는 대표적인 곳으로 마드라스에 위치한 끄리슈나마차리야 요가 만디람(Krishnamacharya Yoga Mandiram), 로나발라에 위치한 까이왈리아다마 사미띠 요가 건강센터(Kaivalyadhama Samiti Yogic Health Center), 방갈로르에 위치한 비베까난다 켄드라(Vivekananda Kendra)를 꼽을 수 있다. 이 책의 저자인 개리 크래프트소(Gary Kraftsow)는 19세의 나이에 인도에서 현재 끄리슈나마차리야 요가 만디람을 이끌고 있는 T. K. V. 데시까차르(Desikachar)를 만나 그 전통의 요가를 수년간 익히고 연구한 후 이를 서구에 전파한 주요 인물이다. 데시까차르와 그의 아버지이자 현대요가의 핵심 인물인 끄리슈나마차리야 Krishnamacharya는 빠딴잘리의 크리야 요가(Kriya Yoga), 즉 고행(tapas), 자기탐구(svādhyāya), 신에의 헌신(Iśvara praṇidhāna)을 치료의 주된 방법으로 삼고 있다.

비니요가의 비니 vini는 '적용' '차별화'를 의미하는 싼스끄리뜨어로 T. K. V. 데시까차르는 개인의 구조적, 생리적, 심리적 상태 및 수련생이 처한 특정한 상황을 고려하여 고전적인 형태의 요가를 변형하여 적용시키는 요가를 지칭하기 위해 이 용어를 사용하였다. 비니요가에서는 외부로 드러나는 자세의 구조적 형상보다는 특정자세가 지향하는 기능을 강조한다. 그러므로 최종 형태에 도달하여 그 자세를 유지하는 데 관심을 두는 고전요가와는 달리 최종자세에 도달하기 위한 움직임의 과정에 초점을 둔다. 이때 호흡과 연계되어 움직임이 자연스럽게 일어나도록 유도하는데, 호흡 조절을 통한 쁘라나 흐름의 통제는 주의의 움직임을 조절하여 마음에도 직접 영향을 미친다.

개리 크래프트소는 지난 30여 년간 요가 지도 및 교육, 개인치료 사례의 풍부한 경험을 갖춘 현재 미국 최고의 요가치료사이자 비니요가 지도자다. 1999년에 출판된 이 책은 현재 요가치료의 기본서로서 세계 여러 나라에서 요가치료 분야의 교과서로 채택할 정도로 그 구성과 내용이 체계적이고 알찬 매우 유용한 책이다. 출판 이후 시간이 꽤 흘렀음에도 이 책을 번역하기로 마음을 먹은 것은, 한국 요가계가 요가의 대중화라는 양적 팽창에도 불구하고 질적으로는 정체현상을 벗어나지 못하고 있는 현실을 볼 때 요가치료의 새로운 장을 열 필요가 있기 때문이다. 이 책에서 소개하고 있는 비니요가는 일대일 맞춤식 서비스를 제공한다는 점에서 요가의 치료적 적용에 걸맞을 뿐 아니라, 책에서 소개하고 있는 다양한 질병과 증상의 사례는 요가치료사를 꿈꾸는 사람들에게 더없이 소중한 자료를 제공한다.

이 책을 번역하는 과정에서 저자의 실제 지도 및 치료사례 경험, 다년간에 걸친 수행의 결실이 해부학과 생리학이라는 딱딱한 지식에 어떻게 생명력을 불어넣는가를 생생하게 체험할 수 있었다. 책 내용을 수차례 검토하며 그때마다 구체적이고 유용한 정보에 신선한 감동을 받으며, 번역작업의 소중함과 고마움을 거듭 느꼈다. 오랜 시간을 끌어 온 번역작업에 아량과 인내로 기다려 주신 학지사 김진환 사장님, 교정과 편집을 꼼꼼하게 살펴 주신 김경민 과장님, 비니요가를 실습하느라 여름방학을 반납하고 애써 준 요가치료학 전공생들, 지루한 과정을 옆에서 잘 견뎌 준 가족에게 감사의 마음을 전하고 싶다.

2011년 8월

서울 독산동에서

조옥경 두손모아

추천사

내가 전통 인도의학체계인 아유르베다(Āyurveda)를 공부하기 위해 처음 남인도에 도착한 지 20년 이상이 흘렀다. 물론 나는 이 치유체계의 기원과 영향에 대해 열렬한 관심을 갖고 있었으며, 아유르베다의 철학적이고 지적인 기초에 대한 증거를 찾기 위해 고대문헌의 원전을 뒤져 볼 수 있는 온갖 기회를 갖게 되었다. 예를 들어, 우리는 아유르베다가 인더스 계곡으로 알려진 지역의 고대도시 모헨조다로와 라라파로 거슬러 올라갈 수 있다는 사실을 고고학적인 유물로부터 알게 되었다. 당시에는 아리안족 사이에서 어떤 치유체계가 성행하고 있었는데, 그것은 식물, 동물, 금속에서 추출한 정교한 약제를 이용하고 있었다. 가장 오래된 것으로 알려진 아리안 문명의 문서 리그베다는 식물과 약초로 된 약물을 풍부하게 인용하고 있다. 운율로 구성된 이 고대문헌은 나중에 소화와 생식이라는 의학적 이론을 형성하는 초기 개념 아그니(agni)와 쏘마(soma)를 상세하게 논하고 있다. 리그베다와 그 밖의 두 가지 초기 베다(야주르베다[Yajurveda]와 사마베다[Samaveda])는 뚜렷이 의식적이고 마술적이면서 희생제물과 신에 대한 언급으로 가득 차 있다. 신은 종종 태양, 바람, 땅과 같은 자연적인 힘이 인격화된 형상을 띠고 있었다. 베다시대 후기 문헌인 아르타바베다(Arthavaveda)는 고대 인도에 존재했던 모습대로 약에 대한 훨씬 더 구체적이고 상세한 관점을 제공하고 있다. 인간의 신체에 대한 상세한 기술은 해부학과 관련해 매우 발달된 지식이 있었다는 증거가 된다. 이에 더해서 우리는 수많은 질병 상태가 약술된 것을 발견할 수 있었는데, 흐르디오따(hṛdyota, 심장병), 꾸스타(kustha, 문둥병), 라자약스마(rajayaksma, 폐결핵), 아쓰마리(asmari, 신장결석), 운마다(unmada, 정신이상)가 그 예다. 아르타바베다는 또한 특정 질병의 치료에 사용되었던 수많은 식물을 언급하고 있다. 분명 아유르베다는 아르타바베다 시기에 그 기원을 두고 있다고 할 수 있다.

과학적 사고가 점차 출현하면서 해부학, 생리학, 병리학, 약리학에 대한 이런 초기 베다의 개념은 상당히 확장되고 발달하였다. 마침내 기원후 1~2세기 동안 이런 생각이 조직화되어 차라까(Charaka)와 수슈루따(Sushruta)라는 유명한 백과사전식 개요서가 기록되었다. 오늘날에도 이 책들은 인도 의학의 주요 교과서로 간주되고 있다.

이 시기에 아유르베다 와위디야(Āyurvedic vavidyās)는 그 밖의 사상학파에서 파생된 그 주요 계열 사상인

쌍키아주의(Sāṃkhya doctrine)와는 동떨어진 생각을 통합하기 시작하였다. 이 학파 중 하나가 요가학파였으며, 이 학파의 가장 유명하면서도 최초 교본의 저자는 기원후 2세기 말엽쯤 생존했던 현자 빠딴잘리(Pata jali)다. 이 학파는 인간에 대한 심리생리적 구조라는 개념, 육체적 · 행동적 훈련을 통해 마음과 신체를 조절하는 체계, 하나를 향한 집중에 도달하는 방법을 제시하였다. 이 마지막 목표는 그것을 열망하는 사람들을 물질에 오염되지 않은 영혼으로 인도할 수 있다.

게리 크래프트소의 책이 이 주제에 관해 저술된 수백 권에 달하는 다른 책과 구분되는 특징 중 하나는 우리가 의식적 존재로 진화해 가는 데 장애가 되는 부정적 정서와 조건화에 대해서 깨우침을 주는 논의를 포함하고 있다는 점이다. 게리는 현대 신경생리학에 의지하여 우리 자신과 우리가 살고 있는 세계에 대한 자기중심적(ahamkārmic)이고 자기 제한적인 개념적 오류를 이해할 수 있도록 돕고 있다. 임상적 사례와 함께 멋지게 설명하고 있는 호흡-자세-명상이라는 3요소 치료개입은 실용적이면서도 영감을 주고 있다. 이 부분에서는 치료적 수단으로서 집중기법과 심상화 기법을 광범위하게 참고하고 있다. 일반적으로는 빠딴잘리를 요가체계의 창시자로 가정하고 있지만 그의 개론에 해당하는 요가경에서는 그를 단지 편집자에 불과하다고 언급하고 있다. 요가체계의 기원을 보다 정확히 말하면 더 고대로 거슬러 올라가서 베다시대의 고대 성직자이며 의사였던 사람들이라고 할 수 있다. 요가체계는 서구에서 신체 자세의 한 체계로 성행하고 있지만 원래의 목적은 상당히 의학적인 것이었다고 할 수 있다. 요가체계는 질병과 그 원인 및 과정, 질병을 가장 잘 제거하는 방법에 대해 밝히고 있다. 이는 질병에 대한 아유르베다적 접근과 상당히 유사하다. 차라까는 분명 요가학파의 영향을 상당히 받고 있다. 요가와 아유르베다에 공통으로 나타나고 있는 건강을 증진시키는 수단의 예로는 만뜨라의 사용, 식이요법 수단, 단식, 호흡조절 훈련, 찜질, 이완, 생리적 욕구에의 충실, 과도하면서 비도덕적인 행동의 절제를 들 수 있다. 그러나 가장 중요한 연결고리는 쌍키아 철학 교의라는 그 공통된 기반에 있을 것이다.

예를 들어, 짜라까 상히따(Charaka Samhita)에서는 요가와 목샤(moksha) 간의 관계를 논하고 있다(CS, 2:137-156). 짜라까는 인간 삶의 최고선인 목샤를 "모든 물질적 집착의 완전한 소멸(mokshonivrttirnihsesha)" (CS, Ibid., 137)로 정의하고 있다. 또 다른 아유르베다 주석가인 차끄라빠니(Chakrapani)는 목샤를 "신체의 완전한 소멸(atyantika sariradyucchedeh)"로 정의하고 있다. 이 두 의사는 모두 요가를 인간 해방의 궁극적 상태에 도달하기 위한 수단으로 보았다. 빠딴잘리는 이런 생각을 더 진전시켜 자신의 두 번째 경구인 "요가는 마음의 전변을 조절하는 것이다(yogas citta vṛtti nirodhaḥ)"로 시작하는 실제적인 수단을 제공하였다.

오늘날에는 요가 및 그 자세의 치료적 적용을 분명하게 설명할 필요성이 있다. 많은 것이 알려져 있기는 하지만 특정 질병의 치료에서 어떤 요가 자세를 이용할 것인가에 대한 저술은 많지 않다. 근거가 충분한 요가연구에 관심을 갖고 있는 저명한 아유르베다 의사들은 인도에 잘 고안된 요가연구를 실시하는 기관이 세 곳 있다는 데 일반적으로 동의하고 있다. 그중에서 마드라스에 있는 끄리슈나마차리야 요가 만디람(Krishnamacharya Yoga Mandiram)이 가장 존경을 받고 있는데, 이곳에서는 현재 정신지체 아동을 위한 요가의 역할을 다루는 획기적인 연구가 진행되고 있다. 그 밖의 유명한 기관으로는 로나발라에 있는 까이발리아다마 사미띠 요가 건강센터(Kaivalyadhama Samiti Yogic Health Center)와 방갈로르에 있는 비베까난다 켄드라(Vivekananda Kendra)가 있다. 그러나 내 생각에는 후자의 두 학교는 질병에 대한 현대의학적인 이해와의 뚜렷한 상관의 부재로 인해 연구에 한계가 있다는 공통점이 있다. 그들이 추천하는 요가 자세는 종종 필요를 느끼는 개개인의 능력을 넘어선다는 한계 또한 갖고 있다. 빠딴잘리에 따르면 prayatna śaithilyānanta samāpatti-bhyām(YS, 2:47)이 요가의 메시지인데, 이는 요가 자세를 할 때 소모되는 힘과 노력은 최소한이 되어야 한다는 것을 의미한다. 자세들은 편안하고 안정되는 것이 목적이다(sthira sukham āsanam, YS, 2:46). 수많은 요가 지시문이 갖고 있는 세 번째 한계는 각 요가 자세의 고정되고 엄밀한 형상의 달성을 강조한다는 점이다. 이는 수련자의 개별적인 구조적 차이를 무시하는 것으로 해로울 수도 있다. 마지막은 요가수련의 핵심으로서 호흡의 중요성을 종종 충분히 강조하고 있지 않다는 점이다.

이 책은 이 모든 주제를 능숙하게 다루고 있으며 초보자와 입문자의 요구를 모두 훌륭하게 충족시키고 있다. 게리 크래프트소는 현재 가장 존경받는 비니요가(viniyoga) 교사 중 한 사람인데, 비니요가는 각각의 신체, 정서, 심리적 현실을 자각하고 그에 맞추도록 안내하고 심지어 그것들을 요구하는 전통이다.

비니요가의 궁극적인 목표는 성실한 학생들을 완전히 변화시키는 것에 있다. 독자들을 안내할 이 요가체계의 뚜렷한 특징 중 하나는 압력방출밸브(release valve)라는 개념이다. 요가 자세의 가치를 희석시키는 이 무의식적인 보상적 움직임은 모든 형태의 치료적 움직임을 수련하는 우리 모두에게 해당된다. 책 전반에서 저자는 우리에게 이런 패턴을 의식하도록 안내하며 이를 변형시킬 수 있는 방법을 제시하고 있다. 비니요가를 규칙적으로 수련한다면 신체적 · 정신적으로 한계가 있는 사람들이 틀림없이 조화롭고 균형 잡힌 사람으로 변할 것이다. 우리는 이 요가의 길을 20년 이상 전력해서 추구해 온 저자에게서 이 전통이 광범위하게 완수되고 있음을 확인할 수 있다. 그는 수많은 사람의 교사이자 안내자인데 그들 중에는 지식과 경험이 풍부한 건강 전문가가 많다.

이 책이 독특하고 신선한 점은 수년 동안의 개인적 발견에서 탄생되었으며 게리가 모든 수련 수준에 있는 학생들에게 이러한 기법을 분명하게 설명하였던 수년간의 경험을 갖고 있는 데 있다. 그의 우아함과 지혜가 언어로 얼마나 잘 표현되었는가를 보면서 나는 감사와 함께 놀라움을 금할 수 없었다. 이 책은 분명 호기심으로 읽고 마는 책이 아니다. 여기에는 생리학의 모든 측면에 생기를 불어넣는 실제적인 지식이라는 금광이 있다. 이 책은 연구할 가치가 충분한 책으로, 열어 볼 때마다 예기치 않게 독자를 일깨울 것이다. 그러므로 나는 독자 여러분이 이 책을 읽고 나서 시간을 두고 구절을 소화하고, 스스로 진전되어 감에 따라 자세와 호흡기법을 수련해 나가길 바란다. 이 책은 자기발견이라는 힘겨운 도전을 통해 수년에 걸친 지도경험에서 탄생한 인내와 신선한 통찰로 안내할 것이다. 약간의 인내력과 내려놓음을 겸비한다면 여러분에게는 엄청난 보상이 따를 것이다. 여정의 다음 단계가 여러분에게 놀라움과 기쁨을 선사하기를 바란다.

의학박사 스콧 거슨(Scott Gerson, M.D.)
국립 아유르베다 의학연구소
뉴욕 브루스터

감사의 글

나는 인도 마드라스에 계신 나의 스승 스리 T. K. V. 데시까차르로부터 대부분의 요가의 의미, 요가 수련, 요가치료의 방법을 배웠다. 나는 1974년 마드라스에서 그와 함께 공부를 시작하였다. 그의 통찰력 있고 인내심 있는 지도에 대해 무한한 감사를 느낀다. 나는 수련과 헌신의 심연에서 이런 가르침을 주신 내 스승의 은사이신 스리 T. 크리슈나마차리야의 위대함에 절을 올린다.

나는 요가를 가르치고 요가치료를 훈련하는 것의 대부분을 내 학생과 내담자로부터 배웠다. 그들의 신뢰와 영감에 무한한 감사를 보낸다. 아울러 수년에 걸쳐 내가 성장하는 동안 나와 함께해 준 그들의 인내심에 감사를 표하고 싶다.

내 아내 머카와 처제 마라에게도 깊은 감사를 전한다. 이처럼 총망라한 책을 저술하는 데는 시간과 집중이 필요하다. 내 아들 마테오가 두 살에서 세 살이 되는 동안 이 책을 쓴 것이다! 내가 이 프로젝트를 완성할 수 있었던 것은 그들의 애정 어린 지지 덕분이었다.

나는 사진을 찍어 주고 암실에서 지치지 않고 노력해 준 내 친구(이름을 밝히기를 꺼린), 의학적 도해를 맡아 준 수전 길버트, 아난따(Ananta)를 번역해 준 누어 깁슨, 표지 사진을 맡아 준 배리 캐플런, 내 작업에 관심을 보이면서 이 책의 추천사를 써 준 스콧 거슨 박사에게 감사를 표하고 싶다.

우리 학교의 학생이었던 모든 모델인 필리스 애디슨, 키스 베일리, 멜라니 본-베일리, 줄리 게이어, 사라 그릭스비, 브라이언 그리스월드, 저스틴 그루드, 로널드 카와하라, 마테오 크래프트소, 밴스 쾨니그, 머카 스캘코-크래프트소, 젠 프레드릭슨, 미카 나카무라, 나탈리 마이셀, 바버라 플런킷, 로버트 워드, 그리고 게리 웨버에게 참여해 준 데 대해 고마움을 전한다.

내 작업을 믿어 준 문인대리인 링 루카스, 내 작업을 널리 알리는 데 도움을 주기 위해 방대한 양의 사진을 정리하는 일을 포함해 이 책을 위해 수많은 시간을 할애해 준 메리 루 멜링거, 이 프로젝트를 착수할 때부터 도움을 주고 완성되는 것을 보려고 관대하게 수년 동안 자신의 시간을 할애해 준 마고 모리스, 기술적인 도움을 제공한 마드라스의 라타 새티시 박사, 편집을 도와 준 팻 셀던, 자신의 의학적 지식을 관대히 나눠 준 켄 월코프 박사에게도 감사를 드린다.

내가 꿈꾸었던 대로 저자와 출판사 간의 이상적인 관계를 만들어 준 펭귄 퍼트넘의 재리야 워나펀과 리다

셰인토브에게 감사한다. 명쾌함, 친절함, 훌륭한 작업에 대해 여러분 모두에게 감사를 보낸다. 세련된 책 디자인을 위해 애써 준 펭귄 팀원인 돈 드르잘, 재닛 골드스타인, 캐시 패리스, 그 외에 돌로리스 레일리, 넬리 블라이, 낸시 세이츠에게도 감사한다.

마지막으로 나는 '쑤시고 아픈 일상의 통증'과 '만성 질병' 부분에서 제시한 과학적인 정보의 참고서적으로 1992년 프렌티스-홀에서 출판한 프레드릭 마티니(Frederic Martini)의 『해부와 생리의 기초(Fundamentals of Anatomy and Physiology)』를 참조하였음을 밝힌다.

저자 서문

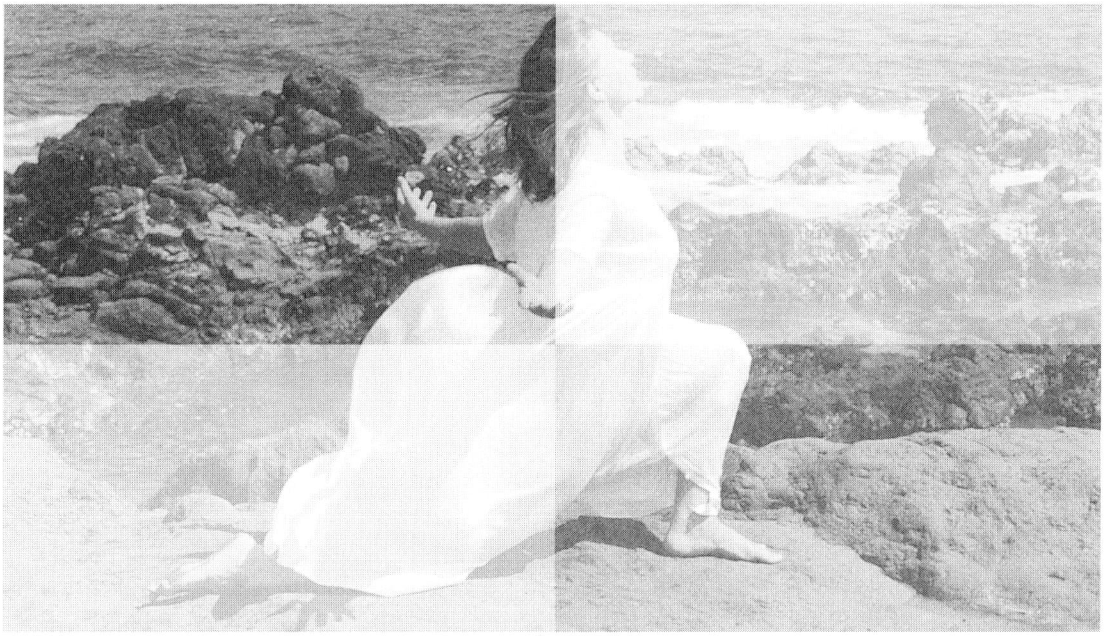

요가의 별이 떠오르고 있다. 동양에서 태어난 요가라는 아기가 세계 시민이 되고 있다. 요가의 가르침은 20세기 말 이전에는 결코 가능하지 않았던 민족, 문화, 종교의 벽을 초월하고 있다. 자기계발의 포괄적 체계로서 요가가 갖고 있는 깊고도 영원한 가치를 전세계 모든 문화의 민족이 발견하고 있다.

요가는 만인을 위한 것이고 또 항상 그래 왔다. 고대로부터 요가는 서로 다른 시기, 문화, 전통을 가진 사람들의 욕구에 지속적으로 적응해 왔다. 젊은이들은 자신들의 잠재력을 탐구하고 계발하게 되었다. 병자와 노인은 치유 및 신선한 조망을 위해 요가를 찾는다. 영적 추구자는 세속세계의 짐으로부터 자유를 얻거나 신의 발아래 평화를 찾고자 모여들었다. 요가는 찾아오는 모든 사람을 환영한다.

현명한 교사의 손에서 요가는 각 개인을 그가 처한 어느 장소든 그곳에서 있는 그대로 만나 그 특유의 흥미와 관심사를 다룬다. 그러나 불행히도 한때 요가와 서구를 분리시켰던 벽을 초월하는 과정에서 요가 전통은 종종 사실과 환상이 혼합되어 오해와 왜곡이 만연하게 되었다.

서구세계에서는 오늘날 점점 더 많은 사람이 건강을 의식하고 있다. 건강에 대한 새로운 관심은 가속화된 기술적 성장에 수반되는 불균형 감각을 반영하는 것일 수 있다. 우리는 외부세계를 변형시킬 수 있는 엄청난 잠재력을 목격하고 있는 동시에 내적 변용에 대한 갈망이 자라고 있음을 경험하고 있다. 우리는 내적인 만족감을 갖고 건강하고 생산적이며 의미 있는 삶을 살고 싶어 한다.

삶의 질을 개선하려는 현재의 추세에 따라 건강산업이 성황을 이루고 있다. 빨리 건강해지도록 하는 새로이 포장되고 일반화된 프로그램이 끊임없이 생겨나고 있는 가운데 요가도 시장에 등장하게 되었다. 이미 서구세계의 거의 모든 도시에서 요가원을 볼 수 있다. 그리고 이 요가원들은 이제 동유럽, 남아메리카, 동아시아에 퍼지고 있다.

이것은 굉장하면서도 이로운 발달이다. 그러나 이렇듯 팽창하고 있는 와중에도 더 깊으면서도 실로 더 실용적인 요가의 측면을 잃지 않아야 하며, 시장에 눈을 돌린 나머지 이 심오한 전통 기저에 있는 본질적인 원리를 잃지 않는 것이 중요하다.

인간으로서 우리는 대인관계 및 환경을 포함해서 서로 연관된 더 큰 복합체 내에 존재하는 상호 연관된 하나의 복합체(해부학, 생리학, 심리학의 다양한 측면을 포함하는)다. 전체로서의 이 다양한 구조적 요소와 전체로서의 신체가 지닌 대사적 기능 간에는 상호관계가 존재한다. 신체는 본래 유기체적 전체성을 갖고 있으며, 이 모든 시스템의 균형 잡힌 상호관계 속에 건강의 핵심이 놓여 있다.

항상 건강해 보이는 사람이 있는가 하면 만성적인 문제를 갖고 있는 사람도 있다. 특히 오늘날에는 이런 차이가 주로 생득적인 것이라고 생각하기 쉽다. 개인적 건강에 관해 유전형질이 수행하는 역할에 대해 더 많이 배우기 때문이다. 우리 각자가 건강에 영향을 주는 유전적으로 미리 결정된 일정한 특질을 갖고 태어난다는 것이 사실이긴 하지만, 우리가 누구이고 어떻게 느끼는가는 일상의 활동에 강한 영향을 받고 있다. 이는 우리의 행동을 변화시킴으로써 웰니스(wellness)의 정도를 크게 변화시킬 수 있는 기회가 있음을 의미한다. 우리가 누구인지를 이해한다면 유전적 성향이 어떻든 간에 우리가 어떻게 느끼는지를 순화하고 개선할 수 있다.

그러나 웰니스를 성취하는 과정은 우리의 일상 활동이 요가 전통에서 쌍스까라(saṃskāra)[1]라고 알려진 조건화(conditioning)의 영향을 받는다는 사실로 인해 복잡해진다. 우리 개개인에게 이런 조건화는 아동기 초기 이후에 형성된다. 그것은 대인관계와 사회환경의 특정한 관계로 인한 결과, 사실상 우리의 모든 과거 행동의 결과다.

출생 시에 우리가 하는 대부분의 움직임은 본능적인 것이다. 배고픔이나 공포를 경험하면 우리는 울음으로써 반응한다. 우리의 움직임은 자라면서 점차 더 활동적이 되며 더 의도적으로 변한다. 마음은 발달하면서 뇌와 신체의 기능을 프로그램하기 시작한다. 걷는 방법, 말하는 방법, 노는 방법, 다른 사람과 관계하는 방법을 배우면서, 즉 이런 기술을 습득하면서 우리는 신경근육 구조에 하나의 질서를 부과한다. 이 질서는 반복을 통해 점점 더 증가하는 조건화된 반사의 형태로 전운동피질(pre-motor cortex)[2] 속에 프로그램화되는 것이다. 걷기처럼 단순해 보이는 움직임도 한때는 그에 모든 주의를 기울여야 했지만, 점차 패턴화되면서 반사적으로 또 무의식적으로 움직이게 된다. 이런 학습과정이 조건화의 시발이 되며, 인정하고 싶지 않겠지만 조건화로 인해 우리는 걷고 말하며 우리를 키워 준 부모나 다른 사람처럼 행동하는 경향이 있다.

어린 시절을 지나 성장하면서 우리 신체와 마음의 발달은 신경근육 조직화와 사회화라는 한 쌍의 과정에 의해 지속적으로 조건화된다. 그러나 웰니스와 관련해 볼

1) 역주: '잠재인상' 혹은 '형성력'이라고 하며 일반적으로는 조건화된 모든 현상을 말한다. 정신현상과 관련해서는 모든 정신적 경향성을 가리키는데, 이런 경향성은 보통 의도나 의지의 결과로 생긴다.
2) 역주: 뇌 전두엽에 있는 운동피질의 일부로서 주요 운동피질 3mm 앞에 위치하고 있다.

때 우리 각자가 획득하고 발달시키는 이런 특정한 패턴은 항상 어느 정도 불완전하다. 그것들은 우리를 기능할 수 있게 하지만(사실 기능하도록 허용하기 때문에 강화되지만) 우리의 최적의 발달을 억압한다. 이런 조건화의 결과로 우리 시스템의 다양한 수준에서 불균형이 생기고, 스트레스가 축적되어 결국에는 질병이 생긴다.

상황이 항상 변한다는 것은 희소식이다! 조건화된 우리의 행동을 스스로 반성적으로 의식할 수 있으면 새로운 행동 패턴을 도입함으로써 그러한 순환을 단절할 수 있고, 시간이 지남에 따라 새 패턴은 낡은 패턴을 대신해 삶에서 일어나는 변화의 방향을 다시 조절할 수 있게 돕는다. 모든 수준에서 일어나는 조건화의 영향으로부터 해방되는 것이 바로 요가의 목적이다.

정상적으로 행동할 때 우리의 주의는 주로 외부세계에 집중되어 있다. 그리하여 우리는 보통 신체적인 것이든 정신적인 것이든 우리 행동이 갖고 있는 기계적이고 반복적인 성질을 의식하지 못한다. 그러므로 이런 순환을 중단시키고 삶의 질을 변화시키는 출발점은 주의를 내면화하는 일이다. 이것이 요가과정의 핵심이자 내가 개인수련(personal practice)이라고 부르는 것의 의미다.

이런 과정은 신체, 호흡, 마음의 훈련으로 시작하는데 요가 전통에서는 자세(āsana) 수련으로 알려져 있다. 가장 기본적인 수준에서 이 수련에는 의식적으로 특정 자세를 취하고 들어가 얼마간 그 자세를 유지하고 이를 특정한 순서로 함께 조직하는 일이 포함되어 있다. 자세 수련은 신체를 정화하고 재구조화하는 수단으로 발달되어 신체에 안정성, 힘, 유연성, 고요함, 명료함과 웰빙의 감각을 가져다준다. 요가 자세는 일상생활에 비기계적인 요소를 도입함으로써 이런 일을 수행하며, 이를 통해서 우리는 조건화로부터 해방되어 긍정적인 변화를 일으킨다.

고대로부터 요가 자세는 비교적 정확한 형태라는 견지에서 정의되어 왔다. 이런 형태를 숙달함으로써 개인은 움직임의 특정한 기본 원리를 지배해 왔다. 그러나 그 원리를 실용적으로 적용하는 일은 개개인의 실제 조건에 근거해야만 한다는 사실 또한 일반적으로 이해되고 있는 사실이다. 그러므로 각 자세를 취하는 개개인의 방식은 교사와 학생 사이에서 이루어진다. 이런 의미에서 우리는 항상 형태가 아닌 기능과 관련시켜 특정 자세의 변용적 가치를 평가한다.

불행히도 요가에 대한 대중적 오해 중 가장 주된 것(수많은 요가 수련생과 지도자까지 포함하여)은 각 자세의 가치는 정확하고 고정된 형상을 성취하는 데 있다는 생각이다. 따라서 사전에 형성된 완벽한 외적 기준에 따라 자세를 취하고 신체를 계발하는 피상적인 세부사항이 자주 강조되었다. 또한 경직된 정적인 자세로 몸의 형태를 만들어서 요가 자세의 생동감 있는 성질을 잃고 말았다.

먼저 우리의 현실적인 조건을 인식한 후 그에 따라 수련을 개발하지 않고 이런 식으로 외적 기준에 부합하려고 노력한다면, 실제로는 비기능적인 패턴을 강화하고 자세 수련의 보다 심오한 가치를 완전히 잃게 될 것이다. 그런 경우에 요가수련생은 보통 고의로 근육을 수축시키는 노력을 통해 하나의 형상을 만들려고(어떤 형태여야만 하는가에 대한 생각에 기초해서) 한다. 그러나 정적인 수축을 통한 형상의 성취는 경직을 일으키며 궁극적으로는 관절의 압박, 혈류의 제한 같은 가외의 문제를 야기한다. 신체는 저항하고 취약한 부위에 스트레스가 흡수되며, 즉각 혹은 일정 시간이 흐른 뒤 불가피하게 문제가 발생한다. 그러면 특정 요가 자세의 정확한 형상을 만들려는 우리의 노력은 실제로는 신체에 부담을 주어 해로워지며, 이는 신체의 진정한 요구와는 무관한 명령이 되고 만다.

그러나 기능과의 상호 관련성이라는 관점에서 전통적인 요가 자세를 분석해 보면 그것들이 인간 신체의 구조적 잠재력을 체계적으로 기록한 것임을 알 수 있다. 이 관점에 따르면 이런 자세에서 얻는 이득은 형상의 수준이 아닌 기능의 수준에서 발생한다. 그러므로 자세 수련을 완벽한 형상의 성취가 아닌 움직임의 잠재력을 연구하는 것으로 생각해야 한다.

우리 각자에게 맞게끔 요가 자세에서 구현되는 잠재력을 실현하는 일은 움직임의 효과를 이해하고 개개인의 구조적 요구와 능력과 관련지어 우리 자신의 움직임을 적응시키는 것이다. 이것이 요가 자세 수련의 기능적 지향, 즉 비니요가(Viniyoga)[3]가 지향하는 바이며 이 책의 가르침이기도 하다.

요가 전통 중에서 비니요가 전통만이 유일하게 건강의 초석이 되는 개인 수련이 발전할 수 있는 분명한 과학을 제공하고 있다. 비니요가의 관점에서 보면 요가 자세 수련은 또 다른 기계적 훈련에 불과한 것이 아니다. 비니요가에서 요가 자세를 공부하는 일은 항상 이론적으로나 실제적으로나 개인 신체의 독특한 조건에 대한 이해에서 출발한다. 어딘가에 도달하기 위해서는 우리가 처해 있는 장소에서 출발해야만 한다. 특정한 적응원리에 따라 이런 공부가 지속된다. 그러므로 우리가 스스로를 보다 깊이 이해함에 따라 개인적인 요구에 맞게끔 끊임없이 우리의 수련을 변화시킬 수 있다.

비니요가 전통은 또한 우리에게 요가 수련의 목적을 분명히 해야 함을 가르친다. 일반적으로 요가 자세 수련의 전체 움직임은 우리가 처한 현재의 조건을 만든 기전을 보다 깊게 이해하는 쪽으로 나아가야 한다. 이런 이해에 도달하는 것이 특정 요가 자세 혹은 모든 요가 자세를 숙달하는 것보다 중요하다. 이런 관점에서 보면 요가 자세 수련은 자기 자각(self-awareness)을 심화시키는 수단이다. 그리고 모든 자기 변용의 핵심은 자기 자각에 있다.

이런 이해를 기초로 삼을 때, 요가 자세 수련은 각 신체 시스템과 그러한 시스템이 상호작용하는 기능을 개선하는 수단이 된다. 의식적인 움직임을 통해 우리는 몸을 보다 효율적으로 사용하는 방법을 학습한다. 반대로 조화롭고 효율적인 움직임은 시스템이 약해지지 않도록 하며 에너지 소모를 줄인다. 적절하게 적용하면 궁극적으로 신경근육 수준에서 습관화된 패턴을 변화시키고, 신체적 스트레스를 감소시키는 새로운 패턴을 개발하며, 골격의 정렬과 역학적 자유로움 및 조직의 통일성을 높일 뿐 아니라 최적의 웰니스를 향해 우리 스스로를 이끌고 나갈 수 있다.

이 모든 것을 이루기 위해서는 요가 자세 수련이 개인의 골격구조와 근육 및 조직의 기능에 적합해야 한다. 개인 수준에서는 자신의 독특한 움직임이 갖고 있는 잠재력을 높일 수 있는 요가 자세를 실시할 수 있는 방법을 개발해야 한다.

이런 진전은 요가의 원리에 대한 기본적인 이해에서 출발해야만 한다. 1부 '요가: 계발적 접근'에서는 특정 수련에 대한 이해의 맥락을 전개하기 위해 비니요가에서 명시하는 일반적인 원리를 설명한다. 1장 '수련의 원리'에서는 요가 자세, 호흡, 변형, 연속적인 자세가 포함된 수련의 기본 원리를 살펴본다.

2장 '움직임의 생역학'에서는 신체 전체를 작동시키고 높은 수준의 건강과 웰빙을 개발하고 유지하기 위해 이용할 수 있는 포괄적인 연속 자세를 제시한다. 일곱 개로 구성된 연속 자세는 각각 척추의 기본 움직임을 위해 조직되었다. 연속 자세 각각은 특정 부위를 강조하지만 모두 균형이 잘 잡혀 있다. 각 연속 자세는 그 자체로도 독립적으로 성립되지만 모든 순서를 돌아가면서 수련하는 경우 프로그램 효과가 가장 높을 것이다. 연속 자세를 함께 모아 놓으면 당신의 시스템을 최

3) 역주: 비니요가는 '사용' '적용'을 의미하는 산스크리트어로, T. K. V. 데시까차르(Desikachar)는 요가수련생이 자신의 조건과 상황에 맞게끔 요가 수련을 적용시킨다는 의미로 이 용어를 사용하였다. 치료적인 의미로는 내담자나 환자 혹은 수련생의 신체적 · 정신적 상황에 맞추어 전통적인 요가 자세들을 변형시켜 단계별로 적용해 가는 요가를 말하기도 한다.

적의 기능 수준으로 만드는 포괄적인 프로그램이 된다.

요가는 대부분 균형 잡힌 건강과 피트니스 체계로서 인기를 끌고 있다. 그러나 이 분야에서 20여 년간 활동한 나로서는 요가치료의 치유(healing) 잠재력에 가장 강한 인상을 받았다. 나는 사람들이 질병 및 의존 상태에서 웰니스와 자기 충족 상태로 변화되는 것을 반복적으로 수없이 보아 왔다. 그러므로 2부 '요가: 치료적 접근'에서는 요가치료의 전통을 소개한다. 이 부분은 '쑤시고 아픈 일상의 통증' '만성질병' '정서적 건강'의 세 개 장으로 나누어진다. 각 장에서 특정 신체 시스템에 대한 기본적인 설명뿐만 아니라 이에 영향을 미칠 수 있는 문제를 일으키는 흔한 조건에 대해 일부 논의한다. 그리고 각 장은 실제 사례연구로 마무리 지으며, 각 사례를 위해 개발된 연속 자세가 뒤이어 제시된다.

물론 제시된 수련은 치유 과정을 돕기 위해 요가치료 방법을 이용하여 실시할 수 있는 작업의 표본에 불과하다. 그것들은 분명 특정 조건을 다루기 위한 처방이기보다는 기술방식이다.

나는 독자 여러분이 이 책을 읽음으로써 배우게 된 적용원리에 따라 개인 수련을 개발하는 쪽으로 나아가도록 격려받을 수 있기를 바란다. 여러분의 라이프스타일이 개선됨에 따라 여러분이 처한 조건도 변할 것이다. 그리고 웰니스에 대해 여러분이 갖고 있는 열쇠는 변화되는 상황에 따라 지속적으로 적응할 수 있는 능력일 것이다. 이 책 전반에 서술된 원리를 이해하면서 개인 수련을 개발시킴으로써 여러분은 삶의 도전에 직면하고 스스로 더 많이 진전될 수 있는 충분한 역량을 갖추게 될 것이다.

가장 숙달된 기술을 테스트하는 방법은 실제 실행에 있다. 적절한 훈련을 통해 점차 정교해지고 마침내 숙달되는 기술을 개발하는 학습단계를 거치는 일이 여기에 포함된다. 예를 들어, 테니스 시합에서 움직임은 자발적이고 반사적으로 일어나야 한다. 움직임 내내 스스로를 반추해야 한다면 승리할 수 없을 것이다.

요가 수련의 실행은 요가 자세를 실시할 때 완벽해지려고 애쓰는 데 있지 않다. 어떤 의미에서 그것은 궁극적으로 자세 수련 자체와는 전혀 관계가 없다. 요가에서 실행은 삶 자체다. 자세 수련 자체는 움직임과 행동에 있어 일반화된 기술을 습득하는 단계에 해당한다. 그것은 삶이라는 게임 안에서 적절하고 효율적인 행동을 위해 필요한 반사를 선사한다.

움직임과 행동의 기술을 개발하는 일은 테니스에서 백핸드를 정복하는 것과는 다르다. 그러므로 여러분 자신의 요가 수련이 진전됨에 따라 특정 자세나 순서를 접할 때 부딪히는 온갖 어려움 때문에 좌절하지 말라. 여러분 안에서 과정이 어떻게 작용하고 있는지 그 과정과 그에 대한 이해가 중요하다.

그러므로 관찰하고 배우고 기억하라. 비니요가의 시각에 따르면 여러분 자신의 신체적 취약성, '완성'을 이루기 위한 여러분 자신의 역량과는 별개로 여러분은 틀림없이 숙달될 것이다. 신체의 자연스러운 질서와 통합성을 해치거나 혼란스럽게 만들지 않고 신체에 내재하고 있는 움직임의 잠재력을 계발시키라. 그러면 여러분의 신체는 변화되어 더 많은 균형, 힘, 유연성 쪽으로 가게 될 것이다. 탐구, 실험, 발견에 대해 개방적인 태도를 유지하면 수련이 생생하고 신선해지며 점차 경험, 학습, 성장을 향한 무한히 풍성한 기반이 될 것이다.

차 례

제 2부 요가: 치료적 접근

제5장 정서적 건강 • 331

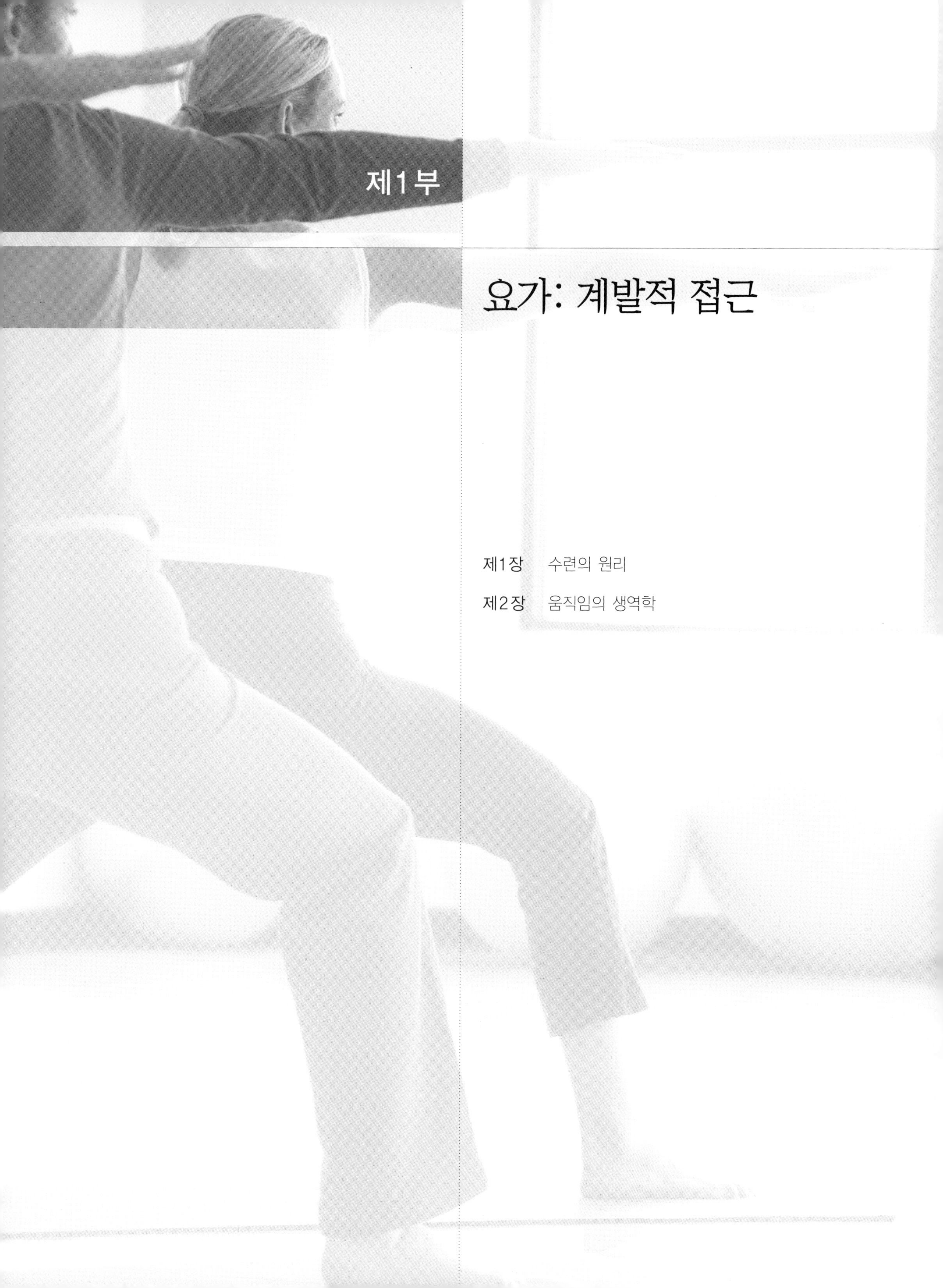

제1부

요가: 계발적 접근

제1장

수련의 원리

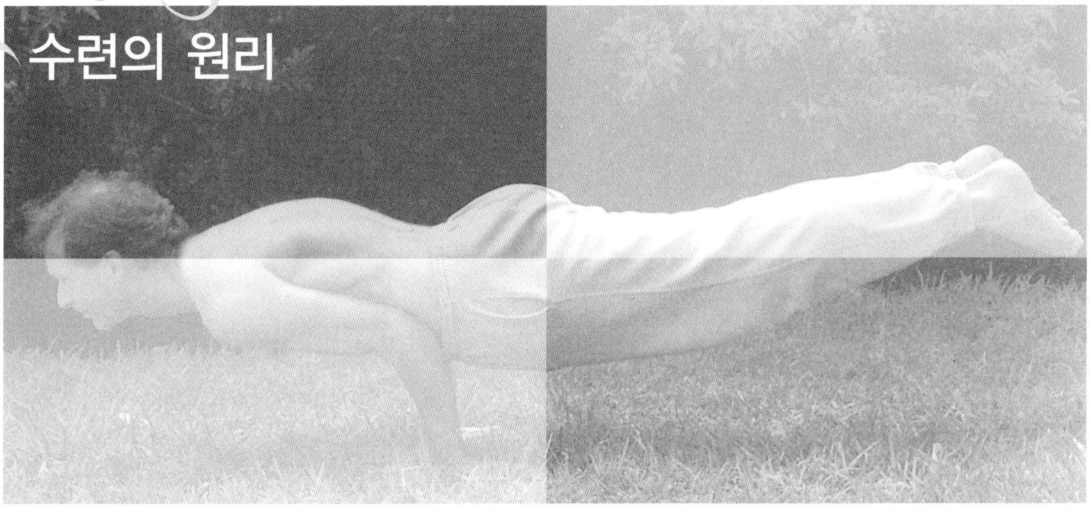

요가 자세 입문

요가 자세를 말하는 싼스끄리뜨어 āsana는 '앉다' '모습을 나타내다'를 의미하는 어근 as에서 파생되었으며, 요가 전통의 맥락에서는 '특정 자세를 확립하다'라는 의미가 있다. 역사적으로 이 용어는 인도의 스승들이 수천 년 동안 전수한 광범위한 신체 자세를 말한다. 이러한 자세 중 많은 자세의 형상이 하타요가(Haṭha Yoga)[1] 전통의 고전 경전에 어느 정도 정확하게 정의되어 있기 때문에 각각의 요가 자세는 특정한 객관적 기준을 그 특징으로 하고 있다. 사실상 요가 자세에 대한 전통적인 정의 하나는 '신체의 서로 다른 요소들을 특정한 방식으로 배열하는 것'이다. 그러나 요가 자세의 역사는 신체를 비트는 온갖 가능성을 기록하거나 신체적 문화의 고대적 형상을 기록한 것에 불과한 것이 아니다. 요가 자세는 오히려 정화, 성취, 깨달음을 향한 포괄적인 영적 수련의 통합적 부분으로서 발달해 왔다.

1) 역주: 15세기 인도의 요기 스와트마라마(Swatmarama)가 창시한 요가체계로서 장시간의 명상을 위해 신체를 정화하는 예비단계를 위해 마련되었으며 요가 자세와 호흡을 강조하는 매우 강력한 요가다. 현대에 와서는 요가의 대명사로 탈바꿈하여 일반인에게 정신적 · 신체적 건강을 위해 수련하는 대표적인 요가로 인식되고 있다.

우리가 최상의 영적 잠재력을 이루기 위한 도상에 있든 그렇지 않든 자세 수련 자체는 구조적 안정성, 생리학적 면역성, 정서적 건강을 증진시킨다. 운 좋게도 어렸을 때 자세 수련을 시작한다면 요가 자세가 균형 잡힌 신체로 발달하도록 도울 것이다. 적절한 수련은 구조적으로 안정성, 힘, 유연성, 골격의 정렬, 역학적 자유로움을 증진시킬 것이다. 생리학적으로는 신경과 호르몬 활동에 균형을 주고, 심장혈관과 호흡 기능을 강화시키며, 영양소의 흡수와 노폐물의 제거를 개선하고, 신체의 저항능력을 강화시키고, 만성질병을 극복하게 한다. 그리고 정서적으로는 자신감과 자신과 다른 것에 대한 인내심, 자신과 타인의 고통에 대한 자비심, 변화를 잘 견디는 능력, 삶의 선물에 감사하는 마음을 길러 줄 것이다.

요가의 고대 권위자 빠딴잘리(Pata jali)[2]는 요가경에서 요가 자세 수련의 본질적인 특성을 우리에게 제시하였다. 그 특성은 다음과 같다.

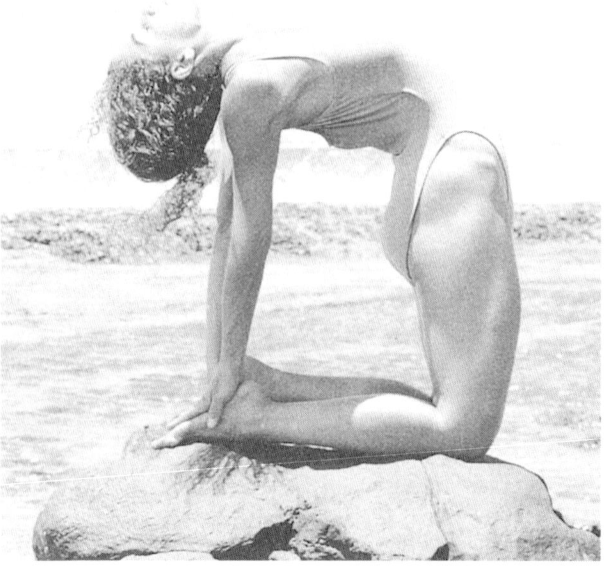

• 스티라(Sthira): 의식적인, 기민한, 현존하는, 확고한, 안정된

• 수카(Sukha): 이완된, 편안한, 안락한, 고통이나 동요가 없는

스티라와 수카는 머리에 세상을 이고 무릎에 왕을 둔 나가스(Nāgas)의 왕 아난따(Ananta)에 대한 고대 힌두 이야기를 그 상징으로 하고 있다. 안전하면서도 효율적인 수련을 개발하기 위한 지침을 제공하는 것은 특정한 조직적 원리와 객관적인 기준을 겸비한 특성이다. 이 권위적인 경전에 따르면 요가 자세를 취할 때 현존하며 자각할 수 있는 능력은 호흡을 통해서다. 호흡을 통해 상상의 수준이 아닌 실제적이고 확실한 경험을 함으로써 진정으로 신체와 마음을 연결시킬 수 있다.

실용적 수준에서 아난따는 우리가 실시하는 수련의 목적을 상징하고 있다. 그것은 개인적, 사회적, 신체적 환경의 맥락에서 한 사람의 건강한 인간이 되는 것에 대한 책임을 충분히 질 수 있는 능력과 더불어 신체, 마음, 가슴이 이완되고 평화로워질 수 있는 능력이다. 자세 수련은 마치 우리가 아난따가 되듯이 이루어져야 한다. 즉, 완전한 주의력으로 일을 하면서 동시에 가슴 속에 존재하는 신을 위해서 안락한 쉼터를 마련하는 것이다.

우리 모두에게는 동일한 기본적인 구조적, 유기적 요소가 있다. 그럼에도 우리는 구조적, 생리학적, 정서적 기능에 있어서 독특한 존재다. 우리 모두는 변치 않고 존재하는 깊이 뿌리박힌 특정 체질의 경향성을 갖고 있지만 우리 자신의 조건은 매일 변한다. 그러므로 개인 수련 기술의 핵심은 우리의 현재 조건을 정확하게 측정하는 방법, 적절한 목표를 설정하는 방법, 적절한 수련을 개발하는 방법을 배우는 데 달려 있다.

2) 역주: 내적인 관조, 명상 수련, 윤리적 지침, 신에게의 헌신 등을 강조하는 라자요가의 수련 및 철학적 기반을 제공하는 요가의 대표적인 경전인 빠딴잘리 요가경을 저술한 것으로 알려진 인물.

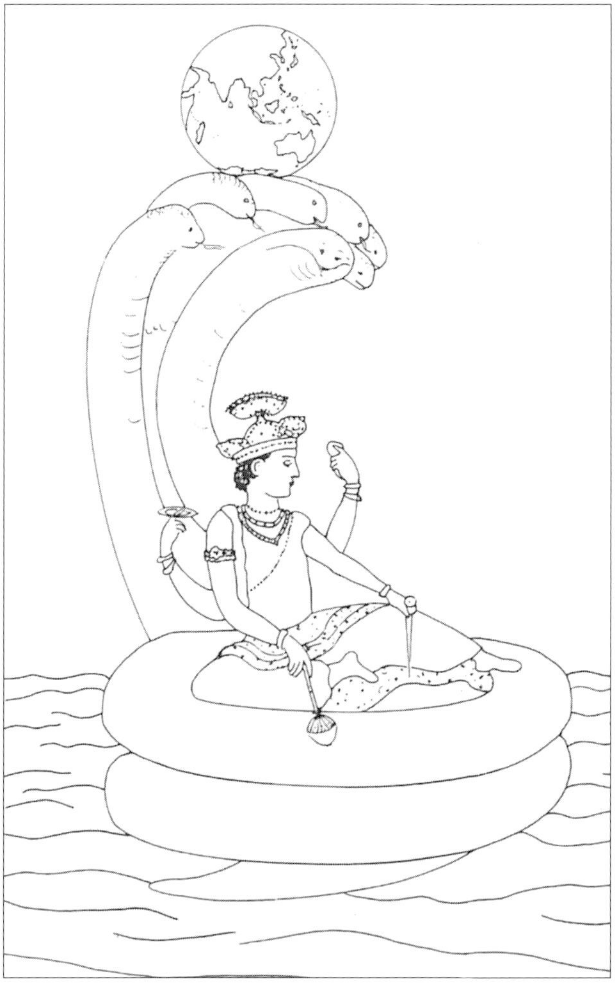

아난따

우리의 현재 조건을 정확하게 측정하는 방법을 배우는 일에는 수련할 때 우리 몸에서 실제로 어떤 일이 일어나는지를 살펴보는 것이 포함된다. 예를 들어, 특정 자세의 형상을 아름답게 성취했을지라도 실제로는 잠재적인 혜택을 놓쳤을 수 있고, 또 그 자세가 갖고 있는 잠재적인 해악을 보지 못했을 수도 있다! 이런 일이 일어나는 데는 두 가지 이유가 있다. 우리는 우리 자신의 압력방출밸브(release valve)를 인식하는 데 실패했을 수 있다. 그리고 우리가 한 자세의 형상에 지나치게 집중한 나머지 그 기능을 고려하지 못했을 수 있다. 즉, 그 자세를 이용하면서 우리가 진정으로 이루고자 하는 것이 무엇인지 묻지 못했을 수 있다.

압력방출밸브란 지나친 가동성이나 제한, 습관적인 움직임 패턴, 혹은 이해나 주의 부족으로 인해 신체의 일부가 안정되지 않을 때 일어나는 보상기전을 말한다. 어떤 자세에서도 수많은 압력방출밸브가 있을 수 있다. 우리 자신의 압력방출밸브를 관찰하고 확인하며 차단시키는 능력은 자세 수련으로부터 혜택을 얻는 데 매우 중요하다. 따라서 앞으로 전개되는 장에서 그에 대해 충분하게 다룰 것이다.

한편으로 형태-기능 문제는 특정 자세의 고전적 형상과 실제 기능적 가치 간의 관계와 관련이 있다. 고전적 자세들의 형상은 인체의 구조적 잠재력을 체계적으로 기록한 것이지만 이들 형상 중 하나를 성취한다고 해서 반드시 그 기능이 달성된 것은 아니다. 이러한 자세의 진정한 가치는 고전적 형상의 객관적 성질에 있는 것이 아니라 그것들이 우리 자신의 신체에 미치는 기능적 이득에 있다. 그러므로 객관적인 기준을 맞추는 데 집중하기보다는 수련할 때 우리 몸에서 실제로 무슨 일이 일어나는지에 초점을 두어야 한다. 처음에는 실제 조건에서 무언가를 발견할 수 있게 도와주는 거울로서 고전적 자세를 이용해야 한다. 그런 다음 이런 관찰에서 얻은 정보를 우리 수련의 방향을 결정하는 데 도움이 되게끔 이용해야 한다.

수련의 적절한 목표를 설정하는 일에는 변화를 인식하는 능력이 포함된다. 우리의 조건은 항상 변하기 때문에 수련을 끊임없이 재정의하고 새롭게 만들어 가야만 한다. 이것을 마음에 새기면서 우리는 이 책 전반에 걸쳐 실현 가능한 목표를 폭넓게 탐색할 텐데, 여기에는 만성적인 쑤시고 아픈 일상의 통증을 해소하고, 과도한 상태나 부족한 상태에 균형을 주고, 정서적 건강을 높이고, 어려운 자세를 통해 신체를 개발하는 일이 포함된다.

척추는 신체의 구조적 핵심이기에 적절한 자세 수련을 개발하는 일에는 반드시 척추의 여러 부분 간의 구조적 관계를 공부하고, 척추에 미치는 영향과 관련시켜 자세 수련의 특정한 움직임을 분석하고, 모든 부분을 적절한 관계로 배열하는 움직임의 패턴을 개발하는 일이 포함되어 있다. 이어지는 장에서 우리는 호흡의 역할, 변형의 원리, 연속된 자세의 과학, 움직임의 원리를 포함해서 적절한 수련을 계획하는 원리를 탐구할 것이다.

반복 대 유지

고전적 자세를 우리의 실제 상태를 파악하기 위한 거울로 이용하면서 자기관찰 과정에서 얻은 정보를 위에서 언급한 원리와 결합시키면, 우리의 변화하는 상태와 변화하는 목적을 실로 존중하는 요가 자세 수련을 적용할 수 있다. 그런 수련에는 특정 자세를 취하고 풀어 주는 신체의 반복적 움직임과 그 자세를 한동안 유지하는 것이 포함된다. 스트레칭과 수축을 반복하여 번갈아 실시하면 크기가 큰 겉 골격근에 순환이 증가되어 이들 근육이 더 강하고 유연해진다. 그러므로 반복은 저항을 최소화하면서 오랫동안 자세를 유지할 수 있도록 한다. 우리의 압력방출밸브에 주의를 기울이면서 의식적으로 움직이면 몸은 습관적인 움직임 패턴을 확인하고 우리 신체의 구조적, 기능적 요구에 적응하는 새로운 움직임 패턴을 개발하는데 이때 반복이 도움이 된다. 그러므로 반복은 정상적인 일상 활동에서 우리의 몸을 사용하는 방식을 변화시킨다. 비니요가 전통에 따르면 사실상 가장 중요한 근골격 및 신경근육의 변화는 이런 반복적인 움직임을 통해 일어난다.

반면에 가장 중요한 내적 정화와 생리학적 변화는 특정 자세를 오랫동안 유지할 때 일어난다. 비교적 고

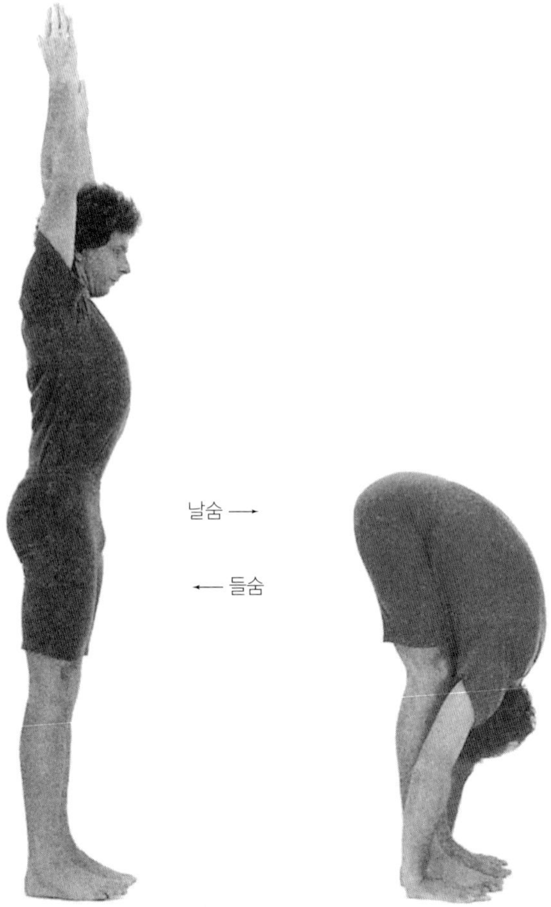

반복

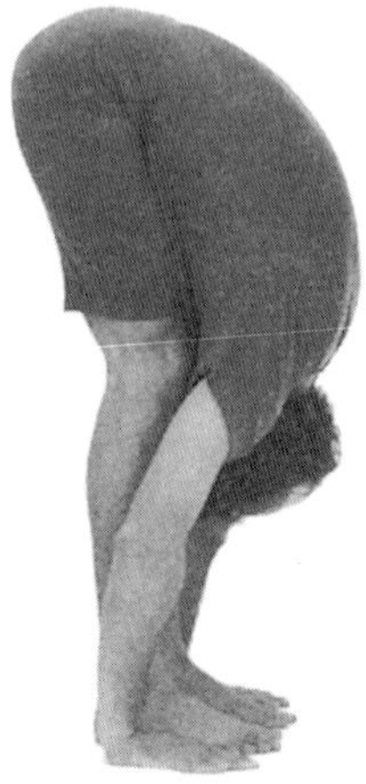
자세 유지

정된 자세를 유지하는 동안 특정한 심호흡법을 적용하면 척추근육의 가장 깊은 층을 활성화시키는 미세하지만 강력한 내적 움직임이 일어난다. 이러한 움직임은 신체의 특정 부위의 순환을 높여 '쁘라나(prāṇa) 펌프'로 작용하면서 척추, 기관, 선(腺)에 상당한 이득을 준다.

그러나 신체가 충분히 준비되어 있지 않다면 특정 자세를 유지할 수 없거나 유지하는 일이 쓸모없어진다. 예를 들어, 경직된 관절, 크기가 큰 배, 혹은 근육이 튼실한 신체는 특정 자세를 취할 수 있는 능력조차 억압할 뿐더러, 설령 자세를 취한다고 해도 자세가 주는 이익을 알아채기 위해서는 지나치게 긴장해야 한다. 반대로 관절의 가동성이 과도한 경우 특정 자세를 쉽게 취할 수 있지만 이익은 여전히 없다. 전자의 경우는 특정한 자세의 방향으로 신체를 개발하도록 도우려면 반복이 필요하다. 후자의 경우는 압력방출밸브를 막아 자세의 이익을 얻을 수 있게 도우려면 변형이 필요하다.

이러한 점을 고려할 때 한 가지 의문이 생긴다. 움직임으로 인해 스트레스와 긴장이 높아지고 현존 조건이 그저 강화되기보다 신체를 위해 새롭고도 더 유용해지는 가능성을 높이도록 요가 자세를 이용하는 방법은 무엇일까? 그 답은 호흡, 움직임, 척추 간의 통합적 관계에 충분히 주의를 기울이는 데 있다. 우리는 특정 자세의 외적 형상에 집중하기보다 호흡을 통해 자각과 척추를 연결시킴으로써 내부에서 몸이 움직임에 어떻게 반응하는지를 느낄 수 있다. 이런 자각이 생기면 우리는 요가 수련의 기본적인 목적을 잃지 않은 채 반복과 유지, 형상의 변형과 호흡의 이용, 연속 자세로 엮기를 가장 효율적으로 결합시킬 수 있다.

이런 식으로 요가 자세 수련은 우리가 경험하고 배우며 성장하는 실험적 바탕이 된다. 탐구와 발견이라는 이런 개방된 태도를 갖는다면 우리의 수련은 생생해지고 신선해질 것이다. 그리고 우리의 신체는 점차 개선되어 더 높은 균형, 힘, 유연성을 향해 변화할 것이다. 그 결과로 신체의 역학적 가능성과는 무관하게 심오하면서도 효율적인 요가 자세 수련이 이루어질 것이다.

호흡 입문

생명의 호흡, 말하는 기관, 눈, 귀, 마음, 정액이라는 여섯 가지 활력의 기능이 서로 누가 최고인지 논쟁을 벌였다. 그들이 자신들이 벌인 논쟁을 브라흐마에게 가져가자, 그는 "여러분 중 누군가가 떠나서 몸이 견디기 어려워진다면 그것이 가장 으뜸이다."라고 말했다.

말하는 기관이 떠나서 1년 동안 나타나지 않은 다음 돌아와서 물었다. "나 없이 어떻게 살 수 있었나요?" 그들은 "벙어리가 되어 입으로 말을 하지 못했지만, 호흡하고, 눈으로 보고, 귀로 듣고, 마음으로 알고, 정액으로 출산하면서 살았습니다."라고 말했다.

눈이 떠나서 1년 동안 나타나지 않은 다음 돌아와서 물었다. "나 없이 어떻게 살 수 있었나요?" 그들은 "장님이 되어 눈으로 볼 수 없었지만, 호흡하고, 말하고, 귀로 듣고, 마음으로 알고, 정액으로 출산하면서 살았습니다."라고 말했다.

귀가 떠나서 1년 동안 나타나지 않은 다음 돌아와서 물었다. "나 없이 어떻게 살 수 있었나요?" 그들은 "귀머거리가 되어 귀로 들을 수 없었지만, 호흡하고, 말하고, 눈으로 보고, 마음으로 알고, 정액으로 출산하면서 살았습니다."라고 말했다.

마음이 떠나서 1년 동안 나타나지 않은 다음 돌아와서 물었다. "나 없이 어떻게 살 수 있었나요?" 그들은 "바보가 되어 마음을 알 수 없었지만, 호흡하고, 말하고, 눈으로 보고, 귀로 듣고, 정액으로 출산하면서 살았습니다."라고 말했다.

이제 정액이 떠나서 1년 동안 나타나지 않은 다음 돌

아와서 물었다. “나 없이 어떻게 살 수 있었나요?” 그들은 “성 불구가 되어 정액으로 출산하지 못했지만, 호흡하고, 말하고, 눈으로 보고, 귀로 듣고, 마음으로 알면서 살았습니다.”라고 대답했다.

그러고는 생명의 호흡이 막 떠나려고 하자, 커다랗고 기운찬 말이 묶여 있던 말뚝을 잡아 빼듯이 생명의 호흡이 그 밖의 활력기능 모두를 잡아채 갔다. 그들은 그의 주위에 모여 “존경하는 호흡 님, 제발 떠나지 마세요. 우리는 당신 없이 살 수 없습니다. 당신은 우리 중 가장 으뜸입니다.”라고 말했다.

브라드아란야까 우빠니샤드(Bṛhad-Āranyaka Upaniṣad)
VI, 1-13.
찬도기아 우빠니샤드(Chāndogya Upaniṣad)
VI, 6-12.[3)]

고대로부터 호흡은 우리 생명의 핵심으로 인식되었다. 사실 현대문화의 근본 언어에서 호흡이라는 단어는 영혼, 생명력, 심지어는 신을 지칭한다.

정상적으로 일어나는 무의식적 호흡은 자율신경계의 통제를 받는 반면, 호흡은 쉽게 의식적으로 통제할 수 있으므로 우리의 의식적인 마음과 해부학, 생리학, 더욱 심층적인 정서 상태, 그리고 가장 깊은 영적 잠재력 간의 연결고리를 제공한다. 호흡을 요가 전통에서 발견되는 자기계발 과학의 주된 관심사로 삼는 것은 호흡이 갖고 있는 이런 독특한 성질 때문이다. 호흡의 더 심층적인 측면은 뒤에서 논의하기로 하고, 우리는 잠시 동안 자세 수련과 관련하여 호흡의 구조적 측면에 초점을 둘 것이다. 자세 수련에 사용되는 특정한 호흡기법은 들숨과 날숨의 구조적 효과를 극대화시키기 위해 고안되었다. 그리고 자세 자체는 호흡의 이런 구조적 효과를 심화시키거나 확장시키는 방법으로 생각할 수 있다. 더구나 호흡 활동으로 자세의 모든 동작이 시작되며 자세는 호흡의 안내를 받는다. 달리 말해서, 움직임이 일어나기 전에 항상 호흡이 일어나며, 호흡은 척추의 자연스러운 움직임을 유발하고, 자세의 활동은 이런 움직임과 조화를 이룬다. 강에서 수영하는 경우 강물의 흐름을 호흡에 비유할 수 있다. 예외는 있지만 자세 수

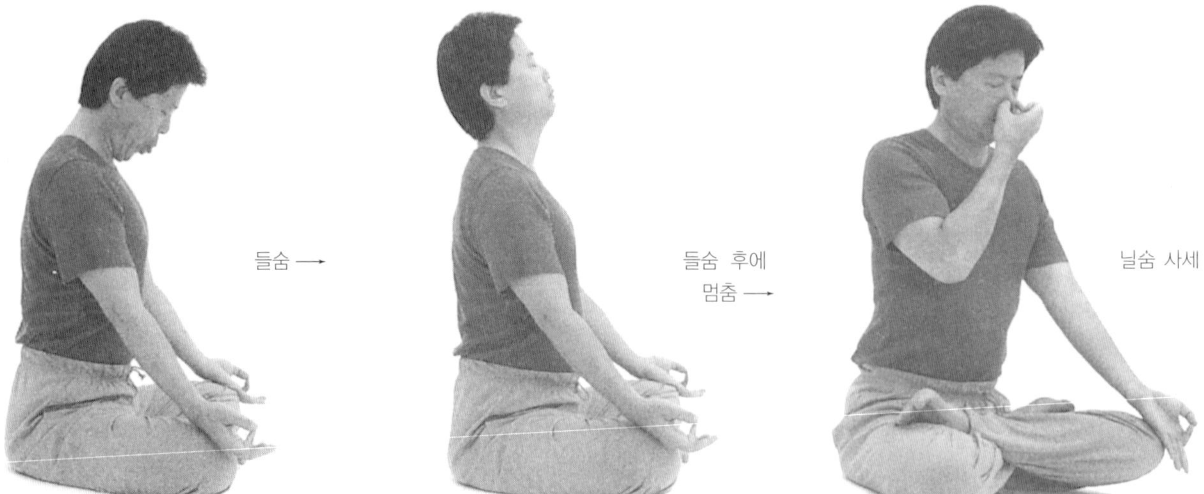

3) 라다크리슈난(Radhakrishnan) 번역, 『주요 우빠니샤드(The Principal Upaniṣads)』(George Allen Unwin/London: Humanities Press, 1953).

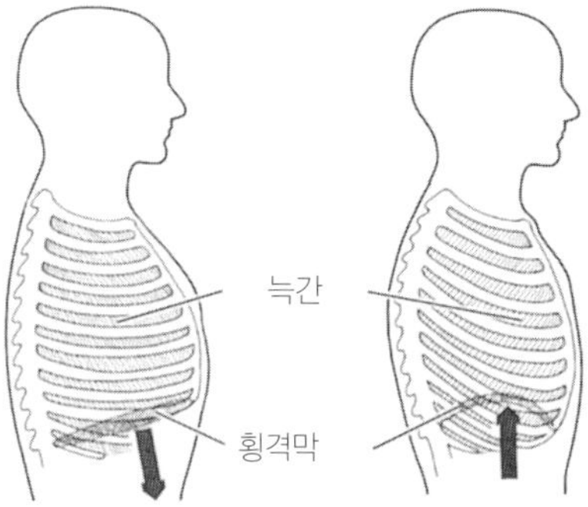

들숨: 들숨에는 외 늑간근육과 횡격막이 수축한다.　**날숨:** 날숨에는 외 늑간근육과 횡격막이 이완한다.

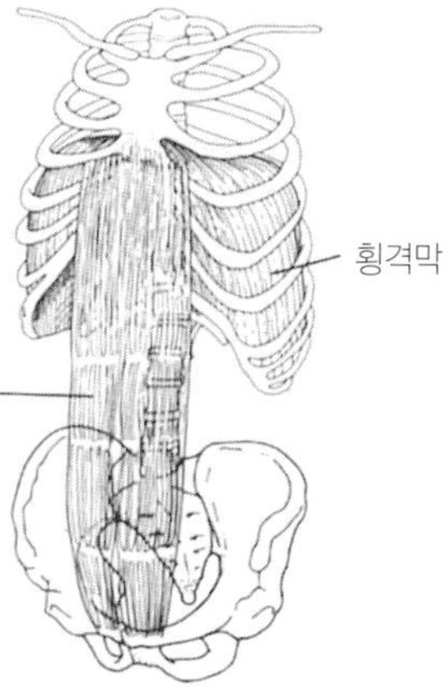

련의 일반원칙은 흐름을 느낀 다음 그 흐름을 타고 수영하는 것이다.

들숨

신체의 모든 움직임과 마찬가지로 호흡기전은 근육 수축과 관련이 있다. 특히 늑간근육(갈비뼈 사이의 근육)과 횡격막이 수축하여 들숨이 일어난다. 그 과정은 다음과 같다. 늑간근육이 수축하고 흉곽이 올라가면서 횡격막이 아래로 내려가는데, 이는 흉곽에 음압을 생성하여 공기가 허파로 유입되게 하며, 그 결과로 흉곽이 팽창한다. 이 과정과 관련된 그 밖의 근육으로는 척추기립근, 반가시근, 다열근, 하후거근, 극돌간근이 있는데, 이 모든 근육이 흉곽의 상승, 가슴의 확장, 흉추 커브의 펴짐, 척추길이의 확장에 기여한다.

자세 수련을 하면서 의식적으로 숨을 들이쉬면 이런 자연스러운 과정이 증폭된다. 팔을 들어 올리고, 가슴을 확장시키며, 등을 둥글게 말고, 후굴하여 확장 자세를 취하고, 전굴하여 척추를 뻗고, 비틀거나 측면 자세를 취하는 모든 동작은 들숨과 연결시켜 이런 목적을 이루기 위해 고안되었다.

들숨기법은 자세 수련에서 가장 흔하게 혼동을 일으키는 주제 중 하나다. 그 기본적인 역학은 위에서 설명

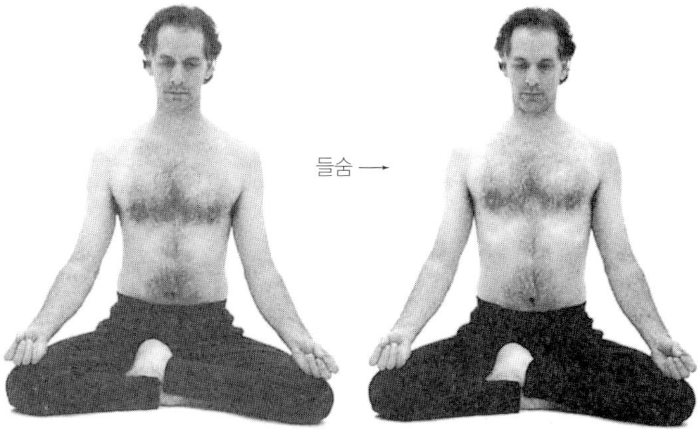

한 대로이지만 특정 효과를 일으키는 목적을 위해 수많은 변형이 도입될 수 있기 때문이다. 이런 변형은 호흡 자체의 효과를 다소간 변화시킬 수 있다. 여기에는 상부, 중간, 혹은 하부 흉곽의 팽창을 강조하거나, 복부의 팽창을 강조하거나, 이런 사건의 일부 결합을 강조하는 변형이 포함된다. 그러나 비니요가 전통에 따르면 가슴 상부의 확장으로 들숨을 시작하는 것이 일반적인 규칙이다. 들숨이 진행됨에 따라 중간 부위까지 확장되며, 마침내는 흉곽의 하부까지 확장된다. 들숨의 마지막에서 날숨에서 시작된 복부수축(31쪽 참조)을 이완할 수 있는데, 꼭대기에서 시작해 점차 아래쪽으로 내려가면서 이완된다.

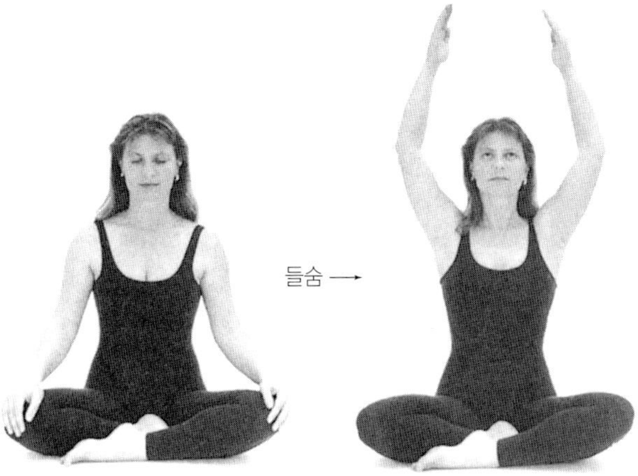
들숨

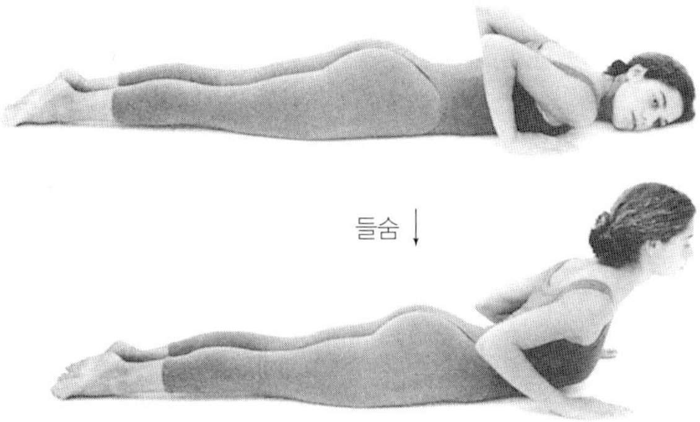
들숨

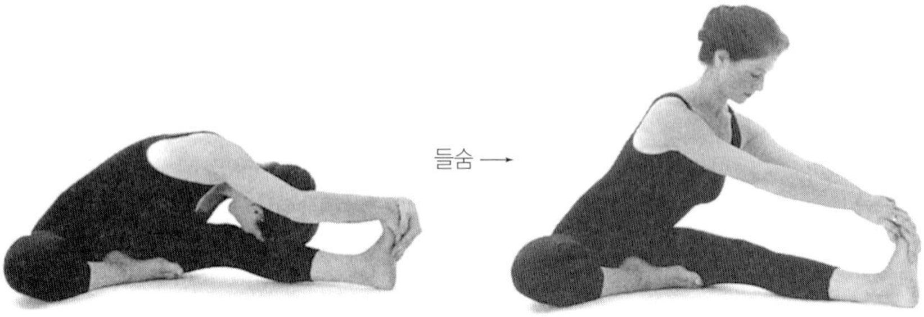
들숨

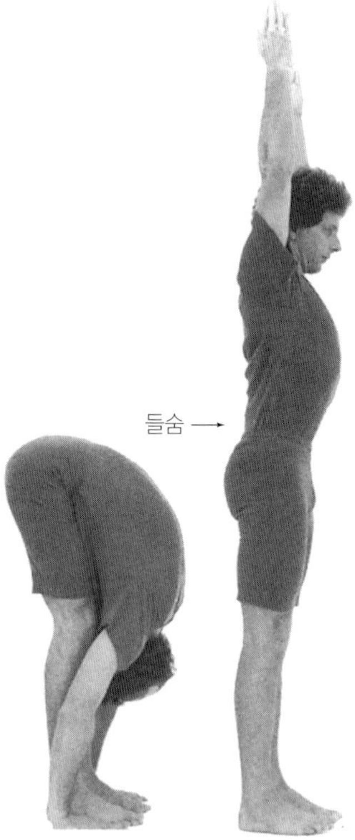
들숨

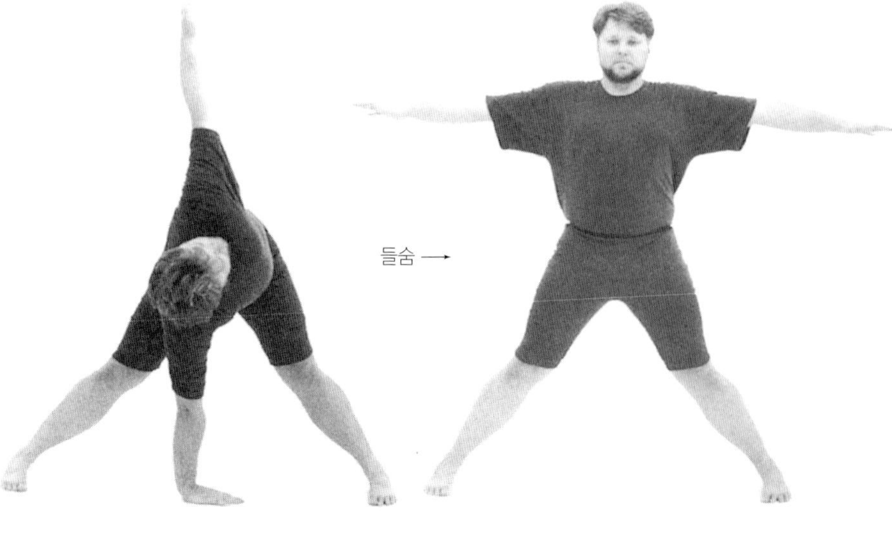
들숨

날숨

들숨이 근육수축의 기능이라면, 무의식적으로 일어나는 정상적인 날숨은 들숨을 담당했던 근육이 이완한 결과다. 그 과정은 다음과 같다. 늑간근육이 이완함에 따라 들어 올려진 흉곽이 제자리로 돌아간다. 횡격막은 이완됨에 따라 올라간다. 그 결과 허파로부터 공기가 배출된다.

자세 수련에서 의식적으로 날숨을 이용하는 일은 들숨의 경우와는 달리 이런 자연스러운 과정을 따르지 않는다. 들숨을 위해 수축했던 근육을 그저 이완하는 대신, 우리는 복부근육을 의도적으로 치골에서 배꼽까지 점차 수축시킨다. 이런 수축에는 복직근에서 시작하여 복사근과 복횡근이 관여한다. 우리는 또한 특정한 상황에서 의도적으로 회음부에 있는 표면근육과 심층근육을 수축시킬 수 있는데, 여기에는 항문 괄약근, 요도 괄약근, 항문 올림근, 심회음횡근이 포함된다. 이런 행동은 골반-요추 관계를 안정시켜 구조적으로 더 안정될 뿐만 아니라 요추전만이 펴지도록 돕는다. 위의 모든 근육이 수축하면 골반과 하복부 기관도 지탱한다.

이런 의도적인 효과를 높이기 위해 날숨과 관련된 동작이 고안되었는데 팔 내리기, 전굴, 비틀기, 측면 기울기로 들어갈 때 일어나는 복부의 압박이 여기에 포함된다.

들숨으로 구조가 위쪽으로 움직이면 주의는 호흡을 따라 내려가야 하고, 날숨으로 구조가 아래쪽으로 움직이면 주의는 호흡을 따라 위로 올라가야 한다는 역설이 있다. 달리 표현하면, 들숨에는 갈비뼈가 올라가고 척추는 아래로 뻗지만, 횡격막과 주의는 호흡을 따라 아래로 움직이면서 호흡이 허파로 흘러들어 온다. 날숨에는 갈비뼈가 아래로 내려가지만 횡격막과 주의는 호흡과 함께 위로 움직이면서 호흡이 위로 흘러 몸 밖으로 나간다.

자세 수련을 할 때는 주로 호흡을 통한 척추의 움직임에 주의의 초점을 두어야 한다. 이것은 호흡의 기전이 척추를 특정한 방식으로 움직이도록 돕는 동시에 호흡의 의식적인 조절은 우리의 주의를 척추의 움직임과 직접적으로 연결시키기 때문에 중요하다. 척추는 모든 움직임의 핵심이기 때문에 척추를 자각하는 일은 우리의 모든 움직임을 깊은 수준에서 자각하게 만든다. 간단히 말해서, 기계적으로 움직이지 않고 의식적으로 움직이는 것이다.

사실상 자세 수련을 실시하는 동안에는 호흡을 통해 척추가 어떻게 움직이고, 호흡이 어떻게 움직임을 안내하는지를 끊임없이 자각하면서 마음으로 호흡을 조절해야 한다. 우리의 자세는 이런 식으로 내부로부터

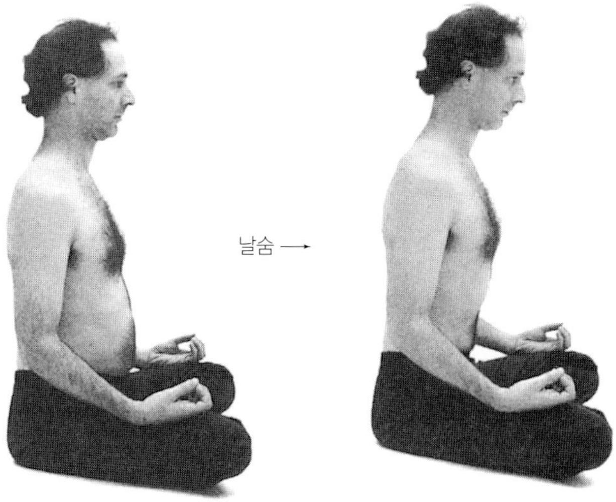

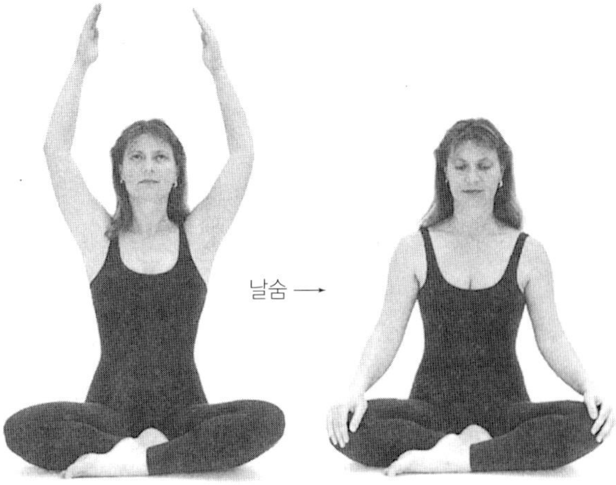
날숨 →

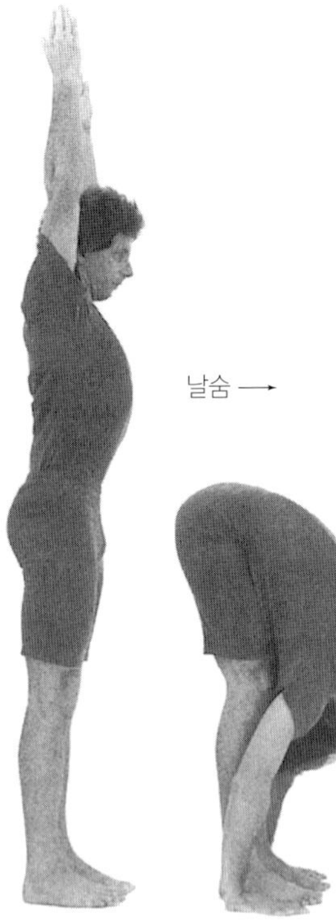
날숨 →

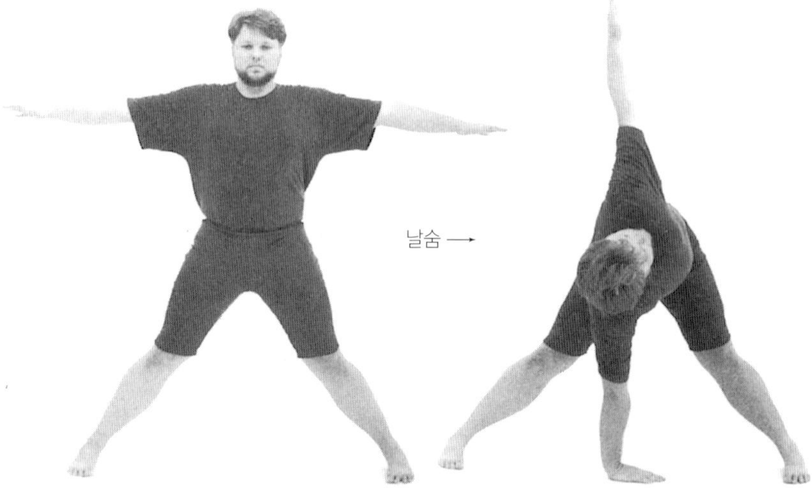
날숨 →

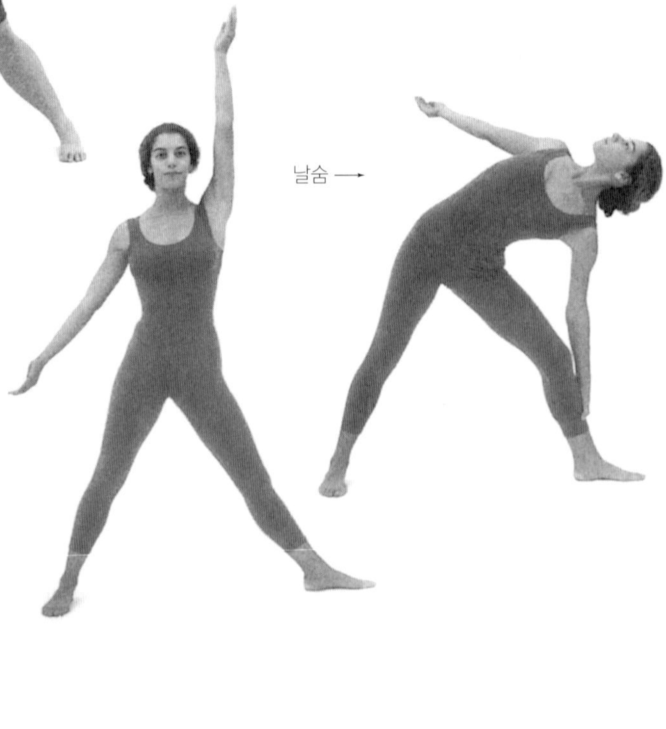
날숨 →

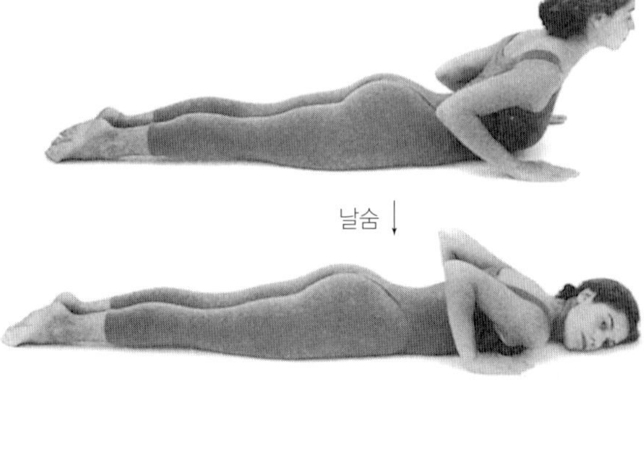
날숨 ↓

외부로 발달한다. 자세의 외적 형상에 주의를 기울이는 대신, 신체가 현재 일어나고 있는 움직임에 어떻게 반응하는지 내면에서 느끼게 된다. 이와 같이 호흡이 주도하는 것을 따라갈 때 의지를 이용해서 형상을 구조에 부과하기보다는 자세의 기능을 충족시키기 위해 자세의 형상을 적용하는 방법을 발견하기 시작한다.

변형원리

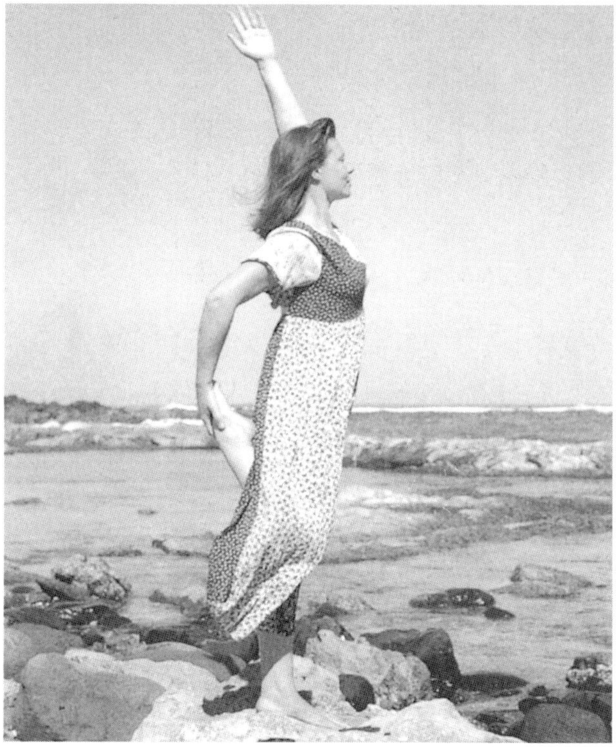

변형은 왜 필요한가

수련에 변형이 필요한 가장 중요한 이유 하나는 수련이 기계적으로 되지 않도록 하는 것이다. 우리 신체는 특정한 패턴의 움직임에 의식적인 주의를 거의 혹은 전혀 기울이지 않고도 그 움직임을 성공적으로 수행할 수 있을 때까지 일어나는 모든 반복적인 활동에 의해 습관화되어 있다. 우리는 새로운 무언가에 온전히 주의를 기울이는 경향이 아주 크다. 그러므로 수련을 변화시키는 일은 수련을 생동감 있게 하고, 새로운 관심을 일깨우고, 친숙함이 부주의로 변하지 않도록 하고, 그 과정을 통해 계속 현존하도록 도움을 준다.

수련을 적합하게 만들어야 하는 또 다른 이유는 우리의 육체적, 정신적 조건은 항상 변화한다는 것이다. 어느 날 아침 일어나면 목이 경직되어 있다. 어느 날 아침에는 허리가 아프다. 어느 날 오후에는 에너지가 낮을지라도 저녁 일을 위해 나가고 싶기도 하고, 축하파티를 한 후 위에 탈이 나서 집으로 돌아오기도 한다. 그러므로 우리는 수련을 변형시킴으로써 일어나는 특정 조건에 맞추어 작업해 갈 수 있다.

일상의 변화를 다루는 것에 더해서, 장기간에 걸쳐 일어나는 모든 문제 상황을 다룰 때는 변형이 반드시 필요하다. 따라서 변형원리는 요가치료의 근본이 되며, 쑤시고 아픈 일상의 통증, 만성질병, 정서적 건강을 위한 적용 예는 이후 장들에서 볼 수 있을 것이다.

이런 치료적 적용 이외에도 변형은 우리의 잠재력을 계발하고 수련을 통해 새로운 무언가를 달성하는 방법이 된다. 예를 들어, 엉덩이가 아주 경직되어 있다면 앉아서 전굴하는 자세에서 엉덩이를 높이는 것이 골반의 전방회전을 용이하게 하면서 허리를 늘이는 데 도움이 될 것이다.

반대로 엉덩이가 너무 늘어져 있다면 앉아서 전굴하는 자세에서 발꿈치를 높이는 것이 골반의 전방회전을 억제하면서 허리를 늘이는 데 도움을 줄 것이다.

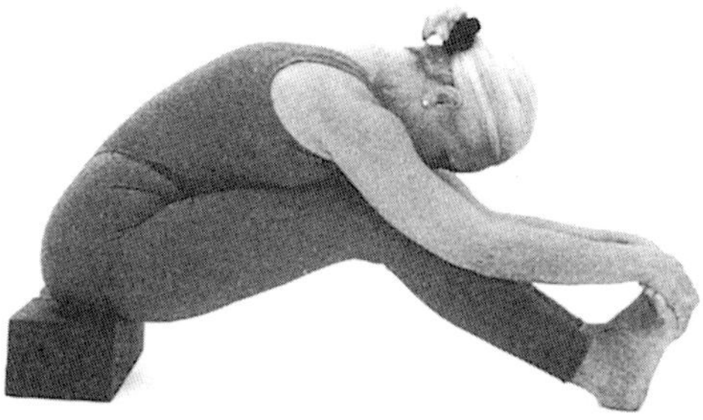

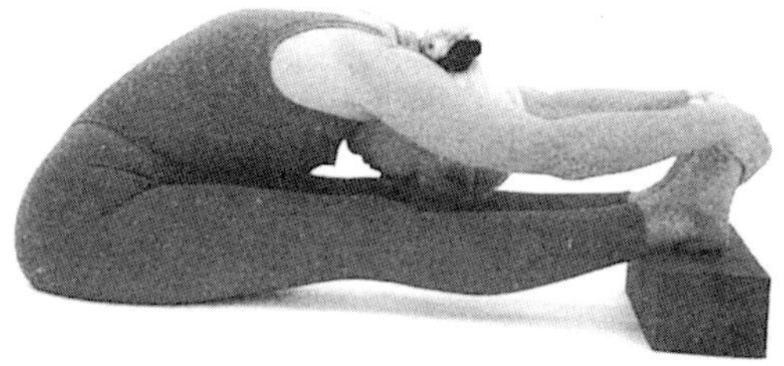

빠스치마따나사나(Pascimatānāsana)

우리는 또한 동일한 자세의 서로 다른 측면을 강조하기 위해 변형을 이용할 수 있다. 예를 들어, 위라바드라사나(Vīrabhadrāsana)의 경우 이런 대칭적 변형은 흉추 커브를 편평하게 하는 것을 강조하는 반면 비대칭적 변형은 대요근 스트레칭을 강조한다.

빠리브르띠 뜨리코나사나(Parivṛtti Trikoṇāsana)에서는 바닥에 놓인 손의 위치에 따라 척추회전의 위치를 이동시킬 수 있다. 손이 발 중간에 위치할 때 허리 중앙에서 주로 회전이 일어나고, 손이 반대쪽 발 가까이로 움직임에 따라 주로 척추를 따라 아래로 내려가면서 회전이 일어난다.

각 수련을 시작할 때는 분명한 의도와 지향성을 갖는

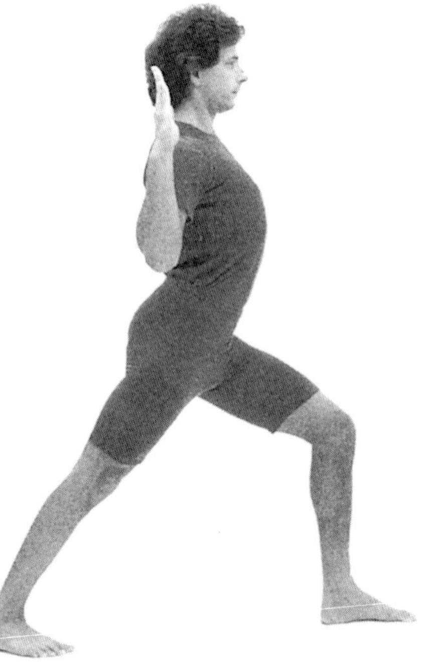

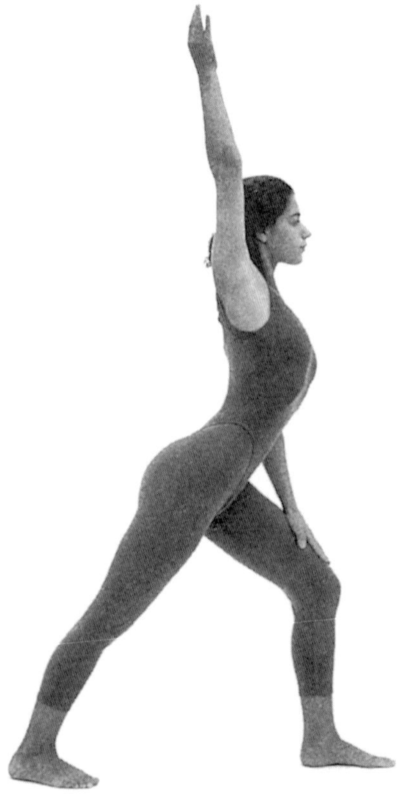

위라바드라사나(Vīrabhadrāsana)

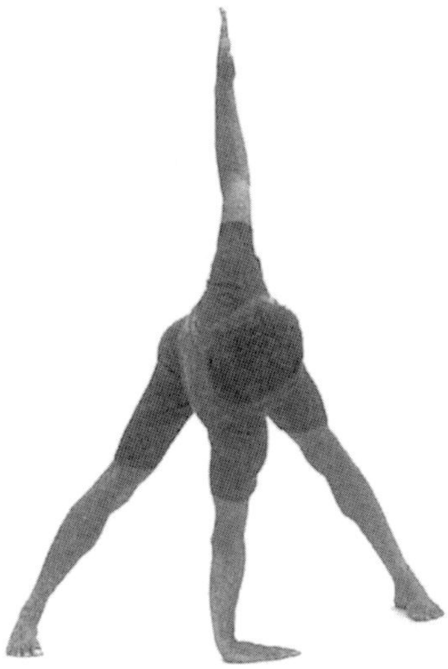

빠리브르뜨띠 뜨리코나사나(Parivṛtti Trikoṇāsana)

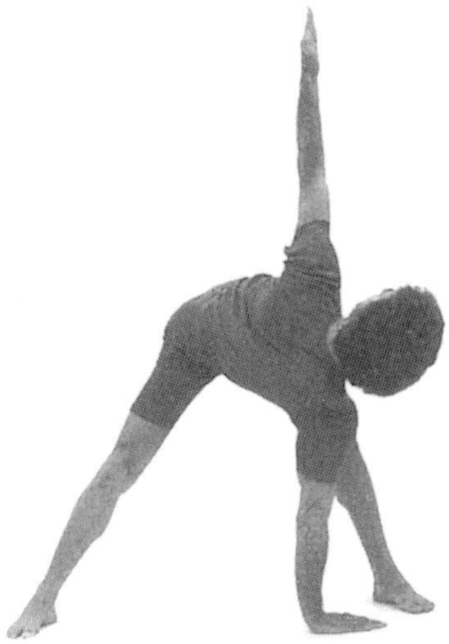

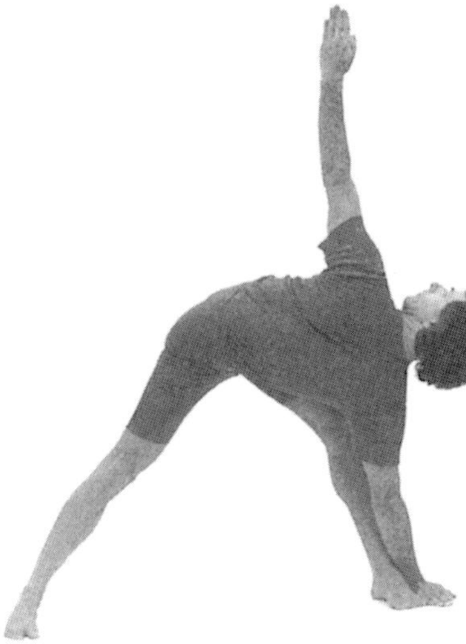

팔 위치 변경

것이 중요하다. 분명해지면 수련은 효율적이고 효과적이며 안전할 것이다. 그러나 우리의 의도가 혼란스러우면 실제로 우리 자신에게 해를 끼치는 일로 끝날 것이다. 예를 들어, 쁘라나야마(prāṇāyāma, 호흡)를 위해 온전한 연꽃 자세를 취하고 앉는 전통이 있는데, 어떤 학파는 이것이 가능해질 때까지 쁘라나야마를 하지 않도록 제안한다. 불행히도 이것은 전통을 오도한 것이다. 왜냐하면 잘 고안되고 변형된 수련은 이 자세를 위해 신체를 준비하는 데 도움을 주지만, 많은 사람은 안전하게 온전한 연꽃 자세를 취하고 앉아 있을 수 없더라도 쁘라나야마로부터 상당한 혜택을 얻게 될 것이기 때문이다. 사실상 이 자세를 잘못 이용해서 얼마나 많은 요가 교사가 무릎수술을 받는지 알게 되면 놀라움을 금치 못할 것이다. 그러므로 우리 수련의 의도와 지향성은 우리의 욕구, 한계 및 잠재력을 현실적으로 평가하는 데 근거해야 한다.

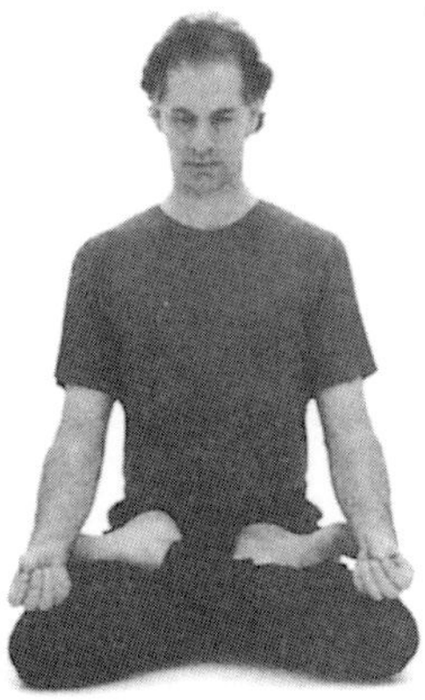

빠드마사나
(Padmāsana)

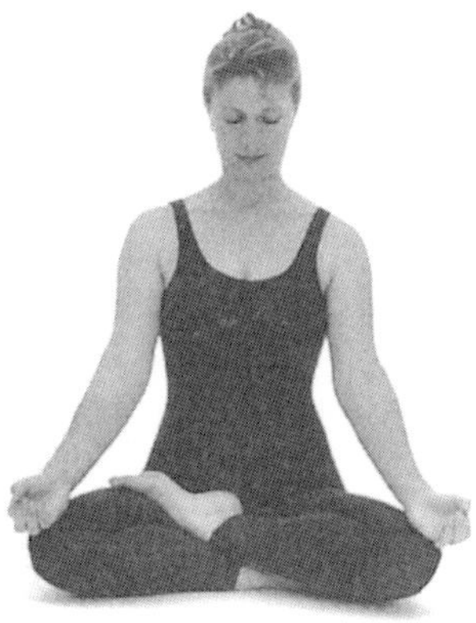

브라흐마사나
(Brahmāsana)

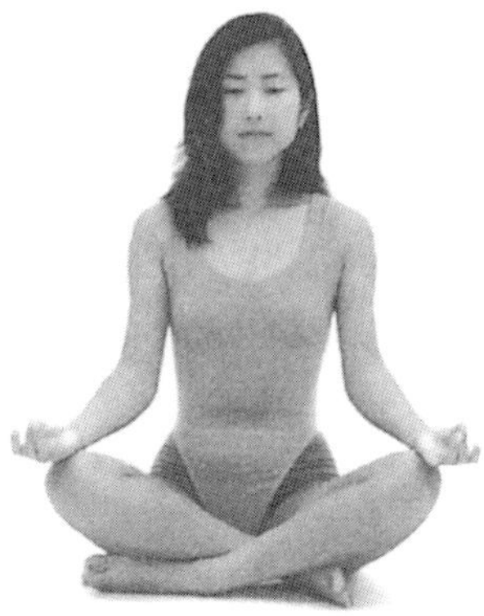

수카사나
(Sukhāsana)

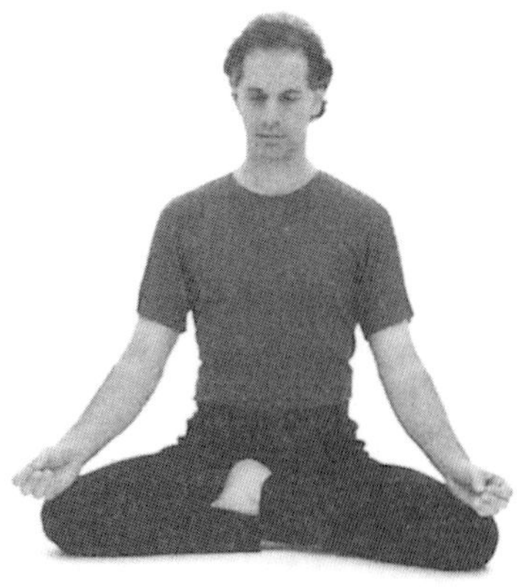

싯다사나
(Siddhāsana)

쁘라나야마의 대안적 자세

자세 형상의 변형

다양한 팔 동작

대부분의 자세에서는 다소 어려운 자세를 위해서 팔을 적합하게 사용할 수 있으며, 자세의 효과도 함께 변화시키기 위해서도 사용할 수 있다. 예를 들어, 다음과 같은 서로 다른 가능성을 살펴보라.

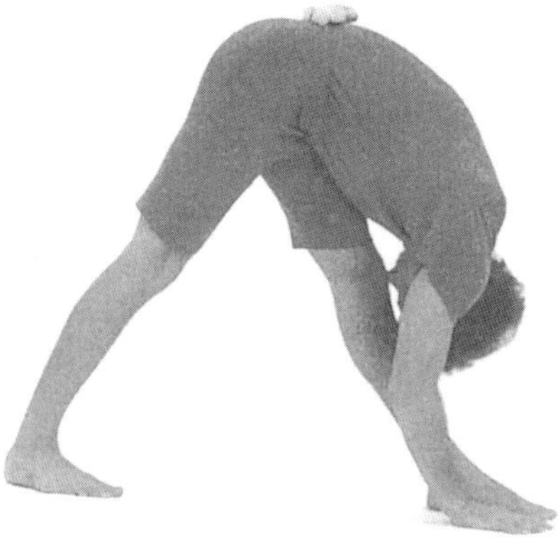

빠르스보따나사사나
(Pārsvottānāsana)

■ 두 팔을 이용하지 않고 한 팔을 이용한다.

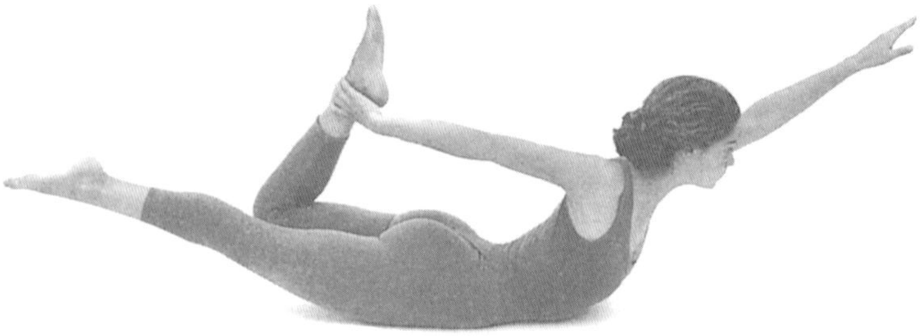

아르다 다누라사나
(Ardha Dhanurāsana)

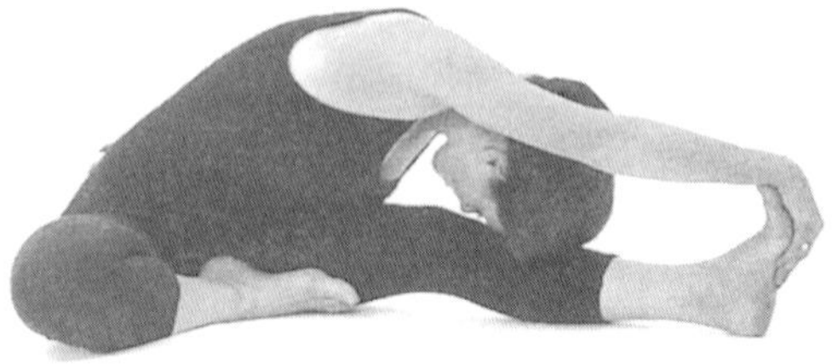

자누 시르사사나
(Jānu Sirṣāsana)

■ 한 팔 또는 두 팔로 쓸어 올리고 내린다.

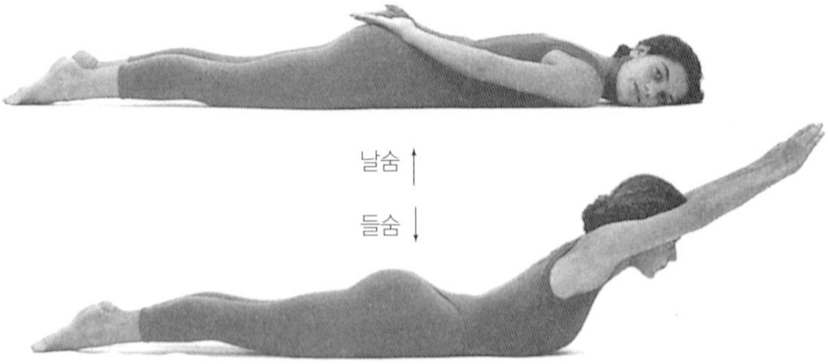

부장가사나
(Bhujaṅgāsana)

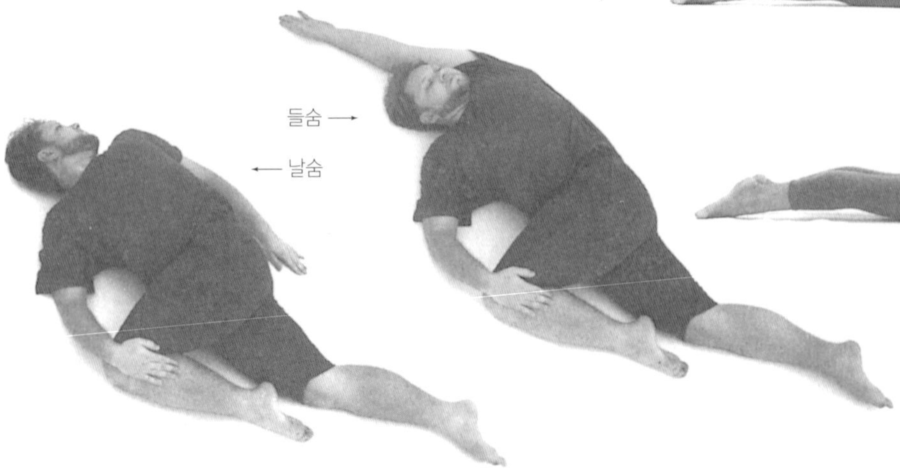

자타라 빠리브르띠
(Jaṭhara Parivṛtti)

■ 팔/머리 동작을 결합시킨다.

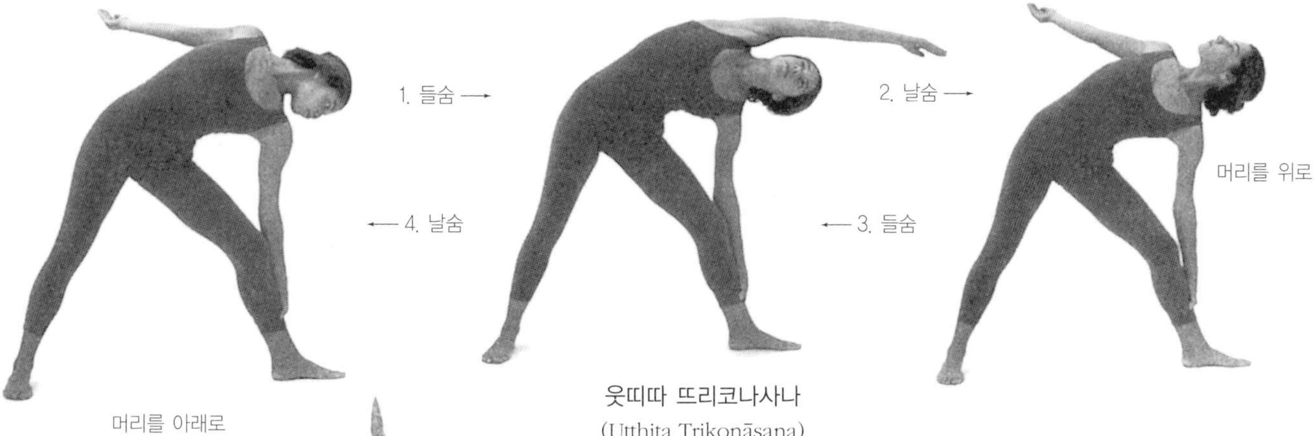

웃띠따 뜨리코나사나
(Utthita Trikoṇāsana)

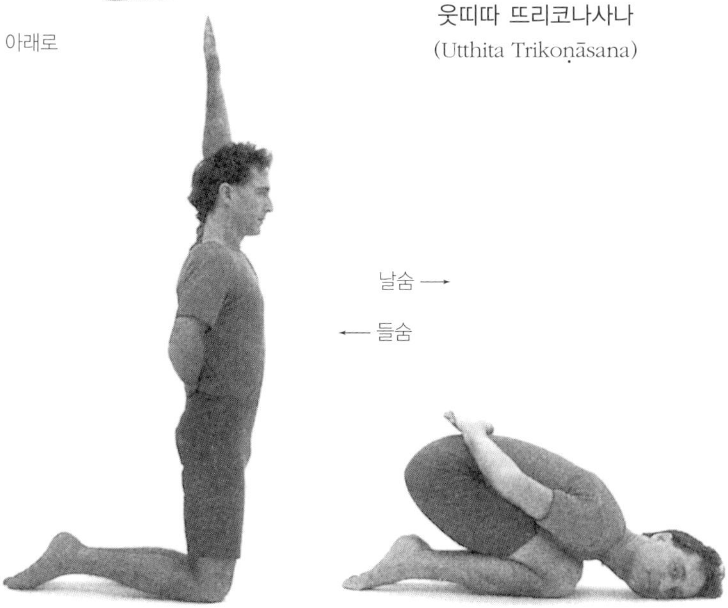

와즈라사나(Vajrāsana)

■ 팔 구부리기, 혹은 한 팔이나 양팔을 교차해서 구부리고 굽힌다.

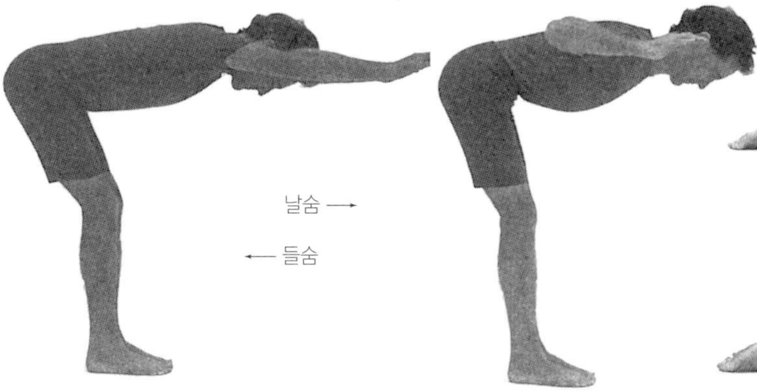

아르다 웃따나사나(Ardha Uttānāsana)

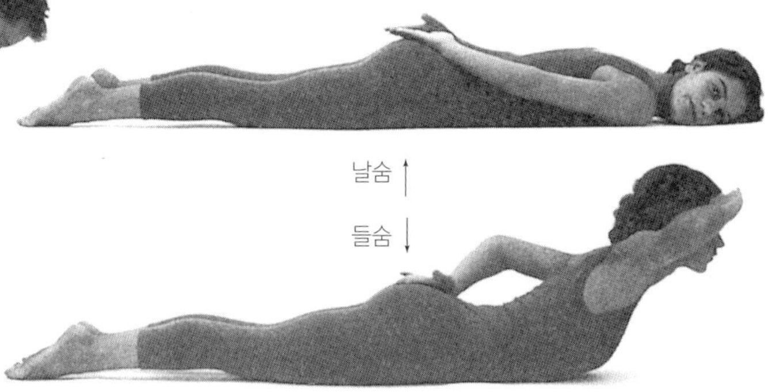

부장가사나(Bhujaṅgāsana)

■ 팔을 지렛대로 이용한다.

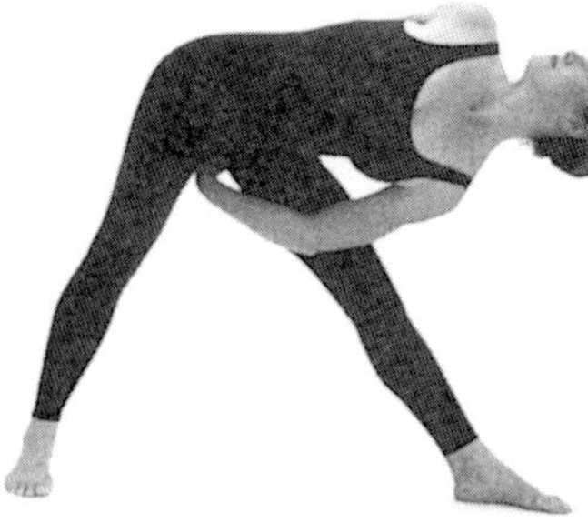

웃띠따 뜨리코나사나
(Utthita Trikoṇāsana)

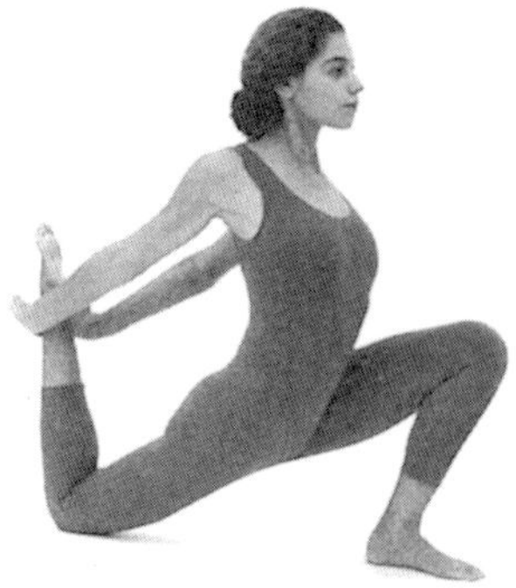

에까빠다 우스트라사나
(Ekapāda Uṣṭrāsana)

한 팔을 쓰는 변형 자세는 작업의 부담을 줄이고, 목과 어깨에 가해지는 스트레스를 줄이며, 측면을 각각 독립적으로 강조한다. 팔로 쓸어 올리고 내리는 동작도 작업 부담을 줄이며, 목과 어깨에 가해지는 스트레스를 줄여 준다. 머리 동작과 결합시켜 실시하면 목과 어깨를 늘이고 강화시키는 데 도움이 된다. 팔을 구부리는 것은 목과 어깨에 가해지는 스트레스를 줄이며, 팔을 구부리고 뻗는 것은 흉추 커브를 자각하는 데 도움을 줄 뿐 아니라 커브를 펴는 데 도움을 준다. 팔을 지렛대로 이용하는 것은 자세를 깊게 할 가능성을 높이지만 관절에 가해지는 위험 또한 높아질 수 있다. 이러한 예에서 볼 수 있듯이, 동일한 유형의 팔 적용은 서로 다른 동작에 적용될 수 있다. 예를 들어, 전굴, 비틀기, 혹은 후굴에서 한 팔로 쓸어 올리고 내리면서 머리를 돌리면 목과 어깨에 주는 이득이 커진다.

다양한 다리 동작

대부분의 자세에서 다리 위치를 변화시키면 자세를 더 어렵게 만들 수 있으며 그 효과 또한 달라진다. 예를 들어, 다음과 같은 서로 다른 가능성을 살펴보자.

■ 무릎을 굽힌다.

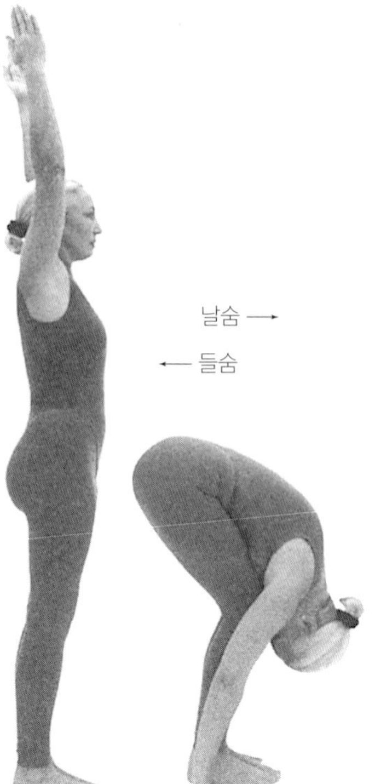

웃따나사나
(Uttānāsana)

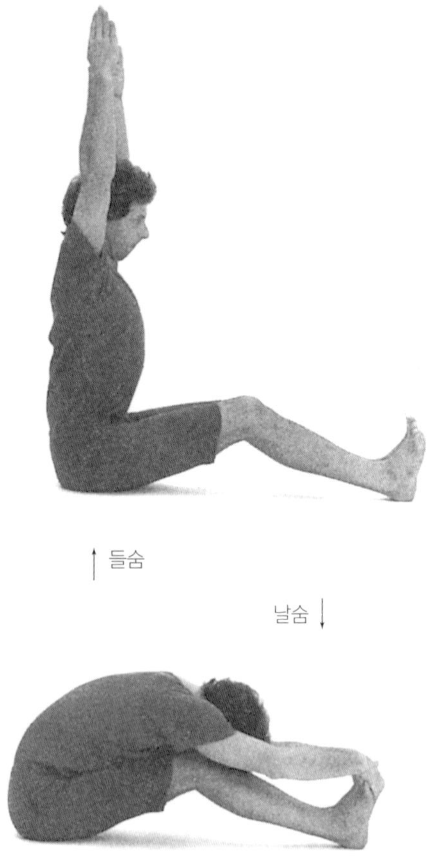

빠스치마따나사나
(Pascimatānāsana)

■ 다리와 발 사이의 거리를 변화시킨다.

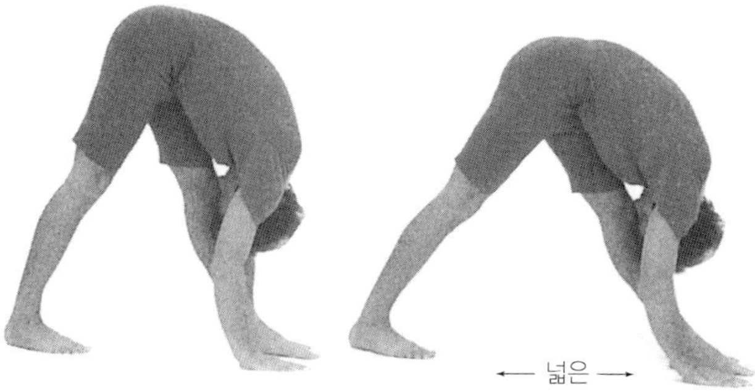

발 사이 간격 넓힘

빠르스보따나사나(Pārśvottānāsana)

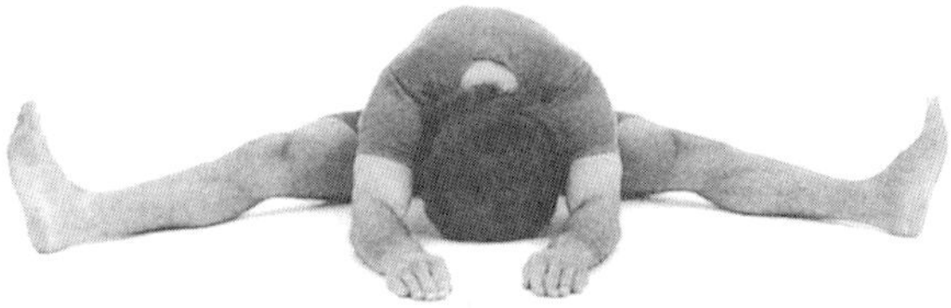

우빠비스타 꼬나사나
(Upaviṣṭha Koṇāsana)

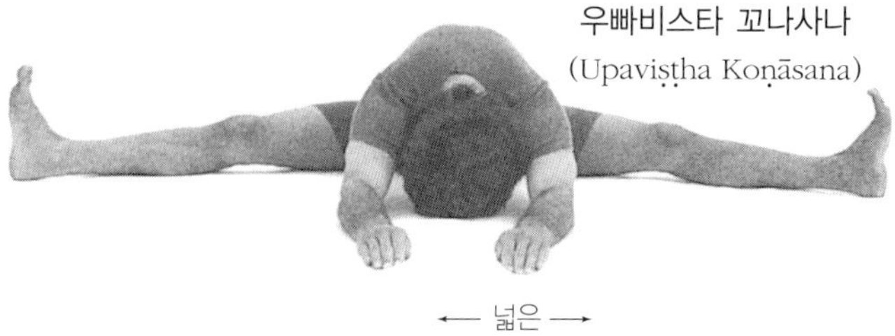

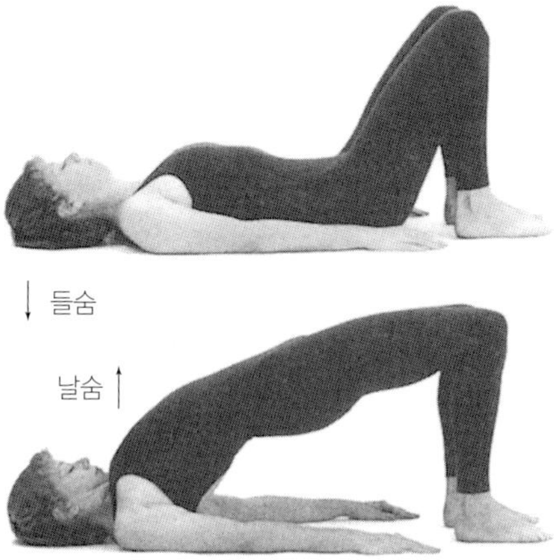

힘을 강화한다

드위빠다 삐탐(Dvipāda Pīṭham)

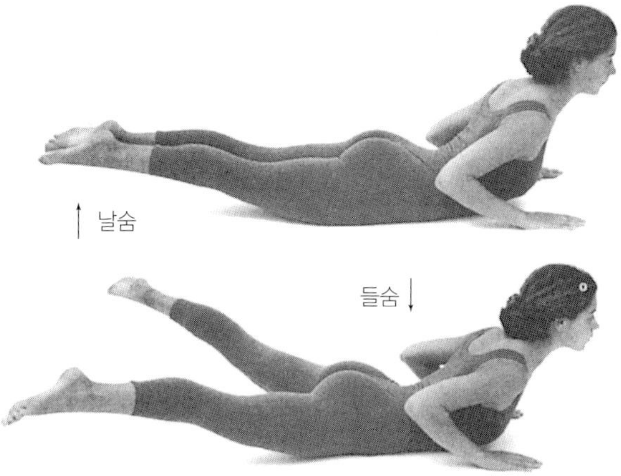

위마나사나
(Vimanāsana)

■ 한 무릎을 뒤로 둔다.

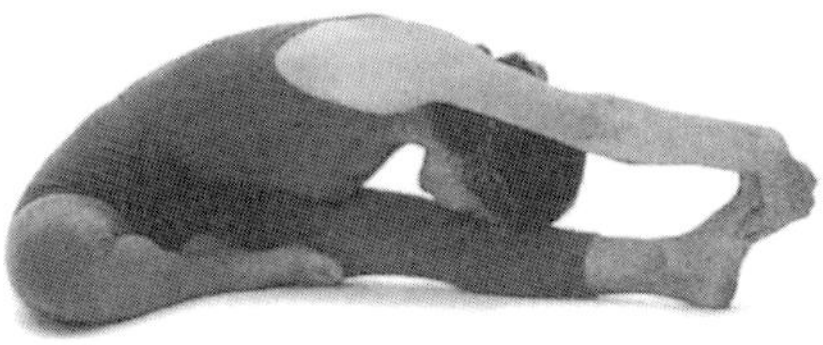

자누 시르사사나(Jānu Śirṣāsana)

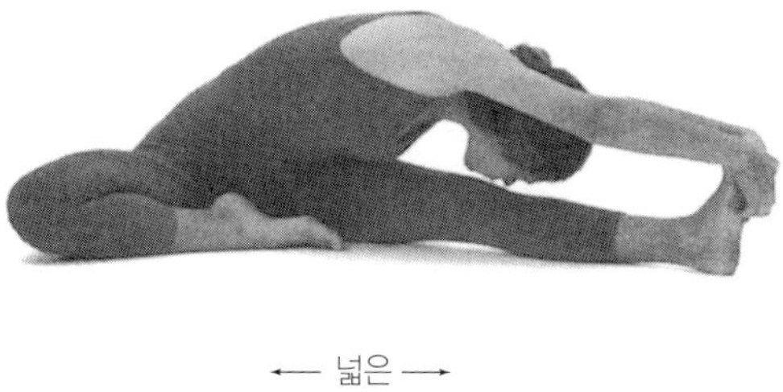

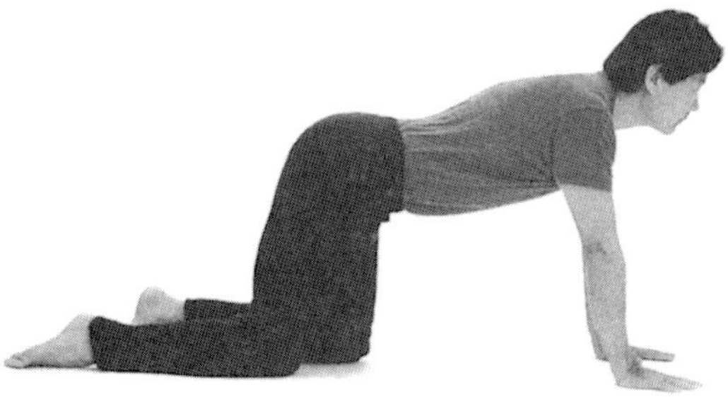

짜끄라바까사나(Cakravākāsana)

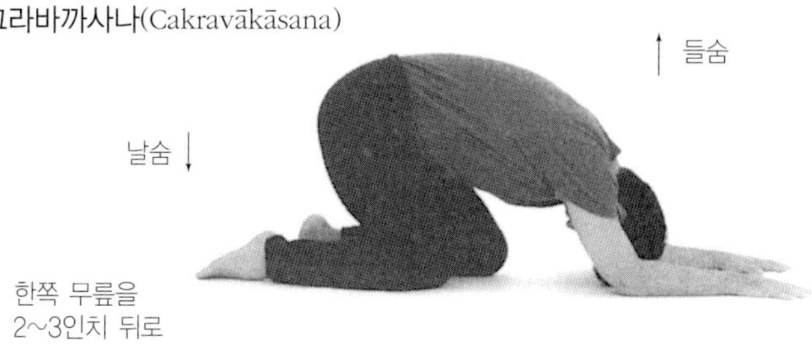

■ 다리를 바깥쪽으로 돌린다.

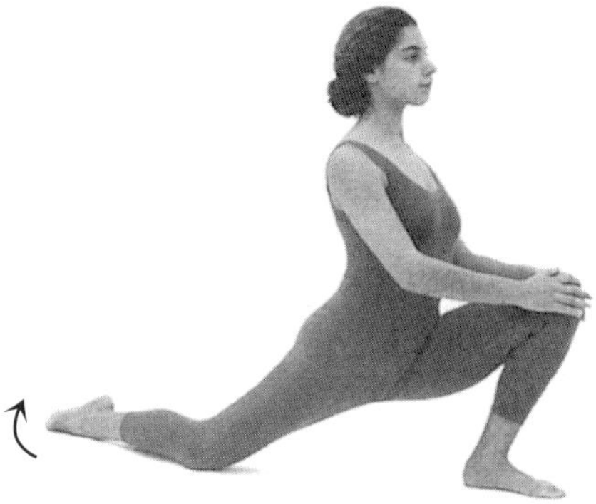

에까빠다 우스트라사나
(Ekapāda Uṣṭrāsana)

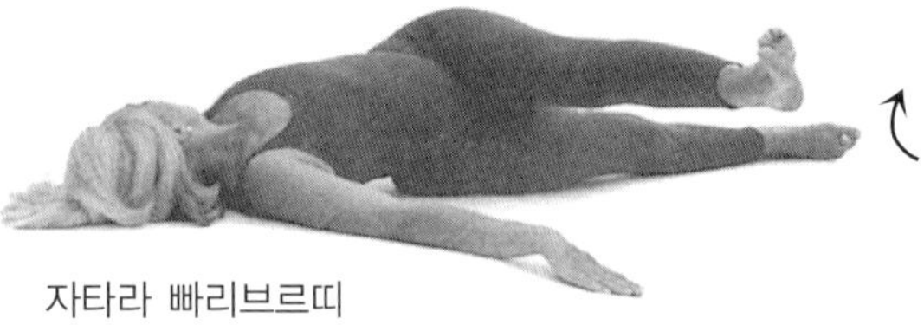

자타라 빠리브르띠
(Jaṭhara Parivṛtti)

선 자세에서 무릎을 굽히면 무게중심이 낮아져 허리가 더 잘 늘어난다. 앉은 자세에서 무릎을 굽히면 골반의 전방회전이 촉진되거나 억제되는데, 이는 종종 허리에 가해지는 스트레스를 줄여 준다. 선 자세나 앉은 자세에서 발 사이의 간격을 넓히면 발이 더 늘어나고 발에서 일어나는 스트레칭이 달라진다. 엎드린 자세와 누운 자세에서 발의 간격을 넓혀 주면 엉덩이 근육이 더 많이 수축한다. 한쪽 무릎을 뒤로 이동시키면 같은 쪽 등이 더 많이 스트레칭 된다. 무릎을 꿇는 자세에서 무릎을 바깥쪽으로 돌려주면 허벅지 안쪽이 더 스트레칭 되고, 누운 자세에서 비틀때 무릎을 바깥쪽으로 돌리면 엉덩이 근육이 더 강하게 수축한다.

자세로 들어가고 나오는 움직임의 변형

움직임의 기시점

기시점은 동작의 효과를 결정한다. 예를 들어, 서서 전굴할 때 복부에서 동작을 시작하면 골반의 전방경사를 억제하지만, 엉덩이에서 움직임을 시작하면 전방경사를 도와준다.

움직임의 방향

특정 자세를 서로 다른 방식으로 취하면 자세의 효과도 변한다. 예를 들어, 아르다 웃따나사나(Ardha Uttānāsana)로 일어나면 등 상부가 편평해지는데, 이는 흉추 커브가 정상이거나 과도할 때 가장 적합하다. 반면에 아르다 웃따나사나로 내려가면 등 상부가 둥글어져서 흉추 커브가 정상이거나 편평할 때 가장 적합하다.

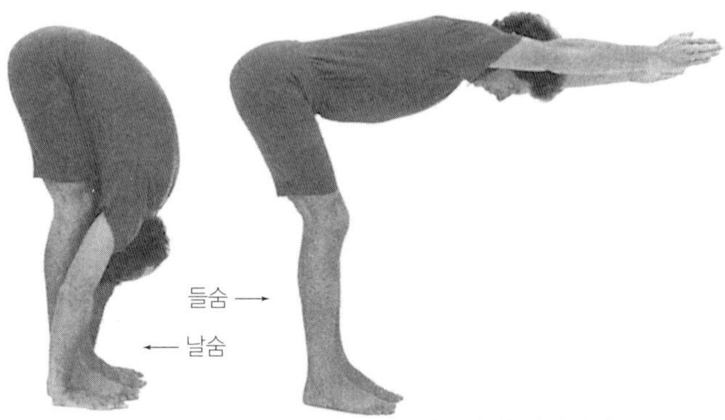

아르다 웃따나사나
(Ardha Uttānāsana)

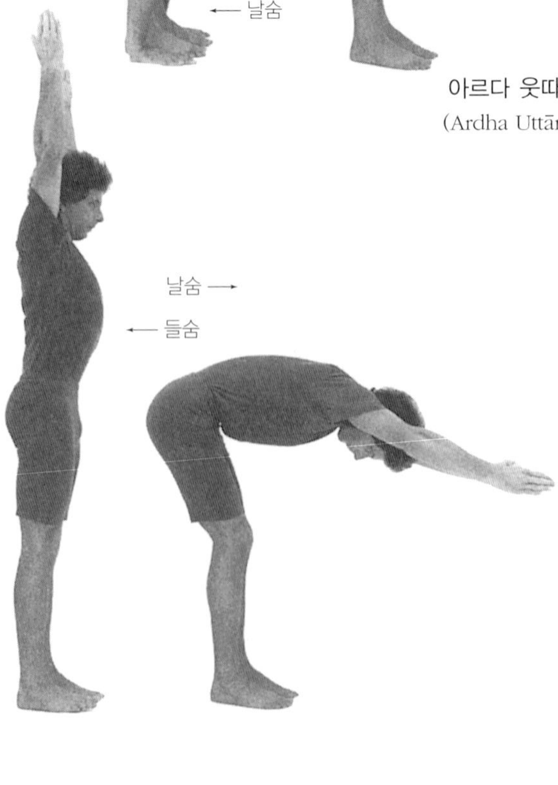

또 다른 예는 부장가사나(Bhujaṅgāsana) 자세로 일어날 때 팔의 힘을 변형시키는 방법이다. 손바닥을 내리누르고 가슴을 올려 주면 허리가 깊게 휜다. 반면에 손바닥을 뒤로 빼고 가슴을 앞으로 밀어 주면 등 상부가 깊게 휜다.

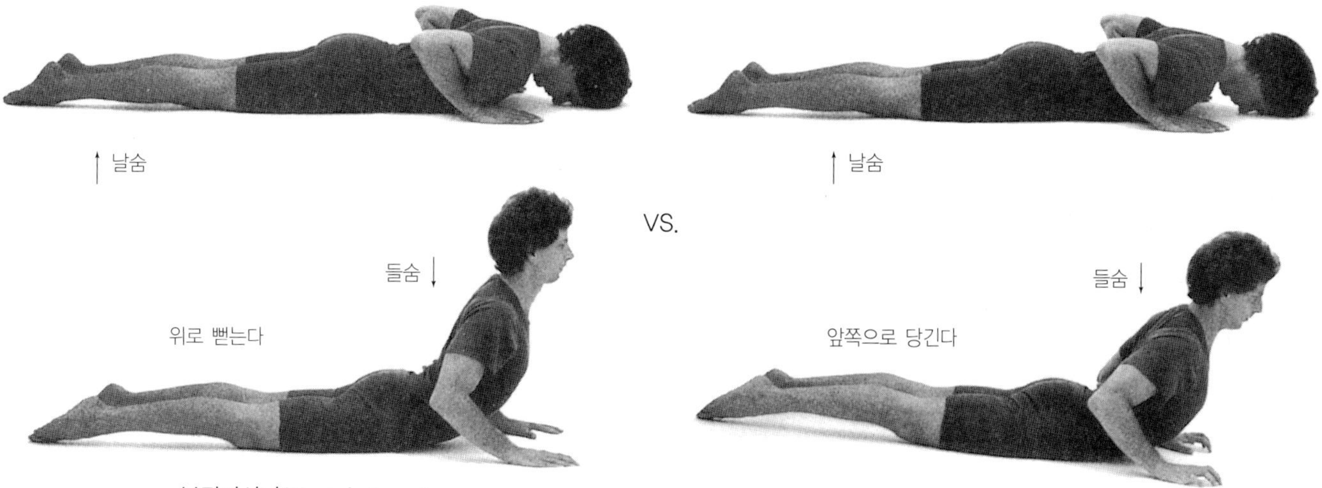

부장가사나(Bhujaṅgāsana)

운동 범위

어떤 자세든 목표는 그 자세를 최대로 취하는 것이라는 가정은 틀린 것이다. 때로는 특정 자세에 깊게 들어가는 능력이 그 자세에서 진정한 이익을 얻는 것을 방해할 수도 있다. 만일 당신이 어떤 저항도 느끼지 않고 우빠비스타 꼬나사나(Upaviṣṭha Koṇāsana)와 같은 자세로 쉽게 내려가는 사람이라면, 전굴할 때 한쪽이나 양쪽 무릎을 구부려서 좌골이 계속 바닥에 닿도록 노력하라. 그러면 자세가 너무 깊게 내려가지 않아도 허리를 더 효과적으로 늘일 수 있을 것이다.

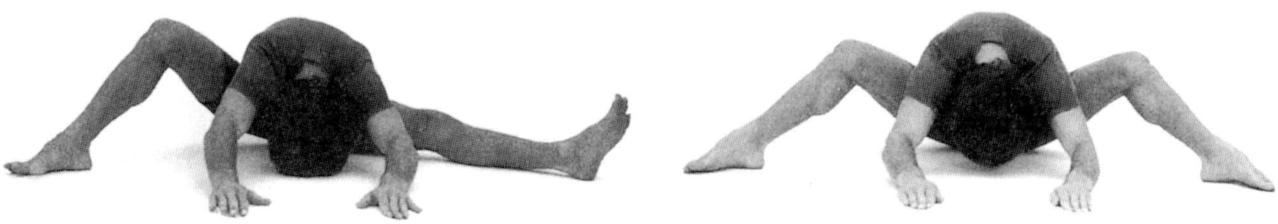

우빠비스타 꼬나사나(Upaviṣṭha Koṇāsana)

단계별 움직임

움직임을 단계로 세분하면 효과가 심화된다.

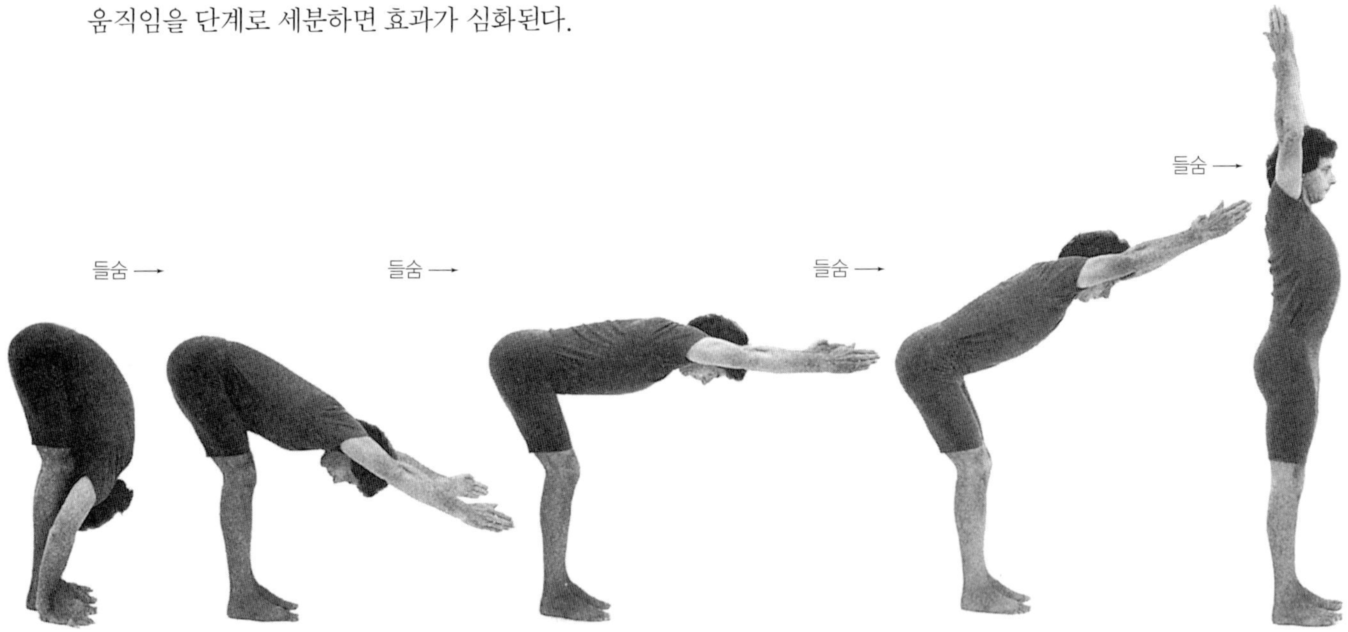

웃따나사나 끄라마
(Uttānāsana Krama)

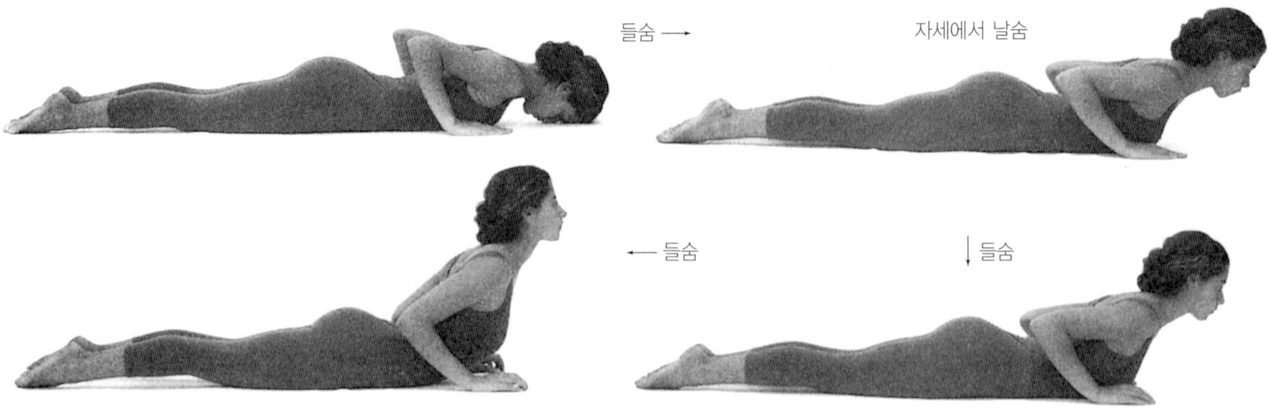

부장가사나 끄라마
(Bhujaṅgāsana Krama)

움직임 속도

움직임의 속도는 항상 완전호흡 길이와 조화를 이루어야 한다. 속도는 움직임의 효과에 영향을 준다. 일반적으로 움직임이 빠를수록 더 에너지를 주고, 움직임이 느릴수록 더 고요해진다. 그러나 움직임이 지나치게 빠르면 무의식적인 움직임 패턴으로 쉽게 빠져들거나 지속적인 근육 활동을 쉽게 피하게 된다.

움직임과 자세 유지의 결합

일반적으로 자세에 머물기 위한 준비로 특정 자세로 들어가고 나오는 것을 반복적으로 실시한다. 자세의 효과를 변화시키기 위해서는 움직이고 유지하는 것을 다양하게 결합시킬 수 있다.

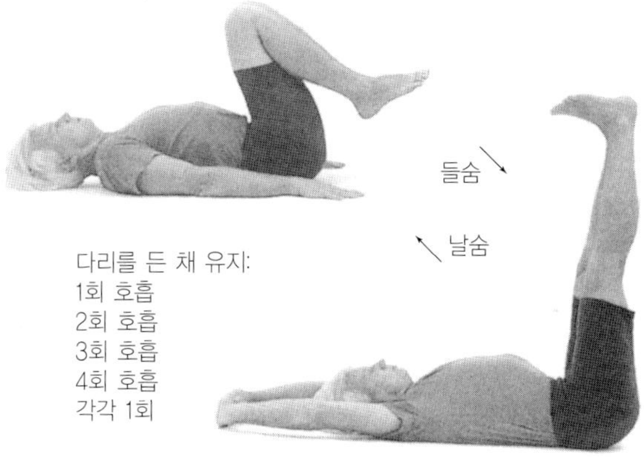

우르드와 쁘라사리따 빠다사나
(Ūrdhva Prasārita Pādāsana)

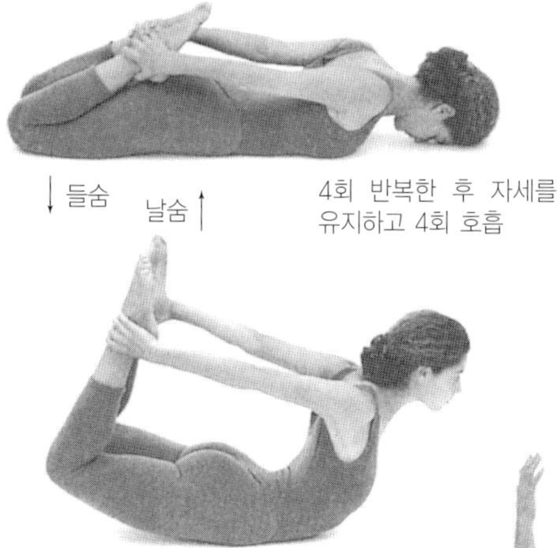

다누라사나
(Dhanurāsana)

두 가지 이상 자세의 결합

다음은 자연스럽게 흐르는 연속 자세를 위해 쉽게 결합시킬 수 있는 자세다.

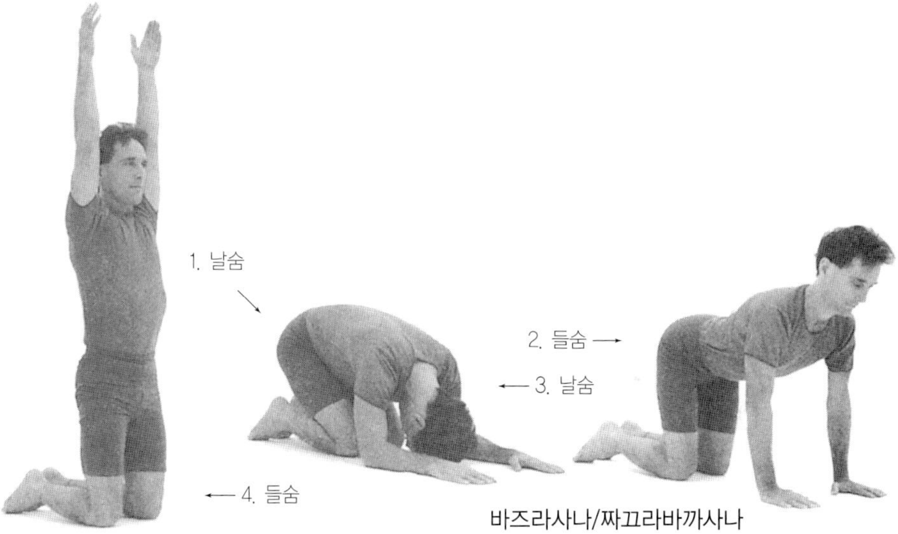

바즈라사나/짜끄라바까사나
(Vajrāsana/Cakravākāsana)

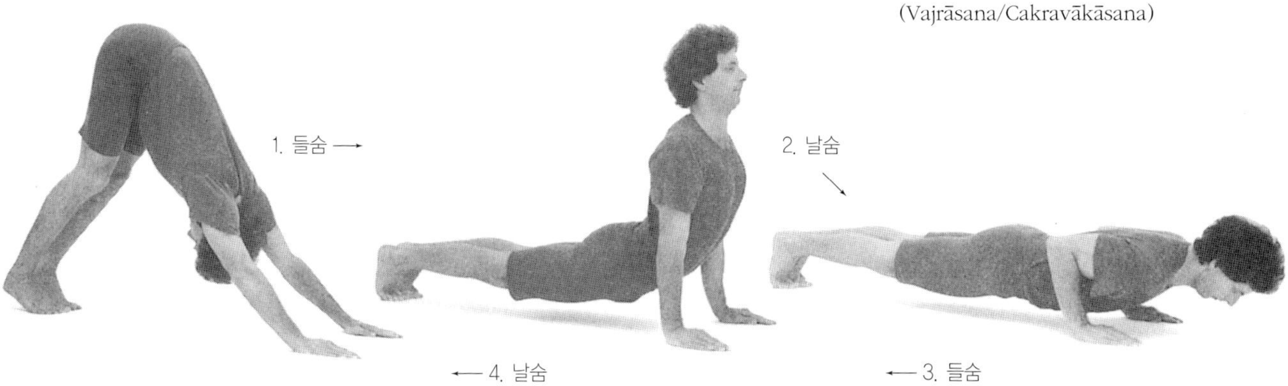

아도/우르드바 무카 스와나사나/짜뚜랑가 단다사나
(Adho/ūrdhva Mukha Śvānāsana/Caturaṅga Daṇḍāsana)

주의 이동

우리는 보통 호흡과 대부분의 활동이 일어나는 신체 부위에 주의를 기울이라고 말한다. 그러나 주의의 초점을 이동하는 것 또한 특정 자세의 효과를 놀라울 정도로 변화시킬 수 있다. 예를 들어, 빠르스보따나사나(Pārsvottānāsana)를 양쪽으로 4번 해 보라. 첫 번째에는 주의를 발꿈치에 두고, 두 번째에는 복부에, 세 번째에는 손에, 그리고 네 번째에는 세 부위 모두에 똑같이 주의를 두어 보라. 매번 동작의 효과가 어떻게 변하는지 그 효과에 주목하라.

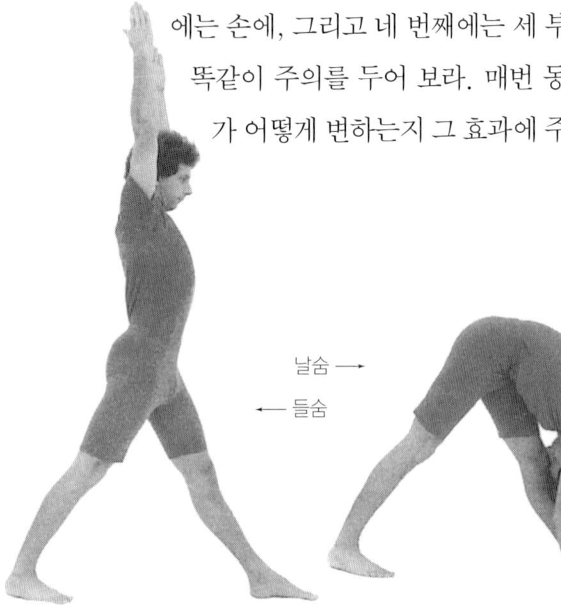

빠르스보따나사나(Pārsvottānāsana)

당신의 주의를 다른 수준, 즉 친절함과 같은 성질에 두어 보고 머릿속으로 그 성질을 생각하라. 이렇게 집중하면 당신의 수련이 부드러워지고 깊어지는 것을 알게 될 것이다. 또는 삶 자체의 신비스러운 근원과 진정으로 연결되도록 허용하고 그것을 가슴속에 간직해 보라. 이렇게 집중하면 당신의 수련이 일종의 기도가 되는 것을 알게 될 것이다.

호흡의 적용

수련을 심화시키고 효과를 달리하기 위해서는 호흡을 다양한 방식으로 변화시킬 수 있다. 예를 들어, 다음과 같은 서로 다른 가능성을 살펴보라.

1. 들숨과 날숨 간에 정해진 길이나 일정한 비율을 두지 않고 깊게 들이쉬고 내쉰다.
2. 정해진 길이로 들이쉬고 내쉰다. 예를 들어, 6초 동안 들이쉬고 내쉬거나, 6초 동안 내쉬고 자유로이 들이쉰다.
3. 들숨과 날숨 간의 간격에 일정한 비율을 둔다. 예를 들어, 6초 동안 들이쉬고 10초 동안 내쉰다. (들숨이 날숨보다 긴 경우는 드물고 보통은 날숨이 들숨보다 길다.)
4. 비율관계는 그대로 두고 호흡의 길이를 변화시킨다. 예를 들어, 들숨과 날숨을 똑같이 6초로 시작한다. 몇 번 호흡한 후 각각을 8초로 늘린 다음 10초로 늘려 본다. 어려운 자세에서 들숨과 날숨의 길이를 늘릴 수 있는 역량은 구조적 통합성, 스태미너, 내적 힘의 기준이 된다.
5. 들숨이나 날숨의 길이를 점차 늘리고 나머지는 자유롭게 하거나 고정시킨다. 예를 들어, 어떤 자세에서는 들숨을 6초로 고정하지만 날숨을 6초에서 12초까지 점차 늘려 간다.
6. 호흡을 매우 조용하고 미세하게 하거나 더욱 강하고 소리 나게 하며 호흡 패턴을 바꾸면 동작의 효과가 상당히 변화된다.

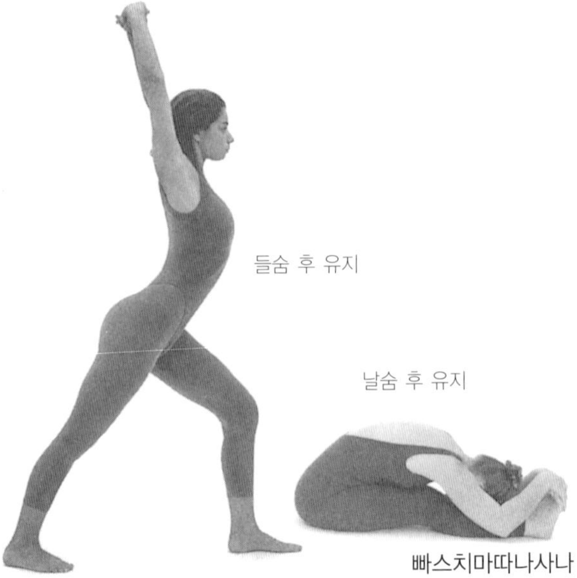

위라바드라사나(Vīrabhadrāsana)　빠스치마따나사나(Pascimatānāsana)

7. 들숨이나 날숨 후에 호흡을 참으면 자세의 효과가 상당히 강화된다. 들숨 후에 참으면 들숨의 효과가 연장되므로 보통 들숨을 강조하는 자세에 적용한다. 그리고 날숨 후에 참으면 날숨의 효과가 연장되므로 보통 날숨을 강조하는 자세에 적용한다.
8. 호흡을 취하는 기법을 변화시킨다. 예를 들어, 들숨에 태양신경총에 집중하는 것은 상부와 목이 경직된 경우 유용하며, 가슴으로 들이쉬면 긴장이 일어난다.
9. 정상적인 호흡 패턴을 변화시킨다. 예를 들어, 보통은 들숨에 취하는 동작을 날숨에 실시한다. 혹은 보통은 날숨에 취하는 동작을 날숨 후에 숨을 참을 때 실시한다.
10. 나누어서 호흡한다. 이는 끄라마(krama) 호흡으로 알려져 있다. 예를 들어, 한 번에 편안한 역량의 1/3 정도를 들이쉬고, 들숨의 각 분절 사이에 휴식을 취한다.

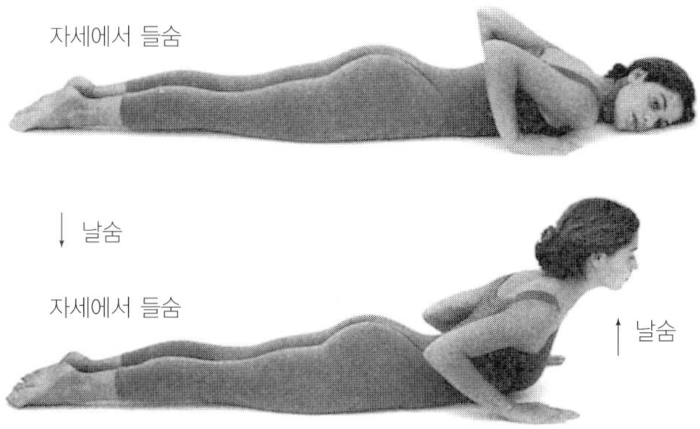

부장가사나(Bhujaṅgāsana)

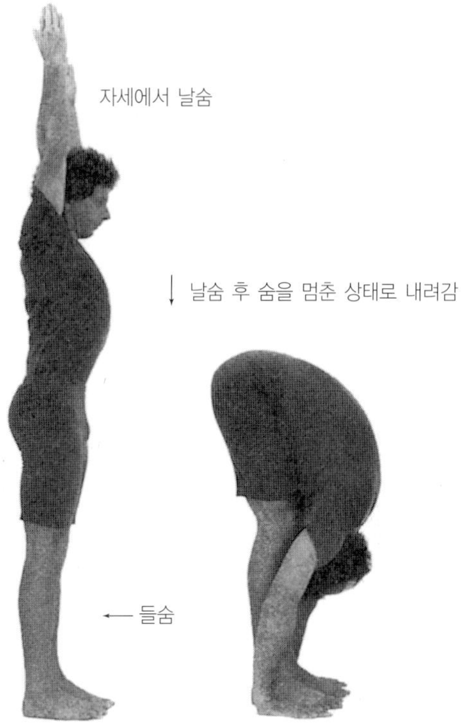

웃따나사나(Uttānāsana)

소리 이용

소리를 내는 기법이 자세와 결합되면 수련을 효과적으로 강화시키고, 주의를 집중시키며, 날숨을 심화하고, 기관의 순환을 높이며, 정서의 균형을 잡아 준다. 소리는 내적 진동을 만들어 각기 다른 신체 부위의 순환을 높여 준다.

소리의 효과를 결정하는 주요 요인은 특정한 모음과 자음(varna), 음의 고저(svara), 음의 크기(bala)다. 여러 모음과 자음의 사용에 관해서 각각의 전통이 서로 다르게 설명하고 있지만, 이런 여러 음이 우리 몸에 어떻게 공명하는지 우리 스스로 탐구할 수 있다. 높은 음은 신체의 높은 부위와 공명하여 시스템에 에너지를 주는 반면 낮은 음은 신체의 낮은 부위와 공명하여 시스템을 고요하게 하고, 또 큰 소리는 에너지를 깨우고 주의를 외부로 돌리게 만드는 반면 작은 소리는 에너지를 진정시켜 주의를 내부로 돌리게 한다는 것에는 보편적인 동의가 있다.

목소리 기법에는 허밍, 단순한 음절의 암송, 특정한 의미를 지닌 단순한 구절의 암송, 더 복잡한 노래나 기도의 암송이 있다. 쑤시고 아픈 일상의 통증, 만성질병, 정서적 건강을 위해서 소리를 치료적으로 이용하는 예는 이후 장들에서 볼 수 있다.

보조도구 이용

보조도구(props)는 구조적 한계로 인해 움직임의 역량이 제한될 때 유용하며, 치료적 적용에 특히 유용하다. 아울러 특정 부위의 작업을 강화하는 데도 유용하다. 보조도구에는 벽, 탁자, 의자, 블록, 몸을 지탱하는 쿠션, 닫힌 자세를 성취하는 데 도움을 주는 끈, 열린 자세의 효과를 강화시키기 위한 웨이트가 있다.

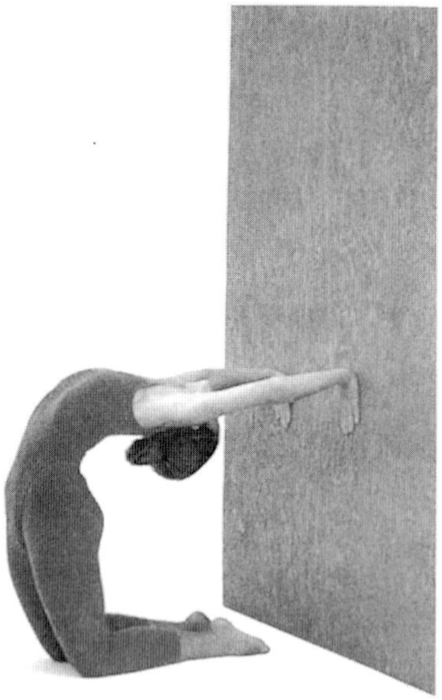

벽을 이용한 와즈라사나
(Vajrāsana against a wall)

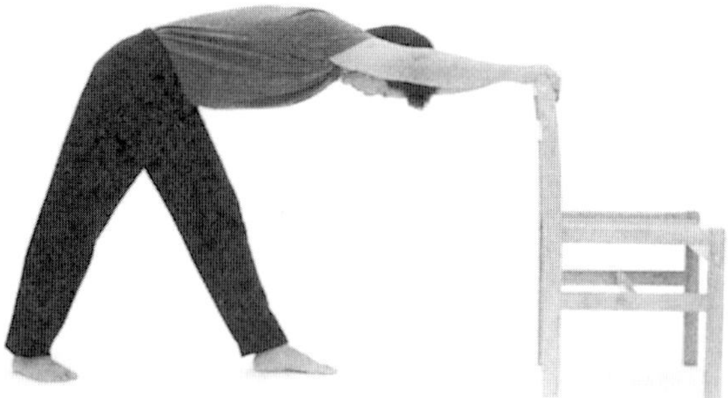

의자를 이용한 빠르스보따나사나
(Pārsvottānāsana to a chair)

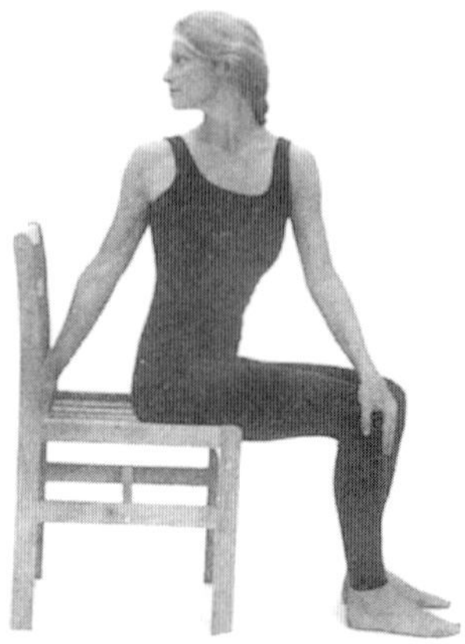

의자 위에서 실시하는 아르다 맛센드라사나
(Ardha Matsyendrāsana on a chair)

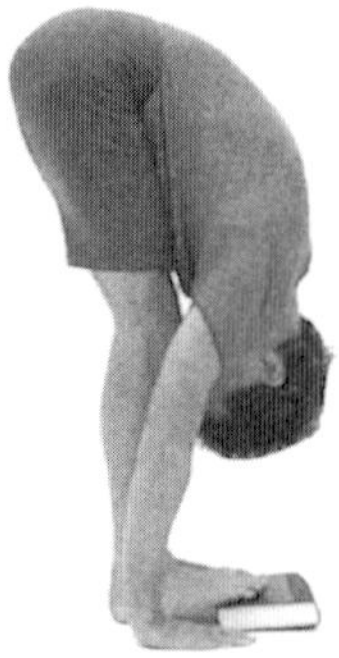

책을 이용한 웃따나사나
(Uttānāsana with a book)

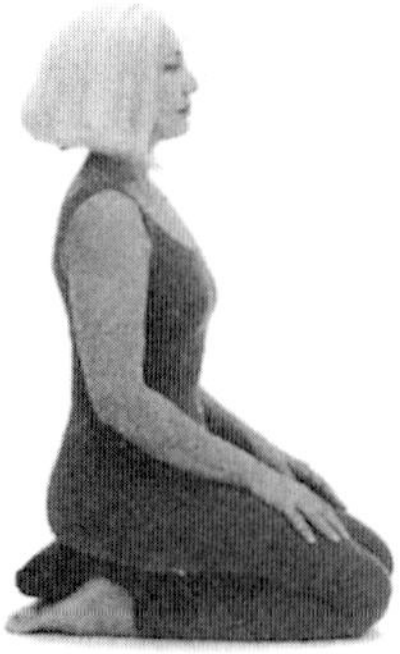

쿠션을 이용한 와즈라사나
(Vajrāsana on a cushion)

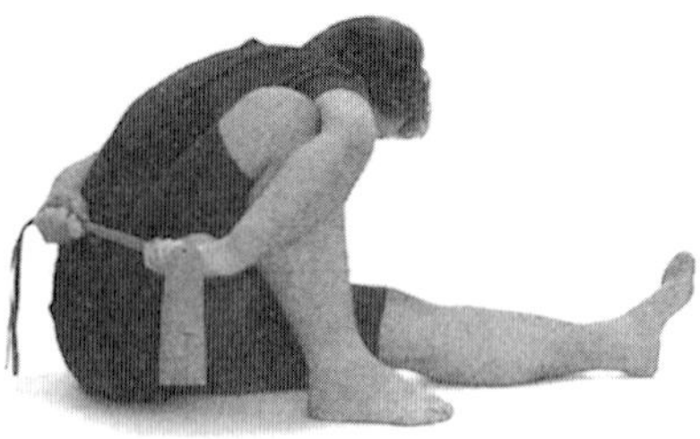

끈을 이용한 마리치아사다
(Marīcyāsana with a strap)

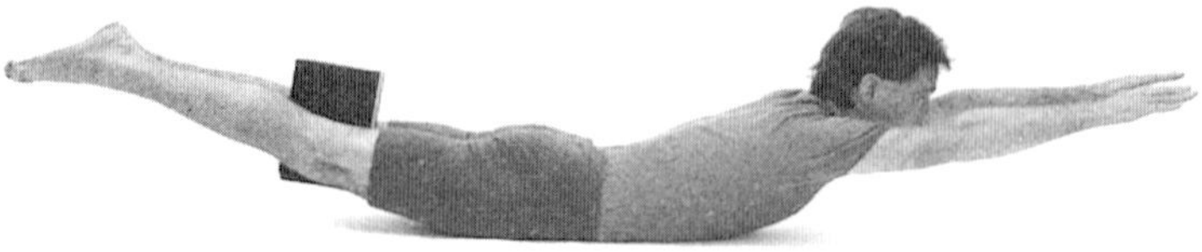

책을 이용한 살라바사나
(Salabhāsana with a book)

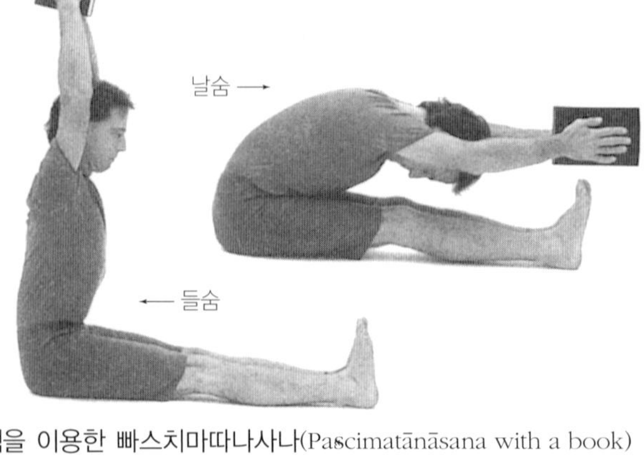

책을 이용한 빠스치마따나사나(Pascimatānāsana with a book)

연속 자세의 예술과 과학

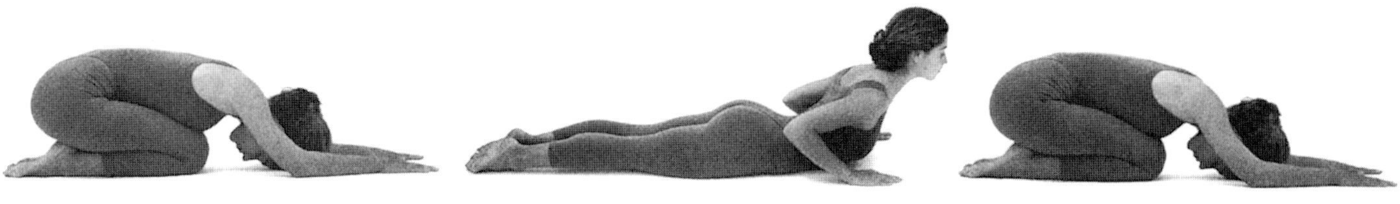

잘 고안된 연속 자세는 효율적인 수련의 핵심을 이룬다. 그런 연속 자세는 자세 전반에 걸쳐 질서, 조화, 효율성을 제공하며, 통합적인 전체를 성취하기 위해 의도적으로 각 자세와 변형 자세를 선택하고 배치한다. 효과적인 연속 자세의 구축은 명확한 원리에 근거한 예술이자 과학이다. 그러므로 이 장에서 자세히 설명한 원리를 연구하고 적용하면서 수련이 점차 더 우아해지고 정교해지면 변화하는 당신의 요구와 관심에 더 적합해질 것이며, 머지않아 당신은 연속 자세의 정교한 예술에 숙달될 것이다.

이 책에서 보여 주는 수많은 연속 자세는 수련을 통해 구체적인 다양한 조건에 접근하기 위한 모델로 제시되었다. 그러나 어떤 사람도 한 가지 특정 조건만으로 특징지을 수 없기 때문에, 연속 자세는 필연적으로 처방보다는 기술로서 제시되었다. 그러므로 각각의 연속 자세는 나이, 신체적 · 정서적 상태, 직업, 개인적 관심사와 같은 전체적인 상황을 존중하여 그에 알맞게 적용되어야 한다. 그러므로 이 장에서 제시한 정보는 또한 이런 적용과정에서 여러분을 돕기 위한 것이다.

당신의 요가 수련은 하루의 흐름을 높이는 데 도움을 주어야 한다. 그것은 가능할 때마다 맞추어야 하는 미리 결정된 고정된 일이 되어서는 안 된다. 이는 당신이 이용하는 연속 자세의 성질이 하루의 시간, 수련에 앞서서 일어난 활동, 그 후에 일어나는 활동에 따라 변화해야 한다는 의미다. 예를 들어, 아침에는 하루를 준비하기 위해 보다 일반적인 준비운동이나 활력을 주는 수련을 하고 싶어 할 것이다. 반면에 저녁에는 하루의 스트레스를 풀기 위해 보다 구체적이면서 이완을 유도하는 수련을 하고 싶을 것이다. 하루를 어떻게 보냈는지도 수련에 영향을 준다. 예를 들어, 신체적에너지 소모를 요하는 일이라면 일의 신체적 스트레스를 보상할 수 있고 신체에 균형을 되돌려 주는 수련을 하고 싶을 것이다. 반면에 앉아서 하는 일이라면 몸을 풀고 정신적 스트레스를 해소하고 맑은 마음을 갖는 수련을 하고 싶어 할 것이다.

수련의 요소는 다양할 수 있고 자세, 호흡, 암송, 명상, 기도, 의식과 같은 요소를 어떤 식으로든 조합하는 일을 포함할 수 있다. 이런 요소를 결합하고 그것들을 특정한 순서로 배열하는 과학의 열쇠는 윈야사(Viṅyāsa)와 쁘라띠끄리야(Pratikriyā)[4]의 원리인데, 이는 위에서 언급한 요가 수련의 모든 요소와 일상생활의 활동 대부분에 적용된다.

윈야사

문자 그대로 '배열하다' 혹은 '위치를 정하다'는 뜻의 윈야사(Viṅyāsa)는 마음, 호흡, 신체를 특정한 방향으로 움직이는 데 필요한 예비단계를 말한다. 거친 것

4) 역주: '반대로 하다'는 문자적 의미가 있는 용어로 요가 자세를 수련할 때 특정 자세 후에 신체를 중립적인 조건으로 되돌리는 과정을 말한다.

에서 정묘한 것으로, 외부에서 내부로, 단순함에서 복잡함으로, 쉬운 것에서 어려운 것으로 점차 움직이는 것이 윈야사의 일반 개념이다. 예를 들어, 자세는 호흡에 비해 외면적이며, 호흡은 명상에 비해 외면적이다. 그러므로 호흡법을 위해 신체와 호흡을 준비시키는 데 자세를 사용할 수 있고, 명상을 위해 호흡과 마음을 준비시키는 데 호흡법을 이용할 수 있다.

자세 수련에서 윈야사는 특정 목적을 달성하기 위해 취해야 하는 단계를 말한다. 그런 목적에는 자세 수련에 관한 장의 연속 자세에서 보여 주는 특정 자세에 능숙해지거나, 쑤시고 아픈 일상의 통증에 관한 장의 연속 자세에서 보여 주는 구조의 특정 영역에 대해 작업하거나, 만성질병에 관한 장의 연속 자세에서 보여 주는 신체의 전반적인 효율을 높이는 일이 있다.

특정 자세를 준비할 때는 신체를 동일한 방향으로 움직이는 단순한 자세를 실시함으로써 신체를 점진적으로 준비하는 것이 좋다. 더 깊은 전굴을 준비하기 위해 단순한 전굴을 이용하는 것, 더 깊은 후굴을 준비하기 위해 단순한 후굴을 이용하는 것 등이 그 예다. 이런 순서로 특정한 선택을 하는 데 있어서 특정 신체뿐 아니라 주요한 자세의 특징도 고려해야 한다. 아래에 제시된 연속 자세는 그러한 원리를 보여 주는 좋은 예다. 연속 자세 A와 연속 자세 B는 끄라운짜사나(Krau cāsana)를 위한 준비 동작으로 비대칭적인 전굴을 이용하는데, 어떤 경우에는 끄라운짜사나에서처럼 뻗은 다리의 발을 두 손으로 잡고 실시한다. 연속 자세 A는 후굴을 점진적으로 준비하는 자세다. 흉추 커브가 과도한 경우 이런 준비 자세는 뻗은 다리를 스트레칭하면서 가슴을 들어 올리는 데 도움을 줄 것이다. 연속 자세 B는 비틀기를 점진적으로 준비하는 자세다. 허리와 엉덩이에 긴장이 있다면 이런 준비 자세는 한 다리를 안쪽으로 돌려 뒤로 접고 엉덩이는 앞쪽으로 회전시키는 데 도움을 줄 것이다.

연속 자세 A

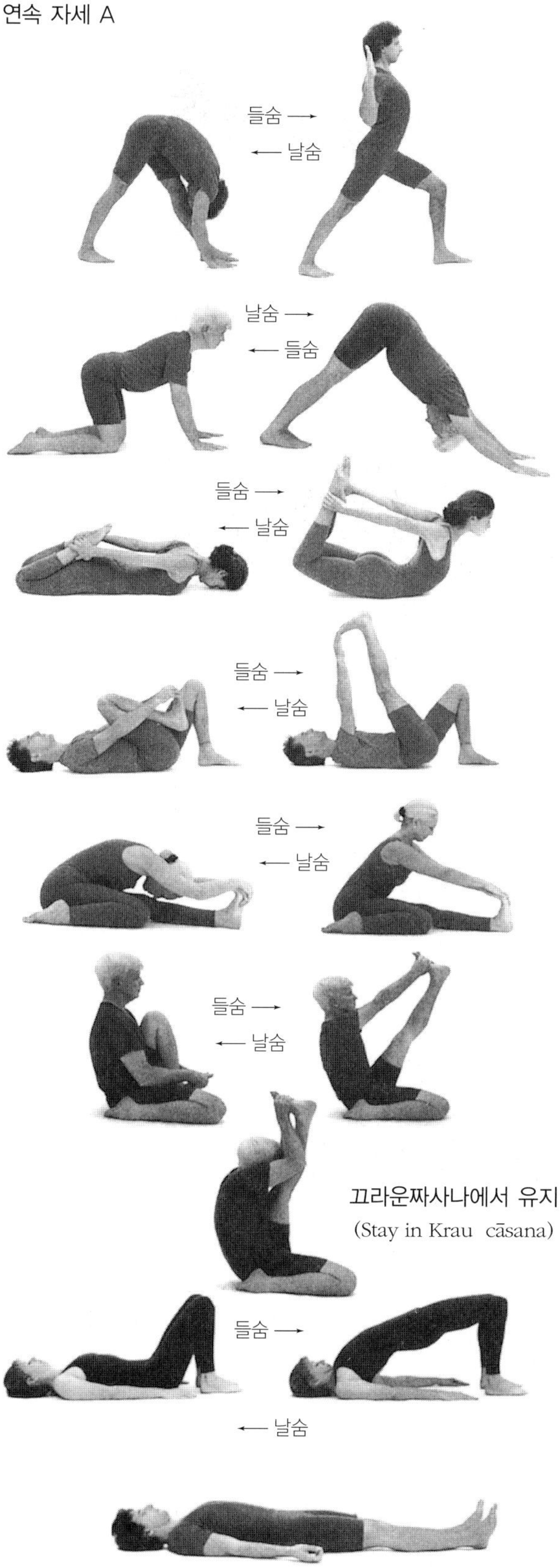
들숨 →
← 날숨
날숨 →
← 들숨
들숨 →
← 날숨
들숨 →
← 날숨
들숨 →
← 날숨
들숨 →
← 날숨
끄라운짜사나에서 유지
(Stay in Krau cāsana)
들숨 →
← 날숨

연속 자세 B

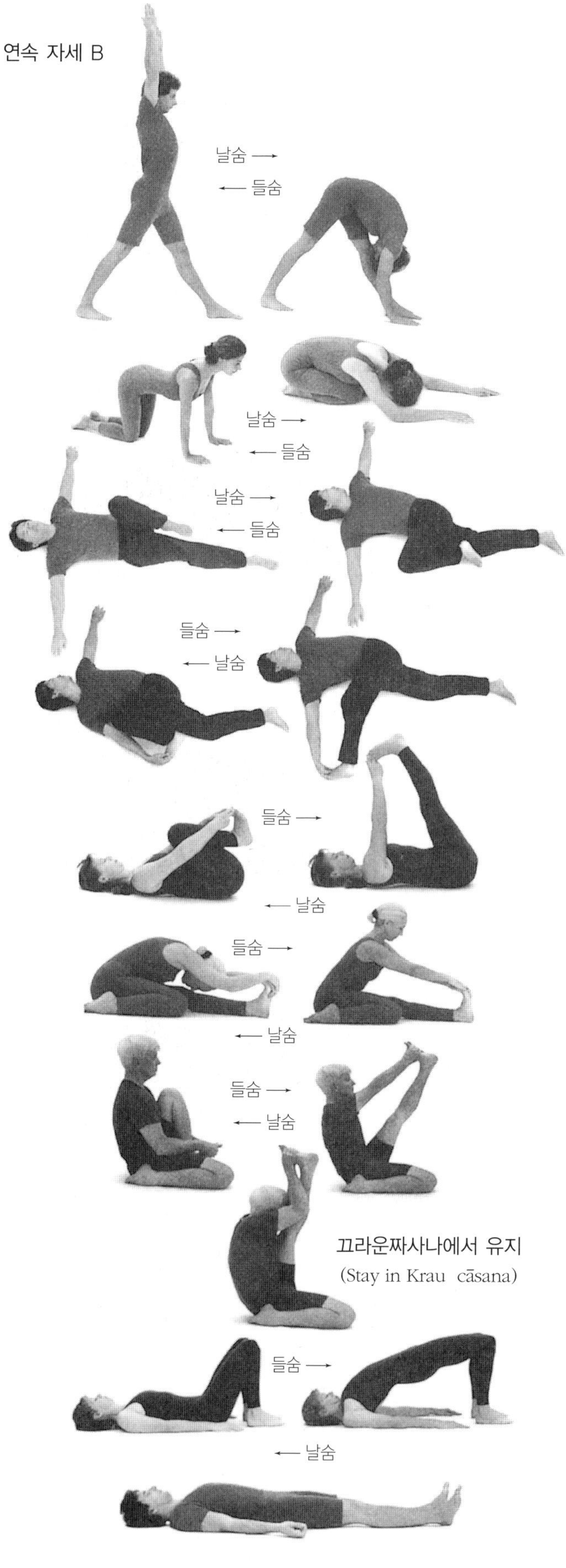
날숨 →
← 들숨
날숨 →
← 들숨
날숨 →
← 들숨
들숨 →
← 날숨
들숨 →
← 날숨
들숨 →
← 날숨
들숨 →
← 날숨
끄라운짜사나에서 유지
(Stay in Krau cāsana)
들숨 →
← 날숨

어떤 자세든지 그 효과는 그것과 결합된 다른 자세의 영향을 받는다. 아래 제시된 두 가지 연속 자세를 보면 이런 상관관계의 예를 알게 될 것이다. 연속 자세 A는 빠스찌마따나사나(Pascimatānāsana)를 준비하는 일반적인 전굴을 보여 주고 있다. 엉덩이나 허리가 경직되어 있다면 이런 준비 동작은 엉덩이를 이완시키고 허리를 늘여 주도록 점차 작용하여 자세로 깊게 들어가게끔 도와준다. 반면에 연속 자세 B는 빠스치마따나사나를 준비하는 예외적인 후굴이다. 엉덩이가 지나치게 늘어지거나 허리가 느슨해져 있다면 이런 준비 동작은 엉덩이를 안정시키고 허리를 단단하게 하는 데 도움이 된다는 것을 경험하게 할 것이다.

연속 자세 A

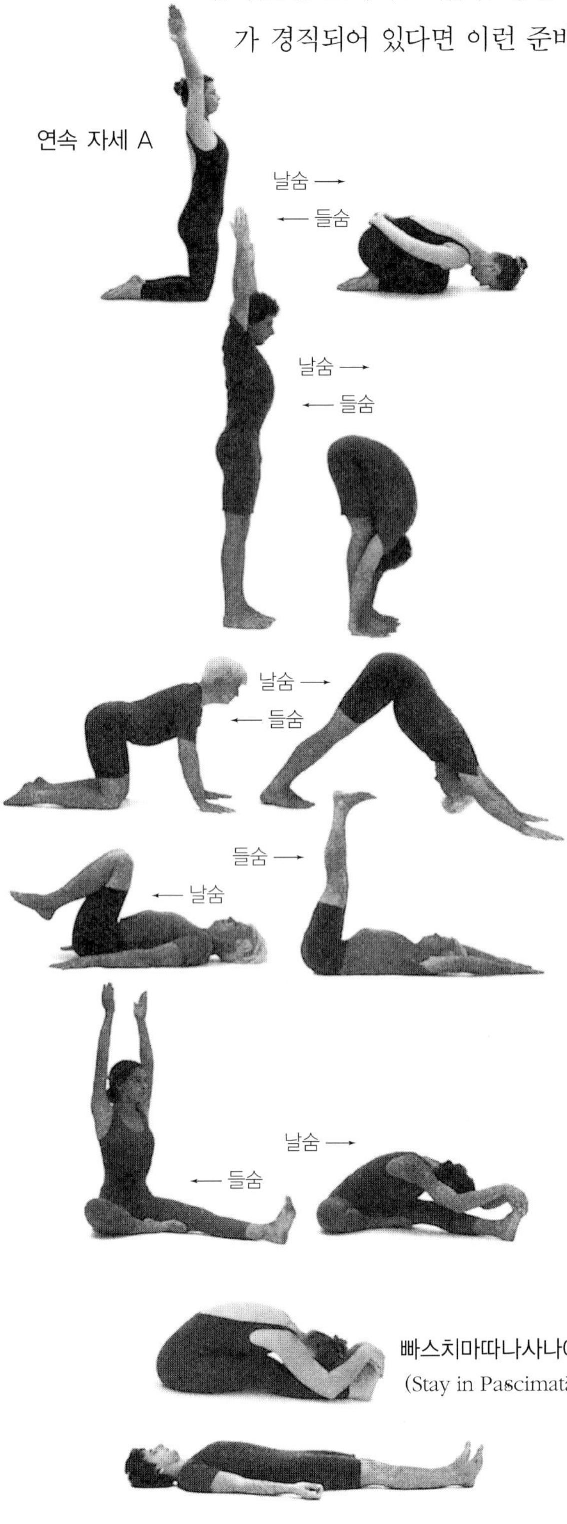

빠스치마따나사나에서 유지
(Stay in Pascimatānāsana)

연속 자세 B

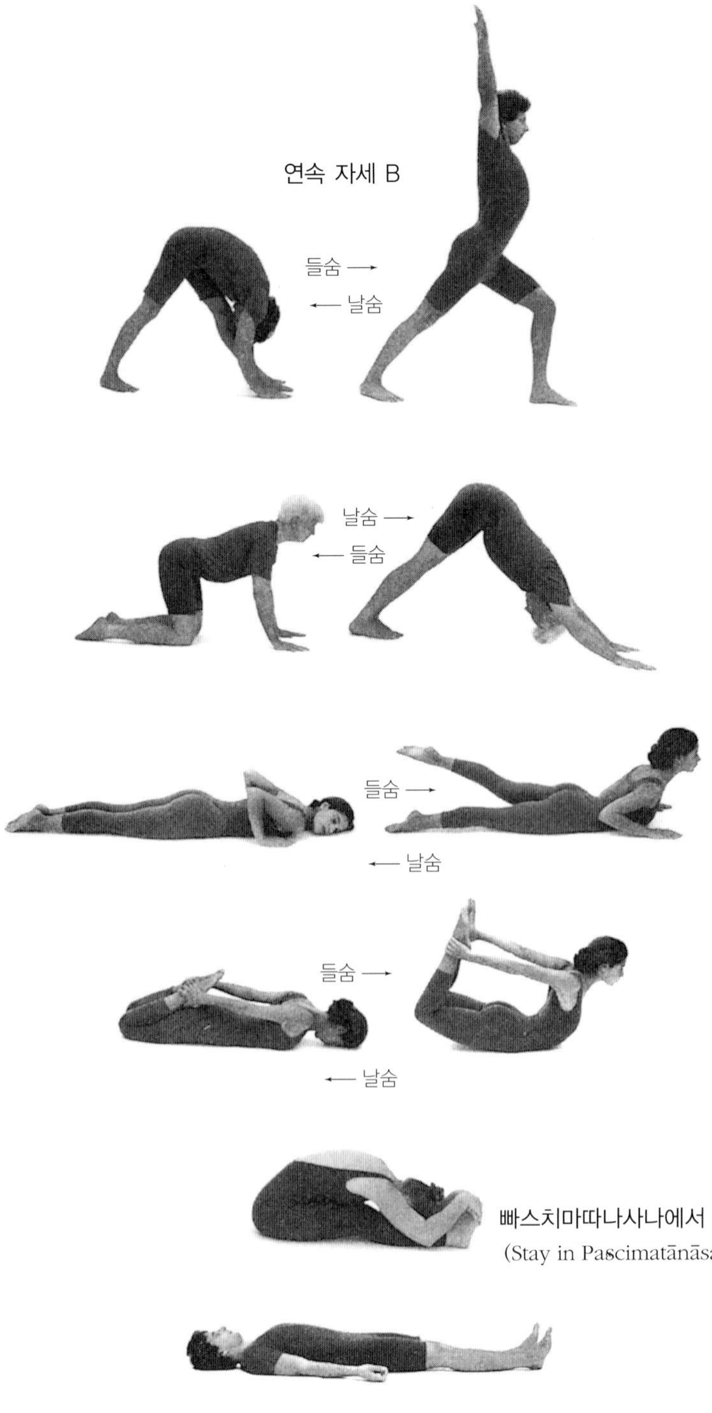

빠스치마따나사나에서 유지
(Stay in Pascimatānāsana)

쁘라띠끄리야

문자 그대로 '반대로 하다'는 뜻을 가진 쁘라띠끄리야(Pratikriyā)는 마음, 호흡, 신체를 중립적인 조건으로 되돌리는 데 필요한 보상단계를 말한다. 내부에서 외부로, 복잡성에서 단순성으로, 어려움에서 용이함으로 움직이면 균형이 점차 회복될 수 있다는 것이 쁘라띠끄리야의 일반적 개념이다. 예를 들어, 복잡한 자세 수련 후에 신체와 호흡을 재통합하기 위해 단순한 호흡법을 이용할 수 있다. 오랜 시간 명상한 후에는 마음과 신체를 재통합하기 위해서 단순한 자세를 이용할 수 있다.

자세 수련과 관련해서 쁘라띠끄리야는 특히 신체의 균형을 유지하거나 회복시키기 위해 취할 수 있는 단계를 말한다. 예를 들어, 그런 단계는 수련 중에 신체의 특정 부위에 가해지는 스트레스를 줄이거나 수련 마지막에 신체를 균형 잡힌 중립 상태로 되돌리는 일과 관련이 있을 수 있다. 그런 적합한 보상에는 보통 앞에서 진행된 자세에서 축적된 스트레스를 중화시킬 수 있는 단순한 자세나 일군의 자세가 포함되어 있다. 그러므로 그것은 스트레스가 축적된 특정한 부위와 연관된다. 예를 들어, 서로 다른 날에는 당신의 신체가 특정 순간에 어떻게 반응할지에 따라 동일한 자세에 다른 반대 동작이 필요할 수 있다.

아래의 연속 자세 A에서 반대 동작은 목과 등 상부를 위한 것이다. 그리고 연속 자세 B에서 반대 동작은 허리를 위한 것이다.

연속 자세 A

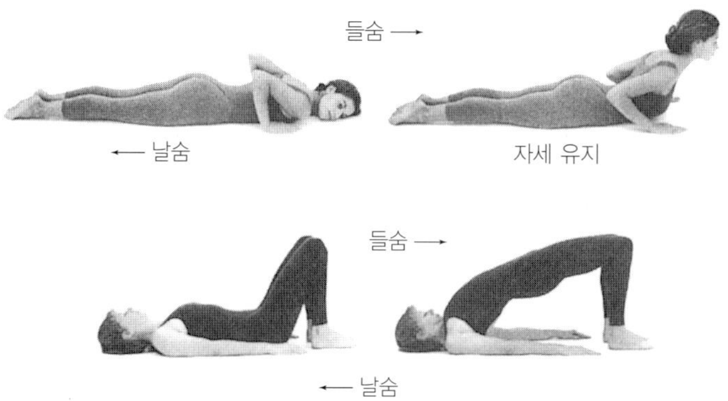

연속 자세 B

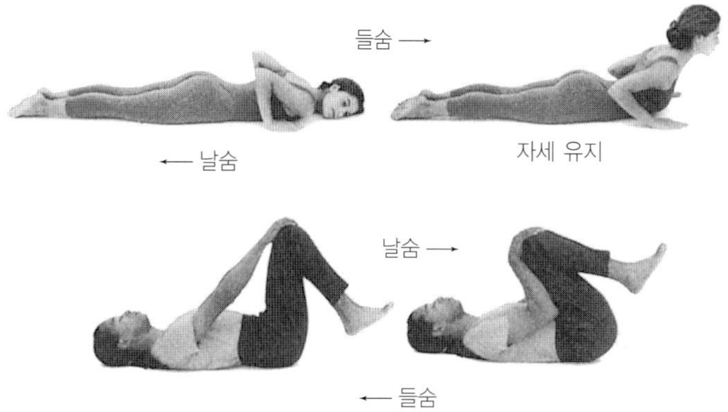

신체를 중립적이고 균형 잡힌 상태로 되돌리기 위해서는 가끔 몇 가지 자세가 필요하다. 예를 들어, 후굴을 깊게 한 후 허리, 엉덩이, 등 상부, 목, 어깨에 균형을 맞출 필요가 있으며, 이런 반대 동작의 순서는 당신 자신의 신체적 요구에 달렸을 것이다. 아래에 나오는 연속 자세 A에서는 허리와 엉덩이가 중요하고 연속 자세 B에서는 등 상부, 목, 어깨가 중요하다.

연속 자세 A

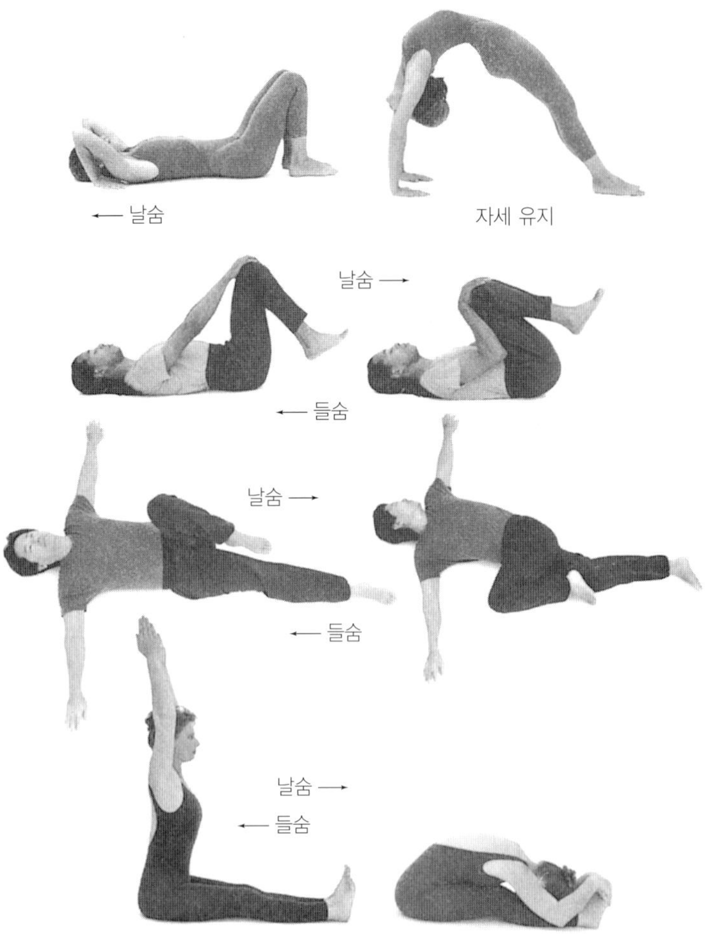

연속 자세 B

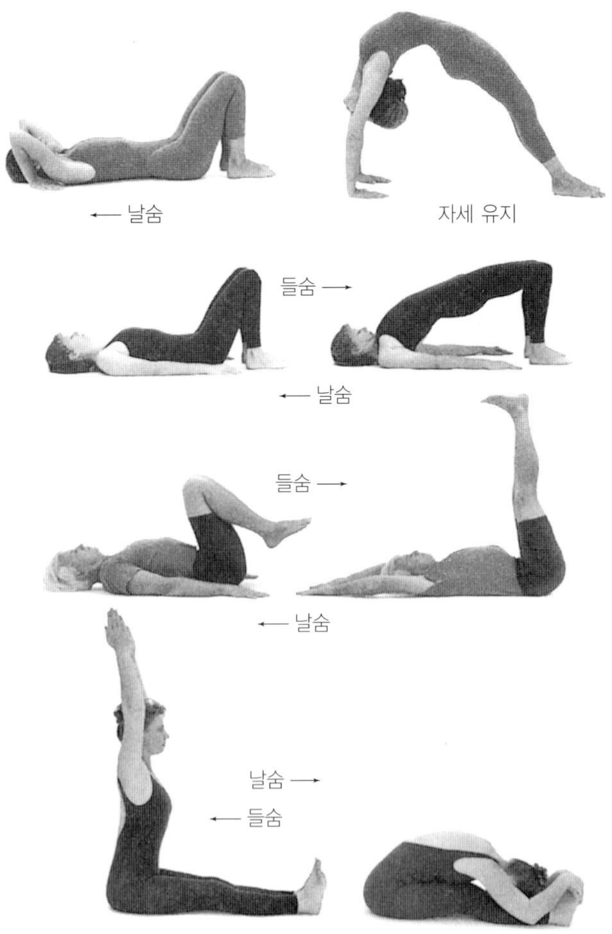

신체 개발에 목표를 둔다면 난이도가 있는 동작을 수련하는 것에 중점을 둘 것이다. 단순한 움직임에서 시작해서 더 어려운 동작으로 점차 나아가며, 다시 더 단순한 자세로 중화시키고 단순한 호흡 수련으로 끝을 맺은 후 휴식을 취한다.

호흡을 개발하는 것이 목표라면 쁘라나야마가 수련의 주된 초점이 될 것이다. 이 경우 신체와 호흡을 위한 준비로서 일부 단순한 자세로 시작하고, 단순한 쁘라나야마로 출발한 후 점차 더 깊고 복잡한 기술로 나아가고, 또다시 단순한 호흡으로 중화시키며, 단순한 명상으로 끝맺고 휴식을 취한다.

마음을 개발하는 것이 목표라면 명상이 수련의 주된 초점이 될 것이다. 이런 초점을 갖고 수련에 적합하도록 신체, 호흡, 마음을 준비하기 위해서는 단순한 자세, 쁘라나야마, 찬송으로 시작할 수 있다. 그다음 명상 수련을 하고, 오랫동안 앉아 있음으로 해서 생긴 모든 구조적 스트레스를 해소하기 위해 일부 단순한 자세로 끝맺은 후 휴식한다.

삶의 신성한 차원에 마음과 가슴을 여는 것이 목표라면 기도와 의식이 수련의 주된 초점이 될 것이다. 그러나 자세, 호흡법, 찬송, 명상 또한 수련의 통합적인 부분이 되어, 수련의 절정을 준비하고 수련을 마친 후에 정상적인 자각으로 통합하도록 돕는다.

치료적 수련이 목표라면 상황에 따라 이상 언급한 요소를 모든 방식으로 결합하는 것이 적절할 것이다.

연속 자세를 설계하는 일반적인 원칙

1. 의도: 수련의 의도나 목표를 설정하라. 예를 들어, 특정 자세를 취하거나, 신체의 특정 부위 또는 상태를 다루거나, 호흡법 또는 명상 수련을 준비하는 것이 의도가 될 수 있다.
2. 효율성: 자세와 변형 자세의 수효를 제한하라. 여러분의 선택을 의도적으로 수련의 의도와 연결시키라. 일반 코스보다 집중 코스가 더 강력하고 유용하며 구체적일 수 있다. 한 끼에 음식을 너무 많이 먹으면 영양분을 섭취할 수 있는 신체능력이 제한(과부하)될 수 있듯이, 지나치게 많은 자세는 사실상 수련의 효과를 희석할 수 있다.
3. 호흡: 주의를 척추에 연결시키고 척추를 움직이는 데 호흡을 이용하라. 수련하는 내내 깊고도 고른 호흡 패턴을 유지하라. 호흡을 참을 때는 의도를 갖되 수련의 전반적인 의도와 연결시키라.
4. 전환: 시간을 충분히 갖고 다른 활동에서 수련으로 전환시키라. 수련하는 동안에는 전환이 부드럽게 일어나도록 하라. 예를 들어, 선 자세에서 눕거나 엎드린 자세로 전환할 때는 무릎 꿇는 자세를 이용하라.
5. 누적된 스트레스: 목, 어깨, 엉덩이, 무릎에 축적된 스트레스를 적절하게 상쇄시키라. 예를 들어, 팔이 고정된 자세에서 어깨에 축적된 스트레스를 해소하기 위해서는 팔의 움직임을 이용하라.

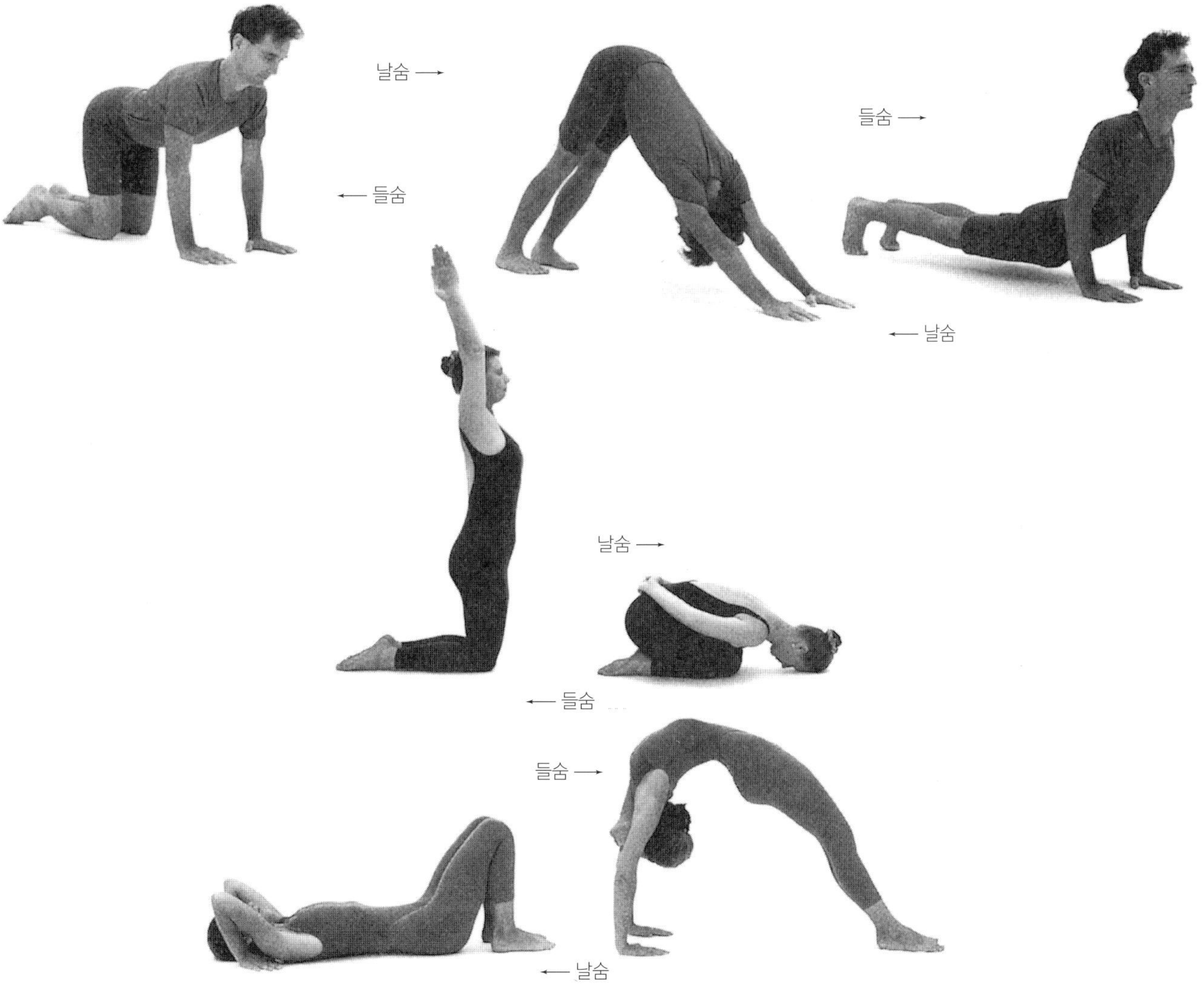

6. 위험성: 관절에 위험한 자세에는 충분한 준비가 필요하다. 보통 위험한 자세일수록 수련의 마지막에 실시하고 신체를 중립 상태로 돌리기 위해 간단한 반대 동작을 실시한다.
7. 휴식: 휴식을 적절하게 이용하라. 예를 들어, 어려운 자세를 실시한 후에 호흡이 불안정해지거나 한 방향에서 다른 방향으로 전환할 때 휴식하라. 휴식하는 자세에서는 이완과 지지의 느낌이 들어야 하며 스트레스가 남지 않아야 한다. 수련의 더 심화된 효과를 충분하게 흡수하고 다음 활동으로 전환하기 위해 수련의 마지막에는 긴 휴식을 취하는 것이 중요하다.

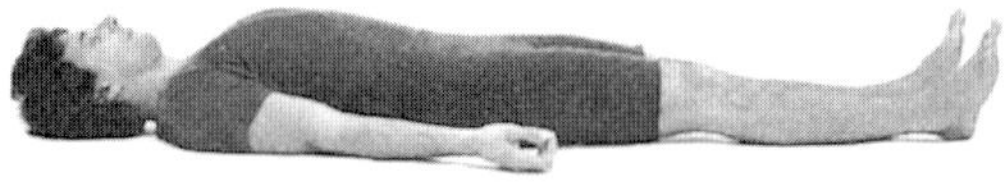

또는

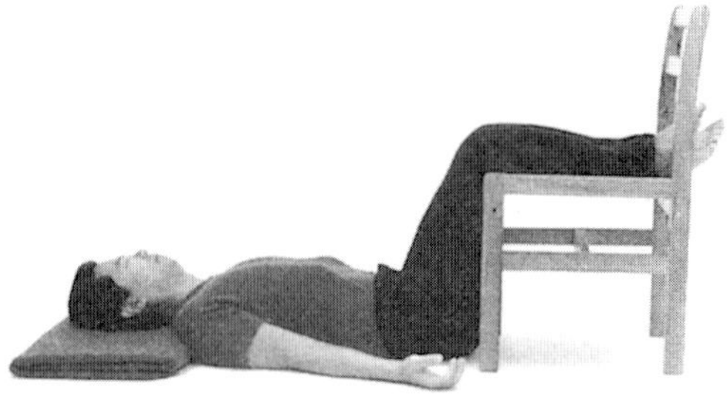

자세를 결합시키는 특정 원리

자세 수련과 관련시켜 볼 때, 전굴은 바퀴 중심에 해당하고, 후굴, 비틀기, 측면 기울기는 바퀴살에 해당한다. 다른 동작으로 들어가거나 나오는 전환점에서는 전굴을 이용한다. 예를 들어, 후굴에서 비틀기로, 측면

연속 자세 A

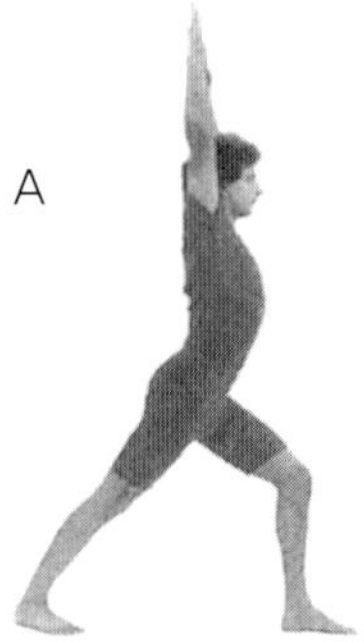

선 자세에서 후굴

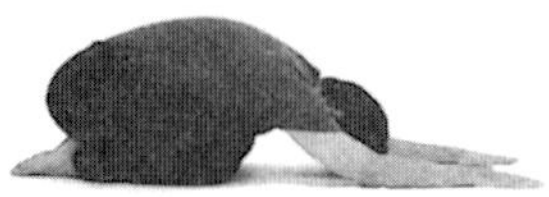

무릎 꿇은 자세에서 전굴

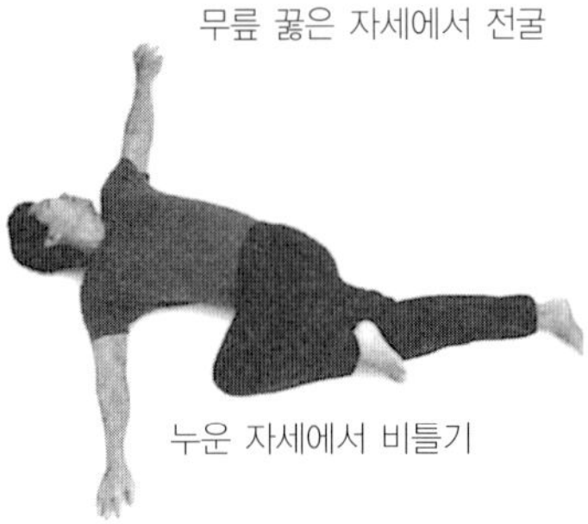

누운 자세에서 비틀기

연속 자세 B

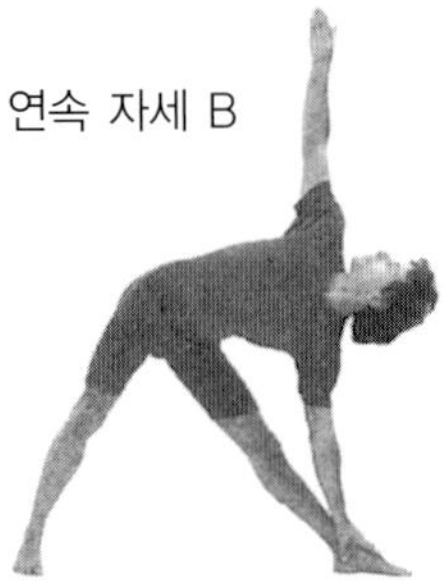

선 자세에서 측면 기울이기

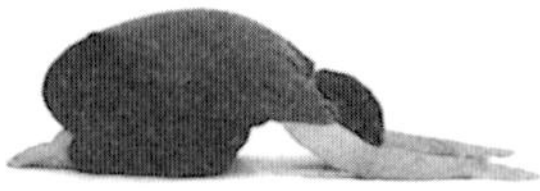

무릎 꿇은 자세에서 전굴

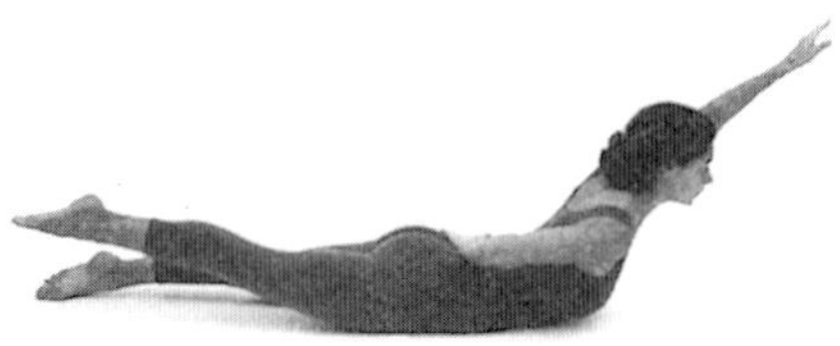

엎드린 자세에서 후굴

연속 자세 C

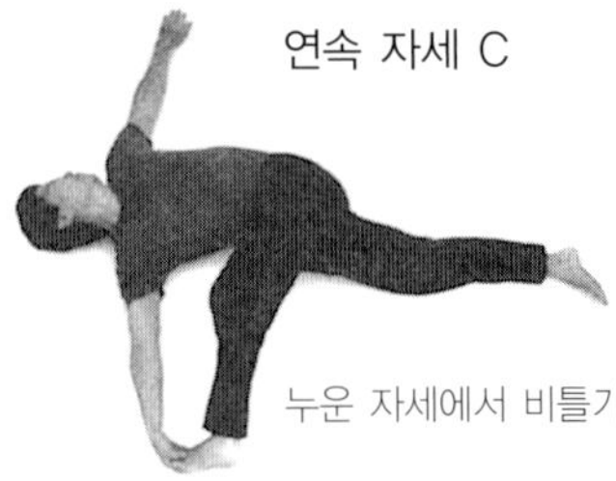

누운 자세에서 비틀기

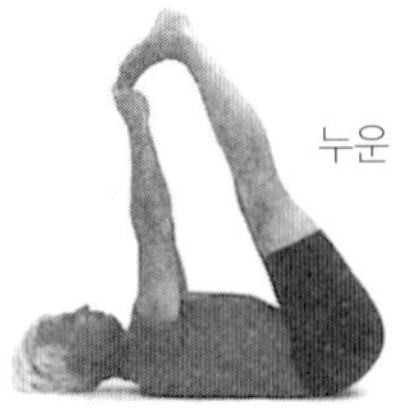

누운 자세에서 전굴

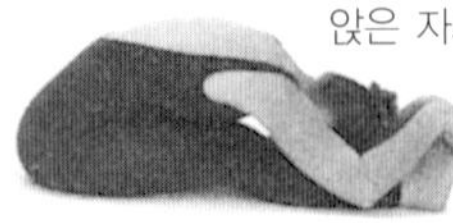

앉은 자세에서 전굴

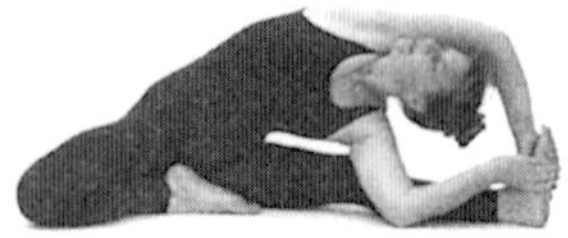

앉은 자세에서 측면 기울이기

기울기에서 후굴로, 비틀기에서 측면 기울기로 전환할 때에도 전굴을 이용한다. 자세의 일반적인 생역학적 필요성을 존중하면서 서로 결합된 자세를 다루기 위해서는 다음에 열거한 예를 일반적인 지침으로 이용할 수 있다.

자세는 서서, 무릎을 꿇고, 누워서, 역으로, 엎드려서, 앉아서 실시할 수 있다. 선 자세와 무릎 꿇은 자세는 일반적으로 몸을 풀어 주는 데 유용하다. 선 자세는 더 강하고 무릎을 꿇은 자세는 더 안정되어 있다. 무릎 꿇은 자세는 선 자세에서 눕거나 엎드린 자세로 전환할 때 좋다. 누운 자세는 일반적으로 이완을 유도하지만 다리, 엉덩이, 허리뿐 아니라 목과 어깨를 깊게 스트레칭 할 수 있도록 변형시킬 수 있다. 이러한 자세는 또한 역자세를 위한 훌륭한 준비 자세가 될 수 있다. 머리서기와 어깨서기는 충분한 준비와 보상 자세가 필요하기 때문에 보통은 수련의 중간과 2/3 정도쯤 배치한다. 비니요가 전통에서는 어깨서기를 머리서기의 고전적인 반대 자세로 생각한다. 엎드린 자세는 어깨서기를 잘 보상해 줄 수 있다. 일반적으로 더 강한 자세인 엎드린 자세는 허리를 강화하고 안정시키는 데 유용하고, 후굴을 깊게 하는 데도 좋은 준비 동작이다. 일반적으로 앉은 자세는 허리에 더 많은 스트레스를 주지만 후굴을 깊게 하는 경우 훌륭한 보상 자세가 될 수 있다. 이러한 자세는 또한 호흡법이나 명상에 필요한 장시간 앉기에도 훌륭한 준비 자세로 보통 수련의 마지막 부분에 실시한다.

이런 원칙을 존중하면서 자세를 결합시킬 때 서로 다른 책략을 쓸 수 있다. 예를 들어, 아침에 피곤하고 천천히 몸을 깨운 후 일터로 가고 싶다면 누워서 시작해서 무릎으로 선 자세로 전환하고 의자에 앉아 휴식하면서 마무리한다. 반면에 지나치게 활동했다고 느끼면서 저녁에 일터에서 집으로 돌아와 잠들기 전에 이완하고 싶으면 선 자세에서 시작하여 무릎으로 선 자세로 전환하고 누운 자세로 들어간다.

제2장

움직임의 생역학

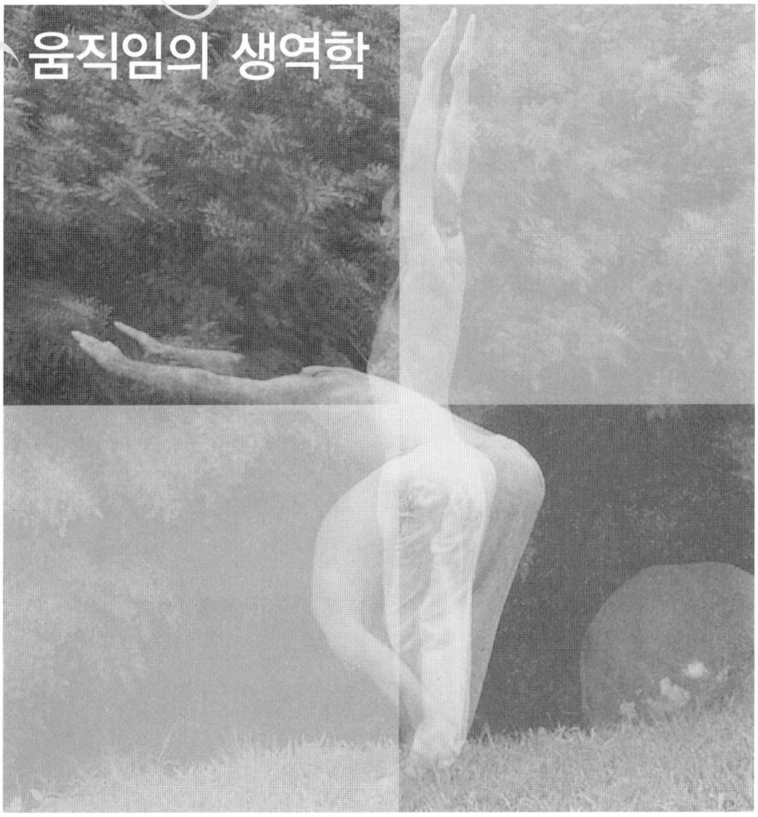

서쪽을 뻗기: 전굴 입문

일차 의도와 이차 의도

고대 요가 수행자들은 수련할 때 떠오르는 태양을 바라보고 전굴을 실시하면서 '서쪽을 뻗어 준다'고 하였다. 전굴은 척추, 어깨, 골반, 다리를 뻗으면서 강화시킨다. 전굴은 천추에서 경추까지 계속 뻗어 있는 척추기립근, 각각의 척추를 서로 연결시키고 안정시키는 심층부의 척추 확장근과 척추 간 인대, 어깨뼈를 척추와 연결시키는 배측 근육, 골반과 다리의 배측 근육을 뻗으면서 강화시킨다. 또한 전굴은 앞으로 굽힐 때 수축하는 복부근육을 강화하고, 복부기관(특히 소장)을 부드럽게 압박하여 장기를 마사지하며, 신장/부신 부위를 늘여 그 기능을 자극한다.

비니요가 전통에 따르면 생역학적 시각에서 전굴의 주요 의도는 요추-천추 구조를 늘이는 데 있다.

요추보다 윗부분과 관련한 전굴의 두 번째 의도는 등 상부, 견갑대, 목의 배측 구조를 늘이는 데 있다.

요추보다 아랫부분과 관련된 전굴의 두 번째 의도는 골반대, 다리, 특히 슬건의 배측 근육을 늘이는 데 있다.

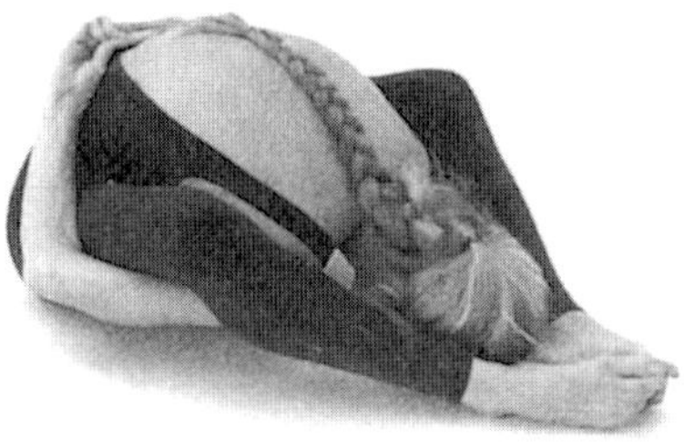

꾸르마사나(Kūrmāsana)

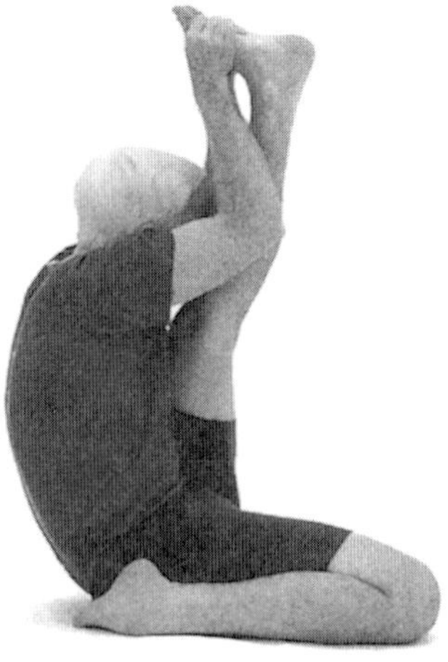

끄라운짜사나(Krau cāsana)

방법

전굴의 핵심은 요추 커브가 점차 편평해져 반전될 가능성과 고관절에서 골반이 전방경사로 되는 것 간의 비율관계를 조절할 수 있는 능력에 있다.

이 두 작용 간의 비율관계를 요추-골반 리듬(lumbar-pelvic rhythm)[1)]이라고 한다. 정상적인 활동에서 우리가 보통 이 리듬을 의식하지 못하기 때문에 종종 한 측면만 지나치게 강조된다.

늘어난 엉덩이 인대, 경직된 허리근육, 혹은 훈련의 결과와 같은 실제적인 구조적 조건 때문에 골반의 전방경사는 과도해질 수 있다. 서서 전굴할 때 습관적으로 등을 '뻗고' 엉덩이부터 굽히는 것이 그 예다.

이런 식으로 굽히면 사실상 허리근육이 많이 수축되어 효율적인 스트레칭을 막아 고관절 근육, 인대, 힘줄에 엄청난 스트레스를 준다. 이렇게 수련할 때 일어날 수 있는 장기적 결과는 고관절의 불안정, 요추근육의 만성수축, 배측 추간판의 압박이다.

엉덩이 회전을 제한하는 엉덩이 인대와 다리근육(슬건)의 경직 같은 실제적 조건 때문에, 혹은 앉아서 전굴하는 경우 습관적으로 다리를 뻗는 훈련의 결과로 인해 요추커브는 과도하게 반전될 수 있다.

압력방출밸브 1[2)]
골반의 지나친 전방경사

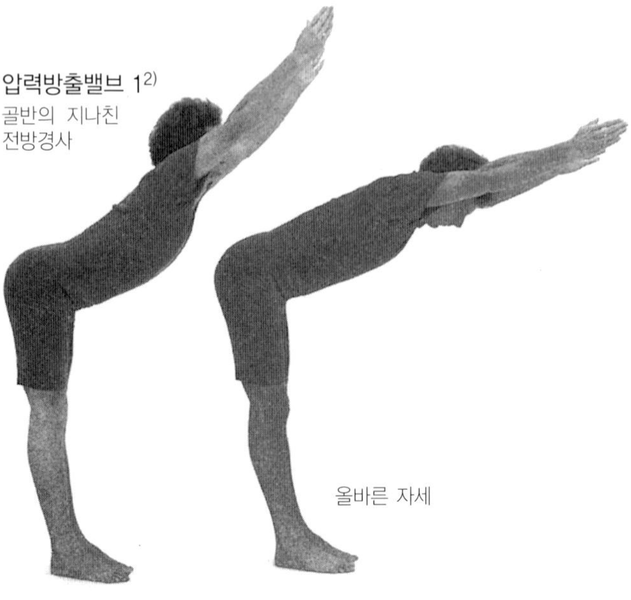

올바른 자세

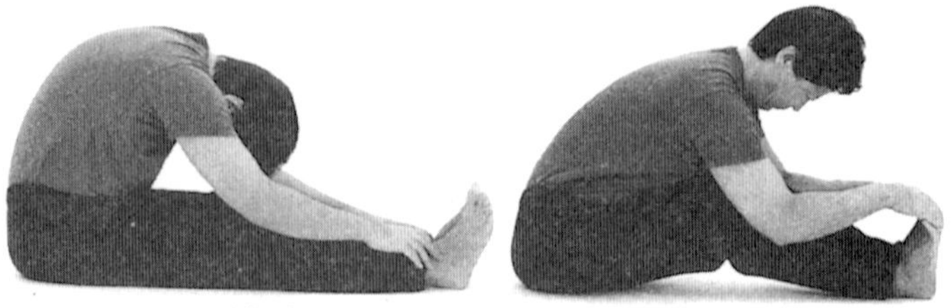

압력방출밸브 2
가슴이 배 위로 무너진 경우

올바른 자세

1) 역주: 무릎을 편 상태에서 허리를 90° 정도 굽힐 때 척추와 골반이 움직이는 일정한 원칙을 말한다. 처음 45°는 요추에서 굴전이 일어나고 나머지 45°는 골반에서 주로 굴전이 일어난다.
2) 전굴에서 흔히 일어나는 압력방출밸브의 목록은 66쪽을 보라.

사실상 이런 식으로 구부리면 골반의 후방경사가 일어나 흉요골 이행부에서 가슴이 복부 쪽으로 무너진다. 이렇게 수련하는 경우에 발생 가능한 장기적 결과는 복측 추간판의 압박이다.

요추와 골반 간의 부실한 역학관계의 직접적인 결과로 종종 요통이 일어난다. 사실상 수많은 만성요통 상태가 전굴 자세에서 시작된다. 그러나 요추-골반 리듬을 개선시켜 신체를 강화하고 안정시킬 수 있는 것도 전굴을 통해서다.

요추-골반 리듬, 즉 모든 전굴의 핵심은 날숨에서 복부를 수축하는 방법에 있다. 날숨이 시작될 때 치골 삽입부의 복부근육을 수축시켜 골반이 과도하게 앞으로 기울어지지 않는지 점검하여 요추의 점진적인 반전을 촉진하고 허리를 최대로 스트레칭 한다.

요추 커브가 과도하거나 엉덩이가 지나치게 느슨한 경우 전굴을 시작할 때 치골을 약간 위쪽으로 들어 올려 허리를 스트레칭 하는 데 역점을 두라.

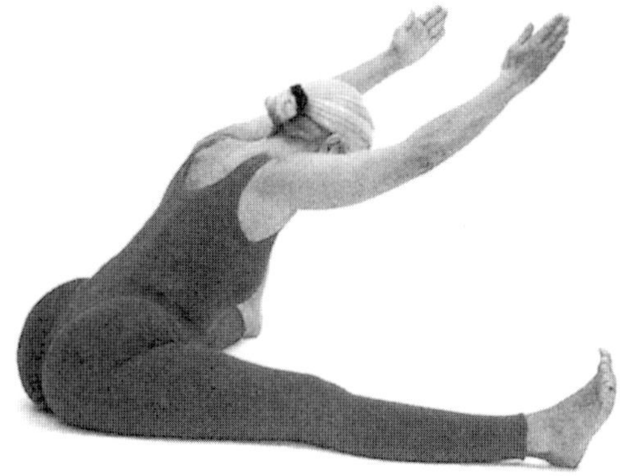

요추 커브가 과도하고 고관절이 느슨한 경우(압력방출밸브 1)

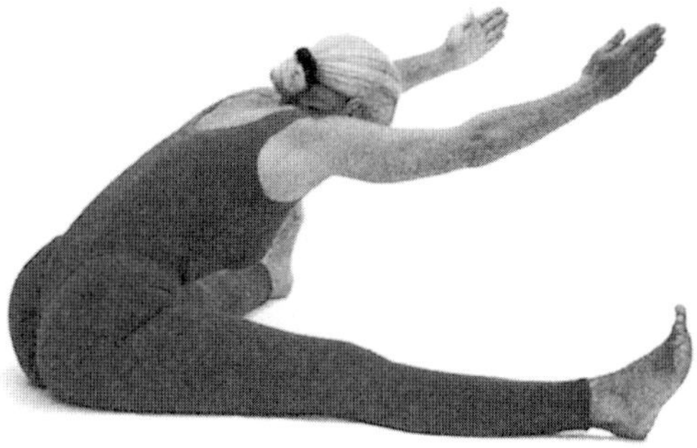

치골을 들어 올린다.

엉덩이가 경직된 경우 골반이 앞쪽으로 회전하도록 돕고 허리의 스트레칭에 초점을 두라. 어떤 경우든 요추가 전방에서 압박되지 않도록 주의하라.

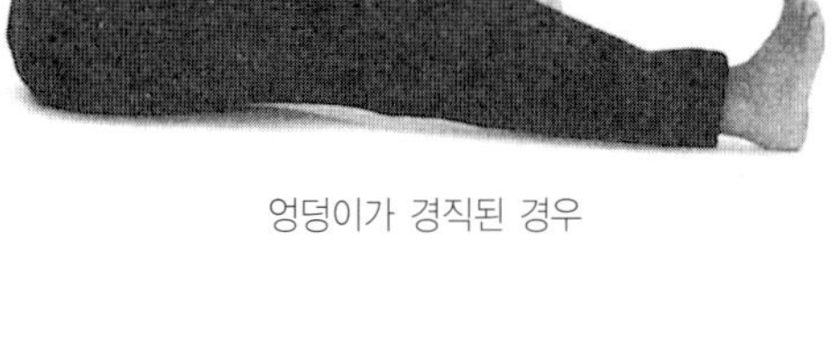

엉덩이가 경직된 경우

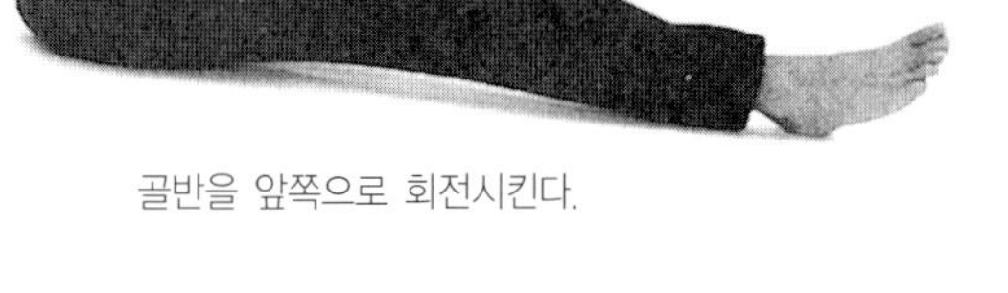

골반을 앞쪽으로 회전시킨다.

전굴이 진행됨에 따라 복부근육을 치골에서 배꼽까지 수축하라. 자세를 실시하는 동안 필요한 만큼 무릎을 점차 굽혀 긴장감 없이 허리가 최대로 늘어나는 것을 느낀다.

흉추의 자연스러운 커브는 전굴할 때 흉곽이 배 쪽으로 무너지는 경향을 낳을 수 있다. 이것은 들숨에 가슴과 배 사이의 길이를 늘이고 전굴하는 동안 그 길이를 유지함으로써 피할 수 있다. 이는 흉추 커브가 과도한 경우 매우 중요하다. 반면에 흉추 커브가 약간 편평하다면 굽힐 때 약간 둥글게 할 수 있다.

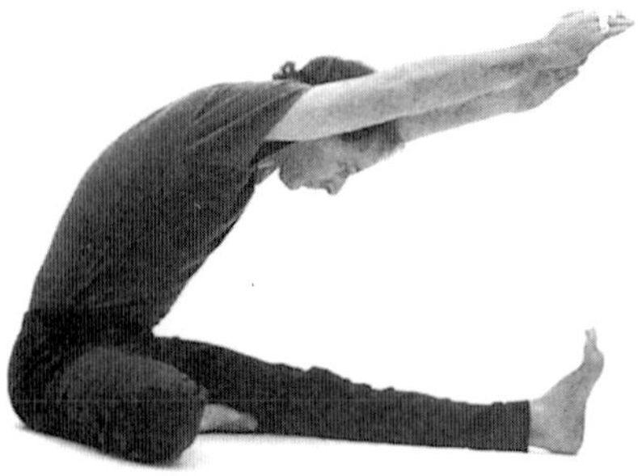
흉추 커브가 과도한 경우

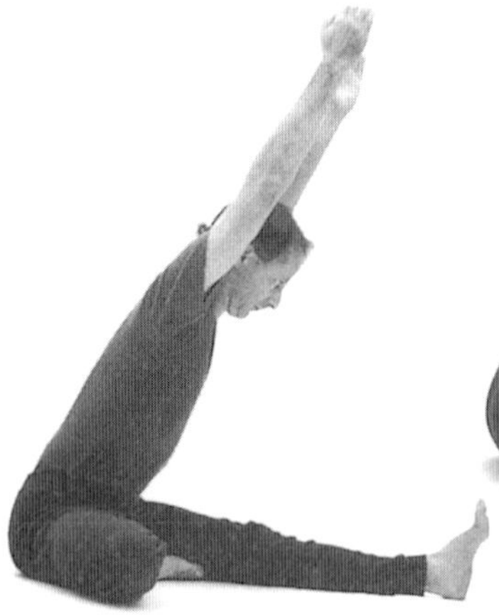
가슴을 배에서 멀리 들어 올린다.

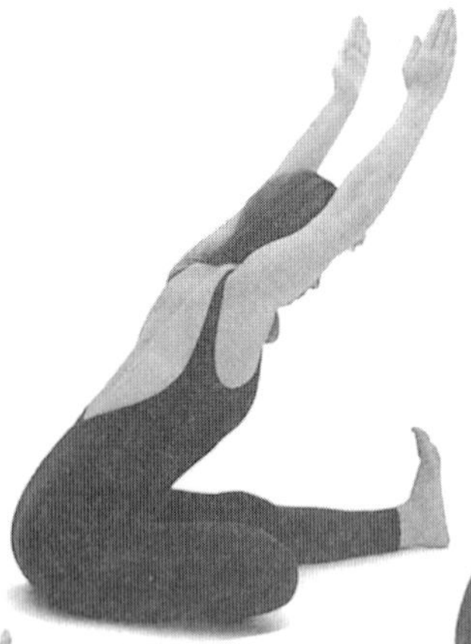
흉추커브가 편평한 경우

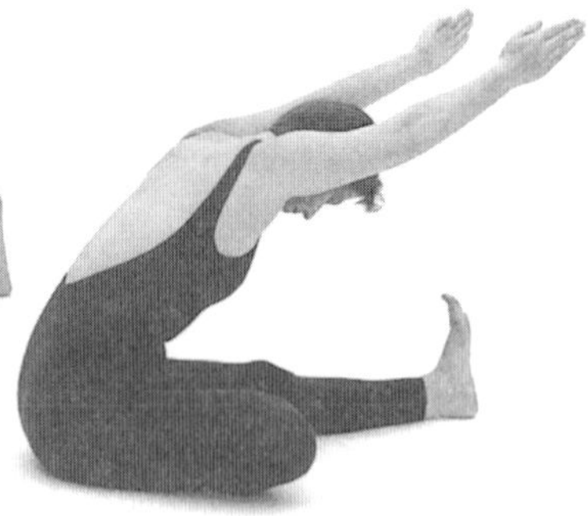
등 상부를 둥글게 한다.

전굴에서 일어나는 경우, 숨을 들이쉬기 시작할 때 가슴부터 들어 올리고 흉강 전체를 복부에서 멀어지도록 잡아당겨 태양신경총 부위를 스트레칭 한다. 허리의 긴장을 막기 위해서는 골반이 지나치게 앞으로 회전하지 않도록 들어 올릴 때 복부를 부분적으로 계속 수축시킨다(특히 선 자세에서).

압력방출밸브 3

과도한 전방회전

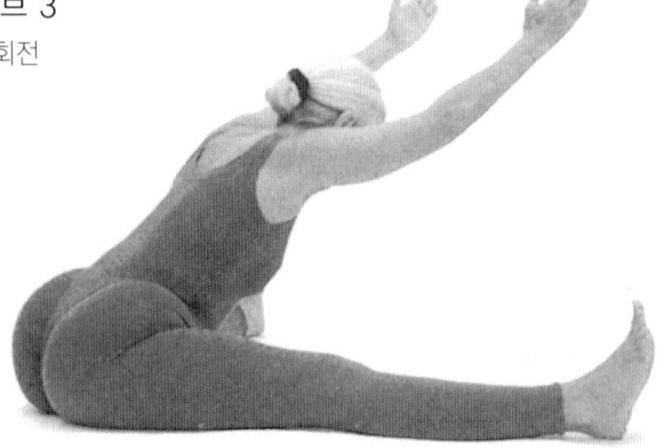

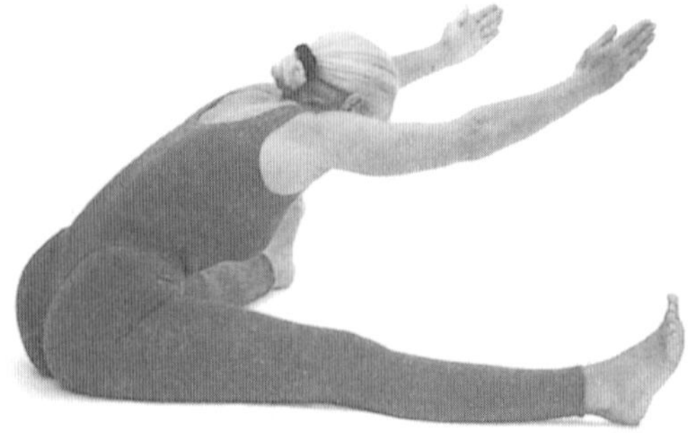
올바른 자세

이것은 또한 흉곽을 들어 올리는 것을 도우며 흉추 커브가 아무리 과도하더라도 되돌릴 수 있다.

경추는 쉽게 구부릴 수 있지만 많은 사람이 전굴하는 과정에서 목을 뒤로 휘는 경향이 있는데, 등 상부 근육과 목의 경직 같은 실제상의 구조 상태나 전굴할 때 습관적으로 턱을 들어 올리는 예에서 볼 수 있듯이 훈련으로 인한 것일 수 있다.

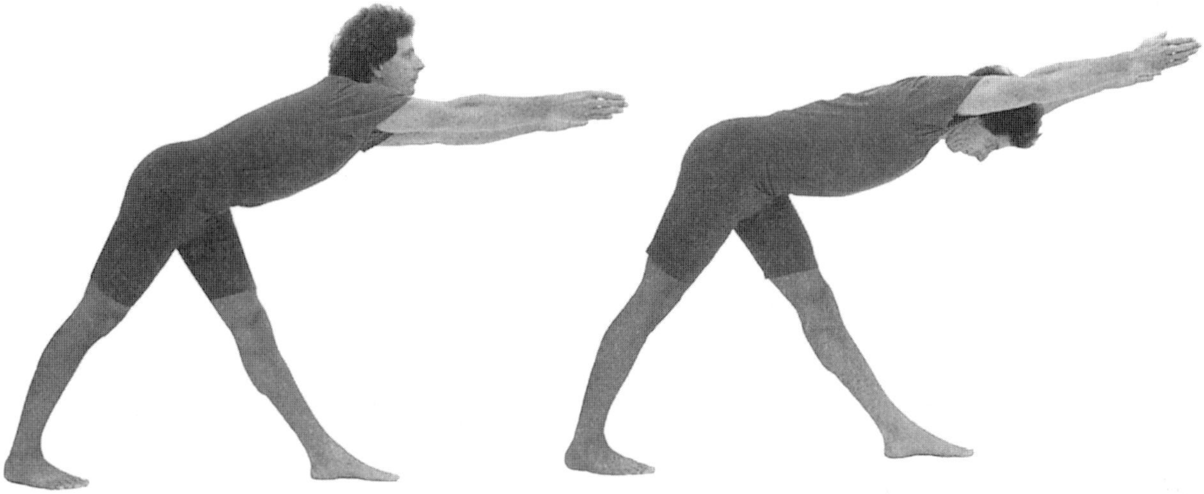

압력방출밸브 4

경추가 지나치게 휜 경우

올바른 자세

시간이 지나면 이런 수련은 목과 어깨에 긴장을 유발하고 두통을 일으킬 수 있으며 전굴 자체의 효과를 제한할 수도 있다. 대신에 우리는 턱을 약간 목 쪽으로 집어넣으면서 머리를 약간 뒤쪽으로 빼서 귀가 어깨와 일직선을 이루게 할 것을 권한다. 이 방법은 경추 커브를 똑바로 하고 흉추 커브를 똑바로 하도록 도우며, 등 상부 근육과 목을 더 스트레칭 한다.

들숨에서 흉곽을 함께 움직이면서 팔을 머리 위로 들어 올리면 척추의 커브가 확장된다. 전통적으로 전굴에 들어가고 나올 때 팔, 가슴, 머리는 일직선을 이룬다. 그러나 이 방법은 목과 어깨에 긴장을 유발할 수 있으므로 스트레스를 줄이고 특정 효과를 강조하기 위해서 팔의 위치를 변화시킬 수 있다.

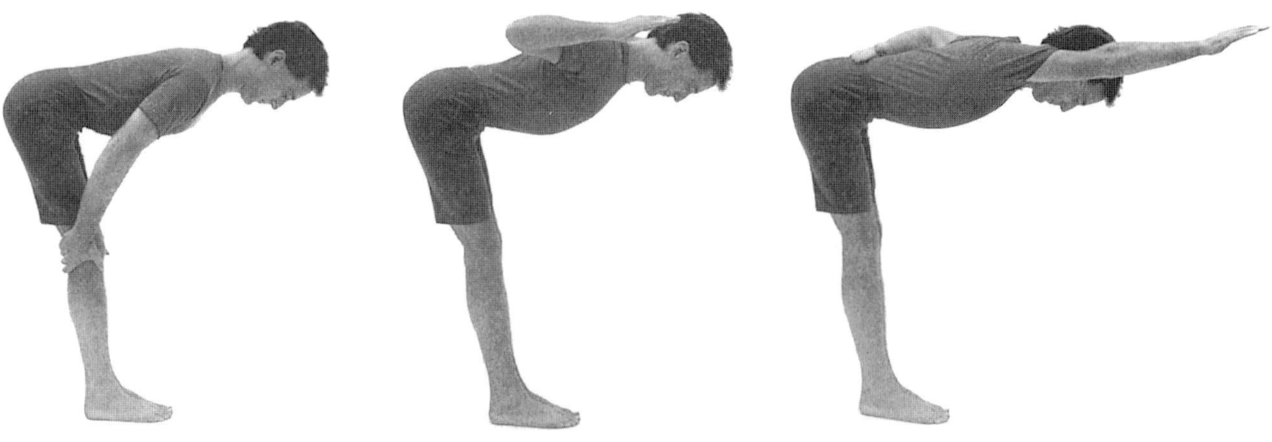

이 책 후반의 치료 부분에서 팔 변형의 예를 더 많이 볼 수 있다. 일반적으로 긴장을 줄이려면 팔과 머리부터 움직이는 것보다 척추를 따라 움직이는 것이 중요하다.

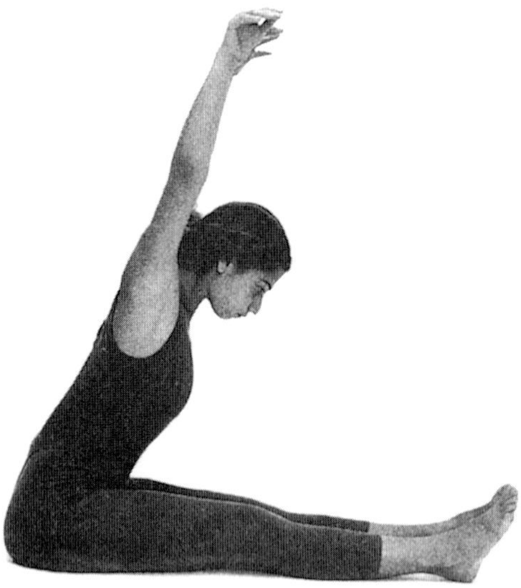

어깨 긴장

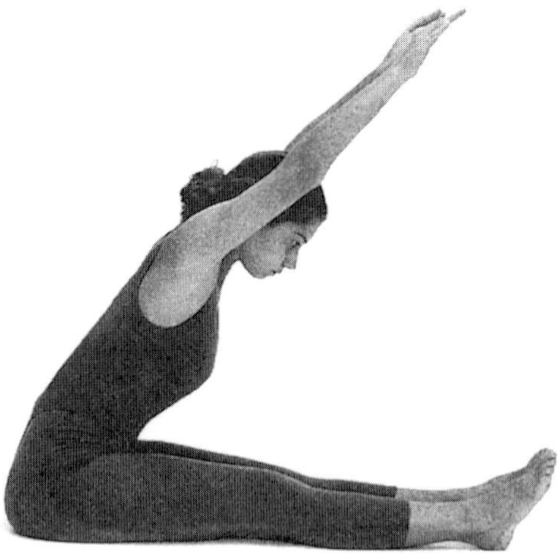

올바른 자세

전굴은 누워서(등을 대고), 무릎을 꿇은 채, 서서, 앉아서 실시할 수 있다. 눕거나 무릎을 꿇은 자세는 일반적으로 단순하고 안정되어 있으며 안전하다. 선 자세에서는 제한 없이 움직일 수 있는 범위가 최대로 크기 때문에 준비운동과 척추, 골반, 다리의 큰 근육을 움직이는 데 안전하면서도 효과적인 자세가 된다. 앉은 자세는 가장 크게 제한을 받지만, 가장 깊게 스트레칭 되도록 돕는다. 그러나 이러한 자세는 또한 척추, 어깨, 골반, 다리의 근육과 인대에 가장 큰 위험을 초래하기도 한다.

전굴의 유형

■ 1그룹

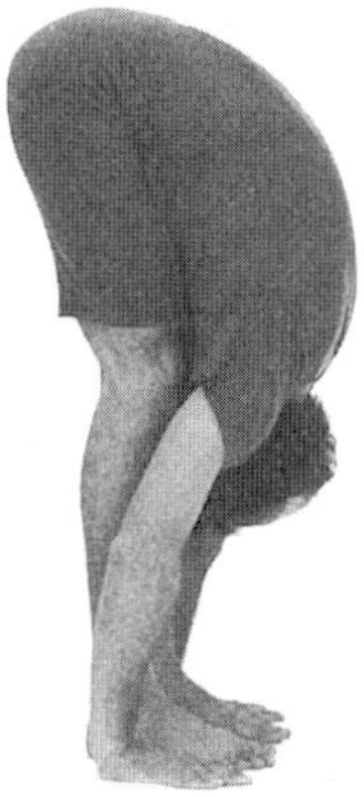

웃따나사나(Uttānāsana)

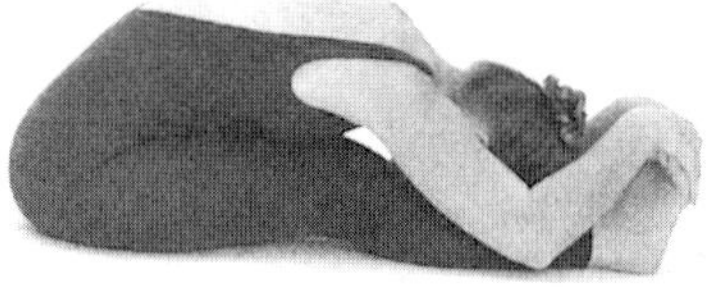

빠스찌마따나사나(Pascimatānāsana)

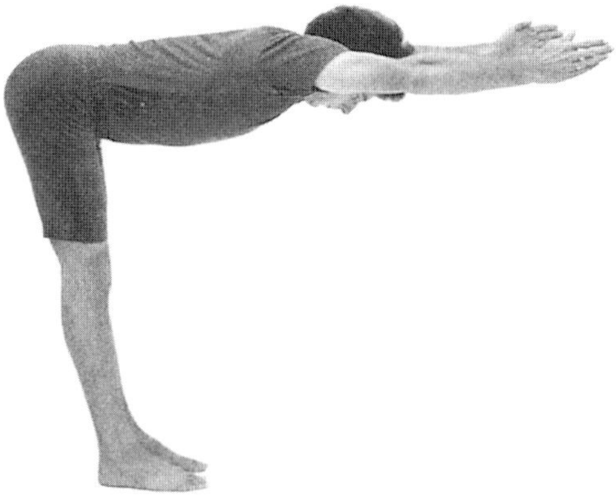

아르다 웃따나사나(Ardha Uttānāsana)

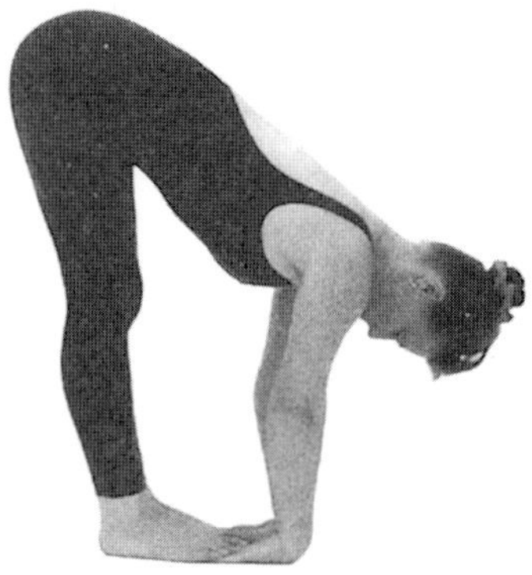

빠다하스따사나(Pādahastāsana)

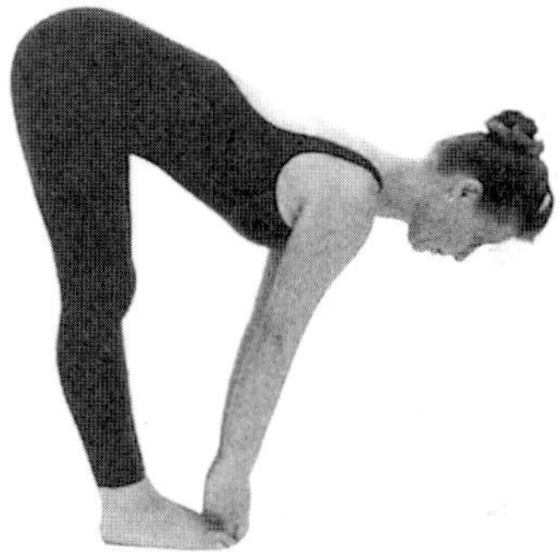

빠당구스타사나(Pādāṅguṣṭhāsana)

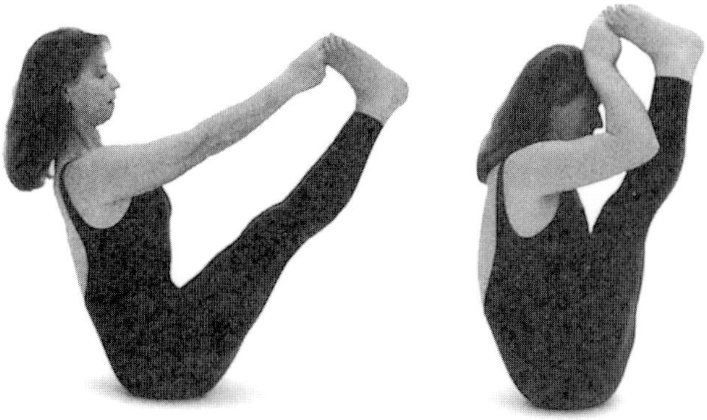

우바야 빠당구스타사나(Ubhaya Pādāṅguṣṭhāsana)

첫 번째 자세 그룹에는 다리를 뻗고 발을 모은 채 몸을 열어 실시하는 대칭의 선 자세와 몸을 고정한 상태에서 실시하는 대칭의 선 자세 및 앉은 자세에서의 전굴이 포함되어 있다. 전통적으로는 두 발을 모으지만, 우리는 두 발을 약간 떨어뜨려 골반과 허벅지 뼈(대퇴골)의 접합부(관골부) 아래에서 수직이 되게 할 것을 권한다.

아르다 웃따나사나(Ardha Uttānāsana)는 척추 배면 근육에 힘을 준다.

빠다하스따사나(Pādahastāsana), 빠당구스타사나(Pādāṅguṣṭhāsana), 우바야 빠당구스타사나(Ubhaya Pādāṅguṣṭhāsana)는 고정 상태에서 실시하는 자세다. 손으로 발을 잡고 있을 때 형성되는 지레의 작용은 전굴을 심화시킨다. 빠스찌마따나사나(Pascimatānāsana)는 고정 상태로 실시하는 자세로 변형시킬 수 있다.

■ 2그룹

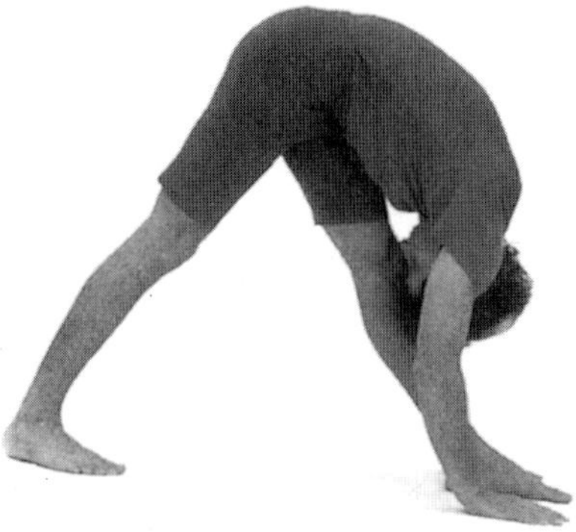

빠르스보따나사나(Pārsvottānāsana)

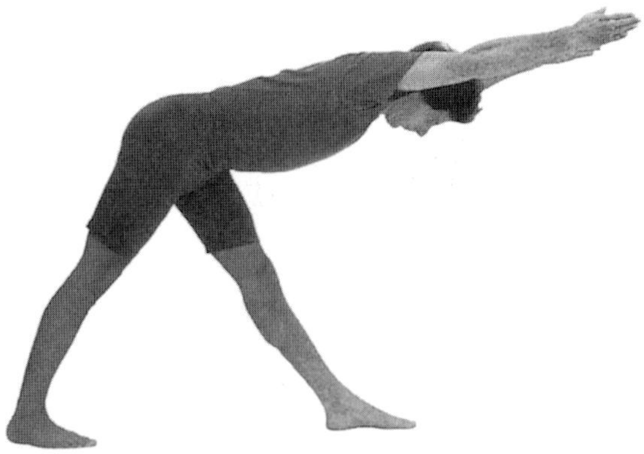

아르다 빠르스보따나사나(Ardha Pārsvottānāsana)

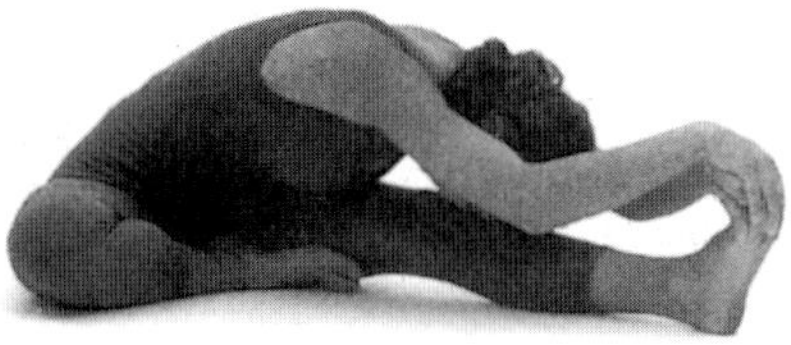

자누 시르사사나(Jānu sirsāsana)

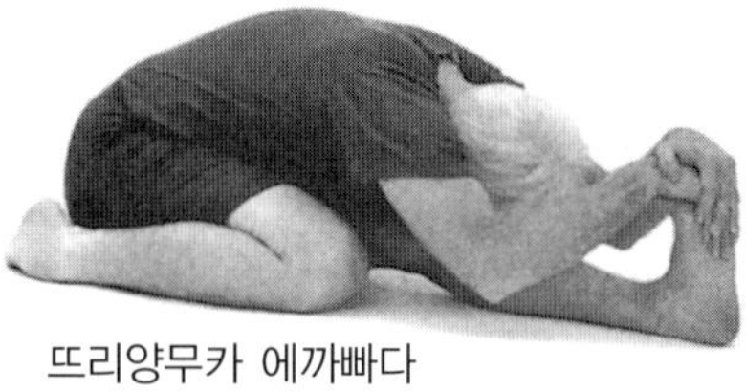

뜨리양무카 에까빠다 빠스찌마따나사나 (Tiryaṅgmukha Ekapāda Pascimatānāsana)

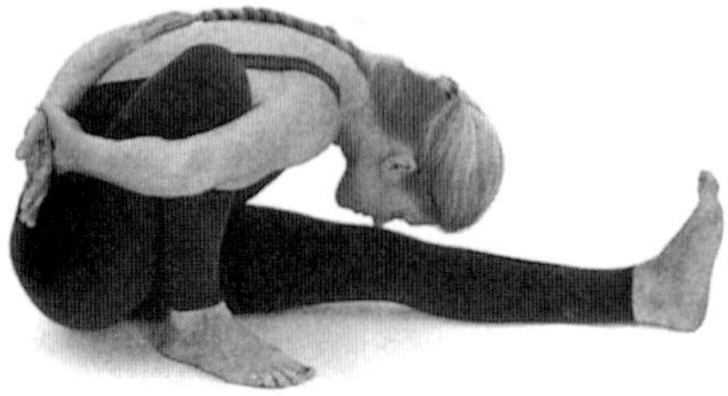

마리찌아사나(Marīcyāsana)

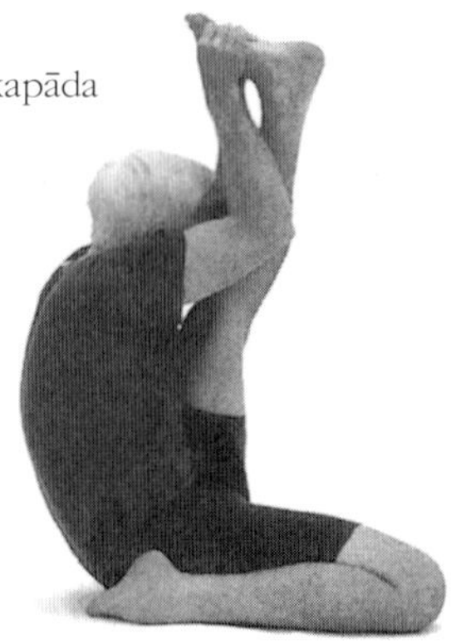

끄라운짜사나(Krau cāsana)

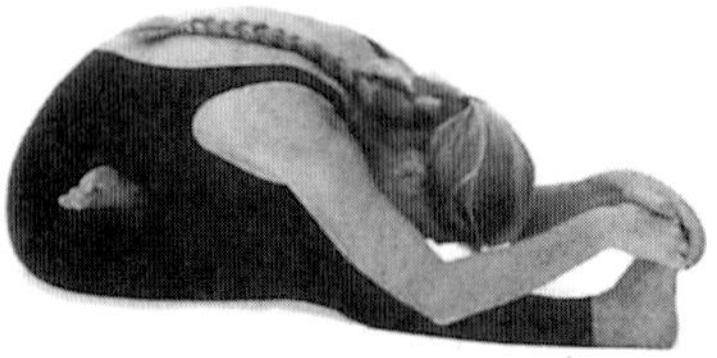

아르다 빠드마 빠스찌마따나사나 (Ardha Padma Pascimatānāsana)

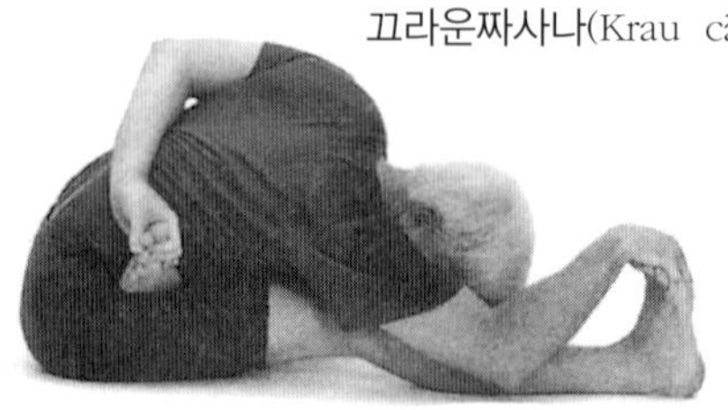

아르다 밧다 빠드마 빠스찌마따나사나 (Ardha Baddha Padma Pascimatānāsana)

이 자세 그룹에는 몸을 연 상태, 고정 상태의 비대칭 서기와 앉아서 전굴하는 자세가 포함되어 있다. 앉아서 전굴하는 자세에서는 한 다리는 뻗고 다른 다리는 접어서 외전이나 내전시킬 수 있다. 다리의 위치는 전굴의 효과에 중요한 영향을 미친다. 일반적으로 비대칭 자세는 한쪽 등과 한 다리에서 일어나는 스트레칭 효과를 고립시키고 강화시킨다. 아르다 빠르스보따나사나(Ardha Pārsvottānāsana)는 등근육에 힘을 준다.

마리찌아사나(Marīcyāsana), 끄라운짜사나(Krau - cāsana), 아르다 빠드마 빠스찌마따나사나(Ardha Padma Pascimatānāsana), 아르다 밧다 빠드마 빠스찌마따나사나(Ardha Baddha Padma Pascimatānāsana)는 고정 상태 자세로서 자세의 효과를 변형시키고 심화하기 위해 팔과 다리를 서로 달리 지렛대로 이용한다. 마리찌아사나는 어깨와 팔을 척추와 결합시키는 심층과 표층의 배면 근육을 강하게 늘인다. 끄라운짜사나는 뻗은 다리의 뒷면을 강하게 늘인다. 아르다 밧다 빠드마 빠스찌마따나사나는 접은 다리의 엉덩이 회전근을 강하게 늘인다.

■ 3그룹

이 자세 그룹에는 몸을 연 상태, 고정 상태의 대칭 전굴이 포함되어 있는데, 이때 무릎은 가슴 쪽으로 당기고 엉덩이를 발뒤꿈치 가까이에 둔다. 이 자세는 허리를 안전하면서도 효율적으로 늘인다. 아빠나사나(Apānāsana)는 모든 전굴 중에서 가장 단순한 자세다. 웃까타사나(Utkaṭāsana)는 허벅지의 대형 근육을 강하게 발달시킨다.

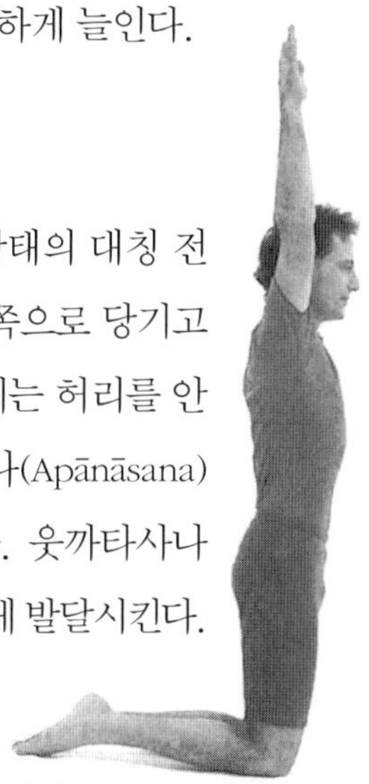
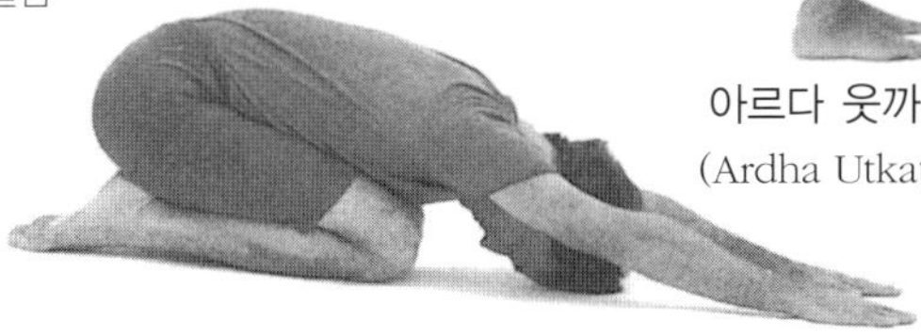

와즈라사나(Vajrāsana adaptation)

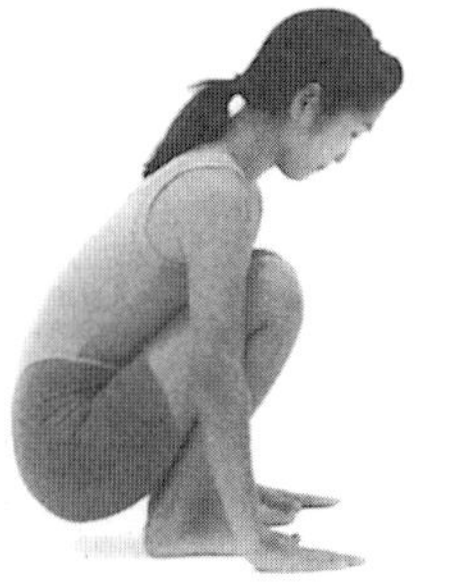

웃까타사나
(Utkaṭāsana)

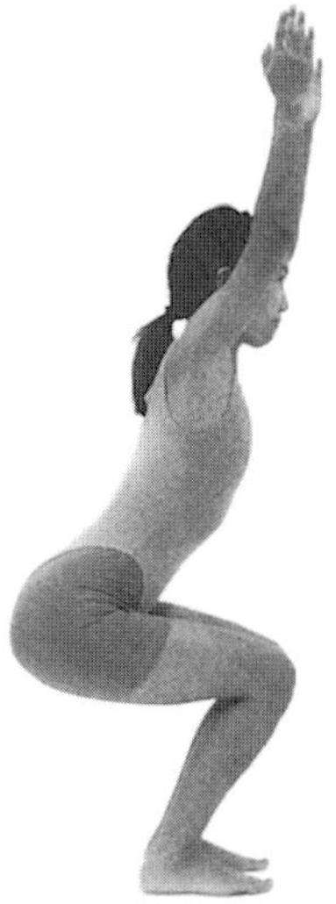

아르다 웃까타사나
(Ardha Utkaṭāsana)

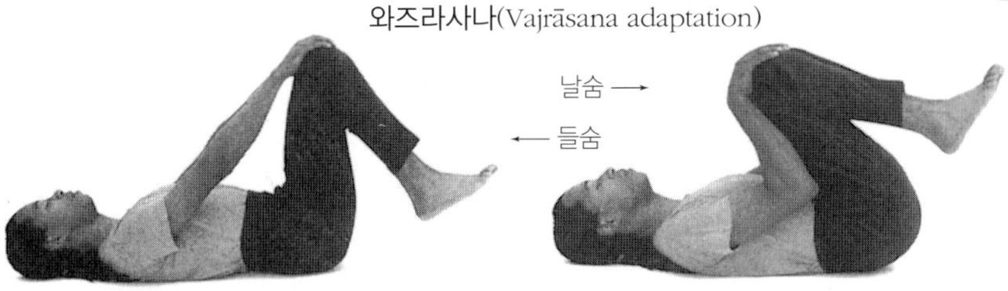

아빠나사나(Apānāsana)

■ 4그룹

이 자세 그룹에는 다리를 벌린 채 몸을 연 상태, 고정 상태의 대칭서기와 앉아서 전굴하는 자세가 포함되어 있다. 이런 식의 다리 자세는 골반의 전방경사를 용이하게 만들고 허벅지 안쪽을 강하게 스트레칭 한다.

꾸르마사나(Kūrmāsana)에서는 팔을 다리 아래서 감싸고 등 뒤에서 손을 잡는다. 팔과 다리가 만드는 지렛대 작용 덕분에 이 자세는 가장 심화된 전굴 자세 중 하나가 된다. 이 자세를 숙달할 수 있으면 전굴이 주는 실로 고요하면서도 내면으로 향하는 잠재력을 경험하게 될 것이다.

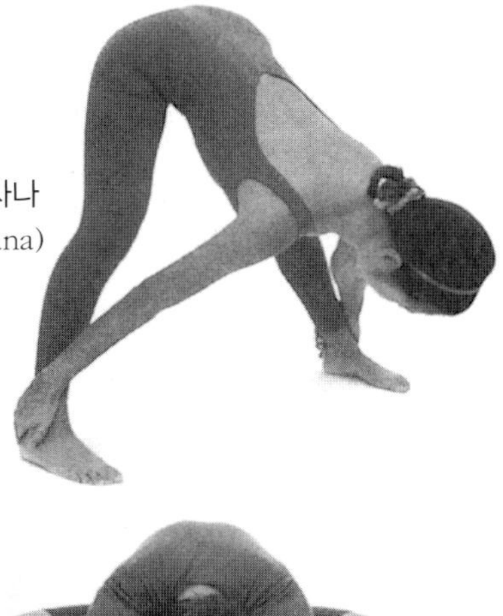

쁘라사리따 빠도따나사나
(Prasarīta Pādottānāsana)

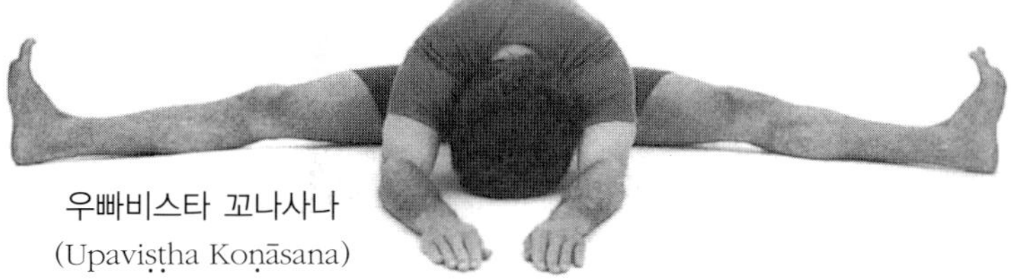

우빠비스타 꼬나사나
(Upaviṣṭha Koṇāsana)

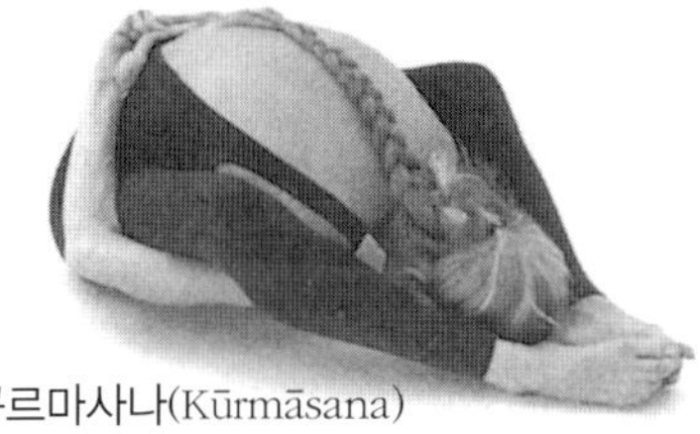

꾸르마사나(Kūrmāsana)

전굴에서 흔히 일어나는 압력방출밸브

1. 골반이 지나치게 앞으로 기울어지면 전굴하는 동안 요추 커브가 그대로 유지되어 허리가 효과적으로 늘어나는 것을 막는다.
2. 가슴이 배 쪽으로 꺼지면 척추가 신장되는 능력이 제한되고 복측으로 압착될 위험이 높아져서 허리, 등 상부, 목이 늘어나는 것을 막는다.
3. 전굴에서 나올 때 등 상부에서 시작해서 들어 올리지 않고 요추를 축으로 들어 올리면 가슴과 등 상부에 주는 효과가 제한되며 허리가 압착되는 위험을 높인다.
4. 전굴에 들어가거나 나올 때 턱을 앞으로 내밀어 경추 커브가 과도해지면 목이 긴장되어 등 상부가 충분히 늘어나지 않는다.
5. 엉덩이, 무릎 또는 발을 안쪽이나 바깥쪽으로 지나치게 회전시키면 허리, 엉덩이, 발 근육이 충분히 늘어나지 않는다.

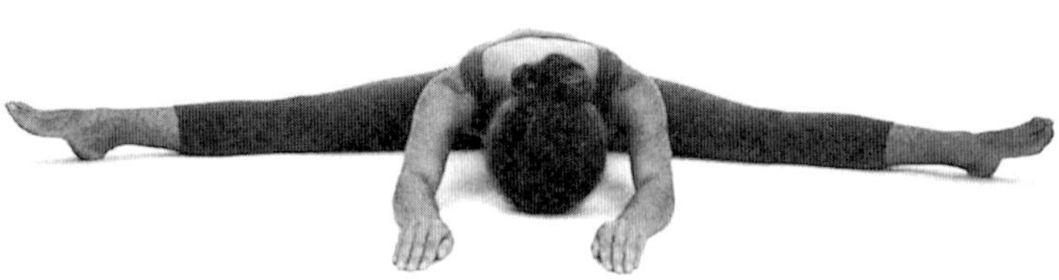

압력방출밸브 5
내측 회전

■ 5그룹

나바사나(Nāvāsana)는 이 그룹에 속하는 유일한 자세다. 몸을 열어 주는 이 자세는 전굴로서의 독특한 기능을 갖고 있다. 다른 전굴과는 달리 주된 목적은 요천추를 늘이는 것이 아니라 요추와 골반의 관계를 강화시키고 안정시키는 데 있다.

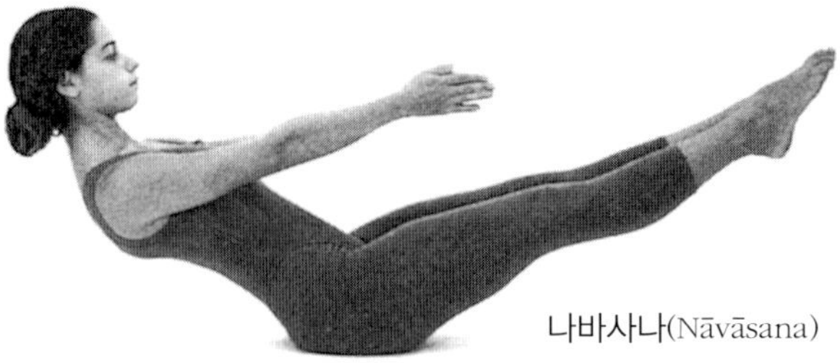

나바사나(Nāvāsana)

흔히 일어나는 위험

전굴에서 일어나는 최대의 위험은 요천추에서 일어난다. 서서 전굴하는 경우 아래로 내려갈 때는 요추 커브가 너무 오래 유지되고 일어설 때는 이 커브가 지나치게 빨리 회복되어 허리에 좌상을 일으킬 뿐 아니라 배측 추간판에 압박이 과도해질 수 있다. 앉아서 전굴하는 경우 엉덩이가 전방으로 기울어지지 못하면 복측 디스크에 과도한 압착이 생길 수 있다. 천정관절이 약하다면 어떤 경우라도 인대에 부담을 줄 수 있다.

전굴에서는 고관절의 근육과 인대에 위험을 초래할 수 있다. 골반을 지나치게 전방으로 회전시키면 시간이 지나면서 고관절이 불안정해져서 부상에 취약해질 수 있다. 골반-요추 리듬을 적절하게 개발시키는 것이 허리, 천골, 엉덩이에서 일어나는 위험을 최소한으로 줄여 준다.

전굴에서 일어날 때 등 상부, 견갑대, 목 부위에 일부 좌상이 생길 수 있다. 목을 이용해 척추를 끌어당기지 않고 팔의 위치를 변형시킨다면 보통 이런 스트레스를 완화시킬 수 있다.

전굴연습(꾸르마사나를 위해)

1

- 자세: 와즈라사나(Vajrāsana)
- 강조점: 몸을 풀어 주고 허리를 늘인다.
- 방법: 무릎을 바닥에 대고 서서 팔을 머리 위로 들어 올린다.
  - 날숨: 앞으로 구부리면서 팔을 등 뒤로 내린다. 손바닥을 위로 한 채 손을 천추에 둔다.
  - 들숨: 시작 자세로 돌아온다.
- 반복 횟수: 8회
- 세부사항
  - 날숨: 엉덩이를 발꿈치에 두기 전에 가슴을 허벅지로 가져간다. 팔을 돌려 손바닥을 위로 하고 손을 천추에 둔다.
  - 들숨: 팔을 넓게 벌리면서 가슴을 연 채로 들어 올려 무릎에서 멀어진다.

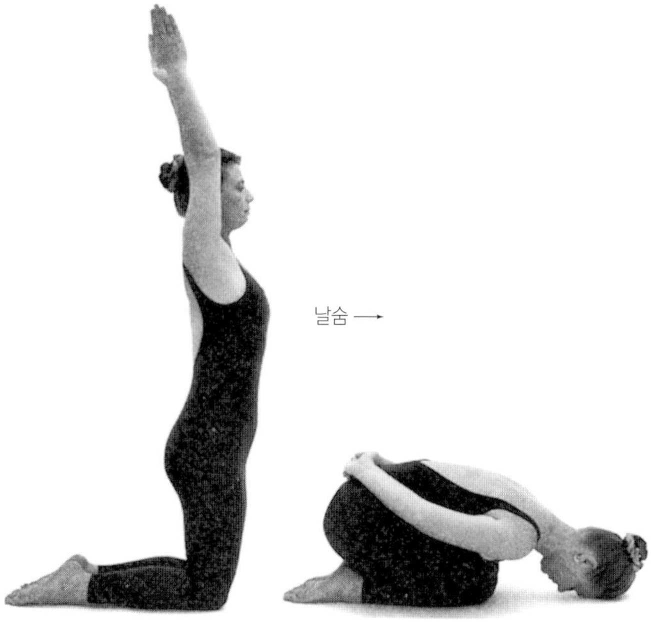

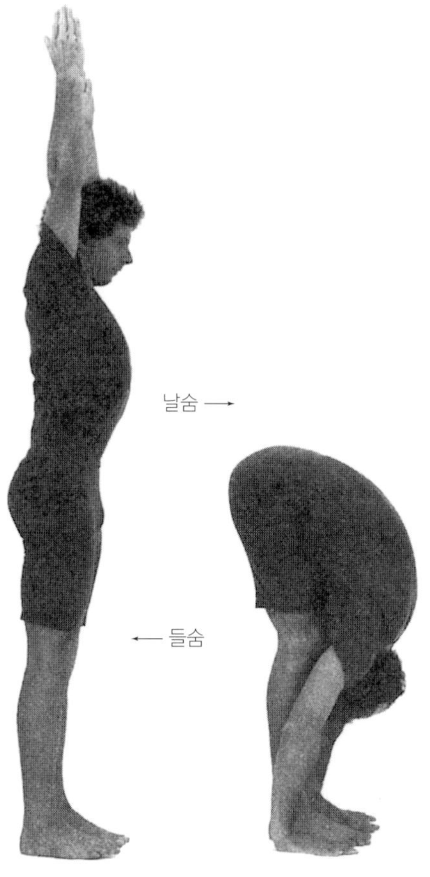

2

- 자세: 웃따나사나(Uttānāsana)
- 강조점: 등과 다리를 풀어 준다.
- 방법: 서서 팔을 머리 위로 들어 올린다.
  - 날숨: 전굴하면서 복부와 가슴을 허벅지 쪽으로, 손은 발쪽으로 내린다.
  - 들숨: 시작 자세로 돌아온다.
- 반복 횟수: 6회
- 세부사항:
  - 날숨: 허리를 늘이려면 무릎을 굽힌다. 턱은 목 쪽으로 내린다.
  - 들숨: 허벅지에서 멀어지게 가슴을 들어 올려 등 상부를 편평하게 한다. 자세가 끝날 때까지 무릎은 굽은 상태를 유지한다.

3

- 자세: 빠리브르뜨띠 뜨리꼬나사나(Parivṛtti Trikoṇāsana)
- 강조점: 다리, 등, 어깨를 늘인다.
- 방법: 발을 어깨너비보다 넓게 벌리고 선다. 팔은 바닥과 평행하게 옆으로 뻗는다.
  - 날숨: 전굴하면서 몸을 비틀어 왼손을 바닥에 두고, 오른팔은 위로 뻗어 어깨를 오른쪽으로 비튼다. 머리는 숙여 왼손 쪽으로 향한다.
  - 들숨: 비튼 자세를 유지하면서 오른쪽 어깨를 왼쪽 어깨 위에 일직선으로 유지한 채 오른팔을 어깨 위에서 앞쪽으로 뻗는다. 머리는 중앙으로 돌려 오른손을 바라본다.
  - 날숨: 오른팔을 위로 하면서 이전 자세로 돌아온다. 머리를 위쪽으로 돌려 오른손 쪽을 바라본다.
  - 들숨: 시작 자세로 돌아온다.
- 반복 횟수: 한쪽당 6회씩 교대로 반복한다.
- 세부사항: 팔을 어깨와 수직이 되게 내리되 팔에 몸통의 무게가 실리지 않게 한다. 몸을 비틀 때 무릎을 굽힐 수 있다.

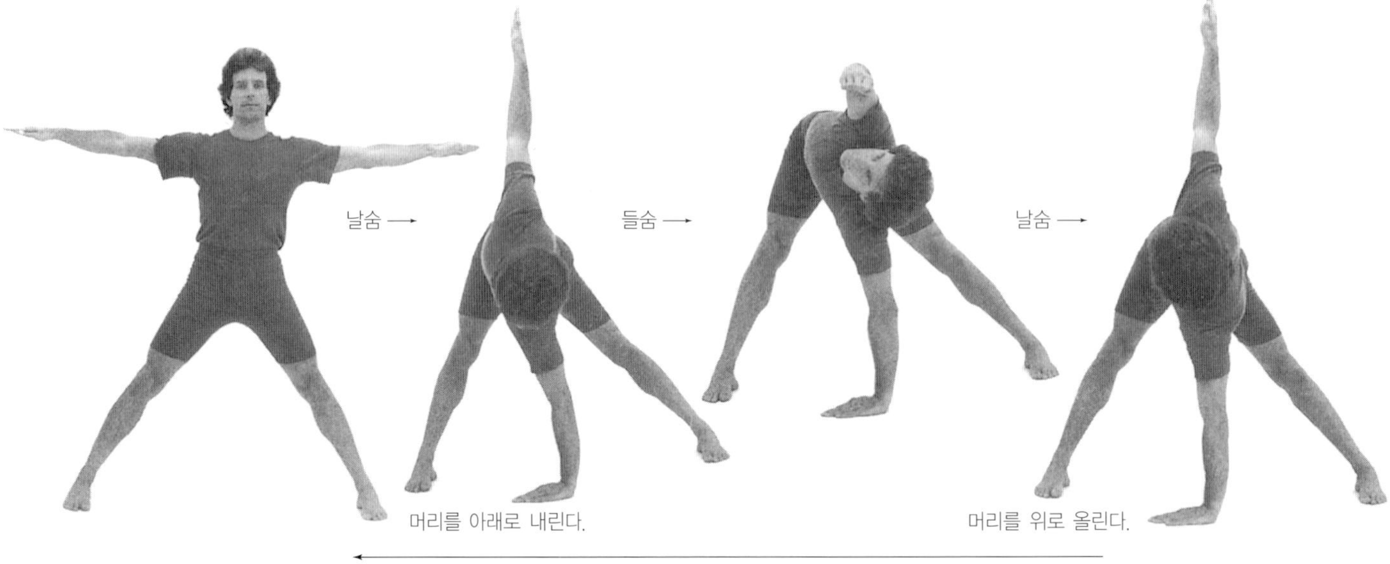
날숨 →
들숨 →
날숨 →
머리를 아래로 내린다.
머리를 위로 올린다.
들숨

4

- 자세: 짜끄라바까사나(Cakravākāsana)
- 강조점: 선 자세에서 누운 자세로 이동한다. 들숨에 흉곽을 늘이고 날숨에 허리를 늘인다.
- 방법: 손과 무릎을 바닥에 댄 채 몸을 일으킨다. 어깨는 손목과, 엉덩이는 무릎과 일직선이 되게 한다.
  - 들숨: 가슴을 들어 올려 복부에서 멀어지게 한다.
  - 날숨: 복부를 부드럽게 수축하고 허리를 둥글게 말면서 가슴을 허벅지 쪽으로 당긴다.
- 반복 횟수: 8회
- 세부사항
  - 들숨: 턱은 약간 아래로 당기고 가슴이 주도하게

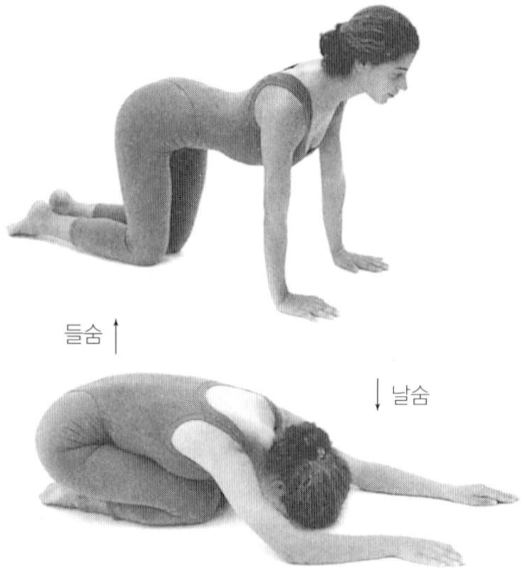
들숨 ↑
↓ 날숨

한다. 허리가 압착되지 않게 하며 오히려 가슴이 팽창하는 것을 느낀다.

–날숨: 가슴이 복부 쪽으로 무너지지 않게 하면서 허리를 둥글게 한다. 등 상부가 많이 휘지 않게 한다. 엉덩이가 발꿈치에 닿기 전에 가슴을 허벅지 쪽으로 내린다.

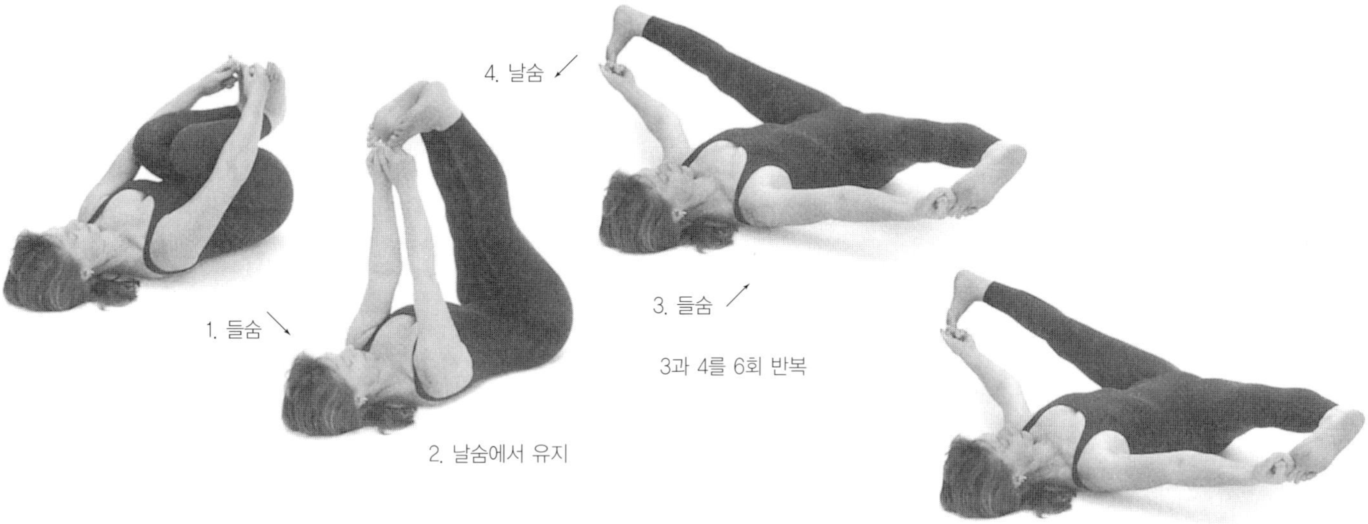

5. 자세를 유지한 채 6회 호흡

5

• 자세: 숩따 쁘라사리따 빠당구스타사나(Supta Prasārita Pādāṅguṣṭhāsana)

• 강조점: 앉아서 취하는 전굴을 준비하기 위해 허리, 다리 뒤쪽, 허벅지 안쪽의 근육을 늘인다.

• 방법: 누워서 무릎을 가슴 쪽으로 들어 올리고 손으로 발가락을 잡는다.

–들숨: 손으로 발가락을 잡은 채 발꿈치를 위로 들어 올려 다리를 뻗는다.

–날숨: 자세를 유지한다.

–들숨: 팔로 다리를 부드럽게 당기면서 넓게 벌려 준다.

–날숨: 다리를 좁힌다.

–6회 반복한 후 다리를 벌린 채 6회 호흡한다.

• 세부사항: 자세를 진행하는 동안 천추, 턱, 어깨는 계속 바닥 쪽으로 내린다. 마지막 자세에서 다리가 늘어지는 경우 발 앞부분을 잡는다.

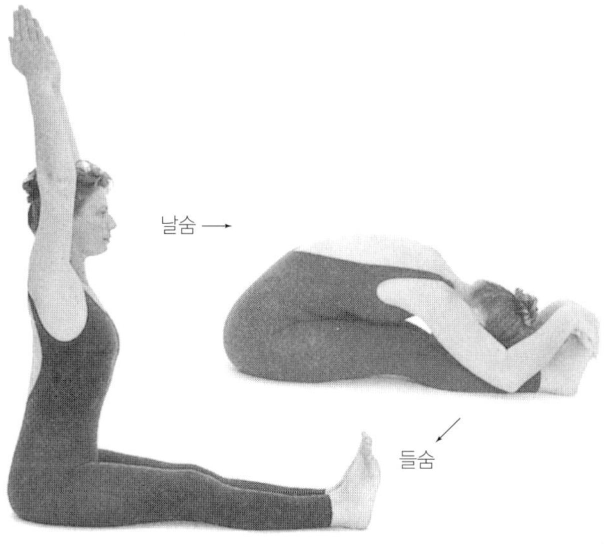

6

• 자세: 빠스찌마따나사나(Pascimatānāsana)

• 강조점: 꾸르마사나를 준비하기 위해 등과 다리를 뻗어 준다.

• 방법: 앉아서 다리를 앞으로 뻗는다. 등을 똑바로 하고 팔은 머리 위로 들어 올린다.

–날숨: 무릎을 약간 굽힌 채 앞으로 숙여 가슴을 허벅지 쪽으로 내리고 손바닥으로 발 앞쪽을 덮는다.

–들숨: 시작 자세로 돌아온다.

• 반복 횟수: 6회

• 세부사항

–날숨: 허리를 잘 늘이려면 무릎을 굽힌다. 배와 가슴을 허벅지 쪽으로 내린다. 턱은 목구멍 쪽으로 내린다.

–들숨: 가슴을 들어 올려 허벅지와 멀어지게 하여 등 상부를 편평하게 한다.

7

• 자세: 꾸르마사나(Kūrmāsana)

• 강조점: 등, 어깨, 다리의 근육을 늘인다. 가장 심화된 전굴 자세 중 하나를 경험한다.

• 방법: 앉아서 다리를 앞으로 뻗어 어깨보다 넓게 벌린다. 무릎을 굽힌 채 앞으로 숙이고 팔은 무릎 아래로 집어넣어 몸통을 감싸고 등 뒤에서 손을 잡는다. 그 자세에서 8회 호흡한다. 다리를 조금씩 뻗어 준다.

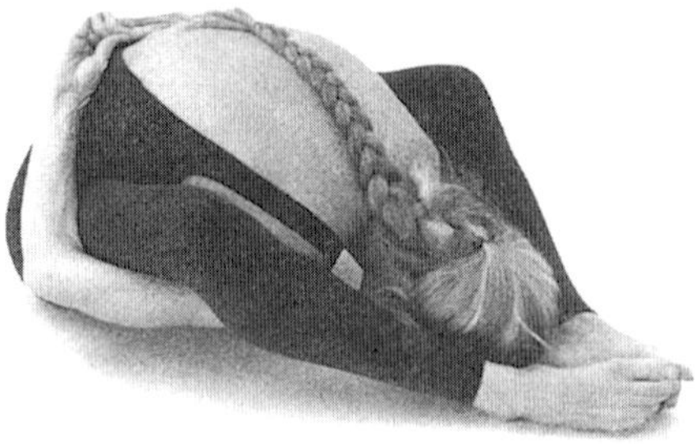

8

• 자세: 드위빠다 삐탐(Dvipāda Pīṭham)

• 강조점: 등을 이완하고 배를 뻗어 준다.

• 방법: 누워서 팔을 내려 양옆에 둔다. 무릎은 굽히고 발은 바닥에 둔 채 약간 벌려 편안하게 엉덩이 쪽으로 당긴다.

–들숨: 발을 내리누르고 턱은 아래로 당긴 채 목이 부드럽게 바닥에서 편평하게 될 때까지 골반을 천정으로 들어 올린다.

–날숨: 시작 자세로 돌아온다.

• 반복 횟수: 6회

• 세부사항

–들숨: 척추 하나하나를 아래쪽에서 위로 들어 올린다.

–날숨: 척추 하나하나를 풀면서 내려온다.

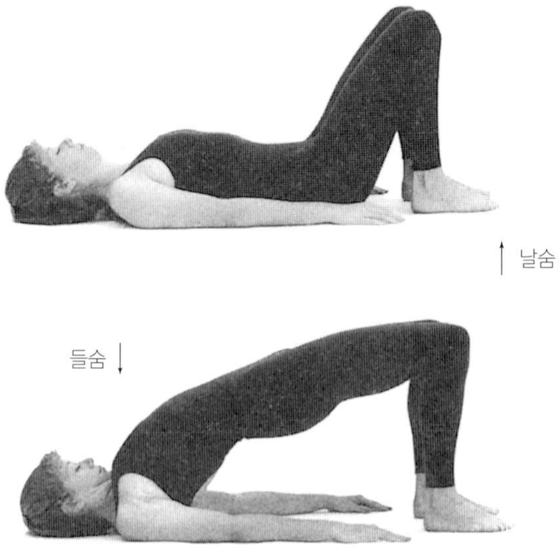

9

• 자세: 사바사나(Savāsana)

• 강조점: 휴식한다.

• 방법: 등을 바닥에 대고 납작하게 누워서 손바닥을 위로 한 채 팔을 옆에 둔다. 다리는 약간 벌린다. 눈을 감는다. 마음을 이완하면서 몸을 충분히 휴식한다. 신체에서 일어나는 감각에 주의를 기울인다.

• 지속시간: 최소 3~5분

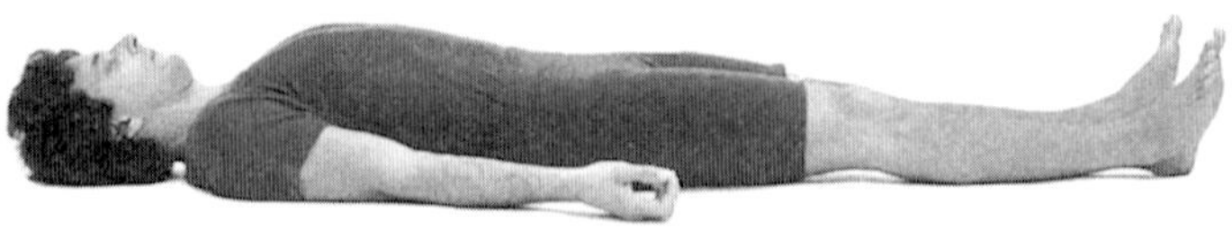

동쪽을 뻗기: 후굴 입문

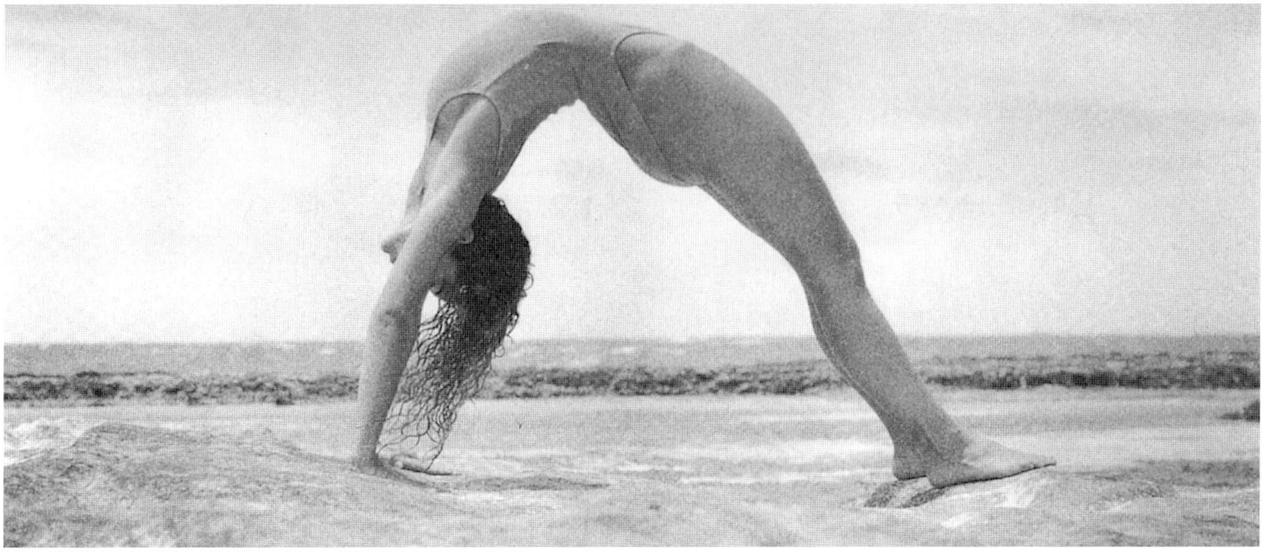

일차적 목적과 이차적 목적

고대 요가 수행자들은 일출 수련의 일부로서 후굴을 실시하면서 '동쪽을 뻗는다'고 하였다. 후굴은 몸통의 앞면, 어깨, 골반대, 다리를 늘이고 강화한다. 그것은 복부와 골반 복측 근육 아래 깊게 놓여 있으면서 다리를 척추와 연결시키는 장요근, 호흡의 주된 근육인 횡격막과 늑간근육, 견갑대를 척추와 결합시키는 복측 근육, 다리의 앞쪽 근육을 늘이고 강화시킨다. 이에 더해서 후굴은 뒤로 구부릴 때 수축하는 등의 표면근육과 심층근육을 강화하고, 견갑대의 배측 근육을 강화하며, 복부기관을 늘여 내장압축을 완화시키며, 신장/부신 부위를 부드럽게 압박하여 그 기능을 자극할 뿐 아니라 갑상선과 흉선 부위를 포함한 목과 목구멍의 앞쪽 근육을 늘인다.

비니요가 전통에 따르면 생역학적 관점에서 후굴의 주된 목적은 가슴과 견갑대의 복측 구조를 확장시키고 늘이며, 태양신경총, 복부, 엉덩이, 허벅지의 복측 근육을 늘이는 데 있다. 서로 다른 후굴의 일차적인 초점은 가슴, 어깨, 태양신경총, 복부, 엉덩이, 허벅지일 수 있으며 이 모든 부위에 똑같이 배분될 수 있다.

후굴의 이차적인 목적은 등의 근육을 강화하는 데 있다. 어떤 후굴에서 이런 강화는 복측의 신장보다 실제 더 중요하다.

방법

후굴의 핵심은 흉추 커브를 늘이고 편평하게 하는 일과 요추 커브를 심화시키는 일 간의 상대적 관계를 조절하는 능력에 있다.

이 두 가지 활동 간의 상대적 관계를 흉추-요추 리듬이라고 한다. 척추돌기와 흉곽의 구조 때문에 흉추를 뒤로 휘는 능력에는 한계가 있지만, 요추는 깊게 휠 수 있다. 후굴에서 요추를 과도하게 휘는 경향성은 과도한 요추 커브와 같은 개인의 구조적 조건이나 후굴하기 위해 습관적으로 골반을 앞으로 기울이는 것과 같은 훈련의 결과로 심화될 수 있다.

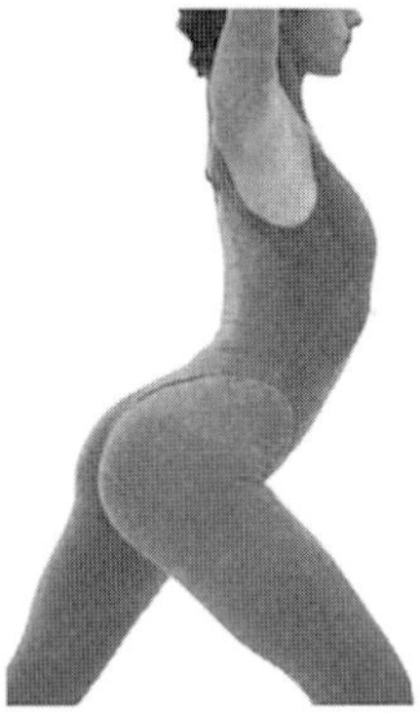

압력방출밸브 1[3]
요추가 과도하게 휜 경우

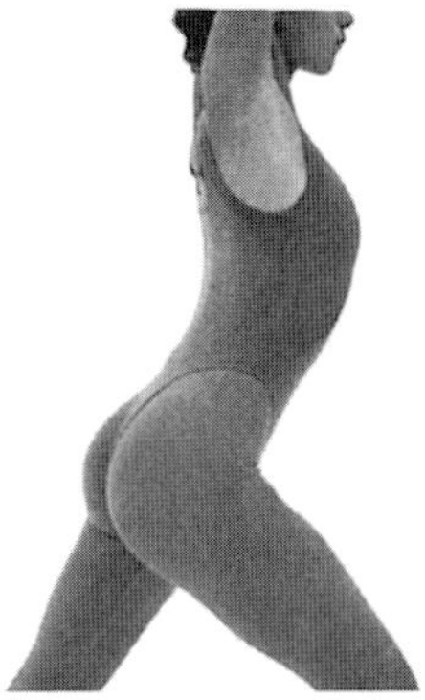

올바른 자세

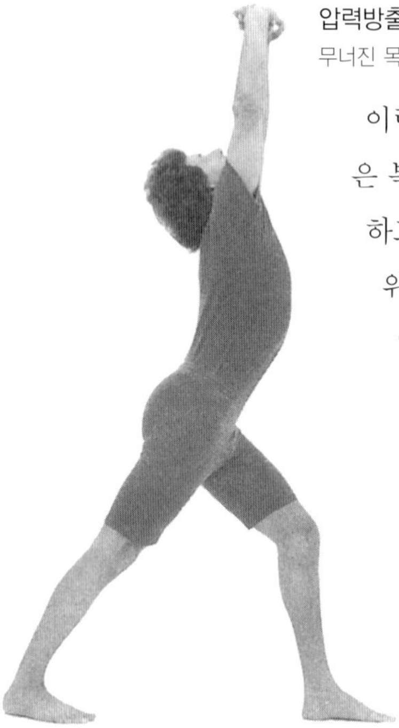

압력방출밸브 2
무너진 목

이런 식으로 구부리는 것은 복측의 스트레칭을 제한하고 배측 척추 간 압박의 위험을 높이며 천장관절 인대에 부담을 준다.

후굴에서는 경추가 요추처럼 뒤쪽으로 과도하게 휘어 머리가 뒤쪽으로 떨어지는 경향이 있다.

이것은 또한 약한 목과 같이 개인의 구조적 조건이나 습관상 머리로 척추를 당기면서 후굴을 시작하는 훈련의 결과로 생긴 것일 수 있다. 이런 훈련은 목 뒤쪽에 부담을 주고 압착의 위험을 높이며, 강하게 후굴한다는 환상을 줌으로써 더 깊게 작업하려는 우리의 노력을 사실 제한할 수 있다.

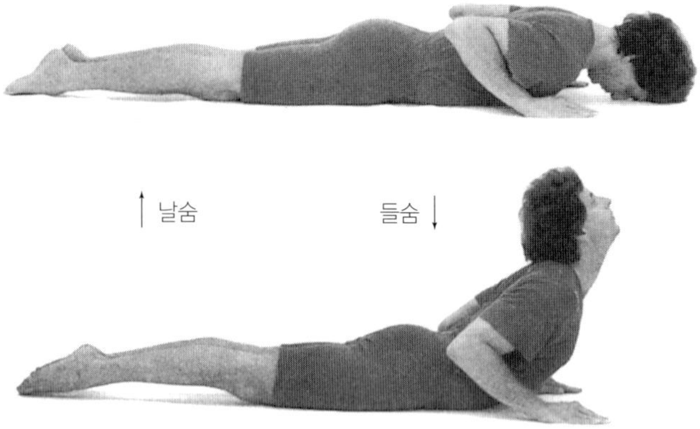

압력방출밸브 3
머리로 주도하는 경우

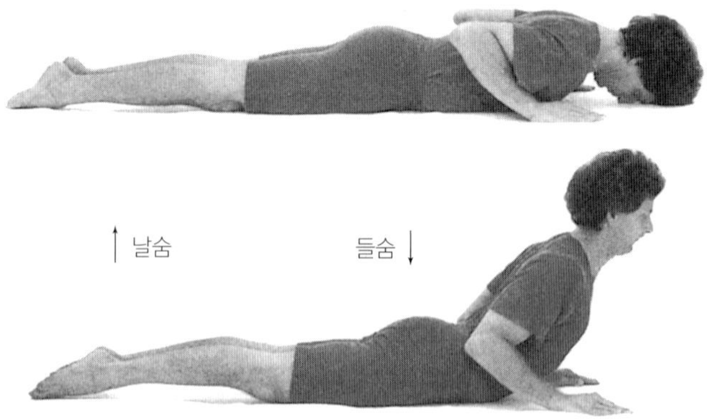

머리가 척추를 따라오는 경우

3) 후굴에서 흔히 일어나는 압력방출밸브의 목록은 77쪽을 보라.

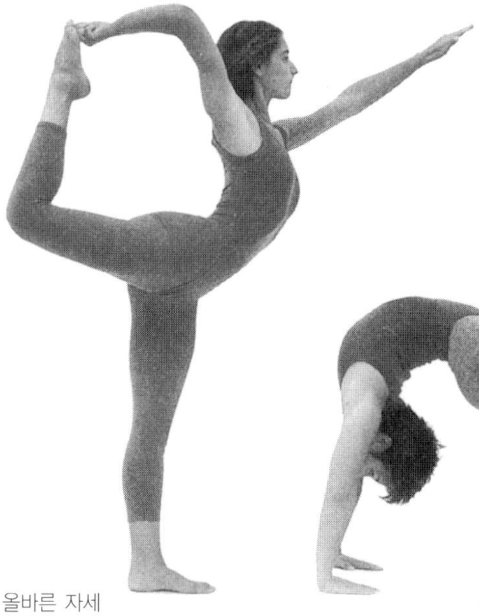

올바른 자세

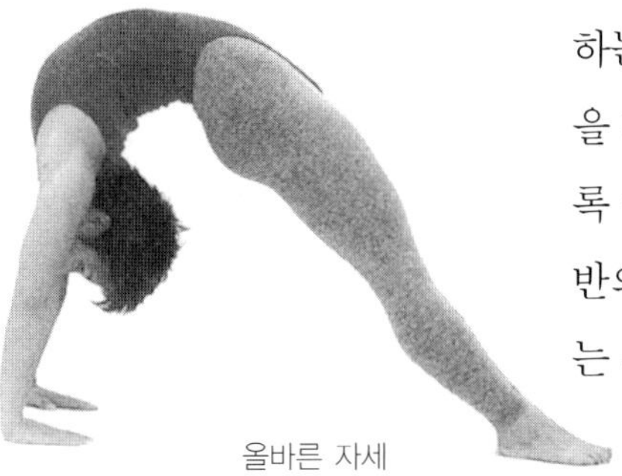

올바른 자세

엉덩이뿐만 아니라 어깨에서 일어나는 후방확장의 범위는 수많은 요인에 달려 있다. 어깨와 관련해서는 경추와 흉추, 그리고 이를 지지하는 근육, 엉덩이와 관련해서는 요추-골반 구조 및 이를 지지하는 근육의 상태가 그런 요인에 해당한다.

등의 아치를 만들기 위해 팔과 다리를 지렛대로 이용하는 경우 어깨와 고관절이 위험해진다. 이 경우 부상을 피하기 위해서는 과도한 근육의 힘을 이용하지 않도록 주의를 기울여야 한다. 가슴을 열어 주고 복부와 골반의 앞면을 늘일 수 있을 때 어깨와 엉덩이에 가해지는 위험을 최소화할 수 있다.

흉추-요추 리듬, 그러므로 모든 후굴의 핵심은 날숨에 시작된 복부수축을 유지하면서 들숨에 가슴을 확장하는 방법에 있다. 들숨을 시작하면서 가슴을 열고 갈비뼈를 들어 올려 흉추를 늘이고 몸통 앞면을 뻗어 준다. 가슴을 확장할 때 어깨를 열어 주고 어깨를 아래와 뒤쪽으로 당긴다. 날숨에서 허파에 있는 공기의 용량이 줄어들 때, 흉추 커브가 정상이거나 과도한 경우 그 커브를 편평하게 하기 위해서는 등 상부 근육을 수축하고, 어깨는 뒤로 당기고 흉추 중간을 앞으로 내밀라. 흉추 커브가 이미 편평하다면 척추의 수직적 확장에 초점을 두고 흉추 중간 부위를 앞쪽으로 내밀지 말라. 이어지는 모든 들숨에서 골반의 지나친 전방경사와 흉추 배측의 추간 압착을 막기 위해서는 복부수축을 약간 유지한다. 이후에 일어나는 모든 날숨에서 골반-요추 관계를 안정시키기 위해서 복부수축을 강하게 하고 등 상부가 휘는 데 초점을 두어 머리가 어깨에서 떨어져 올라오면 경추 사이에 최대한 많은 공간이 생긴다. 경추가 늘어나는 것을 돕기 위해서는 턱 수준을 유지하거나 턱을 약간 집어넣는데, 목과 목구멍의 앞면을 늘이기 위해서는 들숨의 마지막에서만 턱을 약간 들어 올린다.

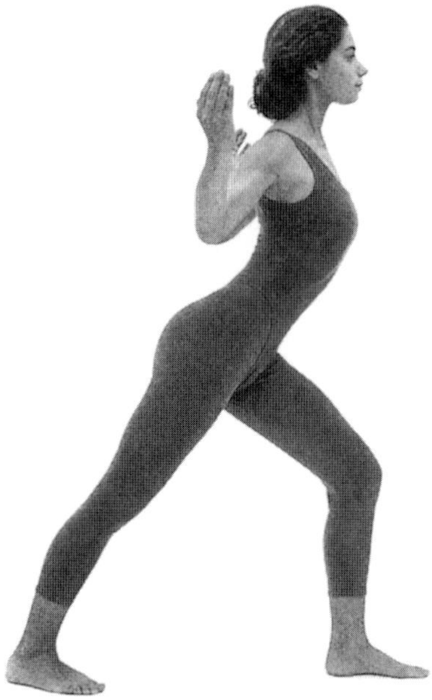

흉추 커브가 과도한 경우

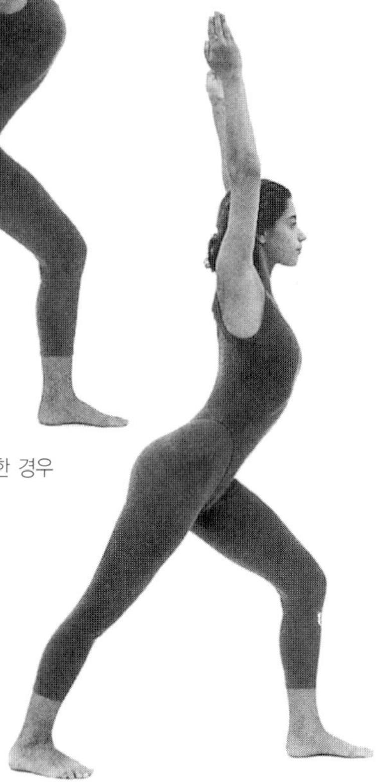

흉추 커브가 편평한 경우

후굴의 유형

■ 1그룹

엎드린 자세에서 시작하는 몸을 열어 주는 후굴이 첫 번째 자세 그룹에 속한다. 이는 후굴을 실시하기 위해 등의 배측 근육(척추신근)과 엉덩이(엉덩이 신근)의 수축을 주로 이용하는데, 어떤 경우에는 팔을 뒤쪽으로 늘여서 이를 돕기도 한다. 이런 자세의 일차 목적은 이들 근육의 강도와 탄력성을 개발하는 것이다. 위마나사나(Vimanāsana)는 유일하게 천장관절을 지지하는 근육을 독립적으로 강화시킨다.

비니요가 전통에서는 비교적 안전하고 보편적으로 이로운 이런 자세에 특별한 중요성을 부여하는데, 이 자세들은 척추의 배측 근육을 상당히 강화시키기 때문이다.

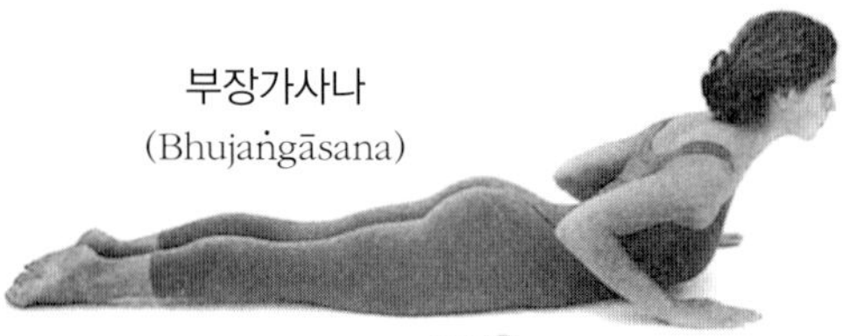
부장가사나
(Bhujaṅgāsana)

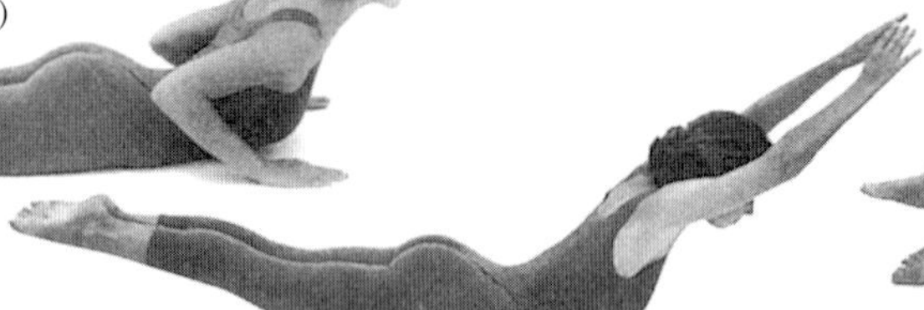
살라바사나
(Śalabhāsana)

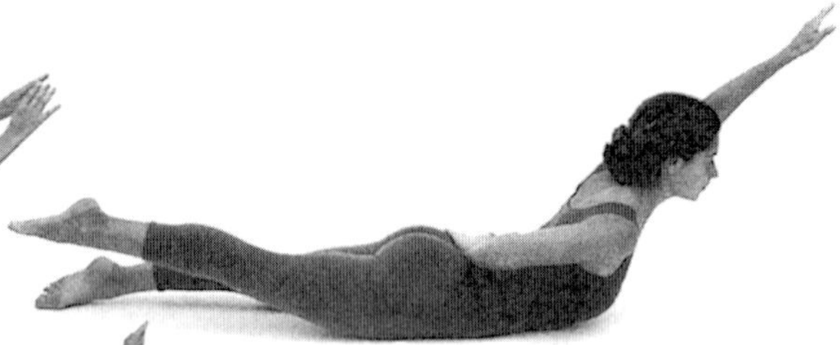
아르다 살라바사나
(Ardha Śalabhāsana)

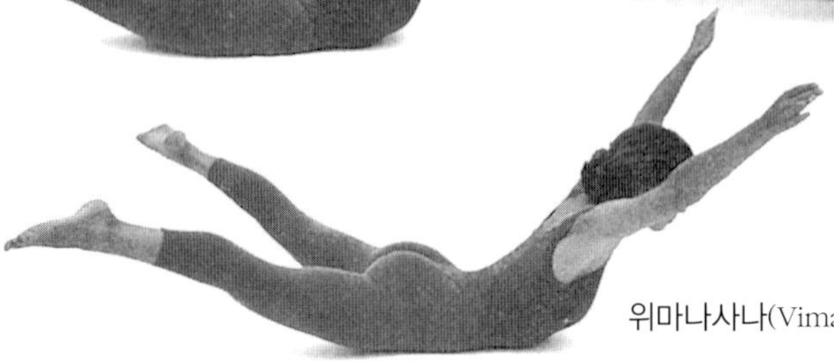
위마나사나(Vimanāsana)

들숨 →
← 날숨

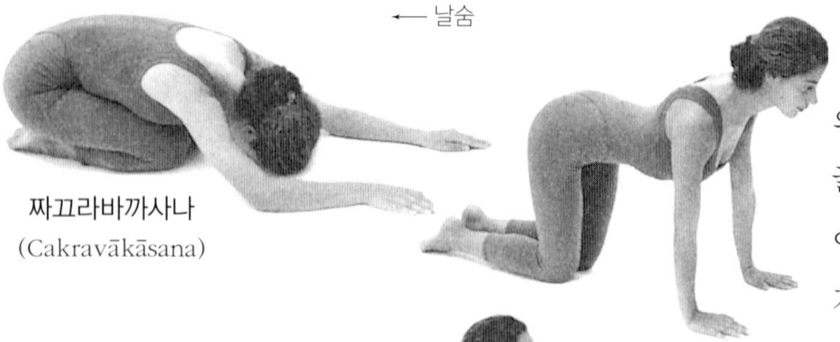
짜끄라바까사나
(Cakravākāsana)

■ 2그룹

무릎을 꿇거나 엎드린 자세에서 시작하는 고정 형태의 후굴이 이 자세 그룹에 속해 있다. 이러한 자세는 후굴을 하기 위해 팔과 어깨뿐 아니라 등근육(척추신근)을 이용한다. 여기에서 등근육이 만드는 아치를 심화시키기 위해서는 어깨를 아래로 내리고 뒤쪽으로 당겨 가슴을 앞과 위로 내민다.

전굴로도 생각할 수 있는 짜끄라바까사나(Cakravākāsana)는 자세수련 중 가장 단순하면서도 가장 보편적으로 유용한 자세에 속한다. 이에 숙달되면 전굴과 후굴을 수련하는 열쇠를 쥐게 된다.

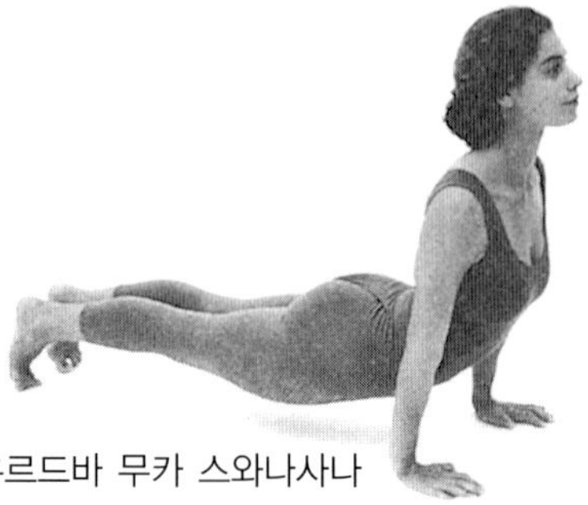
우르드바 무카 스와나사나
(Ūrdhva Mukha Śvānāsana)

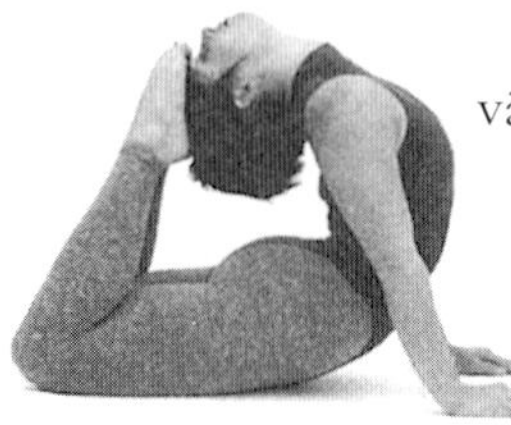
라자까뽀따사나
(Rājakapotāsana)

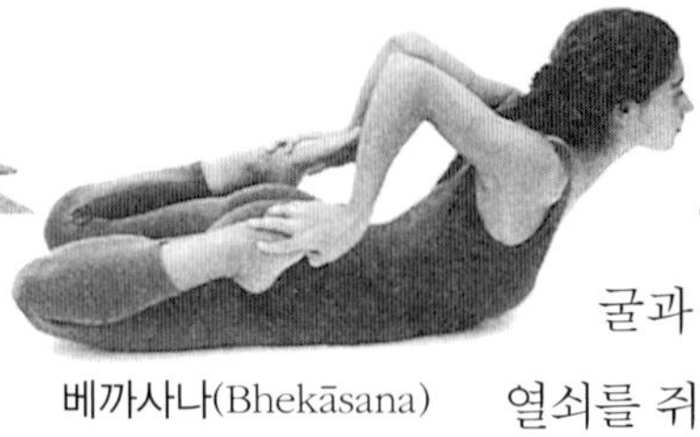
베까사나(Bhekāsana)

■ 3그룹

몸을 연 상태나 닫은 상태로 수련할 수 있는 서서 하는 후굴이나 무릎을 꿇은 후굴이 이 자세 그룹에 속한다. 이 자세들은 가슴과 복부 부위의 복측을 늘일 뿐 아니라 이 자세들의 비대칭적 성질은 장요근의 강한 스트레칭을 도와준다. 장요근은 종종 만성적으로 수축되어 있어 요추 디스크의 과도한 복측 압착과 허리 통증을 유발할 수 있다. 비대칭적인 자세는 이 중요한 근육의 스트레칭을 독립적으로 강화시켜 그 강도와 유연성을 높여 준다.

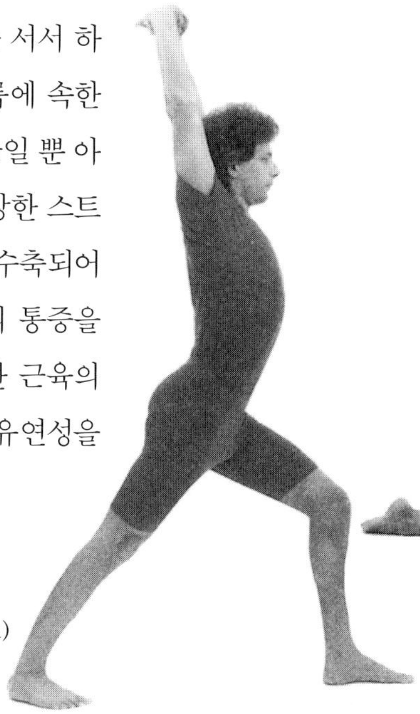

위라바드라사나
(Vīrabhadrāsana)

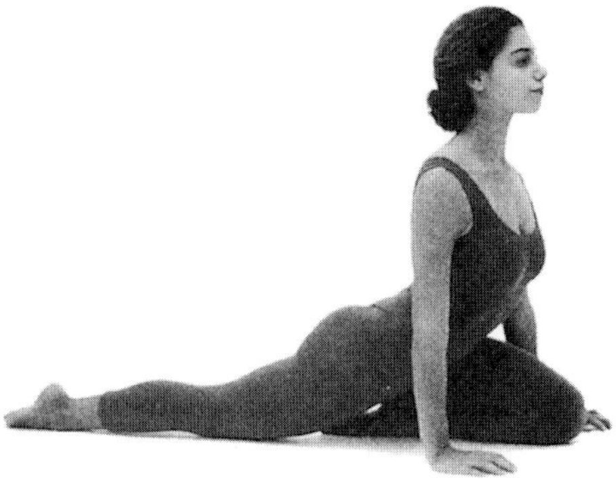

고다삐탐
(Godhāpī ṭham)

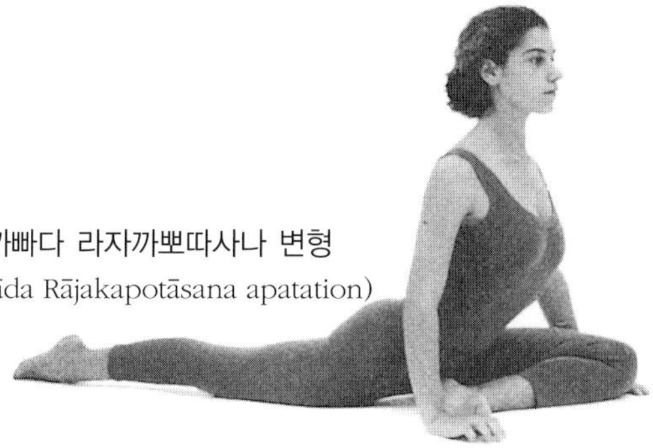

에까빠다 라자까뽀따사나 변형
(Ekapāda Rājakapotāsana apatation)

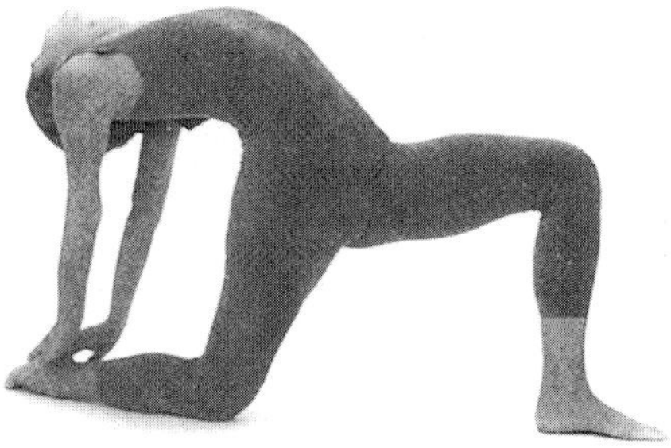

에까빠다 우스트라사나 고전 자세
(Ekapāda Uṣṭrāsana classic posture)

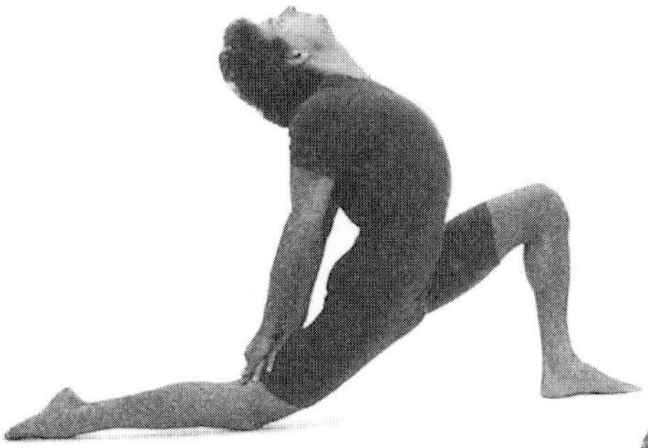

에까빠다 우스트라사나 변형
(Ekapāda Uṣṭrāsana adaptation)

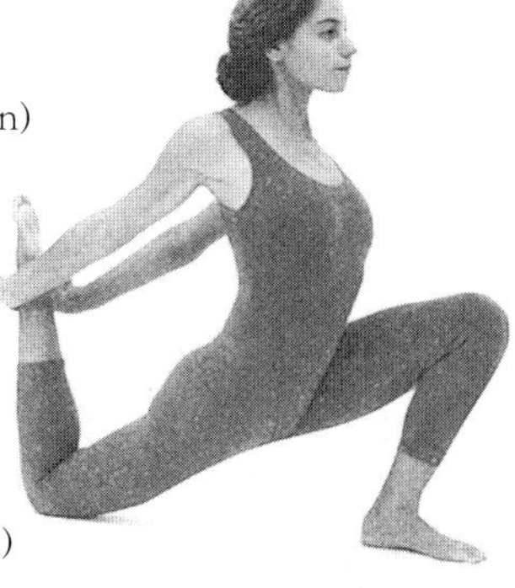

에까빠다 우스트라사나 변형
(Ekapāda Uṣṭrāsana adaptation)

장요근을 강조하기 위해 위라바드라사나(Vīrabhadrāsana)를 변형시킬 수 있지만(34쪽 참조) 이 자세는 가슴을 확장하고, 늑간근과 횡격막을 늘이며, 흉추커브를 편평하게 하고, 엉덩이와 다리를 강화하는 데 특히 유용하다.

에까빠다 우스트라사나(Ekapāda Uṣṭrāsana)의 고전 자세에서는 요추배측의 과도한 압착을 피하기 어렵다. 이런 변형 자세는 장요근과 허벅지를 이롭게 늘이는 동시에 흉추에서 일어나는 위험을 줄일 수 있다.

■ 4그룹

이 자세 그룹에는 누운 자세(등을 대고), 무릎을 꿇은 자세, 혹은 엎드린 자세(배를 바닥에 대고)에서 시작하는 고정 상태의 후굴이 포함되어 있는데, 이들은 주로 팔, 어깨, 다리, 엉덩이 근육을 사용하여 아치를 만든다. 팔과 다리로 생긴 지렛대 때문에 이 모든 자세에서는 더 깊은 후굴이 가능해진다. 이 둘은 모두 복측의 스트레칭을 높이고 배측의 좌상과 압박의 위험을 높인다.

이 자세들 대부분에서는 어깨를 떨구고 견갑골을 뒤로 당기고 팔은 옆에 두는데, 손으로 바닥을 밀거나 발을 당기거나 발 쪽으로 민다. 이런 행동은 가슴을 확장시키고, 흉추를 편평하게 하며, 등의 아치를 심화시킨다. 그러나 우르드바 다누라사나(Ūrdhva Dhanurāsana)에서는 팔을 머리 뒤로 넘겨서 척추 뒤에서 뻗어 준다. 이 자세에 숙달되면 후굴이 가지는 에너지를 주고 확장시키는 성질을 경험하게 될 것이다.

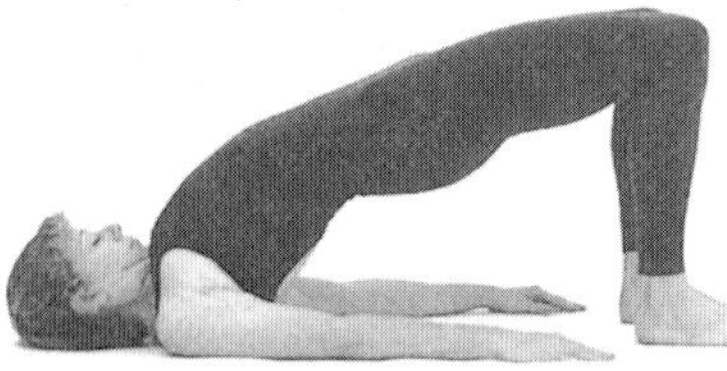

드위빠다 삐탐
(Dvipāda Pīṭham)

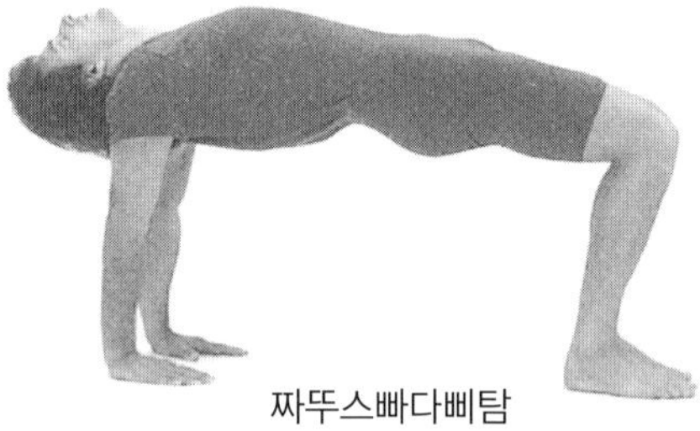

짜뚜스빠다삐탐
(Catuṣpādapīṭham)

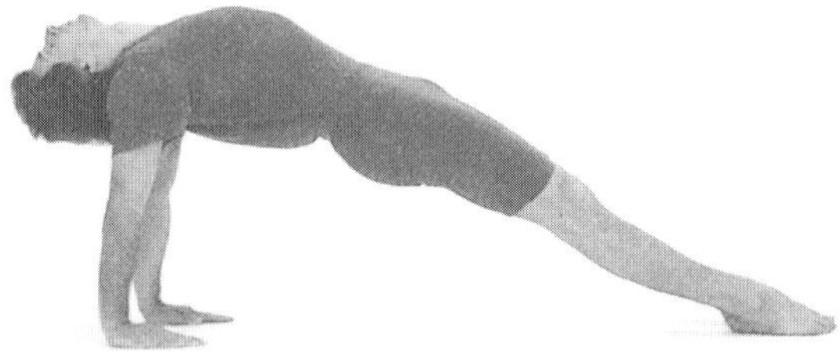

뿌르와따나사나
(Pūrvatānāsana)

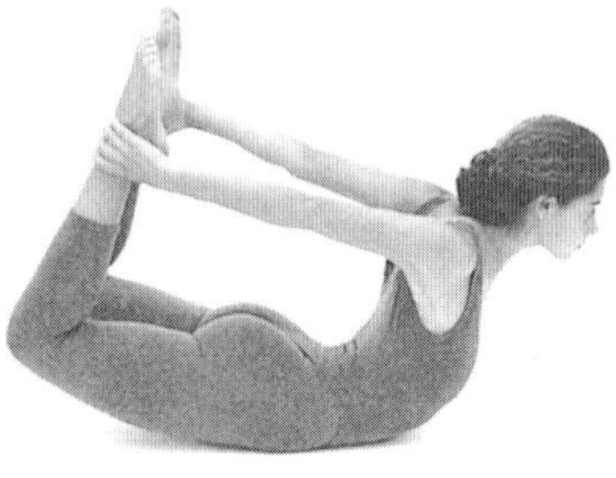

다누라사나
(Dhanurāsana)

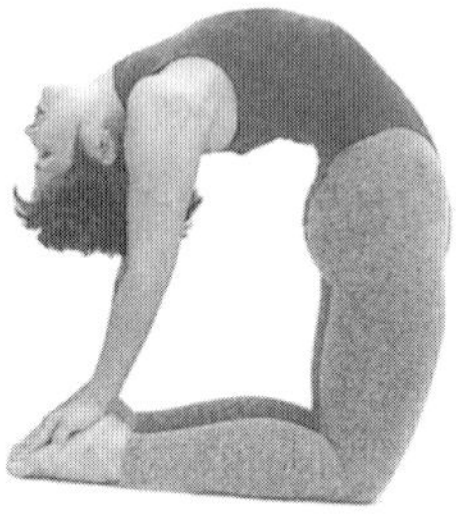

우스트라사나
(Uṣṭrāsana)

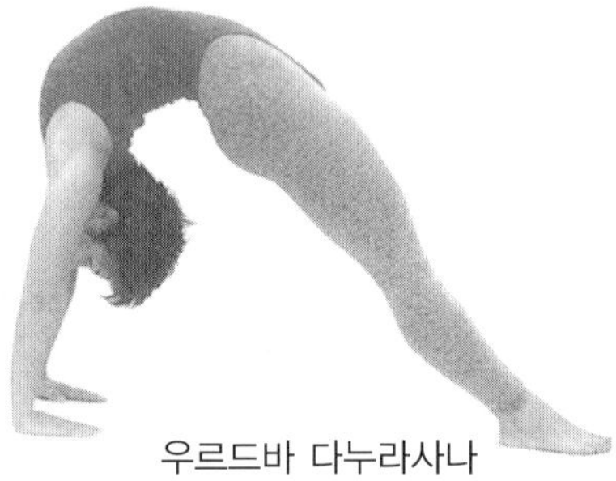

우르드바 다누라사나
(Ūrdhva Dhanurāsana)

■ 5그룹

이러한 자세는 고정 상태의 후굴로서 정수리로 몸통 상부의 체중을 지탱한다. 몸통 상부 및 목과 관련시켜 볼 때 이 자세들은 형태나 기능 면에서 유사하다. 그 일차적인 목적은 가슴, 목 앞부분, 목구멍을 늘이고 등 상부와 목 뒷면의 근육을 강화시키는 데 있다. 이 자세를 수련할 때는 머리를 단단히 아래로 눌러 주어 목 뒤쪽과 등 상부의 근육이 관여하여 가슴을 확장하는 데 도움을 주고 머리가 뒤쪽으로 꺾이지 않게 한다.

웃따나 빠다사나(Uttāna Pādāsana)는 장요근을 강화하고 골반-요추 관계를 안정시키는 유일한 자세다.

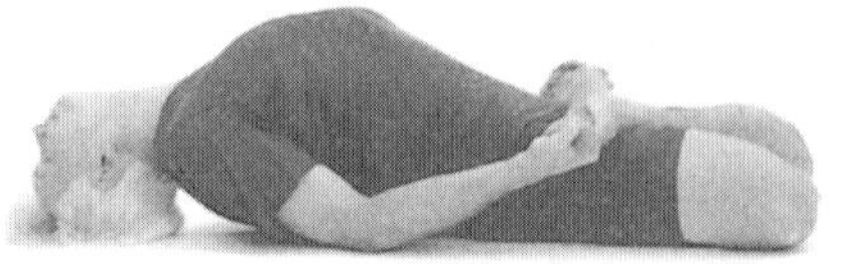

맛치아사나
(Matsyāsana)

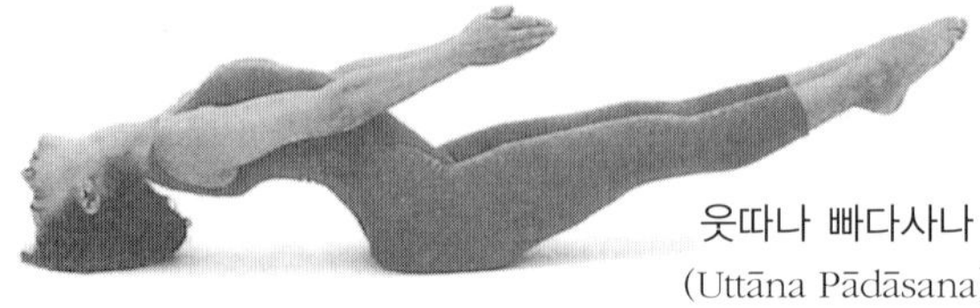

웃따나 빠다사나
(Uttāna Pādāsana)

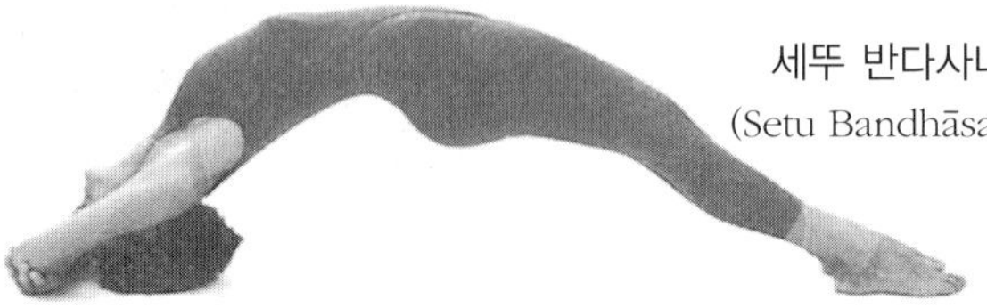

세뚜 반다사나
(Setu Bandhāsana)

■ 6그룹

빠르양까사나(Paryaṅkāsana)는 이 그룹에 속하는 유일한 자세다. 이 고정 상태의 자세는 허벅지 앞쪽을 깊게 늘인다. 근육의 작용보다는 다리의 위치로 인해 허리가 깊게 휜다.

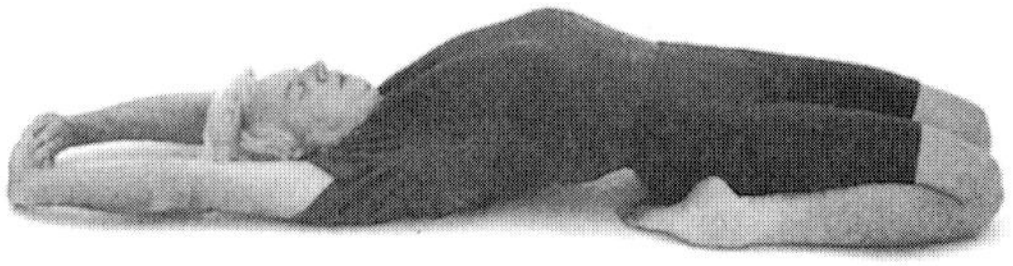

빠르양까사나
(Paryaṅkāsana)

후굴에서 흔히 일어나는 압력방출밸브

1. 요추에 과도한 아치가 생긴다.
2. 목의 꺽대기(후두-환추 접합부)에서 목이 뒤로 꺾인다.
3. 머리가 주도함으로써 목근육으로 후굴을 시작한다.
4. 자세를 유지할 때 팔에 체중의 상당 부분이 실리면 어깨를 귀 쪽으로 들어 올린다.
5. 어깨를 앞쪽으로 둥글게 말아 가슴 상부의 확장을 억제한다.
6. 어깨 관절이 과도하게 휜다.

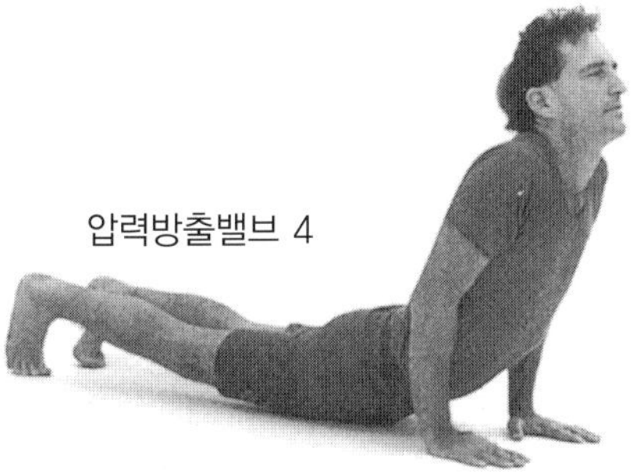

압력방출밸브 4

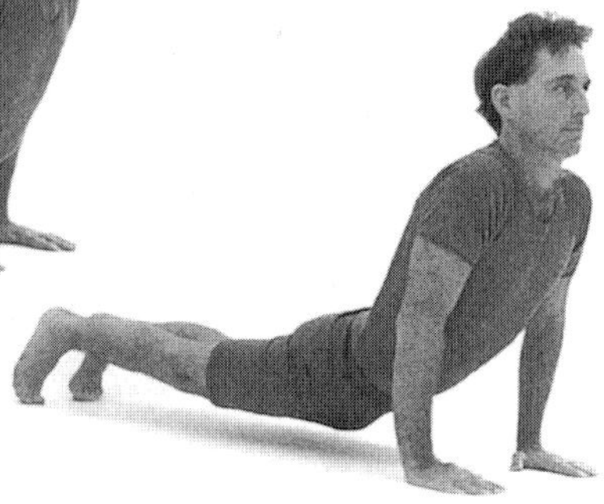

압력방출밸브 5

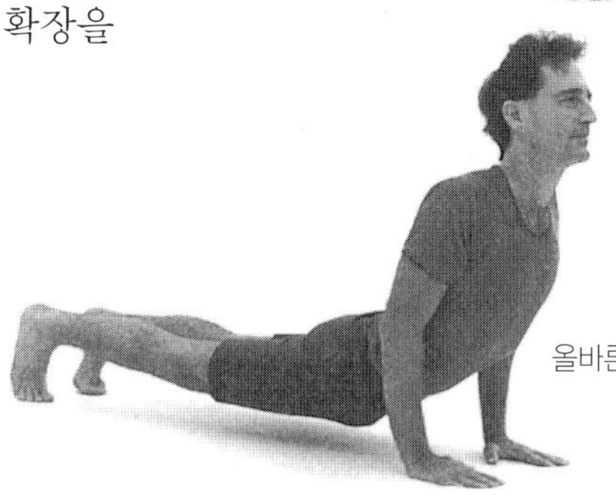

올바른 자세

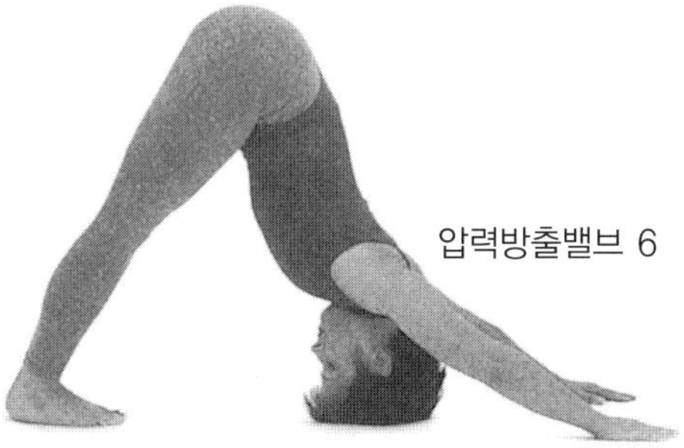

압력방출밸브 6

흔히 일어나는 위험

열린 형태와 고정 형태의 후굴에서는 요천추와 경추에 부담을 주고 과도한 디스크 압착이 생길 위험이 있다. 날숨에서 복부수축을 통해 골반-요추 관계를 안정시키면 이런 위험을 최소화할 수 있다. 요추와 골반 사이의 각도가 과도해지는 우스트라사나, 빠르양까사나, 웃따나 빠다사나와 같은 고정 형태 자세는 이런 위험이 더 크다. 허리 통증이 있거나, 허리가 약하거나, 허벅지 및 골반의 앞쪽 부위가 매우 경직되어 있다면 이런 자세를 피해야 한다.

정수리로 몸통 상부의 무게를 지탱하는 후굴에서는 경추근육과 인대에 가해지는 좌상 및 과도한 디스크 압박의 위험이 커진다. 목이 약하면 이런 자세를 피해야 한다.

우르드바 다누라사나는 어깨와 손목 관절에 부담을 줄 위험이 있다. 어깨와 팔을 강화하고 가슴을 확장시키고 복부를 최대로 늘이면 관절에 가해지는 스트레스가 줄어들 것이다.

후굴연습(우르드바 다누라사나를 위해)

1

- 자세: 와즈라사나(Vajrāsana)
- 강조점: 몸을 풀어 주고 허리를 늘인다.
- 방법: 무릎을 꿇고 몸을 세워 팔을 머리 위로 들어 올린다.
  - –날숨: 앞으로 숙여 팔을 등 뒤로 내리고, 손바닥을 위로 한 채 손을 천추에 놓는다.
  - –들숨: 시작 자세로 돌아온다.
- 반복 횟수: 8회
- 세부사항
  - –날숨: 엉덩이를 발꿈치로 내리기 전에 가슴을 허벅지 쪽으로 내린다. 팔을 돌려 손바닥을 위로 하고 손을 천추에 둔다.
  - –들숨: 팔을 넓게 벌려 내리고 가슴을 확장하면서 들어 올려 무릎에서 멀어진다.

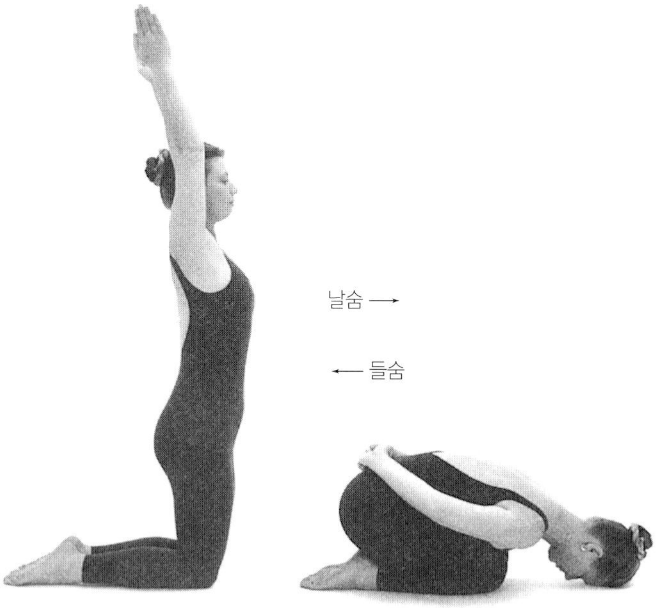

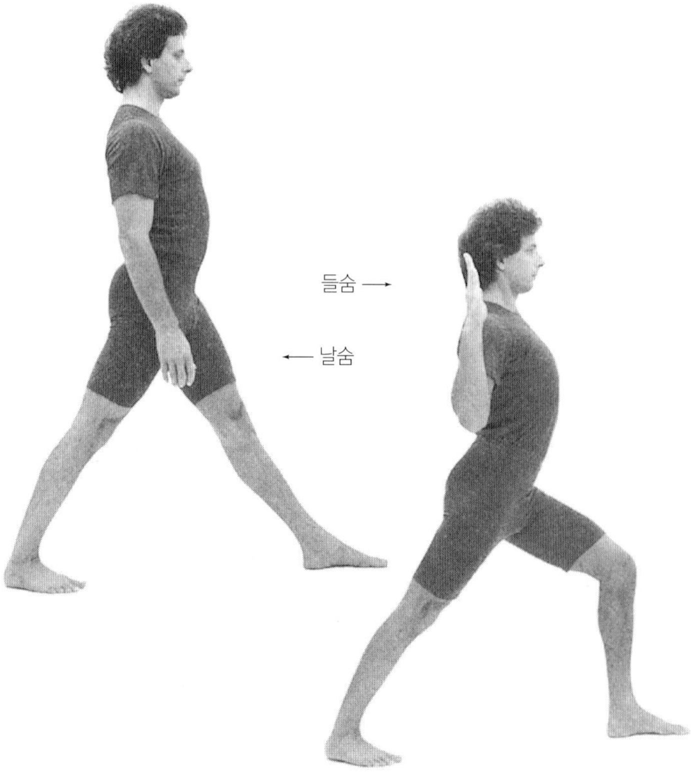

2

- 자세: 위라바드라사나(Vīrabhadrāsana)
- 강조점: 등과 다리 근육을 강화한다. 가슴을 확장하고 등 상부를 편평하게 한다. 들숨 후에 유지시간을 늘린다.
- 방법: 발을 엉덩이 너비만큼 벌리고 왼발을 앞으로 한 채 선다. 팔은 몸 옆에 둔다.
  - –들숨: 왼쪽 무릎을 굽히는 동시에 가슴을 약간 앞쪽으로 내밀며, 엉덩이는 약간 뒤쪽으로 당기고, 팔은 벌려 옆에 두고, 어깨는 뒤로 젖힌다.
  - –들숨 후: 호흡을 2, 4, 6초 참으면서 점차 늘리는데 각각 두 번씩 실시한다.
  - –날숨: 시작 자세로 돌아온다.
- 반복 횟수: 한쪽당 6회
- 세부사항
  - –들숨: 손, 팔꿈치는 어깨와 일직선에 둔다. 가슴이 열리고 등 상부가 편평해지는 것을 느끼되 허리가 압착되지 않게 한다. 머리는 계속 앞쪽을 향한다. 발뒤꿈치를 단단하게 유지한다.

3

- 자세: 에까빠다 우스트라사나(Ekapāda Uṣṭrāsana) 변형
- 강조점: 허벅지 상부 근육과 장요근을 늘인다.
- 방법: 오른쪽 무릎으로 서되 무릎은 엉덩이 바로 아래 둔다. 왼발을 바닥에 두고 왼발이 무릎 바로 아래 놓이게 한다. 손은 왼쪽 무릎에 둔다.
  - 들숨: 앞으로 나아갈 때 가슴을 위로 들어 올려 몸의 전면을 오른쪽 허벅지에서 오른쪽 복부 쪽으로 늘인다.
  - 날숨: 시작 자세로 돌아온다.
  - 4회 반복한다.
  - 그다음 오른 무릎을 구부려 양손으로 발목을 잡는다. 자세를 유지하면서 6회 호흡한다.
  - 반대쪽도 반복한다.
- 세부사항: 완전한 자세로 유지할 때 팔은 뻗고 가슴은 앞쪽으로 밀어낸다.

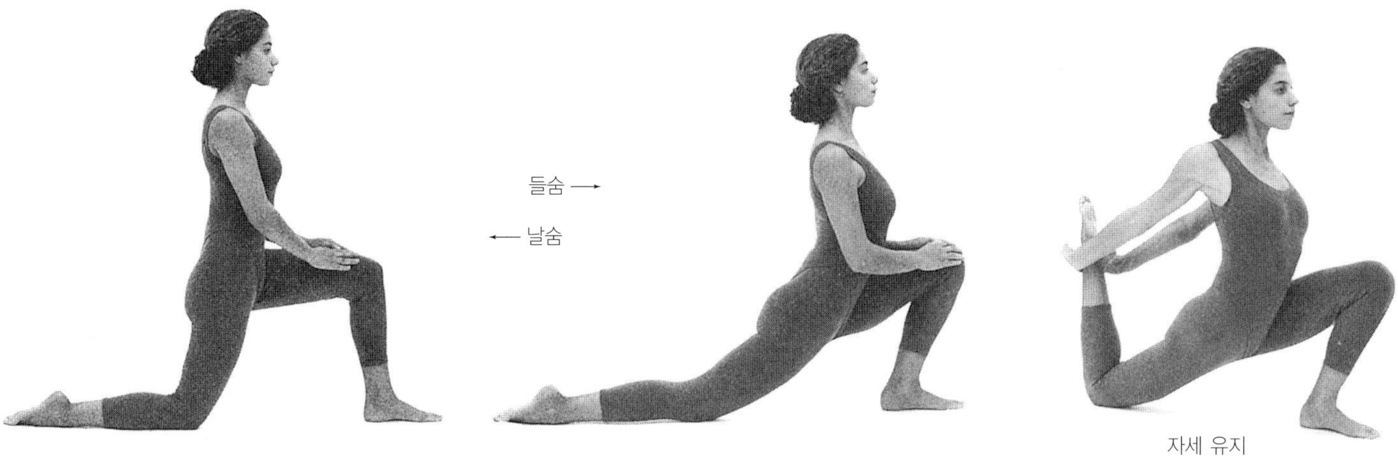

4

- 자세: 아르다 살라바사나(Ardha Śalabhāsana)
- 강조점: 허리를 강화하고 안정시킨다.
- 방법: 배를 대고 엎드린 상태로 머리는 왼쪽으로 돌리고, 손바닥은 가슴 옆 바닥에 둔다.
  - 들숨: 가슴과 왼쪽 다리를 들어 올리면서 머리를 중앙으로 돌린다.
  - 날숨: 가슴과 다리를 낮추고 머리를 오른쪽으로 돌린다.
  - 반대쪽도 반복한다.
- 반복 횟수: 한쪽당 6회씩 교대로 반복한다.
- 세부사항
  - 들숨: 가슴을 다리보다 약간 먼저 들어 올린다. 가슴의 높이를 강조한다. 엉덩이 높이를 유지한다.

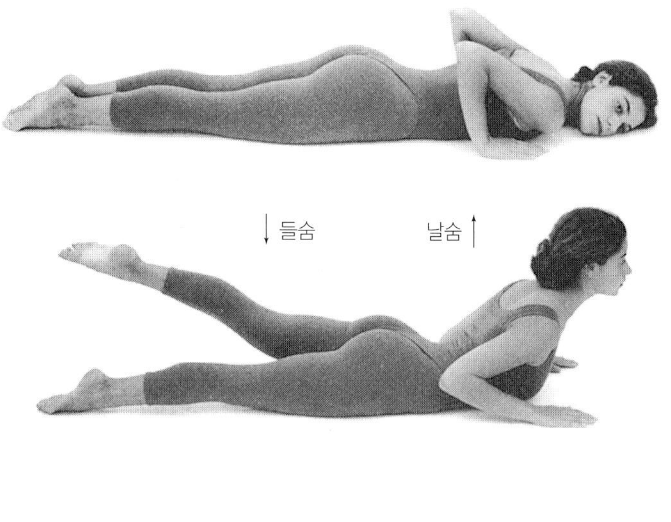

5

- 자세: 아도 무카 스와나사나(Adho Mukha Svānāsana)/우르드바 무카 스와나사나(Ūrdhva Mukha Svānāsana)
- 강조점: 우르드바 다누라사나를 실시하기 위해 어깨, 가슴, 복부를 준비한다.
- 방법: 손과 무릎을 바닥에 대고 몸통을 세운다.
  - 날숨: 엉덩이를 위쪽으로 밀어내고 무릎을 뻗어 바닥에서 멀어지게 한다. 가슴을 발 쪽으로 밀어낸다. 자세를 유지하면서 1회 호흡한다.
  - 들숨: 몸을 앞으로 뻗으면서 등을 휜다. 1회 호흡하는 동안 유지한다.
  - 날숨: 이전 자세로 돌아온다.
  - 6회 반복한다.
  - 들숨: 시작 자세로 돌아온다.
- 세부사항
  - 날숨: 무릎을 굽힌 채 가슴을 발 쪽으로 밀어내면서 등 상부를 편평하게 하고 어깨를 늘인다. 어깨의 과도한 신전을 피한다.
  - 들숨: 발가락으로 몸을 지탱한다. 어깨를 뒤로 젖혀 아래로 끌어내리면서 가슴을 앞쪽으로 내밀고 복부를 늘인다. 골반이 무너져 허리를 압착하지 않게 한다.

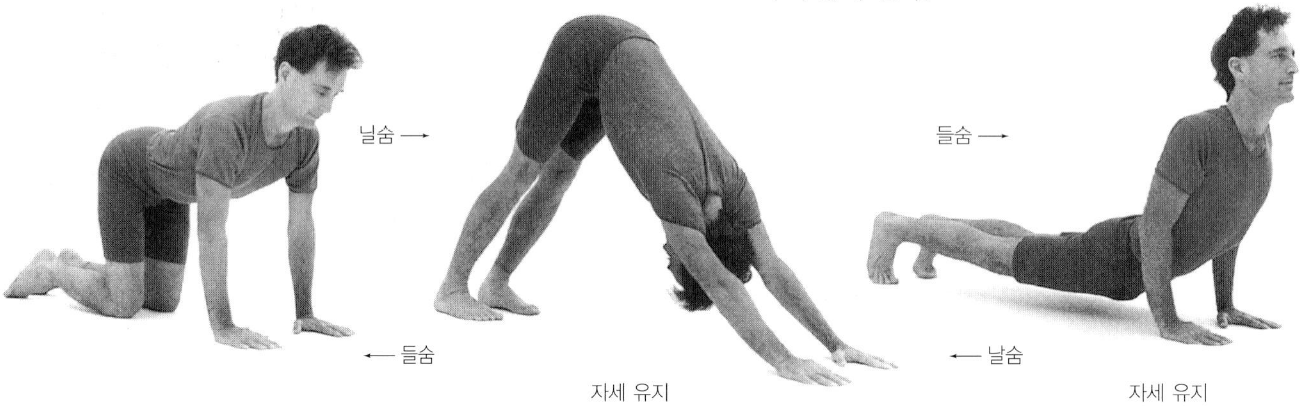

6

- 자세: 와즈라사나(Vajrāsana)
- 강조점: 어깨를 활성화하여 이전 자세를 취한 후에 긴장을 해소하며 후굴을 준비한다.
- 방법: 무릎을 바닥에 대고 몸을 일으키며 팔은 머리 위로 뻗는다.
  - 날숨: 앞으로 구부려 팔을 등 뒤로 쓸어내리고 손바닥은 위로 한 채 손을 천추에 둔다.
  - 들숨: 시작 자세로 돌아온다.
- 반복 횟수: 8회
- 세부사항
  - 날숨: 엉덩이를 발뒤꿈치로 내리기 전에 가슴이 허벅지에 닿게 한다. 팔을 돌려 손바닥을 위로

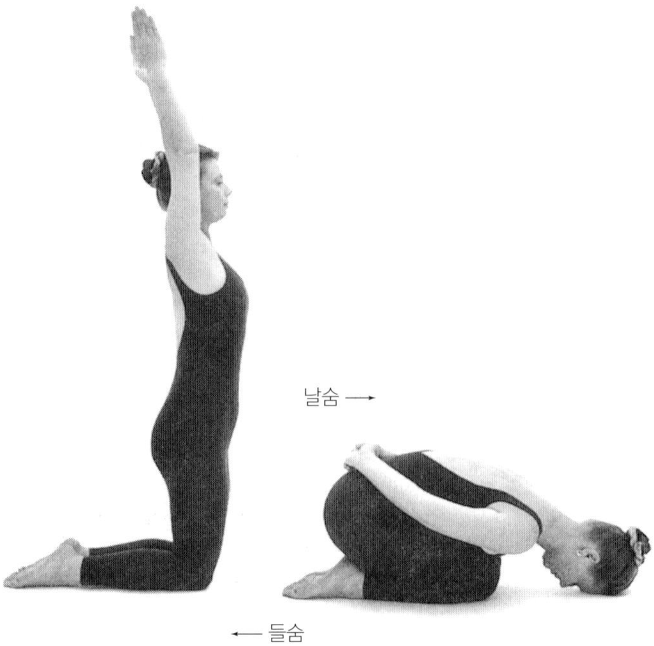

하고 손을 천추에 둔다.

–들숨: 팔을 넓게 쓸어 올릴 때 가슴을 확장하면서 들어 올려 무릎에서 멀어지게 한다.

7

- 자세: 우르드바 다누라사나(Ūrdhva Dhanurāsana)
- 강조점: 몸통의 전면을 강하게 늘인다. 깊고 완전한 후굴을 경험한다.
- 방법: 등을 대고 누워서 무릎을 굽히고, 발은 바닥에서 엉덩이 옆에 둔다. 손바닥은 손가락을 발 쪽으로 향한 채 어깨 밑 바닥에 둔다.
  –들숨: 팔과 발로 바닥을 단단히 누르고 몸통을 들어 올려 바닥에서 떼어 내어 후굴한다.
  –자세를 유지하면서 6회 호흡한다.
  –날숨: 시작 자세로 돌아온다.
- 반복 횟수: 완전한 자세에서 머물면서 6회 호흡하고 이를 2회 반복한다.
- 세부사항
  –첫 번째 회기: 팔을 뻗으려 노력한다.
  –두 번째 회기: 다리를 뻗으려 노력한다.

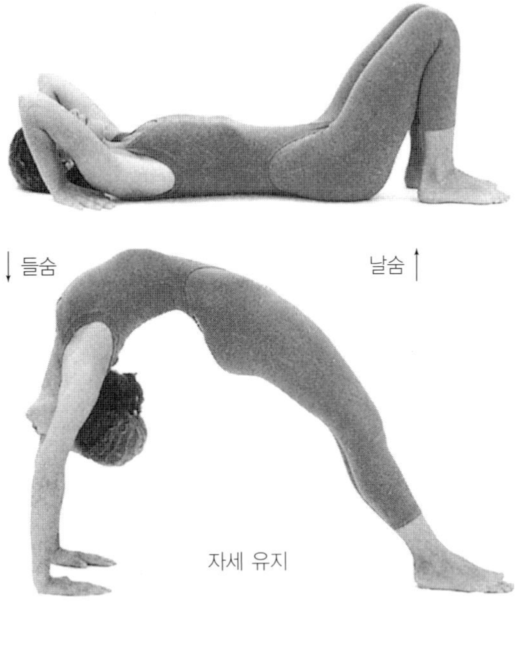

8

- 자세: 숩타 빠당구스타아사나(Supta Pādāṅguṣṭhāsana)
- 강조점: 후굴 후에 허리를 늘이고 이완한다.
- 방법: 누워서 다리를 굽히고, 무릎을 가슴 쪽으로 들어 올리며, 손으로 무릎 뒤에서 허벅지를 잡고 팔은 굽힌다.
  –들숨: 팔을 뻗어 다리를 위쪽으로 늘인다.
  –날숨: 시작 자세로 돌아온다.
- 반복 횟수: 6회
- 세부사항
  –들숨: 다리를 위로 들어 올릴 때 발은 구부린다. 무릎은 약간 굽힌다. 허리와 천추는 아래쪽으로 밀어내고 턱은 내린다.

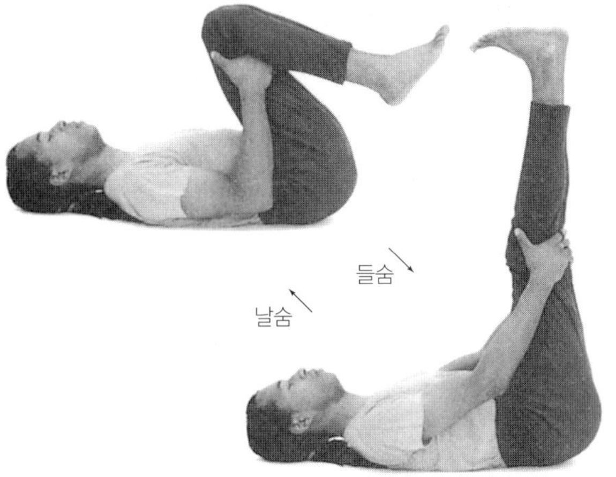

9

- 자세: 드위빠다 삐탐(Dvipāda Pīṭham)
- 강조점: 후굴 후에 목을 이완한다.
- 방법: 누워서 팔을 내려 양 옆에 둔다. 무릎은 굽히고 발은 바닥에 둔 채 약간 벌려 편안하게 엉덩이 쪽으로 당긴다.
  –들숨: 발을 내리누르고 턱은 아래로 당긴 채 목이 부드럽게 바닥에서 편평하게 될 때까지 골반을 천정으로 들어 올린다.

–날숨: 시작 자세로 돌아온다.

- 반복 횟수: 6회
- 세부사항
  –들숨: 척추 하나하나를 아래에서 위로 들어 올린다.
  –날숨: 척추 하나하나를 풀면서 내려온다.

10

- 자세: 빠스찌마따나사나(Pascimatānāsana)
- 강조점: 등을 늘여 후굴을 보상해 준다.
- 방법: 앉아서 다리를 앞으로 뻗고, 등을 세우며, 팔을 머리 위로 들어 올린다.
  –날숨: 무릎을 약간 굽히면서 앞으로 굽혀 가슴을 허벅지로 가져가고 손바닥을 발의 앞쪽 둥근 부분에 놓는다.
  –들숨: 시작 자세로 돌아온다.
  –6회 반복한다.

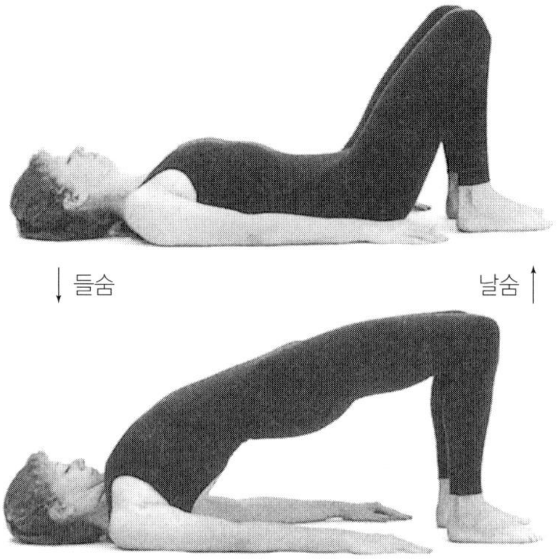

–그런 다음 전굴 자세를 유지한 채 6회 호흡한다.

- 세부사항
  –날숨: 허리의 스트레칭을 돕기 위해 무릎을 구부리고 배와 가슴을 허벅지 쪽으로 내린다. 턱을 목구멍 쪽으로 내린다.
  –들숨: 가슴을 들어 올려 허벅지에서 멀어지게 하며, 등 상부를 평평하게 한다.

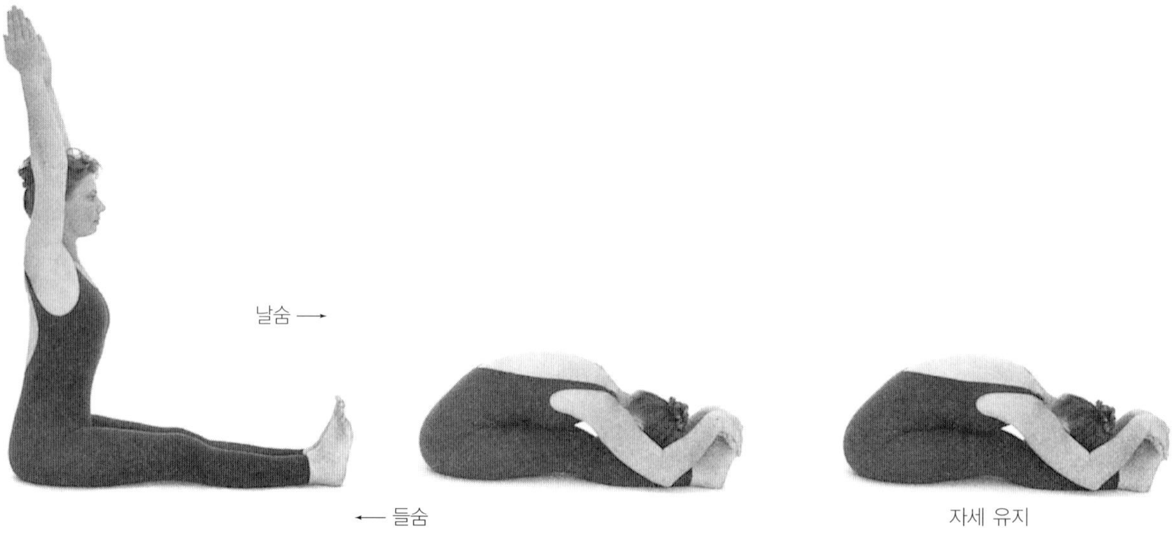

11

- 자세: 보조도구를 이용한 사바사나(Savāsana)
- 강조점: 휴식한다.
- 방법: 등을 바닥에 대고 납작하게 누워 손바닥을 위로 한 채 팔을 옆에 둔다. 다리는 약간 벌린다. 눈을 감는다. 마음을 이완하면서 몸을 충분히 휴식한다. 신체에서 일어나는 감각에 주의를 기울인다.
- 기간: 최소 3~5분

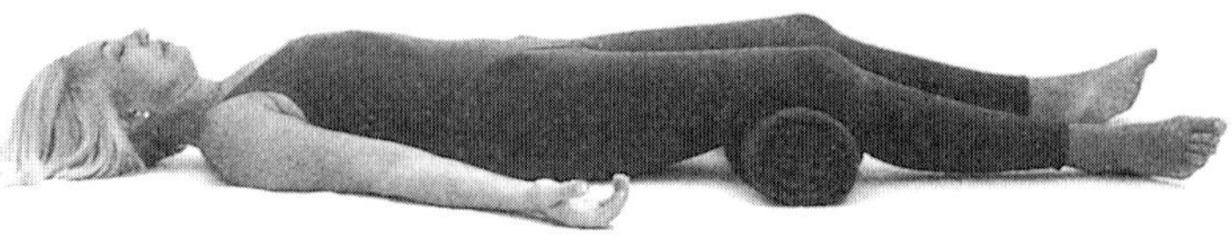

회전: 비틀기 입문

일차 목적과 이차 목적

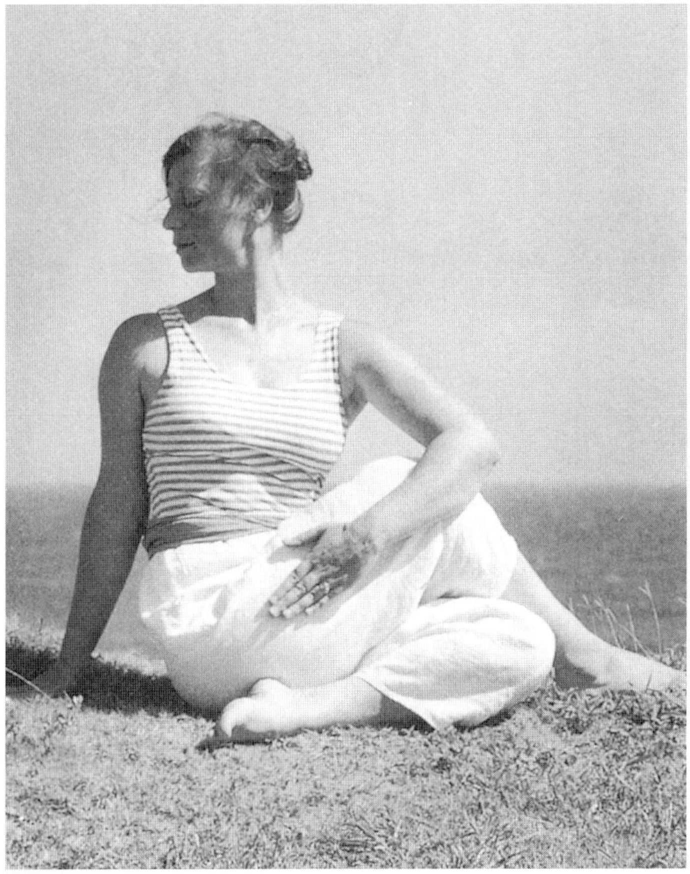

비틀기 자세는 척추 마디 사이에 회전을 일으켜 척추와 복부의 심층근육과 표층근육의 강도와 유연성을 구축하며 추간판과 척추 간 인대의 탄력성을 유지시켜 준다. 비틀어 주면 가슴 반쪽을 교대로 압박하고 늘려 호흡기능을 자극하고, 신장, 부신, 간, 방광, 쓸개, 췌장, 비장, 위가 위치하고 있는 몸통의 중간을 교대로 압축하고 늘여서 해당 기능을 자극하며, 소장을 교대로 압축하고 늘여서 흡수, 소화, 배설을 자극한다. 이에 더해서 비틀기 자세는 견갑대, 골반대와 척추 간의 관계를 조정할 뿐 아니라 머리, 어깨, 팔, 골반, 다리를 척추와 연결시켜 주는 심층 및 표층 근육을 강화하고 늘인다. 이들 부위에 구조적 비대칭이 있는 경우 비틀기는 균형을 회복하는 데 도움을 준다.

비니요가 전통에 따르면 생역학적 관점에서 비틀기의 일차 목적은 척추의 회전에 있다. 그리고 이차 목적은 골반대, 견갑대와 척추 간의 관계를 조정하는 데 있다.

방법

비틀기의 핵심은 어깨와 팔, 골반과 다리근육에서 발생하는 지렛대의 힘을 통하기보다는 복부와 척추의 근육에서 일어나는 척추회전을 조절하는 능력에 있다. 비틀기 자세에서 이런 지렛대는 척추의 회전을 일으키는 것이 아닌 회전을 높이는 것에 조심스럽게 적용될 수 있다.

요추의 척추 간 회전 역량은 제한되어 있다. 그러므로 하복부의 비틀기는 골반을 안정시키고 척추를 회전하거나, 척추를 안정시키고 골반을 회전하거나, 양쪽을 반대 방향으로 회전함으로써 일어난다.

흉추 척추 사이에서 일어나는 회전 역량은 요추보다 큰데 아래쪽 흉추와 흉추-요추 접합부(160쪽 참조)에서 특히 그렇다. 그러므로 몸통 중앙의 회전은 골반-요추 부위를 안정시킨 채 어깨-흉추 부위를 회전하거나, 어깨-흉추 부위를 안정시킨 채 골반-요추 부위를 회전하거나, 양쪽을 반대 방향으로 회전함으로써 일어난다.

경추에서는 척추 간 회전 역량이 최대로 일어나는데, 환추-축추 접합부(168쪽 참조)에서 특히 그렇다. 목 비틀기는 어깨를 안정시키고 머리를 돌리거나 혹은 양쪽을 반대 방향으로 돌릴 때 일어난다.

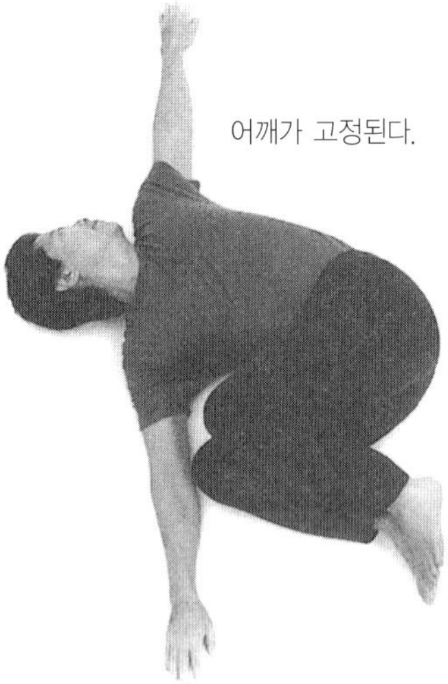

어깨가 고정된다.

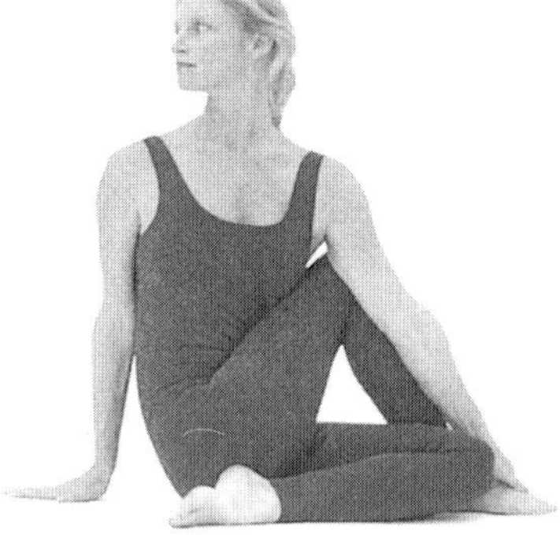

골반이 고정된다.

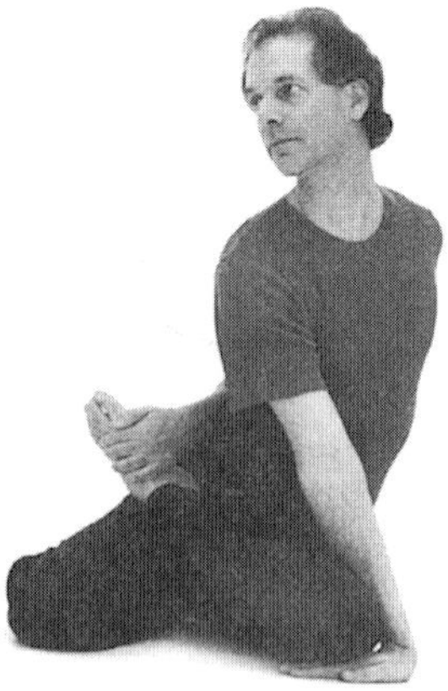

머리와 어깨가 반대 방향이 된다.

척추회전, 그러므로 모든 비틀기 자세의 핵심은 날숨에 복부를 수축하는 방법에 있다. 날숨을 시작할 때 치골로 유착되는 복부근육을 수축하여 골반-요추 관계를 안정시키면서 동시에 회전을 시작한다. 요추 커브가 과도한 경우 비틀기를 시작할 때 치골을 약간 위쪽으로 당겨 척추를 최대한 수직으로 신장시킨다. 비틀기가 진행됨에 따라 치골에서 흉곽까지 계속 복부근육을 수축시켜 몸통의 회전을 강조한다.

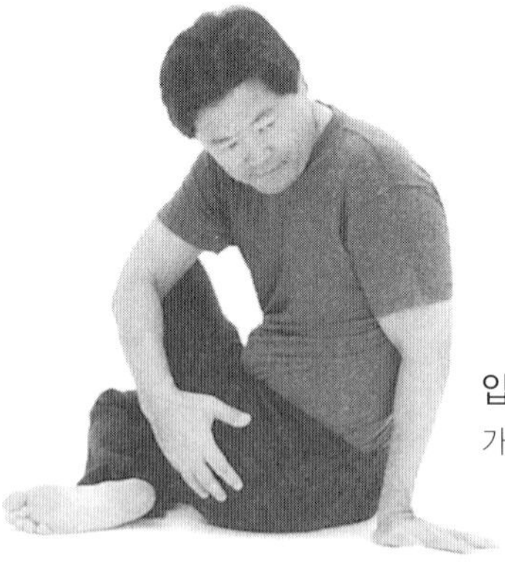

압력방출밸브 3
가슴이 무너져 있다.[4)]

비틀기를 할 때는 전굴과 마찬가지로 흉추의 자연스러운 곡선 때문에 흉곽이 배 위로 무너지는 경향이 생길 수 있다. 이런 경향성은 숨을 들이쉬면서 가슴과 복부 사이를 늘여 줌으로써 피할 수 있다. 척추를 늘여 주면 비틀기가 자연스럽게 '풀어져' 척추 사이에 더 많은 공간이 생긴다는 것을 알아차릴 것이다. 사실상 이는 뒤따라 일어나는 날숨 때 더 깊게 비틀 수 있게 한다.

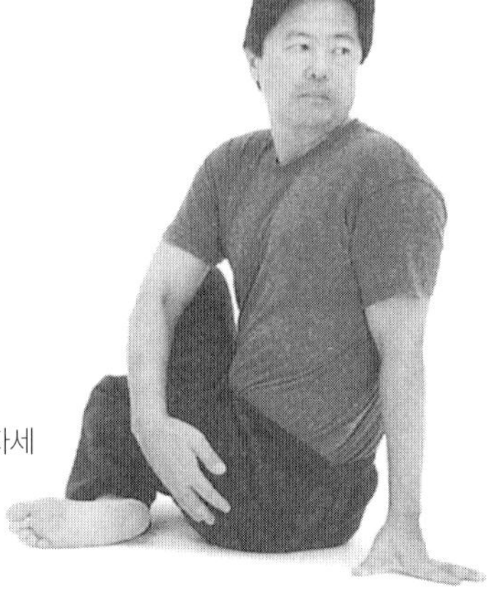

올바른 자세

4) 비틀기에서 흔히 일어나는 압력방출밸브의 목록은 88쪽을 보라.

비틀기 유형

■ 1그룹

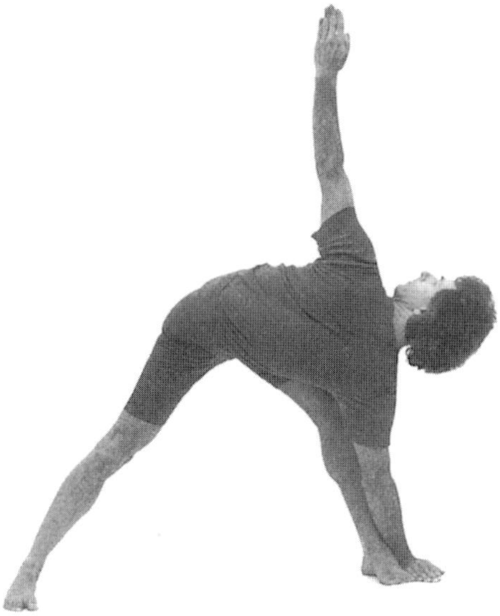

빠리브르띠 뜨리꼬나사나
(Parivṛtti Trikoṇāsana)

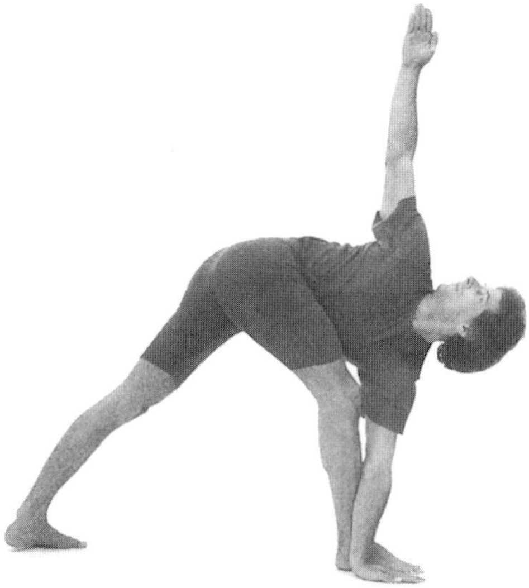

빠르스바꼬나사나 빠리브르띠
(Pārsvakoṇāsana Parivṛtti)

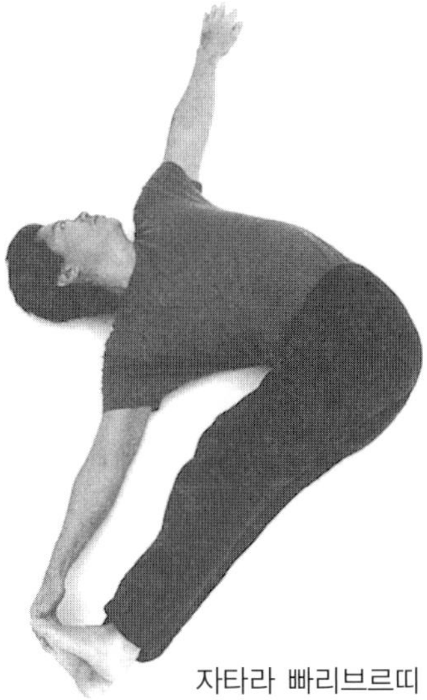

자타라 빠리브르띠
(Jaṭhara Parivṛtti)

선, 누운(등 대고), 열린 형태의 비틀기가 첫 번째 자세 그룹에 속하는데, 여기에서 어깨, 팔, 골반, 다리는 비교적 자유롭게 움직인다. 이 자세들은 척추, 어깨, 골반의 표층에 있는 대형 근육을 늘이고 강화한다. 또한 비대칭적인 근육의 발달에 균형을 준다. 단단하거나 근육이 경직되어 있거나 과체중인 경우 이 열린 형태의 자세에서 깊은 비틀기를 경험할 수 있을 것이다. 이러한 자세 중 일부는 고정 형태의 비틀기로 변형될 수 있는데, 이때 손으로 발을 잡거나 팔로 다리를 감쌀 수 있다.

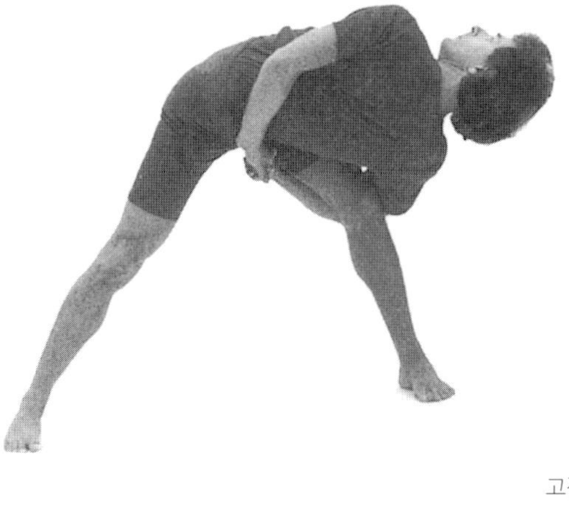

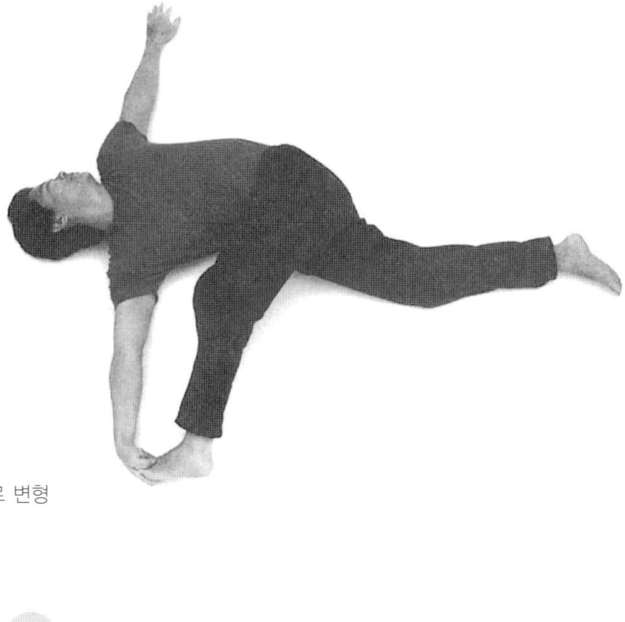

고정 형태로 변형

선 자세에서 척추와 어깨의 회전을 강조하기 위해서는 골반을 고정시킨다. 누운 자세에서는 척추와 골반의 회전을 강조하기 위해 어깨를 고정시킨다.

이러한 열린 형태의 비틀기에서 우리는 회전의 위치와 강도를 조절해서 이런 아주 간단한 자세의 효과를 심화시킬 수 있다. 예를 들어, 서서 실시하는 빠리브르띠 뜨리꼬나사나(Parivṛtti Trikoṇāsana)에서 바닥에 놓인 손의 위치를 바꿔 주면 척추의 일차적인 회전을 경험하는 위치에 영향을 줄 수 있다. 예를 들어, 발 사이 중간에 손을 놓는 경우 어깨, 갈비뼈, 등 상부에서 가장 강하게 회전을 느낀다. 그리고 손이 반대 발 쪽으로 점차 움직임에 따라 엉덩이, 복부, 허리에서 가장 강하게 회전을 느낀다.

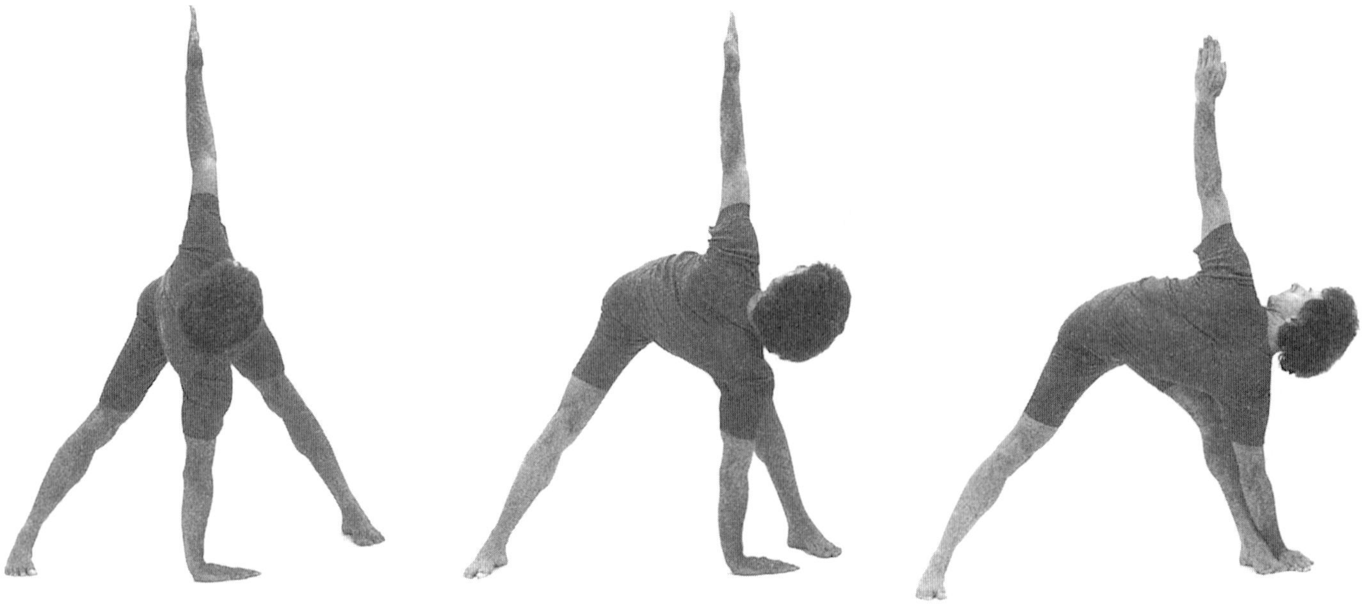

팔 위치 변화

■ 2그룹

A) 고전적인 자세

이 자세 그룹에는 앉아서 실시하는 고정 형태의 비틀기가 포함되는데, 여기에서는 팔과 다리를 지렛대로 이용하여 척추의 비틀림을 심화시킨다. 이 모든 자세에서 다리의 위치는 변하지만 골반이 고정되어 있어 척추와 어깨에서 회전이 주로 일어난다. 팔의 위치는 변하지만 팔을 지렛대로 이용하여 척추와 어깨의 회전을 최대로 한다. 어떤 자세들에서는 척추와 견갑대의 회전을 심화시키는 데 더해서 팔을 사용하여 다리를 반대쪽에 둚으로써 엉덩이 근육을 더 늘여 준다. 지레장치를 이용하면 척추의 회전, 심층의 척추근육과 인대의 활성화, 어깨와 골반을 척추와 연결시키는 근육의 스트레칭이 더 강해진다.

이런 자세 대부분에서 머리는 척추 및 어깨와 동일한 방향으로 회전시킨다. 바라드와자사나(Bhāradvājāsana)에서는 유일하게 머리를 반대 방향으로 회전시켜 목근육을 더 많이 늘인다. 이 특별한 자세를 숙달할 수 있으면 비틀기에 수반되는 실로 신비롭고 강력한 균형과 통합성이라는 성질을 발견하게 될 것이다.

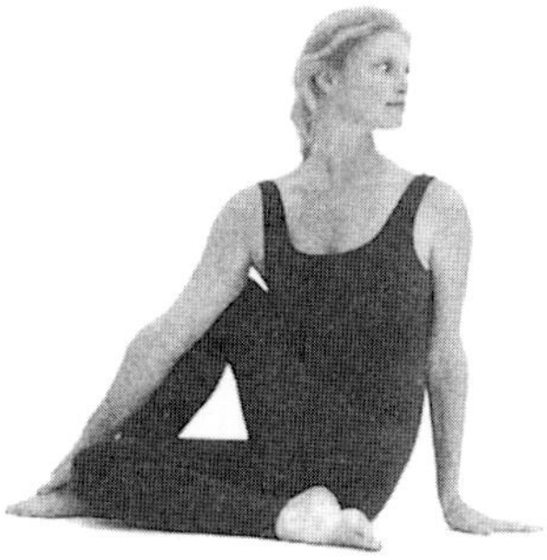

아르다 맛첸드라사나
(Ardha Matsyendrāsana)

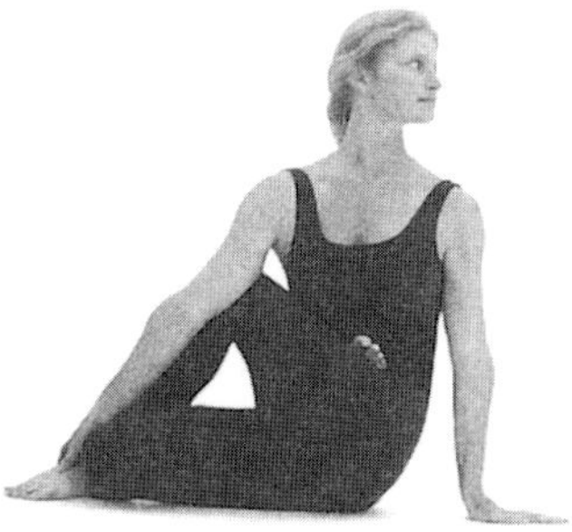

뿌르나 맛첸드라사나
(Pūrṇa Matsyendrāsana)

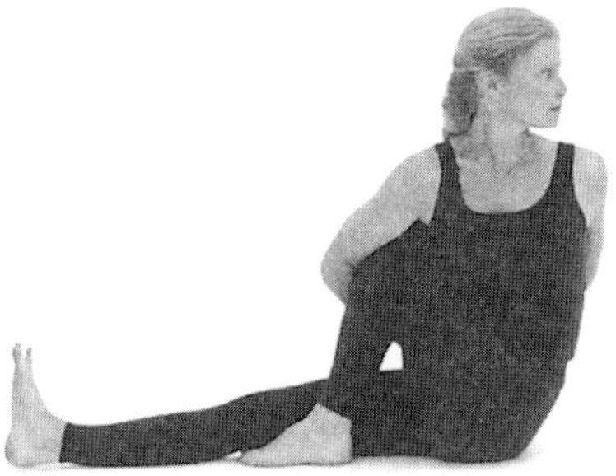

마리찌아사나 빠리브르띠
(Marīcyāsana Parivṛtti)

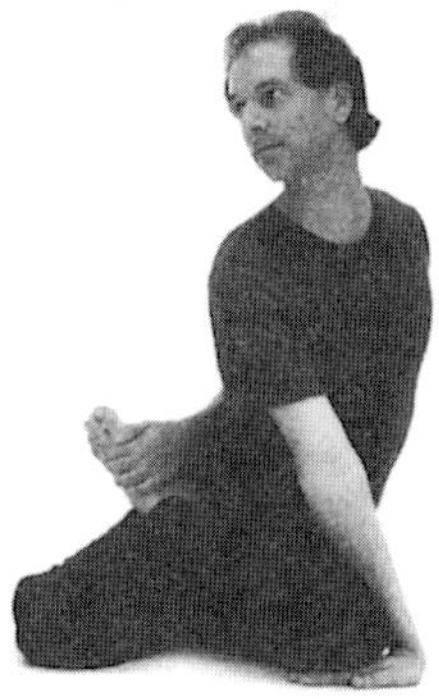

바라드와자사나
(Bhāradvājāsana)

B) 유용한 변형 자세

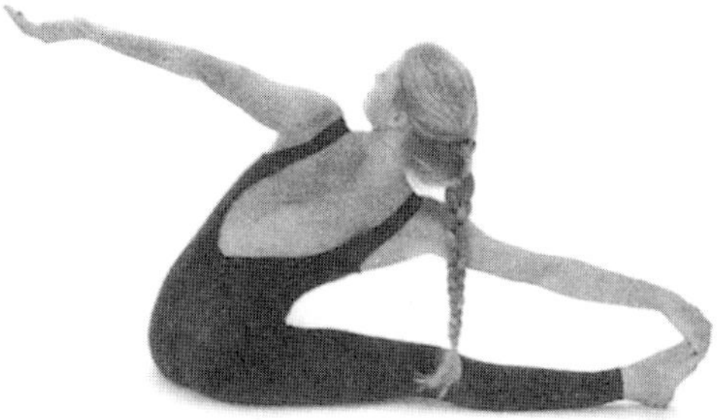

자누 시르사사나 빠리브르띠
(Jānu Sirṣāsana Parivṛtti)

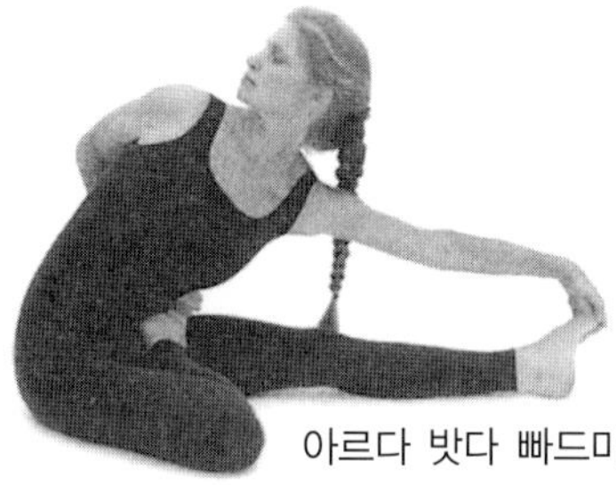

아르다 밧다 빠드마 빠스찌마따나사나 빠리브르띠
(Ardha Baddha Padma Pascimatānāsana Parivṛtti)

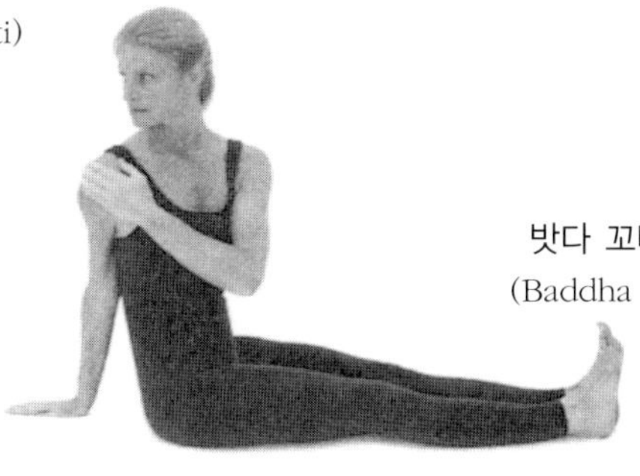

단다사나 빠리브르띠
(Daṇḍāsana Parivṛtti)

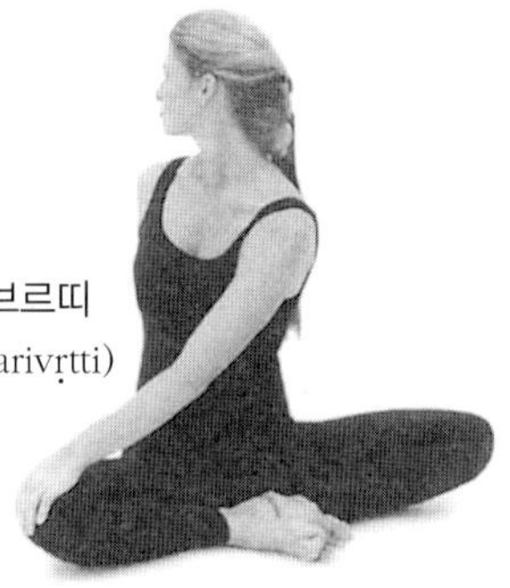

밧다 꼬나사나 빠리브르띠
(Baddha Koṇāsana Parivṛtti)

비틀기에서 흔히 일어나는 압력방출밸브

1. 복부근육이 충분히 관여하지 않은 상태에서 어깨와 골반 근육에서 비틀기 활동이 시작되면 척추회전이 제한된다.
2. 고정된 몸 부위가 비틀기 방향으로 이동해서 척추, 어깨나 골반의 회전 효과가 감소한다. 서서 실시하는 비틀기의 경우 골반이나 반대쪽 허벅지, 무릎이나 발의 내측 회전이 비틀기 방향으로 이동하면 엉덩이, 척추, 어깨가 덜 돌아간다. 누운 비틀기에서 반대쪽 어깨를 비틀기 방향으로 들어 올리면 마찬가지로 엉덩이, 척추, 어깨가 덜 돌아간다. 반면에 반대구조가 일부 움직이면 비틀기에 도움이 될 수도 있다. 모든 이동이 차단된다면 회전이 매우 제한되어 어떤 이익도 얻지 못한다. 엉덩이, 척추근육, 어깨가 경직되어 있고, 선 자세에서 대퇴골, 무릎, 발목, 발의 모든 내측 회전이 계속 제한된다면 어떤 유효한 비틀기도 전혀 일어나지 않을 것이다. 누운 자세에서 반대쪽 어깨를 단단하게 바닥에 고정시킬 때도 마찬가지로 어떤 유효한 비틀기 효과도 기대하지 못할 것이다. 움직임이 제한된 경우 이동을 일부 허용함으로써 비틀기를 경험할 수 있고, 사실상 더 많은 혜택을 볼 수 있다.
3. 앉아서 실시하는 비틀기에서 배 쪽으로 가슴이 무너지면 척추의 효과적인 회전이 억제된다.

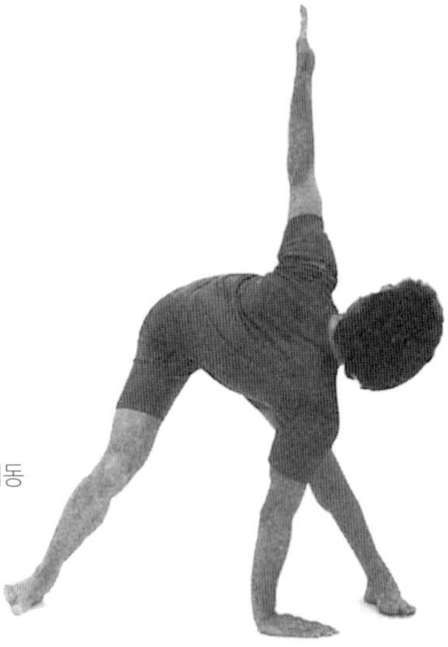

압력방출밸브 2
엉덩이, 무릎, 발의 지나친 이동

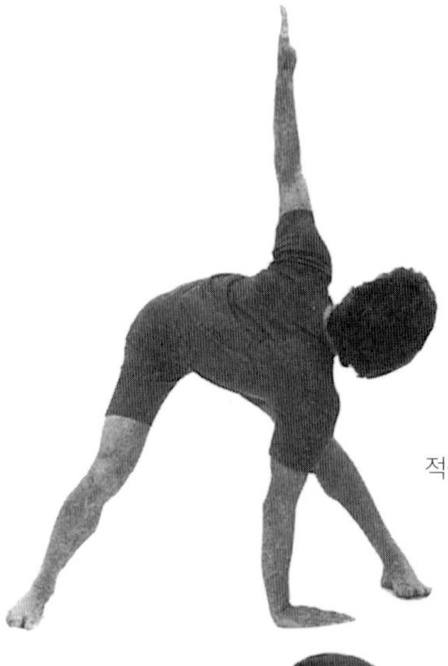

적절한 이동, 안정된 발

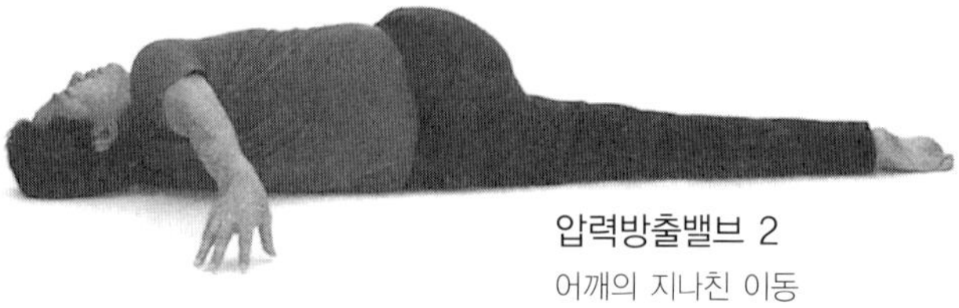

압력방출밸브 2
어깨의 지나친 이동

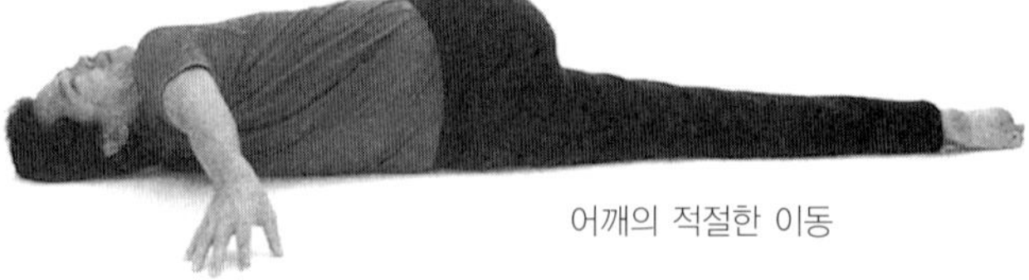

어깨의 적절한 이동

흔히 일어나는 위험

비틀기에서는 추간판이 압착된다. 예를 들어, 흉추나 요추 커브가 과도하거나 척추의 편측 불균형이 지나친 경우처럼 이미 척추의 압착이 있는 상황에서는 추간판에 부상이 생길 가능성이 높아진다. 적당한 준비 자세를 통해 팔과 다리를 지렛대로 이용하여 지나치게 힘을 주지 않으면서 비틀기를 실시할 때 들숨에 척추를 늘임으로써 위험을 최소화할 수 있다.

비틀기 자세에서는 천정, 엉덩이 및 무릎 관절에도

위험이 생긴다. 특히 이런 관절에 체중이 실리는 서서 하는 비틀기, 팔과 다리를 지렛대로 이용해 앉아서 하는 고정 형태의 비틀기에서 이런 위험이 생긴다. 서서 비틀기 자세에서 이런 위험을 줄이기 위해서는 엉덩이, 무릎, 발목을 수직으로 정렬시켜 내측이나 외측의 과도한 회전을 피한다. 모든 비틀기에서는 팔과 다리의 지렛대 작용으로 회전을 강요하기보다는 복부부터 비틀어 준다.

비틀기연습(바라드와자사나를 위해)

1

- 자세: 웃따나사나(Uttānāsana)
- 강조점: 등과 다리를 풀어 준다.
- 방법: 서서 팔을 머리 위로 뻗는다.
  - 날숨: 앞으로 숙여 배와 가슴을 허벅지 쪽으로, 손은 발 쪽으로 내린다.
  - 들숨: 시작 자세로 돌아온다.
- 반복 횟수: 6회
- 세부사항
  - 날숨: 허리를 늘이기 위해 무릎을 굽힌다. 턱은 목구멍 쪽으로 내린다.
  - 들숨: 가슴을 허벅지에서 멀리 들어 올려 등 상부를 편평하게 한다. 움직임을 마칠 때까지 무릎은 구부린 채 유지한다.

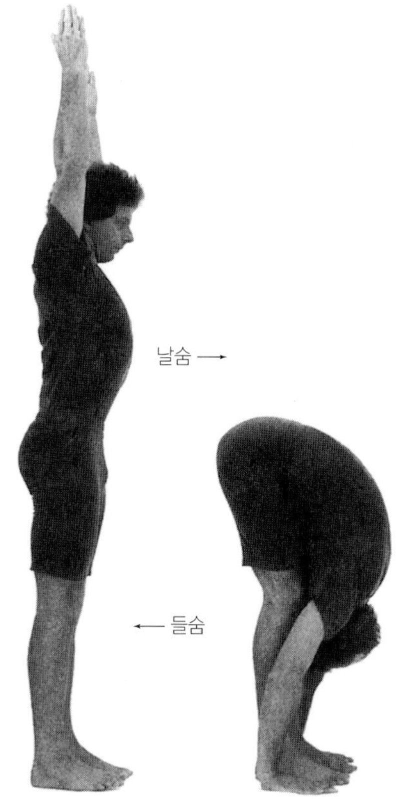

2

- 자세: 빠리브르띠 뜨리꼬나사나(Parivṛtti Trikoṇāsana)
- 강조점: 다리, 등, 어깨를 늘인다.
- 방법: 발을 어깨너비보다 넓게 벌리고 선다. 팔은 옆으로 바닥과 평행하게 뻗는다.
  - 날숨: 전굴하면서 몸을 비틀어 왼손을 바닥에 두고, 오른팔은 위로 뻗어 어깨를 오른쪽으로 비튼다. 머리는 숙여 왼손 쪽으로 향한다.
  - 들숨: 비튼 자세로 오른쪽 어깨를 왼쪽 어깨 위에 일직선으로 유지한 채 오른팔을 어깨 위에서 앞쪽으로 뻗는다. 머리는 중앙으로 돌려 오른손을 바라본다.
  - 날숨: 오른팔을 위로 하면서 이전 자세로 돌아온다. 머리를 위쪽으로 돌려 오른손 쪽을 바라본다.
  - 들숨: 시작 자세로 돌아온다.
- 반복 횟수: 한쪽당 6회씩 교대로 반복한다.
- 세부사항: 팔을 어깨와 수직이 되게 내리되 팔에 몸통의 무게를 싣지 않는다. 몸을 비틀 때 무릎을 굽힐 수 있다.

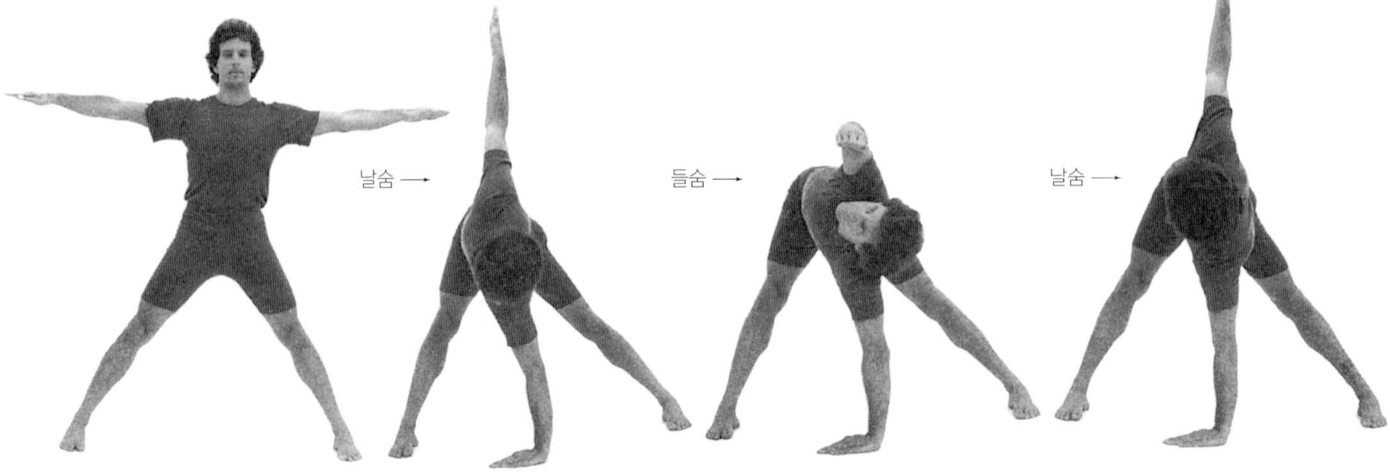
날숨 →
들숨 →
날숨 →
머리를 아래로 내린다
머리를 위로 올린다
들숨

3

- 자세: 짜끄라바카사나(Cakravākāsana)
- 강조점: 선 자세에서 누운 자세로 이동한다. 들숨에 흉곽을 늘이고 날숨에 허리를 늘인다.
- 방법: 손과 무릎을 바닥에 댄 채 몸을 일으킨다. 어깨는 손목과, 엉덩이는 무릎과 일직선이 되게 한다.
  - 들숨: 가슴을 들어 올려 복부에서 멀어지게 한다.
  - 날숨: 복부를 부드럽게 수축하고 허리를 둥글게 말면서 가슴을 허벅지 쪽으로 당긴다.
- 반복 횟수: 8회
- 세부사항
  - 들숨: 턱은 약간 아래로 당기고 가슴이 주도하게

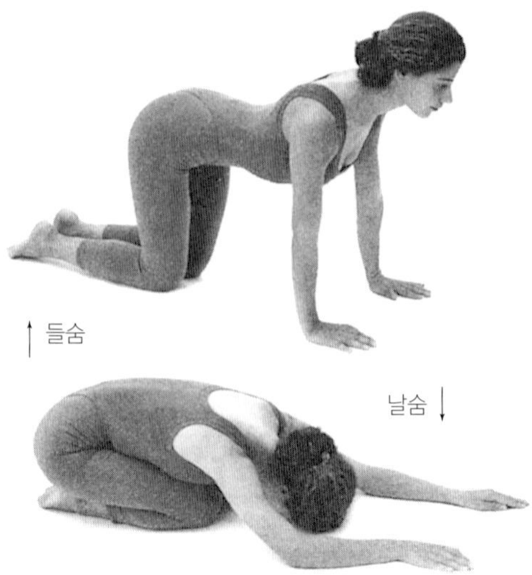
↑ 들숨
날숨 ↓

한다. 허리가 압착되지 않게 하면서 가슴이 오히려 팽창하는 것을 느낀다.

–날숨: 가슴이 복부 쪽으로 무너지지 않게 주의하면서 허리를 둥글게 만다. 등 상부가 많이 휘지 않게 한다. 엉덩이가 발꿈치에 닿기 전에 가슴을 허벅지 쪽으로 내린다.

4

- 자세: 에까빠다 라자까뽀따사나(Ekapāda Rājakapotāsana) 변형
- 강조점 : 바라드와자사나를 준비하기 위해 엉덩이 회전근을 늘인다.
- 방법: 왼쪽 무릎을 꿇고 몸을 세워 오른쪽 다리를 몸 뒤로 곧게 뻗는다. 손은 오른쪽 무릎 양옆 바닥에 둔다. 오른쪽 발을 앞과 왼쪽 손 쪽으로 움직여 왼쪽 무릎을 더 왼쪽으로 이동시킨다.

  –들숨: 흉곽을 앞쪽과 위쪽으로 들어 올리는 동시에 손을 아래쪽과 뒤쪽으로 잡아당겨 가슴을 앞으로 내밀고 등 상부를 평평하게 한다.

  –날숨: 팔꿈치와 가슴 하부를 바닥 쪽으로 내린다. 그 자세로 2회 호흡한다.
- 반복 횟수: 양측으로 각각 4회 반복한다.
- 세부사항

  –들숨: 손을 위쪽으로 밀지 말고 아래쪽과 뒤쪽으로 당긴다. 어깨를 내리고 견갑골을 뒤쪽으로 당긴다.

  –날숨: 자세를 유지하는 동안 왼발의 위치를 조정하여 왼쪽 엉덩이를 최대로 뻗는다.

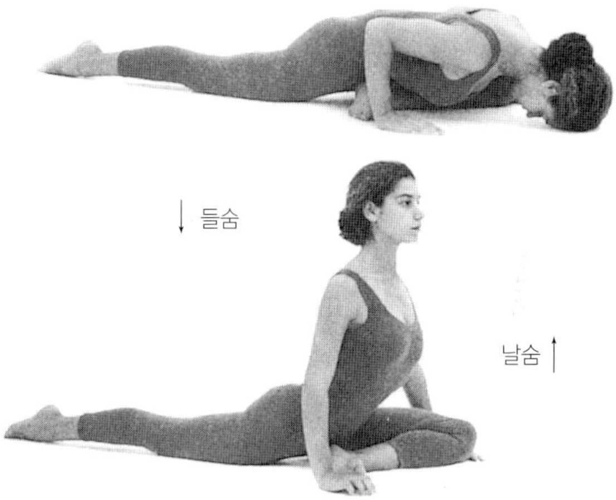

5

- 자세: 자타라 빠리브르띠(Jaṭhara Parivṛtti)
- 강조점: 한 번에 한쪽씩 엉덩이와 등을 가로질러 늘인다.
- 방법: 등을 대고 납작하게 누워 팔을 옆으로 뻗고 왼쪽 무릎은 위쪽으로 당겨 가슴을 향한다.

  A. –날숨: 비틀어서 왼쪽 무릎은 몸 오른쪽 바닥으로 향하고 머리는 왼쪽으로 돌린다.

  –들숨: 시작 자세로 돌아온다.

  –4회 반복한다.

A

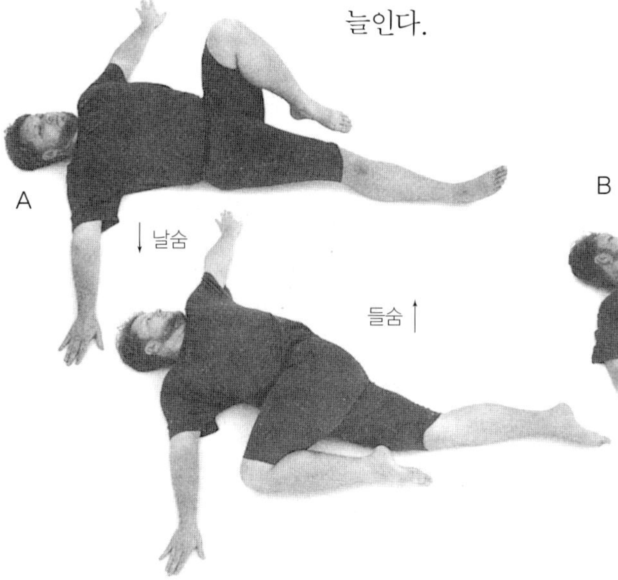

B

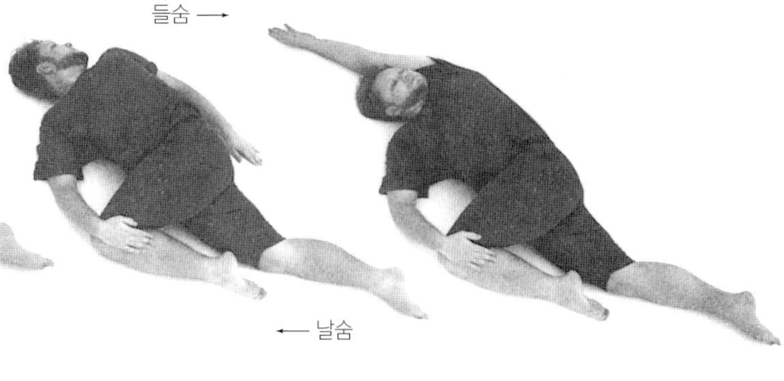

B. 그런 다음 오른손으로 왼쪽 무릎을 잡은 채 비틀기 자세를 유지한다.

-들숨 : 손바닥을 위로 하여 왼쪽 팔을 바닥을 따라 넓게 쓸어 올리면서 귀 쪽으로 당긴다. 머리는 중앙으로 돌린다.

-날숨: 팔을 내려 다시 옆에 두고 머리는 왼쪽으로 돌린다.

-6회 반복한다.

-반대쪽도 반복한다.

• 세부사항

-날숨: 오른쪽으로 비틀 때 왼팔과 몸통, 왼쪽 무릎과 몸통의 각도를 90° 이하로 유지한다.

B. 움직이는 팔을 바닥에 낮게 두고 들숨에는 손바닥을 위로, 날숨에는 손바닥을 아래로 둔다. 비튼 무릎은 바닥으로 낮게 내린다.

6

• 자세: 우르드바 쁘라사리따 빠다사나(Ūrdhva Prasārita Pādāsana)

• 강조점: 척추를 뻗어 바닥에 편평하게 닿게 한다. 다리를 늘인다.

• 방법: 등을 대고 누워 팔을 양옆으로 내린다. 다리를 구부려 무릎을 가슴 쪽으로 당긴다.

-들숨: 팔을 위로 올려 머리 위 바닥에 둔다. 다리를 천장 쪽으로 들어 올린다.

-날숨: 시작 자세로 돌아온다.

-6회 반복한다.

• 세부사항: 다리를 위로 들어 올릴 때 발은 굽힌다. 무릎을 약간 구부리고 다리와 몸통 각도는 90° 이하를 유지한다. 허리와 천추를 바닥으로 밀어낸다. 턱을 아래로 당긴다.

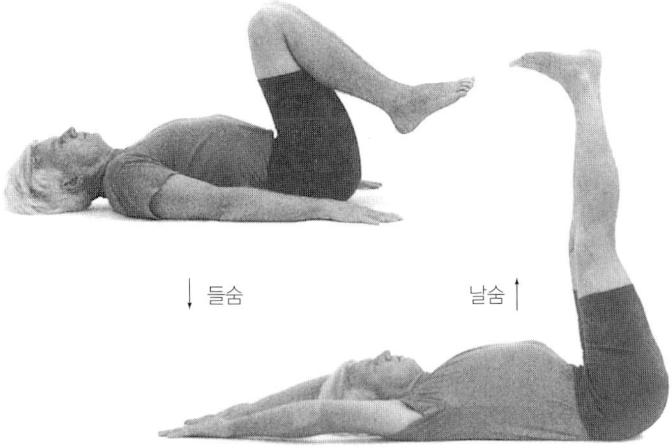

7

• 자세: 바라드와자사나(Bhāradvājāsana)

• 강조점: 가장 깊고 완벽한 척추 비틀기 자세 중 하나를 경험한다. 머리와 목을 척추와 연결시키는 근육을 늘인다.

• 방법: 오른쪽 다리를 뒤로 접고 앉아서 바닥에 있는 오른쪽 발이 오른쪽 엉덩이 오른쪽에 오도록 둔다. 왼쪽 다리를 접어서 왼발을 오른쪽 허벅지 위에 둔다. 왼팔을 뒤로 감싸 왼손으로 왼발을 잡는다. 오른쪽 손바닥을 바닥으로 내려 왼쪽 무릎 바깥쪽에 두고 손가락은 오른쪽 무릎을 가리킨다.

-들숨: 척추를 위로 뻗는다.

-날숨: 어깨는 왼쪽으로 돌리고 머리는 오른쪽으로 돌린다.

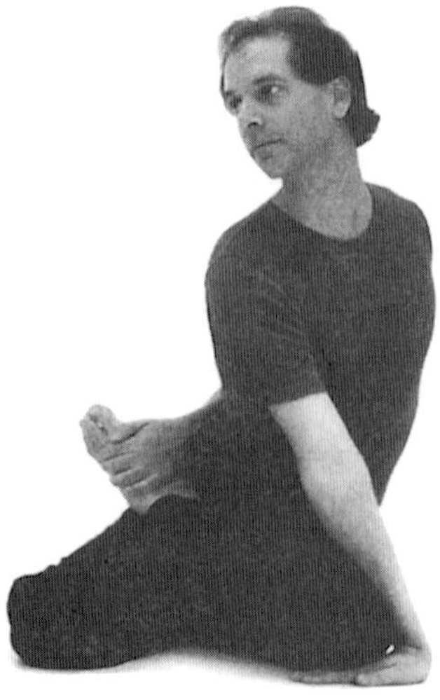

• 반복 횟수: 한쪽당 12회 호흡하면서 자세를 유지한다.

• 세부사항: 오른쪽 손바닥에 단단히 기대어 오른쪽 좌골이 바닥에서 떨어지게 한다.
  – 날숨: 어깨를 왼쪽으로, 머리를 오른쪽으로 돌릴 때 목의 왼쪽에서 일어나는 스트레칭에 초점을 둔다.

8

• 자세: 빠스찌마따나사나(Pascimatānāsana)

• 강조점: 등을 늘여서 비틀기를 보상한다.

• 방법: 앉아서 다리를 앞으로 뻗고, 등은 세우며, 팔은 머리 위로 들어 올린다.
  – 날숨: 무릎을 약간 굽히면서 앞으로 굽혀 가슴을 허벅지로 내리고 손바닥을 발의 앞쪽 둥근 부분에 놓는다.
  – 들숨: 시작 자세로 돌아온다.
  – 4회 반복한다.
  – 그다음 전굴 자세를 유지한 채 6회 호흡한다.

• 세부사항
  – 날숨: 허리의 스트레칭을 돕기 위해 무릎을 구부리고 배와 가슴을 허벅지 쪽으로 내린다. 턱을 목구멍 쪽으로 내린다.
  – 들숨: 가슴을 들어 올려 허벅지에서 멀어지게 하며 등 상부를 편평하게 한다.

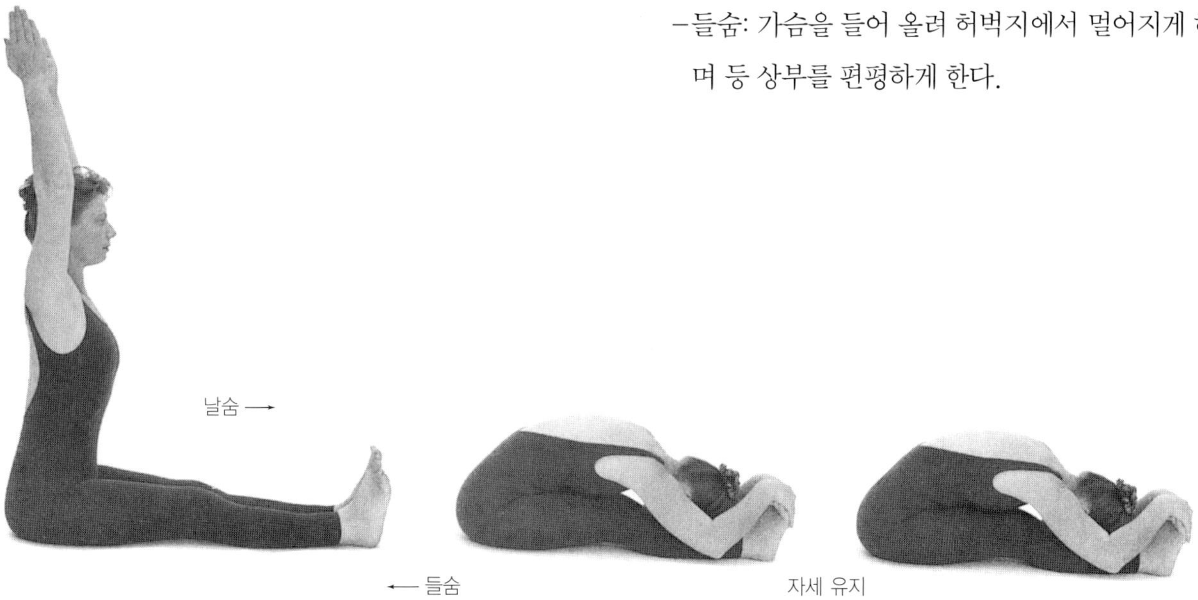

9

• 자세: 사바사나(Savāsana)

• 강조점: 휴식한다.

• 방법: 등을 대고 납작하게 누워 손바닥을 위로 한 채 팔을 몸통 옆에 둔다. 다리는 약간 벌리고 눈을 감는다. 마음을 이완하면서 몸을 충분히 휴식한다. 신체에서 일어나는 감각에 주의를 기울인다.

• 기간: 최소 3~5분

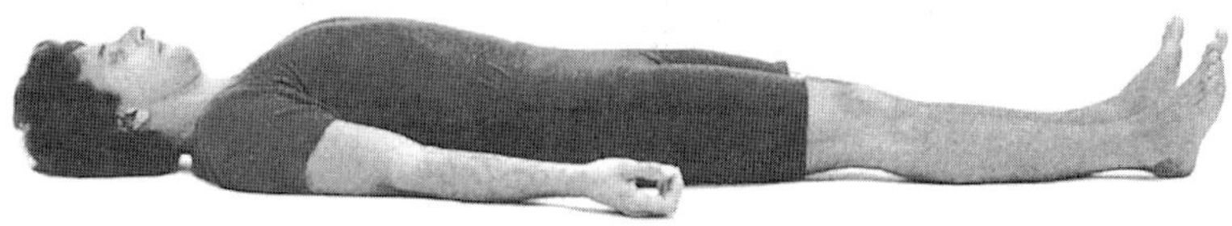

측면의 작업: 측면 기울기 입문

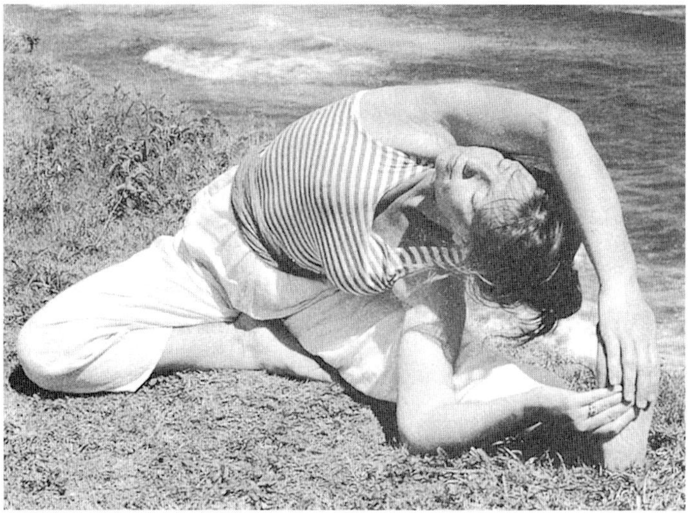

일차 목적와 이차 목적

측면 기울기는 두 가지 뚜렷한 부류로 구분할 수 있다. 첫 번째 부류는 몸통을 옆으로 구부린다. 이 자세들은 척추의 심층근육, 척추 사이의 인대와 추간판, 갈비뼈를 연결시키는 늑간근육과 결합조직, 견갑대와 골반대를 척추와 연결시키는 심층 및 표층 근육들을 교대로 늘이고 압착한다. 이 자세들은 척추, 흉곽, 어깨, 골반 근육들에 힘과 안정성을 주며, 흉곽의 탄력성을 유지하도록 돕고, 척추, 어깨, 골반의 비대칭이 균형을 이루도록 돕는다. 더불어 폐와 몸통 기관, 예를 들어 신장, 간, 소장을 교대로 늘이고 압착하여 각 기능을 자극한다.

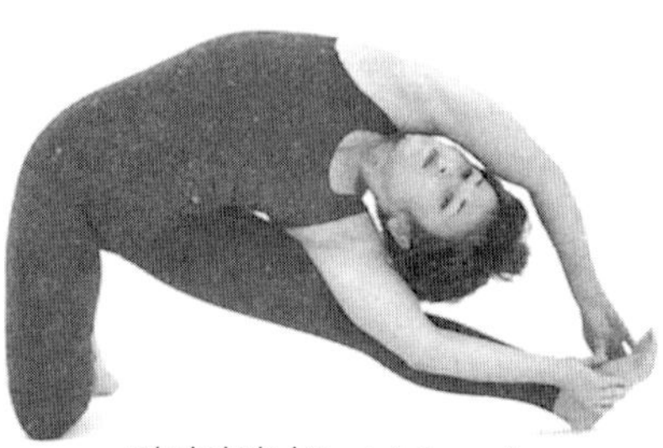

빠리가사나(Parighāsana)

측면 기울기의 두 번째 부류는 한 다리를 외전하고 바깥쪽으로 돌린다. 이 자세들은 골반, 사타구니, 허벅지 안쪽, 회음부 부위의 구조를 늘임으로써 이 부위에 위치한 근육에 힘과 유연성을 길러 준다. 이에 더해서 회음부 바닥의 순환을 높여 생식기관의 기능을 자극한다. 이런 효과에 있어서 이 자세들은 다리를 넓게 벌린 전굴 자세와 관련이 있다(4그룹 참조).

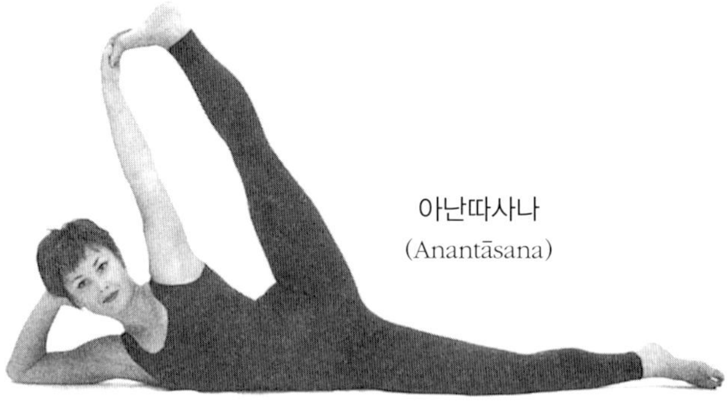

아난따사나
(Anantāsana)

비니요가 전통에 따르면 생역학적인 관점에서 측면 기울기 첫 번째 부류의 일차 목적은 어깨에서 고관절까지 몸통을 측면으로 늘임으로써 척추를 측면으로 굴전시키는 데 있다. 그리고 이차 목적은 견갑대, 고관절, 골반의 전면, 허벅지 안쪽의 근육을 늘이고 강화시키는 것이다.

측면 기울기의 두 번째 부류에서는 그 강조점이 거의 정반대이다. 일차적 목적은 골반의 전면, 고관절, 사타구니, 허벅지 안쪽 근육을 강화하고 늘이는 데 있다. 이런 활동은 '골반 열기'라고 총칭한다. 이차적 목적은 몸통의 측면 부위와 견갑대의 구조를 늘이는 데 있다.

방법

척추를 순수하게 측면으로 굴전시키는 능력에는 한계가 있기 때문에 일상 활동에서는 이런 일이 거의 일어나지 않는다. 차 안에서 길거리에 있는 친구에게 말을 걸기 위해 도로변에 차를 대는 상황을 생각해 보자. 승객석에 있는 창을 내리기 위해 오른손을 뻗는다고 상상해 보라. 일반적으로는 가슴과 어깨를 앞쪽으로 기울여 오른쪽으로 돌리고, 엉덩이는 뒤쪽으로 빼서 오른쪽으로 돌린다. 이제 창문을 내리려고 옆으로 구부리면서 좌석에 등과 어깨를 납작하게 붙인다고 상상해 보라. 이것이 순수한 측면 기울기다.

움직임과 회전을 제한하면 운동 범위가 매우 제한되겠지만 측면의 굴전은 최대가 되는데, 여기에 측면 기울기의 잠재적인 이득이 있다.

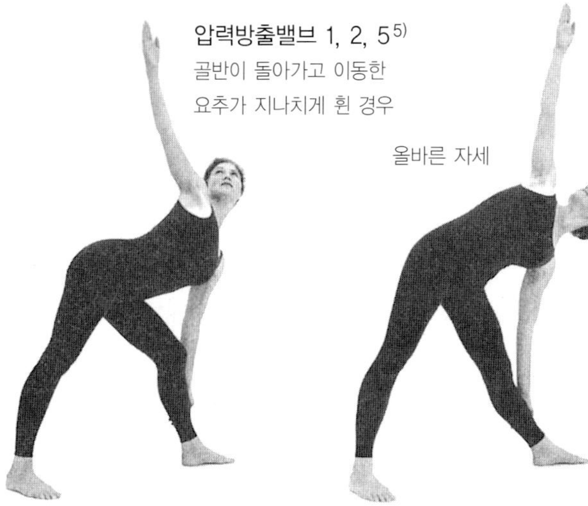
압력방출밸브 1, 2, 5[5]
골반이 돌아가고 이동한 요추가 지나치게 휜 경우
올바른 자세

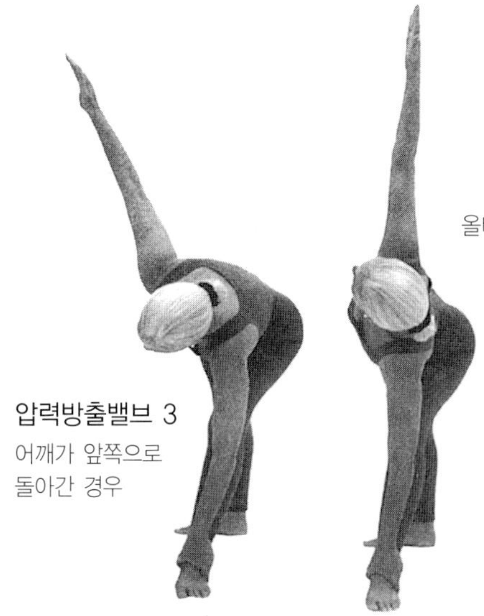
압력방출밸브 3
어깨가 앞쪽으로 돌아간 경우
올바른 자세

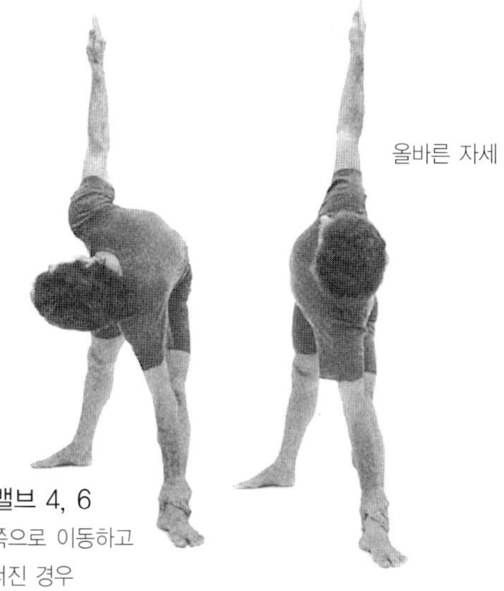
압력방출밸브 4, 6
어깨가 앞쪽으로 이동하고 가슴이 무너진 경우
올바른 자세

따라서 이런 자세의 핵심은 순수한 측면 기울기, 위에서 언급한 자연스러운 이동, 회전 간의 상대적 관계를 조절할 수 있는 능력에 있다. 이런 조절의 핵심은 날숨과 들숨이 결합된 기법에 있다.

날숨을 시작할 때 골반의 전방회전을 점검하고 요추를 늘이기 위해 복부근육을 수축시키는 동시에 측면기울기를 시작하라. 요추 커브가 과도한 경우 골반이 뒤쪽으로 빠지지 않도록 치골을 약간 위쪽으로 당긴다. 그다음 날숨에서 위쪽 어깨를 약간 뒤쪽으로 돌려 어깨를 수직으로 정렬하면 움직임의 편측 성질을 유지하는 데 도움이 된다. 들숨에 척추를 늘이고 가슴을 위로 당겨 배에서 멀어지게 하고, 어깨는 아래와 뒤로 당기고, 후굴에서처럼 흉추 커브를 편평하게 만든다. 척추를 늘이면 척추 사이에 더 많은 공간이 생겨 추간판을 압착하지 않은 상태에서 측면 굴전의 잠재력을 높일 수 있다. 이런 동작은 또한 가슴과 어깨가 앞쪽으로 이동하려는 경향성을 억제하고 측면에서 생기는 척추 간 압착을 막는 데 도움을 준다. 늘어나는 쪽의 팔을 머리 위 앞쪽으로 뻗어 주면 흉곽과 몸통의 근육과 결합조직의 스트레칭을 높여 준다. 이런 효과를 최대로 높이기 위해서는 팔과 어깨, 몸통이 일직선이 되게 한다.

5) 전굴하면서 측면을 기울이는 자세에서 흔히 일어나는 압력방출밸브의 목록은 99쪽을 보라.

측면 기울기의 유형

■ 1 그룹

첫 번째 자세 그룹에는 서서 하는 측면 기울기와 무릎을 꿇고 하는 측면 기울기가 포함되어 있다. 그 일차 효과는 몸통을 측면으로 늘이는 것이고, 이차적 효과는 골반을 열어 주는 것이다. 이 자세들에서는 몸통이 측면으로 기울어질 때 골반과 견갑대가 자유로이 회전하고 이동한다. 이로 인해 운동 범위가 커지지만 측면 늘이기는 줄어든다. 이런 자세를 열린 형태나 고정 형태로 수련할 수 있다. 고정 형태의 변형 자세에서는 팔로 인한 지렛대 작용이 어깨가 앞으로 돌아가거나 이동하는 것을 막아서 몸통의 측면 늘이기를 심화시킨다.

선 자세에서 기울어지는 쪽의 발과 무릎은 바깥쪽으로 90° 돌려 다리가 엉덩이에서 바깥쪽으로 돌아가게 한다. 반대쪽 엉덩이와 다리는 앞쪽 방향으로 고정되어 있다. 이것은 관골을 열어 주고 골반의 전면을 늘여서 골반을 열어 주는 자세와 유사한 효과가 있지만 그 효과 정도는 적다.

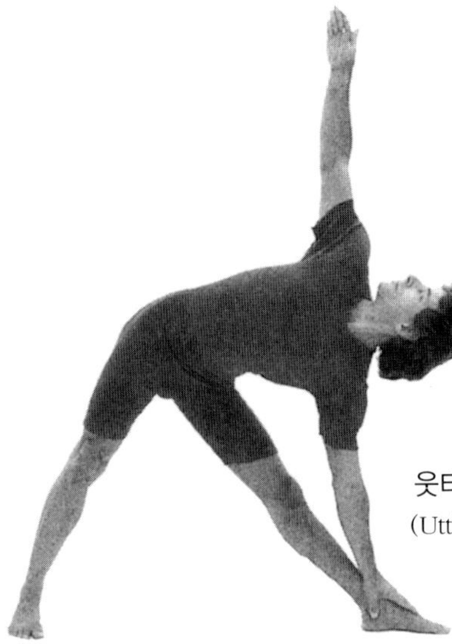

웃티따 뜨리코나사나
(Utthita Trikoṇāsana)

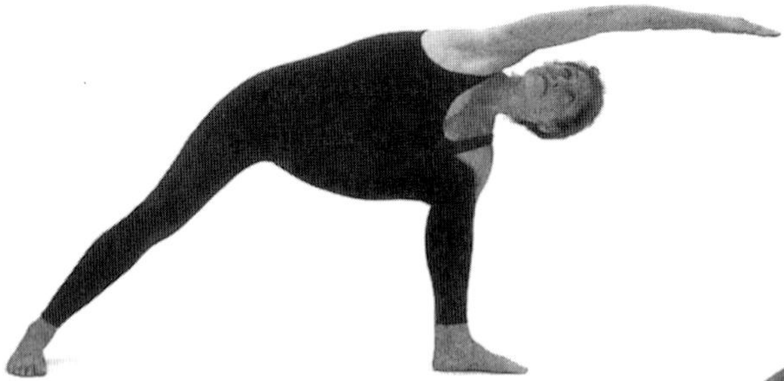

웃티따 빠르스바 꼬나사나
(Utthita Pārśva Koṇāsana)

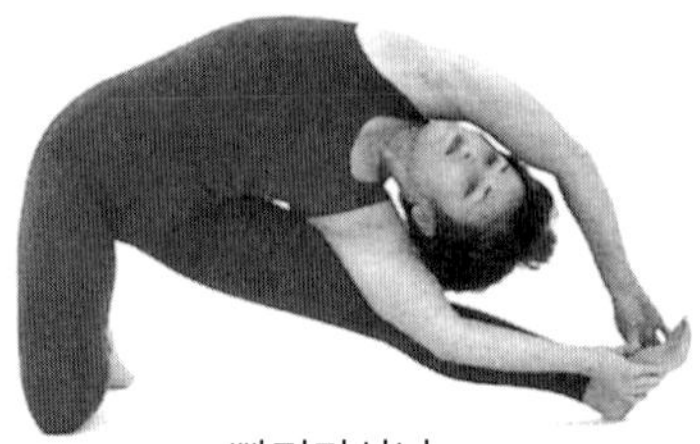

빠리가사나
(Parighāsana)

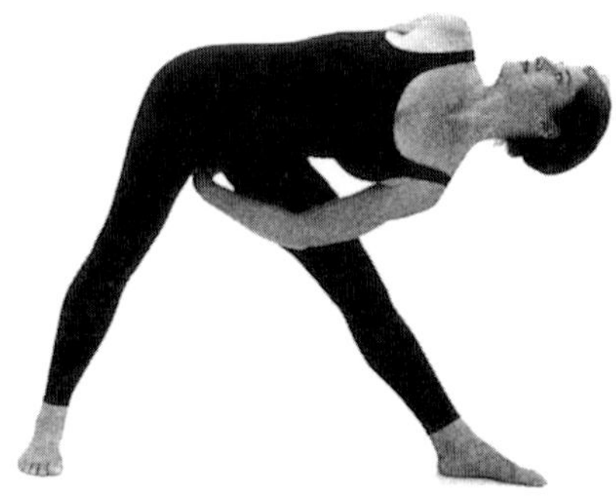

웃티따 뜨리코나사나 변형
(Utthita Trikoṇāsana adaptation)

무릎을 꿇고 실시하는 측면 기울기는 측면을 늘이는 자세 중 그 심도가 가장 깊다. 이 자세를 숙달하면 측면 기울기의 강력하면서도 확장시키는 성질을 실제로 경험하게 될 것이다.

■ 2그룹

두 자세가 이 그룹에 포함되는데, 그 일차적 효과는 몸통을 측면으로 늘이는 데 있지만 골반을 열어 주는 효과는 없다(와시스타사나[Vasiṣṭhāsana]의 일부 어려운 변형은 예외다). 이 둘은 모두 열린 형태의 자세다.

누운 자세에서는 주로 엉덩이와 몸통의 하부 측면 근육이 늘어난다.

균형 자세이기도 한 와시스타사나에서는 늑간근육과 척추에서 시작하여 갈비뼈를 거쳐 팔에 이르는 대광배근이 주로 늘어난다. 와시스타사나의 변형은 앞으로 다룰 균형 부분에서 볼 수 있을 것이다.

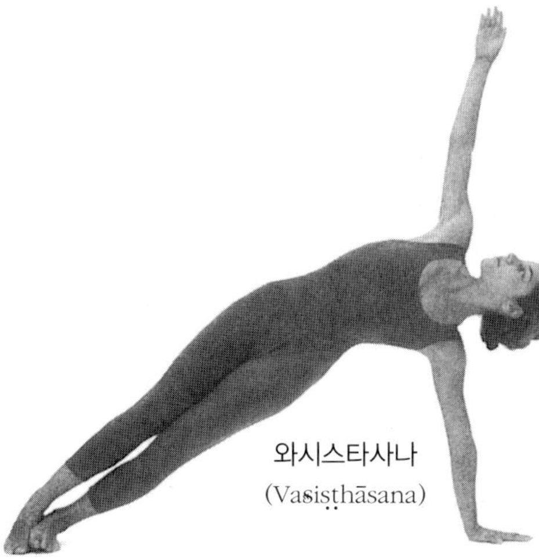

와시스타사나
(Vasiṣṭhāsana)

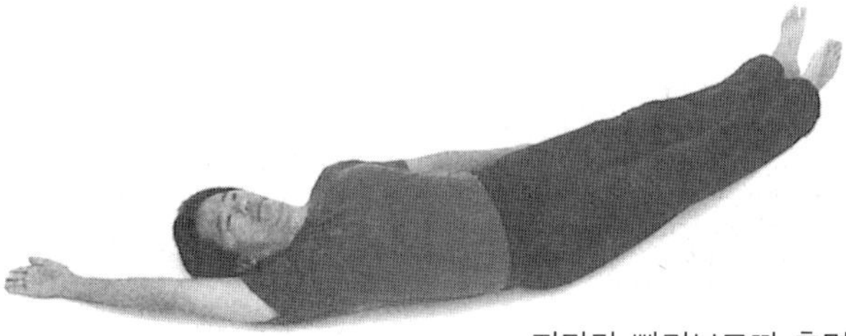

자타라 빠리브르띠 측면 변형
(Jaṭhara Parivṛtti lateral adaptation)

■ 3그룹

앉아서 실시하는 측면 기울기가 이 자세 그룹에 속해 있다. 그 일차적인 효과는 몸통을 측면으로 늘이는 것이다. 이 자세들은 앉아서 실시하기 때문에 뒤쪽으로의 골반 이동이 제한되어 전굴의 요소가 현저하게 나타난다. 빠스찌마따나사나 빠리브르띠(Pascimatānāsana Parivṛti)는 강한 전굴과 비틀기 요소가 수반되는 심화된 고정 형태의 측면 늘이기다.

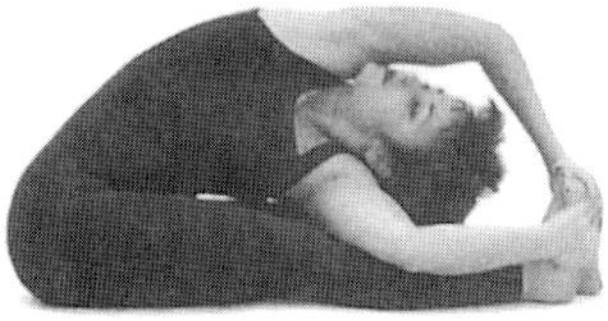

빠스찌마따나사나 빠리브르띠
(Pascimatānāsana Parivṛtti)

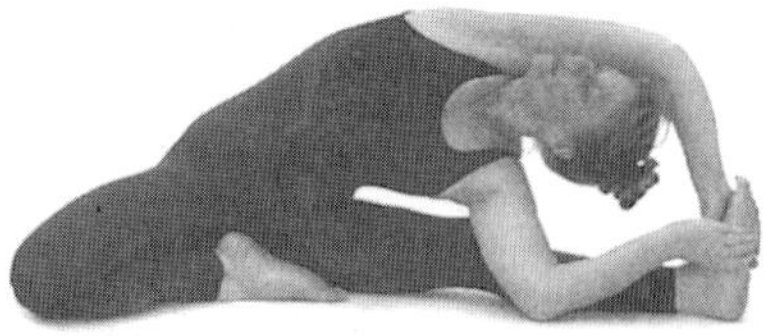

자누 시르사사나 측면 변형
(Jānu Sirṣāsana lateral adaptation)

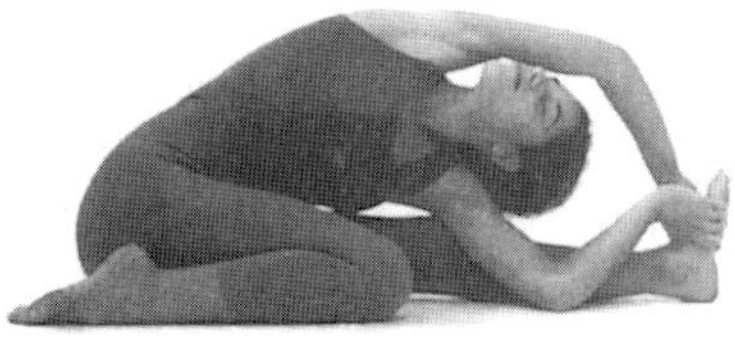

뜨리양무카 에까빠다
빠스찌마따나사나 측면 변형
(Triyaṅgmukha Ekapāda
Pascimatānāsana lateral adaptation)

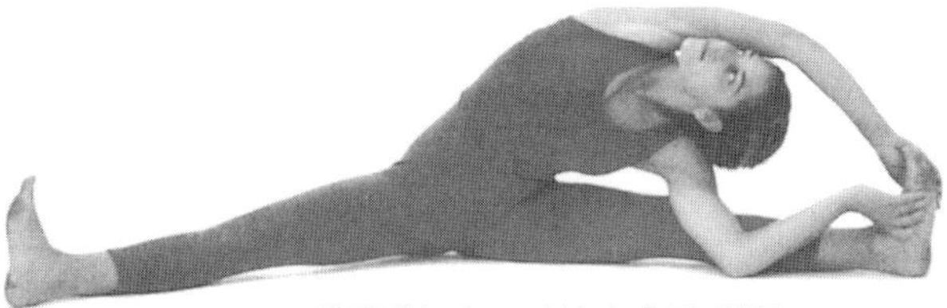

우빠비스타 꼬나사나 측면 변형
(Upaviṣṭha Koṇāsana lateral adaptation)

■ 4그룹

이 두 가지 고정 형태 자세에서의 일차적 효과는 골반을 열어 주는 것이다. 이 자세들에서 한 손으로는 같은 쪽의 발을 잡고, 팔을 이용해 같은 쪽 다리를 뻗고 늘인다. 지나치게 늘이면 고관절이나 천장관절의 안정성을 해치기 때문에 다리를 잡아당기기보다는 팔로 주도함으로써 동작이 주로 다리에서 일어나게 한다. 아난따사나(Anantāsana)에서 반대편 몸통 아래쪽 측면 근육의 일부가 이차적으로 늘어난다.

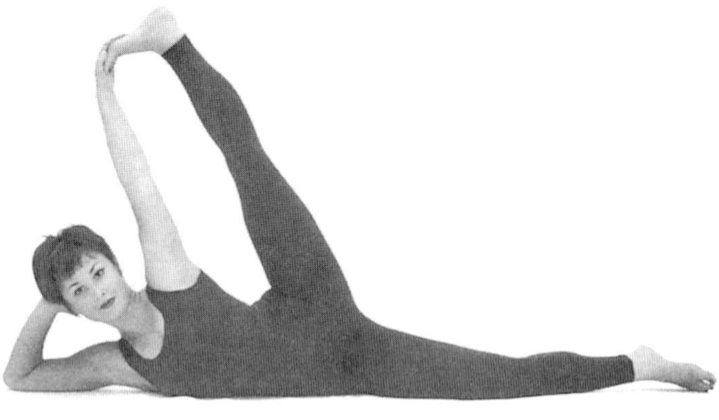

아난따사나
(Anantāsana)

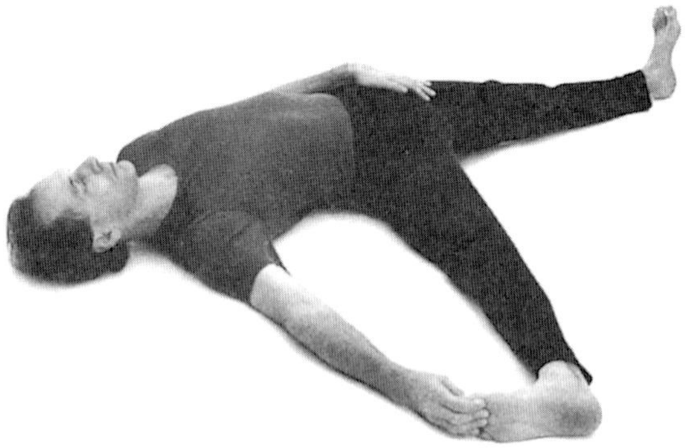

숩따 빠르스바 빠당구스타사나
(Supta Pārsva Pādaṅguṣṭhāsana)

■ 5그룹

앉아서 실시하는 이 어려운 두 자세는 주로 다리를 골반과 연결시키는 심층 및 표층 근육들을 늘이는 데 초점이 있다. 또한 허리의 배측 근육과 측면 근육을 강하게 늘인다. 고관절이나 천장관절이 약하거나 불안정한 경우 이 자세는 특히 위험하다. 다리가 뒤로 가기 때문에 에까빠다 시르사사나(Ekapāda Sirsāsana, 그림에는 없음) 또한 무릎과 목에 위험하다.

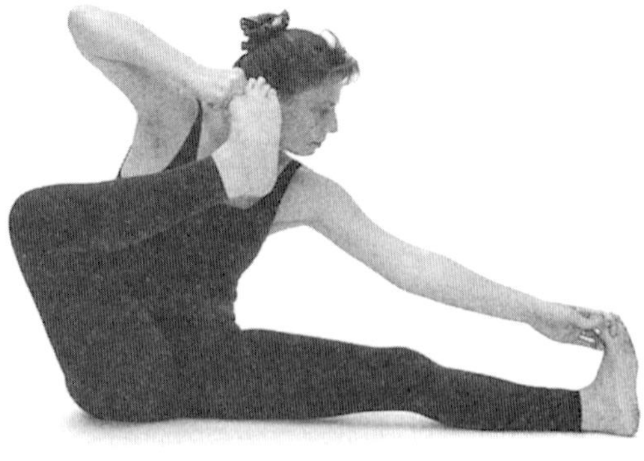

아까르나 다누라사나
(Ākarṇa Dhanurāsana)

측면 기울기에서 흔히 일어나는 압력방출밸브

1. 골반을 앞으로 돌린다.
2. 골반이 뒤나 옆으로 빠진다.
3. 어깨를 앞쪽으로 돌린다.
4. 어깨가 앞으로 빠진다.
5. 요추를 지나치게 휜다.
6. 가슴이 배 위로 무너져 흉추 커브가 과도해진다.
7. 무릎과 발목을 안으로 돌리고 아치가 무너진다.

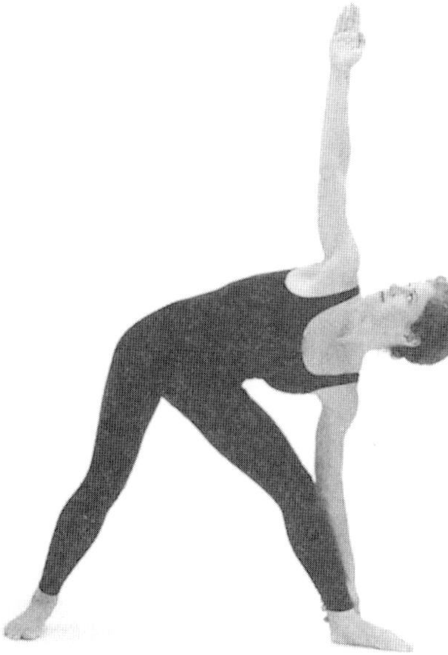

압력방출밸브 7
무릎이 안쪽으로 돌아간 경우

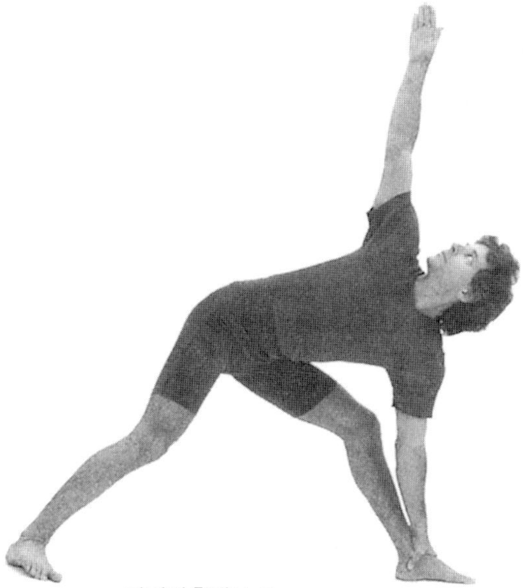

압력방출밸브 7
아치가 무너진 경우

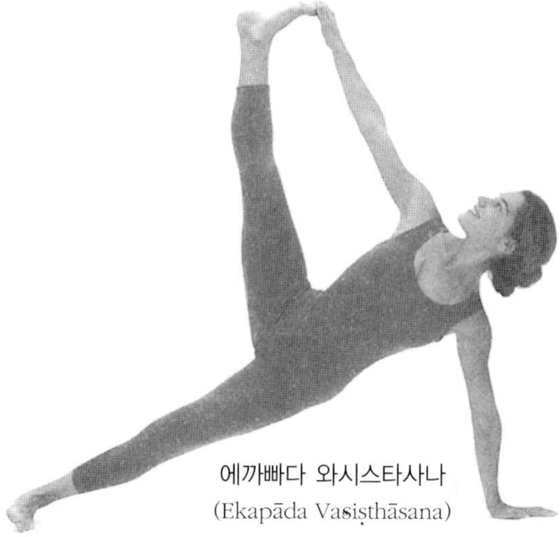

에까빠다 와시스타사나
(Ekapāda Vasiṣthāsana)

흔히 일어나는 위험

모든 측면 자세에는 천장관절, 고관절, 무릎관절에 스트레스가 가해질 위험이 따른다. 특히 몸무게가 실리는 선 자세와 무릎을 꿇는 자세에서 이런 위험이 생기며, 측면 늘이기를 심화시키기 위해 팔을 지렛대로 이용하는 선 자세, 무릎을 꿇는 자세, 앉아서 실시하는 고정 형태의 자세가 더욱 그렇다. 엉덩이, 무릎, 발목을 수직으로 정렬하고 과도한 내측 회전이나 외측 회전을 피하면 이 관절들에 가해지는 위험을 최소화할 수 있다.

고정 형태로 선 자세, 무릎 꿇는 자세, 앉은 자세에서 뻗은 팔의 손으로 반대 발을 잡으려고 애쓰는 경우에는 어깨관절에 스트레스가 가해질 위험이 있다. 경직되어 있는 경우에는 어깨를 수직으로 정렬하고 뻗은 팔을 몸통과 나란히 유지하면 더 효과적인 스트레칭이 될 것이다.

열린 형태 및 고정 형태의 측면 기울기에서 몸을 기울이기 전에 숨을 들이쉬며 척추를 뻗어 주고, 자세를 취할 때도 연속되는 각각의 들숨에서 척추를 뻗어 주면 측면의 척추 간 압착이 지나칠 위험을 최소화할 수 있다.

측면 기울기 연습(빠리가사나를 위해)

1

- 자세: 와즈라사나(Vajrāsana)
- 강조점: 한 번에 한쪽씩 등을 부드럽게 늘여 몸을 풀어 준다.
- 방법: 무릎을 꿇은 채 서서 왼팔을 머리 위로 올리고 오른팔은 접어 등 뒤에 둔다.
  - 날숨: 왼팔을 밀면서 앞으로 구부리고, 가슴을 허벅지로, 손과 이마는 바닥으로 내린다.
  - 들숨: 시작 자세로 돌아온다.
- 반복 횟수: 한 번에 한쪽씩 각각 4회
- 세부사항
  - 날숨: 엉덩이가 발꿈치에 닿기 전에 가슴이 허벅지에 닿게 한다.
  - 들숨: 되돌아올 때 가슴과 팔을 들어 올려 등 상부를 편평하게 한다.

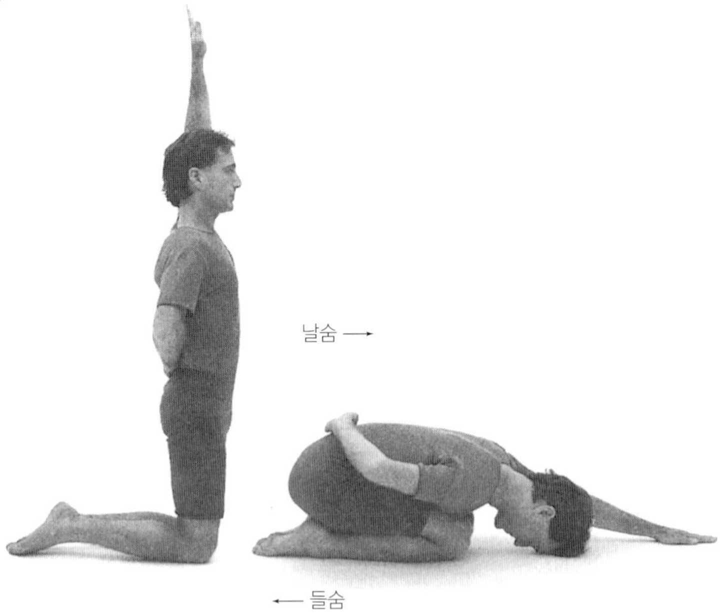

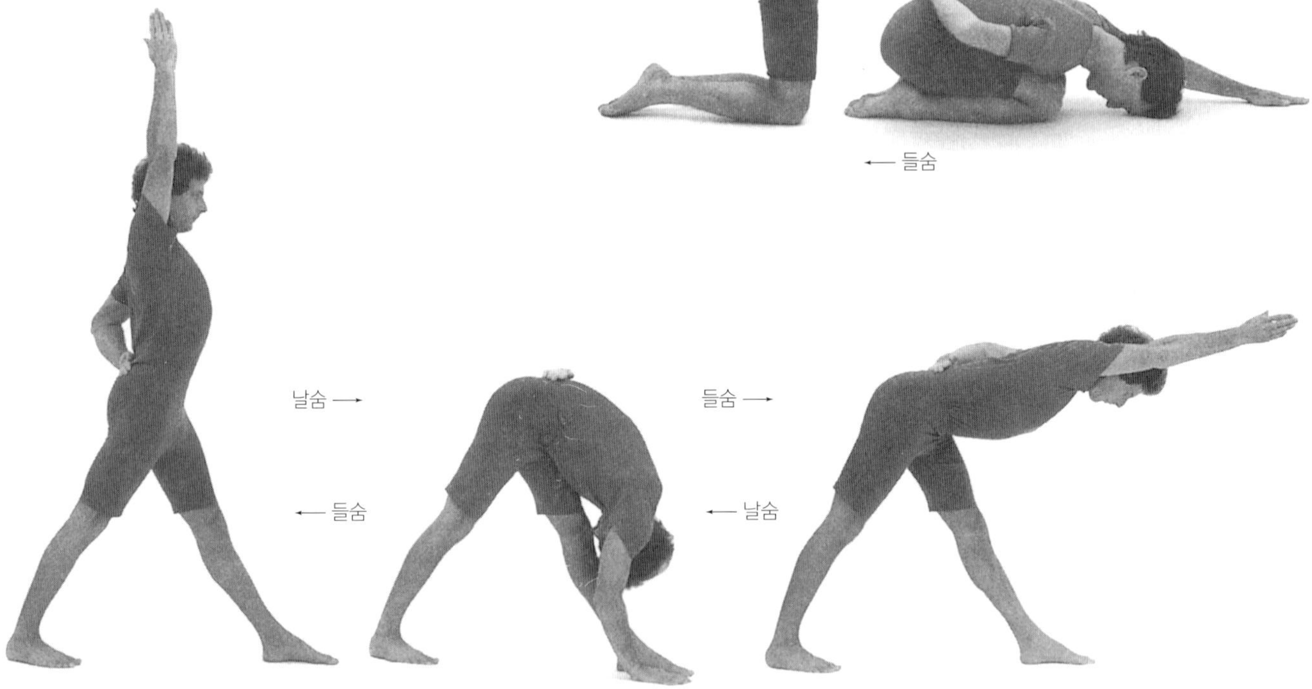

2

- 자세: 아르다 빠르스보따나사나(Ardha Pārsvottānāsana)
- 강조점: 한 번에 한쪽씩 허리를 늘이고 강화한다.
- 방법: 왼발을 앞으로, 오른발은 약간 밖으로 돌리고 서서, 오른팔을 머리 위로 올리고 왼팔은 접어 등 뒤에 둔다.
  - 날숨: 왼쪽 무릎을 구부리고 앞으로 굽혀 가슴을 왼쪽 허벅지, 오른손은 왼발로 내린다.
  - 들숨: 몸통이 바닥과 평행이 될 때까지 가슴과 팔을 들어 올린다.
  - 날숨: 전굴 자세로 돌아온다.
  - 들숨: 시작 자세로 돌아온다.
- 반복 횟수: 한쪽당 4회

• 세부사항: 발뒤꿈치로 안정되게 유지하고 움직이는 동안 어깨를 수평으로 유지한다.

3

• 자세: 웃티따 뜨리코나사나(Utthita Trikoṇāsana)

• 강조점: 몸통과 흉곽을 측면으로 늘인다.

• 방법:

A: 발을 어깨너비보다 넓게 벌리고 서서 왼발은 오른발과 90°가 되도록 밖으로 돌리고 왼팔은 머리 위로 올린다. 오른팔은 똑바로 허리까지 내리면서 바깥쪽으로 약간 돌린다.

–날숨: 어깨는 엉덩이와 동일한 평면에 있도록 유지하면서 측면으로 기울여 왼쪽 어깨를 내린다. 머리를 왼손 쪽으로 아래로 돌리면서 왼손은 왼쪽 무릎 아래로 가져간다.

–들숨: 시작 자세로 돌아온다.

–반복한다.

B. 왼쪽 다리를 따라 왼손을 내린다.

–들숨: 오른팔을 위와 앞쪽으로 가져가고 머리는 앞으로 오른손 쪽으로 돌린다.

–날숨: 오른손을 시작 위치로 가져가면서 머리를 아래 왼손 쪽으로 돌린다.

–반복한다.

C. 왼쪽 다리를 따라 왼손을 내리면서 오른팔로 등을 감싸 등 뒤에 두고 왼팔은 왼쪽 다리 안쪽을 감싼다. 등 뒤에서 손을 잡고 머리는 아래로 왼발 쪽으로 돌린다.

• 반복 횟수: A는 4회, B는 4회를 실시한 후 C에서 6회 호흡한다. 반대쪽도 반복한다.

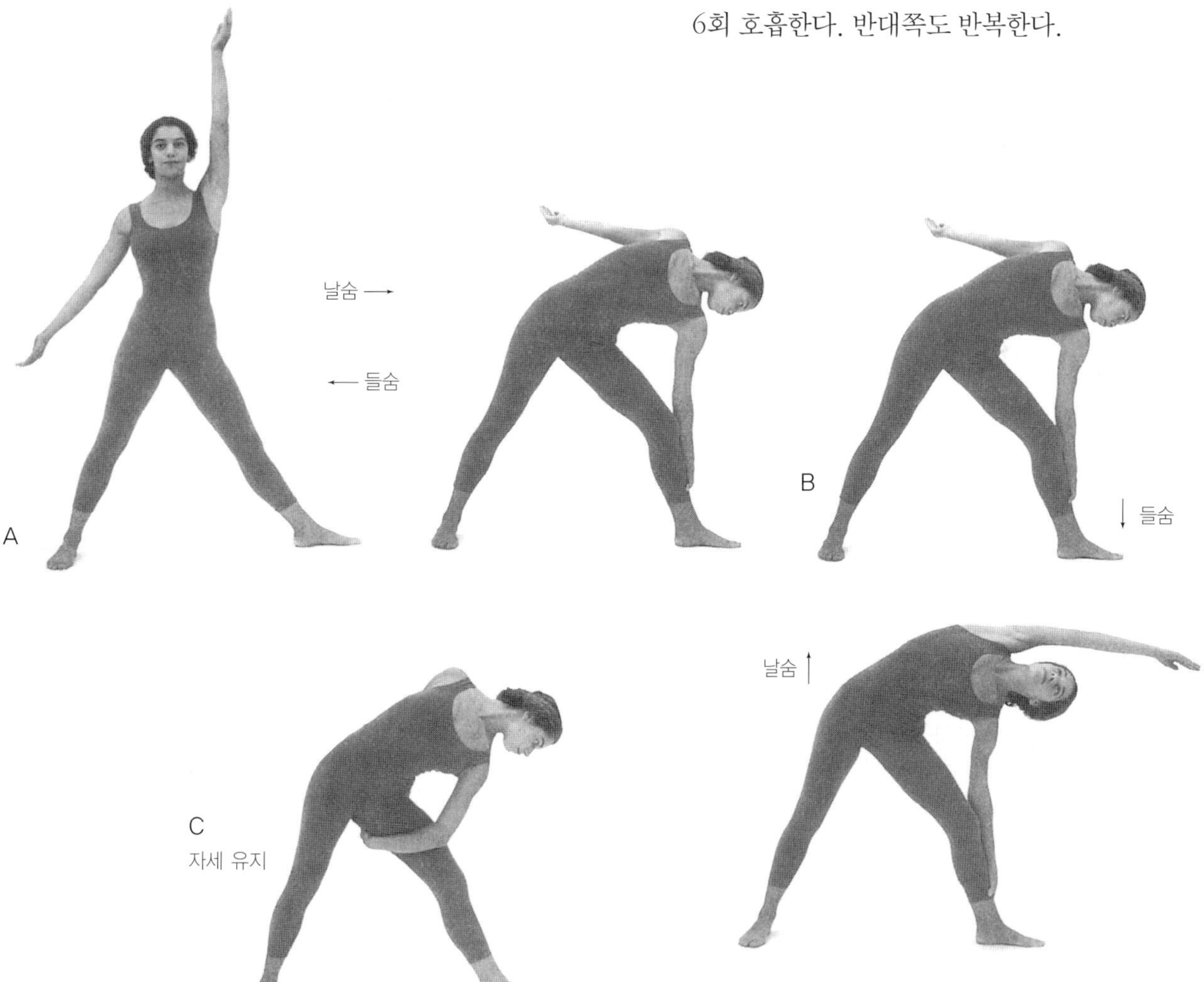

4

- 자세: 와즈라사나(Vajrāsana)
- 강조점: 대칭으로 등을 늘인다. 선 자세에서 누운 자세로 이동한다.
- 방법: 무릎을 바닥에 댄 채 몸을 세우고 팔은 머리 위로 뻗는다.
  - –날숨: 앞으로 구부려 팔을 등 뒤로 쓸어내리고 손바닥은 위로 한 채 손을 천추에 둔다.
  - –들숨: 시작 자세로 돌아온다.
- 반복 횟수: 8회
- 세부사항
  - –날숨: 엉덩이가 발꿈치에 닿기 전에 가슴이 허벅지에 닿게 한다. 팔을 돌려 손바닥을 위로 하고 손을 천추에 둔다.
  - –들숨: 팔을 넓게 쓸어 올려 가슴을 확상하고, 견갑골을 뒤로 당기고, 등 상부는 편평하게 한다.

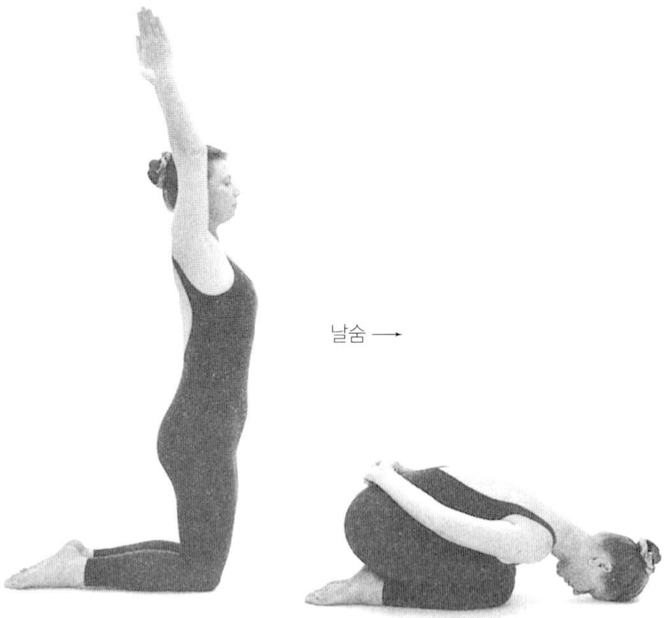

5

- 자세: 자타라 빠리브르띠(Jaṭhara Parirvṛtti) 변형
- 강조점: 몸통을 측면으로 부드럽게 늘인다.
- 방법: 등을 대고 누워 다리를 똑바로 뻗는다. 팔은 바닥에 납작하게 두고 옆구리에서 약간 떨어뜨린다.
  - –오른쪽의 몸통 아래와 엉덩이가 부드럽게 늘어날 때까지 양발을 움직여 왼쪽으로 조금씩 간다. 오른팔을 머리 위로 들어 올린다.
  - –자세를 유지하면서 깊게 호흡한다. 들숨에 배를 부드럽게 내민다.
  - –시작 자세로 돌아온다.
  - –반대쪽도 반복한다.
- 반복 횟수: 한쪽당 8회씩 깊게 호흡하면서 자세를 유지한다.
- 세부사항: 머리와 엉덩이가 바닥에 안정되게 머물 만큼만 다리를 움직인다. 허리의 아치가 과도해지지 않도록 한다.

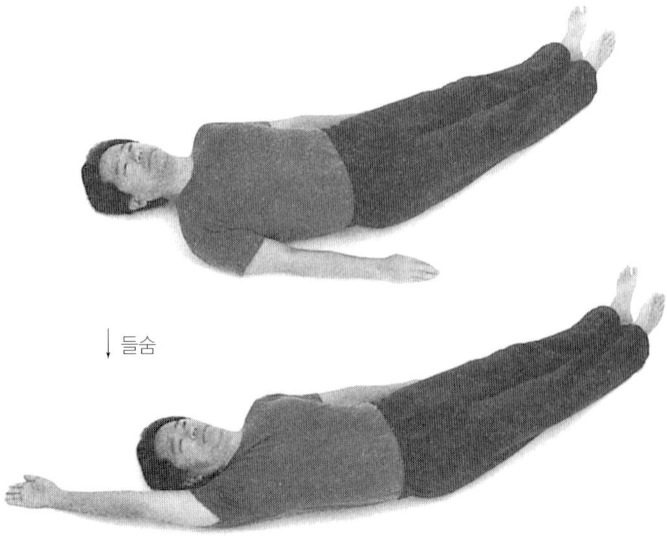

자세 유지

6

- 자세: 우르드바 쁘라사리따 빠다사나(Ūrdhva Prasārita Pādāsana), 한 번에 한쪽씩
- 강조점: 허리를 부드럽게 늘이고 다리를 늘인다. 한 번에 한쪽씩 강조한다.
- 방법: 등을 대고 누워 발을 바닥에서 떼면서 양쪽 무릎을 가슴 쪽으로 들어 올린다.
  - 들숨: 왼쪽 다리를 위로 뻗으면서 오른팔을 위로 하여 머리 위 바닥에 둔다.
  - 날숨: 시작 자세로 돌아온다.
  - 반대쪽도 반복한다.
- 반복 횟수: 한쪽당 6회씩 교대로 반복한다.
- 세부사항
  - 들숨: 다리를 위쪽으로 들어 올릴 때 발은 구부린다. 무릎을 약간 구부려도 좋다. 허리와 천골을 바닥으로 밀어내고 턱을 내린다.

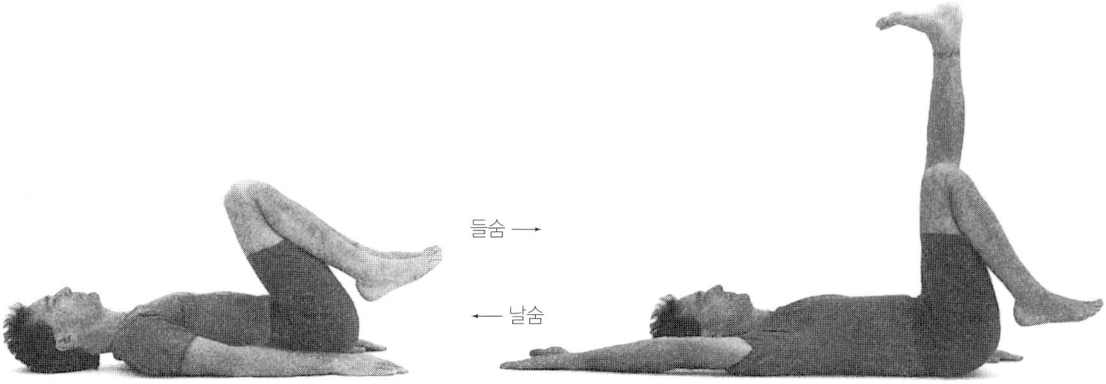

7

- 자세: 빠스찌마따나사나(Pascimatānāsana)
- 강조점: 등을 늘인다. 자누 시르사사나 빠리브르띠를 준비한다.
- 방법: 앉아서 다리를 앞으로 뻗고, 등을 세우며, 팔을 머리 위로 들어 올린다.
  - 날숨: 무릎을 약간 굽히면서 앞으로 굽혀 가슴을 허벅지 쪽으로 내리고 손바닥을 발의 앞쪽 둥근 부분에 놓는다.
  - 들숨: 시작 자세로 돌아온다.
  - 6회 반복한다.
- 세부사항
  - 날숨: 허리의 스트레칭을 돕기 위해 무릎을 구부리고 배와 가슴을 허벅지 쪽으로 내린다. 턱을 목구멍 쪽으로 내린다.
  - 들숨: 가슴을 들어 올려 허벅지에서 멀어지게 하며 등 상부를 편평하게 한다.

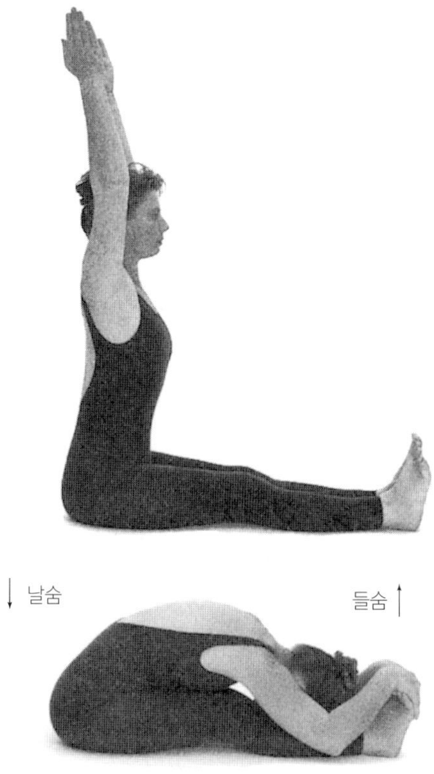

8

- 자세: 자누 시르사사나 빠리브르띠(Jānu Śirṣāsana Parivṛtti)
- 강조점: 한 번에 한쪽씩 몸통의 측면 부분을 강하게 늘인다. 빠리가사나를 준비한다.
- 방법: 앉아서 오른쪽 다리를 안으로 접는다. 발꿈치는 사타구니 쪽으로, 왼쪽 다리는 각도를 이루면서 앞으로 뻗고, 왼팔은 머리 위에 두고 오른팔은 보이는 바와 같이 굽힌다.
  - 날숨: 왼쪽 무릎을 약간 구부리고 측면으로 기울여 왼손을 왼발 쪽으로 내리고, 어깨는 비튼 채로 오른쪽 어깨를 왼쪽 어깨 위에 일직선으로 둔다. 머리는 아래로 왼쪽 무릎 쪽으로 돌린다. 오른손 손바닥을 오른쪽 어깨 위에 둔다.
  - 들숨: 오른팔을 앞으로 뻗어 몸통의 오른쪽을 늘이고 오른손 쪽을 바라본다.
  - 날숨: 오른팔을 또다시 구부리고, 머리는 내려 무릎 쪽을 향한다.
  - 4회 반복한다.
  - 완전히 늘인 자세를 유지하면서 4회 호흡한다.
  - 반대쪽도 반복한다.
- 세부사항: 왼쪽 무릎을 충분히 구부려 왼쪽 어깨를 편안하게 무릎 쪽으로 낮춘다. 왼손을 바깥쪽으로 돌려 왼발의 안쪽 아치를 잡는다. 어깨를 수직으로 정렬시킨다. 완전한 자세를 취한 상태에서 가능하다면 오른손으로 왼발을 잡는다.

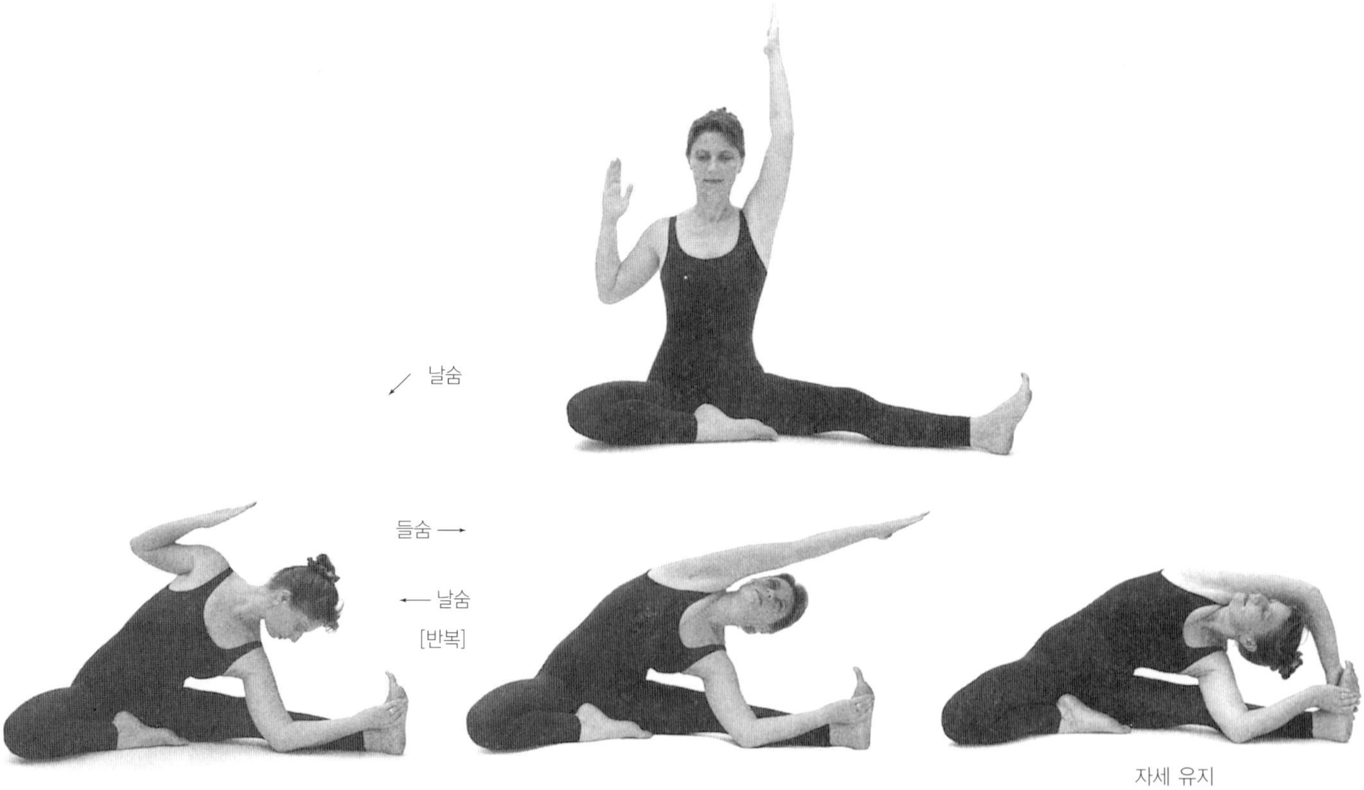

9

- 자세: 빠리가사나(Parighāsana)
- 강조점: 한 번에 한쪽씩 몸통의 측면을 강하게 늘인다. 가장 강한 측면 기울기 중 하나를 경험한다.
- 방법: 오른쪽 무릎으로 몸을 세우고 왼쪽 다리를 왼쪽으로 곧게 뻗은 채 왼팔은 머리 위로 올린다.
  - 날숨: 측면으로 기울여서 왼손을 왼발에 두고, 어깨를 비틀어 오른쪽 어깨가 왼쪽 위에서 일직선이 되게 한다. 머리를 오른쪽 어깨 위로 들어 올린다. 오른쪽 손바닥을 오른쪽 어깨 위에 둔다.
  - 들숨: 오른팔을 앞쪽으로 뻗어 몸통의 오른쪽을 늘이고 오른손 쪽을 바라본다.
  - 날숨: 오른팔을 다시 구부리고 오른쪽 어깨 위로 머리를 들어 올린다.
  - 4회 반복한다.
  - 그런 다음 완전히 스트레칭 한 상태를 유지하면서 6회 호흡한다.
  - 반대쪽도 반복한다.
- 세부사항: 왼손을 바깥쪽으로 돌려 왼발의 아치 안쪽을 잡는다. 어깨는 수직으로 정렬시킨다. 완전한 자세를 취한 상태에서 가능하다면 오른손으로 왼발을 붙잡는다.

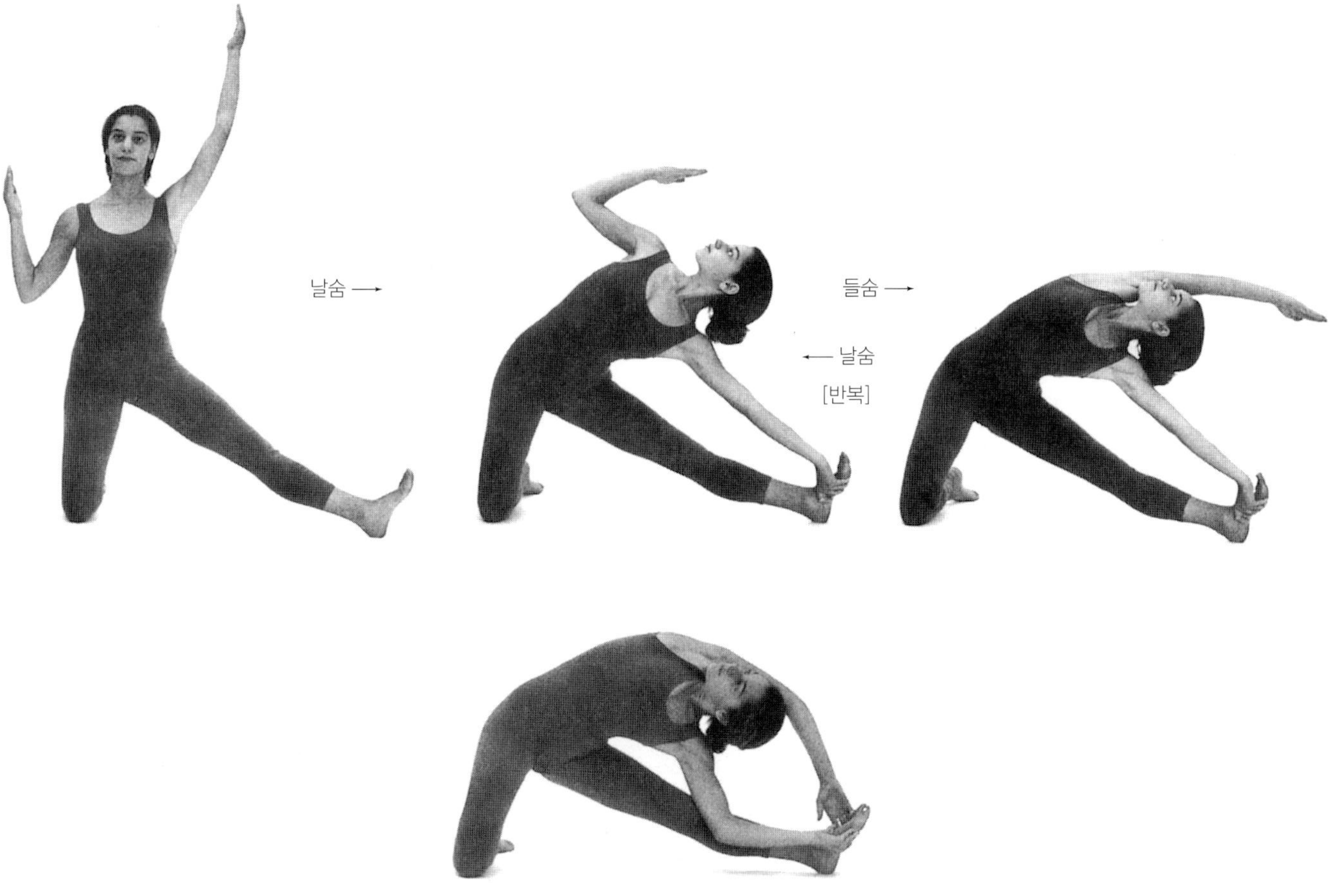

자세 유지

10

- 자세: 와즈라사나(Vajrāsana)
- 강조점: 측면 기울기를 강하게 실시한 후에 대칭으로 등을 늘인다.
- 방법: 무릎을 바닥에 대고 몸을 세운 채 팔은 머리 위로 뻗는다.
  - 날숨: 앞으로 구부려 팔을 등 뒤로 쓸어내리고 손은 손바닥을 위로 한 채 천추에 둔다.
  - 들숨: 시작 자세로 돌아온다.
- 반복 횟수: 8회
- 세부사항
  - 날숨: 엉덩이를 발뒤꿈치로 내리기 전에 가슴이 허벅지에 닿게 한다. 팔을 돌려 손은 손바닥을 위로 한 채 천추에 둔다.
  - 들숨: 팔을 넓게 쓸어 올릴 때 가슴을 확장하고, 견갑골을 뒤로 당기고, 등 상부를 편평하게 한다.

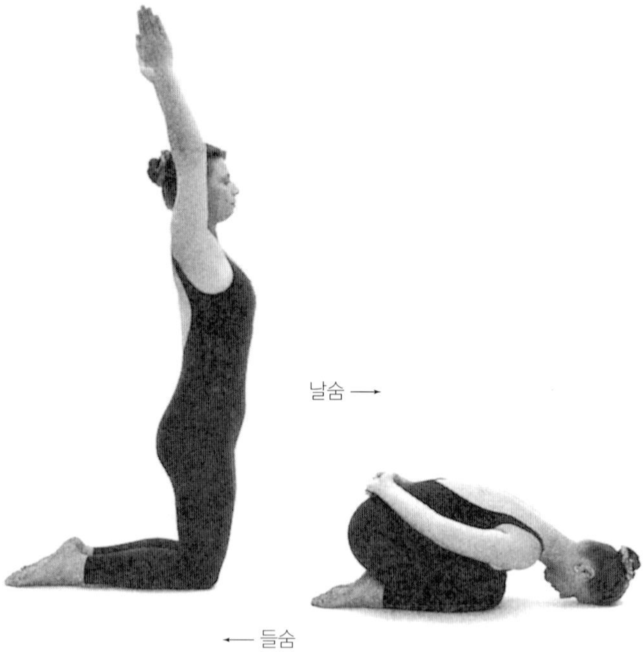

11

- 자세: 사바사나(Savāsana)
- 강조점: 휴식한다.
- 방법: 등을 대고 납작하게 누워서 손바닥을 위로 한 채 팔을 옆에 둔다. 다리는 약간 벌린다. 눈을 감는다. 마음을 이완하면서 몸을 충분히 휴식한다. 신체에서 일어나는 감각에 주의를 기울인다.
- 기간: 최소 3~5분

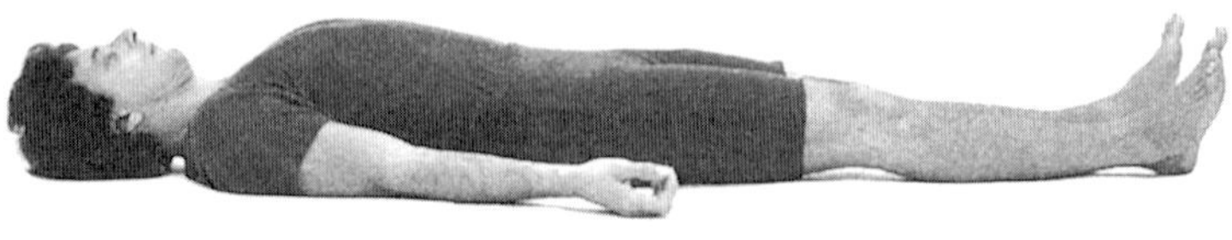

몸 중심부를 늘이기: 신장 입문

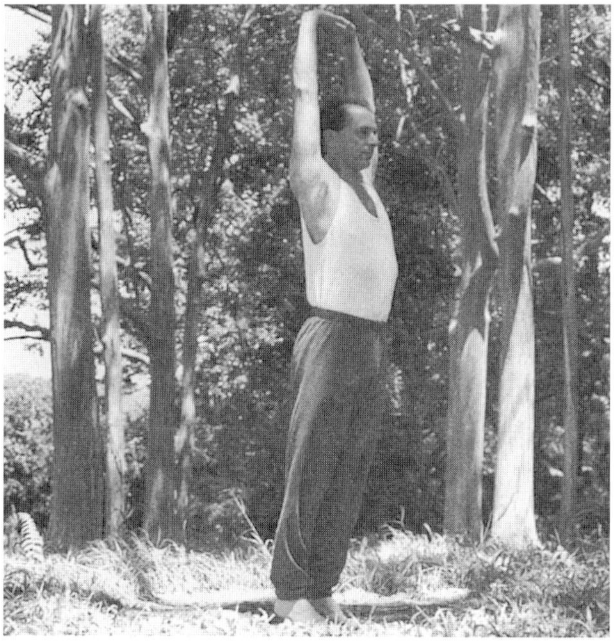

일차 목적와 이차 목적

해부학적 언어로 표현하자면, 신장(伸張, extension)은 척추, 팔, 혹은 다리를 뒤로 움직이거나 굽은 자세에서 그것들을 뻗는 것을 말한다. 그러나 이 연구의 맥락에서 보면 신장은 척추를 늘이고 똑바로 세워 척추 사이에 최대 간격을 만들어 척추 곡선을 완성하는 것을 말한다. 척추를 늘이면 전굴, 후굴, 비틀기, 측면 기울기 자세 등에서 더 깊게 움직일 수 있으며, 이런 자세를 연습하면 척추는 더 자연스럽게 늘어난다. 그러므로 생역학적 관점에서 신장은 자세 수련의 수단이자 목표가 된다. 이런 의미에서 모든 자세는 신장 자세라고 볼 수 있다.

그러므로 우리는 신장이 가장 중요한 척추의 움직임이고, 이 범주에서 모든 전굴, 후굴, 비틀기, 혹은 측면의 움직임이 최소화되는 자세를 보게 된다. 이 자세들에서 움직임은 제한되지만 그것들은 척추와 흉곽의 표층 및 심층 근육, 인대, 결합조직에 강도와 탄력성을 준다. 아울러 횡격막과 복근을 강화한다. 신장 자세는 이런 결합된 효과를 통해 우리의 자세 정렬과 전반적인 구조적 통합성을 개선할 수 있도록 돕는다. 자세 정렬이 개선되면 몸통의 근육과 기관에 가해지는 스트레스가 줄어 소화, 호흡, 순환이 개선된다.

어떤 신장 자세는 또한 몸통으로부터 팔과 다리를 늘여서 척추의 신장을 돕고, 이들을 척추와 연결시키는 근육과 인대를 늘이고 강화하고, 어깨 관절과 고관절에 더 많은 공간을 만든다. 이런 활동은 또한 말초 순환을 개선시킨다.

신장 자세는 동시에 모든 자세 중 가장 단순하면서도 가장 도전이 되는 자세다. 척추를 뻗고 집중된 마음으로 몇 분 동안 들숨과 날숨의 움직임을 따라가면서 고요하게 앉아 보라.

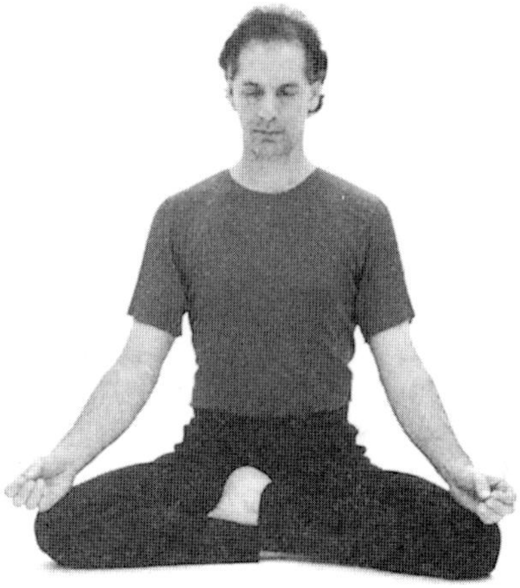

얼마간 시간이 흐르면 당신은 등, 목, 어깨, 엉덩이, 무릎에 저항, 경직, 불편함을 느끼기 시작할 것이다. 이 단순한 신장 자세에서 경험하는 불편함은 당신의 구조가 갖고 있는 불균형을 드러낸다. 이런 의미에서 신장 자세들은 단순히 자세 수련에서 전굴, 후굴, 비틀기, 측면 기울기를 이용하는 방향을 제시하는 진단도구로 이용할 수 있다. 스트레스를 덜 받고 더 긴 시간 동안 단순한 신장 자세를 유지하는 능력은 수련이 진전되었다는 신호다. 그러면 척추, 호흡, 에너지의 보다 정묘한 측면과 더불어 신장 자세가 주는 중심을 잡아 주고 고요하게 하는 성질을 경험하는 데 더 많은 주의를 기울일 수 있다.

생역학적 관점에서 신장 자세의 일차적 목적은 척추를 최대한 수직 정렬하여 긴장이나 압착 없이 척추 커브를 완성하는 데 있다.

두 번째 목적은 팔과 다리를 뻗어 척추의 신장을 증폭시키고, 어깨관절과 고관절에 공간을 만들어 순환을 개선하는 데 있다.

척추의 자연스러운 커브는 중요한 생역학적 목적을 위한 것이기 때문에 똑바른 척추는 가능하지도 바람직하지도 않다. 그러나 우리 모두는 척추의 이런 자연스러운 커브를 넘어서서 어떤 불규칙성을 갖고 있다. 어떤 커브는 과도하거나, 편평하거나, 이런 모습이 섞여 나타나기도 한다. 자연스러운 척추 커브의 불규칙성에 더해서 거의 언제나 양쪽의 비대칭 현상이 일부 생기기도 한다. 이런 척추 상태는 몸통, 어깨, 골반대의 심층 및 표층 근육과 인대에서 나타나는 비대칭적 상태를 수반한다.

척추 커브는 상호관계를 갖고 움직인다. 이론적으로

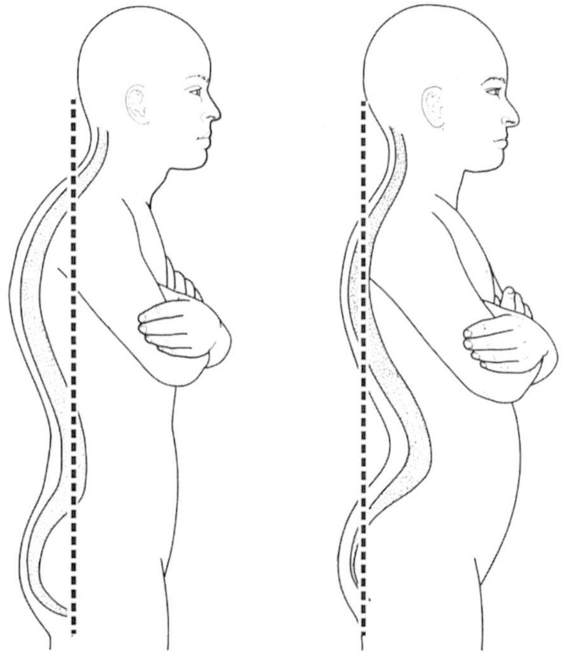

흉추후만
등상부의 과도한 커브

요추전만
허리의 과도한 커브

는 경추를 늘이면 흉추가 늘어나야 하고, 이는 또 요추를 늘어나게 한다. 그러나 실제로는 흉추가 늘어나면 종종 요추 커브가 과도해지고, 요추 커브가 편평해지면 흉추 커브가 과도해진다.

방법

척추 커브를 통합시키는 핵심, 그러므로 신장 자세들의 핵심은 들숨과 날숨을 결합시키는 기법에 있다. 들숨을 가슴 상부에서 시작하여 폐가 공기로 가득 차면서 일어나는 흉곽의 자연스러운 상승과 확장을 강조하라. 가슴이 팽창하고 갈비뼈 상부가 앞쪽과 위쪽으로 올라감에 따라 턱은 약간 집어넣고 머리는 약간 뒤쪽으로 빼서 목을 늘인다. 흉추 상부는 이와 동시에 똑바로 되기 시작한다. 늑골의 위쪽과 바깥쪽으로의 움직임이 갈비뼈에서 갈비뼈로, 꼭대기에서 아래쪽으로 점차 움직여서 흉곽 전체가 충분히 확장되게끔 한다. 이것이 일어나면 흉추는 꼭대기에서 아래로 마디마디가 늘어난다. 흉추 커브가 과도한 경우 척추를 들어 올려 길게 만들 때 가슴을 약간 앞쪽으로 밀어내서 커브를 편평하게 한다. 반면에 흉추 커브가 편평하다면 가슴을 앞쪽으로 밀어내지 말고 척추를 뻗는 데 초점을 둔다. 폐로 공기가 들어갈 때 횡격막이 복부 쪽으로 향하는 하강 움직임을 따라 요추를 늘인다. 요추 커브가 역전되어 있는 경우에는 골반을 전방으로 기울인다면 자연스러운 커브를 회복하고 척추가 늘어나는 것을 도울 수 있다. 요추 커브가 과도한 경우에는 날숨을 시작할 때 복부를 수축시켜 치골을 위쪽으로 당김으로써 요추를 편평하게 한다. 날숨에서 횡격막이 위쪽으로 움직이면 가슴은 들어 올린 상태를 유지하고, 어깨는 아래와 뒤쪽으로 당겨서 척추가 더 많이 늘어나게 한다. 이어지는 들숨에서 하복부를 부분적으로 수축함으로써 요추-골반 관계를 고정시키고, 흉곽을 더 높이 들어 올림으로써 척추를 더욱 신장시킨다.

신장 자세의 유형

■ 1그룹

몸통과 다리가 균일하게 뻗어 있는 자세가 첫 번째 그룹에 속한다. 처음 두 자세는 선 자세다. 발꿈치를 바닥에서 들어 올리면 따다사나(Tāḍāsana)에 균형 자세가 갖는 일부 성질을 부여한다. 다음 두 자세는 누운 자세다. 사바사나(Śavāsana)의 목적은 깊게 휴식하는 것이므로 이 자세에서의 도전은 척추의 신장보다는 하던 일을 그저 '놓아 버리는 것'이다. 따다까무드라(Taḍākamudrā)는 배를 안쪽과 위쪽으로 잡아당기면서 흉곽을 확장시키고 들어 올리면서 날숨 후에 호흡을 참는 특별한 기법이다. 이 그룹 중 유일하게 고정 형태 자세인 짜뚜랑가 단다사나(Caturaṅga Daṇḍāsana)에서는 손과 발의 둥근 부분으로 몸을 지탱하고 다리와 몸통을 바닥과 평행하게 유지한다. 이 자세에는 배와 허리의 힘뿐 아니라 다리와 어깨의 힘이 필요하다.

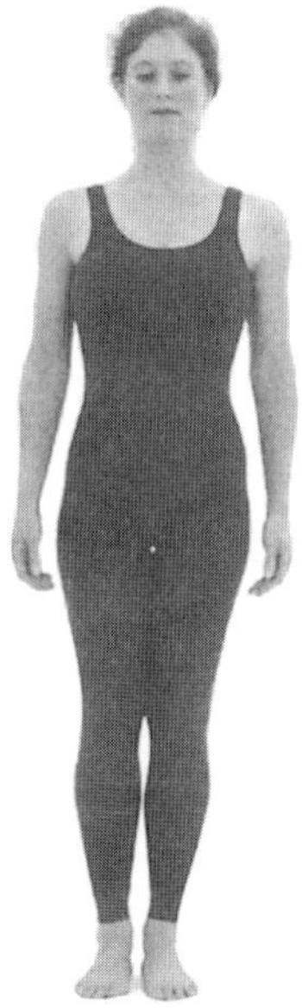

사마스티띠
(Samasthiti)

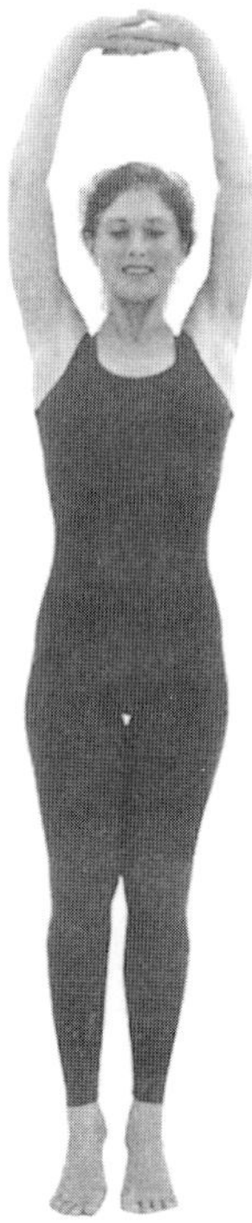

따다사나
(Tadāsana)

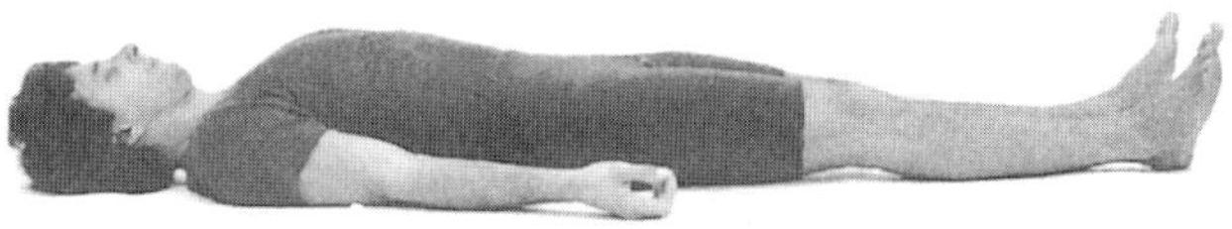

사바사나(Śavāsana)

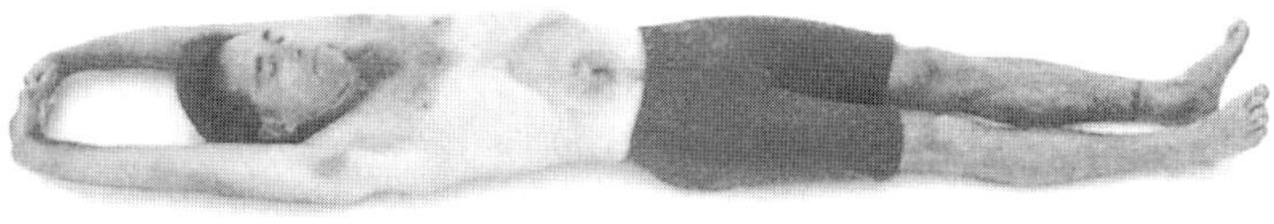

따다까무드라(Taḍākamudrā)

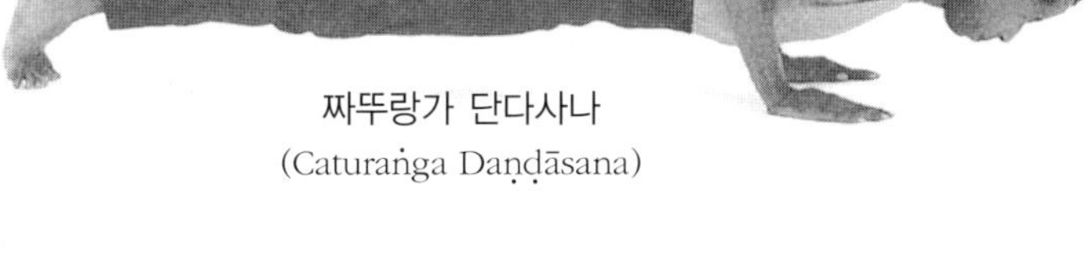

짜뚜랑가 단다사나
(Caturaṅga Daṇḍāsana)

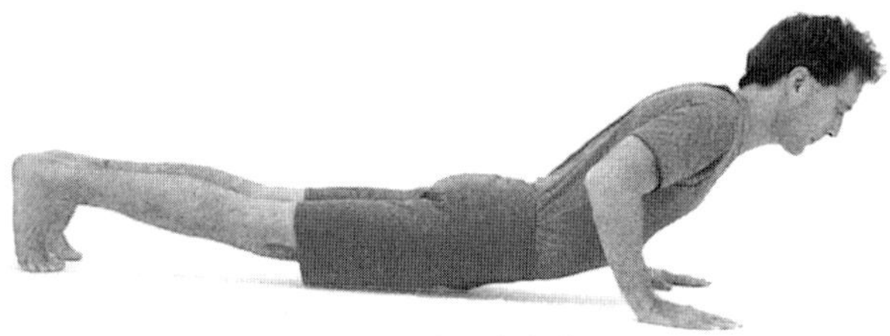

몸통이 무너진 경우

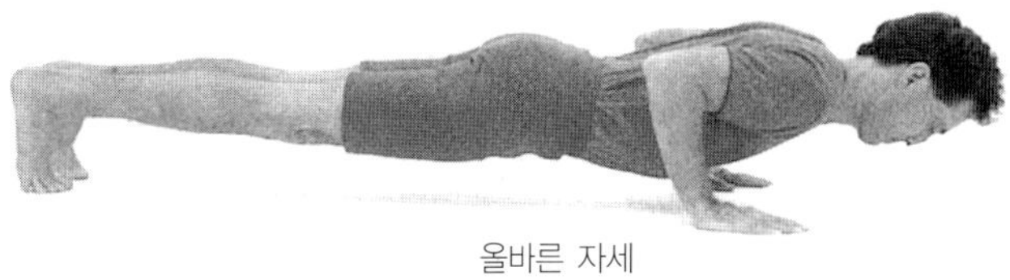

올바른 자세

■ 2그룹

아도 무카 스와나사나(Adho Mukha Svānāsana), 단다사나(Daṇḍāsana), 우르드바 쁘라사리따 빠다사나(Ūrdhva Prasārita Pādāsana)의 경우 자세의 기초는 다르지만 형태가 거의 동일하고 아도 무카 스와나아사나만이 고정 형태 자세다. 이 모든 자세에서 몸통과 다리는 90° 각도를 이루고 있어 자세에 전굴의 성질을 부여한다. 동시에 가슴을 배에서 멀리 들어 올려 복부의 전면을 늘이면서 후굴의 성질을 부여한다.

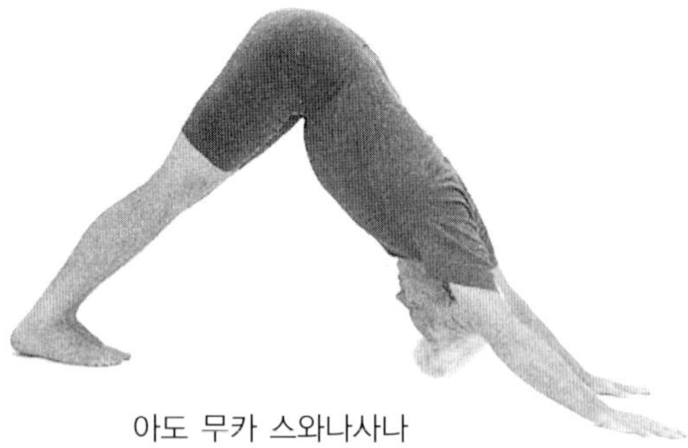

아도 무카 스와나사나
(Adho Mukha Svānāsana)

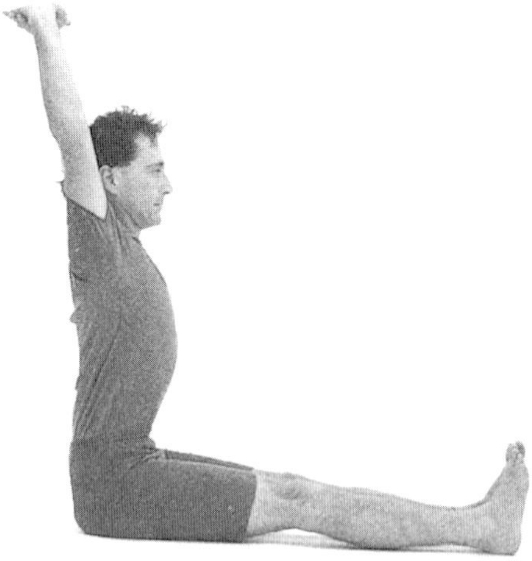

단다사나
(Daṇḍāsana)

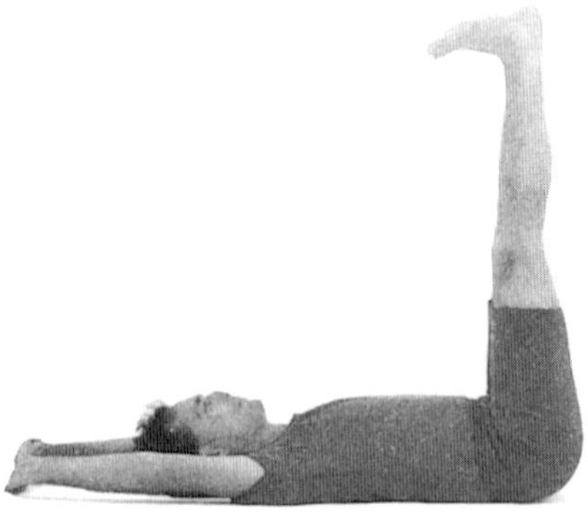

우르드바 쁘라사리따 빠다사나
(Ūrdhva Prasārita Pādāsana)

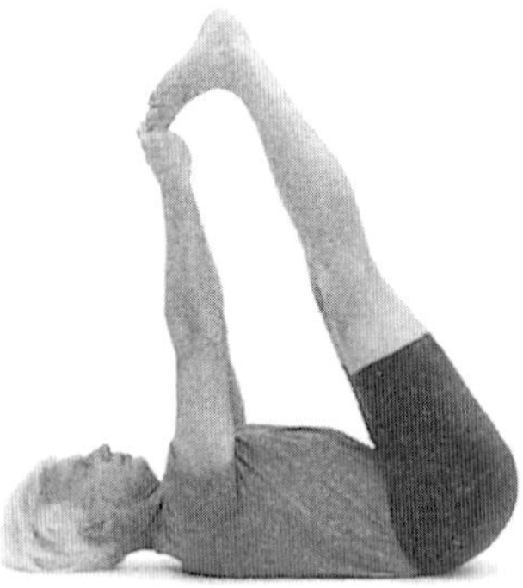

숩따 빠당구스타사나
(Supta Pādāṅguṣṭhāsana)

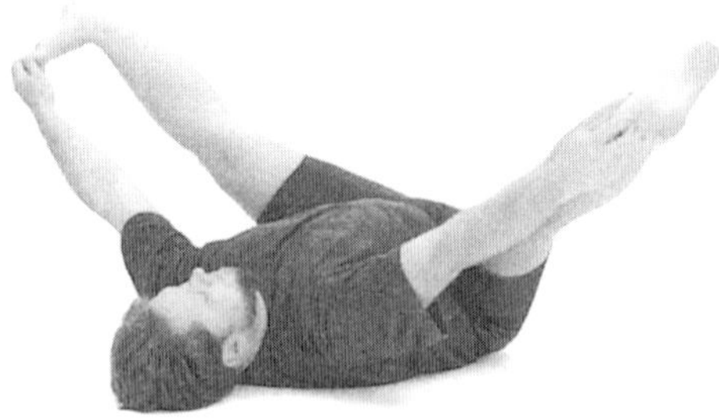

숩따 쁘라사리따 빠당구스타사나
(Supta Prasārita Pādāṅguṣṭhāsana)

누운 자세에서 팔과 다리를 뻗고 경추와 요추를 바닥 쪽으로 편평하게 만들면 이 단순한 자세가 놀라운 효과를 낸다. 척추를 최대로 신장시키기 위해서는 무릎을 굽히더라고 다리와 몸통이 90°가 되게 하고, 요천추를 아래로 밀어낸다.

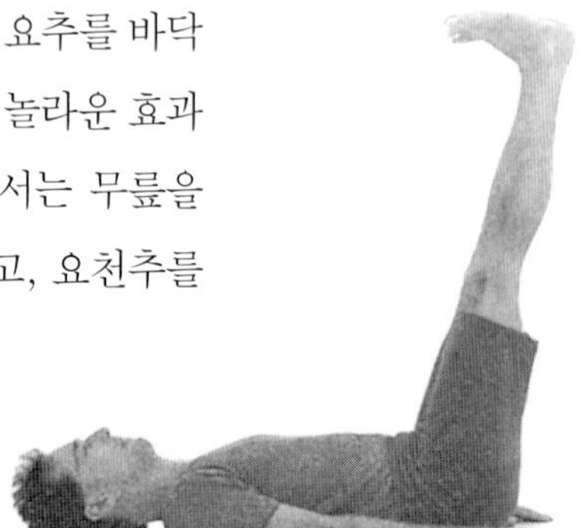

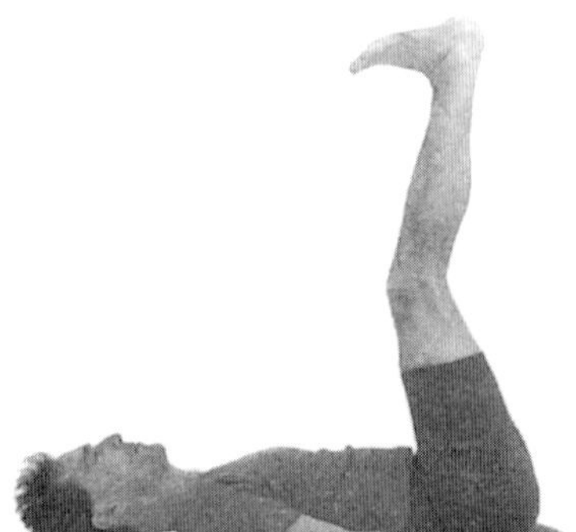

이런 자세에 포함되는 두 가지 고전적인 고정 형태의 변형 자세에서는 손으로 발을 잡는다. 두 번째 자세인 숩따 쁘라사리따 빠당구스타사나(Supta Prasārita Pādāṅguṣṭhāsana)에서는 발을 넓게 벌려 허벅지 안쪽과 회음부 바닥을 늘인다.

아도 무카 스와나사나, 단다사나에서 엉덩이와 어깨가 지나치게 단단하거나 늘어져 있을 뿐 아니라 요추와 경추의 커브가 과도하거나 편평하면 확장이 까다로워 제한된다. 아도 무카 스와나사나는 발목, 무릎, 고관절, 어깨관절에서 가능한 각도가 다양하기 때문에 가장 복잡한 자세에 속한다. 이 자세에서 척추 커브를 통합하면서 척추를 신장시키는 일은 어려워서 민감성과 조절이 요구된다. 이 자세에서는 어깨관절에 좌상이 생길 수 있다. 단다사나에서 신장하려면 허벅지, 복부, 허리의 힘이 필요하다. 이 자세에서는 요천추에 무리가 생길 수 있다.

■ 3그룹

앉아서 실시하는 이런 고정 형태의 자세는 도전이 된다. 비니요가 전통에서 마하무드라(Mahāmudrā)는 가장 특이한 자세다. 그 속에는 전굴, 후굴, 비틀기, 측면 기울기 요소가 담겨 있다. 마하무드라를 숙달한다면 신장 자세의 강력하면서도 통합을 주고 고요하게 만드는 성질을 경험하게 될 것이다. 발바닥을 모으는 밧다 꼬나사나(Baddha Koṇāsana)는 엉덩이가 전방으로 돌아가는 것을 막기에 척추를 충분히 신장시키는 것이 매우 어려워진다. 이는 허벅지 안쪽과 사타구니를 강하게 늘인다.

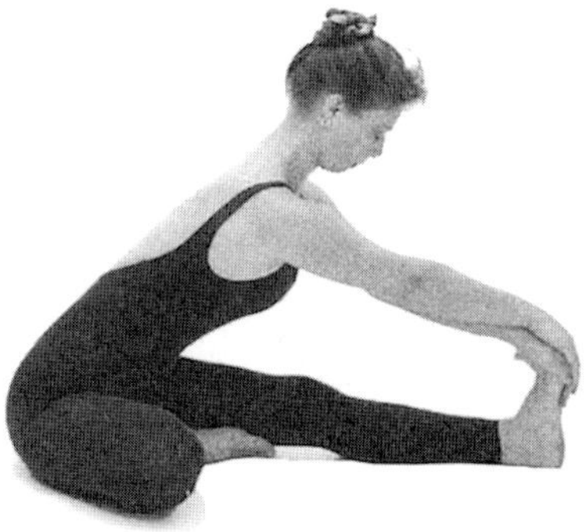

마하무드라
(Mahāmudrā)

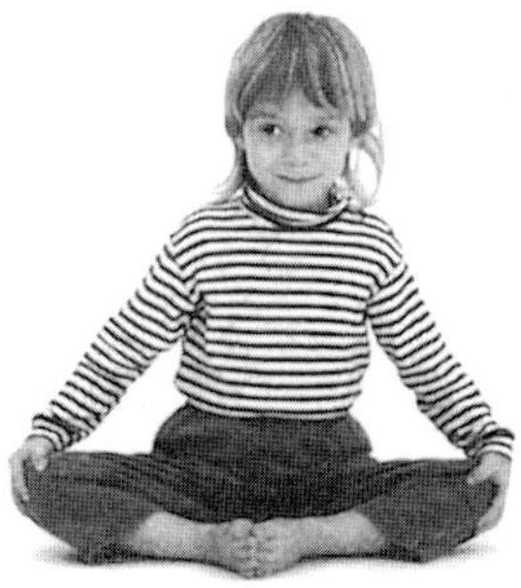

밧다 꼬나사나
(Baddha Koṇāsana)

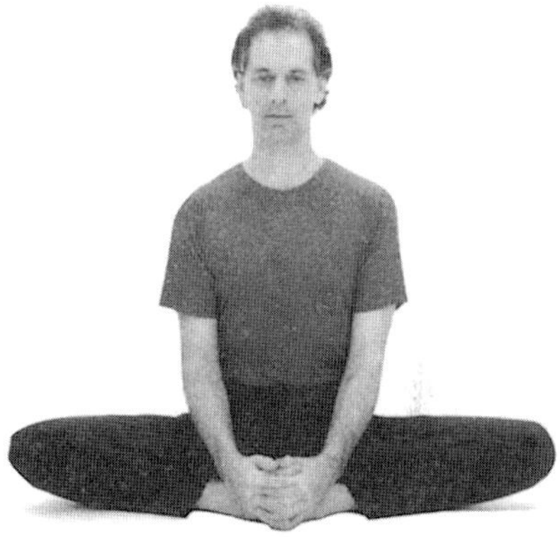

밧다 꼬나사나
(Baddha Koṇāsana)

■ 4그룹

앉아서 실시하는 고전적인 명상 자세가 이 그룹에 속한다. 이 자세들의 일차적인 특징은 신장이지만 다른 요가 자세들과 뚜렷이 다르다. 그 목적은 최소 노력으로 오랫동안 척추를 신장시킨 자세로 유지하는 균형 잡힌 자세를 제공함으로써 주의를 구조적 긴장으로부터 해방시켜 호흡과 명상의 더 정묘한 측면에 초점을 맞출 수 있도록 하는 데 있다.

고전적인 명상 자세인 빠드마사나(Padmāsana)와 고무카사나(Gomukhāsana)는 다리가 고관절에서 상당히 외전되어 무릎이 약간 비틀린다. 위라사나(Virāsana)에서는 고관절에서 다리가 내전되어 이 또한 무릎이 약간 비틀린다. 와즈라사나(Vajrāsana)에서는 골반의 전방경사가 커지는 경향이 있다.

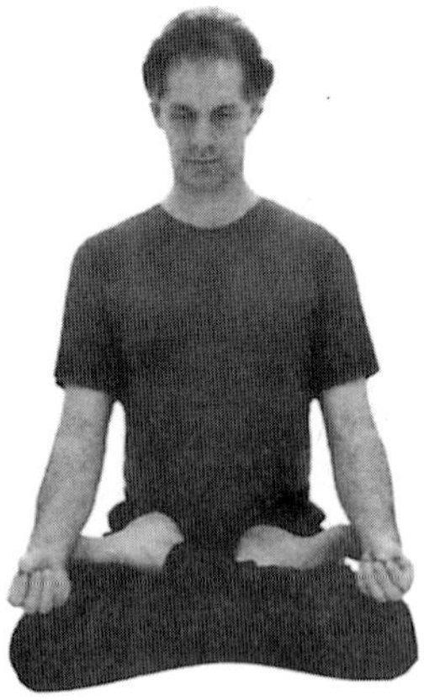
빠드마사나
(Padmāsana)

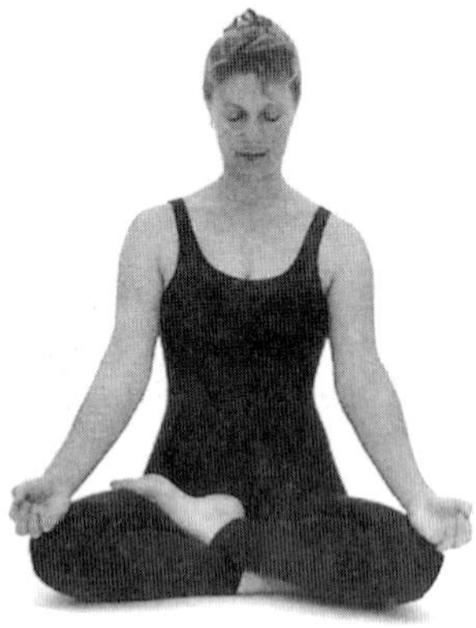
브라흐마사나
(Brahmāsana)

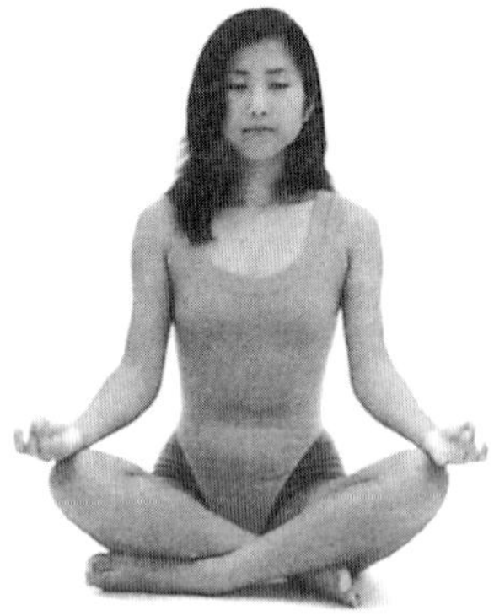
수카사나
(Sukhāsana)

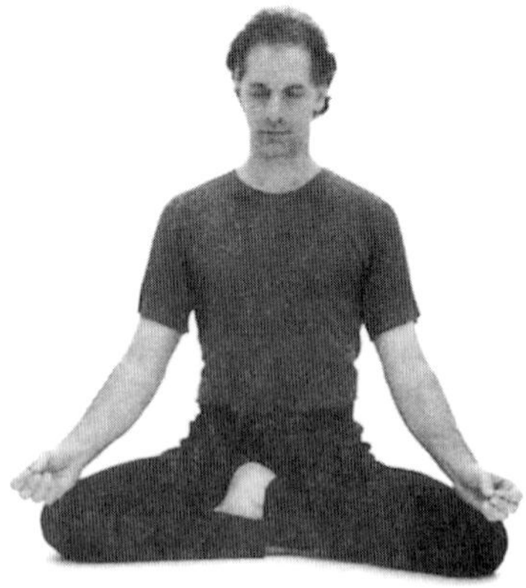
싯다사나
(Siddhāsana)

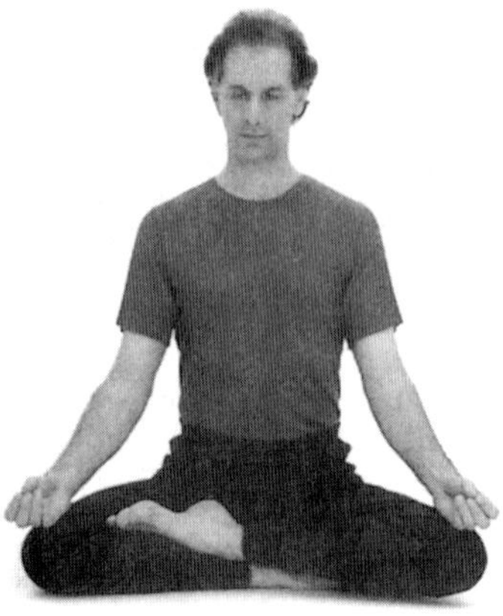
스와스띠까사나
(Svastikāsana)

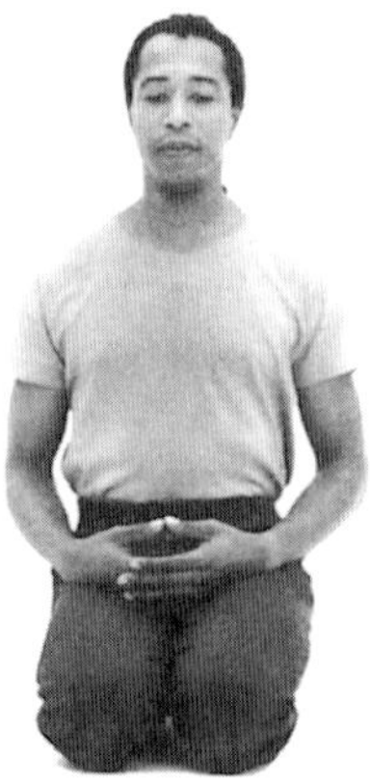
와즈라사나
(Vajrāsana)

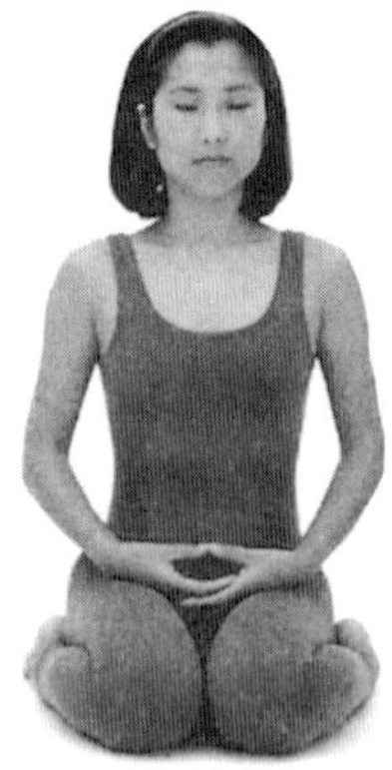
위라사나
(Vīrāsana)

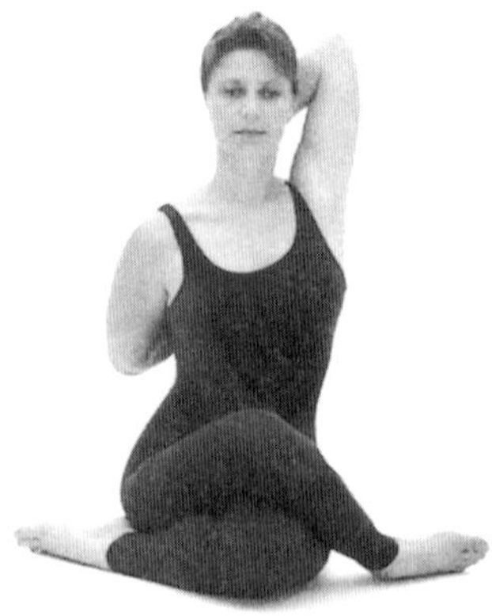
고무카사나
(Gomukhāsana)

신장 자세에서 흔히 일어나는 압력방출밸브

1. 골반을 앞쪽으로나 뒤쪽으로 과도하게 돌린다.

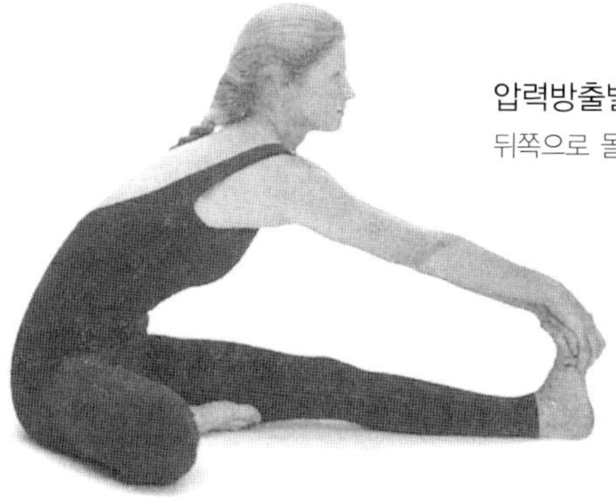

압력방출밸브 1

뒤쪽으로 돌아가는 경우

2. 가슴이 배 위로 무너진다.
3. 턱을 앞으로 내밀거나 머리가 뒤쪽으로 떨어진다.
4. 어깨를 앞쪽으로 둥글게 만다.
5. 아도 무카 스와나사나에서 어깨가 지나치게 휘어진다(다음 쪽 참조).

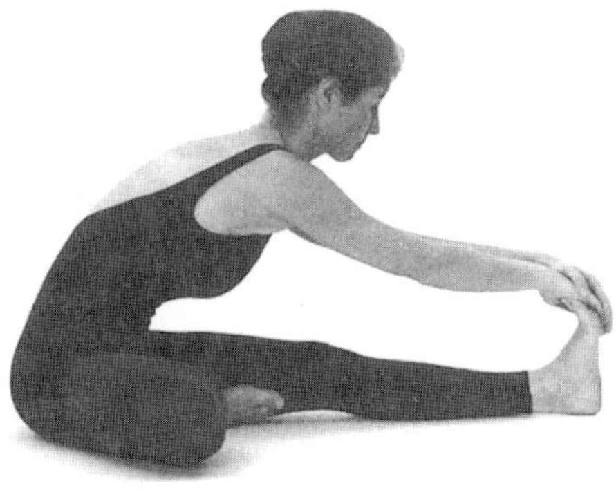

압력방출밸브 2

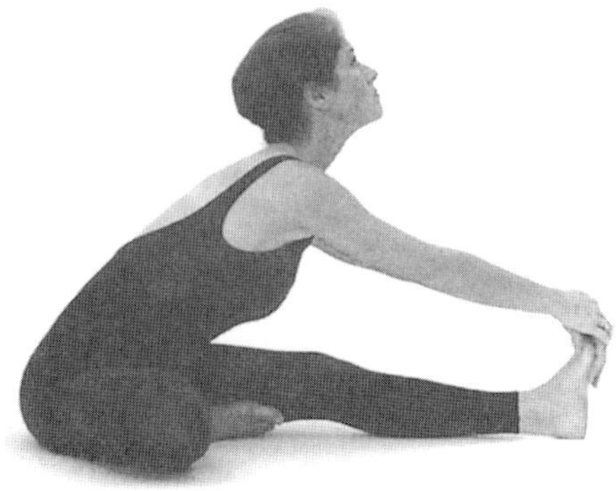

압력방출밸브 3

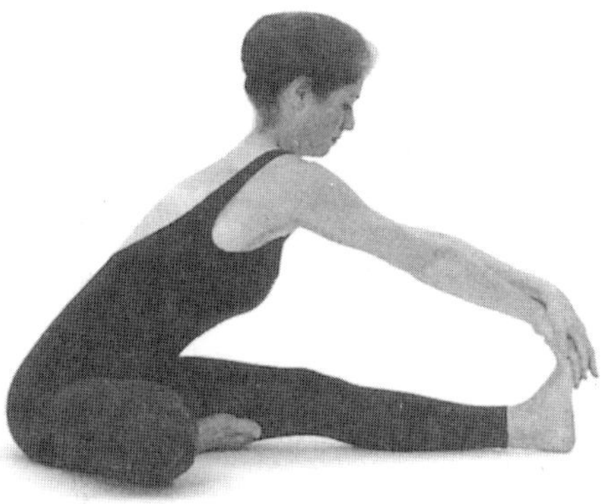

압력방출밸브 4

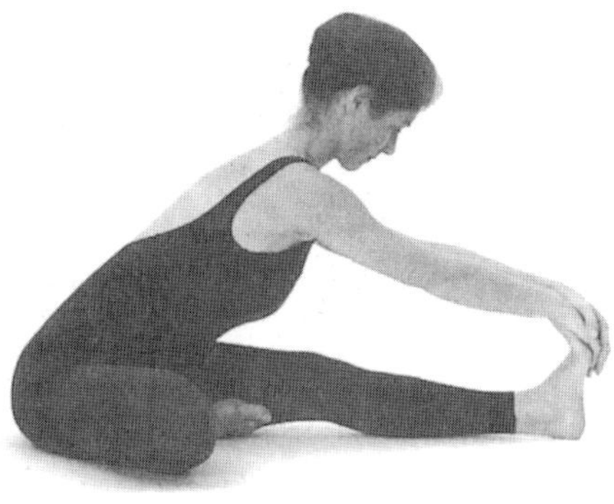

올바른 자세

흔히 일어나는 위험

앉아서 신장시키는 자세는 요천추 근육, 천장 인대에 무리를 주고, 과도한 추간판 압착의 위험을 발생시킨다. 엉덩이가 외전 혹은 내전되면 고관절과 무릎관절에 무리가 갈 위험이 생긴다. 등 상부, 어깨, 목 근육에도 무리가 갈 가능성도 있다. 아도 무카 스와나사나에서는 어깨관절에 무리가 갈 추가적인 위험이 있다.

호흡과 함께 심층근육을 이용해 움직임을 시작하고, 다른 근육으로 척추에 힘을 가하는 일을 피함으로써 위험을 최소화할 수 있다. 이는 특히 고정 형태의 자세인 경우에 해당된다. 아도 무카 스와나사나에서 어깨에 과도한 힘이 들어가지 않도록, 그리고 앉아서 실시하는 일부 명상 자세에서 엉덩이와 무릎에 과도한 힘이 들어가지 않도록 특별한 주의를 기울여야 한다.

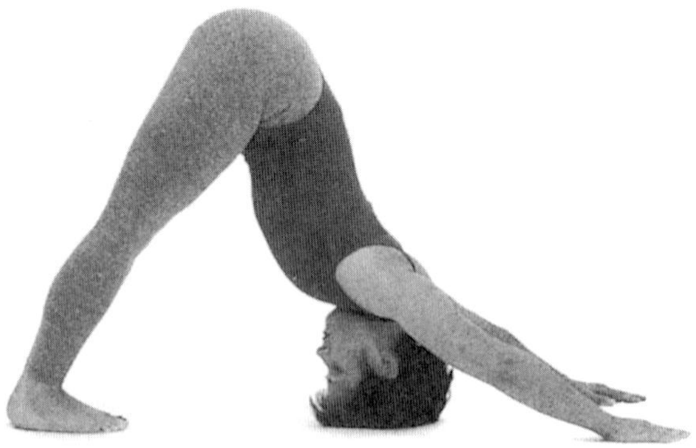

압력방출밸브 5

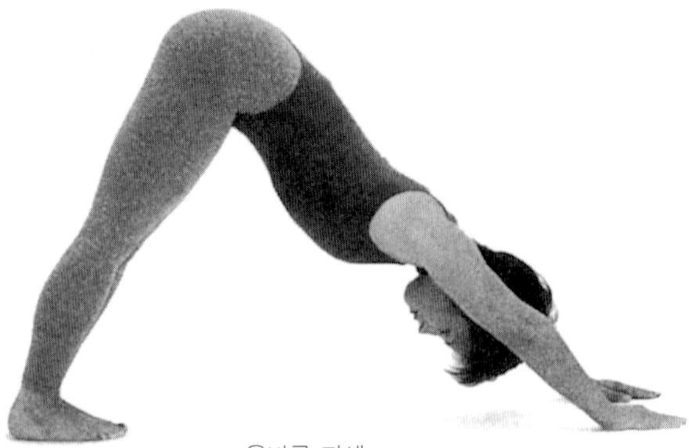

올바른 자세

신장연습(마하무드라를 위해)

1

• 자세: 아르다 빠르스보따나사나(Ardha Pārsvottānāsana)

• 강조점: 한 번에 한쪽씩 허리를 늘이고 강화한다.

• 방법: 왼발을 앞으로, 오른발은 약간 밖으로 돌리고 서서, 양팔을 머리 위로 들어 올린다.

–날숨: 왼쪽 무릎을 구부리고 앞으로 굽혀 가슴을 왼쪽 허벅지 쪽으로 내리고, 손은 왼쪽 발 양측에 둔다.

–들숨: 몸통이 바닥과 평행이 될 때까지 가슴과 팔을 들어 올린다.

–날숨: 전굴 자세로 돌아온다.

–들숨: 시작 자세로 돌아온다.

• 반복 횟수: 한쪽당 4회

• 세부사항: 발뒤꿈치로 안정되게 유지하고 움직이는 동안 어깨를 편평하게 유지한다.

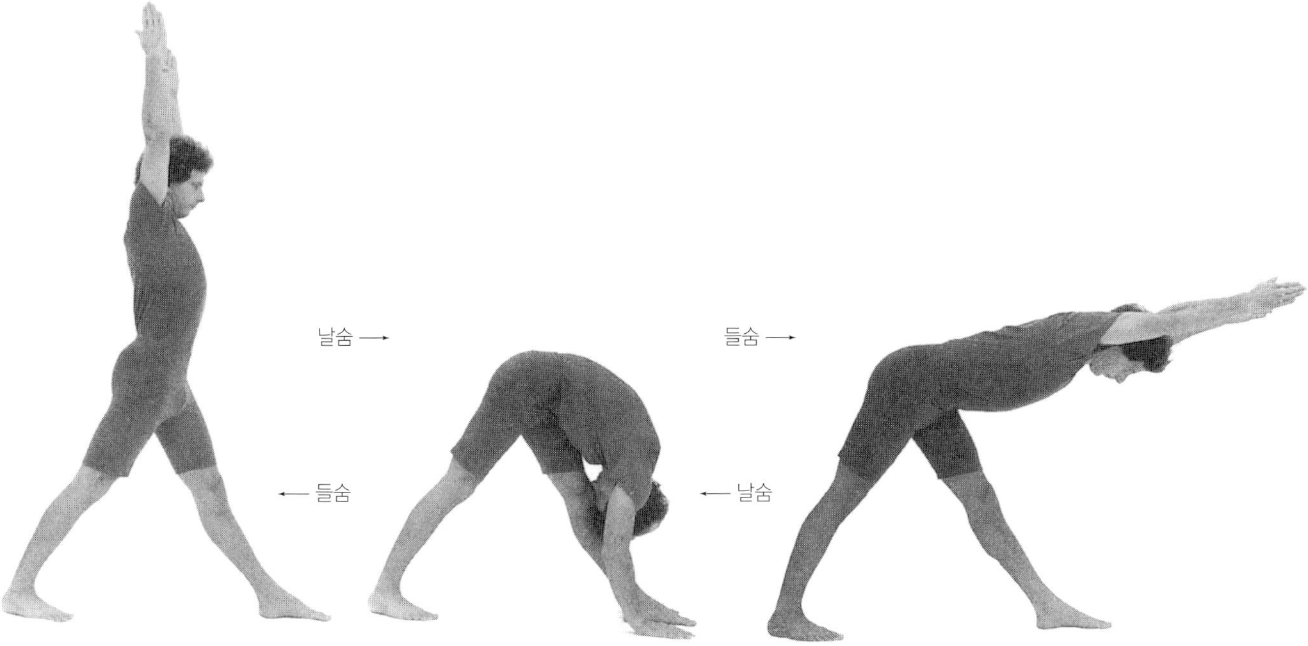

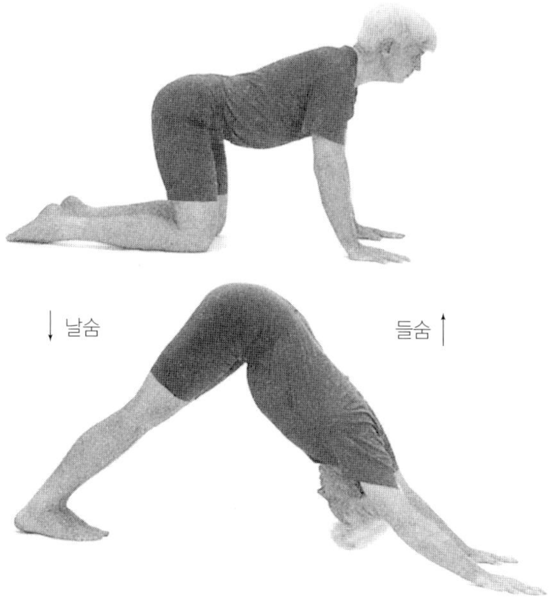

2

• 자세: 아도 무카 스와나사나(Adho Mukha Svānāsana)

• 강조점: 등 상부를 편평하게 하고 다리를 늘인다. 선 자세에서 엎드린 자세로 이동한다.

• 방법: 손과 무릎을 바닥에 대고 몸을 세운다.

–날숨: 엉덩이를 위쪽으로 밀어내고 무릎을 들어 올려 바닥에서 떨어뜨린다. 가슴을 발 쪽으로 밀어낸다. 자세를 유지하면서 1회 호흡한다.

–들숨: 시작 자세로 돌아온다.

• 반복 횟수: 8회

• 세부사항
  −날숨: 필요하다면 무릎을 굽힌다. 가슴을 발 쪽으로 밀어내면서 등 상부를 편평하게 한다. 어깨의 과신전을 피한다.

3

• 자세: 아르다 살라바사나(Ardha Śalabhāsana)
• 강조점: 허리를 강화한다. 마하무드라를 준비한다.
• 방법: 배를 바닥에 대고 엎드려서 머리는 왼쪽으로 돌리고 손바닥으로 바닥을 짚어 가슴 옆에 둔다.
  −들숨: 가슴과 왼발을 들어 올리면서 머리를 중앙으로 돌린다.
  −날숨: 가슴과 다리를 내리면서 머리를 오른쪽으로 돌린다.
  −반대쪽도 반복한다.
• 반복 횟수: 한쪽당 6회씩 교대로 반복한다.
• 세부사항:
  −들숨: 다리보다 가슴을 약간 먼저 들어 올리면서 가슴의 높이를 강조한다. 골반은 편평하게 유지한다.

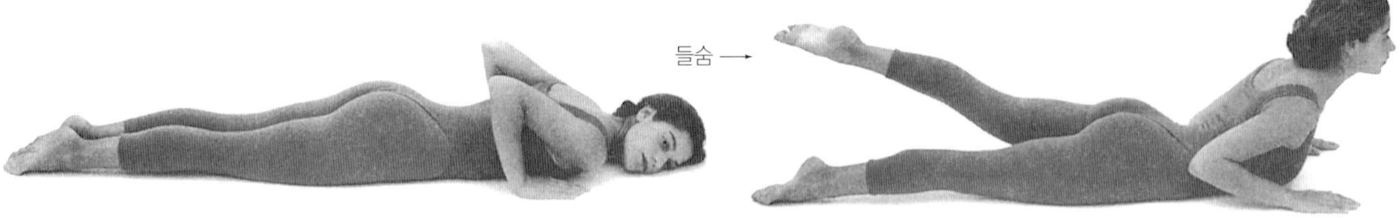

4

• 자세: 숩따 빠당구스타사나(Supta Pādāṅguṣṭhāsana)
• 강조점: 마하무드라를 준비하기 위해 다리와 등을 늘인다.
• 방법: 누워서 다리를 굽히고, 무릎을 가슴 쪽으로 들어 올리며, 손으로 발가락을 잡는다.
  −들숨: 팔을 뻗어 다리를 위쪽으로 늘인다.
  −날숨: 시작 자세로 돌아온다.
• 반복 횟수: 6회
• 세부사항
  −들숨: 다리를 위로 들어 올릴 때 발은 구부린다. 무릎은 약간 굽힌다. 허리와 천추는 아래쪽으로 밀어내고 턱은 내린다.

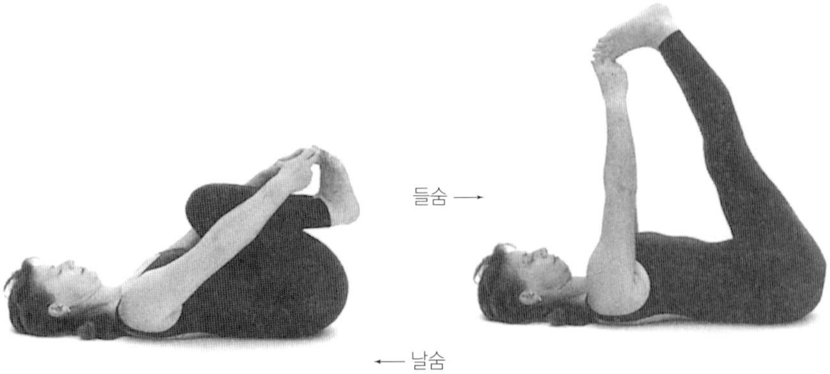

5

- 자세: 자타라 빠리브르띠(Jaṭhara Parivṛtti)
- 강조점: 배를 비틀고 압착한다. 다리를 늘인다. 날숨을 돕는다.
- 방법
  A. 등을 대고 납작하게 누워 팔을 옆으로 뻗고 왼쪽 무릎은 위쪽 가슴 쪽으로 당긴다.
    –날숨: 비틀어서 왼쪽 무릎을 몸 오른쪽 바닥으로 내리고 머리는 왼쪽으로 돌린다.
    –들숨: 시작 자세로 돌아온다.
    –4회 반복한다.
  B. 그런 다음 오른손으로 왼쪽 발을 잡은 채 비틀기 자세를 유지한다.
    –들숨: 왼쪽 다리를 뻗는다.
    –날숨: 왼쪽 다리를 굽힌다.
    –4회 반복한다.
  C. 완전히 비튼 상태를 유지하면서 4회 호흡한다.
- 세부사항
  B. –들숨: 발을 안내하는 데 손을 이용하면서 다리를 엉덩이에서부터 뻗는다.

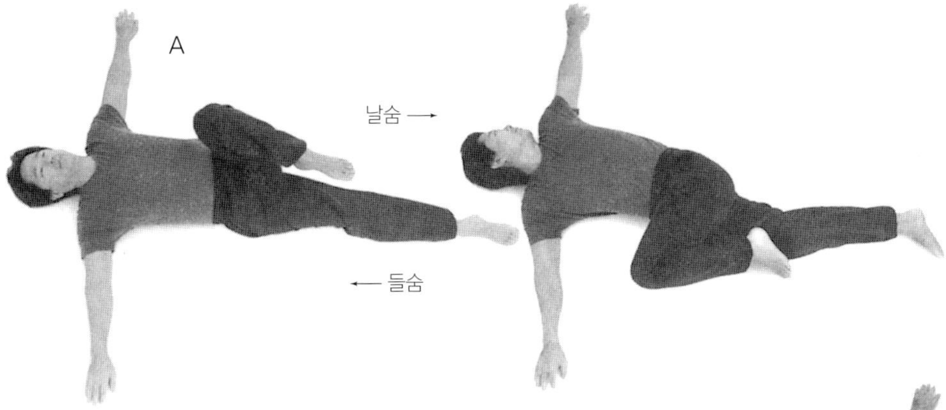

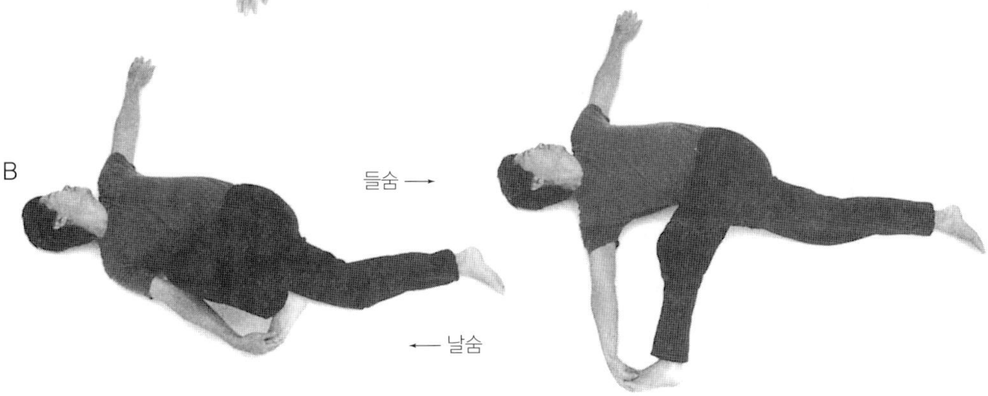

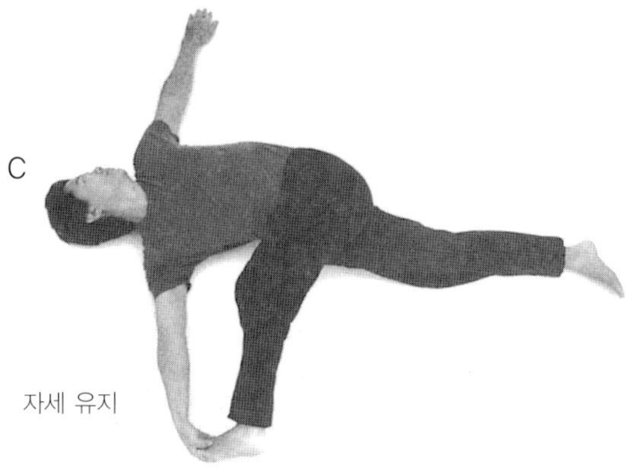

6

- 자세: 자누 시르사사나(Jānu Sirṣāsana)와 마하무드라(Mahāmudrā)의 결합
- 강조점
  - 자누 시르사사나: 허리와 다리를 늘인다. 마하무드라를 준비한다. 마하무드라 후에 등을 이완하고 휴식한다.
  - 마하무드라: 몸통근육을 강화한다. 호흡역량을 심화시킨다. 가장 심화된 신장 자세 중 한 자세를 경험한다.
- 방법: 앉아서 오른쪽 다리를 안으로 접어 발꿈치를 사타구니 쪽으로 당긴다. 왼쪽 다리는 앞으로 뻗고 팔은 머리 위로 들어 올린다.
  - 날숨: 앞으로 굽혀 배와 가슴을 왼쪽 다리로 내리고, 손은 왼쪽 발로 가져간다.
  - 들숨: 시작 자세로 돌아온다.
  - 4회 반복한다.

  그런 다음
  - 들숨: 가슴을 확장시키고, 등 상부를 편평하게 하고, 몸통의 전면을 늘이면서 척추를 위쪽으로 뻗는다. 들숨 후에 들숨길이의 반만큼 호흡을 참는다.
  - 날숨: 몸을 회음부 바닥에서부터 위로 당기고, 배를 단단하게 잡아당기면서 자세를 유지한다. 날숨길이의 반만큼 유지한다.
  - 8회 반복한다.
  - 그다음 전굴 자세로 돌아와 4회 호흡한다.
  - 다른 쪽도 반복한다.
- 세부사항
  - 마하무드라를 취할 때: 들숨에서 가슴을 약간 들어 올려 척추를 뻗어 준다. 날숨에서 배를 단단하게 하여 뻗은 척추를 유지한다.

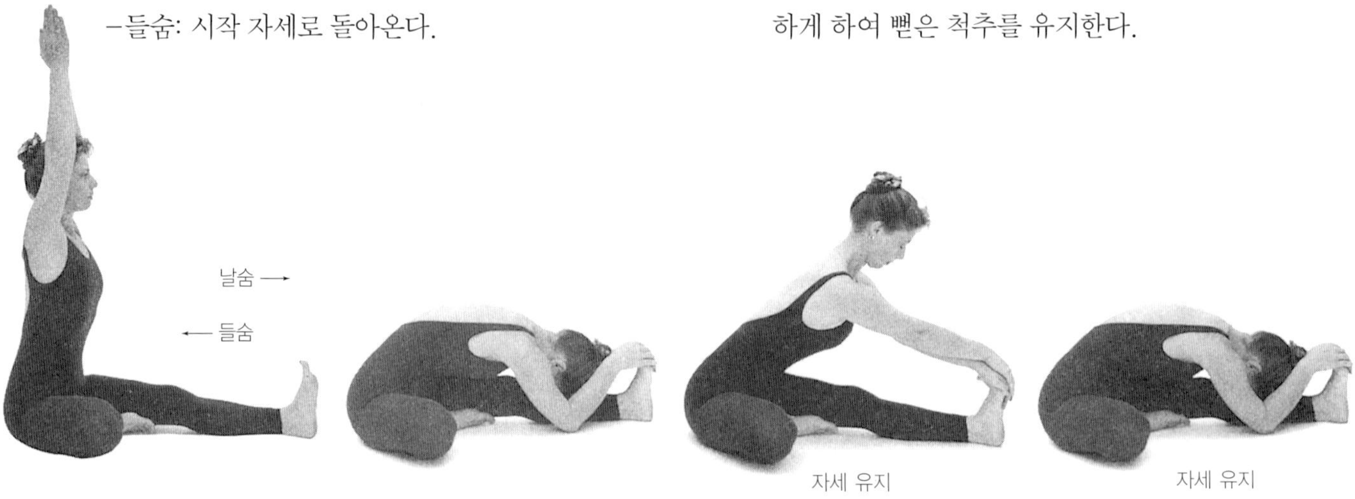

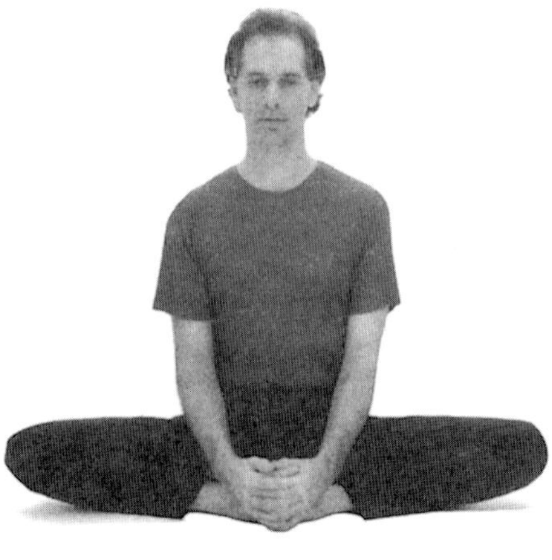

7

- 자세: 밧다 꼬나사나(Baddha Koṇāsana)
- 강조점: 허벅지 안쪽과 사타구니를 늘인다. 마하무드라 후에 엉덩이 균형을 잡아 준다.
- 방법: 앉아서 발바닥을 마주하고 발꿈치를 사타구니 쪽으로 당긴다.
  - 들숨: 양손으로 발을 잡고 척추를 위로 뻗어 등 상부를 편평하게 한다.

–날숨: 배를 회음부 바닥에서부터 위쪽으로 잡아 당기면서 단단하게 안으로 당긴다.
–8회 반복한다.

• 세부사항
–들숨: 가슴을 확장하고 나서 처음에는 배를, 그 다음에는 회음부 바닥을 점차 이완한다.

8

• 자세: 드위빠다 삐탐(Dvipāda Piṭham)
• 강조점: 등 상부와 허리를 이완하고 배와 허벅지 사이를 늘인다.
• 방법: 누워서 팔을 내려 양옆에 둔다. 무릎은 굽히고 발은 바닥에 둔 채 약간 벌려 엉덩이 쪽으로 편안하게 당긴다.
–들숨: 발을 내리누르고 턱은 아래로 당긴 채 목이 부드럽게 바닥에서 편평하게 될 때까지 골반을 천장으로 들어 올린다.
–날숨: 시작 자세로 돌아온다.
• 반복 횟수: 6회
• 세부사항
–들숨: 척추 하나하나를 아래쪽에서 위쪽으로 들어 올린다.
–날숨: 척추 하나하나를 풀면서 내려온다.

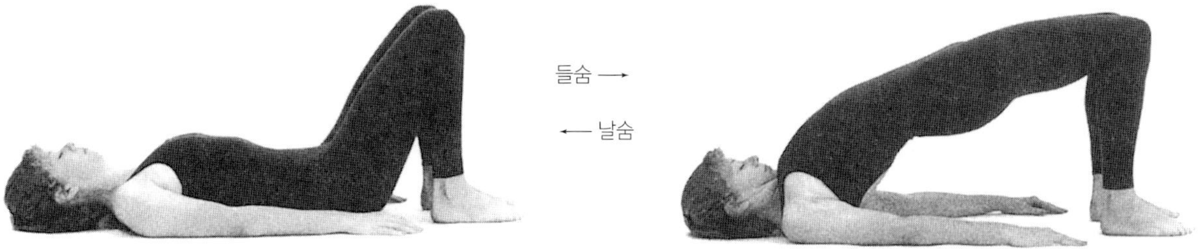

9

• 자세: 사바사나(Śavāsana)
• 강조점: 휴식한다.
• 방법: 등을 대고 납작하게 누워서 팔은 손바닥을 위로 한 채 몸 옆에 둔다. 다리는 약간 벌린다. 눈은 감는다. 마음을 이완하면서 몸을 충분히 휴식한다. 신체에서 일어나는 감각에 주의를 기울인다.
• 기간: 최소 3~5분

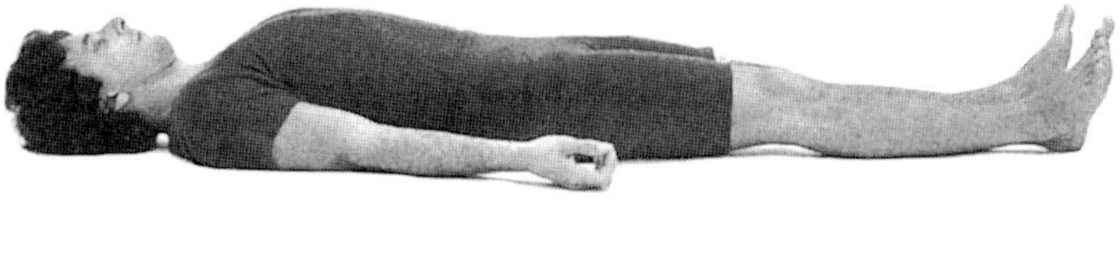

적극적인 역전: 역자세 입문

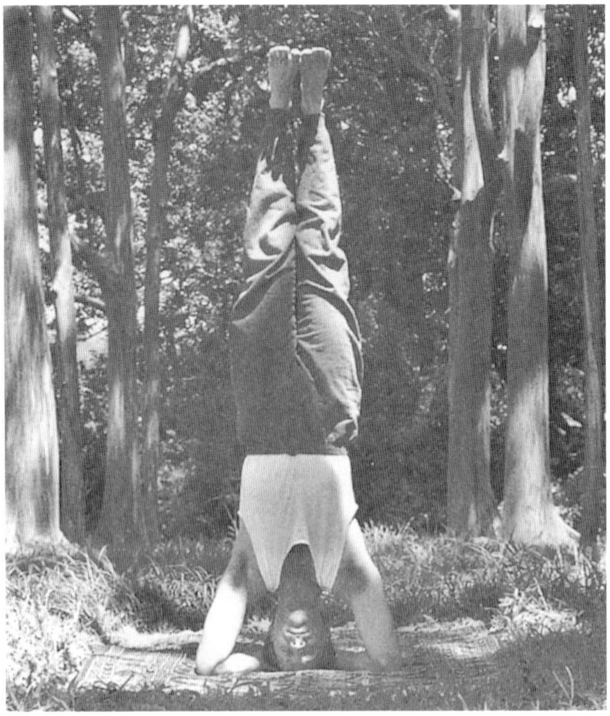

일차 목적와 이차 목적

고대 요가 수행자는 몸을 거꾸로 하는 것의 가치를 인식하여 생명기관에 활력을 불어넣고, 내분비선을 자극하고, 우리의 생리 전체의 균형감 있고 효과적인 기능을 활성화하였다. 그들은 이런 과정과 그 효과를 위빠리따 까라니(viparīta karaṇī, 적극적인 역전)라고 불렀다. 역자세는 척추와 늑골의 심층 및 표층 근육, 인대, 결합조직에 강도와 탄력을 준다. 또한 이 자세들은 횡격막과 복근뿐만 아니라 견갑대와 골반대를 척추와 연결시켜 주는 근육을 강화한다. 역자세는 신장 자세와 마찬가지로 우리의 자세와 전반적인 구조적 통합을 개선하도록 도와 몸통의 근육과 기관에 가해지는 스트레스를 줄이고 소화, 호흡, 순환을 개선시킨다.

비니요가 전통에 따르면 생역학적인 관점에서 역자세의 일차적 목적은 적극적인 역전의 효과를 성취하는 데 있다. 그리고 이차적 목적은 몸통근육을 강화하여 척추 커브의 기능적 통합성을 개선하고 호흡의 리듬을 심화시키는 데 있다.

역자세 방법과 유형

다리를 머리 위로 들어 올리거나 머리가 허리 아래로 이동하는 모든 자세는 약간의 위빠리따 효과를 준다. 누워서 다리를 들어 올리는 신장 자세, 서서 실시하는 전굴, 개 모양 자세, 팔 균형 자세는 약간의 역자세 효과가 있다. 그러나 역전이 일차적인 효과를 내는 자세들은 머리서기(Sīrṣāsana)와 그 변형 자세, 어깨서기(Sarvāṅgāsana)와 그 변형 자세에 제한되어 있다.

적극적인 역전 효과를 달성하는 데 있어 핵심은 구조에 스트레스를 가하지 않으면서 일정 시간 동안 역전된 자세를 유지하는 능력이다. 스트레스를 최소화하기 위해서는 각 자세의 기초가 서로 다름에도 불구하고 최대의 수직정렬에서 척추의 자연스러운 커브뿐만 아니라 모든 측면 커브를 유지할 수 있어야 한다. 수직정렬을 이루는 핵심은 들숨과 날숨이 결합된 방법에 있다.

머리서기에서는 정수리, 아래팔, 손이 기초가 된다. 이상적으로는 몸통과 다리 무게의 약 30%가 목과 정수리에 직접 실리고, 나머지 70%는 어깨와 팔에 실린다. 들숨에 흉곽이 팽창함에 따라 어깨를 머리서부터 멀리 들어 올려 목을 늘인다. 골반을 흉곽서부터 멀리 들어 올려 몸통을 늘인다. 그리고 다리를 골반에서 멀리 들어 올린다. 날숨에서는 복부를 수축시켜 요추-골반 관계에 영향을 줌으로써 요추 과전만을 최소화하고 다리의 위치를 조절한다. 이 자세에서 수직정렬이 잘 될수록 자세는 덜 힘들어진다.

어깨서기에서는 등 상부, 견갑대, 목, 머리가 기초를 이룬다. 고전적으로는 척추와 다리를 어깨 위에서 수직정렬을 유지하고 몸통은 가능하면 어깨에서 높이 들어 올린다. 그러나 비니요가 전통은 골반과 다리 사이에 약간의 각도를 유지하도록 권한다. 위빠리따 까라니(Viparīta Karaṇī)라고도 불리는 어깨서기의 고전적 변형과 마찬가지로 이런 변형은 역자세의 성질을 일부 희생시키지만 목과 등 상부가 과신전될 위험을 줄여 준다. 어깨서기 또한 다리, 허리, 복부 근육을 강화시킨다. 이 자세들을 수련할 때는 들숨에서 척추를 늘이고 골반에서부터 다리를 신전시키고, 날숨에서 복부를 수축하여 다리의 위치를 고정시키라.

머리서기와 어깨서기에서 팔과 손의 고전적인 위치는 기초를 안정시켜 자세를 지탱한다. 양쪽 자세 모두에서 팔과 손의 위치를 바꾸어 기초 성질을 변화시킬 수 있다. 일반적으로 이런 변형 자세는 고전적인 자세에 비해 몸통에 더 많은 힘을 요구하여 기초의 안정성을 약화시킴으로써 위험이 높아진다. 이들을 한꺼번에 니라람바(niralāmba, 지지물이 없다)라고 부른다.

이에 더해서 머리서기와 어깨서기에서는 충분한 범위로 움직일 수 있는데, 여기에는 전굴, 후굴, 비틀기, 측면 기울기가 포함된다. 이런 변형 자세는 기본 자세에 비해 힘과 안정성이 더 많이 요구되므로 그것을 수련하면 강한 긴장과 부상의 위험이 높아진다.

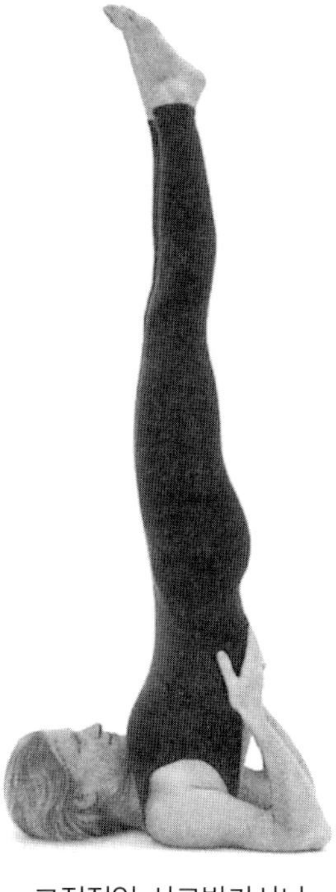

고전적인 사르방가사나
(Classic Sarvāṅgāsana)

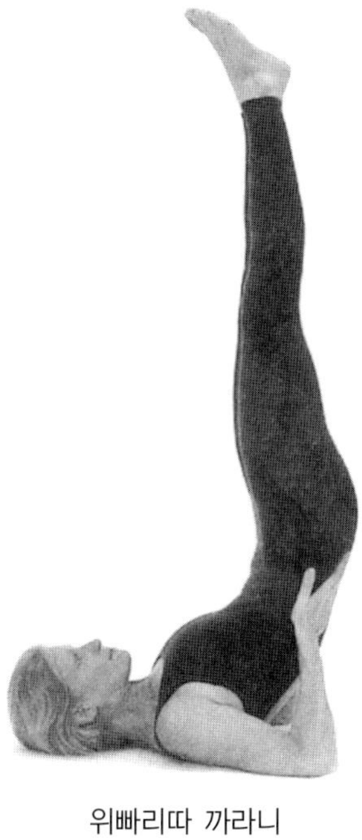

위빠리따 까라니
(Viparīta Karanī)

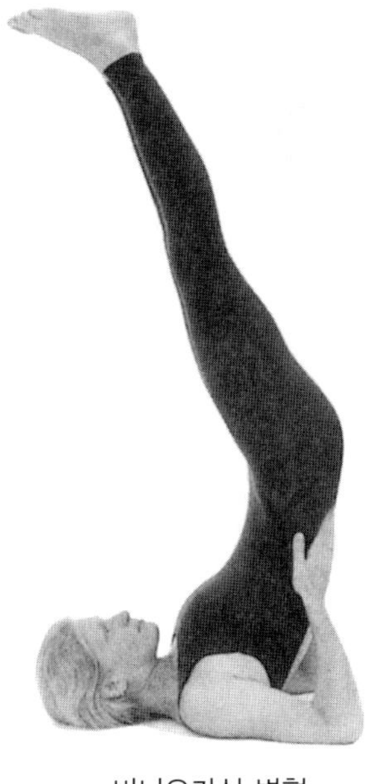

비니요가식 변형
(Viniyoga adaptation)

전굴 변형 자세에는 다리를 바닥 쪽으로 내리는 다양한 자세가 있다. 이 자세들은 몸통 전체, 특히 허리와 복부를 강화한다. 대부분의 변형 자세에는 체중이 중력의 중심선에서 떨어져 상당히 이동하기 때문에 목과 어깨에 추가적인 스트레스가 가해진다. 게다가 역자세에서 전굴하는 자세는 등과 다리 근육을 늘여 주며, 다른 전굴과 마찬가지로 복부기관을 압박하고 신장/부신 부위를 늘여 준다.

■ 시르사사나(Śīrṣāsana)

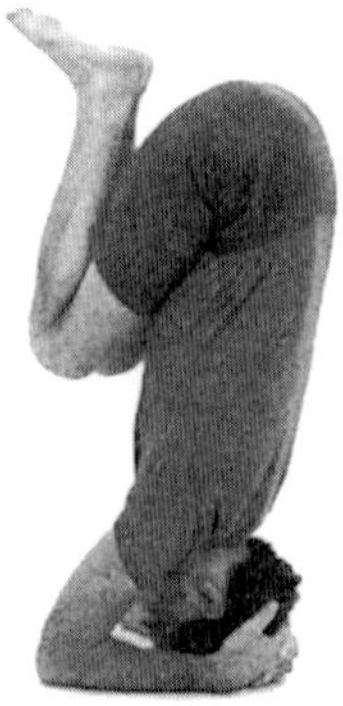

아꾼짜나사나(Āku canāsana)

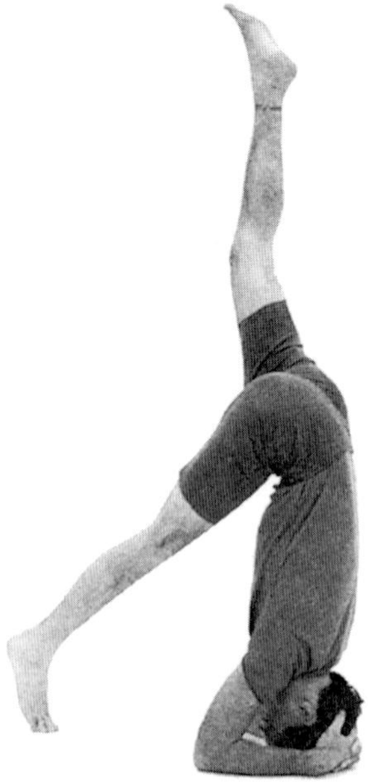

에까빠다 위빠리따 까라니
(Ekapāda Viparīta Karaṇī)

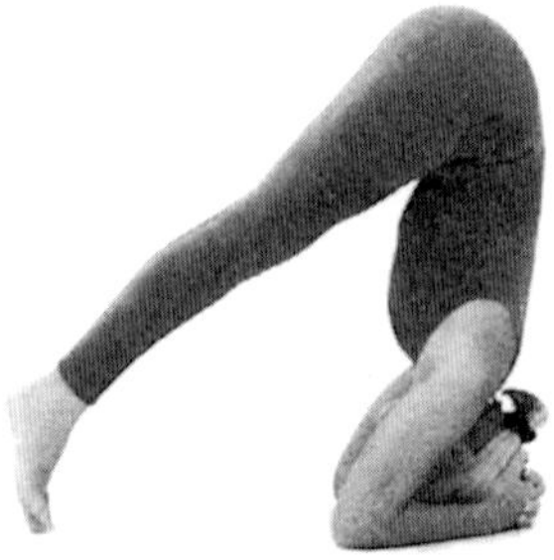

드위빠다 위빠리따 까라니
(Dvipāda Viparīta Karaṇī)

■ 사르방가사나(Sarvāṅgāsana)

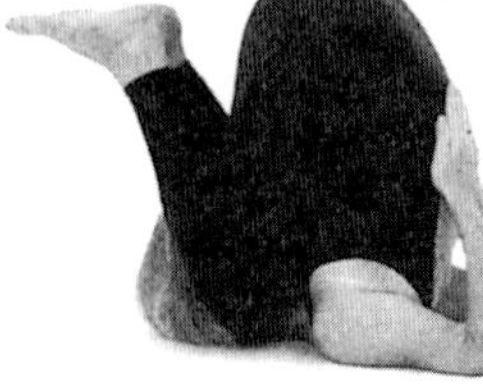

아꾼짜나사나
(Āku canāsana)

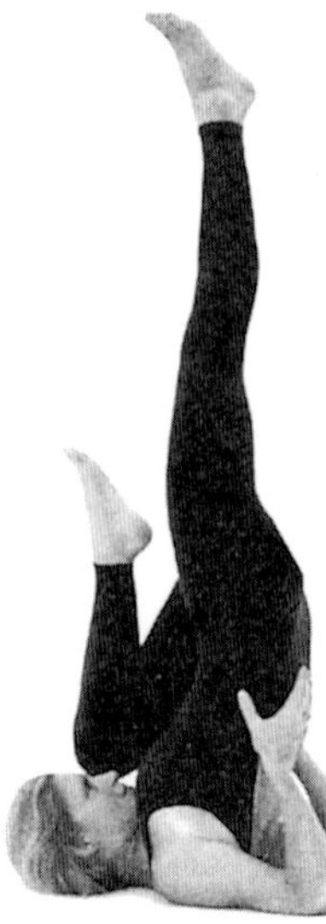

에까빠다 아꾼짜나사나
(Ekapāda Āku canāsana)

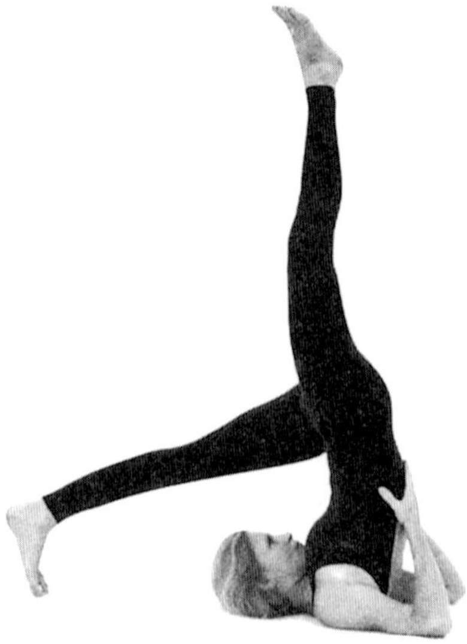

에까빠다 사르방가사나
(Ekapāda Sarvāṅgāsana)

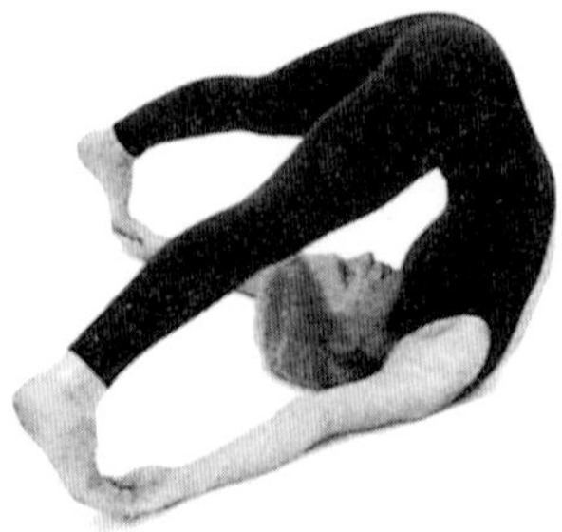

숩따 꼬나사나
(Supta Koṇāsana)

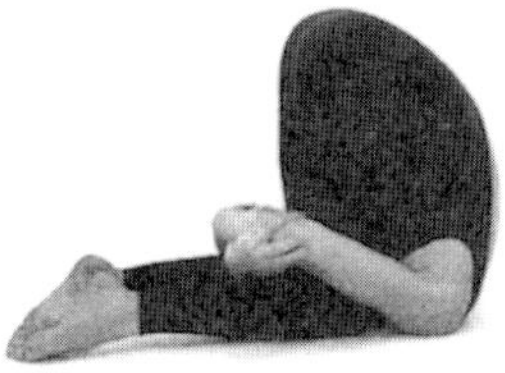

까르나삐다사나
(Karṇapīdāsana)

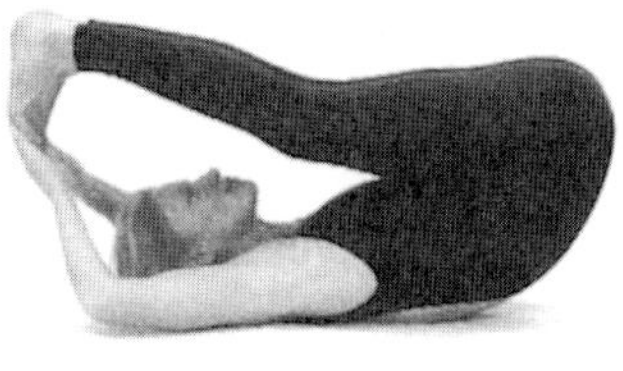

우르드바 무카 빠스찌마따나사나
(Ūrdhva Mukha Pascimatānāsana)

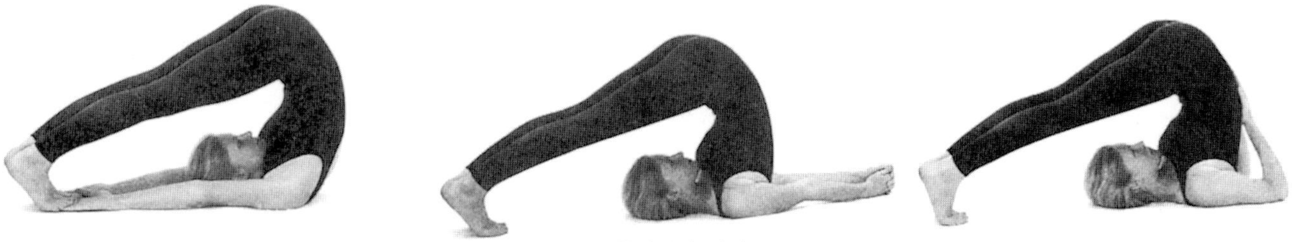

할라사나 변형
(Halāsana variations)

후굴 변형 자세는 아마 가장 어려운 자세일 것이다. 이 변형 자세에서는 한쪽이나 양쪽 다리를 바닥으로 내린 채 몸통을 뒤쪽으로 휜다. 이러한 변형 자세는 힘을 구축하는데, 특히 골반과 다리 낮추기를 조절하는 복근과 요근에 힘을 준다. 또한 늑간근육, 횡격막, 복근, 요근을 늘인다. 다른 후굴과 마찬가지로 이들은 복부기관을 늘이고 신장/부신 부위를 부드럽게 압박한다.

■ 시르사사나

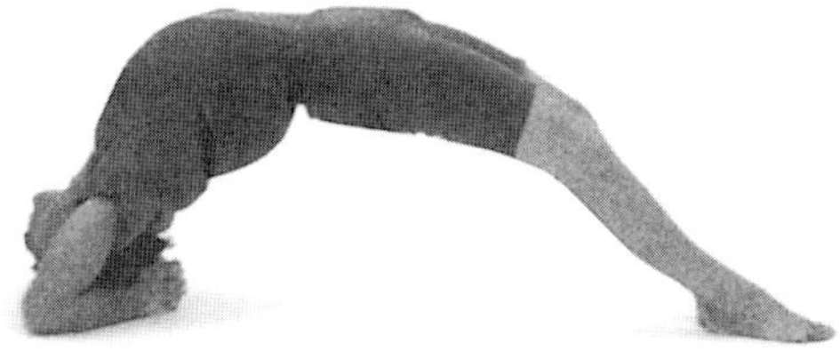

위빠리따 단다사나
(Viparīta Daṇḍāsana)

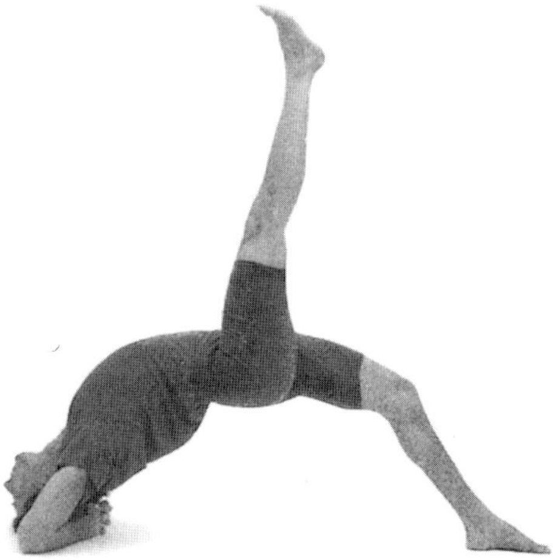

에까빠다 위빠리따 단다사나
(Ekapāda Viparīta Daṇḍāsana)

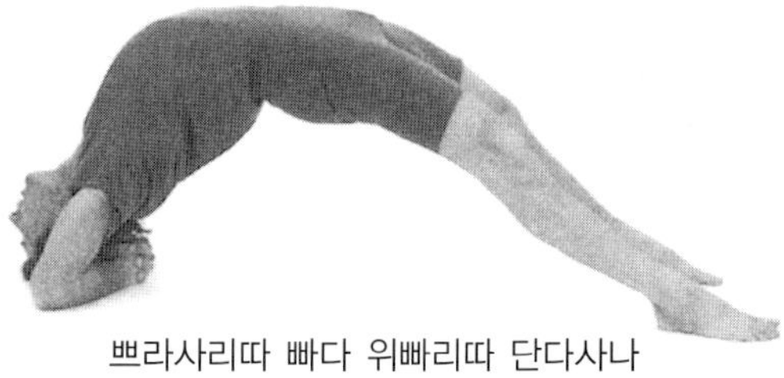

쁘라사리따 빠다 위빠리따 단다사나
(Prasarīta Pāda Viparīta Daṇḍāsana)

■ 사르방가사나

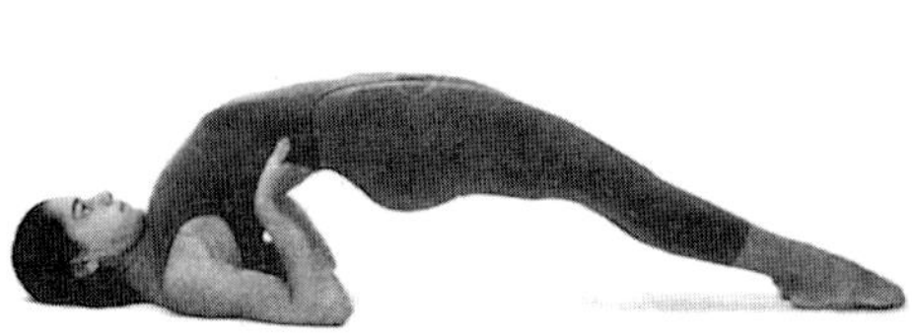

웃따나 마유라사나
(Uttāna Mayūrāsana)

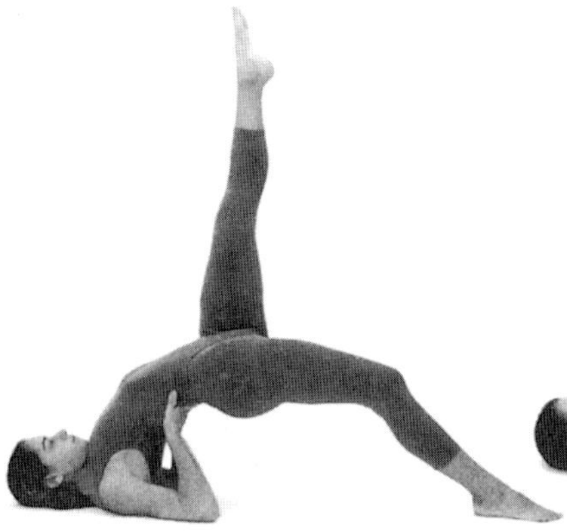

에까빠다 웃따나 마유라사나
(Ekapāda Uttāna Mayūrāsana)

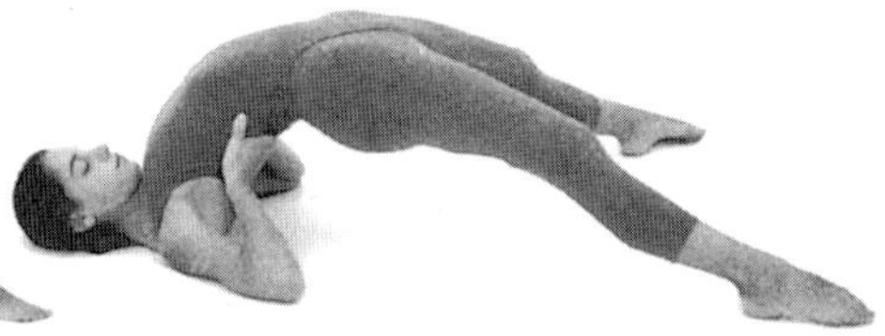

쁘라사리따 빠다 웃따나 마유라사나
(Prasarīta Pāda Uttāna Mayūrāsana)

역자세로 실시하는 비틀기 변형에는 다리를 뻗거나 구부리고 몸통을 뻗은 채로 유지하는 자세, 한쪽 다리나 양쪽 다리를 비틀어 전굴 자세로 낮추는 자세가 포함되어 있다. 이러한 변형 자세는 몸통의 근육을 강화하고 늘이며 복부기관을 교대로 늘이고 압박한다.

■ 시르사사나

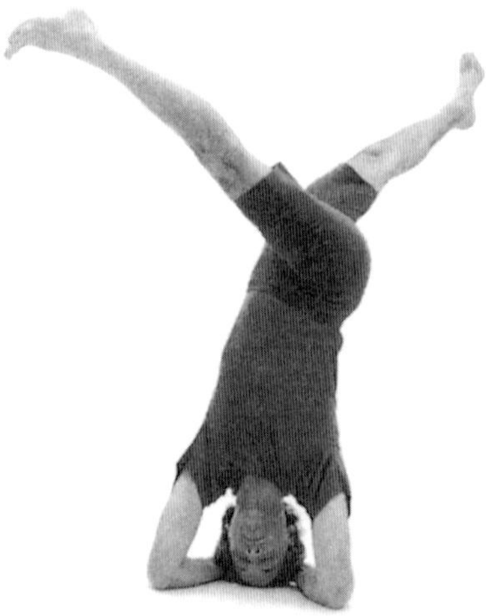

위빠리따 꼬나사나 빠리브르띠
(Viparīta Koṇāsana Parivṛtti)

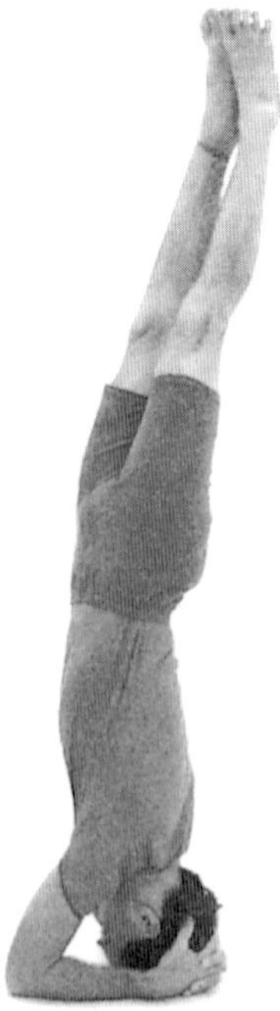

시르사사나 빠리브르띠
(Śirṣāsana Parivṛtti)

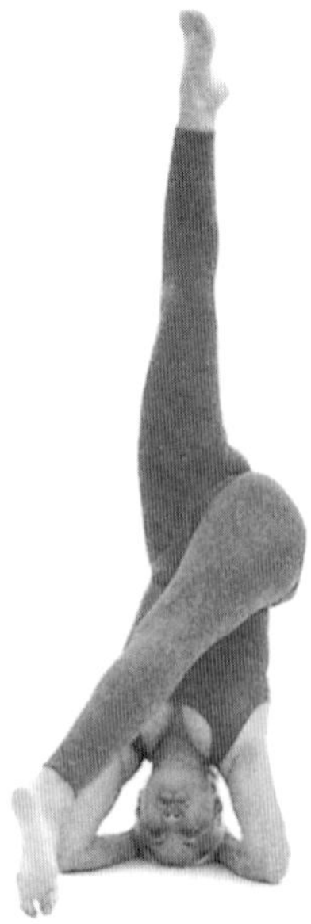

에까빠다 위빠리따 까라니 빠리브르띠
(Ekapāda Viparīta Karaṇī Parivṛtti)

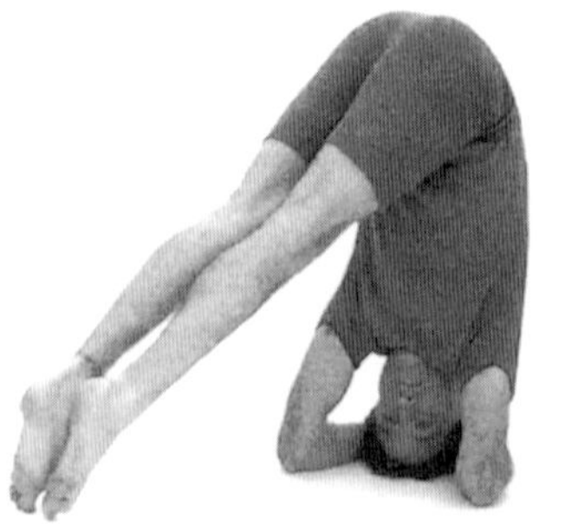

드위빠다 위빠리따 까라니 빠리브르띠
(Dvipāda Viparīta Karaṇī Parivṛtti)

■ 사르방가사나

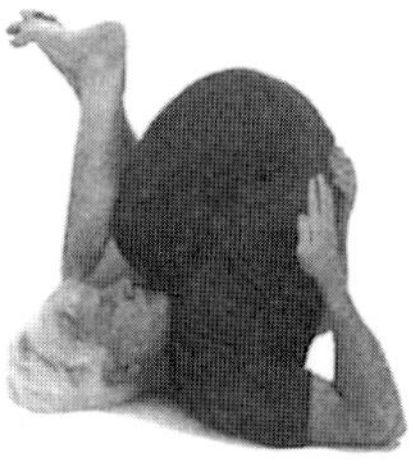

아꾼짜나사나 빠리브르띠
(Āku canāsana Parivṛtti)

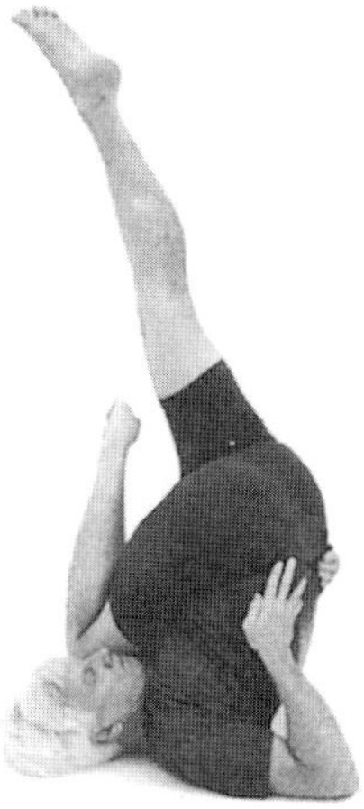

에까빠다 아꾼짜나사나 빠리브르띠
(Ekapāda Āku canāsana Parivṛtti)

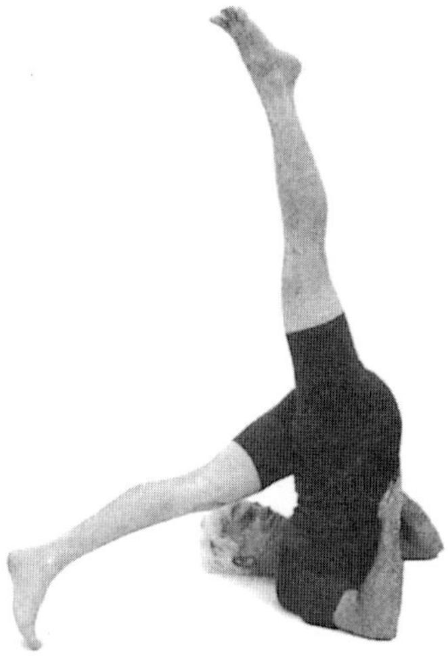

에까빠다 사르방가사나 빠리브르띠
(Ekapāda Sarvāṅgāsana Parivṛtti)

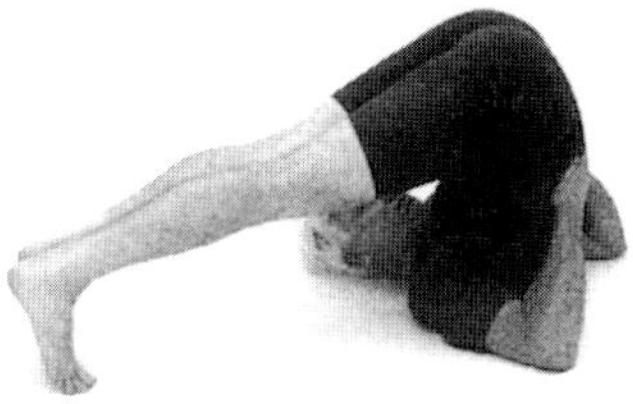

할라사나 빠리브르띠
(Halāsana Parivṛtti)

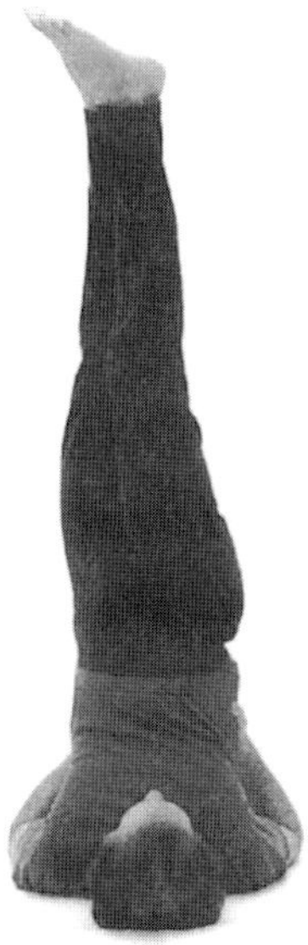

사르방가사나 빠리브르띠
(Sarvāṅgāsana Parivṛtti)

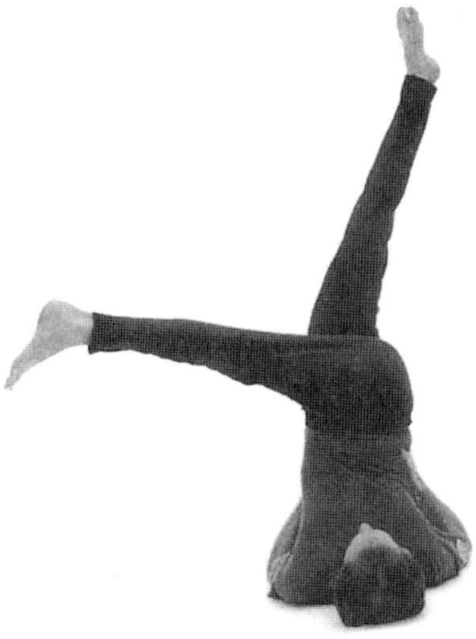

우르드바 꼬나사나 빠리브르띠
(Ūrdhva Koṇāsana Parivṛtti)

역자세에서 실시하는 골반 열기 변형에는 몸통을 수직으로 뻗어 유지하면서 뻗거나 굽힌 다리를 넓게 벌리는 자세, 한쪽 다리나 양쪽 다리를 전방에서 측면으로, 또 수직으로 반원을 그리며 회전시키는 자세가 포함되어 있다. 이러한 변형은 엉덩이, 사타구니, 허벅지 안쪽, 회음부 근육을 늘이고 강화한다. 아울러 회음부 바닥의 순환을 높이고 생식기관의 기능을 자극한다.

■ 시르사사나

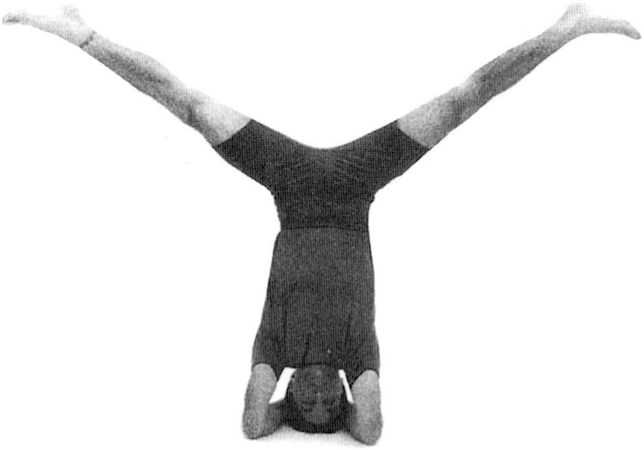

우르드바 꼬나사나
(Ūrdhva Koṇāsana)

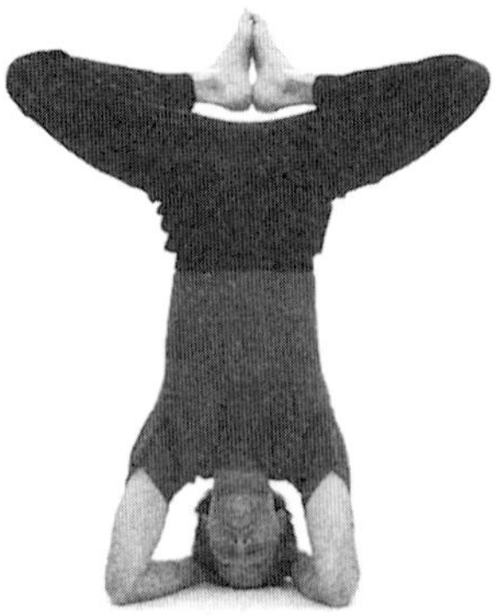

우르드바 밧다 꼬나사나
(Ūrdhva Baddha Koṇāsana)

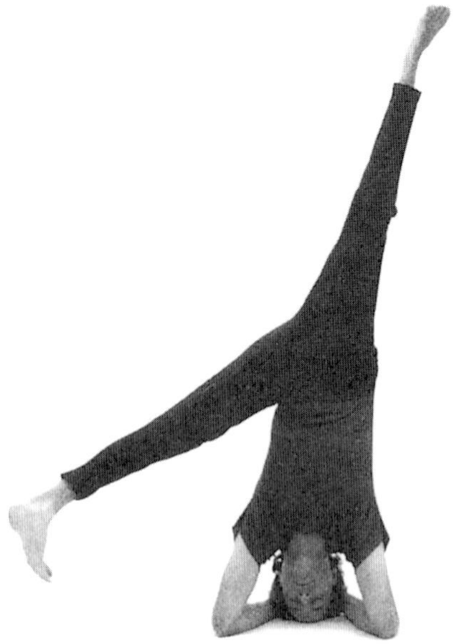

빠르스바 빠다 사르방가사나
(Pārśva Pāda Sarvāṅgāsana)

■ 사르방가사나

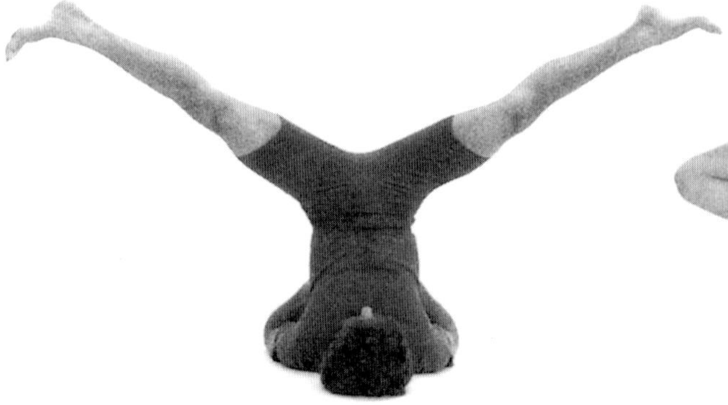

우르드바 꼬나사나
(Ūrdhva Koṇāsana)

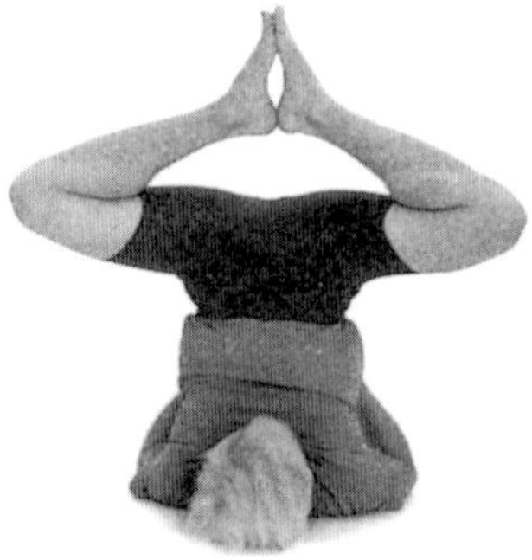

우르드바 밧다 꼬나사나
(Ūrdhva Baddha Koṇāsana)

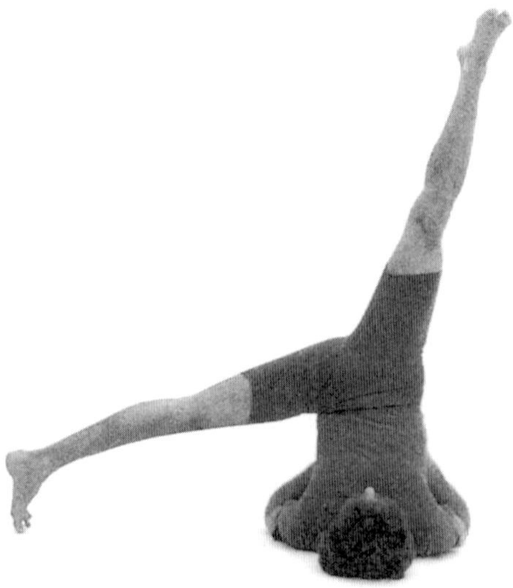

빠르스바 빠다 사르방가사나
(Pārśva Pāda Sarvāṅgāsana)

역자세로 실시하는 신장 변형에는 지탱하는 기초를 변화시키는 다양한 방법이 포함된다. 이런 자세에는 더 많은 힘, 균형, 정신적인 집중이 요구된다.

■ 시르사사나

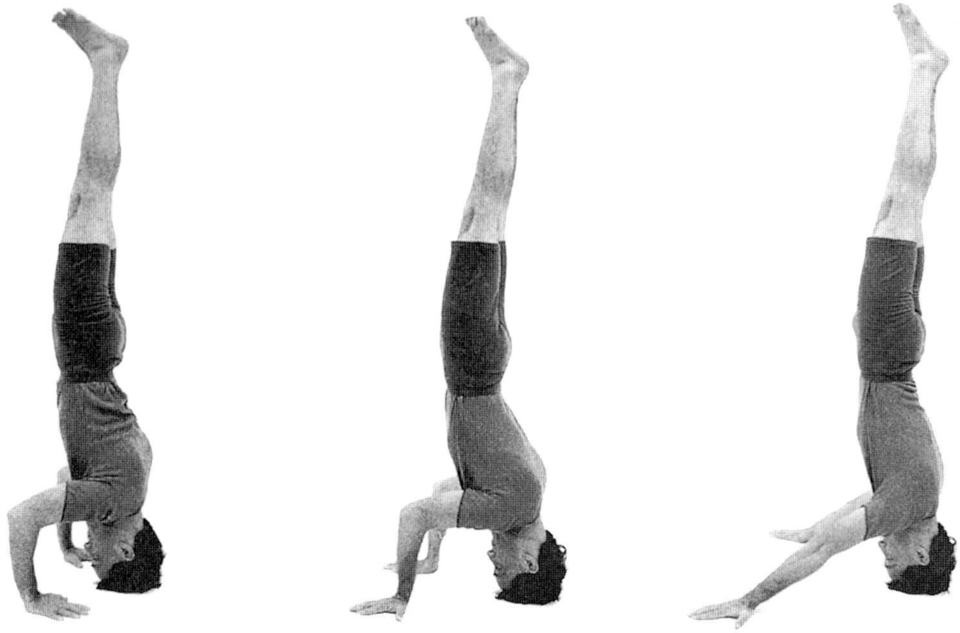

니라람바 시르사사나 변형
(Niralāmba Śirṣāsana variations)

■ 사르방가사나

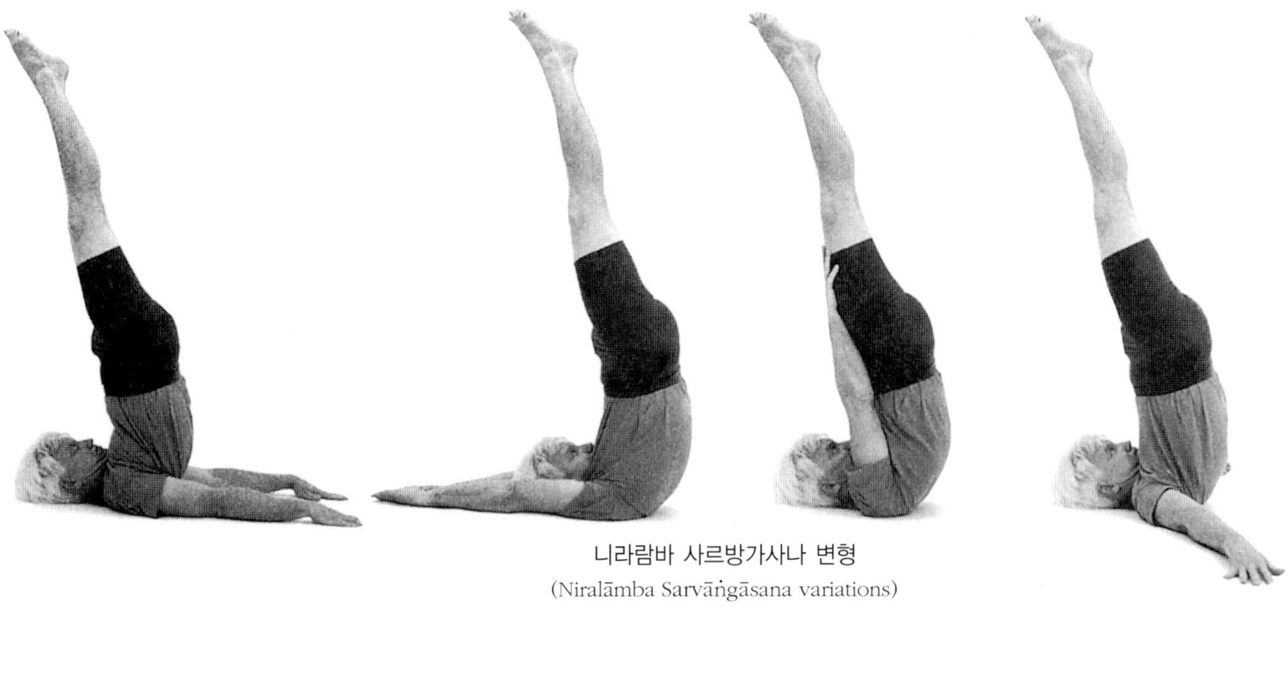

니라람바 사르방가사나 변형
(Niralāmba Sarvāṅgāsana variations)

흔히 일어나는 압력방출밸브와 위험

척추는 피라미드와 유사하다. 척추 맨 위에서는 척추마디와 추간판이 머리무게만을 지탱하고 있기 때문에 비교적 작고 가볍다. 경추의 척추구조, 인대, 근육은 머리의 큰 운동성에 비해 비교적 안정성이 작다. 아래로 내려가면서 점점 더 커지는 무게를 지탱하기 위해서 척추와 추간판은 점차 커진다. 요추의 척추구조, 인대, 근육은 큰 안정성에 비해 골반에 비교적 적은 운동성을 제공한다.

척수가 통과하는 척추마디와 척추돌기 사이 공간인 척추관은 거꾸로 선 피라미드와 같아서, 꼭대기는 점점 커지고 바닥으로 갈수록 작아진다. 이는 척추를 따라 내려가는 중추신경 다발인 척수가 바닥보다는 꼭대기가 더 두껍다는 사실 때문이다. 그러므로 역자세에서는 척추에서 가장 연약하고 제일 불안정한 부분에 가장 큰 부담이 주어진다.

따라서 역자세에서 가장 심각한 위험은 목의 근육, 인대, 신경에 가해지는 과도한 긴장뿐 아니라 척추 사이에 주어지는 과도한 추간판 압박이다. 이런 위험이 누적되는 경우 종종 몇 년 동안 수련한 후에야 문제가 드러난다! 준비 자세와 보상 자세가 포함된 적절한 연결 자세를 취해 주고 자세를 유지하는 동안 최대로 수직 정렬을 하면 이런 위험을 최소화시킬 수 있다.

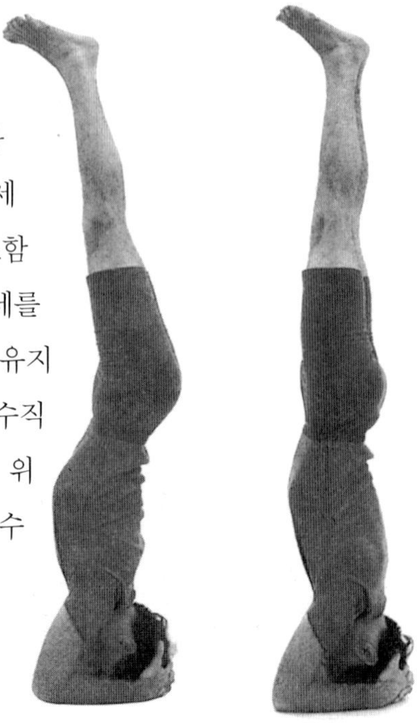

정렬이 어긋난 상태 올바른 자세

팔과 다리가 변형된 자세를 실시하면 목과 어깨뿐 아니라 요천추 영역에서 일어날 수 있는 위험이 상당히 커진다. 전굴, 후굴, 비틀기 변형에서 엉덩이 무게가 뒤나 옆으로 이동하기 때문에 자세를 고정시키기 위해서 목과 어깨 근육을 수축하는 경향이 있다. 이는 근육긴장과 추간판에 가해지는 과도한 압박의 위험을 높인다.

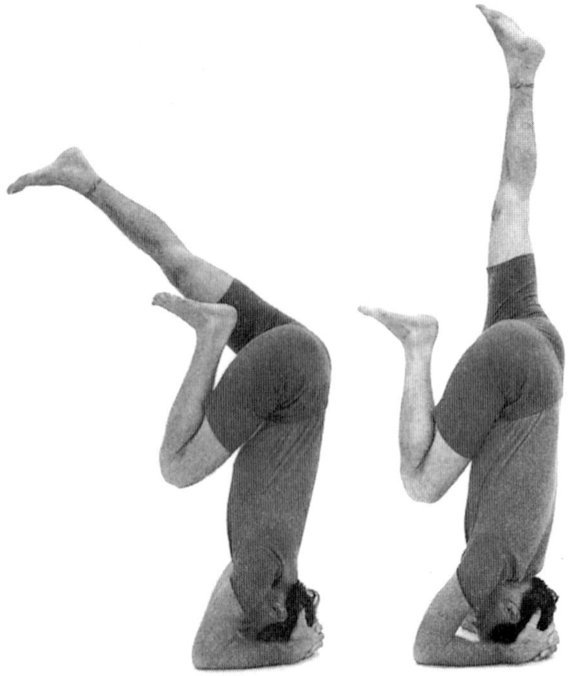

무게가 이동 올바른 자세

역자세가 주는 이점이 그 위험을 정당화시킬 수 없다는 점을 기억하는 것이 중요하다. 당신의 현재 조건을 바탕으로 해서 이득/위험 비율을 고려해야 한다. 목과 어깨뿐만 아니라 허리와 골반에 일정한 정도의 힘, 안정성, 기능적 통합성을 이루는 것이 필수적이다.

역자세를 안전하게 이용하기 위해서는 반드시 준비 자세, 반대 자세, 현명한 연결 자세의 원리가 필요하다. 조심스럽게 계획된 개발 작업을 통해 어느 기간 동안 몸을 준비할 필요가 있다. 적절한 보상 자세에도 주의를 기울여야 하는데 아무리 준비가 되어 있어도 보상이 필요한 잔여 스트레스가 남아 있을 것이기 때문이다.

특히 머리서기는 목과 어깨, 등 상부와 허리, 골반대, 다리에 높은 정도의 힘, 안정성, 기능적 통합성이 요구된다. 시르사사나를 안전하게 훈련하기 위해서는 몸 전체가 발달해야 한다. 머리서기 변형 자세는 준비 정도가 더 커야만 하기 때문에 아무 생각 없이 연습해서는 안 된다. 장기간의 준비에 전념하고 현재의 조건을 자각할 필요가 있다. 이렇게 전념한다고 해도 훈련 때마다 나날이 변할 수 있는 목의 실제 조건을 존중해야만 한다. 머리서기를 준비하는 동안 목이 경직되거나 통증이 느껴지면 그날은 실시하지 않는 것이 좋다.

머리서기와 어깨서기를 금지해야 하는 경우

1. 심각한 구조적 비대칭이나 심각한 척추측만
2. 목, 어깨, 등 상부의 약화, 과도한 긴장, 경직
3. 목이 만성적으로 튀어나온 경우
4. (어깨서기에서) 경추가 납작한 경우[6)]
5. 긴 목과 등 상부가 약한 경우
6. 상체가 작고 하체가 큰 경우
7. 심각한 요추전만
8. 모든 추간판 문제
9. 고혈압
10. 녹내장
11. 비만
12. 코감기나 부비강이 막힌 경우
13. 생리 중
14. 임신 중

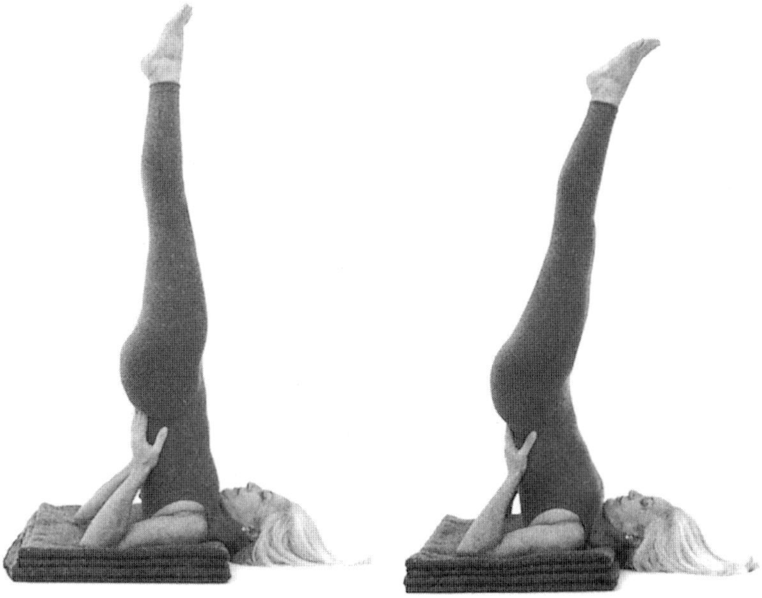

6) 이런 조건이 지나치게 심각하지 않은 경우 팔꿈치를 지탱하기에 충분한 정도의 너비를 가진 패드를 어깨 아래에 사용한다. 패드는 어깨를 들어 올려 목의 정상적인 곡선이 유지되도록 한다. 그러나 패드를 이용하면 등 상부의 늘임이 줄어든다.

역자세연습(에까빠다 위빠리따 까라니를 위해)

1

- 자세: 아르다 웃따나사나(Ardha Uttānāsana)
- 강조점: 머리서기 준비를 위해 등근육을 풀어 준다.
- 방법: 서서 팔을 머리 위로 올린다.
  - –날숨: 앞으로 굽히면서 배와 가슴을 허벅지 쪽으로, 손은 발로 내린다.
  - –들숨: 바닥과 평행이 될 때까지 가슴과 팔을 들어 올린다. 4초 동안 호흡을 참는다.
  - –날숨: 전굴 자세로 돌아온다.
  - –들숨: 시작 자세로 돌아온다.
- 반복 횟수: 6회

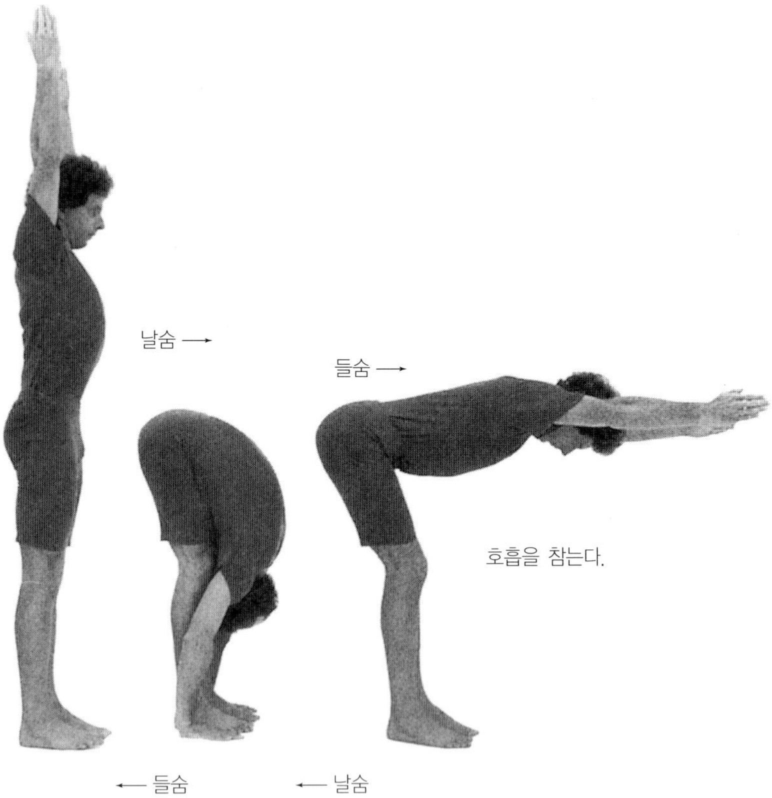

날숨 →
들숨 →
호흡을 참는다.
← 들숨
← 날숨

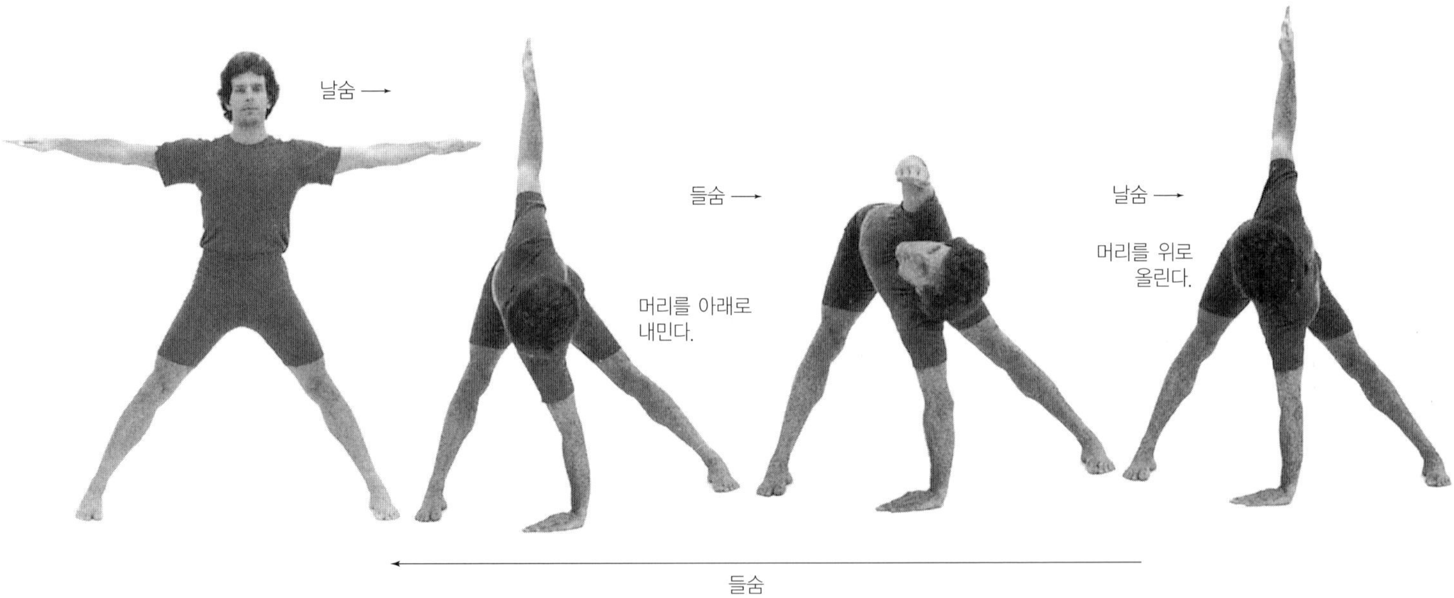

날숨 →
들숨 →
날숨 →
머리를 아래로
내민다.
머리를 위로
올린다.
들숨

2

- 자세: 빠리브르띠 뜨리꼬나사나(Parivṛtti Trikoṇāsana)
- 강조점: 다리, 등, 어깨를 늘인다. 머리서기를 위해 목을 풀어 준다.
- 방법: 발을 어깨너비보다 넓게 벌리고 선다. 팔은 옆으로 바닥과 평행하게 뻗는다.
  - –날숨: 전굴하면서 몸을 비틀어 왼손을 바닥에 두고, 오른팔은 위로 뻗으면서 어깨를 오른쪽으로 비튼다. 머리는 숙여 왼손 쪽으로 향한다.
  - –들숨: 비튼 자세에서 오른쪽 어깨를 왼쪽 어깨 위에 일직선으로 둔 채 오른팔을 어깨 위에서 앞

으로 뻗는다. 머리는 중앙으로 돌려 오른손을 바라본다.
- –날숨: 오른팔을 위로 하면서 이전 자세로 돌아온다. 머리를 위쪽으로 돌려 오른손 쪽을 바라본다.
- –들숨: 시작 자세로 돌아온다.

- 반복 횟수: 한쪽당 6회씩 교대로 반복한다.
- 세부사항: 팔을 어깨와 일직선이 되게 내리되 팔에 몸통의 무게가 실리지 않게 한다. 몸을 비틀 때 무릎을 굽힐 수 있다.

- 반복 횟수: 8회
- 세부사항
  - –들숨: 턱은 약간 아래로 당기고 가슴이 주도하게 한다. 허리가 압착되지 않게 하면서 가슴이 팽창하는 것을 느낀다.
  - –날숨: 가슴이 복부 쪽으로 무너지지 않게 하면서 허리를 둥글게 한다. 등 상부가 많이 휘지 않도록 한다. 엉덩이가 발꿈치에 닿기 전에 가슴을 허벅지 쪽으로 내린다.

3

- 자세: 짜끄라바까사나(Cakravākāsana)
- 강조점: 선 자세에서 누운 자세로 이동한다. 들숨에 흉곽을 늘이고 날숨에 허리를 늘인다.
- 방법: 손과 무릎을 바닥에 댄 채 몸을 일으킨다. 어깨는 손목과, 엉덩이는 무릎과 일직선이 되게 한다.
  - –들숨: 가슴을 복부에서 멀리 들어 올린다.
  - –날숨: 복부를 부드럽게 수축하고 허리를 둥글게 말면서 가슴을 허벅지 쪽으로 내린다.

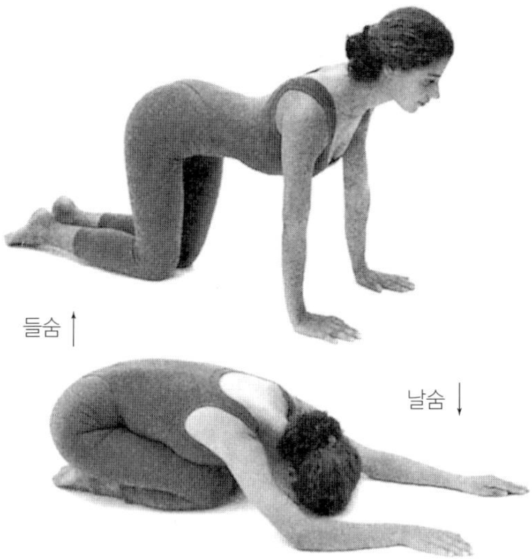

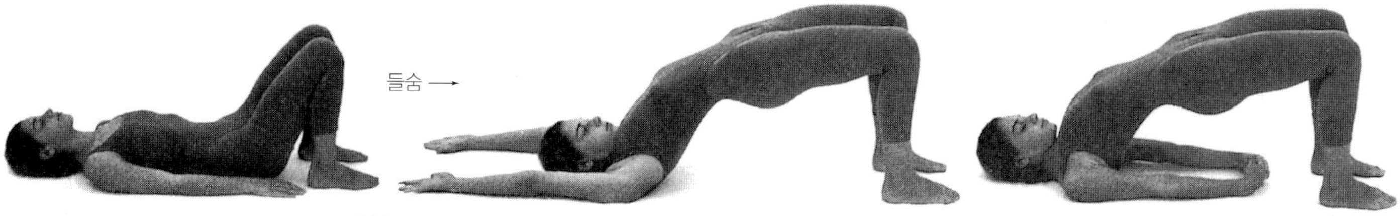

4

- 자세: 드위빠다 삐탐(Dvipāda Pīṭham)
- 강조점: 머리서기 준비를 위해 등 상부와 목을 늘인다.
- 방법

A. 누워서 팔을 내려 양옆에 둔다. 무릎은 굽히고 발은 바닥에 둔 채 약간 벌려 편안하게 엉덩이 쪽으로 당긴다.
- –들숨: 발을 내리누르고 턱은 아래로 당긴 채 목이 부드럽게 바닥에서 편평하게 될 때까지 골반을 천장으로 들어 올린다. 동시에 팔을 머리 위 바닥으로 들어 올린다.
- –날숨: 시작 자세로 돌아온다.

B. 손가락 깍지를 껴서 골반 아래 바닥에 두고 몸을 일으켜 세운다. 어깨는 서로 당겨서 등 상부와 목을 늘인다.

• 반복 횟수: A는 4회, B는 4회 호흡하면서 자세를 유지한다.

• 세부사항

–들숨: 척추 하나하나를 아래에서 위로 들어 올린다.

–날숨: 척추 하나하나를 풀면서 내려온다.

5

• 자세: 위빠리따 꼬나사나(Viparīta Koṇāsana)와 위빠리따 밧다 꼬나사나(Viparīta Baddha Koṇāsana)와 함께하는 시르사사나(Śirṣāsana)

• 강조점: 등과 어깨 근육을 강화한다. 허벅지 안쪽과 회음부 바닥을 늘인다. 머리서기 변형 중 하나를 경험한다.

• 방법

A. 시르사사나: 팔꿈치를 팔뚝길이만큼 벌리고 손가락은 깍지를 낀다. 손으로 머리를 감싸고, 발가락으로 서서 무릎을 바닥에서 들어 올린다. 엉덩이가 어깨와 수직이 될 때까지 발가락으로 앞쪽으로 걸어온다.

–들숨: 다리를 수직 위치로 들어 올린다.

–자세를 유지하면서 8회 호흡한다.

B. 머리서기에서 위빠리따 꼬나사나와 위빠리따 밧다 꼬나사나

–들숨: 다리를 가능한 한 넓게 벌린다.

–자세를 유지하면서 4회 호흡한다.

–들숨: 머리서기로 돌아온다.

–날숨: 무릎을 굽히고 발바닥을 서로 맞댄다.

–자세를 유지하면서 4회 호흡한다.

–들숨: 머리서기로 돌아온다.

• 세부사항: 자세는 편안해야 한다. 목에 스트레스가 가해지면 내려오라. 양쪽 변형 자세에서 다리는 동일한 수평면을 유지한다.

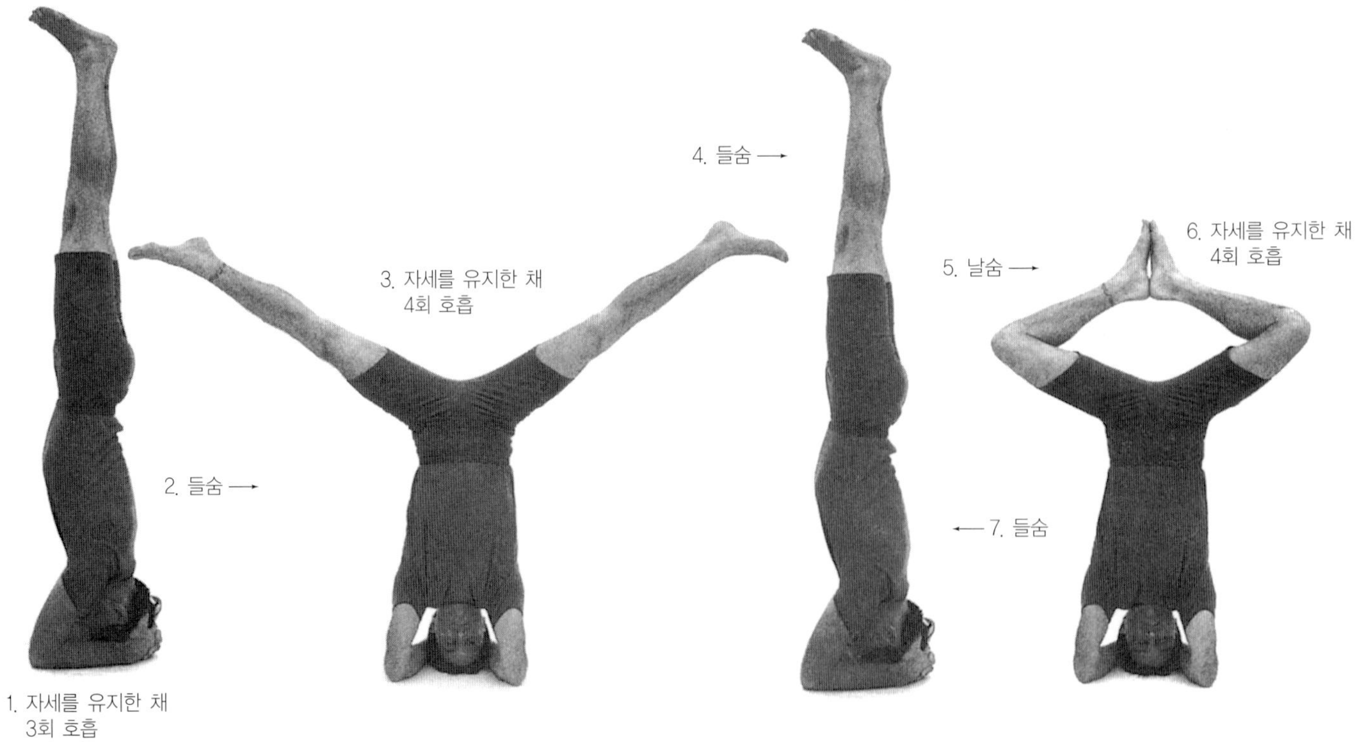

1. 자세를 유지한 채
3회 호흡
2. 들숨 →
3. 자세를 유지한 채
4회 호흡
4. 들숨 →
5. 날숨 →
6. 자세를 유지한 채
4회 호흡
← 7. 들숨

6

- 자세: 사르방가사나(Sarvāṅgāsana)와 에까빠다 아꾼짜나사나(Ekapāda Aku cānāsana)/에까빠다 사르방가사나(Ekapāda Sarvāṅgāsana) 결합
- 강조점
  - 사르방가사나: 머리서기의 부정적 효과를 방지하기 위해 등 상부와 목을 늘여 준다.
  - 결합: 허리근육을 강화한다.
- 방법
  A. 사르방가사나: 등을 대고 눕는다.
  - 날숨: 다리를 머리 위로 가볍게 쳐올린다. 엉덩이와 허리 중간을 바닥에서 들어올리고 손바닥은 등 중간에 둔다.
  - 들숨: 다리는 위로 들어 올린다.
  - 자세를 유지하면서 12회 깊게 호흡한다.

  B. 어깨서기에서 결합자세로
  - 날숨: 오른쪽 무릎을 가슴 쪽으로 내리고, 오른쪽 발꿈치는 오른쪽 엉덩이로 향한다.
  - 들숨: 자세를 유지한다.
  - 날숨: 왼쪽 다리를 펴서 왼발이 바닥에 닿을 때까지 내린다.
  - 들숨: 이전 자세로 돌아와 오른쪽 무릎을 가슴 옆에 고정시킨다. 한 번에 한쪽씩, 한쪽당 6회 반복한다.
- 세부사항: 엉덩이를 어깨가 아닌 팔꿈치 위로 수직으로 세우고, 발은 머리보다 약간 위에 둔다. 들숨과 날숨의 길이를 동일하게 하고 최대한 편안하게 호흡한다.

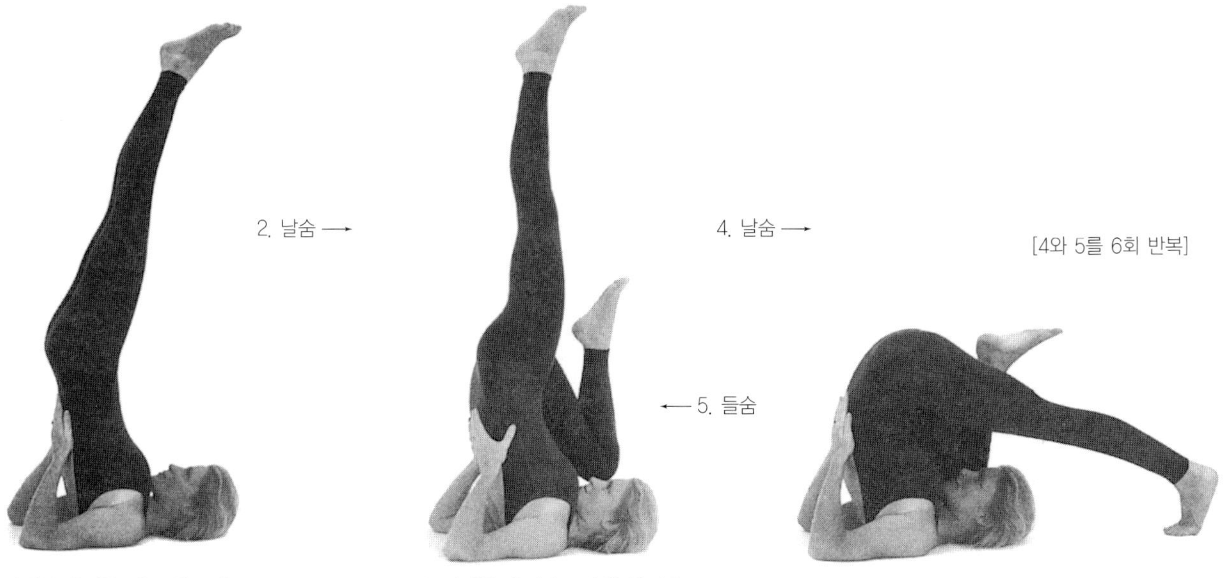

1. 자세를 유지한 채 12회 호흡
3. 자세를 유지하고 숨을 들이쉼

7

- 자세: 아르다 살라바사나(Ardha Salabhāsana)
- 강조점: 팔을 움직이는 동안 등 상부와 머리를 휜다.
- 방법: 배를 대고 누워 머리는 오른쪽으로 돌리고, 손은 천골 위에 교차시키고, 손바닥은 위로 한다.
  - 들숨: 가슴, 오른팔, 왼쪽 다리를 들어 올리고, 머리를 중앙으로 돌린다.
  - 날숨: 가슴과 다리를 내리고, 팔을 등 뒤로 쓸어 내리고, 머리는 왼쪽으로 돌린다.
  - 반대쪽도 반복한다.
- 반복 횟수: 한쪽당 6회씩 교대로 반복한다.
- 세부사항

-들숨: 다리를 올리기 조금 전에 가슴을 들어 올리고, 가슴 높이를 강조한다. 골반 수준을 편평하게 유지한다.

-날숨: 팔을 내리면서 머리를 반대쪽으로 돌린다.

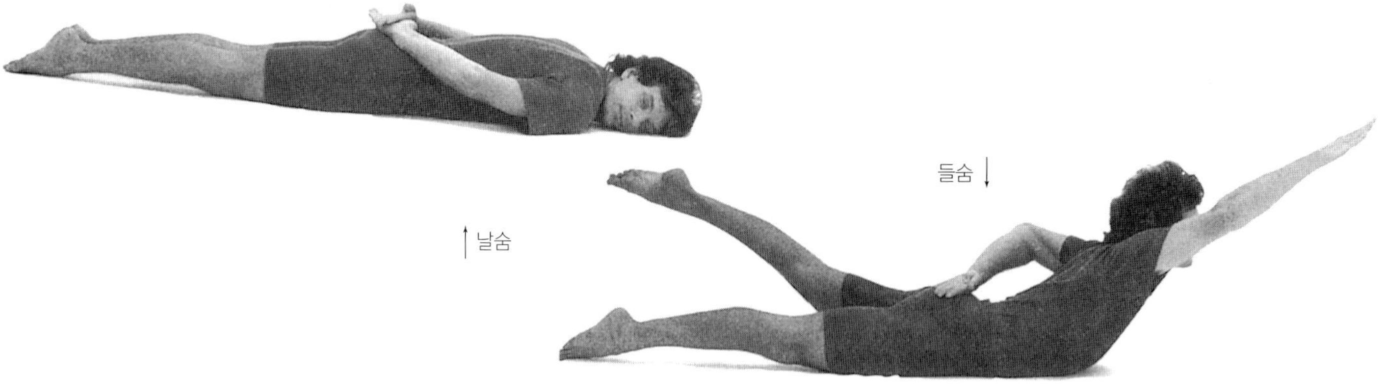

8

• 자세: 우르드바 쁘라사리따 빠다사나(Ūrdhva Prasārita Pādāsana)

• 강조점: 척추를 신장하여 바닥에서 편평하게 한다. 다리를 늘인다.

• 방법: 등을 대고 누워 팔을 내려 양옆에 두고, 다리는 굽히고, 양쪽 무릎은 가슴 쪽으로 당긴다.

-들숨: 팔을 머리 뒤 바닥까지 계속 위로 들어 올린다. 다리는 천장 쪽으로 들어 올린다.

-뻗은 상태에서 2회 충분히 호흡한다.

-날숨: 시작 자세로 돌아온다.

• 반복 횟수: 4회

• 세부사항

-들숨: 다리를 위쪽으로 들어 올릴 때 발은 구부린다. 무릎은 약간 구부려 다리와 몸통의 각도를 90° 이하로 유지한다. 허리와 천추를 바닥으로 밀어낸다. 턱은 아래로 당긴다.

-자세를 유지할 때, 날숨: 무릎과 팔꿈치를 약간 구부린다.

-들숨: 팔과 다리를 좀 더 똑바로 뻗어 준다.

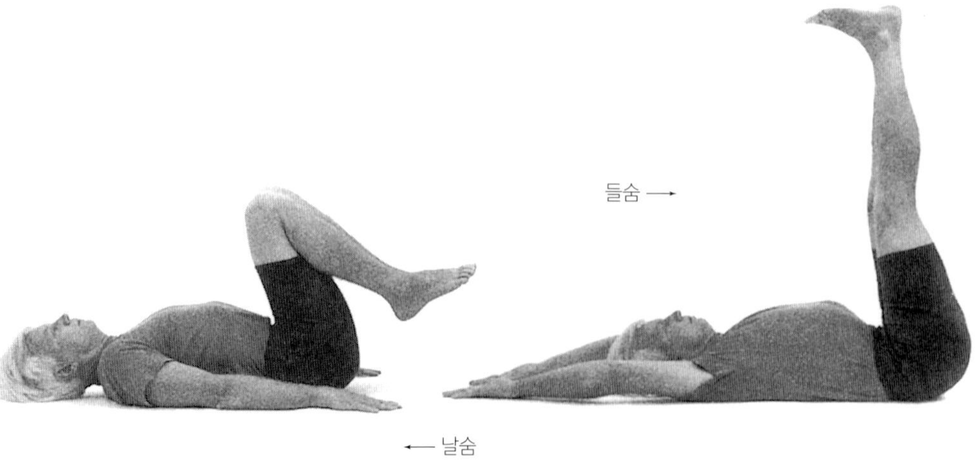

9

- 자세: 마리찌아사나(Marīcyāsana)
- 강조점: 견갑골과 척추 사이의 근육을 늘이고, 어깨에서 목까지 늘인다. 머리서기 후에 목과 어깨에 균형을 잡아 준다.
- 방법: 앉아서 왼쪽 다리를 앞으로 뻗고, 오른쪽 무릎은 굽혀 발꿈치가 좌골 가까이 오도록 하고, 무릎은 가슴 쪽으로 당긴다. 오른팔을 오른쪽 허벅지 안쪽에서 시작해서 바깥쪽을 돌아 등 뒤로 감싼다. 왼팔은 등 뒤에서 감싸 오른손으로 왼쪽 팔목을 잡는다.
  - 들숨: 가슴을 들어 올리고 등 상부를 편평하게 하며 왼쪽 어깨를 앞으로 움직여 가능한 한 오른쪽 어깨와 나란히 유지한다.
  - 날숨: 앞으로 굽혀 가슴을 아래로 왼쪽 다리 쪽으로 내린다.
  - 6회 반복한다.
  - 대칭 자세에서 잠시 유지하면서 오른쪽 어깨에서 일어나는 공간의 질을 느껴 본다.
  - 반대쪽도 반복한다.

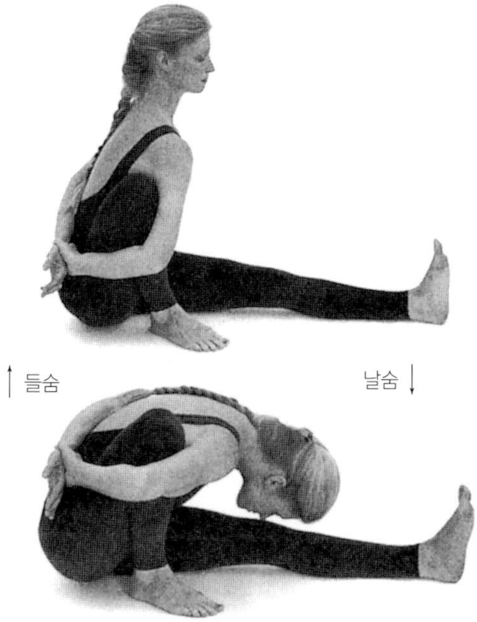

- 세부사항: 앞으로 굽힐 때 오른쪽 좌골을 바닥에서 떨어뜨린다. 날숨에 왼쪽 무릎을 구부린다.

10

- 자세: 아르다 맛첸드라사나(Ardha Matsyendrāsana)
- 강조점: 척추를 비튼다. 머리서기 후에 목과 어깨가 균형을 잡아 준다.
- 방법: 앉아서 왼쪽 다리를 구부리고, 왼발을 오른쪽 엉덩이 옆에 둔다. 오른쪽 무릎은 똑바로 세우고, 오른발은 교차시켜 왼쪽 무릎 바깥에 둔다. 오른팔은 손바닥을 바닥으로 향한 채 등 뒤 천추 옆에 둔다. 왼팔은 오른쪽 다리 바깥쪽에 두고 왼손으로 오른발 아치를 잡는다.
  - 들숨: 척추를 위로 뻗는다.
  - 날숨: 몸통을 비틀어서 오른쪽 어깨 위를 바라본다.
- 반복 횟수: 한쪽당 8회
- 세부사항
  - 날숨: 팔은 비틀림을 크게 하기 위해서만 사용하면서 배 깊숙이에서의 비틀림을 조절한다.
  - 들숨: 몸을 조금씩 풀어 주어 척추의 신장을 촉진한다.

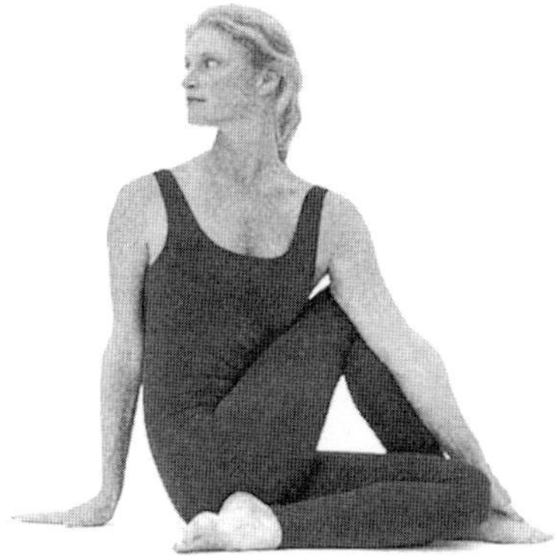

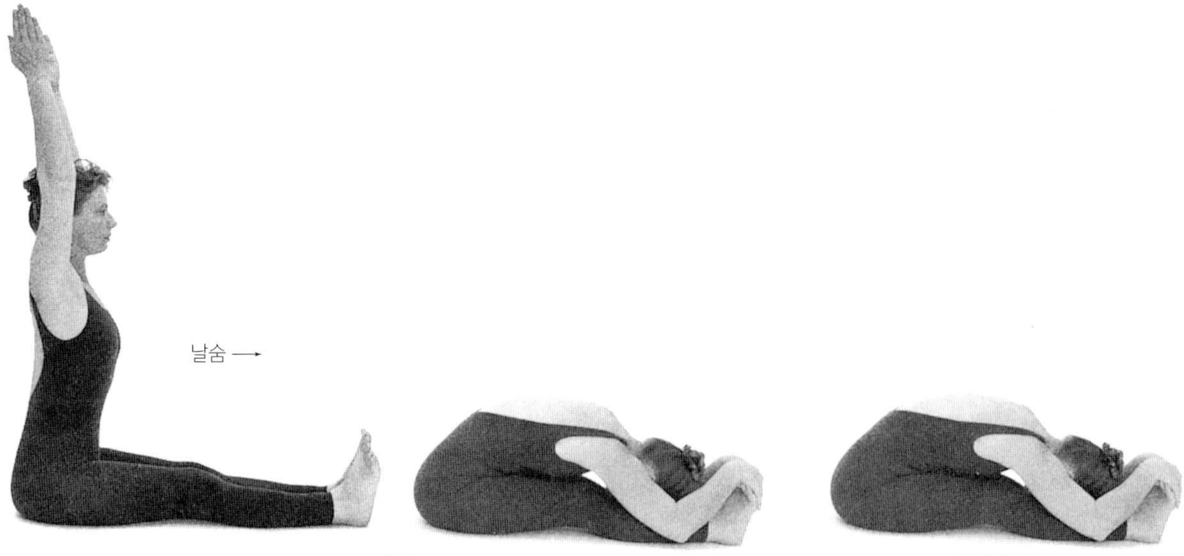

11

- 자세: 빠스찌마따나사나(Pascimatānāsana)
- 강조점: 비틀기 후에 등을 대칭으로 늘인다.
- 방법: 앉아서 다리를 앞으로 뻗고, 등을 세우며, 팔은 머리 위로 들어 올린다.
  - 날숨: 무릎을 약간 굽히면서 몸을 앞으로 숙여 가슴을 허벅지 쪽으로 내리고 손바닥은 발의 앞쪽 둥근 부분에 놓는다.
  - 날숨 후에 4~6초 참는다.
  - 들숨: 시작 자세로 돌아온다.
  - 4회 반복한다.
  - 그다음 전굴 자세를 유지한 상태에서 4회 호흡한다.
- 세부사항
  - 날숨: 허리 스트레칭을 돕기 위해 무릎을 구부리고 배와 가슴을 허벅지 쪽으로 내린다. 턱을 목구멍 쪽으로 내린다. 날숨 후 숨을 참을 때 횡격막이 위로 움직이는 것처럼 느낀다.
  - 들숨: 가슴을 허벅지에서 멀리 들어 올려 등 상부를 편평하게 한다.

12

- 자세: 사바사나(Savāsana)
- 강조점: 휴식한다.
- 방법: 등을 대고 납작하게 누워 팔은 손바닥을 위로 한 채 양옆에 둔다. 다리를 약간 벌리고 눈을 감는다. 마음을 이완하면서 몸을 충분히 휴식한다. 신체에서 일어나는 감각에 주의를 기울인다.
- 기간: 최소 3~5분

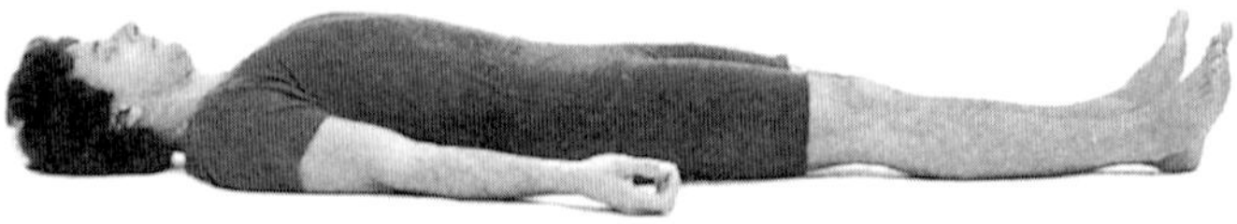

특이 자세의 성취: 균형 입문

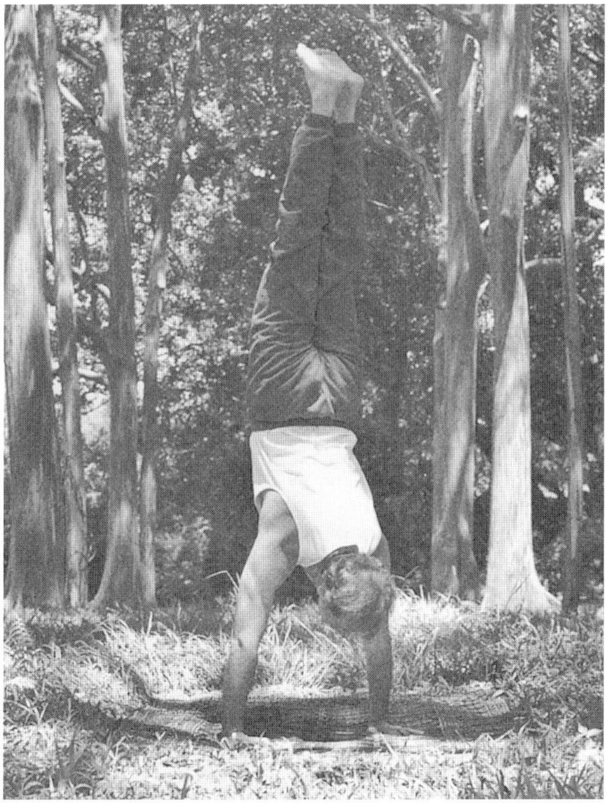

일차적 목적과 이차적 목적

고대 요가 수행자들은 신체를 강화하고, 그 구조적 통합성을 개선하고, 정신적 안정과 집중된 주의를 개발하는 데 필요한 균형 자세의 가치를 알고 있었다. 그들은 이 자세를 '특별한(peculiar)' 성취라고 불렀다. 균형 자세는 두 개의 부류로 뚜렷이 구분할 수 있다. 첫 번째 부류의 균형 자세는 다리 균형이라고 하는 것으로, 발가락이나 발로 서서 훈련하는 자세다. 다리 균형은 집중된 마음을 길러 주고, 신체의 전반적인 힘과 구조적 통합, 특히 발, 다리, 엉덩이의 힘과 통합성을 개선하는 것뿐만 아니라 우리가 몸무게를 유지하고 움직이는 방식을 연마하는 것에 도움을 준다. 팔 균형이라고 하는 두 번째 부류의 균형 자세는 손으로 서거나 팔뚝과 손으로 서서 연습한다. 이미 설명한 일반적인 이점에 더해서, 팔 균형은 팔과 어깨 근육뿐만 아니라 허리, 복부, 골반을 강화하는 것에 강조점이 있다. 모든 균형 자세는 우리에게 신체를 지배하고 있다는 느낌을 주고, 가벼운 느낌과 웰빙의 느낌을 높이고, 자존감을 높여 주는 경향이 있다.

균형 자세의 일차적 목적은 스트레스나 지나친 긴장 없이 일정 시간 동안 '특별한' 자세를 취하고 유지하는 것이며, 이를 성취함으로써 집중되고 안정된 마음을 계발한다. 그리고 이차적 목적은 자세에 따라 다양하게 나타나지만 보통 신체의 전반적인 구조적 통합성과 강도를 높여 주는 것이다.

균형 자세의 방법과 유형

역학적 관점에서 신체의 구조는 실제로 무게를 지탱하고 이동하는 역할을 한다. 몸무게는 구조를 거쳐서 자세마다 변하는 지지의 기초로 이동하고, 그 후 바닥으로 이동한다. 서 있는 경우에 몸을 지탱하는 기초는 발이다. 앉아 있는 경우에는 엉덩이와 다리가 기반이 되고, 누워 있는 경우에는 몸길이 전체가 기초가 된다. 일반적으로 기초가 크면 안정성도 커진다. 그러므로 가령 누운 자세는 보통 앉은 자세보다 더 안정되어 있고, 앉은 자세는 선 자세보다 더 안정되어 있다.

몸을 지탱하는 넓고 안정된 기초 위에 몸무게가 수직으로 정렬될 때 안정성은 최대가 된다. 균형 자세의 특징상 기초가 더욱 작아져서 비교적 불안정해진다. 대부분의 균형 자세에서 안정성이 더 훼손되는데, 몸무게는 기초 위에서 수직으로 정렬되지 않기 때문이다. 다리로 균형 잡는 자세에서는 들어 올린 다리를 몸을 지탱하는 발 위에 수직으로 정렬시켜 앞이나 뒤, 측면으로 뻗는다. 팔로 균형 잡는 자세에서도 몸을 지탱하는 팔, 팔뚝, 손에서 앞, 뒤, 측면으로 몸통과 다리를 뻗는다.

그렇다면 균형 자세를 성취하는 핵심은 균형을 잡는

데 무게 이동을 이용하여 불안정한 기초에서 평형을 유지하는 능력에 있다. 인대나 근육이 지나치게 경직된 경우에는 자세를 유지하는 데 필요한 평형력을 이룰 만큼 몸무게를 충분히 이동시키기 어려울 것이다. 반면에 인대나 근육이 지나치게 늘어진 경우에는 몸무게가 이동하는 관절을 고정시키기 힘들어서 자세 유지가 어려울 것이다. 보통 우리는 자세를 수련함으로써 더 힘든 균형 자세를 유지하는 데 필요한 힘, 유연성, 안정성을 개발시킬 수 있다.

이 자세들에서 들숨과 날숨을 결합한 기법은 균형을 유지하는 데 필요한 몸통, 팔, 다리를 미세하게 조정하는 데 도움을 준다. 또한 눈은 균형을 유지하는 능력의 핵심이므로 앞에 놓인 한 점을 응시해야만 한다. 이 기법은 공간 자각을 촉진할 뿐 아니라 마음을 현재에 두어 산만해지지 않도록 도움을 줄 것이다.

한쪽 발, 양쪽 발가락, 손, 손과 팔뚝 중 어떤 부위로 몸을 지탱하든지 이 자세들은 일차적인 균형요소뿐 아니라 전굴, 후굴, 비틀기, 측면 기울기, 신장, 역전의 요소를 담고 있다.

다리로 균형 잡는 자세

■ 1그룹

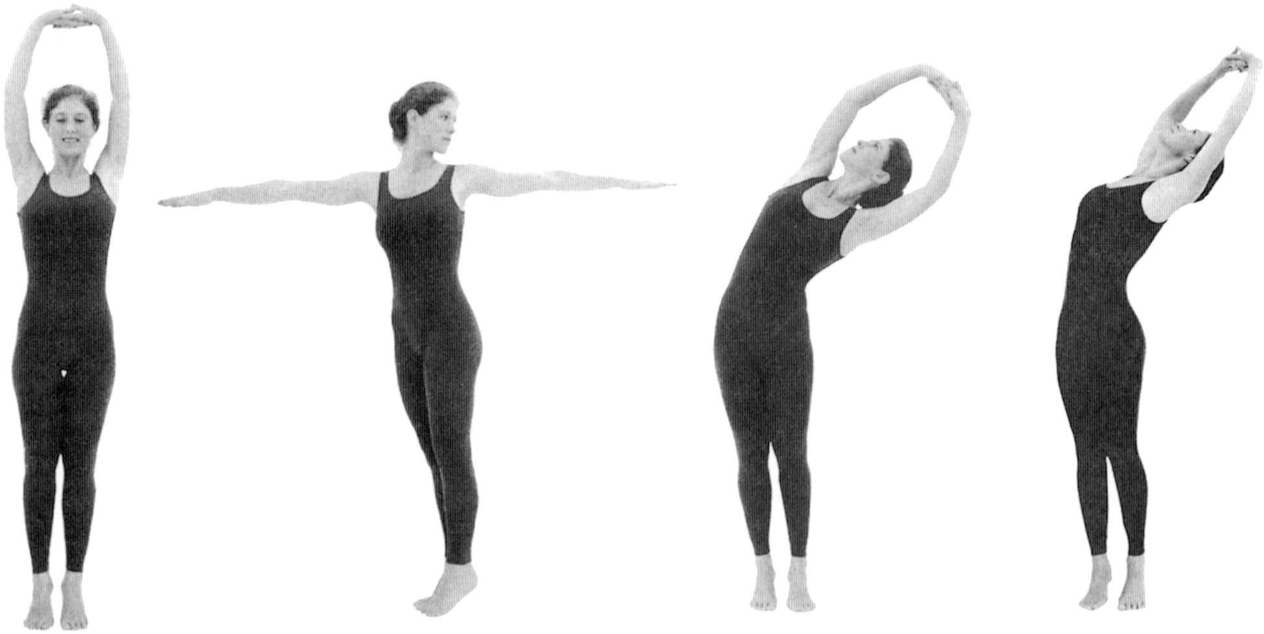

따다사나 변형(Taḍāsana variations)

따다사나(Taḍāsana)는 신장 자세 그룹에 속한다. 후굴, 비틀기, 측면 기울기 요소를 포함시켜 적용하는 변형 자세에서는 몸무게 배분이 중요하게 요구되므로 일차적으로는 균형 자세가 되어 버린다. 이 자세들은 특히 발과 아랫다리를 강화하는 데 유용하다.

■ 2그룹

이 자세 그룹에는 척추를 위로 뻗으면서 다리로 균형 잡는 자세가 포함되어 있다. 웃티따 빠르스바 빠당구스타사나(Utthita Pārsva Pādāṅguṣṭhāsana)에는 골반을 열어 주는 요소가 있다.

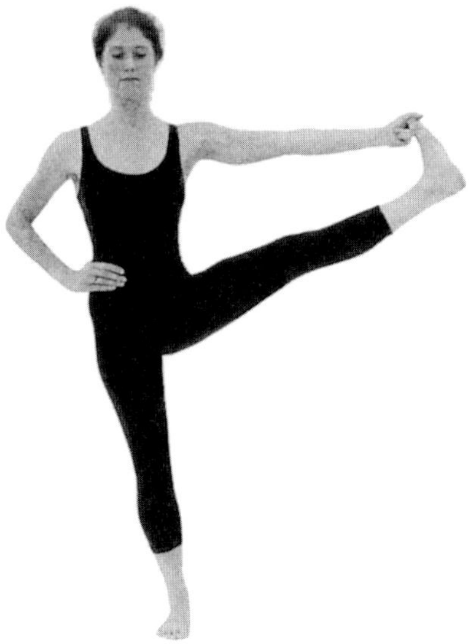

웃티따 빠르스바 빠당구스타사나
(Utthita Pārsva Pādāṅguṣṭhāsana)

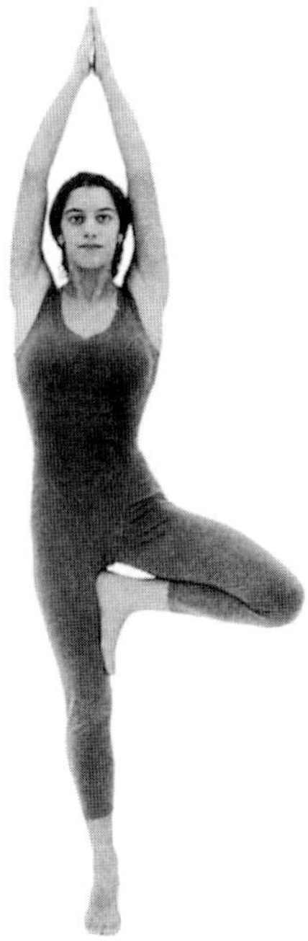

바기라타사나
(Bhagīrathāsana)

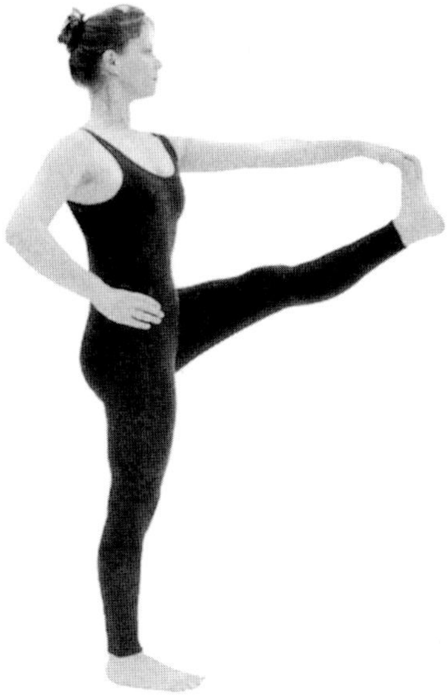

웃티따 에까 빠당구스타사나
(Utthita Eka Pādāṅguṣṭhāsana)

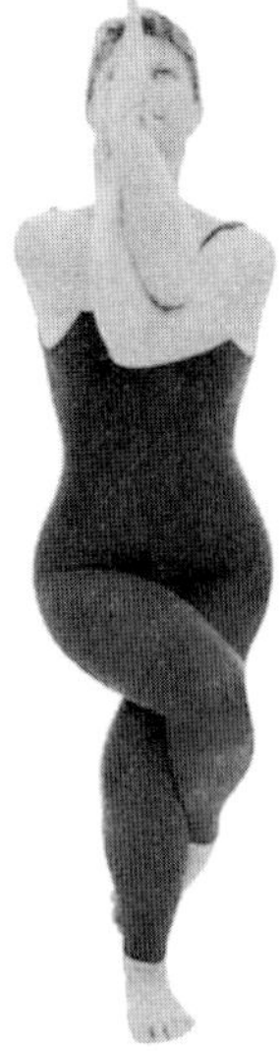

가루다사나
(Garuḍāsana)

■ 3그룹

이 자세 그룹에는 전굴요소가 수반된 다리로 균형 잡는 자세가 포함되어 있다.

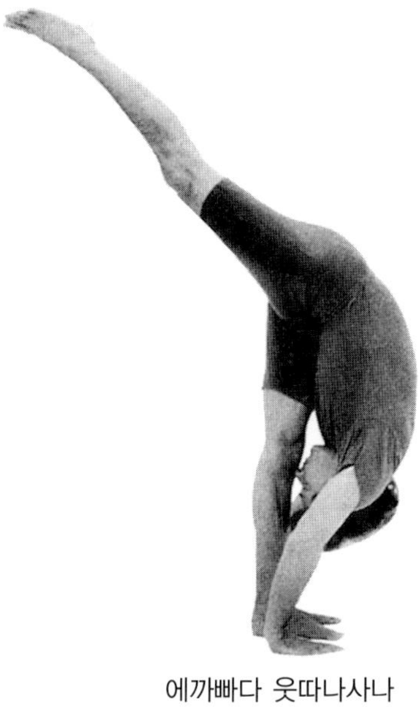

에까빠다 웃따나사나
(Ekapāda Uttānāsana)

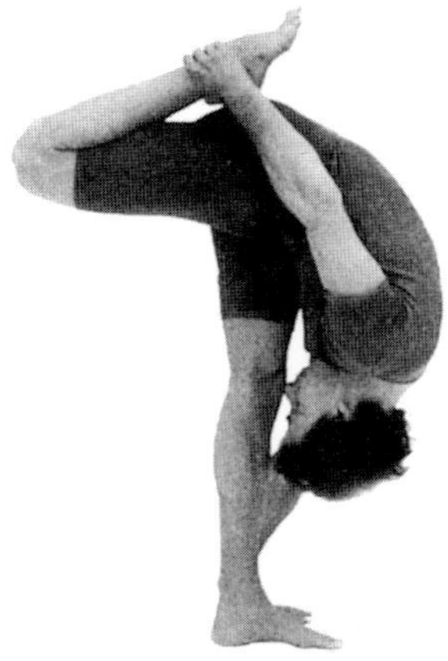

뜨리양무카 에까빠다 웃따나사나
(Triyaṅgmukha Ekapāda Uttānāsana)

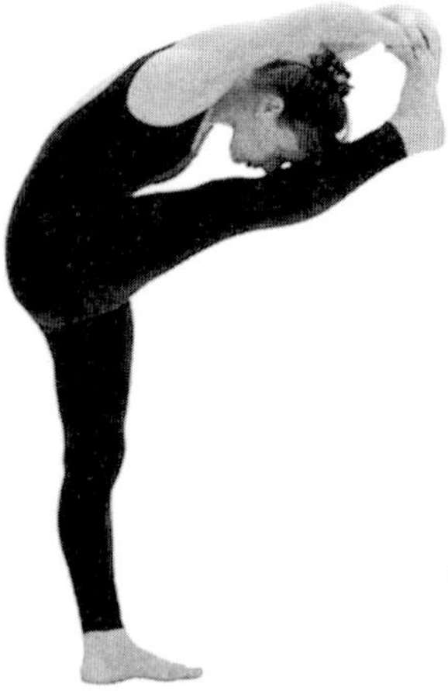

웃티따 빠다 빠스찌마따나사나
(Utthita Pāda Pascimatānāsana)

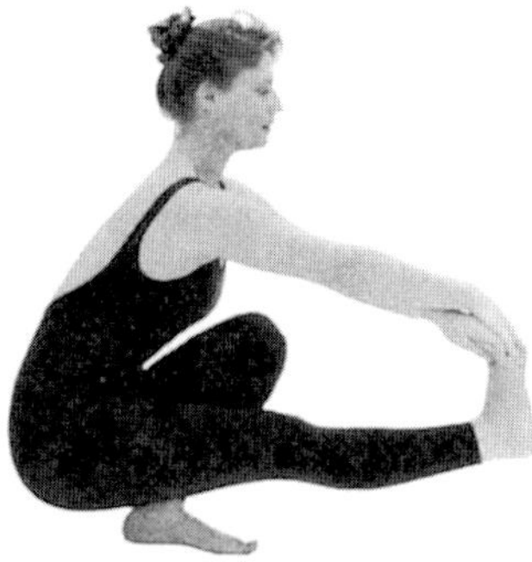

에까빠다 웃까따사나
(Ekapāda Utkaṭāsana)

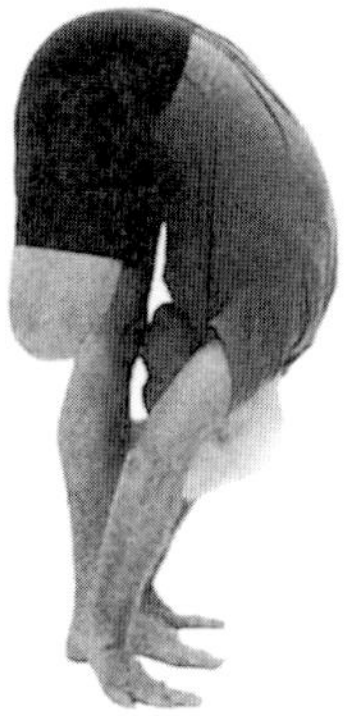

아르다 빠드마 웃따나사나
(Ardha Padma Uttānāsana)

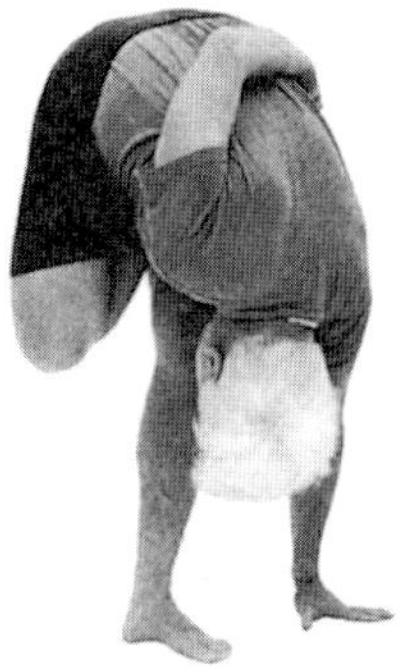

아르다 밧다 빠드마 웃따나사나
(Ardha Baddha Padma Uttānāsana)

■ 4그룹

후굴요소가 수반된 다리로 균형 잡는 자세들이 이 자세 그룹에 속한다. 위라바드라사나(Vīrabhadrāsana) 변형 자세는 특히 엉덩이에 힘과 안정성을 개발하는 데 도움을 준다.

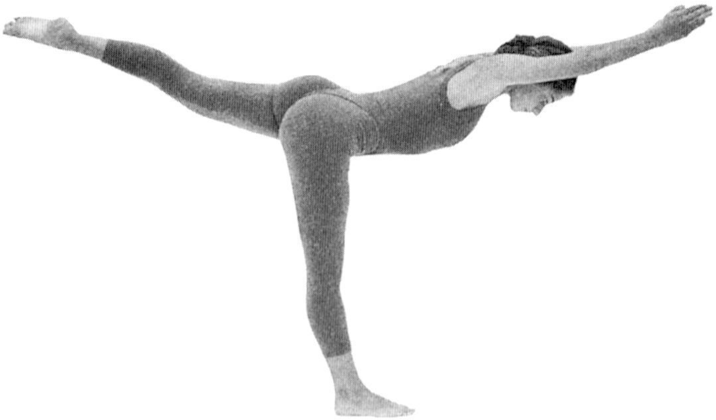

위라바드라사나
(Vīrabhadrāsana)

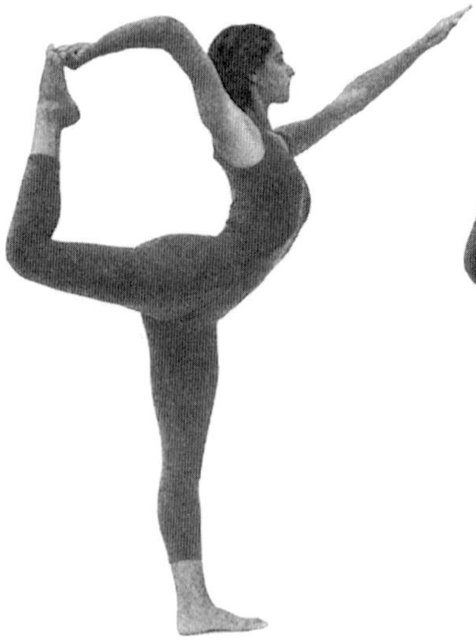

나따라자사나 변형
(Naṭarājāsana variation)

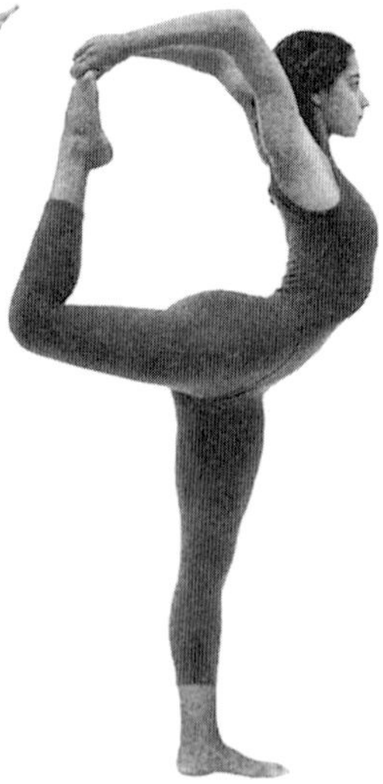

나따라자사나 변형
(Naṭarājāsana variation)

팔로 균형 잡는 자세

■ 1그룹

이 자세 그룹에는 몸을 뒤집어서 팔로 균형 잡는 자세가 포함되는데, 고전적으로는 머리서기 변형 자세에서 이 자세로 들어간다. 이들 모두는 전굴요소를 갖고 있으며, 세 자세에는 비틀기 요소가 추가되어 있다. 이 자세에는 상체의 힘, 몸통 위와 아래 사이의 효과적인 기능적 통합성, 복부와 허리의 힘, 어깨, 팔꿈치, 손목 관절의 안정성이 필요하고 또 그것들을 개발시킨다.

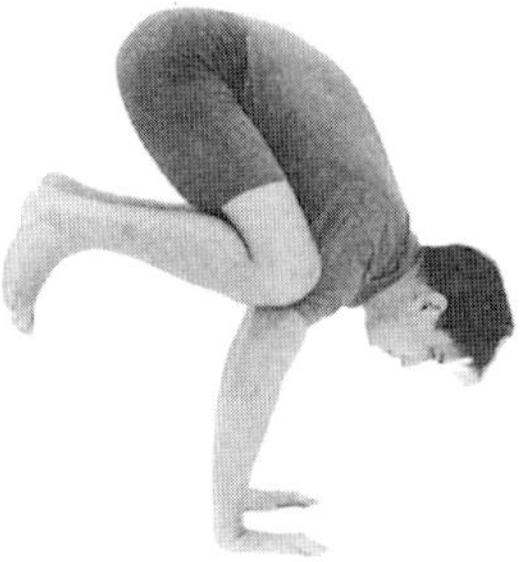

바까사나
(Bakāsana)

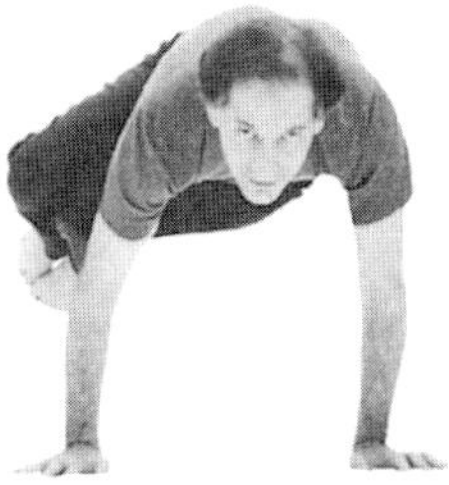

빠르스와 바까사나
(Pārśva Bakāsana)

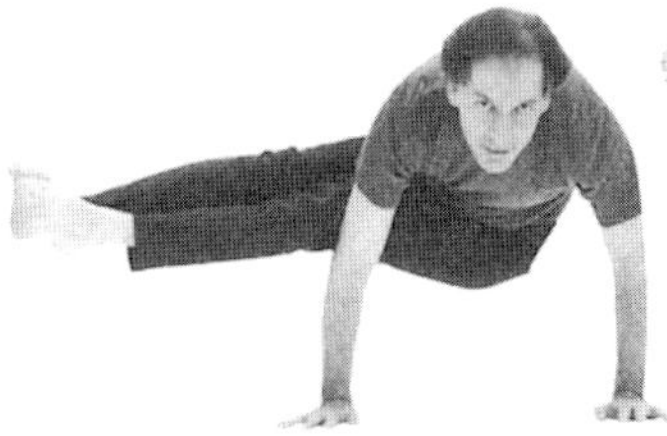

드위빠다 까운디냐사나
(Dvipāda Kauṇḍinyāsana)

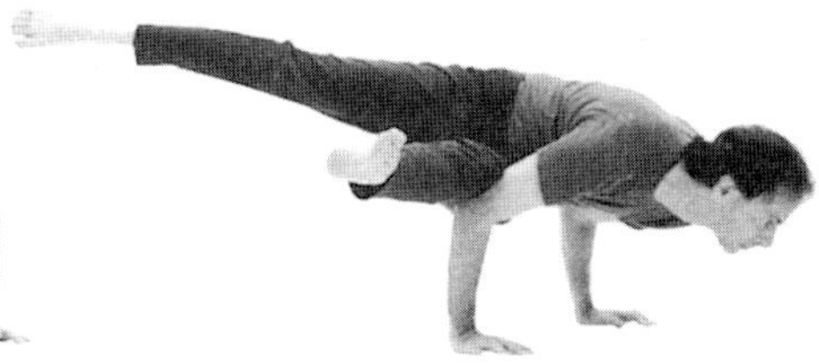

에까빠다 까운디냐사나
(Ekapāda Kauṇḍinyāsana)

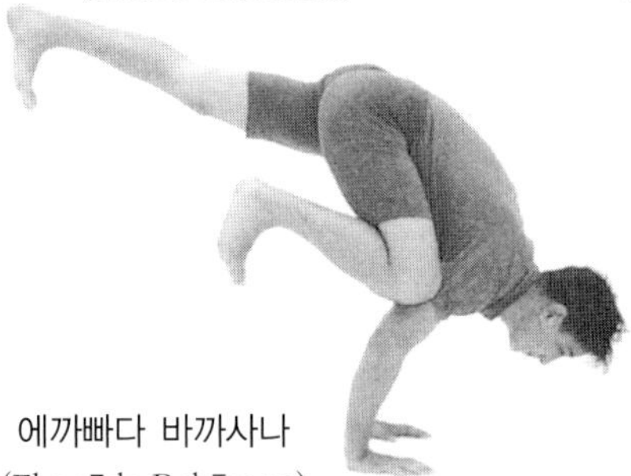

에까빠다 바까사나
(Ekapāda Bakāsana)

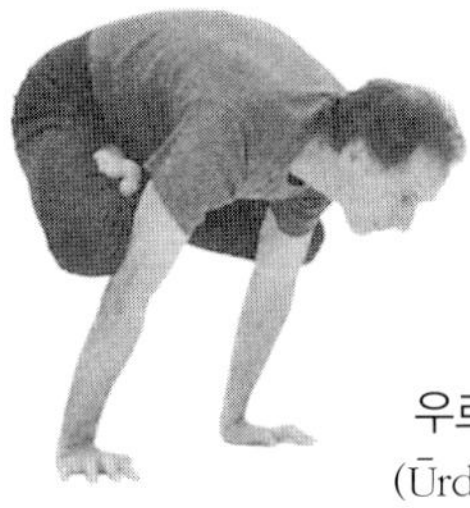

우르드바 꾹꾸따사나
(Ūrdhva Kukkuṭāsana)

■ 2그룹

이 자세 그룹에는 몸을 곧추세워 척추를 위로 뻗으면서 팔로 균형 잡는 자세가 포함되어 있다. 이 자세들은 상체와 복부의 힘을 개발한다. 아울러 회음부 바닥을 강화하는 데 특히 유용하다.

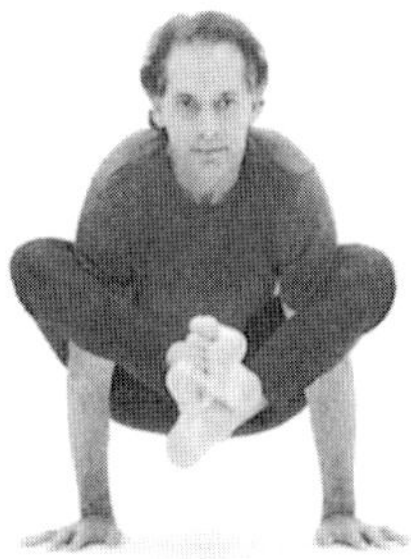

부자삐다사나
(Bhujapīḍāsana)

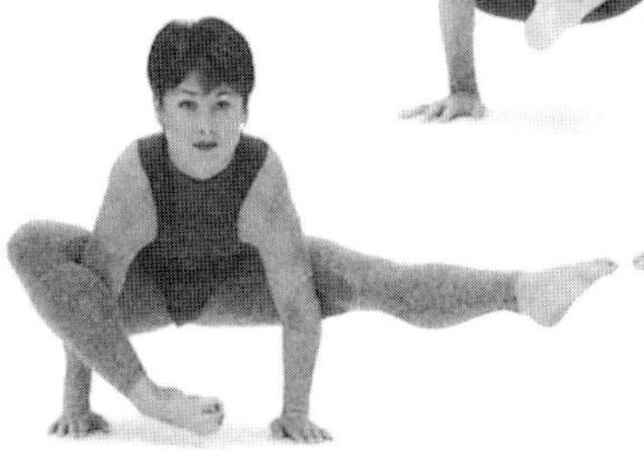

아르다 드위하스따 뿌자사나
(Ardha Dvihasta Bhujāsana)

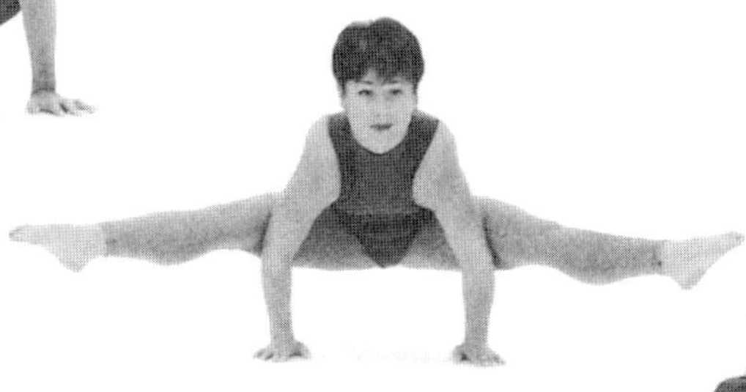

드위하스따 뿌자사나
(Dvihasta Bhujāsana)

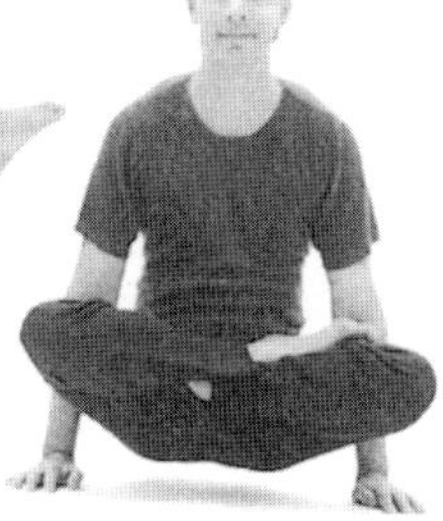

로라사나
(Lolāsana)

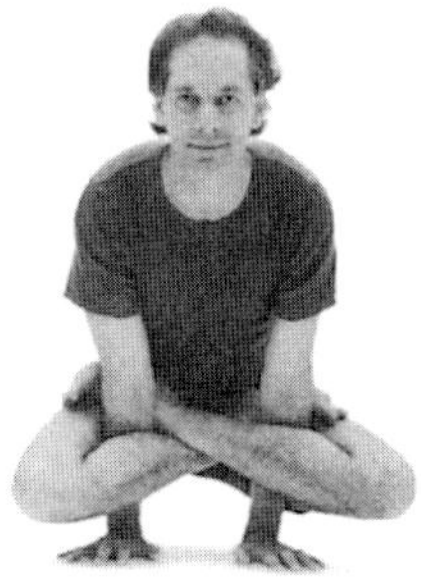

꾹따사나
(Kukkuṭāsana)

■ 3그룹

이 자세 그룹에는 후굴요소가 수반된 거꾸로 서서 팔로 균형 잡는 자세가 포함되어 있다. 팔로 균형 잡는 모든 자세와 마찬가지로 이 자세들에는 강하면서도 잘 통합된 힘이 요구된다. 머리서기와 팔뚝으로 서기 자세는 에너지를 강하게 주는 효과가 있다.

■ 4그룹

마유라사나(Mayūrāsana)가 이 그룹에 속하는 유일한 균형 자세다. 윗팔과 팔꿈치가 복부에 가하는 압력 때문에 이 자세는 복부기관을 자극하고 그 기능을 개선한다.

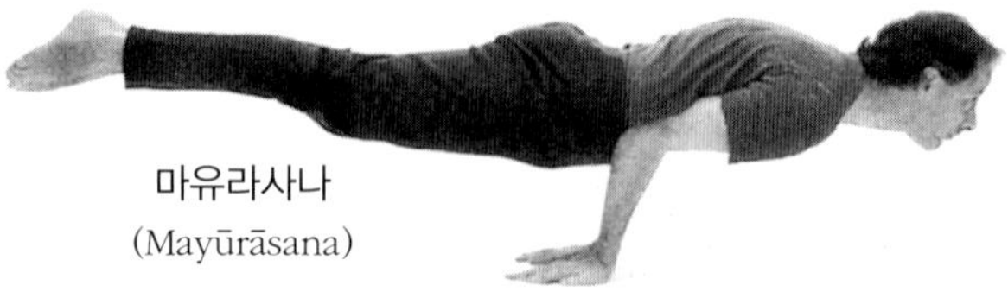

마유라사나
(Mayūrāsana)

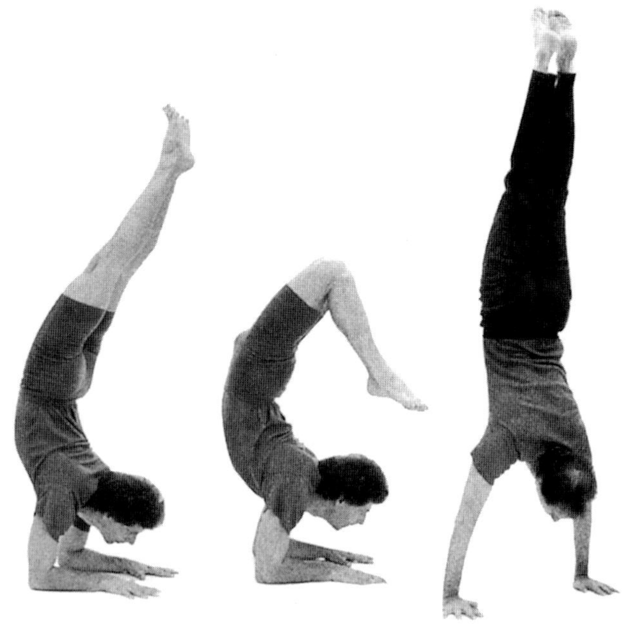

삔짜마유라사나 (Pi chamayūrāsana) 으르스찌까사나 (Vṛscikāsana) 으륵사사나 (Vṛksāsana)

흔히 일어나는 압력방출밸브

〈다리 균형〉

1. 엉덩이가 측면이나 뒤로 이동한다.
2. 가슴이 배 위로 무너진다.
3. 몸통이 틀어진다.
4. 지탱하고 있는 다리가 안쪽 혹은 바깥쪽으로 돌아간다.
5. 턱이 앞으로 튀어나오거나 후두/환추 접합부에서 머리가 뒤쪽으로 꺾인다.

〈팔 균형〉

1. 가슴이 배 위로 무너져 흉추 후만증이 심해진다(거꾸로 서서 후굴하는 연속 자세는 제외).
2. 어깨를 귀쪽으로 들어 올린다(똑바로 서서 실시하는 연속 자세)
3. 골반이 팔 쪽으로 내려앉는다(거꾸로 실시하는 전굴과 비틀기 연속 자세)
4. 요추 커브가 심해진다(거꾸로 실시하는 후굴 연속 자세)

흔히 일어나는 위험

다리 균형에서 가장 흔히 일어나는 위험은 허리에서 발생하는 압착이나 강한 긴장, 엉덩이, 무릎, 발목이나 천장관절에서 발생하는 전단응력(sheer stress)[7]이다. 균형을 이루려고 노력하면서 목과 어깨 부위의 근육이 지나치게 수축하기 때문에 이 부위에 스트레스나 강한 긴장이 생길 수 있다. 팔로 균형을 잡는 경우에는 팔목, 팔꿈치, 어깨, 목, 등 상부에 위험이 심해진다. 팔로 균형 잡으면서 실시하는 후굴은 또한 허리가 지나치게 압착되는 위험을 초래한다. 다리로 균형 잡는 자세를 실

7) 보통의 강한 압력은 단면에 수직적으로 가해지는 데 반해 전단응력은 수평이나 접선 방향으로 가해지는 압력을 말한다.

시하기 위하여 몸을 적절하게 준비함으로써 위험을 최소화할 수 있으며, 들어 올린 다리의 위치를 보강하기 위해 팔을 사용하는 경우 전혀 힘을 주지 않음으로써 위험을 최소화할 수 있다. 팔로 균형 잡는 자세에서 적절하게 준비하는 일 또한 위험을 줄이는 데 도움이 될 수 있다. 손목, 팔꿈치, 어깨 관절이 약하거나 그에 부상을 입은 경우에는 이런 자세를 피해야 한다.

균형자세 연습(위라바드라사나 변형과 바까사나를 위해)

1

- 자세: 와즈라사나(Vajrāsana)
- 강조점: 몸을 풀어 준다. 호흡을 보조하기 위해 흉곽을 움직인다. 허리를 늘인다.
- 방법: 무릎을 바닥에 대고 몸을 세우고 팔은 머리 위로 뻗는다. 머리를 중앙으로 돌린다.
  - 날숨: 앞으로 구부려 팔을 등 뒤로 쓸어내리고 손바닥은 위로 한 채 손을 천추에 둔다. 머리는 오른쪽으로 돌린다.
  - 들숨: 시작 자세로 돌아온다.
- 반복 횟수: 8회

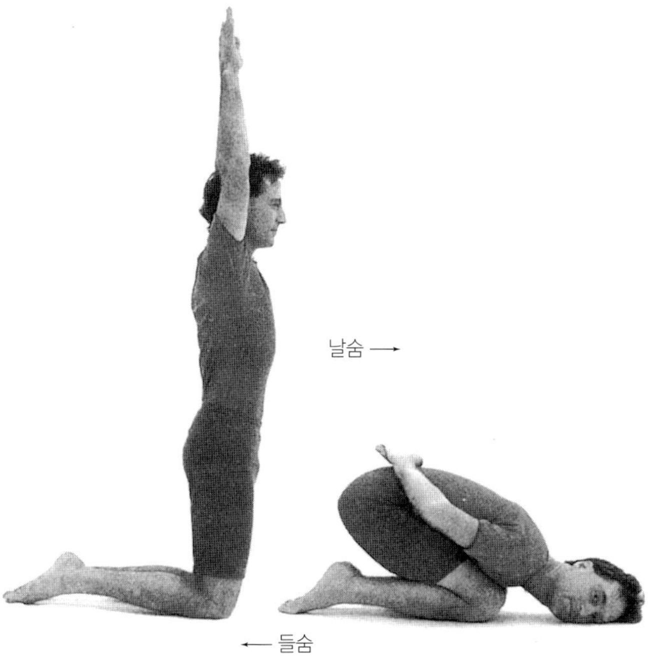

- 세부사항
  - 날숨: 다음번 날숨에는 머리를 양쪽으로 번갈아 돌린다. 엉덩이가 발뒤꿈치에 닿기 전에 가슴이 허벅지에 닿게 한다. 팔을 돌려 손바닥을 위로 하고 손을 천추에 둔다.
  - 들숨: 팔을 넓게 쓸어 올릴 때 가슴을 확장하고 무릎에서 멀리 들어 올린다.

2

- 자세: 아르다 살라바사나(Ardha Śalabhāsana)
- 강조점: 허리를 강화한다. 위라바드라사나 준비를 위해 엉덩이를 안정시킨다.
- 방법: 배를 대고 누워 머리는 오른쪽으로 돌리고, 손은 천골 위에 교차시켜 손바닥을 위로 한다.
  - 들숨: 가슴, 오른팔, 왼쪽 다리를 들어 올리고 머리는 중앙으로 돌린다.
  - 날숨: 가슴과 다리를 내리면서 팔을 등 뒤로 쓸어내리고 머리는 왼쪽으로 돌린다.
  - 반대쪽도 반복한다.
- 반복 횟수: 한쪽당 6회씩 교대로 반복한다.
- 세부사항
  - 들숨: 다리를 올리기 약간 전에 가슴을 들어 올리고 가슴높이를 강조한다. 골반은 편평하게 유지한다.

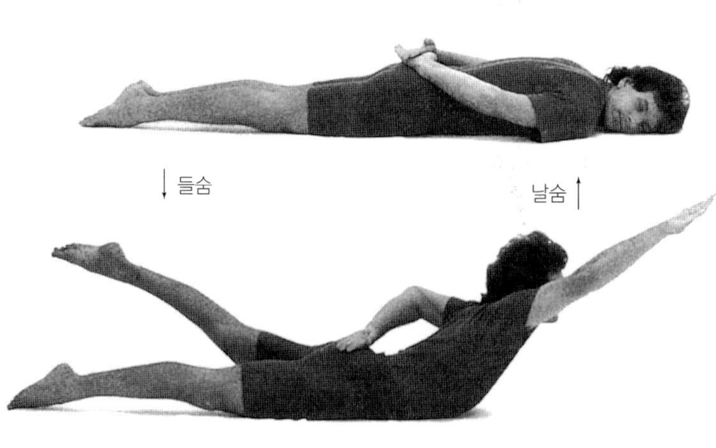

3

- 자세: 짜끄라바까사나(Cakravākāsana)
- 강조점: 후굴을 실시한 후 허리를 늘인다. 선 자세에서 누운 자세로 이동한다.
- 방법: 손과 무릎을 바닥에 댄 채 몸을 세운다. 어깨는 손목과, 엉덩이는 무릎과 일직선이 되게 한다.
  - 들숨: 가슴은 복부에서 멀리 들어 올린다.
  - 날숨: 복부를 부드럽게 수축하고 허리는 둥글게 말면서 가슴을 허벅지 쪽으로 당긴다.
- 반복 횟수: 8회
- 세부사항
  - 들숨: 턱은 약간 아래로 당기고 가슴이 주도하게 한다. 허리가 압착되지 않게 하며 오히려 가슴이 팽창하는 것을 느낀다.
  - 날숨: 가슴이 복부 쪽으로 무너지지 않게 하면서 허리를 둥글게 한다. 등 상부가 많이 휘지 않게 한다. 엉덩이가 발꿈치에 닿기 전에 가슴을 허벅지 쪽으로 내린다.

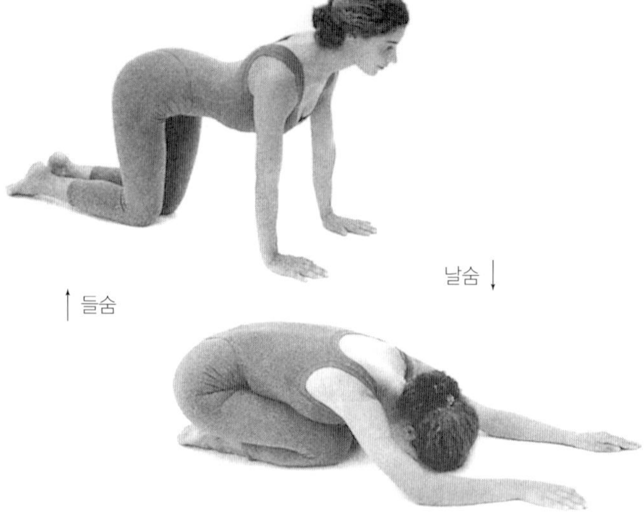

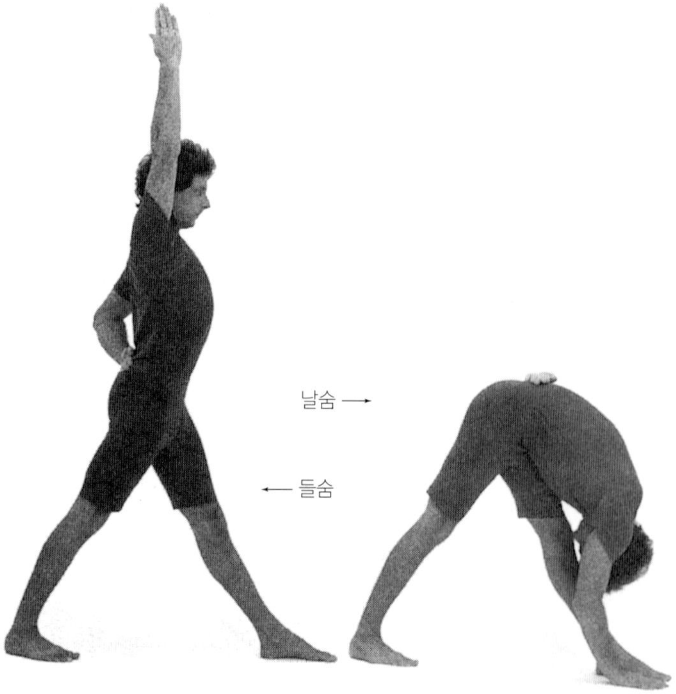

4

- 자세: 아르다 빠르스보따나사나(Ardha Pārsvottānāsana)
- 강조점: 등과 다리를 비대칭으로 늘이고 강화한다. 위라바드라사나를 준비한다.
- 방법: 왼발을 앞으로, 오른발은 45° 보다 약간 적게 밖으로 돌리고 서서 양팔을 접어 등 뒤에 둔다. 오른팔은 머리 위로 들어 올린다.
  - 날숨: 앞으로 구부려 배와 가슴을 왼쪽 허벅지 쪽으로 내린다. 오른손은 왼발 쪽으로 내린다.
  - 들숨: 시작 자세로 돌아온다.
  - 반대쪽도 반복한다.
- 반복 횟수: 한 번에 한쪽씩, 한쪽당 8회
- 세부사항
  - 날숨: 뒤쪽 발꿈치를 바닥에 단단히 고정시킨다. 앞쪽 무릎을 살짝 구부린다.
  - 들숨: 가슴을 먼저 들어 올리고 팔과 머리는 따라오게 한다.

5

- 자세: 위라바드라사나(Virabhadrāsana) 변형
- 강조점: 다리, 엉덩이, 등을 강화한다. 주의를 집중시키고 균형을 높인다. 서서 실시하는 균형 자세 하나를 경험한다.
- 방법: 서서 팔을 머리 위로 들어 올린다.
  - 날숨: 팔을 앞으로 뻗고, 오른쪽 다리를 뒤로 들어 올리면서 몸통과 오른쪽 다리가 바닥과 평행이 될 때까지 앞으로 숙인다.
  - 들숨: 시작 자세로 돌아온다.
  - 4회 반복한다.
  - 그런 다음 균형을 잡은 상태에서 6회 호흡한다.
  - 반대쪽도 반복한다.
- 세부사항
  - 들숨: 등을 휘고 오른 다리를 들어 올린다. 팔을 귀 위치에 유지한다.

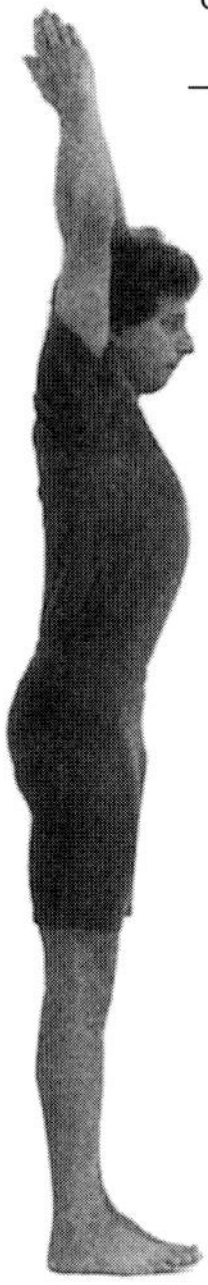

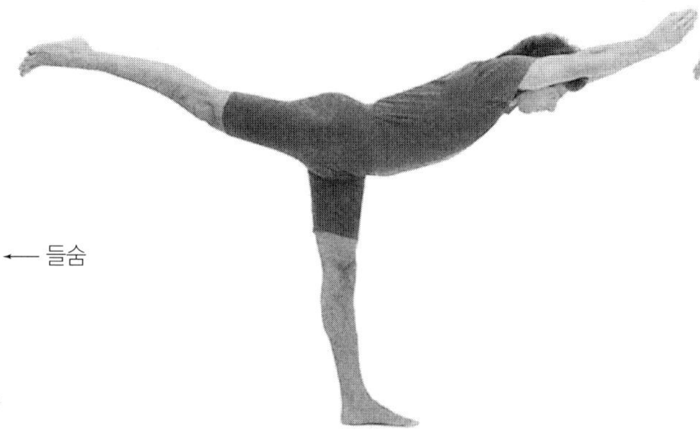

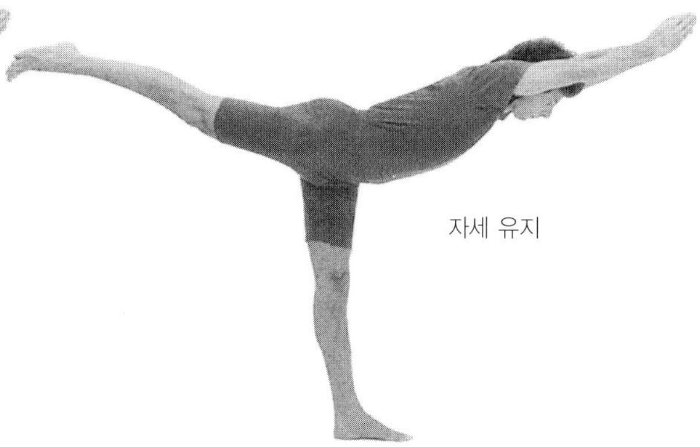

6

- 자세: 웃따나사나(Uttānāsana)
- 강조점: 허리를 늘이고 이완시킨다.
- 방법: 서서 팔을 머리 위로 뻗는다.
  - 날숨: 앞으로 숙여 배와 가슴을 허벅지 쪽으로, 손은 발쪽으로 내린다. 전굴 자세를 유지하면서 6회 호흡한다.
  - 들숨: 시작 자세로 돌아온다.
- 반복 횟수: 6회
- 세부사항
  - 날숨: 허리를 늘이기 위해 무릎을 굽힌다. 턱은 목구멍 쪽으로 내린다.
  - 들숨: 가슴을 허벅지에서 멀리 들어 올려 등 상부를 편평하게 한다. 움직임이 끝날 때까지 무릎은 구부린다.

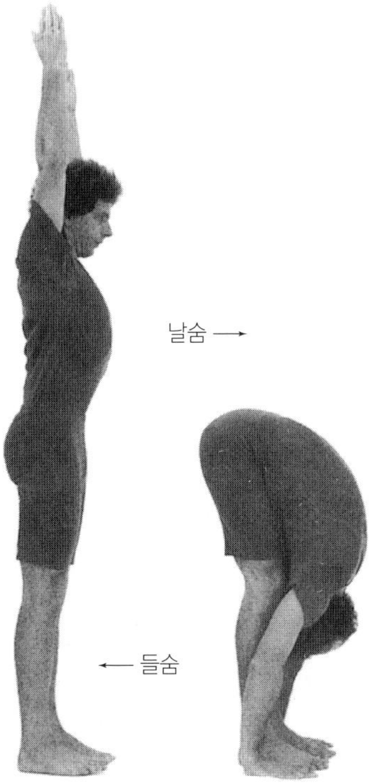

7

• 자세: 빠리브르띠 뜨리꼬나사나(Parivṛtti Trikoṇāsana)

• 강조점: 등과 어깨를 늘인다. 위라바드라사나를 실시하면서 목에 생긴 긴장을 풀어 준다. 바까사나를 위해 어깨를 준비하는 데 도움이 된다.

• 방법: 발을 어깨너비보다 넓게 벌리고 선다. 팔은 옆으로 바닥과 평행하게 뻗는다.

  –날숨: 전굴하면서 몸을 비틀어 왼손을 바닥에 두고, 오른팔은 위로 뻗어 어깨를 오른쪽으로 비튼다. 머리는 숙여 왼손 쪽으로 향한다.

  –들숨: 비튼 자세로 오른쪽 어깨는 왼쪽 어깨 위에서 일직선을 유지한 채 오른팔을 어깨 위에서 앞으로 뻗는다. 머리는 중앙으로 돌려 오른손을 바라본다.

  –날숨: 오른팔을 위로 하면서 이전 자세로 돌아온다. 머리를 위쪽으로 돌려 오른손 쪽을 바라본다.

  –들숨: 시작 자세로 돌아온다.

• 반복 횟수: 한쪽당 6회씩 교대로 반복한다.

• 세부사항: 팔을 해당 어깨와 일직선이 되게 내리고, 몸통의 무게가 팔에 실리지 않게 한다. 몸을 비틀 때는 무릎을 굽힐 수도 있다.

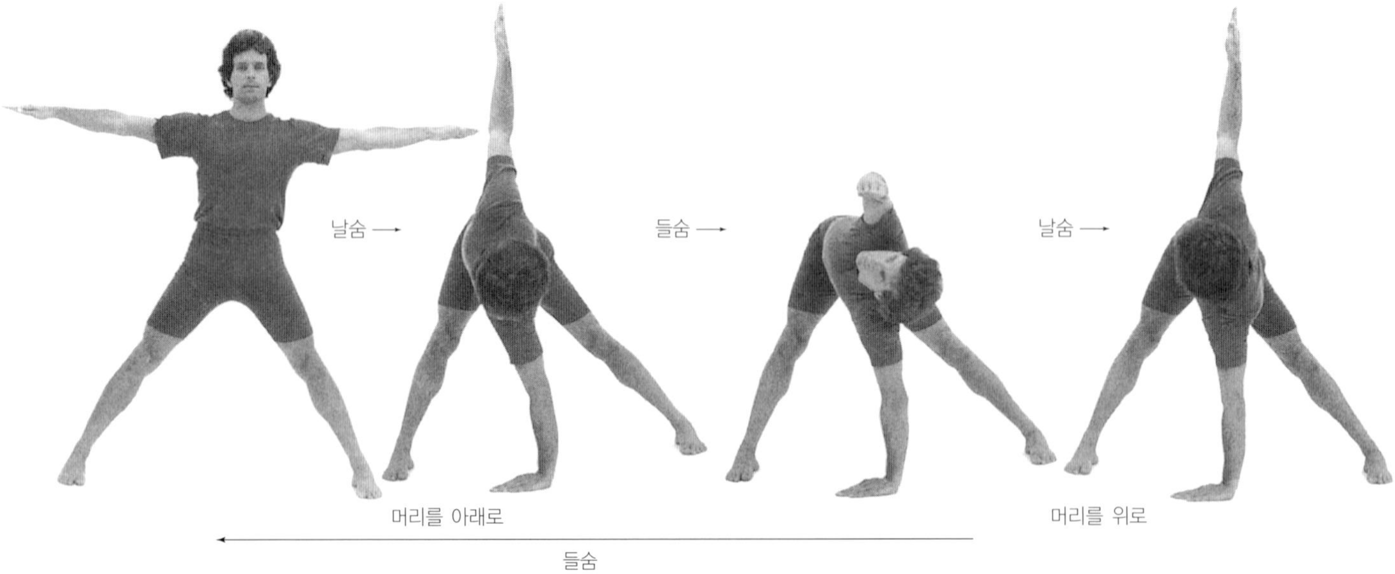

8

• 자세: 와즈라사나(Vajrāsana)

• 강조점: 서서 실시하는 비틀기 후에 등을 대칭으로 늘인다.

• 방법: 무릎을 바닥에 댄 채 몸을 세우고 팔은 머리 위로 뻗는다.

  –날숨: 앞으로 구부려 팔을 등 뒤로 쓸어내리고 손바닥을 위로 한 채 손을 천추에 둔다.

  –들숨: 시작 자세로 돌아온다.

• 반복 횟수: 8회

• 세부사항

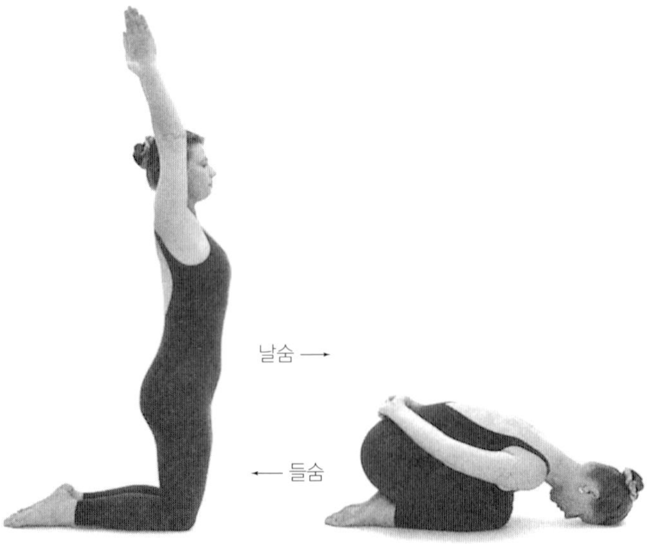

–날숨: 엉덩이가 발뒤꿈치에 닿기 전에 가슴이 허벅지에 닿게 한다. 팔을 돌려 손바닥을 위로 하고 손을 천추에 둔다.

–들숨: 팔을 넓게 쓸어 올릴 때 가슴을 확장하고 견갑골을 뒤로 잡아당겨 등 상부를 편평하게 한다.

9

• 자세: 바까사나(Bakāsana)

• 강조점: 팔, 어깨, 등, 복부를 강화한다. 팔로 균형 잡는 자세를 경험한다.

• 방법: 머리를 바닥에 대고 손으로 이등변삼각형을 만든다. 발가락으로 엉덩이가 어깨와 수직이 될 때까지 앞으로 걸어온다. 다리를 수직으로 들어 올린다.

–날숨: 무릎이 겨드랑이 가까이 윗팔에 안착할 때까지 다리를 낮춘다.

–들숨: 손바닥으로 바닥을 누르면서 팔을 뻗고, 머리는 바닥에서 멀리 들어 올린다. 엉덩이는 어깨보다 높이 들어 올린다.

–편안할 때까지 자세를 유지한다.

–날숨: 두 번째 자세로 돌아온다.

–들숨: 첫 번째 자세로 돌아온다.

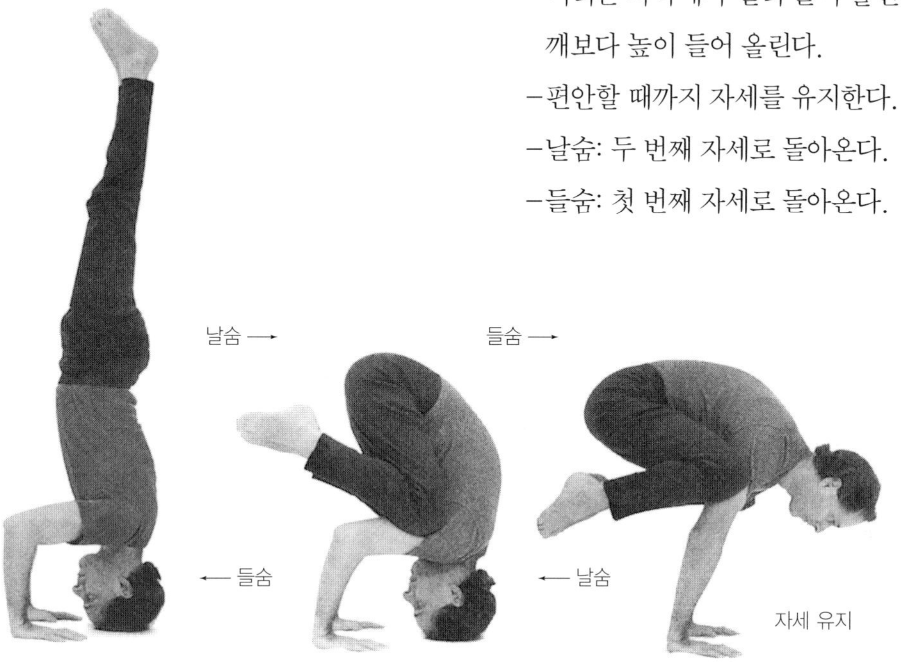

10

• 자세: 드위빠다 삐탐(Dvipāda Pīṭham)

• 강조점: 바까사나 후에 등과 목을 이완시킨다.

• 방법: 누워서 팔을 내려 양옆에 둔다. 무릎은 굽히고 발은 바닥에 둔 채 약간 벌려 편안하게 엉덩이 쪽으로 당긴다.

–들숨: 발을 내리누르고 턱은 아래로 당긴 채 목이 부드럽게 바닥에서 편평하게 될 때까지 골반을 천장으로 들어 올린다.

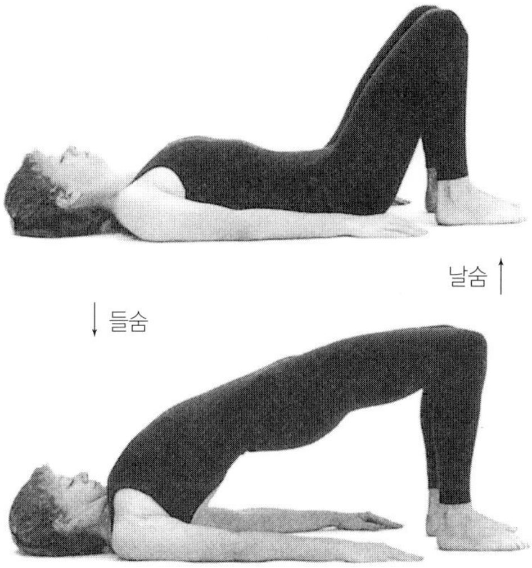

－날숨: 시작 자세로 돌아온다.

• 반복 횟수: 6회

• 세부사항

－들숨: 척추 하나하나를 아래에서 위로 들어 올린다.

－날숨: 척추 하나하나를 풀면서 내려온다.

11

• 자세: 아빠나사나(Apānāsana)

• 강조점: 허리를 이완시킨다.

• 방법: 등을 대고 누워서 양 무릎을 가슴 쪽으로 굽히되 발을 바닥에서 뗀다. 각 손은 해당 무릎에 둔다.

－날숨: 허벅지를 부드럽게 조금씩 가슴 쪽으로 당긴다.

－들숨: 시작 자세로 돌아온다.

• 반복 횟수: 8회

• 세부사항

－날숨: 팔로 부드럽게 당기면서 어깨는 이완한 채 바닥에 둔다. 허리를 바닥으로 내리고 턱은 약간 떨어뜨려 목구멍 쪽으로 당긴다. 연속적으로 반복할 때마다 날숨을 점차 늘린다.

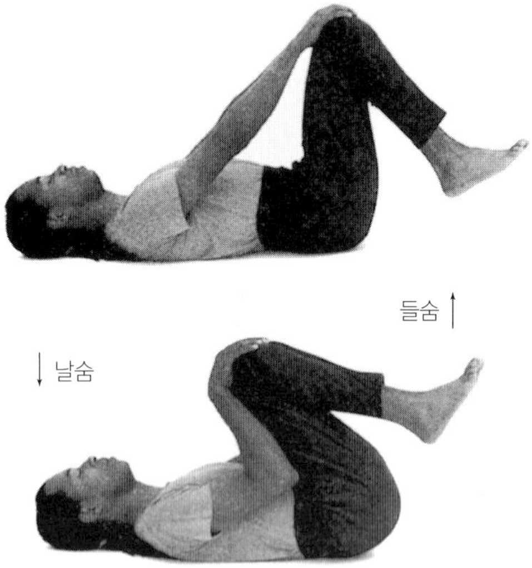

12

• 자세: 사바사나(Savāsana)

• 강조점: 휴식한다.

• 방법: 등을 대고 납작하게 누워 팔은 손바닥을 위로 한 채 몸통 옆에 둔다. 다리를 약간 벌리고 눈을 감는다. 마음을 이완하면서 몸을 충분히 휴식한다. 신체에서 일어나는 감각에 주의를 기울인다.

• 기간: 최소 3~5분

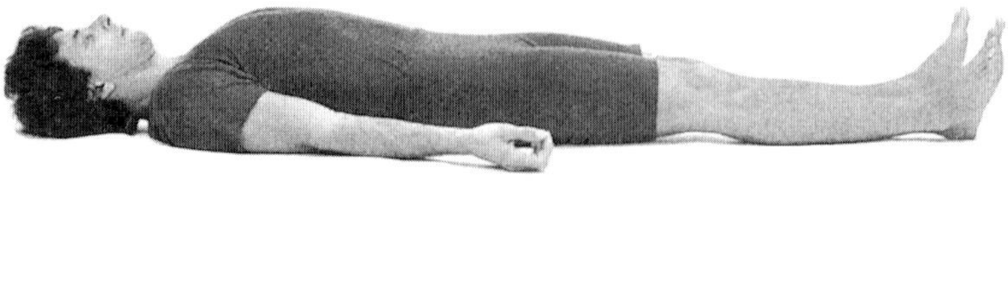

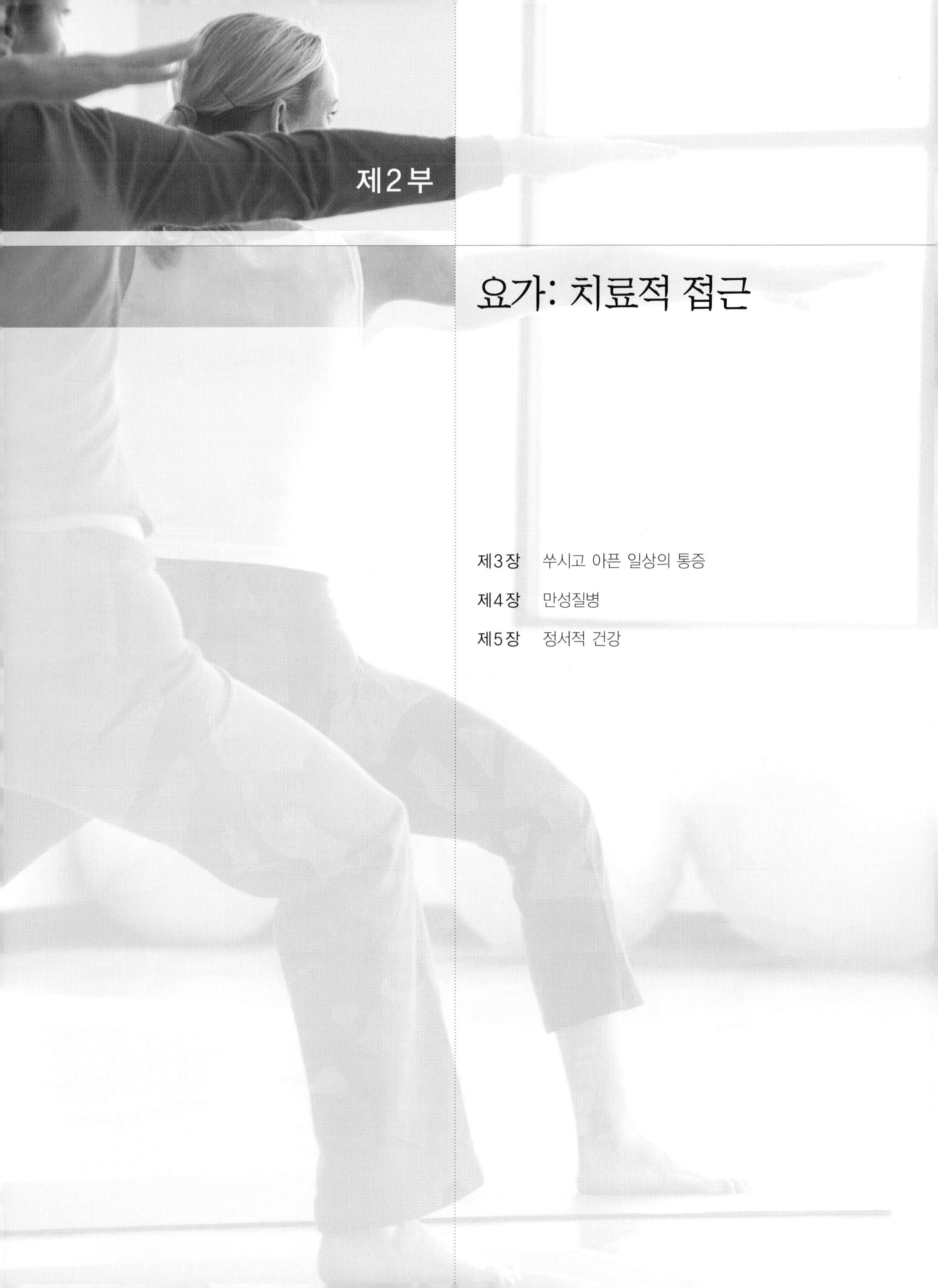

제2부

요가: 치료적 접근

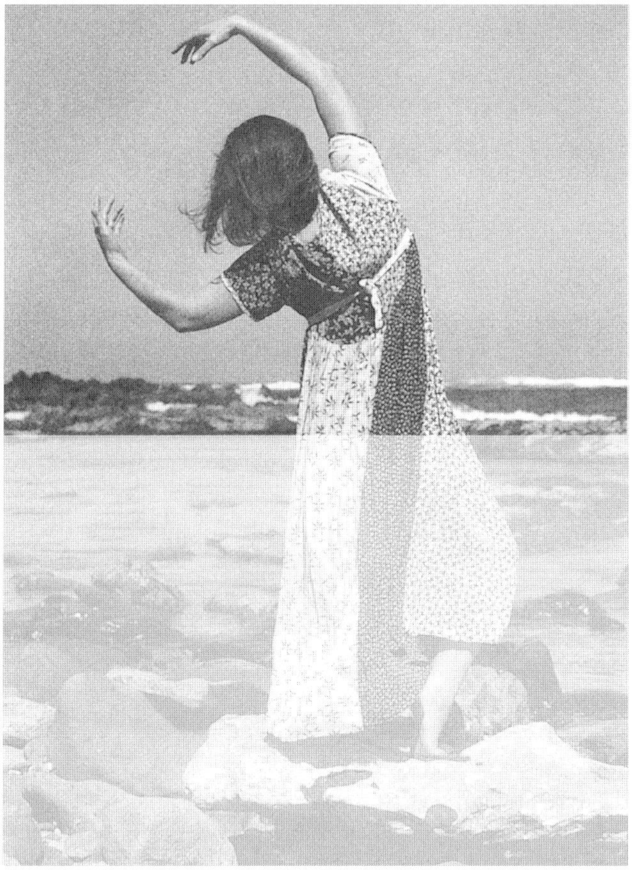

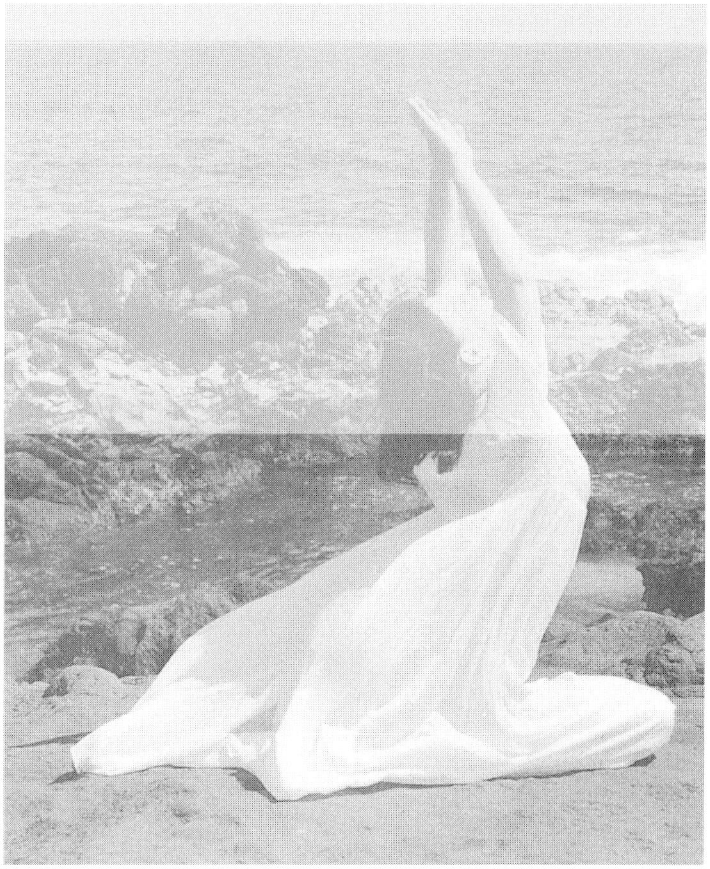

요가 찌낏사: 요가치료 입문

고통과의 동일시로부터 벗어나는 것이 요가다.
(Duḥkha Saṃyoga Viyoga Yogaha.)

이 책에서 제시한 요가치료는 요가 찌낏사(cikiṭsa: 치료로 번역될 수 있다)라 불리는 고대 전통에서 유래되었다. 이 요가치료 형태는 고대의 찌낏사 끄라마(cikiṭsa krama, 치료 지향적인)의 원리에 근거하고 있는데, 그것은 빠딴잘리(Pata jali)와 아유르베다(Āyurveda)[1]적인 건강 시스템에서, 즉 인도 베다의 쌍키아(Sankhya)[2]와 우빠니샤드(Upaniṣad)에서 비롯된 것이다. 요가 찌낏사는 치료적 전통으로서 우리의 신체 조건, 정서 상태, 태도, 식이와 행동 패턴, 라이프스타

1) 역주: 인도의 전통의학 체계로서 '장수를 누리는 과학'이라는 문자적 의미가 있다. 이에 관한 최초의 문헌은 이미 베다시대에 저술된 것으로 보이며, 그 후 수천 년 동안 인도에서 다양한 질병과 질환을 치료하는 의료체계로 전승되어 왔다. 현대에 와서는 보완대체의학의 한 분야로서 각광을 받고 있다.
2) 역주: 인도의 고전철학인 육파철학의 하나로서 기원후 2세기경 저술된 것으로 알려진 Saṃkhya Kārikā가 이 학파의 주요 교본이다. 의식과 물질적 현상계를 구분하는 이원론을 주장하고 있으며 신의 존재를 부정한다.

일과 사적인 유대관계, 그리고 우리가 일하며 사는 환경은 서로 모두 연결되어 있으며, 건강 상태와도 긴밀하게 연결되어 있다는 인식에 뿌리를 두고 있다.

요가치료에 따르면 우리는 지속적인 변화(pariṇāma)의 틀 속에서 살아가며, 그 틀 안에서 조건화된 패턴(saṃskāras)이 발달한다. 이 조건화된 패턴은 우리 삶의 모든 차원에서 드러나고, 우리의 지각, 생각, 태도, 행동 등 모든 차원에 영향을 미친다. 어느 것도 지속되지 않기 때문에 우리 조건은 필연적으로 변할 것이라는 사실은 기쁜 소식이다. 중요한 문제는 그 변화가 더 좋아지는 변화인가 혹은 나빠지는 변화인가다. 더 좋아지는 쪽으로의 변화 방향에 영향을 미치는 일이 우리의 과제다. 이 도전은 종종 의식적 자각 수준 아래 작동하면서 우리의 행동에 영향을 미치는 패턴으로 인해 복잡해진다. 우리는 의학 양식이나 대체적 양식으로 몸을 치유할 수 있다. 그러나 깊은 차원의 패턴에 변용이 일어나지 않는 한, 결국 동일하거나 유사한 조건이 재생산되는 것으로 끝날 수 있다.

요가 찌낏사는 우리 자신을 치유하기 위해 내면 깊은 곳에 자리 잡고 있는 자원을 두드리는 기술이다. 치유가 자연스러운 과정이라는 믿음은 우리의 태도와 행동이 우리의 시스템 내에서 그 자연스러운 과정을 억압하는 구조적, 생리적, 심리적 조건을 만들어 낼 수 있다는 인식과 함께 생겨난다. 대증요법 의사가 지향하는 바가 질병을 다루는 것이라면, 요가는 사람을 다루는 일을 지향하고 있다. 그러므로 요가치료에서 우리는 가장 먼저 자연스러운 과정을 방해하는 태도와 행동을 변화시키고자 한다. 마음을 개발하여 마음으로 하여금 삶의 질을 향상시키는 길로 이끌어 가게 하는 것이 우리의 이상이다. 고대 가르침에 따르면, 요가의 주요 목적은 사실상 마음 상태에 영향을 미치는 것이다. 나의 스승은 요가 찌낏사가 사람들을 돕는 것에 관한 것으로서 꼭 그들을 치료해야 하는 것은 아니라고 말하였다. 우리의 목표는 무엇보다도 사람들이 자신에 대해서 더 긍정적으로 느끼고, 자신의 인생에 대해 더 분명해지도록 돕는 것이며, 자신의 행동에 우선순위를 결정하여 효과적으로 행동하도록 도우며, 무엇보다 중요한 것은 자신 내면에 존재하는 보다 심층적인 자원과 접촉하도록 돕는 것이다. 나는 '우리가 마음에 영향을 주는 정도에 따라 시스템 전체에 영향을 미칠 수 있고 상대방은 그만큼은 좋아진다'고 배웠다.

이 과정에 두 가지 핵심적인 요소인 위요가(Viyoga)와 쌍요가(Saṃyoga)가 있다. 위요가의 문자적 의미는 '분리'다. 요가치료의 맥락에서 위요가는 우리 인생에서 바람직하지 않은 모든 것과 우리 스스로를 분리시키는 과정을 말한다. 이 과정은 배출의 과정으로서 몸과 마음 모두의 정화가 포함된다. 그것은 또한 불건강한 집착을 놓아 버리고, 자기 파괴적인 행동을 포기하며, 해로운 관계를 끊는 것을 포함한다.

쌍요가의 문자적 의미는 '함께 연결하다'다. 요가치료 맥락에서 쌍요가는 우리의 삶에서 일어나는 모든 긍정적이고 생산적인 것들과 결합하는 과정을 말한다. 이는 친절함, 용기, 인내, 자비심과 같은 정신적 성질을 개발시키는 일을 포함하고 있다. 또한 적절한 우선순위를 정하고, 미덕을 실천하며, 긍정적인 관계를 개발시키는 일이 포함되어 있다.

요가치료 작업은 까야 깔파(kaya kalpa)라 할 수 있다. 이 표현은 아유르베다에서 온 것으로 종종 영생의 과학이라 불린다. 사실 수련을 통해서 우리 몸과 마음을 재조직화하고 재생시키며 회춘시키는 것이 까야 깔파의 문자적 의미다. 그것은 전체 시스템의 점진적인 재통합과 우리 삶의 모든 측면에서 조화를 이루는 것과 관련이 있다.

고대 스승들은 인간 시스템을 다섯 가지 핵심 부분, 즉 머리, 두 날개, 몸통, 꼬리를 가진 새로 상상하였다. 이 새는 다섯 개 차원으로 상상되었는데, 각 차원은 이전 차원에 '형태가 부여된 영혼(embodied soul)'이라고 생각되었다. 이런 차원은 마야(maya)로 알려져 있으며, 그 의미는 '펼쳐 있는'이다(환상을 의미하는 마야[māyā]와는 구별된다). 또 각각의 차원은 다섯 가지 핵심적인 부분으로 구성되어 있다. 이 복합 모델을 단순하게 설명하면, 첫 번째 차원인 안나 마야(anna maya)는 거친 신체적인 몸을 의미한다. 그것은 근육, 뼈, 기관과 우리 신체조직을 포함한다. 두 번째 차원인 쁘라나 마야(prāṇa maya)는 우리 생명과 건강을 유지시키는 생명 유지에 필요한 신진대사 기능을 의미한다. 이에는 우리의 모든 생리적 시스템의 작동이 포함된다. 세 번째 차원인 마노 마야(mano maya)는 지각과 인식이라는 정신적 기능을 의미하며, 교육과 외적 자원을 통해 습득하는 모든 지식을 말한다. 네 번째 차원인 위즈냐나 마야(vij āna maya)는 이해력을 위한 내적이고 직관적인 능력을 의미한다. 그것은 신념, 신뢰하는 능력, 선과 악의 가치나 감각, 의사소통 기술, 마음 상태, 그리고 과거로부터 유래되어 우리의 현재 태도와 행동에 영향을 미치고 있는 패턴(saṃskāra) 등을 말한다. 다섯 번째 차원은 아난다 마야(ānanda maya)로 우리 삶 자체와 매 순간에 대해 우리가 갖고 있는 영적인 관계나 '가슴의(heart)' 관계를 말한다. 그것은 우리의 열망, 우리를 기쁘게 하는 것, 기쁨에 대한 감각, 충만감을 말하며, 어떤 것이든 우리가 가장 소중하게 여기는 것에 집중하고 결합하는 것이 포함된다.

이런 차원은 서로 관계를 맺고 있거나 상호 관통되어 있기에 한 차원에서 나타난 문제가 다른 모든 차원에도 영향을 줄 것이다. 예를 들어, 우연한 사고로 장기간 만성적인 척추 통증을 앓는 사람은 피로, 소화불량, 우울증 및 삶에 관한 부정적인 태도로 고통받을 수 있다. 마찬가지로 낮은 자존감 때문에 고통받는 사람도 우울증, 피로감, 소화불량이 점차 진행되거나 관절염까지도 앓을 수 있다.

질병이 불균형으로 인한 증상이라는 것은 요가 찌낏사의 기본 원리다. 그러므로 요가 찌낏사의 지향점은 균형을 회복하는 데 있다. 고대 스승에 따르면 우리의 시스템을 정화하고 강화해서 건강으로 나아가기 위해서는 세 가지 주요 방법인 아하라(āhāra, 식이요법), 위하라(vihāra, 활동), 아우샤디(auṣadhi, 약물)를 이용할 수 있다. 그 가르침은 앞의 두 가지가 우선이 되며 마지막은 최후의 수단으로 사용해야 한다고 말하고 있다. 이 세 가지 방법만으로 우리 몸의 처음 세 차원, 즉 신체, 생기, 마음을 변화시킬 수 있다. 고대의 가르침은 우리가 처한 조건의 심각성에 따라 우리의 과거 패턴이 강력한 힘을 갖고 있기 때문에 치유에 시간이 걸릴 수 있다고 경고한다. 마침내 비기능적 패턴을 극복해서 우리 삶에 깊고 지속적인 변화를 줄 수 있는 유일한 길은 우리의 수련이 아난다 마야, 즉 가슴의 차원을 관통하는 것이다.

앞으로 정서적 건강 부분에서 보겠지만 이 전통적 가르침은 우리의 생리와 사고, 행동에 영향을 미치는 정서의 힘에 대한 현대적 이해에 의해 확인되었다. 신경과학자들은 정서의 뇌가 이성의 뇌에 우선하며, 우리가 의식적으로는 이성의 뇌와 동일시하고 있지만 정서를 통해 가장 깊게 삶과 연결되어 있다는 것을 점점 더 확신하게 되었다.[3)]

만약 우리가 가슴으로 깊게 감동받던 때를 생각한다면 그것이 항상 어떤 관계의 맥락 속에 있음을 알게 된다. 이것은 부모와 자식 간의 관계에서 쉽게 볼 수 있다. 물론 이 관계는 우리의 삶을 더 좋게 또는 나쁘게 변화시킬 힘을 갖고 있다. 그리고 이 책 후반에서 더 자세히 보게 되겠지만 우리가 이 차원의 영향을 받는다면 우리의 시스템에 있는 나머지 모든 차원도 영향을 받게 된다.

3) Cytowic, Richard E., *The Man Who Tasted Shapes* (New York: Tarcher/Putnam, 1993), p. 462.

우리 존재의 네 번째 차원(vij āna maya)에 해당하는 새의 머리는 믿음을 나타낸다. 믿음은 외적인 증거가 필요 없는 확신과 신뢰의 성질을 갖고 있다. 그것은 마음을 평온하게 하고 가슴을 쉬게 하는 깊고 직관적인 앎이다. 전통에 따르면 믿음은 정서적 마음을 위한 '최후의 약'이다.

믿음에 대한 우리의 자연스러운 능력은 과거 패턴과 연결되어 있지만 유대관계에 의해 강해지기도 하고 약해지기도 한다. 그래서 과거 스승들은 치유의 가장 중요한 측면이 올바른 유대관계(sat sangha)라고 가르쳤다. 이런 이유 때문에 그들은 관계, 즉 신성에 대한(당신에게 어떤 의미를 갖든), 스승에 대한(성장하는 우리 자신의 잠재력을 상징하는), 그리고 영적인 공동체에 대한 관계의 중요성을 강조했다. 전통에 따르면 스승과 제자 간의 일대일 관계는 요가의 으뜸이며, 개인 수련을 유지시키고 발전시키는 기본이 된다. 물론 관계가 가장 효과적이 되기 위해서는 상호 확신과 신뢰, 그리고 개방성이 있어야 한다. 그런 관계는 가슴 간에 맺어지는 관계로 단순히 정보 교환의 차원에 머물지 않는다. 그래서 스승들은 쌋 쌍가(sat sangha)가 깊은 차원의 치유를 위한 정수라고 말해 왔다. 이를 기초로 한 다른 방법(식이요법, 활동, 약물)으로 인해 우리의 건강과 행복은 강력하게 회복되고 재생될 것이다.

우리의 건강문제는 선천적인 요소, 즉 유아기에 습득된 패턴, 사고의 결과, 불건강한 라이프스타일, 장기간의 스트레스, 또는 이런저런 요소의 결합과 관계가 있을 수도 있다. 수련단계에서 건강을 향한 여정에 도움이 되기 위해서는 자세나 그 수정, 호흡기법과 호흡비율, 소리 및 그와 관련된 의미, 명상, 심상화, 의식, 기도, 타인과의 관계(sat sangha), 교육과 공부, 식이요법과 그 밖의 라이프스타일의 변화를 포함한 많은 방법을 적용시킬 수 있다. 이 모든 방법이 작용하여 우리의 삶이 균형을 회복하고 최고의 잠재력을 개발하기 위한 기초를 다지려면 우리가 자발적으로 참여하도록 한다.

몸의 균형을 회복시키는 수단과 방법은 다양하지만 모든 치료의 기본 방향은 감소 혹은 정화(란가나, langhana)이거나 강화 또는 구축(브라흐마나, brahmaṇa)이다.

감소(란가나)치료는 시스템에 어떤 과도함이 존재하여 감소시켜야만 할 필요가 있는 경우다. 과체중, 독성, 과잉행동 또는 분노가 그 예가 될 것이다. 요가 수련에서 란가나 테크닉은 날숨과 날숨 후 멈춤, 앞으로 굽히기, 비틀기, 물구나무서기 등을 말한다. 란가나 효과를 주기 위해 찬송, 심상화와 명상기법 또한 변형시킬 수 있다. 란가나 테크닉은 일반적으로 서늘하게 하고(짠드라, candra) 에너지를 보존한다. 란가나 테크닉은 불균형과 질병으로 이끌 수 있는 조건을 없애는 방향으로 가기 때문에 예방적이기도 하다. 시스템에서 독성을 정화시키기 위해서 몸에 열(아그니, agni)을 높일 필요가 있는 경우에는 브라흐마나 테크닉을 이용하여 란가나 효과를 일으킬 수 있다.

강화(브라흐마나)치료는 시스템에 자양분을 주는 작용을 한다. 이것은 일반적인 허약, 낮은 에너지, 특별한 쇠약함 또는 자신감의 결여와 같은 상황에 유용하다. 요가 수련의 브라흐마나 테크닉에는 들숨, 들숨 후 멈춤, 뒤로 젖히기, 어깨서기가 포함된다. 또한 찬송, 심상화, 명상 테크닉을 적용시켜 브라흐마나 효과를 얻을 수 있다. 브라흐마나 테크닉은 일반적으로 몸속의 불(아그니)을 높이고 에너지를 구축한다. 강화는 시스템을 보완해 주는 쪽이기 때문에 회복기에 효과적이다. 이런 경우에 서늘하게 하는(짠드라) 테크닉은 시스템에 자양분을 주고 에너지를 보존하는 데 도움이 되므로 브라흐마나 효과를 내는 데 란가나 테크닉을 사용한다.

이러한 정의는 이론적이고 서로 중복된다. 수련에서 우리는 종종 양방향 모두를 사용할 필요가 있고, 다양한 방법을 혼합시킬 필요가 있다. 예를 들어, 뒤에서 보게 될 장기간 피로에 지친 환자에 대한 설명에서 우리는 환자의 에너지를 높이기 위해서는 처음에 브라흐마나로 부드럽게 접근해야 한다. 그러나 너무 많은 열기는 에너지를 고갈시키고 지치게 만들기 때문에 열기를 낮추고 에너지를 보존하기 위해 부드러운 란가나 기법으로 마무리한다.

개개인은 신체적, 생리적, 영적으로 엄청난 차이가 있다. 장기간의 스트레스라는 동일한 환경에서 어떤 사람에게는 화, 고혈압, 콜레스테롤 수치 상승, 악관절증 등의 복합 증후근을 유발하고, 어떤 사람에게서는 우울증, 피로, 식욕 저하, 위축된 자세 등을 유발할 수 있다. 실제로 동일한 원인에서 많은 다양한 증후군이 발생한다. 그리고 수없이 많은 상이한 조건들이 동일하거나 유사한 증후군을 낳기도 한다. 예를 들어, 우울증은 식욕 상실과 수면장애, 피로를 야기할 수 있다. 소화계, 내분비계 또는 신경계의 기능상 문제는 동일한 증후군을 일으킬 수 있다. 이에 더해서 음식 알레르기, 중금속 오염, 만성적인 구조적 문제, 그리고 다양한 형태의 감염이 이런 동일한 증후군을 야기할 수 있다.

이론적으로 요가 전통은 어느 차원의 시스템이든, 어떤 종류의 조건이든 간에 그것을 다룰 수 있는 수련을 갖고 있다. 이와 동시에 효과적인 수련은 각 개인의 독특성에 맞게 적용된 수련을 개발함으로써 개인의 독특한 요구, 관심, 의무, 그리고 잠재력을 존중해야 한다는 점을 분명히 할 필요가 있다. 더 나아가 모든 개인의 상태는 시간이 지나면 변할 것이므로 그들 자신의 수련도 발전해야만 한다. 이런 식의 가르침은 대량 마케팅이 불가능하다. 이 점이 이런 가르침의 선물인 동시에 한계이기도 하다.

모든 사람은 자신들의 상태가 어떻든 개인 수련으로 도움을 받을 수 있다. 깊이 있는 작업은 무엇을 수련해야 하는지, 어떻게 수련해야 하는지, 어떻게 발전시켜야 하는지를 확고히 하기 위해 자격 있는 교사와 일정 시간에 걸친 일대일 접촉을 필요로 한다. 마지막으로 당신의 요구에 얼마나 맞게 수련을 적용시켰는지는 수련의 효과를 보장해 주지 않는다. 왜냐하면 궁극적으로 수련의 효과를 결정하는 것은 수련에서의 당신 자신의 동기, 수련에 대한 확신, 자신의 상태에 대한 이해능력, 그리고 수련을 유지시키기 위한 능력이기 때문이다.

자기 자각(self-awareness)이 높아지면 당신의 상태를 정확하게 평가할 수 있다. 그리고 개인 수련에 자발적으로 참여하면 당신의 무의식과 자기 파괴적인 행동 패턴을 해체시키고 긍정적인 변화로 이끌 새로운 행동 패턴을 확립하게 될 것이다. 자신의 몸이 갖고 있는 다양한 시스템의 특성과 기능을 이해함으로써 시간이 지나면서 당신의 태도, 식이요법, 행동이 그것들에게 어떤 영양을 주는지 직접 경험할 수 있다. 수련을 통해서 당신은 당신 자신 및 당신의 상태와의 새로운 관계로 진입한다. 한편으로는 자기 파괴적이라고 알고 있는 습관과 경향성을 깨뜨리기 위해 필요한 에너지를 만들 것이다. 다른 한편으로는 자신의 몸을 재조직하기 위한 구체적이고 효과적인 발걸음을 내딛게 될 것이다. 물론 이런 접근에서 제한요소로 작용하는 것은 개인 수련의 필요성이다. 수련이 없으면 결과도 없다. 그러나 간단한 수련을 지속적으로 실시한다면 우리를 깊게 변화시키는 그 능력에 놀랄 것이다. 요가치료는 치유의 기본이 되는 자기 자각과 자기조절(self-regulation)을 요구하고 개발시키는 경험의 과정이다.

다양한 시스템의 내적 연결성으로 인하여 우리는 몸과 호흡과 마음을 통해 작업함으로써 우리의 전반적인 조건에 변화를 시도할 수 있다. 기민하고 이완된 마음 상태로 이끄는 과정은 또한 우리가 보통 자동적 기능으로 생각하는 것을 더 잘 통제할 수 있도록 한다. 우울증, 공포, 분노 등 몇 가지 예로 들 수 있는 부정적인 상태가 우리의 시스템에 해를 끼치는 것과 마찬가지로, 이완, 기쁨, 사랑이라는 긍정적인 상태는 깊게 회복을 시켜 주는 효과가 있다.

우리가 선택한 구체적인 방법과 수련은 우리의 상태에 달려 있다. 척추와 호흡에 초점을 맞춰서 모든 치료적인 수련을 시작하는 것이 우리가 채택하는 일반적인 규칙이다. 앞으로 보게 될 테지만 몸의 모든 기본적인 시스템은 척추에 모인다. 그리고 우리가 이미 살펴본 바와 같이 호흡을 통해서 우리의 마음 상태, 생리의 다른 측면, 그리고 구조에 영향을 미칠 수 있다. 이 과정에서 호흡을 움직임과 연결시키는 것은 마음을 몸에 연결시키는 것이며 운동을 의식적으로 만드는 것이다. 우리는 몸의 자각을 높일 때 몸을 다루고 조절할 수 있는 능력을 더 잘 갖추게 된다.

그러므로 수련에 대한 안전하고 효과적인 출발로서 척추에 집중하면서 호흡하고 움직이는 단순한 훈련에서 출발한다. 우리는 주의를 집중하고, 문제 부위에 생명 에너지(쁘라나)의 흐름을 높이기 위해 다양한 수단을 이용한다. 수련이 발전함에 따라 수련의 효과를 심화시키고 특정한 요구를 만족시키기 위해 다른 기법을 적절히 추가할 수 있다. 이런 작업을 위한 출발점은 다양하며, 각 개인의 조건에 달려 있다. 그런 진행과정의 한 사례로 아래 그래프를 볼 수 있다. −1은 아주 심각한 상태에 있는 경우, 10은 최상의 건강 상태에 있는 경우를 나타낸다.

개인이 차지하는 그래프상의 위치가 어디인가에 따라 서로 다른 눈금자 지점에서 시작할 수 있다. 심각한 질병일 경우에는 보통 침대나 의자에 앉아서 시작하고 호흡을 자각하게 한다.

시작 지점과 상관없이 자기 자각을 심화시키고 몸과 호흡과 마음을 통합하는 것이 목표가 된다. 수련이 진전되면 우리는 신체적이나 정신적인 한계에서 벗어나 보다 높은 잠재성으로, 허약함에서 강함으로, 고통에서 안녕으로, 그리고 공포와 분노에서 이완과 충만감과 즐거움으로 초점을 이동할 수 있다. 자신에 대해서 좀 더 긍정적으로 느끼고 기분을 안정시키고 향상시킬 수 있으며, 더욱 선명한 자각을 개발할 수 있으며, 정신적 에너지를 높일 수 있고, 더 강한 신체적 안녕감을 가지고 우리 삶에서 더 깊은 목적과 방향감각을 발견할 수 있다.

다음의 구체적인 방법론으로 옮겨 가기 전에 마지막으로 주의할 점이 있다. 유능한 교사를 발견할 수 없다면 수련을 개발하는 데 있어 매우 주의 깊게 선택해야 한다. 움직임을 통해 우리 상태를 향상시킨다는 의도는 분명할 수 있다. 그러나 긍정적이라고 믿는 어떤 수련은 실제로 의도한 목표를 달성하는 데 해가 될 수도 있다. 훌륭한 요가 스승인 끄리슈나마짜리아(Krishnamacharya)[4]는 금세기에 비니요가 전통을 만들었으며, 수

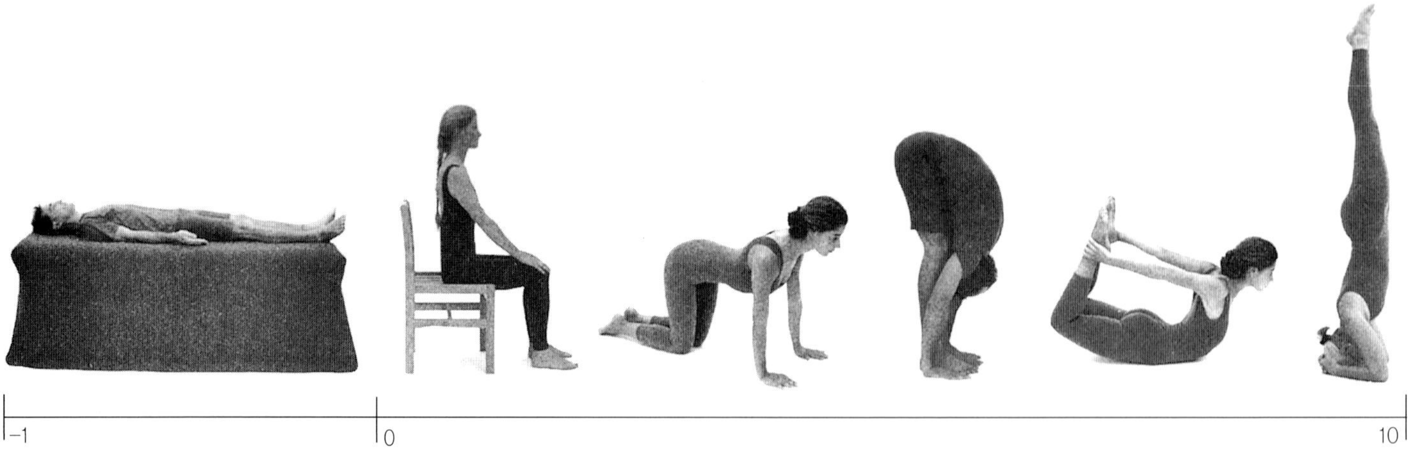

4) 역주: 쓰리 띠루말라이 끄리슈나마차리야(Sri Tirumalai Krishnamacharya, 1888~1989)는 현대 요가를 대표하는 요가 수행자이자 치유사이며 학자다. 그의 제자들이 현대 요가의 주류를 형성하고 있는데 대표적인 인물로는 B. K. S. 아엥가(B. K. S. Iyengar), K. 빠따비 조이스(K. Pattabhi Jois), 데시까차르(T. K. V. Desikachar)가 있다.

련에 대해서 아주 멋진 표현을 했다. 앙가 방가 사다나(aṅga bhanga sādhanā: 문자 그대로 '사지에 해로운 수련[limb-harmful-practice]')로 한 가지에는 유익하지만 다른 것에는 해로운 수련을 말한다.

한 예로 끄리슈나마차리야는 달리기를 앙가 방가 사다나로 여겼다. 그러한 맥락에서 그는 "달리기는 말을 위한 것이다!"라고 말했다. 이는 달리기가 비록 우리 몸의 어떤 부분(예, 호흡과 심혈관 체계)에는 유익하지만 동시에 다른 부분(예, 발목, 무릎, 엉덩이)에는 해롭다는 것을 의미한다. 나는 사람들이 교통량이 많은 한낮에 뜨거운 태양 아래서 모자도 없이 고속도로를 따라 조깅하는 것을 보았다. 이것은 전형적인 앙가 방가 사다나다. 시스템을 정화하는 동시에 망가뜨리는 방식에 노출되는 것이다.

사람들은 자신에게 잘 맞을 것이라는 믿음으로 이런저런 앙가 방가 사다나를 선택한다. 그들은 자신이 갑자기 좋아졌다고 느끼면서 계속해야 할 용기를 얻는다. 시작하고 난 후 얼마 동안, 특히 앉아서 일하는 경우에 그들은 더 좋아졌다고 느낄지도 모른다. 그러나 오랜 시간을 달린다면 자신을 해롭게 할 수 있다.

잘 훈련되고 경험 많은 교사와 작업하는 데 모든 노력을 기울이라고 강력하게 제안하기는 하지만, 이 책에서의 원리와 수련은 당신을 이런 종류의 활동에서 멀어지게 하기 위한 것이다. 자각과 숙련도, 그리고 이해가 증가할 때, 당신은 앙가 방가 사다나 수련을 이전보다 좀 더 쉽게 인식할 수 있을 것이다. 어떤 수련도, 심지어 요가 수련도 잘못 적용될 때는 앙가 방가 사다나가 될 수 있다. 그러므로 개인 수련의 지속적인 작업에서 중요한 부분은 당신이 계속하는 그 수련이 당신에게 적합한지 아닌지를 스스로 모니터링하는 것이다.

다음에 나오는 사례연구에서 볼 수 있겠지만, 교사와 학생 간에 수업환경을 발전시키는 관계에 비해서는 수련의 기술은 부수적인 것으로, 그런 관계에서 수련의 기술이 나타난다. 각 사례는 개별적으로 관리해야 한다. 나는 나의 작업에서 각 학생과의 적극적인 관계를 발전시켰다. 적절한 수련을 위해서, 그리고 라이프스타일을 제안하기 위해서 나는 드러난 증상을 넘어서 학생의 다른 특성을 발견했다. 나는 반복했다. 동일한 조건하에 고통받고 있는 개인 간에도 다양한 변수가 있기 때문에 어떤 조건이라도 일정한 세트의 수련을 처방할 수 있다고 말하는 것은 부정확할 것이다.

앞으로 우리는 쑤시고 아픈 일상의 통증, 만성질병, 정서적 건강을 치료하기 위해 고안된 요가 찌낏사 수련의 예를 보여 줄 것이다. 첫 부분에서는 쑤시고 아픈 일상의 통증을 다룬다. 여기에서는 관련 문제를 이해하는 기초를 마련하기 위해 골격계와 근육계를 간단하게 제시하고, 뒤이어 이 시스템 중 세 가지 주된 측면인 목과 어깨, 등과 허리, 그리고 천추, 엉덩이 및 무릎을 자세하게 논의한 후 이들에 영향을 주는 쑤시고 아픈 일상의 통증을 논의한다. 각 절에 뒤이어 특정한 사례연구와 관련된 수련 순서를 제시한다.

다음 부분에서는 만성질병을 다룬다. 여기에서는 8개의 주된 생리적 시스템의 기능을 간단하게 설명하여 관련된 만성적인 문제를 이해하는 기초를 제공하며 그것들에 영향을 미치는 과도함과 부족함의 다양한 상태를 서술한다. 각각의 범주에 뒤이어 사례연구와 관련된 수련 순서를 제시한다.

마지막 부분에서는 정서적 건강을 다룬다. 여기에서는 뇌에 관해서 논하며, 우리의 개념적인 마음과 정서 상태, 그리고 생리학 간의 상호관계를 논하고, 정서 상태 및 그것을 다루는 방법에 대한 요가 전통의 관점을 논한다. 더불어 스트레스를 주는 세 가지 정서 상태도 설명하는데, 과도한 각성 상태로 표현되는 분노와 불안, 지나치게 낮은 각성 상태로 표현되는 우울이 포함된다. 지나치게 높은 상태와 낮은 상태에 대한 사례연구에 뒤이어 관련된 수련 순서를 제시한다.

제3장

쑤시고 아픈 일상의 통증

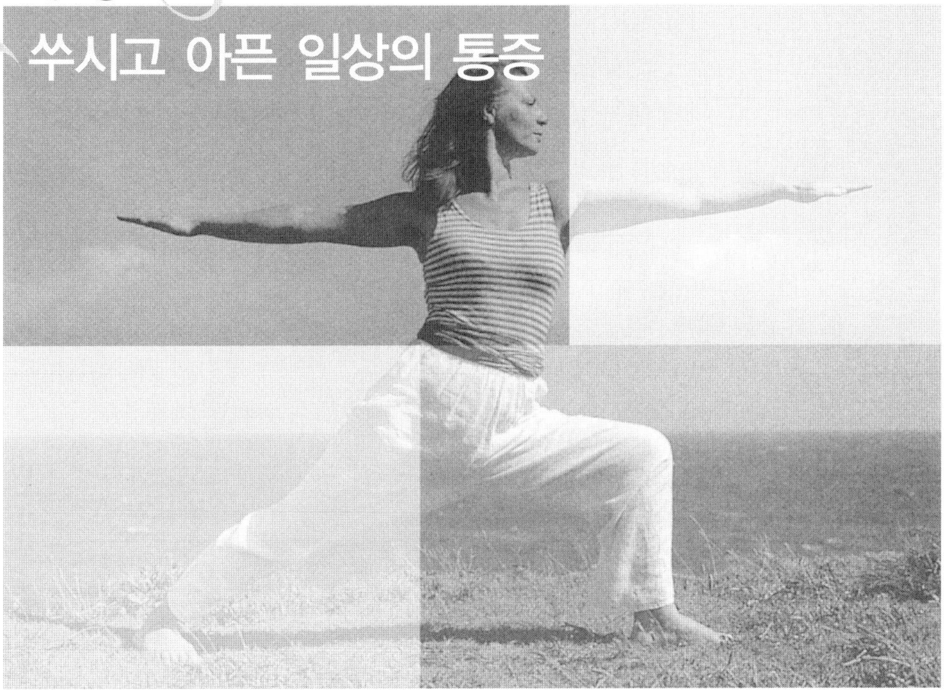

골격계

인간의 골격계는 몇 가지 종류의 뼈, 관절, 결합조직으로 구성된 복잡한 네트워크로서, 각각은 기능적 단위를 형성하여 특정한 목적에 종사한다. 뼈와 관절 대부분은 쌍으로 나타나는데, 신체의 오른쪽과 왼쪽에 하나씩 위치하고 있다. 뼈 형성과정을 골화작용(ossification)이라 한다. 모든 뼈는 독특한 구조를 띠고 있으면서 자신들의 특정한 기능에 알맞게 형성되어 있다.

서로 다른 골격 부위는 연결장치나 관절로 연결되어 있다. 연결장치에는 막, 근육의 건, 인대, 추간판이 포함된다. 건과 인대는 뼈막을 통해 자라서 조밀한 뼈조직이 되는 콜라겐 섬유에 의해 뼈와 연결되어 있다.

관절은 두 개 이상의 뼈가 만나는(유기적으로 연결되는) 골격계 지점으로서 보통 결합조직에 의해 서로 연결되어 있다. 이 결합조직이 허용 가능한 움직임의 범위를 결정한다. 움직일 수 없는 관절은 서로 거의 융합된 두 개 뼈의 연결 부위를 말한다. 두개골의 접합부에 있는 뼈들이 그 예로, 근육의 힘으로는 움직일 수 없다. 약간 움직일 수 있는 관절은 그 주변에 있는 뼈와 결합

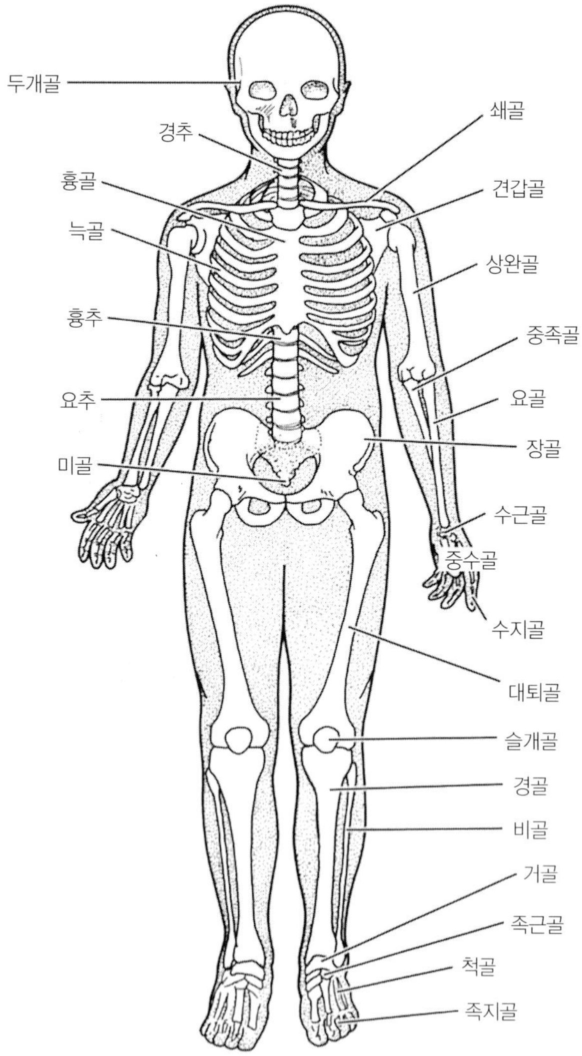

체지골격

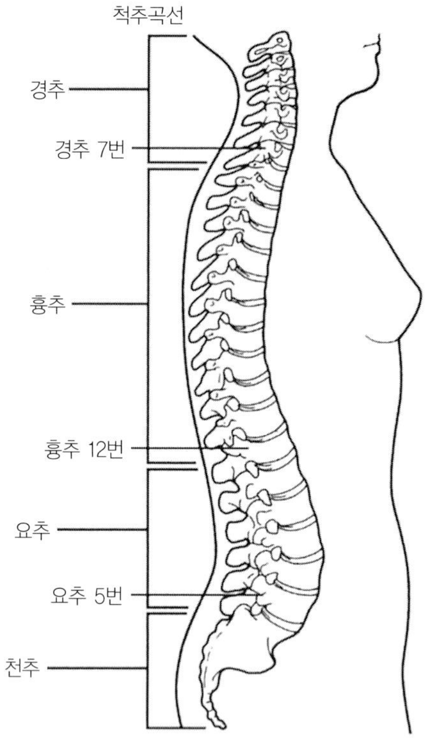

중축골격

조직의 구조로 인해 움직임의 범위가 제한되는데, 척추마디 사이와 천골과 장골 사이에 존재하는 척추관절이 그 예다. 활액관절로 알려진 자유로이 움직일 수 있는 관절은 비교적 큰 범위의 움직임을 허용한다. 그 뼈들은 항상 활액막을 담고 있는 관절포낭에 감싸여 있는데, 활액막은 윤활액을 분비하며 세포에게 자양분을 공급한다. 인대로 알려진 질긴 콜라겐 섬유가 이 활액막을 둘러싸고 있어서, 해당 뼈들을 함께 연결시키며 그 움직임 범위를 제한한다. 활액관절이 허용하는 움직임은 다양하다. 예를 들어, 팔꿈치와 무릎은 단일한 면에서만 움직임이 허용되는 반면, 둔부와 어깨는 많은 방향으로의 움직임이 가능하다.

골격계는 중축골격(axial skeleton)과 체지골격(appendicular skeleton)으로 구분된다. 중축골격은 아래로는 꼬리뼈(미저골)에서 위로는 두개골까지 척추의 수직축을 형성하고 있다. 체지골격에는 견갑대와 이에 연결된 팔과 손, 골반대와 이에 연결된 다리와 발이 포함되어 있다. 골격구조에 대한 우리의 논의는 척추와 척추를 가로지르는 골반대와 견갑대에 한정시킬 것이다.

중축골격

척추는 경추, 흉추, 요추, 천추로 구성된 네 가지 뚜렷이 구별되는 분절을 갖고 있다.

각각의 척추분절은 주어진 수의 척추마디를 포함하고 있는데, 경추는 7개의 척추마디, 흉추는 12개의 척추마디를 갖고 있다. 흉추마디 각각은 하나 이상의 갈비뼈 쌍에 부착되어 있다. 요추는 5개, 천추는 5개 마디를 갖고 있는데, 천추는 몇 개의 융합된 작은 척추마디로 구성된 맨 밑바닥에 있는 미저골을 포함하고 있다. 흉추의 12개 갈비뼈(늑골)를 흉곽이라고 한다. 전면 맨 꼭대기에서 세어 보면, 첫 7개 갈비뼈 쌍은 가슴뼈(흉골)에 부착되어 있다. 여덟 번째에서 열 번째까지의 갈비뼈는 흉골에 부착되기 전에 일곱 번째 갈비뼈와 결합되어 있다. 열한 번째와 열두 번째 갈비뼈는 부유늑골이라고 부르는데, 전면에 전혀 부착되어 있지 않기 때문이다.

미저골을 포함해서 흉추와 천추는 신체의 주된 기관을 지탱하고 보호한다. 척추의 이 부위들은 태아가 발달하는 동안에 형성되지만, 천추 자체는 사춘기가 지난 때에 완전히 융합된다. 경추와 요추는 다리로 몸무게를 지탱하는 데 도움을 주며, 사춘기가 지날 때까지 척추의 이 부위들은 충분히 발달하지 않는다.

척추는 무게를 지탱하고 전달하는 기전으로 생각할 수 있다. 선 자세에서 신체의 모든 무게는 척추를 거쳐 골반대로, 다리를 거쳐 내려가서 바닥으로 전달되어야만 한다. 신체의 일차적 무게는 머리, 흉곽 및 그 내용물, 골반과 그 내용물이다. 상부의 세 개 척추분절은 하중을 신체의 중심축에 맞추어 균형을 이루며, 척추 전체는 그 바탕에 쐐기 모양의 천추 위에서 균형을 이루고 있다.

척추의 앞부분은 추간판이라 불리는 일종의 수압계에 의해 척추마디가 분리되어 있다. 이들 추간판은 충격을 흡수하고, 약간의 압착을 허용하고, 움직임을 허용하는 자급자족하는 유체 시스템의 일부다. 이들은 더 즙이 많고, 매우 탄력성이 좋은 콜로이드 젤 센터를 감싸고 있는 탄력섬유 연골이라는 외부층으로 구성되어 있다. 이런 추간판은 충격 흡수기로 작용하여 젤이 반탄력적인 용기 속에서 앞으로, 뒤로, 측면으로 조절됨에 따라 한 척추마디가 다른 척추마디 위에서 약간 움직일 수 있도록 허용한다. 천추나 미저골에는 추간판이 존재하지 않는다.

척추의 꼬리 부분에 위치한 한 쌍의 척추마디 사이에는 뼈구조 복합체가 척수를 보호하고 근육연결 부위를 위한 장소로 기능하며, 흉추 부위에서는 갈비뼈와의 접합부를 형성하는 장소로 기능한다.

척추의 주된 인대로는 척추의 앞쪽을 따라 내려가는 길이가 긴 전방세로 인대, 신경궁의 후방 부위 사이를 가로지르는 황색 인대, 척추의 뒤쪽을 따라 내려가는 후방가로 인대가 있다.

체지골격

견갑대는 오른쪽과 왼쪽 견갑골(어깨뼈), 오른쪽과 왼쪽 쇄골이라는 두 쌍의 뼈 분절로 구성되어 있다. 견갑골은 흉곽의 등 상부(배측) 위에 걸려 있고, 쇄골은 흉곽의 전면(복측) 부위 위쪽에 놓여 있다. 견갑골은 쇄골의 외측 부위와 연결되어 있고, 절구공이 관절에서 위팔(상완골)과 연결되어 어느 수준에서나 움직임이 가능하다. 쇄골의 안쪽 부위는 흉골(가슴뼈) 및 첫 쌍의 갈비뼈와 연결되어 있으며, 견갑대와 중축골격 간에 유일하게 직접 연결되어 있다. 견갑대 자체는 견갑골과 그것을 위치시키고 지탱하며 움직이는 근육으로 구성되어 있다. 바로 이 견갑대가 팔의 움직임을 안내하고 조절한다.

어깨관절은 신체의 모든 관절 중에서 그 움직임의 범위가 가장 넓다. 그러나 그 움직임이 크기 때문에 비교적 불안정하여 부상에 취약하다. 어깨에는 몇 개의 큰 활액낭이 있어서 넓은 범위로 팔을 움직일 때 일어나는 마찰을 줄이는 데 도움을 준다. 따라서 반복적인 움직임이나 압력으로 인해 생긴 과도한 스트레스는 활액낭에 염증(활액낭염)을 유발하여 움직임을 제한할 수 있다. 또한 견갑대 자체의 불균형이나 부상은 상체의 기능적 효율성을 감소시키는데, 이는 구조 전체의 균형과 통합성에 영향을 줄 수 있다.

천추는 척추가 균형을 잡고 있는 기초적인 기반이다. 이것은 천장관절에서 두 개의 관골에 단단하게 부착되어 있다. 이 관골들(고관절)은 장골, 좌골, 치골이라는 세 개의 분리된 뼈들의 융합으로 형성되어 있으며, 천추, 미저골과 함께 골반을 형성한다.

골반은 두개 허벅지뼈(대퇴골)의 둥근 머리 부위에 의해 형성된 두 개의 절구공이 관절 사이에서 중심 균형을 잡고 있다. 관골 각각의 끝(장골)에서 대퇴골의 머리가 소켓에 맞추어져 있다(관골구). 대퇴골은 자체의 큰 인대(대퇴장골 인대, 대퇴좌골 인대, 대퇴치골 인대)에 의해 관골에 부착되어 있으며, 각각의 경우 대퇴골 머리부를 소켓(관골구)에 직접 부착시키고 있는 더 작은 인대에 의해 관골에 부착되어 있다. 이 구조들은 조밀하고 강하여 엉덩이를 매우 안정된 관절로 만들고 골반에서 생긴 무게를 허벅지뼈를 통해 무릎, 아랫다리, 발목, 발로 전달할 수 있다.

무릎은 매우 복잡한 관절이다. 무릎은 실제로 두 개의 분리된 관절, 즉 윗다리와 아랫다리 사이의 관절과 슬개골과 윗다리와의 관절로 이루어진 것처럼 보인다. 7개의 주된 인대, 윗다리와 아랫다리를 연결시키는 표층을 완충시켜 주는 한 쌍의 섬유연골판(반월판), 완충을 더해 주기 위한 지방판, 허벅지 신근(대퇴사두근)의 건이 무릎관절을 고정시킨다. 이 관절의 복잡성은 그것이 일상 활동에서 수행하는 절대 필요한 역할과 결합되어 부상에 매우 취약하게 만드는데, 반월판 파열, 수많은 인대 중 하나의 좌상, 슬개골의 부상이 이런 부상에 속한다.

앞서 살펴보았듯이, 척추는 네 가지 뚜렷한 분절로 구성되어 있다. 골반에서 시작하여 척추를 따라 올라가면서 이들 척추 부위 각각의 각도는 바로 위에 위치한 척추 부위의 커브를 결정한다. 첫 번째로 골반이 있는데, 위에서 설명한 관절에서 앞뒤로 돌아가면서 골반 자체와 관련해서 천추의 각도를 결정하고 요추가 상승하는 면을 만든다. 요추는 이 면에서 수직으로 상승하기 때문에 요추 커브는 반드시 천추와 골반의 각도에 의해 결정된다. 골반이 기울어지면 그 각도가 증가하기 때문에, 요추가 수평면에 비해 예각으로 시작하여 중앙선으로 되돌아오기 위해서는 요추를 예각으로 휘게 만든다. 따라서 치골이 올라가면 그 각도가 작아져서 천추를 내려가게 만들고 요추를 더 반듯하게 만든다. 골반의 각도가 반드시 요추 커브의 각도를 결정하는 것과 마찬가지로, 요추 커브는 흉추 커브에 영향을 준다. 이에 흉추에는 전방-후방 굴곡-신전 운동성이 제한되어 있다. 그러므로 흉추-요추 접합부(160쪽 참조)에 있는 다소 경직된 움직임 분절로서 균형을 이룬다. 이 경우 구조적으로 평형 유지가 이루어진다. 마지막으로 경추는 머리에 균형을 주고 머리를 중력의 중심에 위치시킨다. 그러므로 실로 골반의 회전이 똑바른 자세의 기본이 된다고 말할 수 있으며, 골반이 원상태로 정렬되어 있으면 다양하면서도 강력한 움직임을 위한 안정된 지지기반이 주어진다고 말할 수 있다. 그런 정렬이 요가 치료가 지향하는 하나의 목적이 된다.

지지, 지렛대 작용, 다양한 기관을 보호하는 역할에 더해서, 골격계는 두 가지 기본적인 다른 기능을 수행한다. 골수는 적혈구를 생산하고, 필수적인 미네랄(주로 칼슘)을 저장하며 신체의 기능에 필수적인 에너지 저장(지방)을 수행한다.

골격계에서 일어나는 가장 흔한 만성적 문제는 골다공증, 골관절염, 류머티즘 관절염이다.

골다공증은 뼈의 무게 감소가 그 특징인 상태로 더 가볍고 부서지기 쉬운 뼈가 됨으로써 더 쉽게 뼈가 부러지고 고치기 더 힘들어진다. 건강 전문가들이 처방하는 통상적인 호르몬 치료 이상의 치료로는 칼슘 섭취를 증가시키는 섭식조절과 뼈에 스트레스를 줌으로써 뼈의 성장을 자극하는 운동 프로그램이 있다.

골관절염은 활액관절에서 관절연골이 퇴화된 상태다. 이에 따라 그 밑에 있는 뼈구조가 퇴화되고 관절에 염증이 생긴다. 이것은 보통 60세 이상의 노인에게 나타나는 상태로 유전적인 경향성과 관련 있는 것 같다. 매우 세심하게 배려한 요가치료 프로그램은 통증을 줄이고, 자신감을 높이며, 운동 범위를 높이는 데 도움을 줄 수 있다.

류머티즘 관절염은 활액막에 염증이 생기는 상태다. 이에 따라 관절연골의 파열과 그 밑에 놓인 뼈구조에 손상이 일어난다. 이 상태가 되는 원인은 분명하지 않지만 박테리아나 바이러스 감염에서 알레르기, 유전적 경향성까지 그 원인이 될 수 있다고 추정한다. 염증을 줄이기 위해 약물로 치료하는 것 이외에도 규칙적인 운동이 이 질병의 과정을 늦춘다.

퇴행적이 될 수 있으며 보다 심각한 상태를 초래할 수 있는 척추의 비정상적인 커브도 있다. 여기에는 척추후만증, 척추전만증, 척추측만증이 포함된다. 척추후만증에서는 흉추가 비정상적으로 심하게 되어 있는 등 상부가 둥글어진다. 이 상태는 종종 선천적이지만 불량한 자세 습관이나 몸이 앞으로 굽는 장기간 활동의 결과로 생긴다. 척추전만증은 요추 커브가 비정상적으로 심하게 된 상태로 오목한 허리나 구부러진 허리가 된다. 이 상태도 종종 선천적인 것이지만 불량한 자세 습관을 가지고 있거나 하이힐을 신음으로써, 또 임신 중에 일어나는 몸무게 배분으로 인해서 생길 수 있다. 척추측만증은 척추가 비정상적으로 편측으로 휘고 돌아가는 것으로서 종종 한쪽 엉덩이나 어깨가 다른 쪽보다 높게 나타난다. 심각한 척추측만증은 선천적이지만 만성적으로 한쪽으로 활동하거나 자세 습관이 불량한 경우 가벼운 측만증이 생길 수 있다.

자세불량은 순환, 호흡, 소화, 배설을 제한한다. 이는 또한 자신감과 자기상에 부정적인 영향을 미칠 수 있다. 그러나 잘 고안된 요가 수련 프로그램은 가장 심각한 정도의 자세문제조차 상당히 개선시킬 수 있다. 사실 심각하게 진행된 경우를 제외한 모든 경우 보통 세심하게 고안된 요가치료 프로그램을 통해 상당한 혜택을 볼 수 있다.

이런 상태 이외에도 골격계에 생기는 그 밖의 부상이 있는데, 불행히도 이런 부상은 매우 흔하게 일어난다. 가장 흔한 것은 아마도 추간판에 생기는 부상일 것이다. 추간판은 당연히 나이가 듦에 따라 퇴화하여 그 완충 효과가 줄어든다. 그러나 사고나 스포츠 혹은 일과 연관된 부상으로 인해 심한 긴장이 생기면 핵을 감싸고 있는 캡슐을 뚫고 핵이 파열하여 추간판 헤르니아 디스크나 추간판 탈출증이 생긴다. 이런 증상은 고통스러우며 수술을 필요로 할 정도로 매우 제한이 되는 상태를 유도한다. 그러므로 추간판 상태가 심각한 사람들은 전문적인 치료를 받아야 한다. 반면에 수많은 추간판 상태는 휴식을 겸하면서 세심하게 고안된 물리치료나 요가치료 프로그램을 실시하면 효과적으로 치료될 수 있다.

문제되는 그 밖의 골격계 질환은 사고, 활동과 연관된 부상, 혹은 만성적인 구조적 스트레스로 인해 생긴다. 만성적인 구조적 스트레스는 비기능적인 움직임 패턴의 결과일 수 있다. 이런 조건을 일으키는 몇 가지 예로는 활액낭염, 인대나 건의 염좌, 건염이 있다. 활액낭염은 관절피막 주변의 활액낭에 생기는 염증이다. 건염은 건을 둘러싸고 있는 결합조직의 염증이다. 이 모든 상태에는 치유될 시간과 휴식이 필요하다. 이런 상태를 다룰 수 있는 두 가지 주된 방법을 추천해 보면, 첫째는 손상 부위에 가해지는 스트레스의 원천을 최대한 밝혀내어 그것을 제거하는 것이다. 이는 새로우면서도 보다 기능적인 움직임 패턴을 개발하는 것이 포함된다. 두 번째는 그 부위에 조심스럽게 혈액순환을 높여서 영양분을 공급하고 치유를 방해하는 독성물질의 형성을 없애 주는 것이다.

앞으로 제시되는 근육계를 고려한 후, 우리는 다양한 종류의 쑤시고 아픈 일상의 통증을 다룰 수 있도록 요가 치료를 변형시킬 수 있는 방법을 예로 제시할 것이다.

근육계

생리적 과정이라는 내적 움직임을 포함해서 신체의 모든 움직임은 근육 활동에 의존하고 있다. 근육조직에는 세 가지 주된 유형, 즉 심근(심장), 심장을 제외한 모든 기관의 벽에 있는 평활(내장)근, 그리고 줄무늬(골격)근이 있다.

모든 근육조직은 흥분성, 수축성, 신장성, 탄력성과 같은 특징을 공유하고 있다. 흥분성이란 근육이 자극을 받아들이고 자극에 대해 반응할 수 있는 것을 말한다. 수축성이란 자극의 결과로 근육의 모양이 변화하는 것을 말하는데, 보통은 더 짧아지고 두터워진다(굴전). 신장성은 근육이 정상적인 길이를 넘어 늘어날 수 있는 것을 말한다(신전). 탄력성은 근육이 늘어난 후에 정상적인 길이로 쉽게 돌아오는 것을 말한다. 심근과 평활근은 우리 신체의 내부 통로를 통해 액체와 고체를 밀어낸다. 골격근은 건, 결합조직, 신경조직과 함께 골격의 뼈를 움직인다. 우리의 논의는 골격근에 초점을 둘 것이다.

세 층으로 구성된 결합조직은 각 근육의 일부를 형성한다. 여기에는 근육을 둘러싸고 있으며 근육을 주변 조직과 분리시키는 외부층, 근육을 개별적인 다발로 나누고 있는 중간층, 각각의 다발 내에서 개별적인 근육 섬유를 감싸면서 그것들을 연결시켜 주는 내부층이 있다. 결합조직의 이 세 부위가 각 근육의 끝에 함께 섞여 근육을 뼈에 부착시키는 건을 형성한다. 이 결합조직은 또한 근육을 조절하고 근육에 영양분을 공급하는 신경

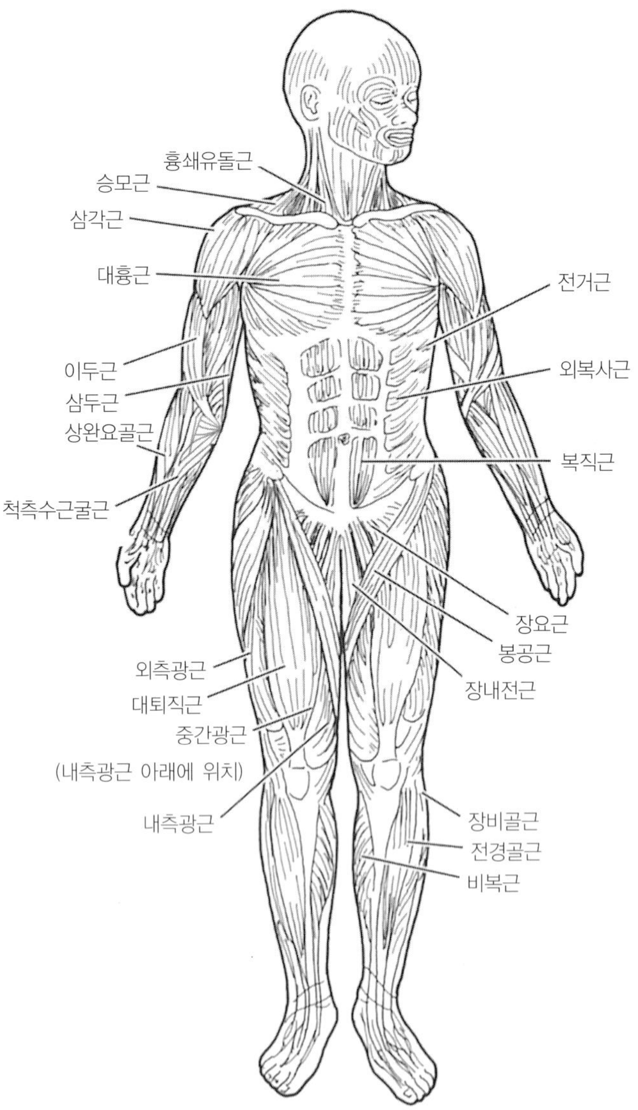

과 혈관을 보유하고 있다.

근섬유는 생화학적이고 신경적인 활성화라는 복잡한 과정을 거쳐 수축하면서 능동적으로 짧아진다. 근육이 운동신경으로부터 자극을 받아들이면 그 중앙 부위가 수축하여 결합조직을 잡아당기고, 이는 결합조직이 부착되어 있는 뼈를 잡아당긴다. 근육이 수축한 후에는 반대 근육의 수축이나 그 자체의 자연스러운 탄력성을 통해 정상 길이로 돌아온다.

근육수축에는 중심성 수축, 편심성 수축, 등축성 수축의 세 가지 유형이 있다. 중심성 수축은 근육이 짧아지고, 이로써 뼈 부분이 움직일 때 일어난다. 편심성 수

축은 근육이 저항에 대항해서 늘어날 때 일어난다. 예를 들어, 우리가 쪼그리고 앉을 때는 다리 신장근육이 수축하는 동시에 늘어나서 자체가 움직이는 힘이 그에 반대되는 힘보다 적어진다. 등축성 혹은 고정성 근육은 근육이 짧아지지도 늘어나지도 않아 저항보다 커지지도 작아지지도 않은 결과로 수축이 유지될 때 일을 하게 된다.

근육에는 근긴장이라고 부르는 휴지기 긴장이 있다. 근긴장이 지나치게 적은 근육은 보통 약하고 늘어져 있는 반면, 근긴장이 지나치게 많은 근육은 단단하고 탄력성이 부족해진다. 반면에 건강한 근육은 휴지기에 견고하지만 부드럽다. 활동으로 근육을 자극하지 않으면 근긴장도, 부피, 힘이 소실될 것이다. 척추부상과 다양한 자가면역, 신경학적 상태로 인한 마비 결과로 회복 불가능한 근육위축이 일어날 수 있다. 그러나 근육을 힘이 넘치게 유지하고 그 활동을 유지하기 위해서는(내구성) 규칙적인 자극이 필요하기 때문에 불규칙한 사용의 결과로도 회복 가능한 근육위축이 생길 수 있다.

근육수축은 해당작용(ATP, CP, 글리코겐을 생성하는)으로 알려진 복잡한 생화학적 과정을 통해 고에너지 분자 복합체 형태로 공급되는 연료가 필요하다. 이 과정에서 혈류에서 추출된 산소, 포도당, 지방산이 결합하여 근섬유로 흡수될 때 필요한 에너지 저장이 이루어진다. 그러므로 정상적인 근육기능은 충분한 에너지 저장에 달려 있고, 이는 적당한 순환공급과 혈액 속에 있는 정상적인 산소 농도에 달려 있다.

근육이 에너지 저장을 구축하고 소비하는 복잡한 두 가지 대사과정이 있다. 적당한 근육 활동에서 근육에 요구되는 에너지 증가는 유기호흡(aerobic respiration)으로 알려져 있는 생화학적 과정을 통해 충족된다. 이 과정에서는 에너지가 생성되는 필요한 재료를 공급하기 위해 호흡기능과 심혈관기능이 증가한다. 그러나 근육 활동의 최정점에서는 근육에 요구되는 에너지가 호흡기능과 심혈관기능이 충족시킬 수 있는 양을 초과한다. 이 경우에 무산소 해당작용(anaerobic glycosis)이라 불리는 상이하면서도 효율성이 적은 생화학적 과정을 통해 에너지가 공급된다.

유산소운동은 근육 내구성을 높이는 동시에 호흡계 및 심혈관계를 강화한다. 그에는 하이킹과 수영처럼 호흡기능과 심혈관기능 모두를 지속적으로 높이는 활동이 포함되어 있다. 반면에 무산소운동은 근육을 확대시키는 결과를 낳는다. 이는 보통 역도, 가파른 언덕을 빨리 하이킹하기, 혹은 경주에서 최고 속도로 수영하기와 같이 짧으면서도 집중적이다.

무산소운동을 지나치게 하면 근육의 에너지 저장이 고갈되어 무산소 해당작용의 부산물인 젖산이 축적된다. 그 결과로 근육이 피로해지고 경련이 일어날 수도 있다. 피로한 후에 근육은 무산소 활동으로 생긴 젖산의 축적을 해소하고 그 에너지 저장을 재구축해야만 한다. 이 과정에서 신체는 순환계와 간의 활동의 도움을 받는데, 이는 젖산을 흡수하고 그것을 다시 포도당으로 전환시키는 데 도움을 준다.

모든 근육 활동이나 운동 후, 신체는 활동 중에 사용했던 산소를 회복해야 한다. 그러므로 근육이 휴식을 취한 후에는 얼마 동안 호흡률과 호흡의 깊이를 계속 높여 줄 필요가 있다. 근육 활동이나 운동은 이에 더해서 열을 발생시키는데, 이는 체온을 전체적으로 높여준다. 이 열은 발한작용을 통해 발산되는데, 이 작용 또한 근육이 휴식을 취한 후에도 얼마 동안 지속된다.

골격근은 약 700개가 존재하는데, 이 모두는 골격에서 시작하여(기시점) 골격에서 끝이 난다(착점). 이들 근육은 서로 주동근－길항근(agonist-antagonist) 관계로 짝을 이루고 있으며, 이런 관계를 근거로 수축과 신장을 교대로 반복함으로써 신체의 모든 부위에서 일어나는 움직임을 결정하는 집단이 이루어진다. 주동근은 수축에 의한 움직임을 관장하고, 길항근은 보통 주동근이 수축할 때 늘어난다. 대부분의 움직임에서 다른 근육(협력근)도 작용하여 기시점을 안정시키거나 착점에서

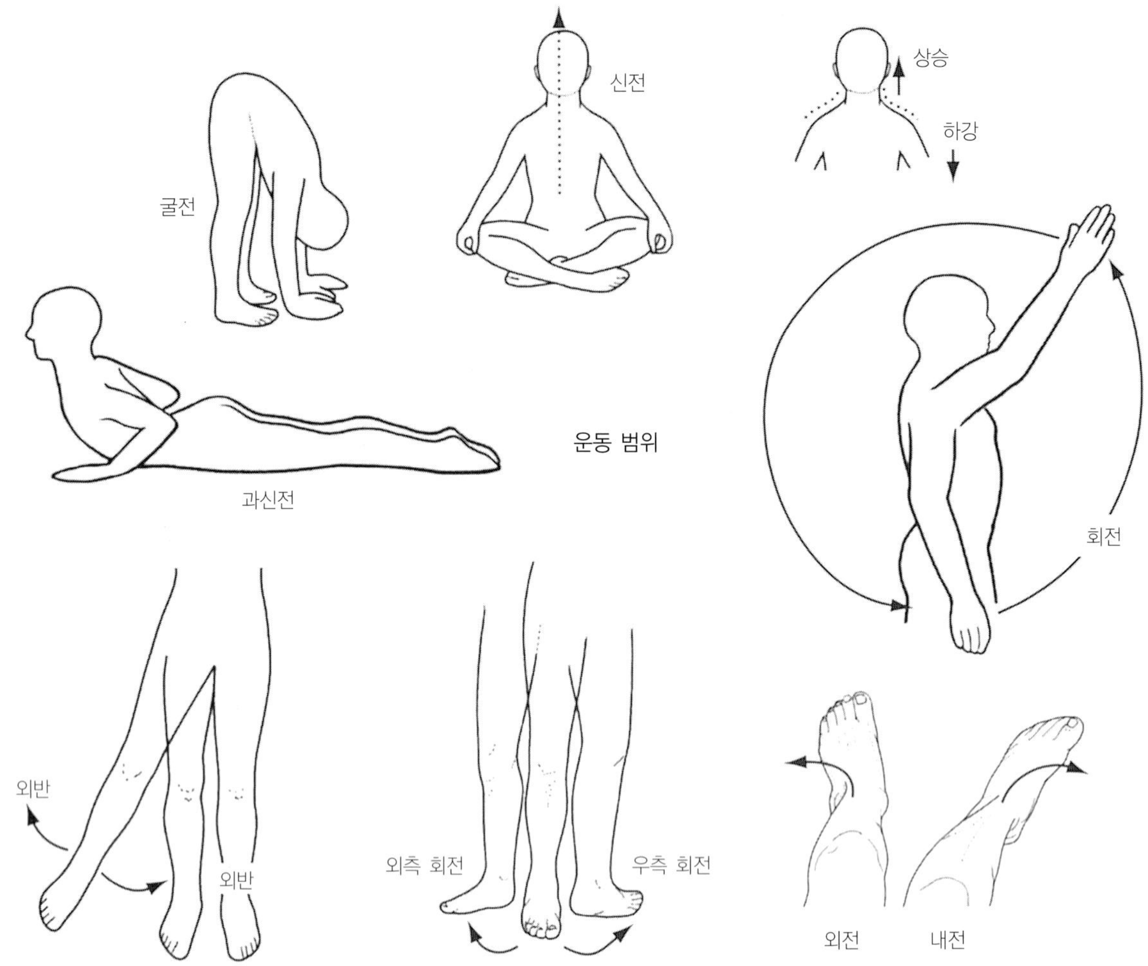

조력한다. 예를 들어, 견갑대에서 팔이 움직일 때는 견갑대에 부착되어 있는 특정 근육의 움직임으로 견갑대가 단단히 고정되어야만 하며, 신체의 효율적인 움직임을 위해서는 그것들의 통합된 움직임이 반드시 필요하다.

이런 일반적인 설명에 이어, 이제 근육계의 구조를 중축 근육조직과 체지 근육조직으로 나누어 간단하게 논의할 것이다.

중축 근육조직

중축 근육조직에는 머리와 목의 모든 근육, 몸통의 뒤(배측) 근육, 앞(전방)과 옆(측면) 근육, 골반저의 근육이 있다. 우리는 표정, 언어적 의사소통, 먹기와 마시기, 눈 움직임을 머리와 목의 근육에 포함시켰다. 몸통에 있는 근육은 머리, 목, 몸통의 굴전, 신전, 회전을 관장한다. 몸통의 전방 근육과 측면 근육 또한 흉강과 복강의 근육벽을 형성하고 있는데, 이에는 호흡근육도 포함된다(주된 그룹의 명칭이 제시된 164쪽 그림 참조). 이들은 복부를 다양하게 압박하여 흉강을 확장시키고 갈비뼈를 올리거나 내린다. 골반 바닥에 있는 근육은 골반강의 여러 통로와 기관을 압착하고, 닫고, 들어 올린다.

체지 근육조직

체지 근육조직에는 어깨와 팔 근육, 골반대와 다리 근육이 있다. 견갑대를 들어 올리고, 내리고, 앞으로 끌고, 내전시키고, 외전시키고, 돌리는 근육이 어깨근육에 포함된다. 또한 목을 굴전하고 머리를 회전시키는 근육도 포함되어 있다. 어깨근육도 마찬가지로 윗팔, 팔뚝, 손목, 손바닥, 손가락을 굴전하고, 뻗고, 내전하고, 회전하며, 손바닥을 아래로 향하게 하고, 위로 향하게 한다. 허벅지와 아랫다리를 다양하게 뻗고, 굴전하고, 회전하고, 내전하고, 외전하는 근육이 다리근육에 포함된다(주된 그룹의 명칭이 제시된 164쪽 그림 참조). 이들은 또한 엉덩이와 요추를 굴전시키는 근육을 포함하고 있다. 발목, 발, 발가락(발등과 발바닥) 근육은 발과 발가락을 다양하게 굴전하고, 뒤집으며, 거꾸로 세운다.

근육계가 심각한 상태인 경우는 드물다. 그런 상태로는 근이양증(선천적인)과 중증 근무력증(면역성 기능부전으로 생각되는)이 있는데, 이로 인해 근육조직이 약해지고 퇴화된다. 이런 상태에 있는 사람들은 곧장 전문적인 치료가 필요하며, 이를 기초로 많은 경우 신중하게 고안된 요가치료 프로그램으로부터 혜택을 볼 수 있다.

근육경련이나 좌상처럼 사고, 스포츠나 일과 관련된 부상은 더 흔하게 일어난다. 이런 상태는 휴식, 냉온요법, 바르는 약과 오일, 침, 마사지에 잘 반응한다. 활동과 연관된 부상의 더 심각한 예는 헤르니아인데, 이 경우 근육 통로를 통해 기관의 일부가 돌출된다. 헤르니아는 보통 복강이나 골반강에 강한 압력이 가해진 결과로 일어나며, 근육을 무리하게 사용하는 경우에서부터 과도한 무게를 들어 올리는 경우처럼 다양한 경우에 일어날 수 있다. 적절한 훈련, 적당한 준비운동, 훌륭한 장비로 스포츠 부상이나 일터에서 일어나는 부상을 피할 수 있다. 더욱이 적절한 식이요법은 신체로 하여금 근육이 제대로 수행하는 데 필요한 에너지를 생성하게 하는 데 도움을 줄 것이며, 이로써 부상을 피할 수 있다. 이런 상태 이외에도 종종 정상적인 삶의 피할 수 없는 부분으로 생각되는 만성적인 쑤시고 아픈 일상의 통증이 있다. 나이가 들면서 근육의 결합조직 양이 증가하는 경우(섬유증)가 이 범주에 속한다. 이는 탄력성을 제한함으로써 움직임과 순환을 제한한다. 사실 이런 수많은 일상의 병은 모두 피할 수 있거나 상당 정도 개선할 수 있다. 앉아서 일하는 사람들은 잘 계획된 운동 프로그램으로 혜택을 볼 수 있을 것이다. 정도가 낮으면서도 만성적인 쑤시고 아픈 일상의 통증이 있는 활동적인 사람들은 자신들의 피트니스 프로그램을 재검토하는 것이 좋을 것이다. 왜냐하면 많은 사람이 의도는 좋았지만 운동 프로그램을 시작해서 끝내 부상을 입기 때문이다. 두 경우 모두 쑤시고 아픈 많은 일상의 통증은 단순한 요가 수련에 규칙적으로 전념함으로써 완화시킬 수 있다.

이어지는 절들에서는 다양한 범위의 쑤시고 아픈 일상의 통증을 개선시키기 위해 요가치료를 적용하는 방법의 예가 제시될 것이다.

목과 어깨

목과 어깨에 생기는 만성적인 긴장으로 인해 많은 사람이 고통받는다. 이는 경증에서 중증에 달하는 목과 어깨의 통증, 턱(TMJ)과 머리의 긴장, 머리 움직임의 제한, 혹은 팔 움직임의 제한으로 경험된다.

이런 상태를 다루기 전에 경추 디스크나 어깨관절의 선회건판에 심각한 상해가 있지는 않은지 살펴보는 것이 중요하다. 팔 또는 손이 무감각해지거나 저린 느낌이 있거나, 목에 날카롭고 자극적이며 움직이지 못할 정도의 통증이 있거나, 어깨에 날카로운 통증이 있으면 전문적인 진단을 받는 것이 최선이다. 요가치료는 치유의 과정에 도움을 주지만, 잘못된 수련은 실제로 문제를 더 악화시킬 수도 있다. 긴장, 제한된 움직임, 만성적인 통증을 다루는 데 있어 우리의 움직임을 조건화시키는 근골격의 상태와 신경근육 패턴을 이해하고자 한다.

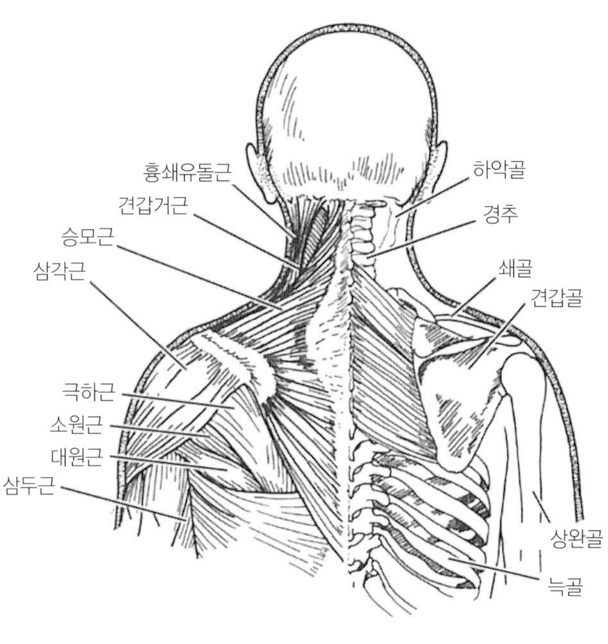

이런 문제에 기여하는 목과 어깨의 근골격 상태로는 한쪽 어깨가 다른 쪽 어깨보다 높고, 한쪽 어깨가 앞으로 돌아가고, 한쪽 견갑골이 다른 쪽 견갑골에 비해 척추 쪽으로 당겨져 있고, 머리가 한쪽으로 기울어져 있고, 머리가 척추에 비해 앞으로 튀어나와 있고, 경추 커브가 편평해진 상태가 있다. 이 모든 구조적 상태는 그에 해당하는 근육 불균형, 만성적인 근육수축, 근육의 약화와 관련이 있다. 근육과 관절 상태는 근육의 기전과 움직임 패턴과 인과적 관계를 갖고 있기 때문에 관절의 불안정, 과도한 운동성, 혹은 관절의 경직과 운동성의 결여가 있을 수 있다.

이런 상태의 원인은 보상작용, 습관, 스트레스의 결과, 육체적 활동, 혹은 부적절한 훈련일 수 있다. 예를 들어, 흔히 일어나는 보상기전은 척추가 선천적으로 굽어서 한쪽 목과 어깨에 지나친 긴장이 생기는 경우다. 아주 흔히 일어나는 습관적인 패턴은 앞으로 구부릴 때 머리를 위로 들어 올려 목 뒤에 긴장과 압착이 생기는 경우다. 일상적으로 일어나는 스트레스 패턴은 긴장된 상황에서 어깨를 귀 쪽으로 들어 올리는 경우다. 긴장을 유발하는 일상적인 육체 활동의 한 예로 전화를 어깨와 귀 사이에 받치고, 동시에 손으로 작업을 하면서 전화를 거는 경우를 들 수 있다. 또한 젖을 물리는 엄마와 아이를 업고 가는 엄마나 아빠의 경우에 이런 상태가 더 심해진다. 부적합한 훈련으로 인해 생기는 문제의 한 예는 불행히도 후굴로 들어가거나 전굴에서 나올 때 머리로 척추를 잡아당기도록 배운 수많은 요가 수련생에게서 발견할 수 있다.

움직임이 제한된 경우와 결합된 만성 통증 상태에서는 항상 특정 신경근육 운동 패턴과 연결된 형태의 근육수축이 일어난다. 제한을 가하는 이런 기전을 해결하기 위해 어떤 도구를 사용할 수 있는지 배우고 그 도구를 적용시키는 것이 요가과정에 포함되어 있기 때문에, 수축의 기전을 탐구하고 밝히며 수축을 해소할 수 있는 방법을 배우는 것이 우리의 과제다. 목과 어깨에 영향을 미치는 대부분의 조건은 머리, 목, 어깨 및 어깨에 부착된 팔, 흉곽, 등 상부의 불량한 기능적 통합을 반영하고 있으므로, 이런 상태를 다루는 방법은 그 기능적 관계를 조정하는 일을 포함하고 있음을 인식하는 일 또한 중요하다.

목은 머리를 어깨 및 등 상부와 연결시키고 있다. 머리에서 목과 어깨를 거쳐 흉곽과 등 상부까지 근육이

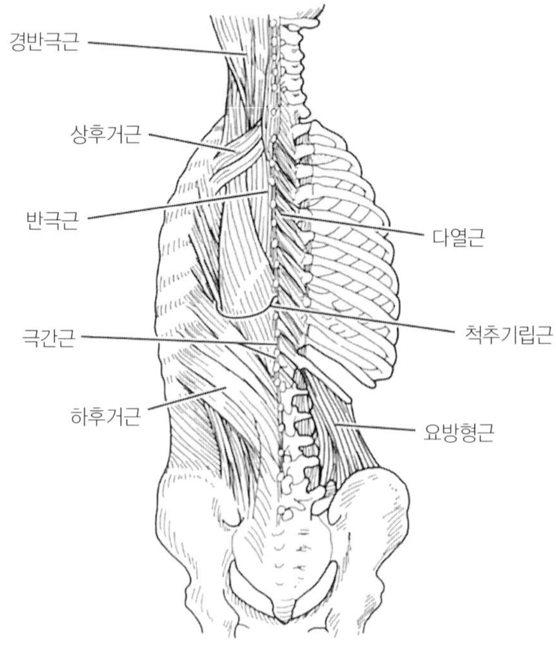

부착되어 있다. 목을 작업할 때 주된 원리 중 하나는 머리와 어깨 사이의 관계를 조정함으로써 목을 다루는 것이다. 우리의 통상적인 패턴은 목과 어깨를 동일한 방향으로 회전시킨다. 오른쪽을 바라본다면 어깨는 당연히 따라서 오른쪽으로 가고, 어깨를 오른쪽으로 돌리면 머리도 따라서 오른쪽으로 간다. 이런 관계를 조정하기 위해서는 머리를 돌릴 때 어깨를 고정시키든가, 어깨를 한쪽으로 돌릴 때 머리는 반대쪽으로 돌린다. 이 수련은 반대 원리에 근거를 두고 있기 때문에 양쪽의 경우 그 효과는 머리가 돌아가는 방향과 반대로 목과 어깨를 늘이는 일이 될 것이다. 그러나 두 번째의 경우 스트레칭 효과는 더욱 강해진다.

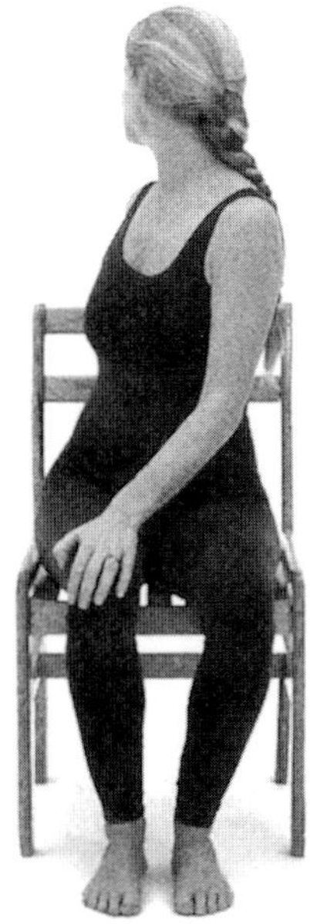

어깨와 머리를 동일한 방향으로 돌린다

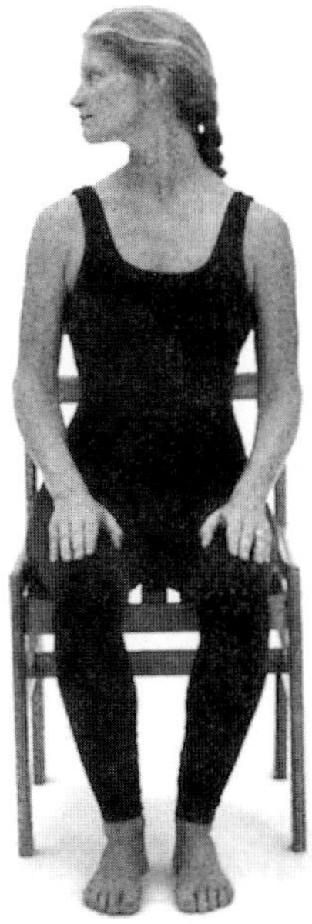

어깨를 고정하고 머리를 돌린다

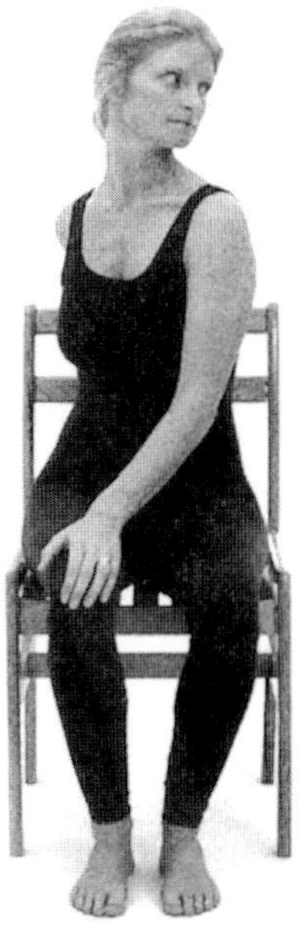

어깨와 머리를 반대 방향으로 돌린다

머리를 한 방향으로 돌리면 한쪽의 목근육은 늘어나고 다른 쪽의 목근육은 수축한다. 머리를 반대쪽으로 돌리면 목 양쪽이 수축과 스트레칭을 번갈아 하면서 일을 한다. 그 효과는 근육에 순환을 높여 근육을 강화시키는 동시에 이완시키는 것이다.

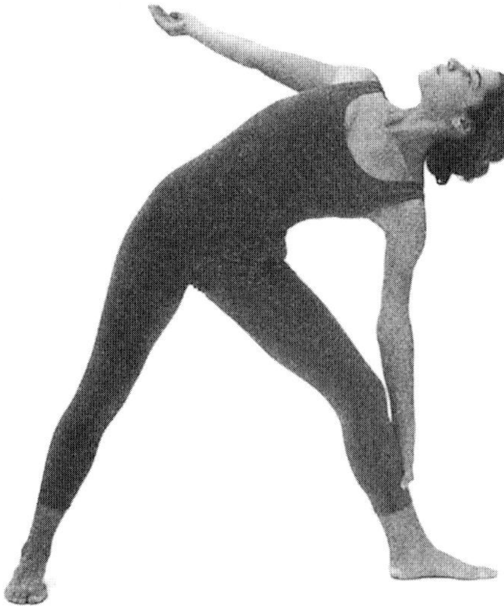

머리를 위로 한다

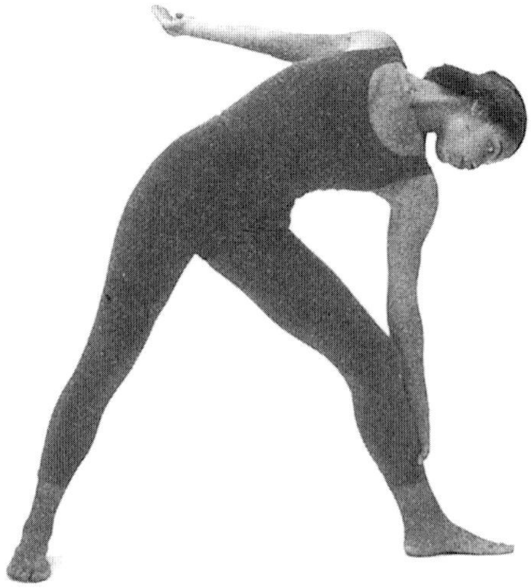

머리를 아래로 한다

견갑대를 돌리는 일 이외에도 어깨를 앞쪽으로 당겨서 등에 위치한 견갑골을 벌리고 앞에서 가슴을 압박할 수 있다. 혹은 어깨를 뒤로 당겨 견갑골과 척추 사이를 압박하고 앞쪽 가슴을 스트레칭 할 수 있다. 그 결과로 흉곽을 통해 견갑골을 척추와 이어 주는 근육에 순환, 힘, 이완이 높아진다.

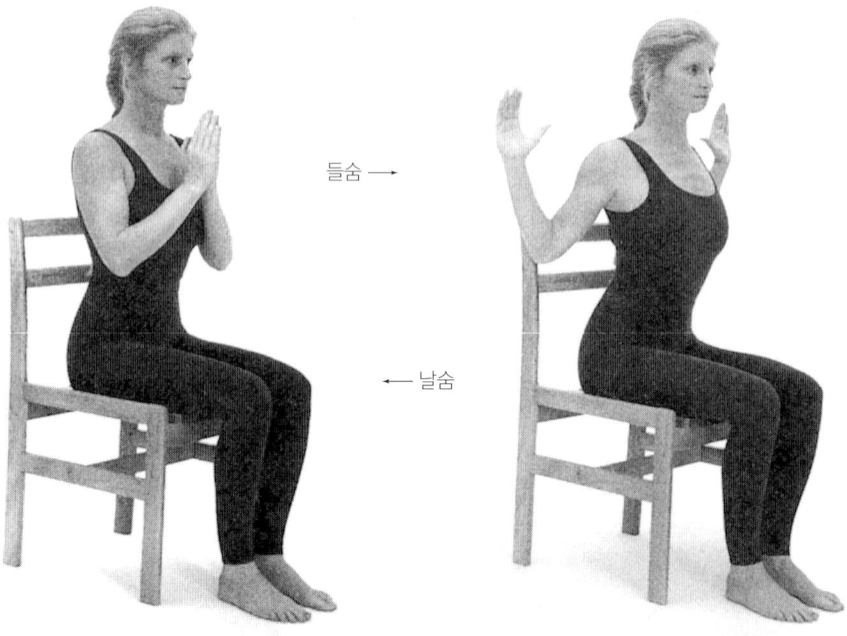

이 과정을 팔운동과 통합시키면, 우리는 유사한 동작을 어깨를 목과 등 상부와 연결시키는 그 밖의 근육과 통합시킬 수 있다. 팔을 교대로 올리고 내리면서 이 근육들을 수축시키고 늘여 주어 근육들에 순환을 높이며 근육을 강화하고 이완시킨다.

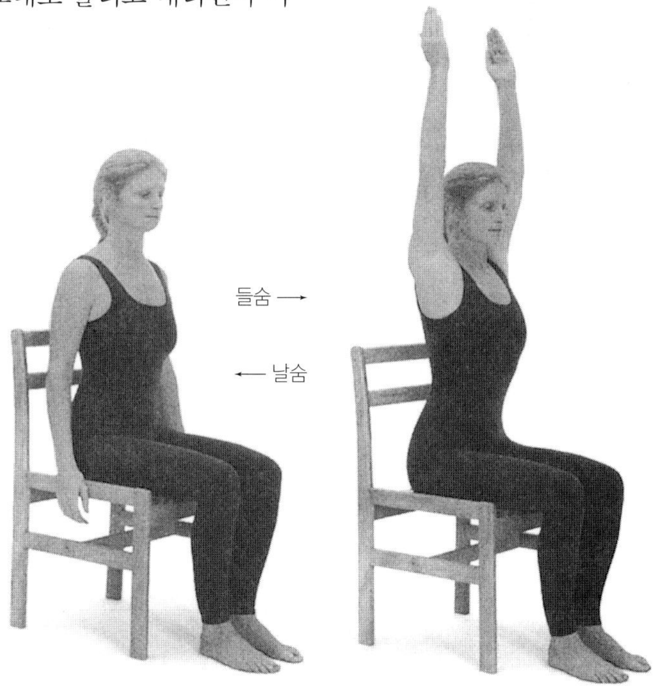

이런 자세에는 연결시키는 근육의 수축을 풀어 주고, 다양한 구조적 부위 간의 균형을 회복하며, 새롭고 더 적합한 움직임 패턴을 확립하는 누적 효과가 있다.

수련하는 방법에서 우리는 움직임과 정적인 자세를 결합하여 사용한다. 움직임에는 서로 쌍을 이루고 있는 근육(주동근과 길항근)을 교대로 작동시키고, 이 근육들을 풀어 주고, 순환을 높이고, 더 균형 잡힌 발달을 가져오는 효과가 있다. 반면에 고정된 자세로 머무는 것은 특정 근육들의 스트레칭과 수축을 연장시켜 특정 부위의 작업을 심화시킨다.

더욱 진전된 요가 자세에서 우리는 다양한 방식으로 팔로 다리를 감싸 줌으로써 지렛대 작용을 유도할 수 있다. 지렛대 작용이 일어나는 모든 자세에서는 위에서 언급한 효과를 심화시킬 수 있지만, 더불어 관절에 가

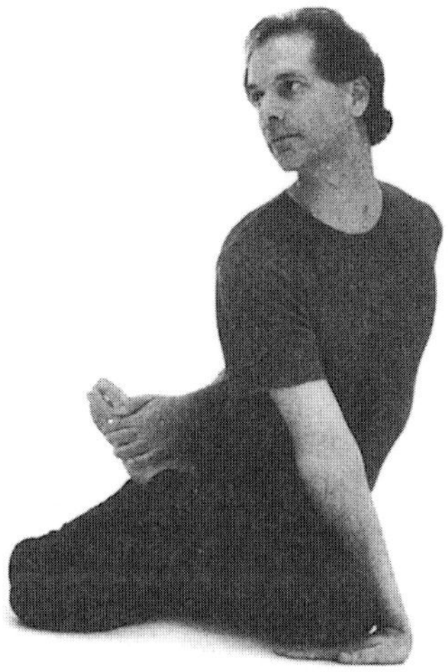

해지는 위험도 증가한다. 그러나 적절한 테크닉을 사용하면 이런 위험을 조절할 수 있는데, 우리는 뒤이어 제시되는 수련의 맥락에서 이런 위험에 대해 논의할 것이다.

이 절 도입부에서 언급한 더욱 심각한 상태를 제외한다면, 단순한 요가 테크닉을 통해 상태는 상당히 호전될 수 있다. 이런 테크닉을 통해서 우리는 몸의 불균형을 탐색하고, 상태를 개선시킬 수 있는 방법을 발견하게 된다. 우리는 목, 견갑대, 등 상부 주변에 초점을 맞추고, 약해진 근육을 강화시키며, 만성적인 수축을 해소하고, 관절을 안정시키며, 운동성과 유연성을 높이고, 새로운 움직임 패턴을 수립하고, 구조에 통합성을 가져오는 다양한 테크닉을 다룰 것이다.

통증이 있다면 통증이 일어나지 않는 움직임의 한도를 찾아낸다. 이런 목적을 달성하기 위해서 우리는 먼저 통증이 존재하는 대략적인 부위를 확인한다. 그런 다음 천천히 그리고 신중하게, 전혀 스트레스를 가하지 않으며 늘이고 수축하면서 움직임의 범위를 높여 가며 순환을 높이고, '극소'의 단순한 움직임을 이용함으로써 자극 상태를 피한다. 강한 통증이 일어나는 경우, 그 자세를 취하도록 강요함으로써 상태를 악화시키지 않는다. 고정된 자세는 피하고, 쉬우면서도 움직임을 제한 없이 허용하는 자세는 더 많이 이용한다. 예전에 나는 목이 부러진 한 여성을 치료한 적이 있다. 우리는 매우 단순하게 시작하였는데, 그녀는 손을 옆으로 반쯤 뻗고 다시 낮추면서 목을 부드럽게 돌렸다. 그녀의 한계를 인식하여 천천히 시작하고, 통증을 일으키지 않고 움직일 수 있는 한도를 천천히 높인 결과, 몇 주 만에 상당한 진전이 있었다.

그러므로 첫 번째 원리는 단순한 움직임이다. 의자에 앉아서 숨을 들이쉬면서 팔을 옆으로 반쯤 들어 올린다. 그러고 나서 숨을 내쉬면서 동시에 어깨를 오른쪽으로 돌려 오른쪽을 바라보고, 오른팔을 내리고, 왼손을 오른쪽 어깨에 둔다. 마지막으로 숨을 들이쉬면서 양손을 옆으로 들어 올리고 머리와 어깨를 중앙으로 돌린다. 반대쪽도 반복한다.

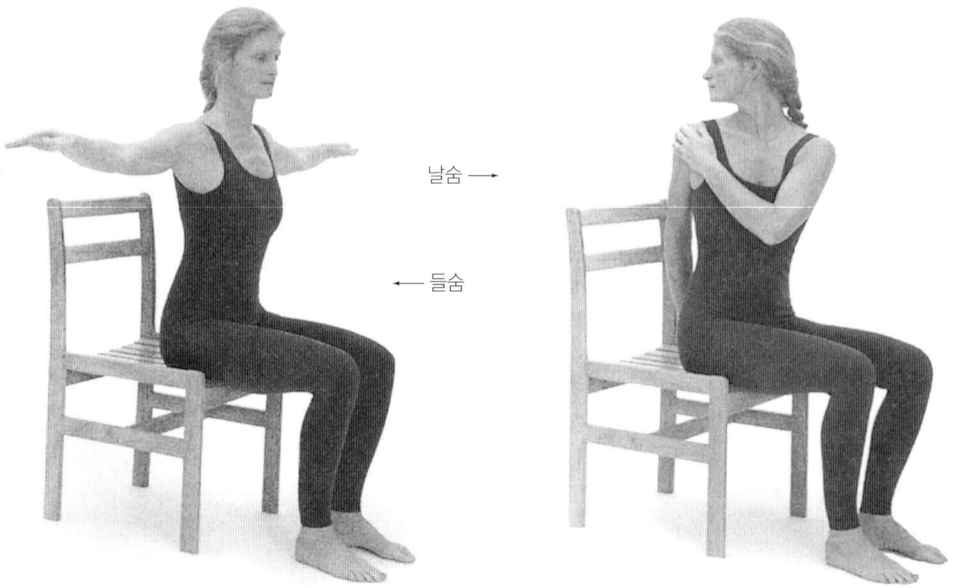

그다음 원리는 신체의 한 부위를 고정시키고, 그 바탕에서 다른 부위를 움직이는 것이다. 똑같이 앉은 자세에서 들숨에 손을 쇄골의 오른쪽에 둔다. 날숨에는 머리를 약간 왼쪽으로 돌린다. 다음 들숨에는 머리를 약간 뒤로 기울이고 턱을 위로 올리면서 쇄골은 약간 아래로 내린다. 숨을 내쉬면서 스트레칭을 유지한 후 중립 자세로 돌아온다. 목의 오른쪽 앞쪽 근육이 강하게 스트레칭 되는 것을 느낄 수 있는가? 이제 반대쪽도 해 보자.

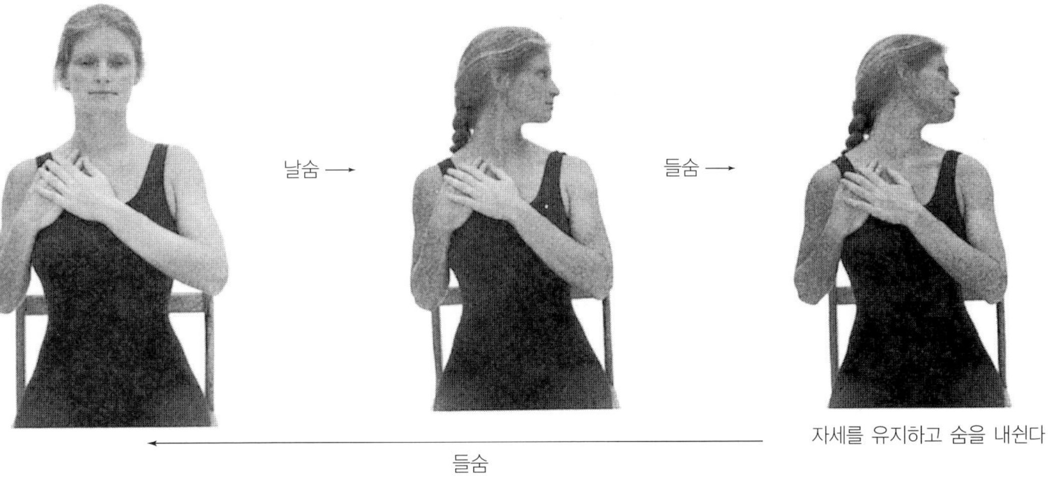

다음 원리는 반대작용이다. 운동이 강하면 한쪽에 더 심한 압박이 가해진다. 팔걸이가 있는 의자에 앉아서 양손을 의자의 오른쪽 팔걸이에 둔다. 숨을 내쉬면서 머리를 왼쪽으로 돌릴 때 어깨를 오른쪽으로 멀리 비튼다. 숨을 들이쉬면서 머리를 약간 뒤쪽과 왼쪽으로 기울이고 턱을 위로 당긴다. 숨을 내쉴 때는 스트레칭 상태에서 머물고 난 후 들이쉬면서 중립 위치로 돌아온다. 이완하고 목의 오른쪽을 느껴 본다. 그런 다음 반대쪽에서 이런 움직임을 반복한다.

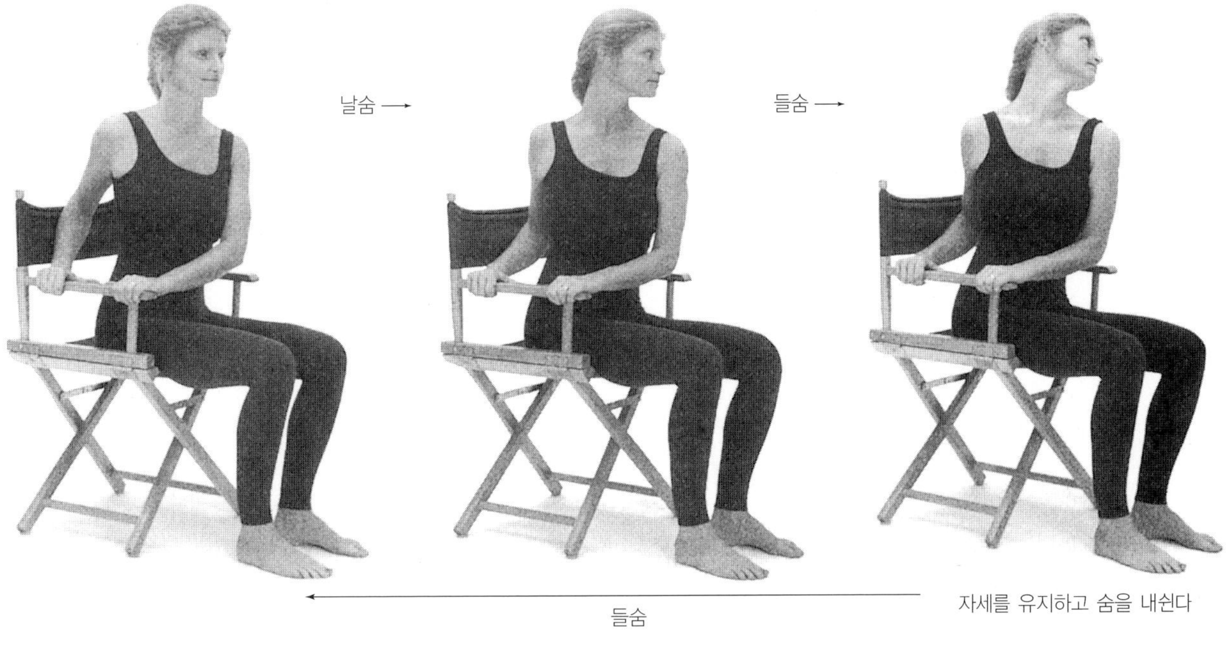

우리는 종종 목과 어깨 부위를 늘이고 이 부위에 순환을 높이는 것과 더불어, 어깨와 등상부의 지지구조를 강화시킬 필요성을 느낀다. 나의 또 다른 학생은 목과 어깨에 장기간에 걸친 만성통증을 앓고 있어서 어깨와 등 상부가 약화되어 있었다. 이런 상태를 다루기 위한 우리의 장기목표 중 하나는 등 상부와 어깨를 강화시켜 목을 위해 더 안정적인 기반을 마련해 주는 것이었다. 일정 기간의 준비기간을 거친 후, 우리는 어떤 외부 물건을 도입할 수 있었다. 나는 그녀에게 의자에 앉아서 한 손에 작고 반쯤 물이 차 있는 플라스틱 물병을 들면서 각각의 팔을 따로 들어 올리고 내리게 하였다. 몇 주가 지나자 벌써 긴장이 뚜렷하게 감소하고 힘이 생겼다. 그녀는 목에서 일어나는 긴장이나 통증을 더 이상 호소하지 않았으며, 자신의 수련을 행복하게 강화시킬 수 있었다. 그러나 이런 종류의 테크닉을 사용할 때는 어깨로 척추를 잡아당기지 않는 것이 중요하다. 그보다 먼저 가슴을 들어 올려 뻗어 줌으로써 팔이 올라가는 것을 느껴야 한다. 그렇지 않으면 신체를 강화하기 위해 사용하는 테크닉이 실제로는 긴장과 통증을 높일 수 있다.

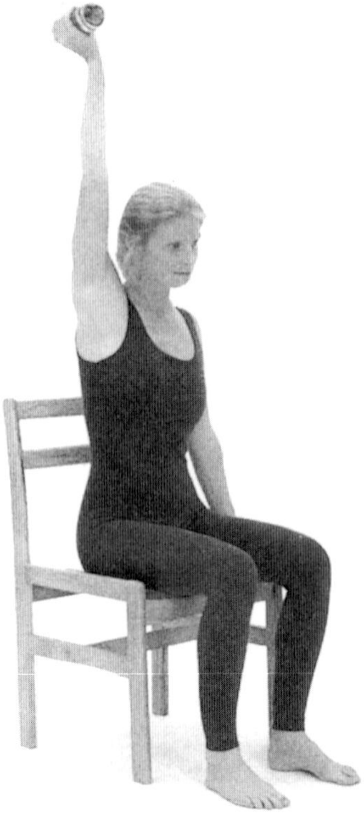

올바르지 않은 자세

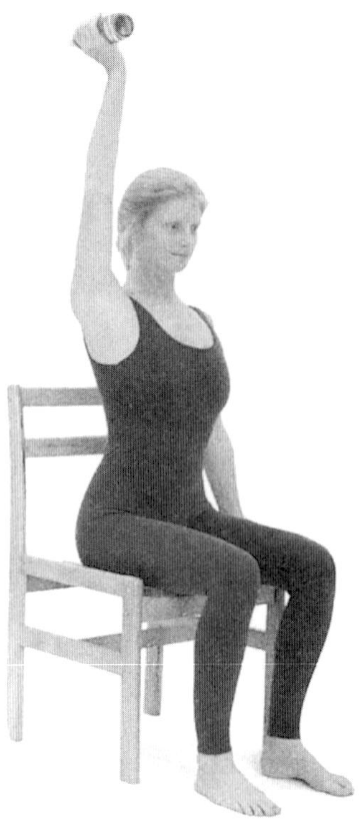

올바른 자세

목과 어깨를 분리시켜 작업하는 이런 단순한 운동에는 교육적인 가치가 있다. 그러나 완전한 요가치료 수련에서 우리는 몸 전체를 통합시키는 움직임을 이용한다. 이는 목과 어깨 부위에서 일어나는 일은 결국 등 상부와 흉곽뿐 아니라 허리, 천추, 엉덩이, 다리와 연결되어 있다는 인식에 근거를 두고 있다. 지속적인 개선은 반드시 신체 전체의 기능적 통합성과 관련이 있다.

다음에 소개하는 연속 자세의 방법론적 지향점은 머리, 목, 어깨와 팔, 등 상부와 흉곽의 상부에 작업의 초점을 두면서 그 기능적 통합을 유지하는 것이다. 그것들은 치료적인 작업에서부터 목과 어깨를 위한 특정한 개발 작업에 이르기까지 그 진행 상태를 보여 주고 있다.

목과 어깨 다루기(개발형)

이 훈련은 26세 건축가인 F.M.을 위해 개발되었다. 첫 회기에서 F.M.은 목과 어깨에 경미한 만성긴장이 있고, 오른쪽 견갑골과 척추 사이에 날카로운 통증이 반복해서 일어난다고 하였다. 그녀는 칼로 등을 찌르는 것 같다고 말하였다.

그녀가 무슨 일을 하는지 묻자, 그녀는 제도대에 앉거나 서서 매일 수많은 시간을 정확한 기술적 그림을 그리면서 보낸다고 대답하였으며 오른손잡이라고도 하였다. 그녀는 목이 계속 '앞으로 빠져서' 정기적으로 카이로프랙터(chiropractor)를 찾아가 조정을 받는다고 말하였다. 그녀는 일시적으로는 편안하지만 견갑골과 척추 사이 부위는 편안해지지 않는다고 말하였다. 한 친구가 그녀에게 우리의 작업에 대해 말하였으며, 그녀는 그 작업이 도움이 될지 알고 싶어 했다.

F.M.은 동작의 조정력이 좋았으며 관절이 유연했다. 그러나 그녀의 몸에는 구조적인 안정성이 결여되어 있었다. 그녀는 내게 차를 너무 많이 몰기만 해도 며칠 동안 목이 말썽을 부린다고 말하였다. 내가 무슨 운동을 하느냐고 물었더니, 그녀는 어떤 규칙적인 프로그램도 하고 있지 않다고 대답하였다. 나는 그녀에게 혼자서 규칙적인 요가 수련을 할 생각이 없느냐고 물었고, 그녀는 "그 때문에 여기 온 거예요."라고 대답하였다.

나의 계획은 그녀의 목을 강화하고 안정시킬 수 있는 훈련을 개발하는 것이었다. 우리가 함께 작업하면서 그녀의 견갑골과 척추 사이에 상당한 경직과 울혈이 발견되었다. 나는 목이 자유롭게 되는 데 도움을 주기 위해 견갑골과 척추 사이를 스트레칭 해 줄 수 있는 움직임을 수련에 추가하였다.

몇 달 동안 우리는 일주일에 한 번씩 만나서 아래와 같은 코스를 개발하였다. 나는 그녀에게 아침에 일터로 가기 전 산책을 하고 일을 한 후와 저녁식사 전에 수련을 하라고 하였다. 첫 몇 주 동안 그녀는 내게 마리찌아사나(Maricyāsana)를 할 때 오른쪽의 어깨와 척추 사이 등 상부에서 공기가 터지는 소리가 난다고 말하였다. 그런 후에 그녀는 어깨가 더 열린 것 같으며, 머리가 척추에서 벗어나 떠 있는 것 같다고 말하였다.

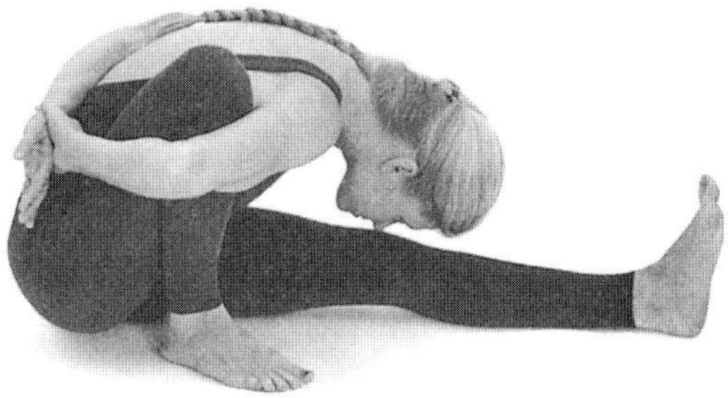

주말마다 시행되는 치료 회기를 마친 약 6개월 후에 F.M.은 '점검을 받기 위해' 찾아왔다. 그녀는 내게 자신은 수련을 계속할 수 있었으며, 훨씬 안정되게 느끼고 더 이상 카이로프랙터에게는 가지 않는다고 말하였다. 또한 자신은 시에라 클럽(Sierra Club)[1]에 가입했으며 종종 팀을 꾸려 산으로 하이킹한다고 말하였다. 그녀는 이제 아무 문제 없이 등짐을 질 수 있다고 하였다. 나는 그녀에게 산길 출발점으로 가기 위해 걸어가야 하는 사륜구동 자동차 길을 어떻게 가는지 물었다. 그녀는 이제 수련을 하고 있으니 훨씬 더 자신감이 생겨 일어날 수 있는 모든 긴장을 스스로 다룰 수 있다고 대답하였다.

1) 역주: 미국의 자연보호 단체.

목과 어깨를 위한 수련(개발형)

1

- 자세: 와즈라사나(Vajrāsana) 비대칭 변형
- 강조점: 목을 부드럽게 늘인다.
- 방법: 무릎을 바닥에 대고 선 채 팔을 머리 위로 올린다. 오른팔은 접어 등 뒤에 두고 머리는 중앙으로 돌린다.
  - 날숨: 왼팔을 등 뒤로 쓸어내리면서 앞으로 구부리고, 머리를 오른쪽으로 돌려 얼굴 왼쪽을 바닥에 대고 쉰다.
  - 들숨: 시작 자세로 돌아온다.
  - 반대쪽도 반복한다.
- 반복 횟수: 한쪽당 4회씩 교대로 실시한다.
- 세부사항
  - 날숨: 엉덩이 아랫부분을 윗부분보다 높게 두고 얼굴의 옆면을 바닥에 둔다. 체중 대부분을 다리에 싣는다.

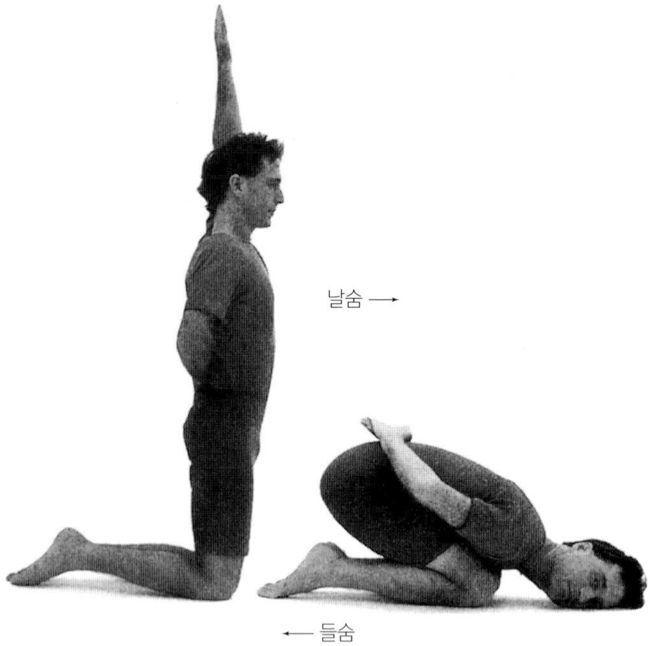

2

- 자세: 웃따나사나(Uttānāsana) 비대칭 변형
- 강조점: 한 번에 한쪽씩 등과 어깨를 늘인다.
- 방법: 서서 오른팔을 머리 위로 들어 올리고, 왼팔은 접어 등 뒤에 둔다.
  - 날숨: 턱을 내리고 앞으로 구부리면서 배와 가슴을 허벅지 쪽으로 내린다. 오른손은 오른발 옆에 둔다.
  - 들숨: 오른손을 발 옆에 둔 채 가슴을 들어 올려 등 상부를 편평하게 한다. 들숨 끝에 턱을 약간 들어 올린다.
  - 날숨: 전굴 자세로 돌아온다.
  - 들숨: 시작 자세로 돌아온다.
- 반복 횟수: 한 번에 한쪽씩 한쪽당 4회 반복한다.
- 세부사항
  - 들숨: 들숨 끝에 턱을 약간 들어 올린다.
  - 날숨: 턱을 내린다.

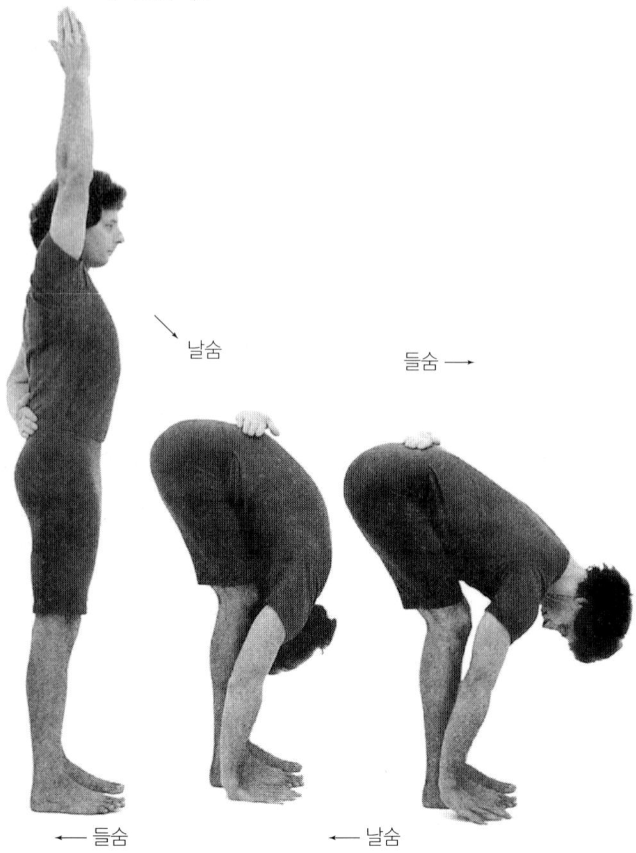

3

- 자세: 빠리브르띠 뜨리꼬나사나(Parivṛtti Trikoṇāsana)
- 강조점: 견갑대와 팔을 움직여 머리를 위와 아래로 교대로 움직임으로써 목을 늘이고 강화한다.
- 방법: 발을 어깨너비보다 넓게 벌리고 선다. 팔은 옆으로 바닥과 평행하게 뻗는다.
  - –날숨: 전굴하면서 몸을 비틀어 오른손을 바닥에 두고, 왼팔은 위로 뻗어 어깨를 왼쪽으로 비튼다. 머리는 숙여 오른손 쪽으로 향한다.
  - –들숨: 비튼 자세로 왼쪽 어깨는 오른쪽 어깨 위에서 일직선을 유지한 채 왼팔을 어깨 위에서 앞으로 뻗는다. 머리는 중앙으로 돌려 왼손을 바라본다.
  - –날숨: 왼팔을 위로 하여 이전 자세로 돌아온다. 머리를 위쪽으로 돌려 왼손 쪽을 바라본다.
  - –들숨: 시작 자세로 돌아온다.
  - –반대쪽도 반복한다.
- 반복 횟수: 한쪽당 6회씩 교대로 반복한다.
- 세부사항: 팔을 어깨와 수직이 되게 내리되 몸통의 무게를 팔에 싣지 않는다. 몸을 비틀 때는 무릎을 굽힐 수 있다.

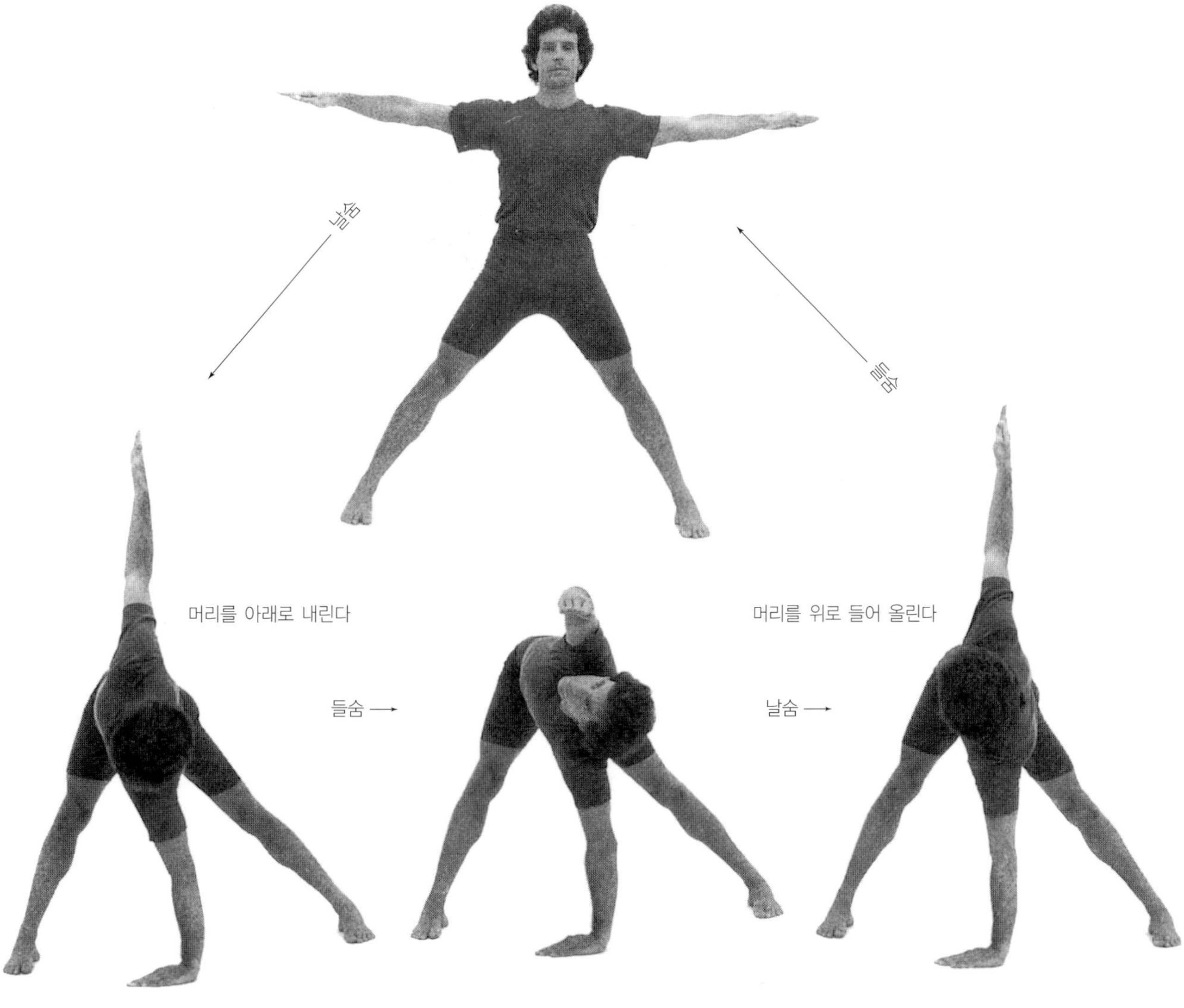

날숨
들숨
머리를 아래로 내린다
머리를 위로 들어 올린다
들숨 →
날숨 →

4

- 자세: 와즈라사나(Vajrāsana) 변형
- 강조점: 목을 부드럽게 늘이고, 서서 실시하는 비틀기에서 엎드린 상태로 실시하는 후굴로 이동한다.
- 방법: 무릎을 세우고 서서 머리를 중앙에 둔다. 팔을 머리 위로 올린다.
  - –날숨: 팔을 등 뒤로 쓸어내리면서 앞으로 구부린다. 머리를 오른쪽으로 돌리고 얼굴의 왼쪽을 바닥에 둔다.
  - –들숨: 시작 자세로 돌아온다.
  - –반대쪽도 반복한다.
- 반복 횟수: 한쪽당 4회씩 교대로 반복한다.
- 세부사항: 날숨: 엉덩이 아랫부분을 윗부분보다 높게 유지하면서 얼굴을 바닥에 댄다. 체중 대부분을 다리에 싣는다.

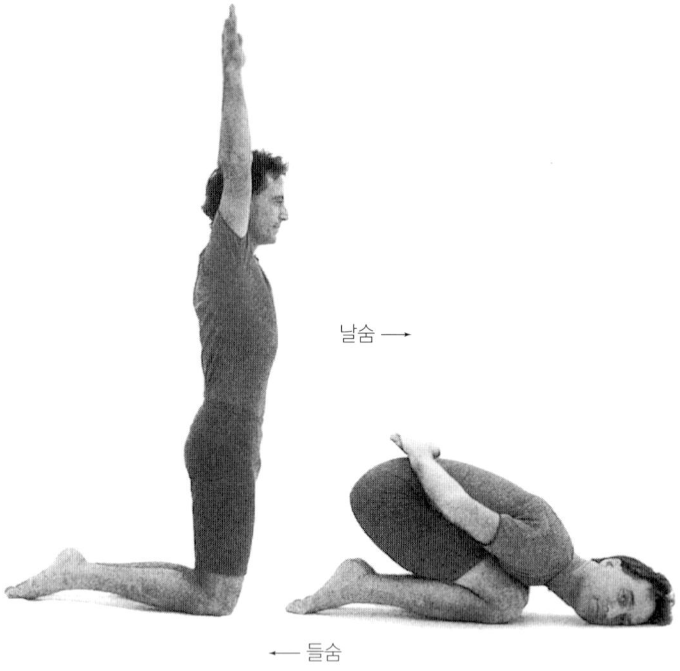

5

- 자세: 아르다 살라바사나(Ardha Salabhāsana)
- 강조점: 등 상부, 어깨, 목의 움직임을 통합한다.
- 방법: 배를 대고 누워 머리는 오른쪽으로 돌리고, 손은 천골 위에 교차시키고, 손바닥은 위로 한다.
  - –들숨: 가슴, 오른팔, 왼쪽 다리를 들어 올리고 머리는 중앙으로 돌린다.
  - –날숨: 가슴과 다리를 내리고, 팔은 등 뒤로 쓸어내리면서 머리를 왼쪽으로 돌린다.
  - –반대쪽도 반복한다.
- 반복 횟수: 한쪽당 6회씩 교대로 반복한다.
- 세부사항
  - –들숨: 다리를 올리기 약간 전에 가슴을 들어 올리고 가슴높이를 강조한다. 골반은 편평하게 유지한다.
  - –날숨: 팔을 내리면서 머리를 반대쪽으로 돌린다.

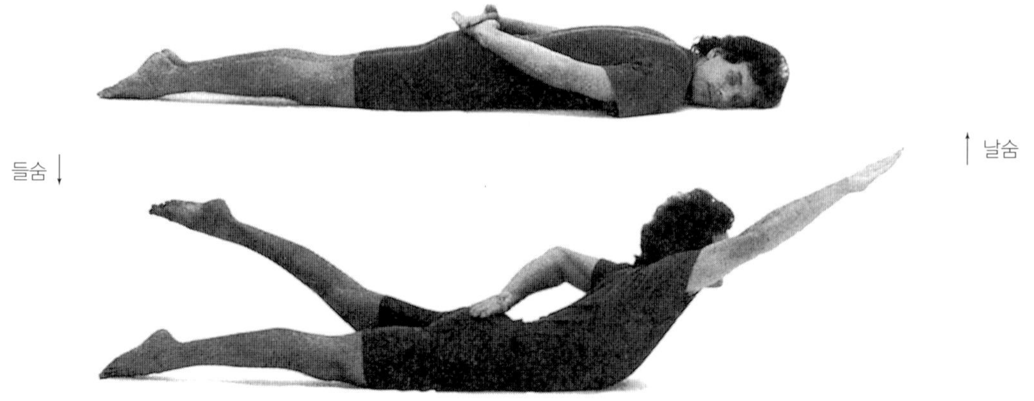

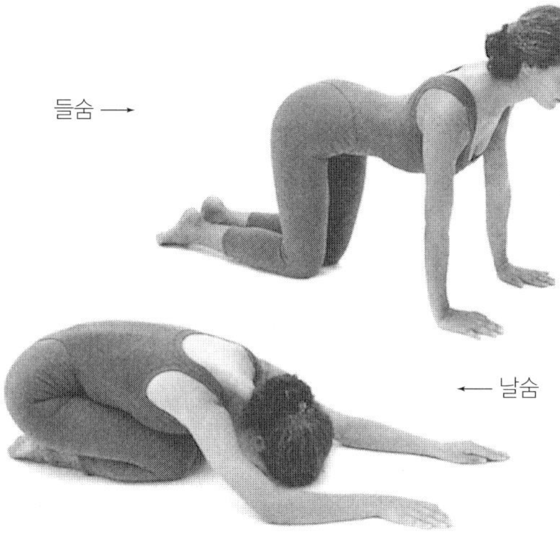

6

- 자세: 짜끄라바까사나(Cakravākāsana)
- 강조점: 후굴에서 비틀기로 이동한다.
- 방법: 손과 무릎을 바닥에 댄 채 몸을 일으켜 세운다. 어깨는 손목과, 엉덩이는 무릎과 일직선이 되게 한다.
  - –들숨: 가슴을 복부에서 멀리 들어 올린다.
  - –날숨: 복부를 부드럽게 수축하고 허리를 둥글게 말면서 가슴을 허벅지 쪽으로 내린다.
- 반복 횟수: 8회
- 세부사항
  - –들숨: 턱은 약간 아래로 당기고 가슴이 주도하게 한다. 허리가 압착되지 않게 하며 오히려 가슴이 팽창하는 것을 느낀다.
  - –날숨: 가슴이 복부 쪽으로 무너지지 않게 하면서 허리를 둥글게 한다. 등 상부가 많이 휘지 않게 한다. 엉덩이가 발꿈치에 닿기 전에 가슴을 허벅지 쪽으로 내린다.

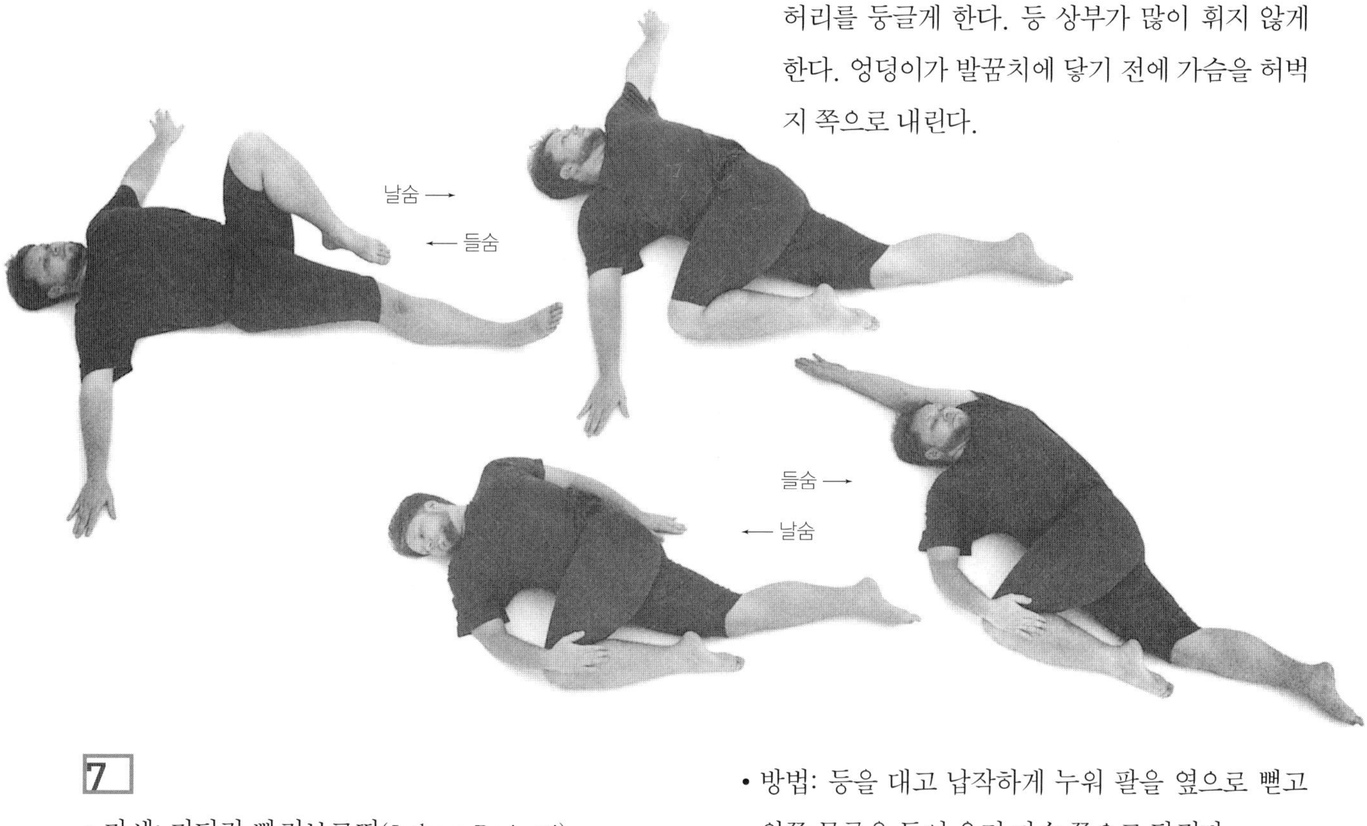

7

- 자세: 자타라 빠리브르띠(Jaṭhara Parivṛtti)
- 강조점: 어깨 앞쪽을 늘이고 견갑골과 척추 사이를 마사지한다.
- 방법: 등을 대고 납작하게 누워 팔을 옆으로 뻗고 왼쪽 무릎을 들어 올려 가슴 쪽으로 당긴다.
  - –날숨: 비틀어서 왼쪽 무릎을 몸 오른쪽 바닥 쪽으로 향하고 머리는 왼쪽으로 돌린다.

–들숨: 시작 자세로 돌아온다.
–4회 반복한다.
–5번째 반복에서 오른손으로 무릎을 잡은 채 비틀기 자세를 유지한다.
–들숨: 왼팔은 손바닥을 위로 하여 바닥을 따라 넓게 벌리면서 귀 쪽으로 당긴다. 머리는 중앙으로 돌린다.
–날숨: 팔을 다시 옆으로 내리고 머리는 오른쪽으로 돌린다.
–6회 반복한다.
–반대쪽도 반복한다.

• 세부사항
–날숨: 오른쪽으로 비틀 때 왼팔과 몸통, 왼쪽 무릎과 몸통을 90° 이하로 유지한다.

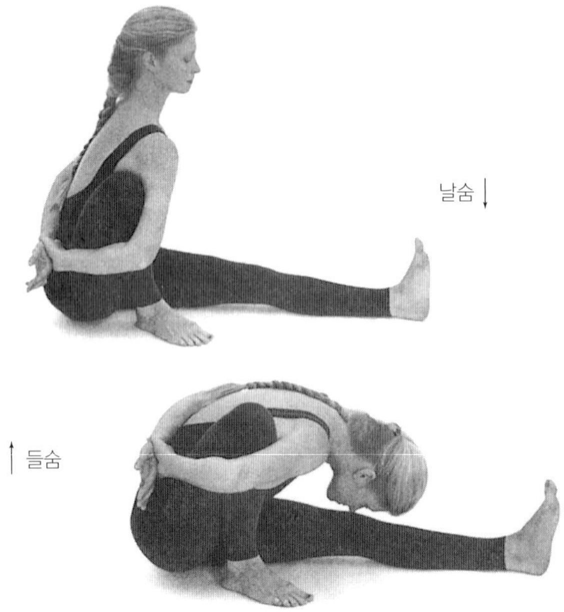

8

• 자세: 마리찌아사나(Marīcyāsana)
• 강조점: 견갑골과 척추 사이 근육을 늘이고 어깨에서 목까지 늘인다.
• 방법: 앉아서 왼쪽 다리를 앞으로 뻗고, 오른쪽 무릎을 굽혀 발꿈치를 좌골 가까이로 당기고, 무릎은 가슴 쪽으로 당긴다. 오른팔을 오른쪽 허벅지 안쪽에서 시작해서 오른쪽 허벅지 바깥쪽을 돌아 등 뒤로 감싼다. 왼팔은 등 뒤에서 감싸 오른손으로 왼쪽 팔목을 잡는다.
–들숨: 가슴을 들어 올려 등 상부를 편평하게 한 다음 왼쪽 어깨를 앞으로 가져가서 가능하면 오른쪽 어깨와 나란히 유지한다.
–날숨: 앞으로 굽혀 가슴을 왼쪽 다리 쪽으로 내린다.
–6회 반복한다.
–대칭 자세에서 기다리면서 오른쪽 어깨에서 일어나는 공간의 질을 느껴 본다.
–반대쪽도 반복한다.

• 세부사항: 앞으로 굽힐 때 오른쪽 좌골을 바닥에서 떨어뜨린다. 날숨에 왼쪽 무릎을 굽힌다.

9

• 자세: 드위빠다 삐탐(Dvipāda Pīṭham) 변형
• 강조점: 목과 등 상부를 늘이고, 견갑골을 벌려 주고, 견갑골 사이 부위를 마사지한다.
• 방법: 등을 대고 누워 팔을 이완한 채 위로 뻗는다. 깍지를 껴서 손바닥을 아래로 향한다. 무릎을 굽혀 발을 바닥에 닿게 한 채 약간 벌려 편안하게 엉덩이 가까이에 둔다.

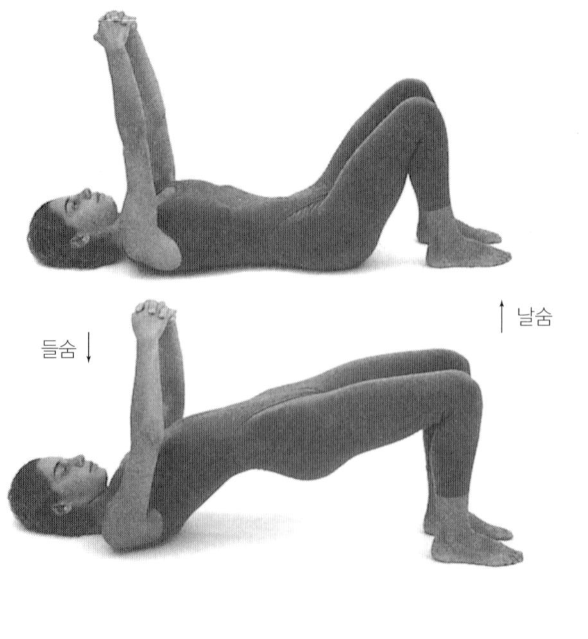

–들숨: 발바닥으로 바닥을 누르고, 팔을 이완한 채 목이 바닥에서 부드럽게 편평해질 때까지 골반을 들어 올리고 턱을 내린다.

–날숨: 시작 자세로 돌아와서 팔을 위로 뻗고, 견갑골을 척추에서 멀리 당겨 서로 떨어뜨리고, 내려오면서 등 상부가 마사지되는 것을 느껴 본다.

• 반복 횟수: 8회

• 강조점: 휴식한다.

• 방법: 등을 대고 납작하게 누워 손바닥을 위로 한 채 팔을 옆에 둔다. 다리는 약간 벌리고 눈을 감는다. 마음을 이완하면서 몸을 충분히 휴식한다. 신체에서 일어나는 감각에 주의를 기울인다.

• 기간: 최소 3~5분

10

• 자세: 지지물이 있는 사바사나(Savāsana)

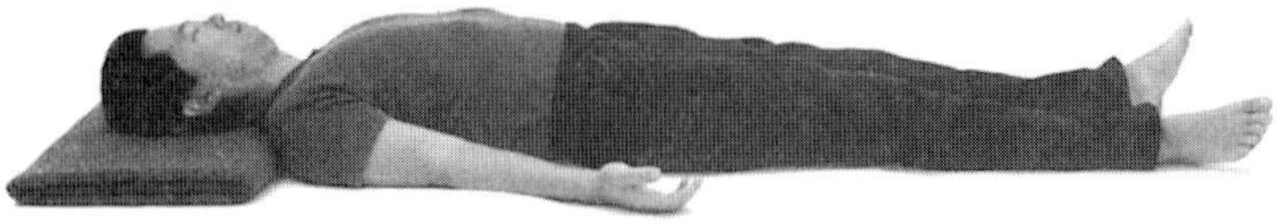

목과 어깨 다루기(치료형)

이 수련은 43세 건설업자 G.R.을 위해 개발되었다. 그의 아내가 우리 학교 학생이었다. 그는 만성적인 목 긴장과 통증으로 고통받고 있었으며 두통도 재발되었다. 그는 두통이 점점 심해지고 있으며, 스스로를 돕기 위해 무언가 해야 함을 알게 되었다고 전화상으로 말하였다.

대화하면서 나는 그가 건물의 구조를 세우는 힘든 일에서는 물러나 있지만 아직도 마무리 목수일에 관여하고 있음을 알게 되었다. 우리가 그의 상태를 논의할 때, 그는 마무리 작업에서 생기는 증기와 강력한 소음 및 연장의 진동이 두통에 상당히 기여하고 있음을 알게 되었다.

나는 함께 작업하면서 그가 강인하고도 매우 단단한 근육을 갖고 있음을 알게 되었다. 그는 견갑대를 움직이지 않고 머리를 간신히 돌릴 수 있었다. G.R.은 바빴으며 15~20분 동안의 프로그램이 그가 할 수 있는 전부라고 느꼈다. 그는 잠자기 전 저녁에 수련을 하고 싶다고 말하였다.

우리는 호흡과 조화를 이루며 진행하는 팔, 어깨, 머리의 단순한 움직임에서 시작하였다. 함께 작업한 몇 주 동안, 우리는 아래와 같은 코스를 개발하였다. 그는 내게 이 수련이 머리의 운동성을 높여 줄 뿐 아니라 수면도 개선시켜 준다고 말하였다.

나는 그의 아내로부터 우리가 함께 한 작업에 대해 그가 매우 행복해한다는 말을 들었다. 그녀는 내게 그가 수련을 통해 목의 긴장을 줄이는 방법과 두통을 조절하는 방법을 배웠다고 말하였다.

약 1년이 지난 후, G.R.은 나를 다시 방문하였다. 그는 내게 골프를 치다가 허리를 다쳤으며 내가 도울 수 있길 바란다고 하였다. 나는 그가 얼마나 바쁜지 기억하면서 그가 골프 칠 수 있는 여유를 갖게 된 것에 놀랐다고 말하였다. 그는 내게 자신이 십장을 고용했으며 일터를 더 자주 떠날 수 있게 되었다고 하였다. 그는 자신이 일에서 받은 스트레스와 긴장이 충분하다는 결론을 내리고 이제는 판자를 자르고 못을 박는 일보다는 지시를 내리고 거래 협상을 하면서 더 많은 시간을 보낸다고 말하였다. 그리고 자신은 운동을 위해 몸을 쓰고 머리를 쓰면서 생계를 유지하는 것을 훨씬 더 좋아한다고 하였다. 목의 통증과 두통에 대해 물었더니, 우리가 함께 작업하고 난 작년 이후로는 아무 문제가 없었다고 대답하였다.

목과 어깨를 위한 수련(치료형)

1

- 자세: 사바사나(Savāsana) 변형
- 강조점: 가슴, 등 상부, 어깨를 부드럽게 움직인다.
- 방법: 등을 대고 누워 무릎을 굽힌다. 발을 바닥에 대고 팔은 내려 몸 옆에 둔다.
  - 들숨: 왼팔을 머리 위로 똑바로 들어 올려 뒤쪽 바닥에 내려놓는다.
  - 날숨: 시작 자세로 돌아온다.
  - 반대쪽도 반복한다.
- 반복 횟수: 한쪽당 4회씩 교대로 반복한다.
- 세부사항: 이어지는 들숨마다 팔을 점점 더 멀리 뒤쪽 바닥으로 움직인다.

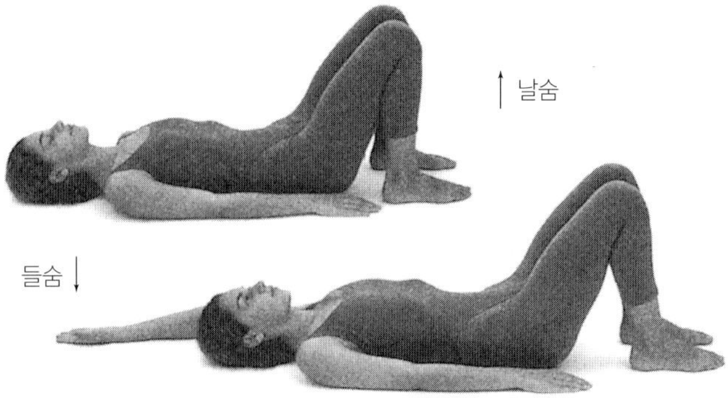

2a

- 자세: 와즈라사나(Vajrāsana)
- 강조점: 등 상부와 어깨를 움직인다.
- 방법: 무릎을 꿇고 몸을 세워 팔을 머리 위로 들어 올린다.
  - 날숨: 앞으로 숙여 팔을 등 뒤로 내리고, 손은 손바닥을 위로 한 채 천추로 가져간다.
  - 들숨: 시작 자세로 돌아온다.
- 반복 횟수: 한쪽당 4회씩 교대로 반복한다.
- 세부사항
  - 날숨: 엉덩이를 발꿈치 쪽으로 내리기 전에 가슴을 허벅지 쪽으로 내린다. 팔을 돌려 손은 손바닥을 위로 한 채 천추에 둔다.
  - 들숨: 팔을 넓게 벌려 내리면서 가슴을 확장하고 무릎에서 멀리 들어 올린다.

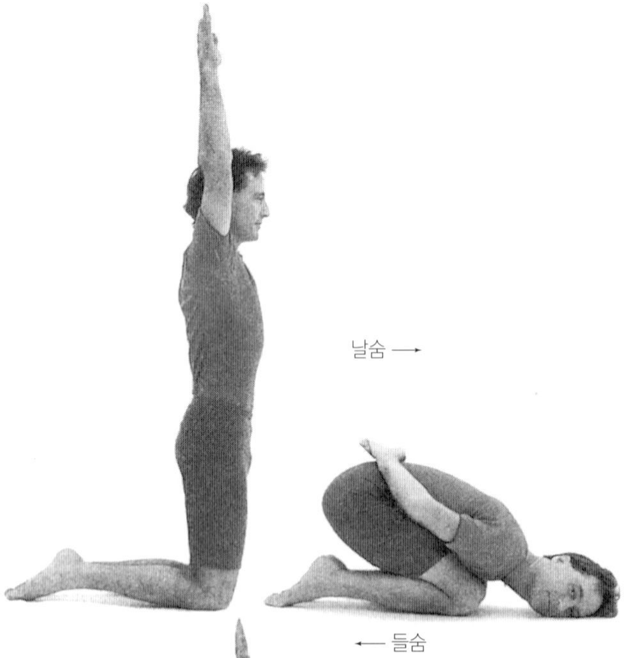

2b

- 자세: 와즈라사나(Vajrāsana) 비대칭 변형
- 강조점: 목을 부드럽게 늘이고 목과 어깨를 팔의 움직임과 통합시킨다.
- 방법: 무릎을 꿇고 몸을 세워 왼팔을 머리 위로 들

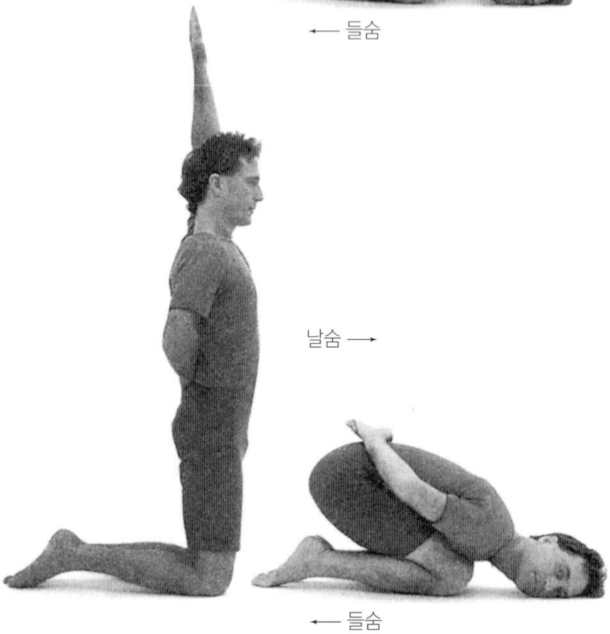

어 올린다. 오른팔은 접어 등 위에 두고 머리는 중앙에 둔다.

–날숨: 왼팔을 등 뒤로 쓸어내리면서 앞으로 구부린다. 머리를 오른쪽으로 돌리고 얼굴 왼쪽이 바닥에 닿게 한다.

–들숨: 시작자세로 돌아온다.

–반대쪽도 반복한다.

• 반복 횟수: 한쪽당 4회씩 교대로 반복한다.

• 세부사항

–날숨: 얼굴 옆면을 바닥에 둘 때 엉덩이 아랫부분을 윗부분보다 높게 둔다. 대부분의 몸무게를 다리에 싣는다.

3

• 자세: 드위빠다 삐탐(Dvipāda Pīṭham) 변형

• 강조점: 목과 어깨를 늘이고 목과 어깨를 팔 움직임과 통합시킨다.

• 방법: 등을 대고 누워서 팔을 양옆으로 내린다. 무릎은 구부려 발을 바닥에 둔다. 발은 약간 벌려 편안하게 엉덩이 가까이에 둔다.

–들숨: 턱을 아래로 유지하면서 팔로 바닥을 누르고 목이 바닥에서 편평해질 때까지 부드럽게 골반을 들어 올리고, 왼팔은 머리 위 뒤쪽 바닥으로 들어 올린다.

–날숨: 왼팔을 내리고 머리를 오른쪽으로 돌리면서 시작 자세로 돌아온다.

–들숨: 오른팔을 들어 올리고 머리를 중앙으로 돌리면서 다시 위로 올라가는 자세로 움직인다.

–날숨: 오른팔을 아래로 내리고 머리를 왼쪽으로 돌리면서 시작 자세로 돌아온다.

• 반복 횟수: 한쪽당 4회씩 교대로 반복한다.

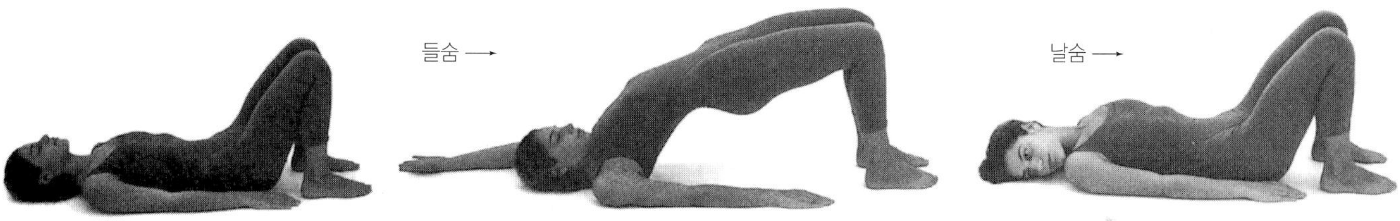

4

• 자세: 아빠나사나(Apānāsana)

• 강조점: 허리를 부드럽게 이완시킨다.

• 방법: 등을 대고 누워 양 무릎을 굽혀 가슴 쪽으로 굽히되 발을 바닥에서 뗀다. 각 손은 해당 무릎에 둔다.

–날숨: 허벅지를 부드럽게 조금씩 가슴 쪽으로 당긴다.

–들숨: 시작 자세로 돌아온다.

• 반복 횟수: 12회

• 세부사항

–날숨: 팔로 부드럽게 당기면서 어깨는 이완한 채

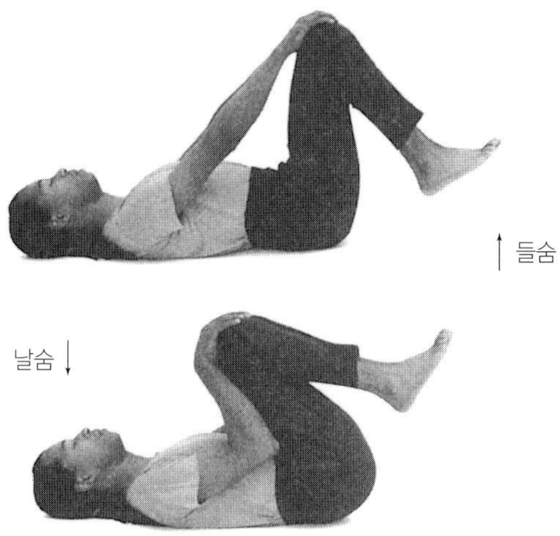

바닥에 둔다. 허리는 바닥으로 내리고 턱은 약간 떨어뜨려 목구멍 쪽으로 당긴다.

5

- 자세: 지지물이 있는 사바사나(Savāsana)
- 강조점: 휴식한다.
- 방법: 등을 대고 납작하게 누워서 팔은 손바닥을 위로 한 채 몸 옆에 둔다. 다리를 약간 벌리고 눈을 감는다. 마음을 이완하면서 몸을 충분히 휴식한다. 신체에서 일어나는 감각에 주의를 기울인다.
- 기간: 최소 3~5분

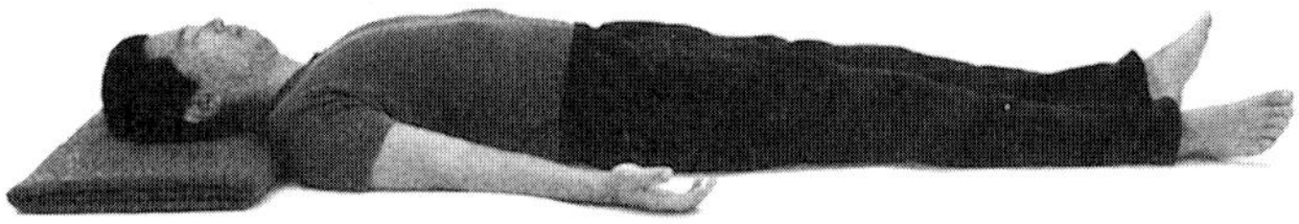

등과 허리

등의 긴장이나 통증으로 고통받는 사람이 많다. 이런 상태는 다양하며 척추와 척추를 지탱하는 근육 상태와 관련이 있다. 그에는 등(흉추)이나 허리(요추)에서 일어나는 경미하거나 심한 통증이 포함되는데, 이로 인해 척추분절의 한쪽이나 양쪽 모두에서 일어나는 경미하거나 심한 경직과 움직임이 제한될 수 있다.

목과 어깨의 경우와 마찬가지로 통증의 원인을 평가하는 것이 중요하다. 특히 어떤 추간판에 심한 손상이 있는지의 여부를 찾아낸다. 그런 경우라면 다리와 발에 무딘 감각이나 따끔거리는 감각, 등에서 일어나는 날카롭고 강렬하며 움직일 수 없게 만드는 통증이 있을 수 있다. 이런 증상이 있다면 전문적인 진단을 구하는 것이 최선이다. 요가치료는 치유의 과정을 돕기는 하지만, 잘못된 훈련은 오히려 문제를 악화시키기 때문이다.

긴장, 제한된 움직임, 만성통증을 다룰 때는 그것을 유도한 세 가지 잠재적인 요인의 상호 연결된 영향을 고려할 필요가 있다. 그것은 근골격 상태, 움직임을 조건화시키는 신경근육 패턴, 척추의 주요 커브 간에 존재하는 생역학적인 관계다.

이런 문제를 유도할 수 있는 척추의 일반적인 근골격 상태로는 다음과 같이 상태가 경미하거나 심한 예가 있다. 등이 지나치게 휜 경우(척추후만)에 커브가 강화되어 가슴이 안쪽으로 무너진다. 등의 커브가 감소하면 등이 편평해져서 '군인 같은 척추'가 된다. 허리가 지나치게 휜 경우(척추전만)에는 이 부위의 커브가 과도해져서 결국 추간판 뒷부분이 압박을 받는다. 허리의 커브가 감소하는 경우에는 허리가 편평해져 추간판 앞부분이 압박된다. 그리고 허리나 등이 측면으로 이동한다(척추측만). 이 모든 구조적 상태는 그와 관련된 근육의 불균형, 만성적인 근육수축이나 근육의 약화와 관련이 있다. 더욱이 척추 간 경직과 그에 상응하는 움직임의 제한 혹은 불안정 및 그에 상응하는 과운동성이 있을 수 있는데, 이 모두는 습관적인 움직임 패턴과 인과적으로 관련이 있다.

이런 상태는 선천적인 것(출생부터) 또는 후천적인 것에서 비롯될 수 있다. 척추 커브의 개인적 경향은 보통 성장 초기에 형성되며 반복된 활동으로 심해질 수

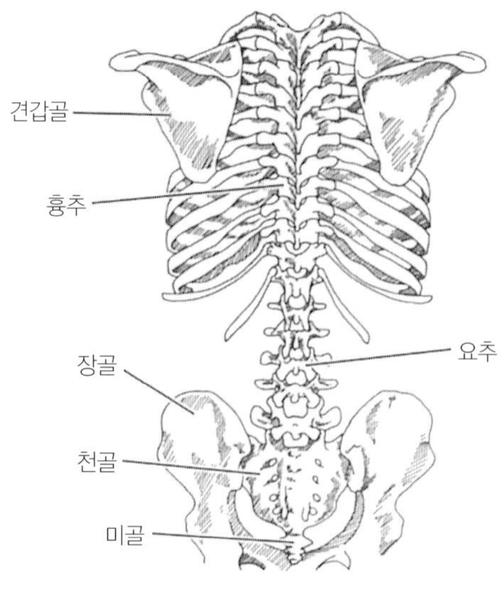

있다. 예를 들어, 흉추 커브가 과도한 경우(척추후만)에는 사무실 노동자, 택시기사, 혹은 치위생사의 작업 습관처럼 장시간 동안 앞으로 굽히는 일이 필요한 모든 활동이 커브를 더 과도하게 만든다. 선천적으로 등이 지나치게 굽은 경우는 오랫동안 아기나 식료품을 운반함으로써도 심해질 수 있다. 선천적으로 등이 편평한 경우도 짐을 지는 활동으로 심해질 수 있는데, 이런 활동에는 등근육 수축이 필요하다. 요추 커브(척추전만)는 임신과 같은 자연스러운 발달이나 팔로 아기를 안는 활동으로 심해질 수 있다. 아이를 수년 동안 안고 다니는 아버지의 경우는 요추 커브가 심해진다. 하이힐을 신거나 책상에 앉아서 몸통을 컴퓨터 스크린 쪽으로 기울이면 허리가 과도하게 휘는 경향이 심해진다.

등과 허리의 상태는 서로 연결되어 있음을 인식하는 것이 중요하다. 척추 커브 하나가 심해지면 보통 보상을 위해 다른 하나가 심해진다. 예를 들어, 여성의 임신 기간이 진행됨에 따라 요추 커브가 심해지고 엉덩이가 앞으로 밀리는 경향이 있다. 이는 요추전만과 굽은 등이라는 이중의 상태를 유발한다. 이 상태에서는 당연히 앞으로 쏠리는 경향이 생긴다. 이때 흉추 커브가 과도해져 무게를 일부 뒤쪽으로 이동시킴으로써 몸이 평형 상태를 이루는 자연스러운 보상기전이 일어난다.

이런 식의 무게분배와 더불어, 지탱하는 근육이 수축함으로써 수직정렬에서 벗어난 신체 부위를 지지한다. 한 예로 선 자세에서 손에 플라스틱 물병을 잡은 채 팔을 앞에서 위로 반쯤 들어 올려 지면과 수평이 되게 해 본다. 그러면 어깨가 약간 뒤쪽으로 이동하는 것을 알 수 있을 것이고, 잠시 뒤에는 어깨와 등에 긴장이 느껴질 것이다. 그 이유는 이 자세를 유지하기 위해서는 보상적인 무게배분과 근육수축이 필요하기 때문이다.

등

이제는 등을 생각해 보자. 등의 커브가 과도해지면 가슴이 배 쪽으로 무너지는 경향이 있다. 척추 앞쪽에 위치한 근육이 긴장되면 가슴을 들어 올리고 확장시키는 일이 점점 더 어려워진다. 과도해진 등의 커브를 편평하게 하려면 척추 뒤에 뻗어 있는 근육을 강화시킬 뿐 아니라 척추 앞에서 뻗어 있는 근육을 늘여야 한다.

이와 같은 근골격의 관점에 근거해서, 요가자세 수

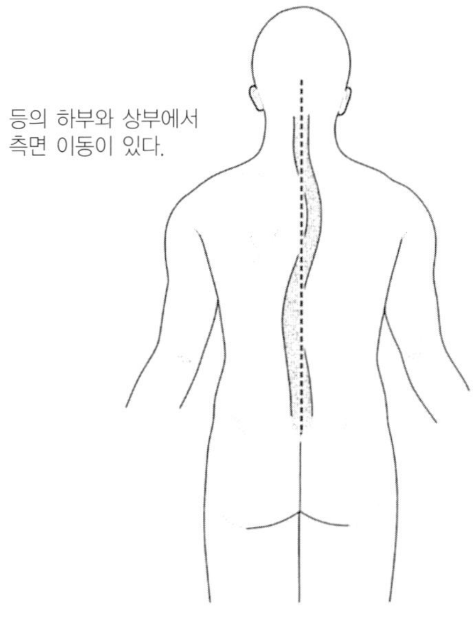

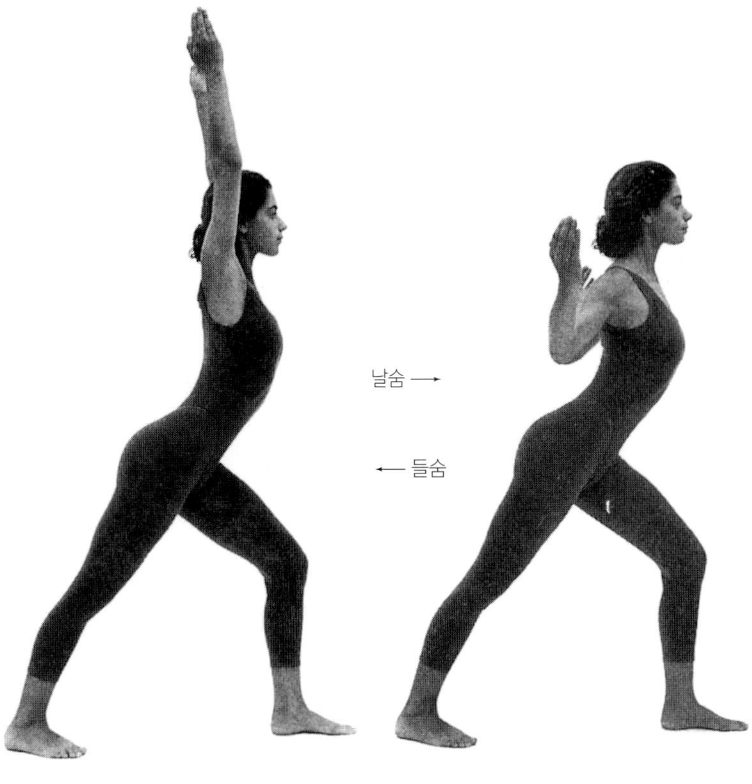

련에서 숨을 들이쉴 때는 가슴을 수평으로 확장시킴과 동시에 갈비뼈를 수직으로 들어 올려 몸통 앞면을 늘여 주며 등을 편평하게 하라는 기본적인 지시를 한다. 이것은 등근육을 강화시킴과 동시에 척추 앞면에 위치한 근육을 늘이는 효과가 있다. 그런 다음 날숨의 결과 허파가 줄어들어 흉강에 압력이 적어짐에 따라 등 중간과 위 부위를 효과적으로 분리시켜 이 부위를 앞쪽으로 움직일 수 있다.

이 과정을 견갑대 및 팔의 움직임과 결합시키면 그 효과를 심화시킬 수 있다. 예를 들어, 팔을 넓게 벌려 견갑골을 뒤로 당겨 서로 가깝게 하면 흉곽이 확장되고 등 상부가 앞으로 향해진다. 이 동작을 반복하면 척추의 앞면과 뒷면 근육들이 교대로 뻗고 수축하여 혈액순환이 증가하면서 이들을 강화하고 이완시킨다. 한 팔이나 양팔을 머리 위로 들어 올리면 척추 앞쪽에 위치한 근육의 스트레칭을 심화시켜 이완하면서 가슴을 더 자유로이 들어 올릴 수 있다. 사실상 요가의 더 고급 자세에서는 팔을 지렛대로 사용하여 가슴을 확장하고 등을 더 편평하게 하거나 몸통의 앞면에 위치한 근육을 더 깊게 스트레칭 한다. 물론 지렛대를 이용하는 것은 관절에 가해지는 위험을 높이기 때문에 세심한 준비 자세를 거친 후 실시해야 한다.

등에 스트레스가 가해지면 허리, 목, 어깨가 압력방출 밸브 기능을 한다. 등의 커브를 편평하게 할 때 허리의 커브만을 심화시킬 경향성이 크다는 사실을 기억해야 한다. 허리의 커브를 막는 데 성공하면 목과 어깨에 스트레스가 너무 가해지지 않도록 주의를 기울여야 한다.

등의 지나친 커브를 다루기 위한 첫 번째 원칙은 호흡과 통합된 단순한 움직임이다. 등이 의자에 닿지 않도록 의자 앞쪽으로 앉는다. 손바닥은 각각 무릎에 둔다. 숨을 들이쉬면서 한 팔을 앞으로 들어 올려 머리 위로 뻗는다. 팔을 편안한 만큼 뒤로 뻗는데, 가능하면 귀 뒤까지 뻗으면서 그쪽의 몸통 앞면에서 배까지 내려가면서 스트레칭을 느껴 본다. 숨을 내쉬면서 손바닥은 무릎으로 내린다. 같은 쪽을 몇 번 반복하고 기다리면서 몸의 앞면에서 일어나는 여분의 감각을 느껴 본다. 그런 다음 반대쪽에 동일한 절차를 반복한다.

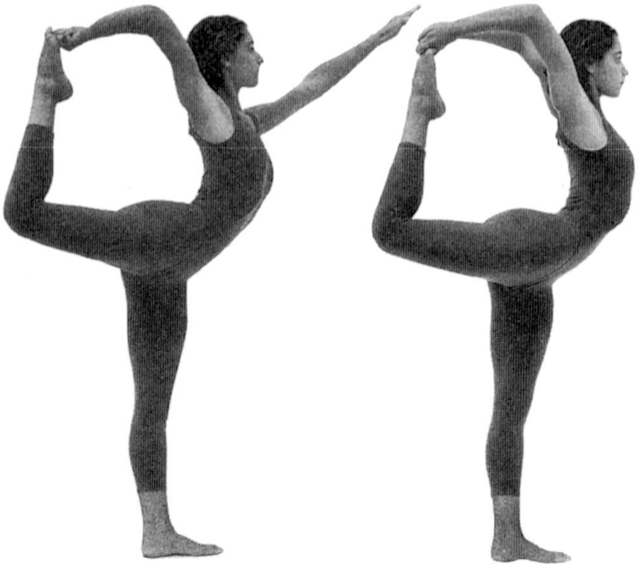

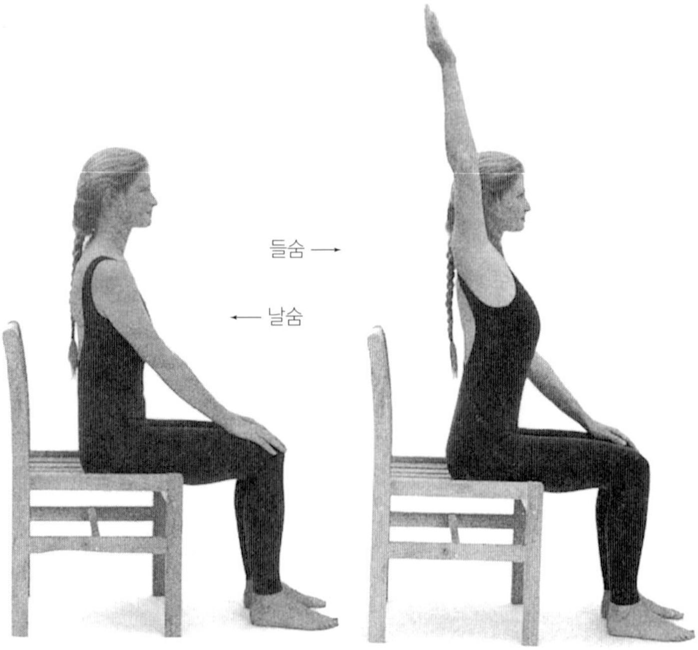

다음으로는 손바닥을 모아 가슴 앞에 둔다. 숨을 들이쉬면서 견갑골을 뒤로 당겨 서로 가깝게 하면서 가슴을 수평으로 확장하고, 손바닥은 바깥쪽으로 벌려 어깨 뒤까지 이동시킨다. 동시에 가슴을 약간 위로 당겨 배에서 멀어지게 하면서 몸통 전면에서 일어나는 스트레칭을 느껴 본다. 숨을 내쉬면서 시작 자세로 돌아와서 손바닥을 가슴 앞에 모은다. 몇 번 반복한다.

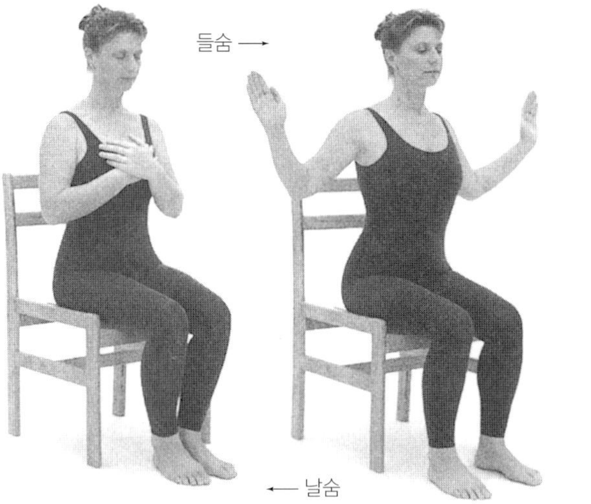

그다음 원리는 팔을 지렛대로 이용하는 것으로, 날숨을 이용해 흉추 중간부분을 앞으로 밀어냄으로써 이루어진다. 의자 앞쪽에 앉아서 두 손바닥을 무릎 위에 둔다. 숨을 들이쉬면서 가슴을 위로 들어 올려 몸통의 전면을 늘이고 두 손으로 무릎을 짚어 부드럽게 몸통을 뒤로 당긴다. 숨을 내쉬면서 두 팔에 의지해 몸통을 약간 더 강하게 뒤로 당겨, 견갑골을 서로 가깝게 하면서 등 상부를 앞쪽으로 밀어낸다. 몇 번을 반복한 후 이완한다.

팔을 머리 위로 들어 올리거나 손을 등 뒤에 두어 팔을 더 강하게 지렛대로 이용할 수 있다. 다음의 연습에서 이 동작의 예를 경험하게 될 것이다.

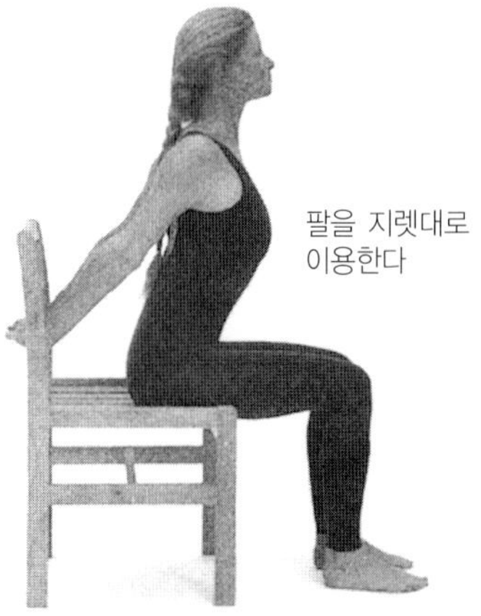
팔을 지렛대로
이용한다

이것들은 흉추 커브가 과도한 경우를 다루기 위한 기초 원리를 보여 주기 위해 고안된 단순한 연습이다. 이 연습은 등 상부를 고립시키므로 주로 교육적 가치가 있다. 훈련할 때는 등이 독립적으로 기능하지 않고 허리의 위치에 의존한다. 또한 척추 전면과 후면에 뻗어 있는 근육들은 골반까지 연결되어 있다. 다음에 제시되는 연속 자세는 등의 과도한 커브와 그에 상응하는 긴장 및 경미한 통증 상태를 다루기 위한 것이다.

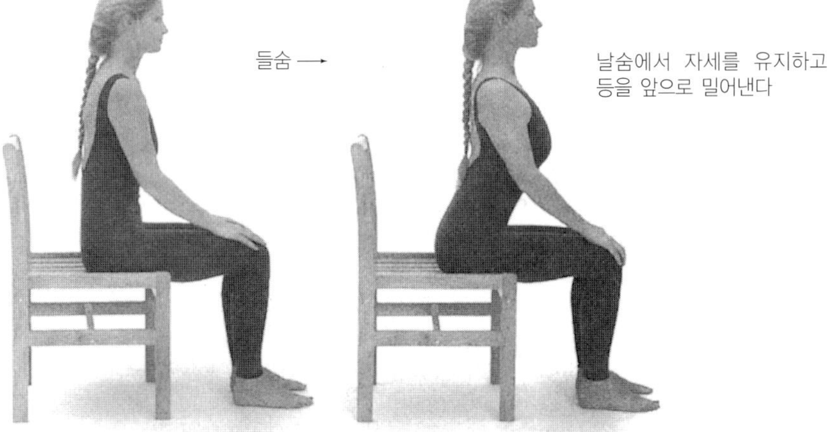
들숨 →
날숨에서 자세를 유지하고
등을 앞으로 밀어낸다

척추후만 다루기

이 수련은 34세 독신모 P.M.을 위해 개발되었다. P.M.은 침모(針母)로 일하고 있었다. 그녀는 자신의 자세가 점점 더 나빠진다고 느꼈기 때문에 나를 찾아왔다. 그녀는 아기를 옮기고 바느질하는 일이 자세에 문제를 일으킨다는 점을 인식하고 그것을 다룰 방법을 찾고 싶어 했다.

P.M.은 흉추 커브가 과도했기 때문에 들숨이 제한되었다. 우리는 몇 달 동안 아래와 같은 훈련을 개발하였다. 나의 전략은 그녀가 숨을 들이쉬는 역량을 높이고, 가슴을 확장시키며, 등을 편평하게 하고, 요근, 복부 및 횡격막을 늘이는 것이었다.

처음에 P.M.은 이 훈련에 저항하였다. 어느 날 그녀는 내게 와서는 화가 난 상태에서 자신의 등을 내버려 두라고 말하는 꿈을 꾸었다고 하였다. 그러나 몇 주 후에 그녀는 자신의 저항을 극복하고 움직이기 시작했으며 실제로 그 훈련을 즐기게 되었다.

우리가 서로 알아 감에 따라 나는 그녀에게 미래에 대한 계획을 세우고 있냐고 물었다. 그녀는 유능한 침모였지만 스스로 만족하지 못했다. 나는 그녀가 교사자격증에 필요한 모든 과정을 마쳤지만 몇 년 전에 시험에 떨어졌다는 사실을 알게 되었다. 그녀는 자신이 실패했다는 사실에 매우 충격을 받아 그 일을 즉각 그만두고 바느질로 되돌아왔다. 그녀는 시험을 다시 한 번 더 치를 수도 있었지만 자신감이 없어 다시 떨어질까 두려웠다고 말했다. 나는 그녀가 얼마나 노력해서 등 상부를 다루려는 데 대한 저항을 극복했는지 그녀에게 상기시켜 주면서 시험을 다시 칠 준비를 하라고 강하게 독려하였다.

P.M.은 훈련을 지속하고 일주일에 한 번 있는 집단 수업에 오기 시작했다. 다음 해에 그녀는 교사시험을 통과해서 자신이 사랑하는 초등학교 1학년 학생을 가르치는 일자리를 얻게 되었다. 그녀는 내게 자신의 직업에 만족하고 있으며 몸이 더욱 열려 있음을 느끼고 더 자신감이 생겼다고 하였다.

등 상부: 척추후만을 위한 수련

1

- 자세: 와즈라사나(Vajrāsana)
- 강조점: 가슴을 열고, 등을 편평하게 하는 움직임을 이용하여 몸을 풀어 준다.
- 방법: 무릎을 꿇고 몸을 세워 팔을 머리 위로 들어 올린다.
  - 날숨: 앞으로 숙여 팔을 등 뒤로 내리고, 손바닥을 위로 한 채 손을 천추로 내린다.
  - 들숨: 시작 자세로 돌아온다.
- 반복 횟수: 8회
- 세부사항
  - 날숨: 엉덩이를 발꿈치 쪽으로 내리기 전에 가슴을 허벅지 쪽으로 내린다. 팔을 돌려 손은 손바

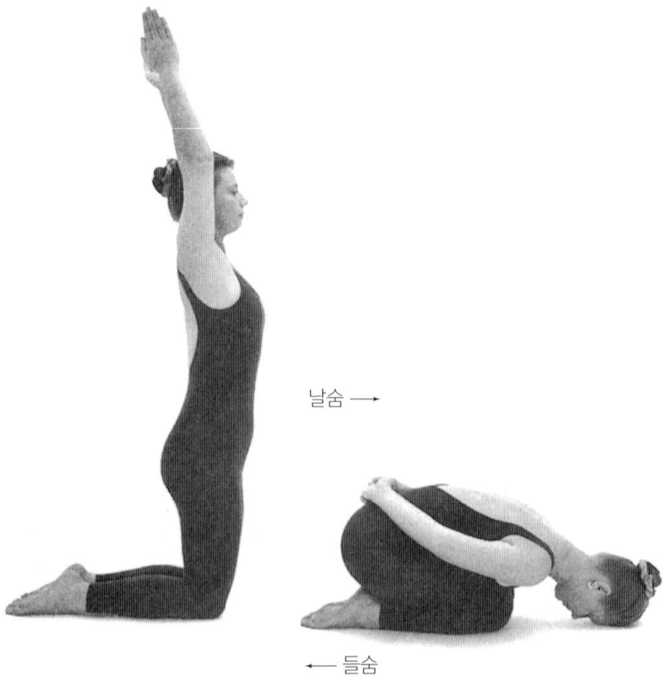

닥을 위로 하고 천추에 둔다.

–들숨: 팔을 넓게 벌려 내리면서 가슴을 확장하고 견갑골을 뒤로 당겨 등을 편평하게 한다.

2

- 자세: 위라바드라사나(Vīrabhadrāsana)
- 강조점: 등 근육을 강화한다. 가슴을 확장하고 등을 편평하게 한다. 들숨 후에 잠시 유지한다.
- 방법: 발을 엉덩이너비만큼 벌리고 왼발을 앞으로 한 채 선다. 팔은 몸통 옆에 둔다.

  –들숨: 왼쪽 무릎을 굽히는 동시에 가슴을 약간 앞쪽으로 내밀고, 엉덩이는 약간 뒤쪽으로 당긴다. 팔은 벌려 옆에 두고 팔꿈치는 약간 굽히고, 어깨는 뒤로 젖힌다. 들숨 후에 4초 동안 숨을 참는다.

  –날숨: 시작 자세로 돌아온다.
- 반복 횟수: 한쪽당 6회
- 세부사항

  –들숨: 손, 팔꿈치를 어깨와 일직선에 둔다. 가슴이 열리고 등이 편평해지는 것을 느끼되 허리가 압착되지 않게 한다. 시선은 머리 수준에서 계속 앞을 본다. 뒷발 발꿈치에 몸무게를 싣는다.

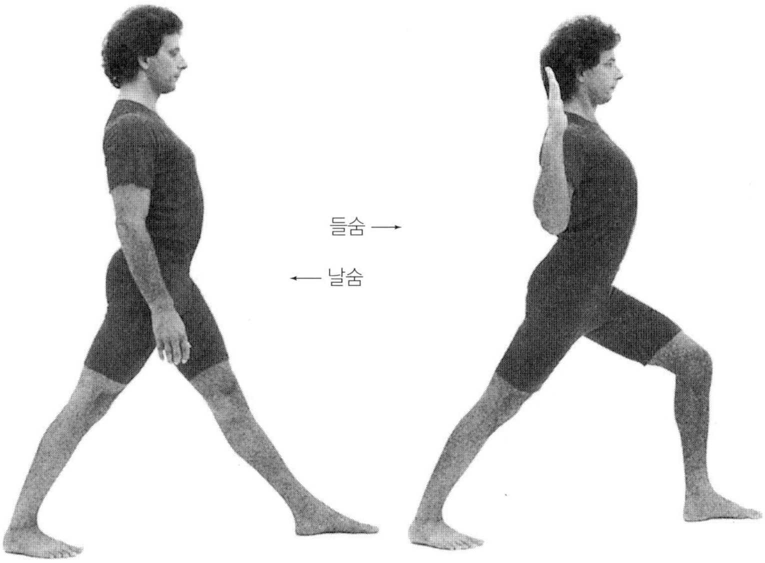

3

- 자세: 고다삐탐(Godhāpīṭham)
- 강조점: 등 근육을 수축하고 흉추 커브를 편평하게 한다. 몸통의 전면, 특히 요근을 늘인다.
- 방법: 왼쪽 무릎을 꿇고 오른발은 뒤로 곧게 뻗는다. 손은 왼쪽 무릎 양옆 바닥에 둔다.

  –들숨: 손을 아래와 뒤쪽으로 밀어내면서 흉곽을 앞과 위로 들어올린다. 가슴을 앞으로 내밀어 등을 편평하게 한다.

  –날숨: 팔꿈치를 굽혀 가슴을 허벅지 쪽으로 낮춘다.

  –4회 반복한다.

  –그다음 몸을 위로 뻗은 상태에서 한쪽당 4회 호흡한다.
- 세부사항

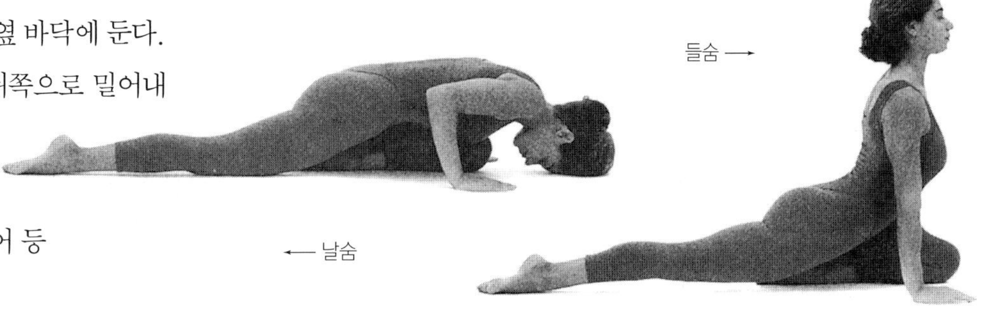

-들숨: 몸을 위로 들어 올리지 말고 손을 이용해 아래와 뒤쪽으로 끌어내린다. 어깨를 내리고 견갑골을 뒤로 당긴다.
-날숨: 자세를 유지하면서 흉추 중간을 앞으로 내민다. 허리를 압착하지 않도록 한다.

4

• 자세: 부장가사나(Bhujaṅgāsana) 변형
• 강조점: 흉곽을 부드럽게 늘이고 확장시킨다. 팔을 다양하게 하여 등을 편평하게 한다.
• 방법: 배를 대고 누워 팔을 등 뒤에 둔다. 손은 손바닥을 위로 한 채 천추에 두고 머리는 한쪽으로 돌린다.
-들숨: 가슴을 들어 올리되 팔을 앞으로 넓게 쓸어 올리면서 머리는 중앙으로 돌린다.
-날숨: 팔꿈치를 굽혀 뒤쪽 갈비뼈 쪽으로 당기면서 몸통을 더 높이 들어 올려 등을 편평하게 한다.
-들숨: 팔을 다시 앞으로 뻗는다.
-날숨: 시작 자세로 돌아와서 머리는 반대쪽으로 돌린다.
• 반복 횟수: 6회
• 세부사항: 팔을 굽힐 때 손바닥과 팔꿈치를 같은 수준에 둔다.

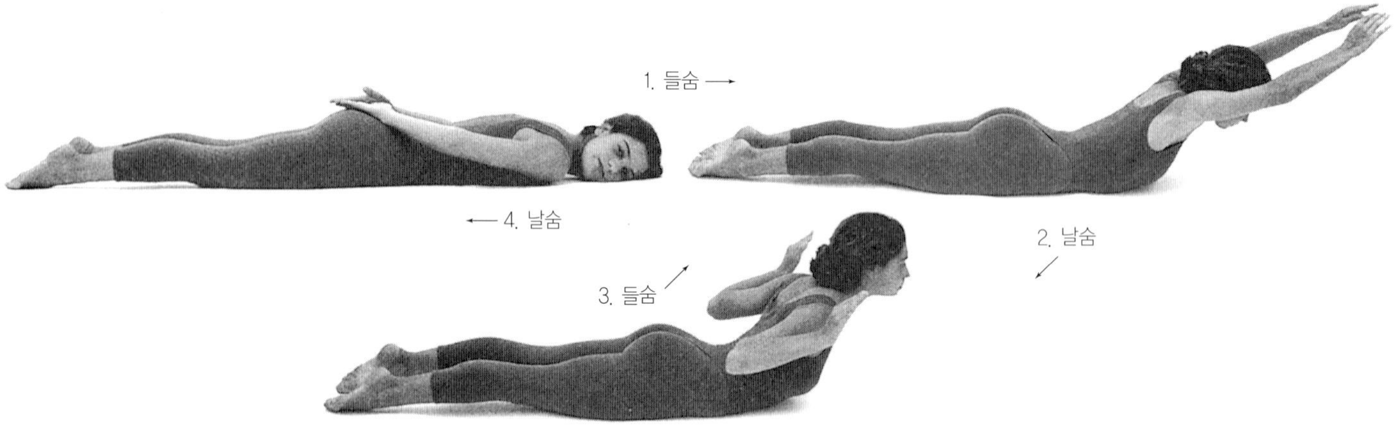

5

• 자세: 다누라사나(Dhanurāsana)
• 강조점: 가슴을 열고, 몸통의 전면을 늘이며, 등을 편평하게 한다.
• 방법: 배를 대고 누워 이마를 바닥에 대고 쉰다. 무릎을 굽혀 손으로 발목을 잡는다.
-들숨: 뒤쪽 발을 잡는 동시에 어깨를 뒤로 당기고, 가슴을 들어 올리며, 무릎을 바닥에서 들어 올린다.
-날숨: 시작 자세로 돌아온다.
-4회 반복한다.
-그다음 자세를 유지하며 4회 호흡한다.
• 세부사항: 자세를 유지할 때 들숨에 가슴을 약간 더 높이 들어 올린다.

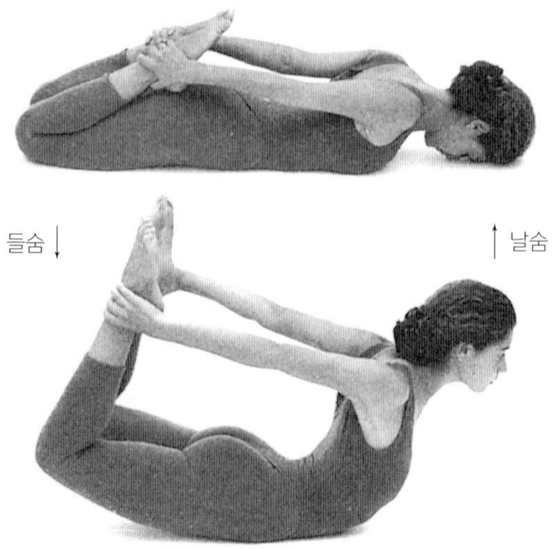

6

- 자세: 짜끄라바까사나(Cakravākāsana)
- 강조점: 깊이 후굴한 후에 허리를 늘이고 이완시킨다.
- 방법: 손과 무릎을 바닥에 댄 채 몸을 낮춘다. 어깨는 손목과, 엉덩이는 무릎과 일직선이 되게 한다.
  - 들숨: 가슴을 복부에서 멀리 들어 올린다.
  - 날숨: 복부를 부드럽게 수축하고 허리를 둥글게 말면서 가슴을 허벅지 쪽으로 내린다.
- 반복 횟수: 8회
- 세부사항
  - 들숨: 턱을 약간 아래로 당기고 가슴이 주도하게 한다. 허리가 압착되지 않게 하며 오히려 가슴이 팽창하는 것을 느낀다.
  - 날숨: 가슴이 복부 쪽으로 무너지지 않게 하면서 허리를 둥글게 한다. 등의 커브가 과도해지지 않도록 한다. 엉덩이가 발꿈치에 닿기 전에 가슴을 허벅지 쪽으로 내린다.

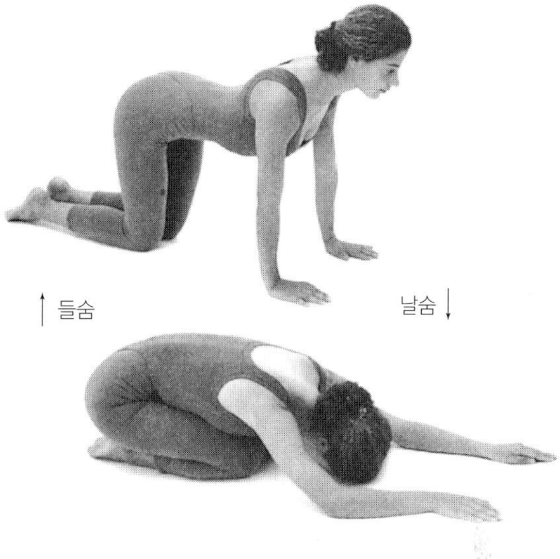

7

- 자세: 우르드바 쁘라사리따 빠다사나(Ūrdhva Prasārita Pādāsana)
- 강조점: 척추를 뻗고 바닥에서 편평하게 한다. 등을 늘인다.
- 방법: 등을 대고 누워 팔은 내려서 양옆에 둔다. 다리를 구부려 무릎을 가슴 쪽으로 당긴다.
  - 들숨: 팔을 위로 들어 올려 머리 위 바닥에 둔다. 다리를 천장 쪽으로 들어 올린다.
  - 날숨: 시작 자세로 돌아온다.
  - 4회 반복한다.
  - 그다음 손깍지를 껴서 손바닥을 밖으로 향한 채 자세를 유지하면서 4회 호흡한다.
- 세부사항
  - 들숨: 다리를 위로 들어 올릴 때 발은 굽힌다. 무릎을 약간 구부리고 다리와 몸통 각도는 90° 이하를 유지한다. 허리와 천추는 바닥으로 밀어낸다. 턱은 아래로 당긴다.
  - 자세를 유지할 때, 날숨: 무릎과 팔꿈치는 약간 구부린다.
  - 들숨: 팔과 다리는 더 곧게 뻗는다.

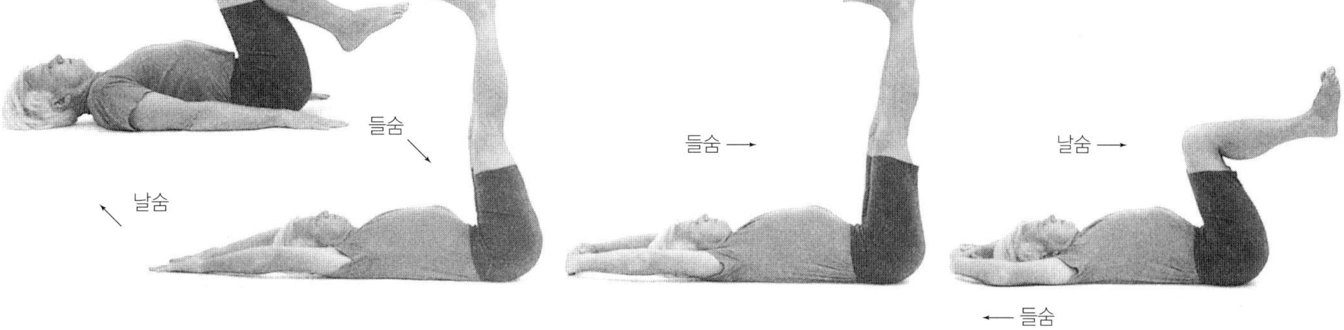

8

- 자세: 빠스치마따나사나(Pascimatānāsana) 변형
- 강조점: 등 근육을 강화한다. 팔의 변형으로 등을 더 편평하게 한다.
- 방법: 앉아서 다리를 앞으로 뻗고, 등을 세우며, 팔은 머리 위로 들어 올린다.
  - 날숨: 무릎을 약간 굽히면서 앞으로 굽혀 가슴을 허벅지 쪽으로 내리고 손바닥은 발의 앞쪽 둥근 부분에 놓는다.
  - 들숨: 가슴부터 시작해서 팔과 몸통을 다리에서 45° 정도 들어 올린다.
  - 날숨: 팔꿈치를 다시 갈비뼈 쪽으로 구부려 등을 앞쪽으로 옮긴다.
  - 들숨: 팔을 다시 앞으로 뻗는다.
  - 날숨: 가슴과 팔은 다시 전굴 자세로 돌아온다.
  - 들숨: 시작 자세로 돌아온다.
- 반복 횟수: 6회
- 세부사항: 팔 위치의 변형은 2번과 4번에서 이용한 것과 동일하다.

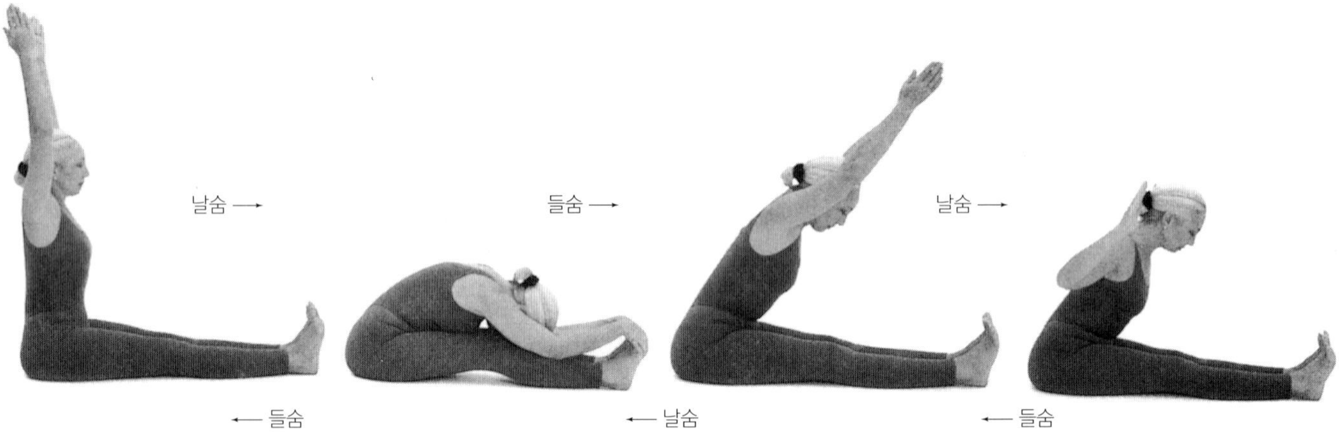

9

- 자세: 드위빠다 삐탐(Dvipāda Pīṭham)
- 강조점: 등을 이완한다.
- 방법: 누워서 팔을 내려 몸통 양옆에 둔다. 무릎은 굽히고 발은 바닥에 둔 채 약간 벌려 편안하게 엉덩이 쪽으로 당긴다.
  - 들숨: 발을 내리누르고 턱은 아래로 당긴 채 목이 부드럽게 바닥에서 편평해질 때까지 골반을 천장으로 들어 올린다. 팔은 머리 위 뒤쪽 바닥에 둔다.
  - 날숨: 시작 자세로 돌아온다.
- 반복 횟수: 6회
- 세부사항

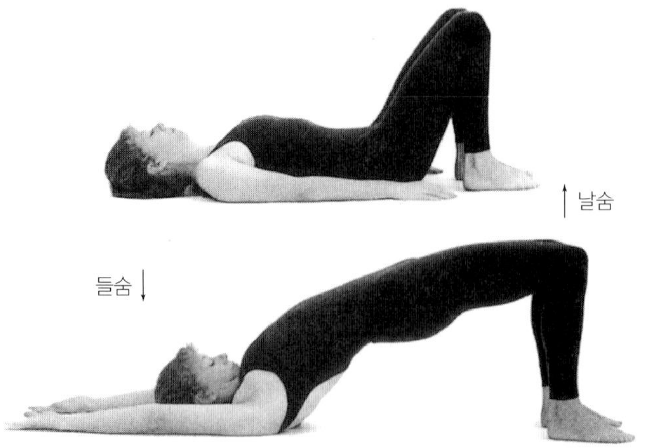

  - 들숨: 척추 하나하나를 아래에서 위로 들어 올린다.
  - 날숨: 척추 하나하나를 풀면서 내려온다.

10

- 자세: 지지물이 있는 사바사나(Savāsana)
- 강조점: 휴식한다.
- 방법: 등을 대고 납작하게 누워 팔은 손바닥을 위로 한 채 몸통 옆에 둔다. 다리를 약간 벌리고 눈을 감는다. 마음을 이완하면서 몸을 충분히 휴식한다. 신체에서 일어나는 감각에 주의를 기울인다.
- 기간: 최소 3~5분

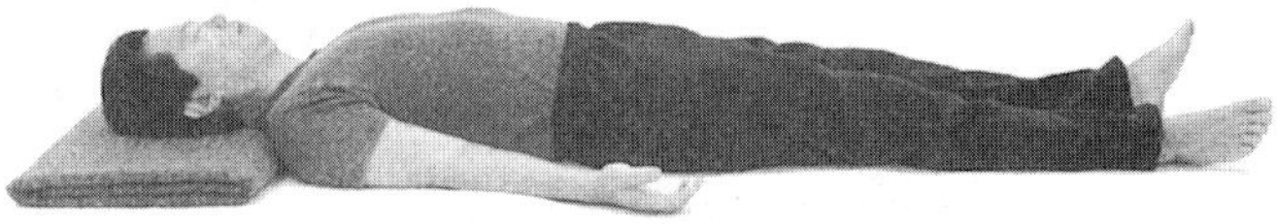

허리

이제 허리를 살펴보자. 허리 통증은 아마도 가장 흔히 일어나는 구조적 통증이면서 전 세계적으로 많은 수의 인구에게 영향을 미치는 통증일 것이다. 사실상 수많은 형태로 발생하는 이런 상태는 단순한 요가치료 기법으로 다룰 수 있다.

허리의 커브(척추전만)는 골반의 각도와 직접적으로 관련 있다는 사실을 이해하는 것이 중요하다. 요추는 올라가면서 천추와 멀어진다. 골반이 앞으로 기울어지면 요추 커브가 과도해지는데 이를 오목한 허리라고 부른다. 이런 일이 일어나면 요추 추간판 뒤쪽에 압착이 생길 것이다. 이 상태에서는 요추 뒤쪽에 뻗어 있는 근육근이 종종 만성적으로 수축하여 골반의 전방 경사를 유지하게 된다. 요추 커브를 편평하게 하기 위해서는 이런 근육을 늘일 뿐 아니라 몸통 전면의 복부근육을 강화시킬 필요가 있다. 복부근육은 치골의 착점에서 수축하기 때문에 골반을 후방으로 회전시켜 요추 커브를 편평하게 한다.

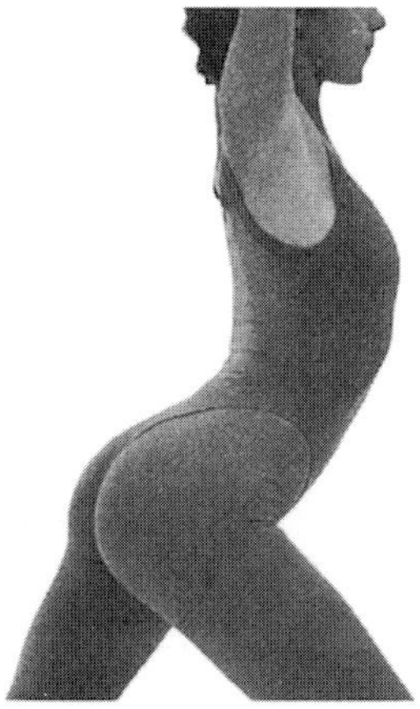

올바르지 않은 자세

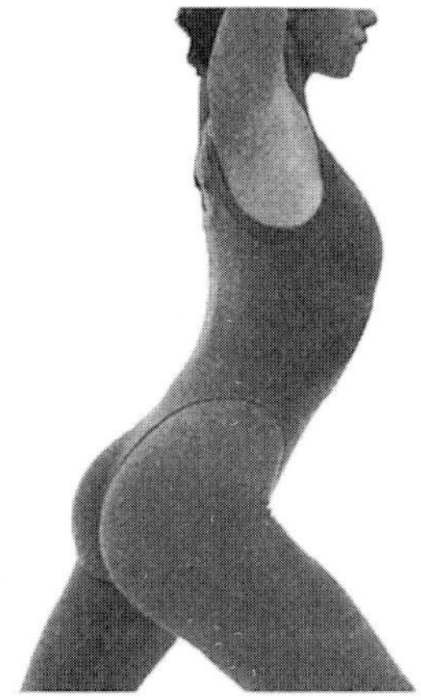

올바른 자세

허리문제와 관련된 또 다른 중요한 근육근은 장요근이다. 이 근육들은 고관절에서 뻗어 나와 골반을 지나 요추 앞부분에 부착되어 있다. 장요근이 수축하면 요추 추간판 앞부분에 경미하거나 심각한 압착이 일어날 수 있다. 척추 뒤에 위치한 근육이 동시에 수축하면 앞과 뒤 양쪽에 있는 추간판이 압착될 수 있다.

허리 커브가 지나치게 편평한 경우에도 요근이 수축되어 있을 수 있다. 이 상태는 커브가 과도한 경우보다 그리 흔하지 않으며, 대부분 선천적이거나 어린 시절 발달하면서 생긴 것일 수 있다. 이는 매우 심각한 상태로서 신중하게 다루어야 한다.

근골격 관점에서는 요가자세 수련 시 복부근육을 수축하여 복부를 압착하고 치골을 약간 들어 올려 허리 커브를 편평하게 하는 것이 날숨의 기본 지시사항이다. 이는 허리근육을 늘이는 효과를 주는 동시에 복부근육을 강화한다.

전굴을 이런 식의 날숨 개념이 발달한 것으로 이해할 필요가 있으며, 전굴은 실제 허리근육의 스트레칭을 심화시키는 기능을 한다. 반면에 후굴은 등근육을 수축시켜 척추 전면 근육을 늘여 준다. 등근육을 이렇듯 교대로 수축하고 늘여 주는 것은 허리 통증을 치유하는 데 있어 중요한데, 그것이 사실상 이 근육들을 강화시키는 동시에 이완시켜 골반-요추 관계를 안정시키기 때문이다. 요근을 늘이기 위해서는 후굴도 변형시킬 수 있는데, 이는 척추 간 압착을 해소하는 데 도움이 된다.

등과 골반은 모두 허리의 압력방출밸브로 작용할 수 있다. 전굴에서 요추 커브를 편평하게 할 때는 흉추 커브가 과도해지는 경향이 있음을 기억하는 것이 중요하다. 가슴을 계속 들어 올리고 등을 편평하게 유지하려면 요-천추 연결부에 스트레스를 높이는, 엉덩이부터 움직이는 경향성을 살펴보아야 한다. 엉덩이가 느슨하면 골반의 전방 경사를 막아 허리가 스트레칭 된다.

허리 커브가 과도해진 경우를 다루기 위한 첫 번째 원리는 호흡과 통합된 단순한 스트레칭 움직임이다. 한 예로 등을 대고 누워서 무릎을 굽히고 손은 각 무릎에 둔 상태에서 팔을 뻗는다. 숨을 내쉴 때 아랫배를 당기고 팔꿈치를 굽혀 허벅지를 가슴 쪽으로 당긴다. 목과 어깨는 계속 이완하고 머리는 바닥에 둔다. 움직일 때 허리를 바닥 쪽으로 밀어내서 허리가 위로 당겨지는 경향을 피한다. 숨을 들이쉬면서 팔을 뻗어 허벅지를 가슴에서 팔 거리만큼 떨어뜨린다. 몇 번 반복한다. 이런 식으로 허리를 단순하게 스트레칭하면 더 심각한 추간판 손상이 포함된 상태를 제외한 모든 상태에서 편안한 느낌을 갖게 된다.

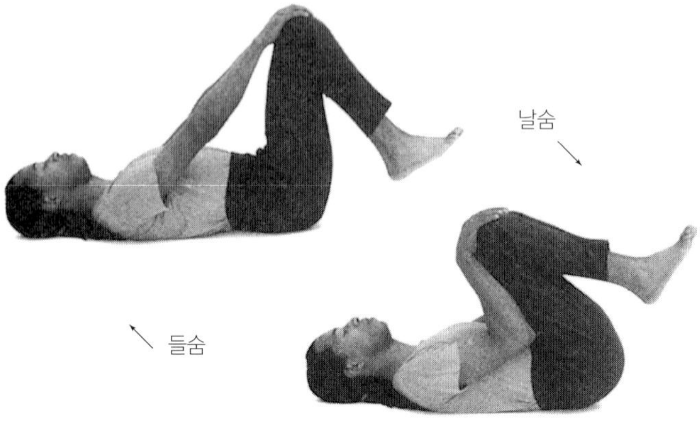

두 번째 원리는 허리근육을 교대로 부드럽게 늘이고 수축하는 것이다. 이 연습은 다음 연속 자세의 일부를 구성한다.

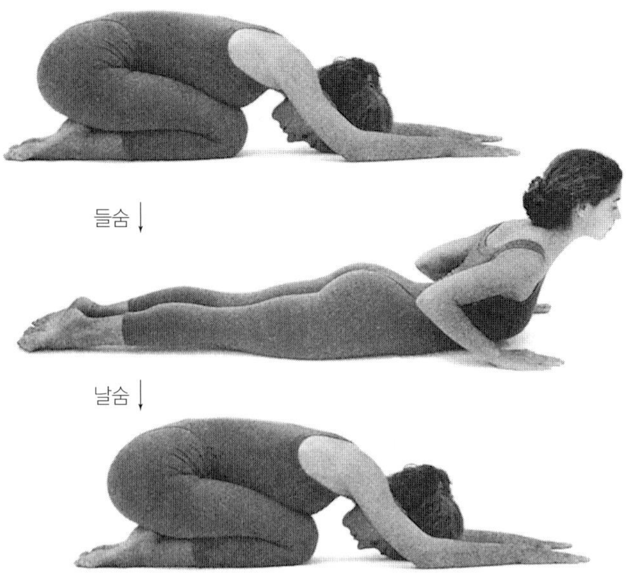

그다음 원리는 요근을 효과적으로 늘이는 움직임을 도입하는 일이다. 이것은 보통 비대칭적인 자세를 이용하는 것을 의미하는데, 여기에서는 한쪽씩 독립적으로 스트레칭 한다. 요근을 늘일 때는, 허리 압착이 높아지지 않도록 주의를 기울인다.

다시 한 번 말하지만, 전체적인 방법은 통증이 없는 단순한 동작에서 시작해서 동작의 범위를 점차 높인 다음, 등근육을 교대로 늘이고 수축하는 것이다. 이는 순환을 높여 주며, 만성적인 수축을 해소하고, 그 부위를 안정시킨다. 나아가 반복해서 실시하면 일상 활동에도 적용할 수 있는 새로우면서도 더욱 기능적인 동작 패턴을 개발하는 데 도움이 될 수 있다.

다음에서의 연속 자세는 특히 만성적이면서도 경미한 허리 통증 상태를 다루기 위한 것이다.

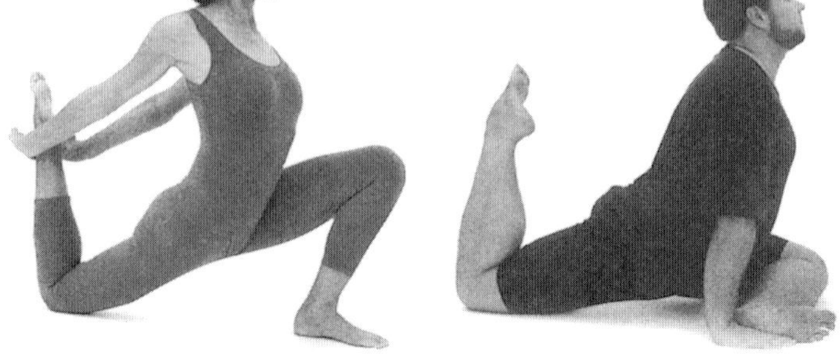

허리 통증 다루기(스트레칭과 강화)

이 수련은 하와이에서 몇 개의 주요 의류 계열사를 대표하는 38세의 성공적인 세일즈 대표 L.S.를 위해 개발되었다. 그녀는 요가가 자신의 만성요통에 도움을 줄 수 있는지 알아보기 위해 왔다.

L.S.의 업무 일정은 매우 바빴다. 그녀는 상당한 시간을 전화하면서, 차에 타고 내리면서, 샘플 상자를 여러 상점에 운반하면서 보냈다. 그녀는 또한 정기적으로 다른 섬으로 비행기를 타고 가서 차에서 상점으로, 또다시 차로 이동하는 반복적인 일상과정을 보내고 있었다.

내가 그녀에게 그 밖에 어떤 활동을 하느냐고 묻자, 규칙적으로 체육관에서 운동을 한다고 대답했다. 나는 속도를 늦춰 본 적이 있느냐고 물었다. 그녀는 사실 멈추기가 두렵다고 하였다. 자신의 남편은 '이제 막 성사되려고 하는' 창조적인 수많은 프로젝트를 갖고 있고, 자신은 지난 10년 동안 그 프로젝트들을 어느 정도 지지해 주고 있다고 대답하였다. 자신은 그를 사랑하고 있지만 그 상황에 대해 매우 좌절하고 있다고 털어놓았다.

우리는 몇 달 동안 일주일에 한 번씩 만났으며, 그동안 다음과 같은 연속 자세를 개발하였다. 나는 그녀의 고관절이 지나치게 유연하고, 허리근육은 경직되어 있으며 약하다는 사실을 관찰하였다. 허리를 서서히 늘이고 강화시키며 골반-요추 관계를 안정시키는 것이 나의 계획이었다.

나는 L.S.의 남편 J.S.를 만날 기회를 몇 번 가졌다. 그는 아내의 성공을 자랑스러워했지만, 동시에 자신의 노력이 결실을 거두지 못하고 있음을 부끄럽게 생각하고 있었다. 그는 자신이 아내의 성공에 걸맞아야 한다고 말하였다. 그리고 자신이 진정 사랑하는 것은 클래식 기타를 치는 일이라고 하였다.

얼마쯤 지나서 남편과 아내가 함께 나를 만나러 왔다. 우리는 그들이 처한 상황을 해결할 방법에 대해 성찰하면서 시간을 보냈다. J.S.는 이제 L.S.의 사업을 도우면서 주말에는 아이들에게 기타를 가르치며 보내고 있다. L.S.는 요가 수련을 시작한 이후로 허리가 매우 강해졌으며 거의 불편하지 않다고 말하였다. 그녀는 요통문제를 해결한 것이 결혼의 해결책이 될 수 있으리라고는 전혀 기대하지 않았다고 했다.

허리를 위한 수련

1

- 자세: 짜끄라바까사나(Cakravākāsana)
- 강조점: 몸을 풀어 주고 허리를 부드럽게 늘인다.
- 방법: 손과 무릎을 바닥에 댄 채 몸을 낮춘다. 어깨는 손목과, 엉덩이는 무릎과 일직선이 되게 한다.
  - 들숨: 가슴을 복부에서 멀리 들어 올린다.
  - 날숨: 복부를 부드럽게 수축하고 허리를 둥글게 말면서 가슴을 허벅지 쪽으로 내린다.
- 반복 횟수: 8회
- 세부사항
  - 들숨: 턱은 약간 아래로 당기고 가슴이 주도하게

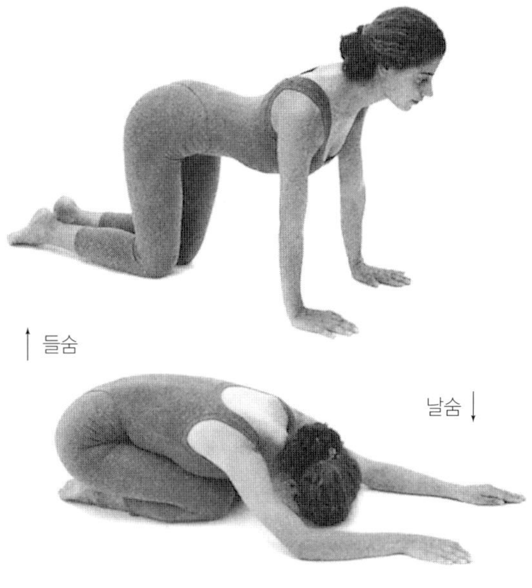

한다. 허리를 압착하지 않되 가슴이 팽창하는 것을 느낀다.

–날숨: 가슴이 복부 쪽으로 무너지지 않게 하면서 허리를 둥글게 한다. 등의 커브가 과도해지지 않도록 한다. 엉덩이가 발꿈치에 닿기 전에 가슴을 허벅지 쪽으로 내린다.

• 세부사항

–날숨: 엉덩이를 발꿈치 쪽으로 내리기 전에 가슴을 허벅지 쪽으로 내린다.

–들숨: 팔을 넓게 벌릴 때 가슴을 확장하고 무릎에서 멀리 들어 올린다.

2

• 자세: 와즈라사나(Vajrāsana)

• 강조점: 몸을 더 풀어 주고 등을 부드럽게 늘인다.

• 방법: 무릎을 꿇고 몸을 세워 팔을 머리 위로 들어 올린다.

–날숨: 앞으로 숙여 팔을 등 뒤로 내리고, 손은 손바닥을 위로 한 채 천추에 둔다.

–들숨: 시작 자세로 돌아온다.

• 반복 횟수: 8회

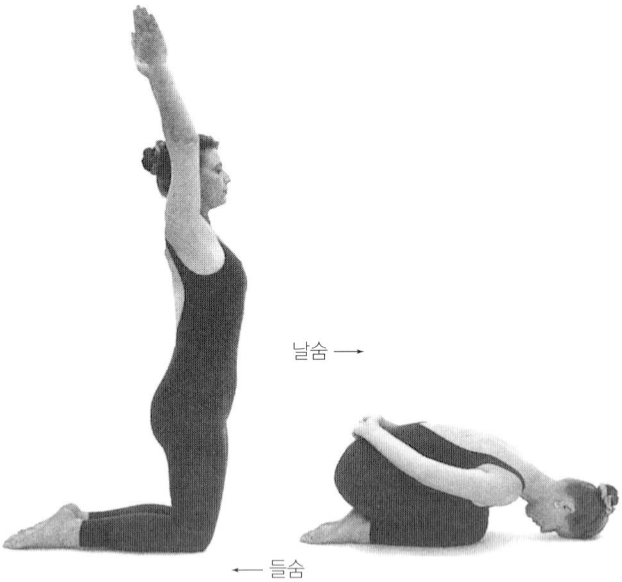

3

• 자세: 부장가사나(Bhujaṅgāsana) 변형

• 강조점: 허리근육을 강화하고 골반–요추 관계를 안정시킨다.

• 방법: 배를 대고 누워 팔을 가슴 옆 바닥에 두고 머리는 한쪽으로 돌린다.

A. –들숨: 손으로 약간 아래와 뒤로 당기면서 가슴을 들어 올린다. 머리는 중앙으로 돌린다.

–날숨: 머리를 반대쪽으로 돌리면서 시작 자세로 돌아온다.

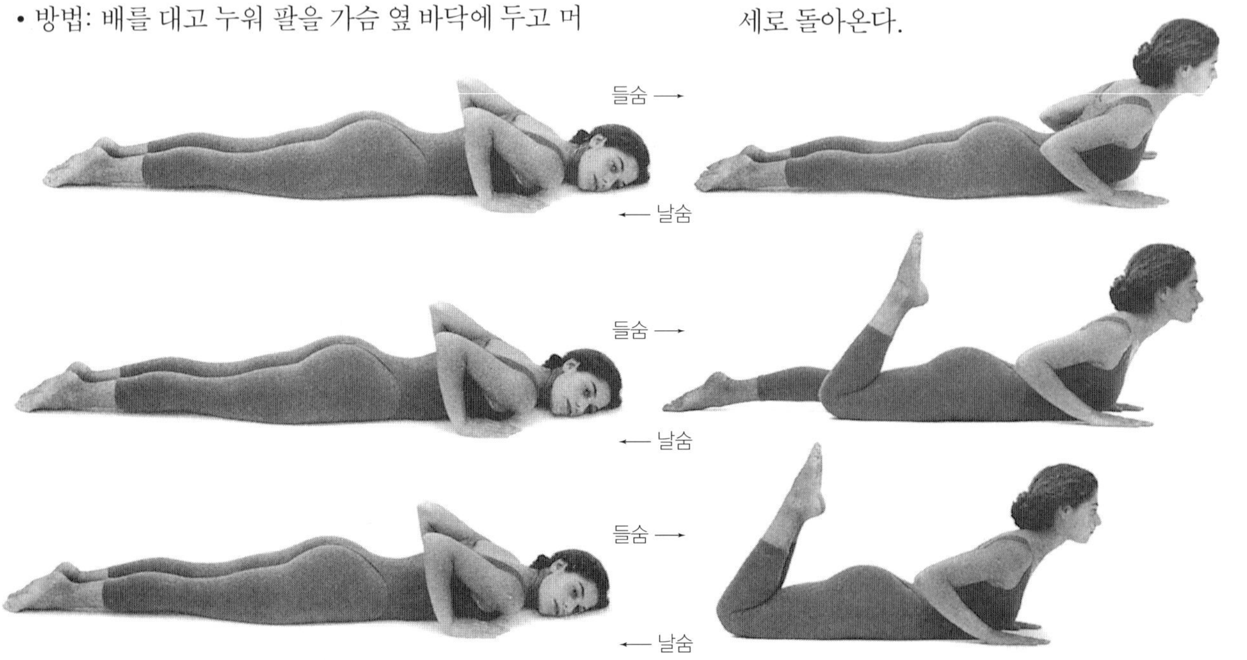

–4회 반복한다.

B. –들숨: 가슴을 들어 올릴 때 한쪽 무릎을 굽혀 발꿈치를 엉덩이 쪽으로 내린다.

–날숨: 시작 자세로 돌아온다.

–한쪽당 2회씩 교대로 반복한다.

C. B에서처럼 하되 양쪽 무릎을 동시에 굽힌다.

–4회 반복한다.

- 세부사항: 팔을 사용하여 가슴을 높이 밀어내지 않는다.

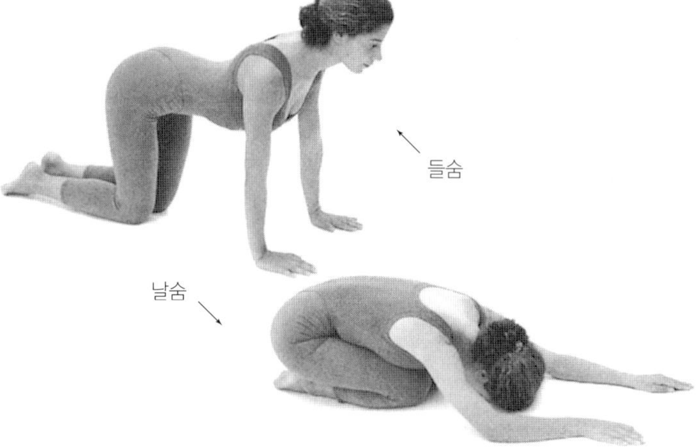

4

- 자세: 짜끄라바까사나(Cakravākāsana)
- 강조점: 후굴을 실시한 후 허리를 늘이고 이완시킨다. 엎드린 자세에서 선 자세로 이동한다.
- 방법: 손과 무릎을 바닥에 댄 채 몸을 낮춘다. 어깨는 손목과, 엉덩이는 무릎과 일직선이 되게 한다.
  - –들숨: 가슴을 복부에서 멀리 들어 올린다.
  - –날숨: 복부를 부드럽게 수축하고 허리를 둥글게 말면서 가슴을 허벅지 쪽으로 내린다.
- 반복 횟수: 8회
- 세부사항: 허리가 부드럽게 늘어나는 것을 느끼면서 천천히 움직인다.

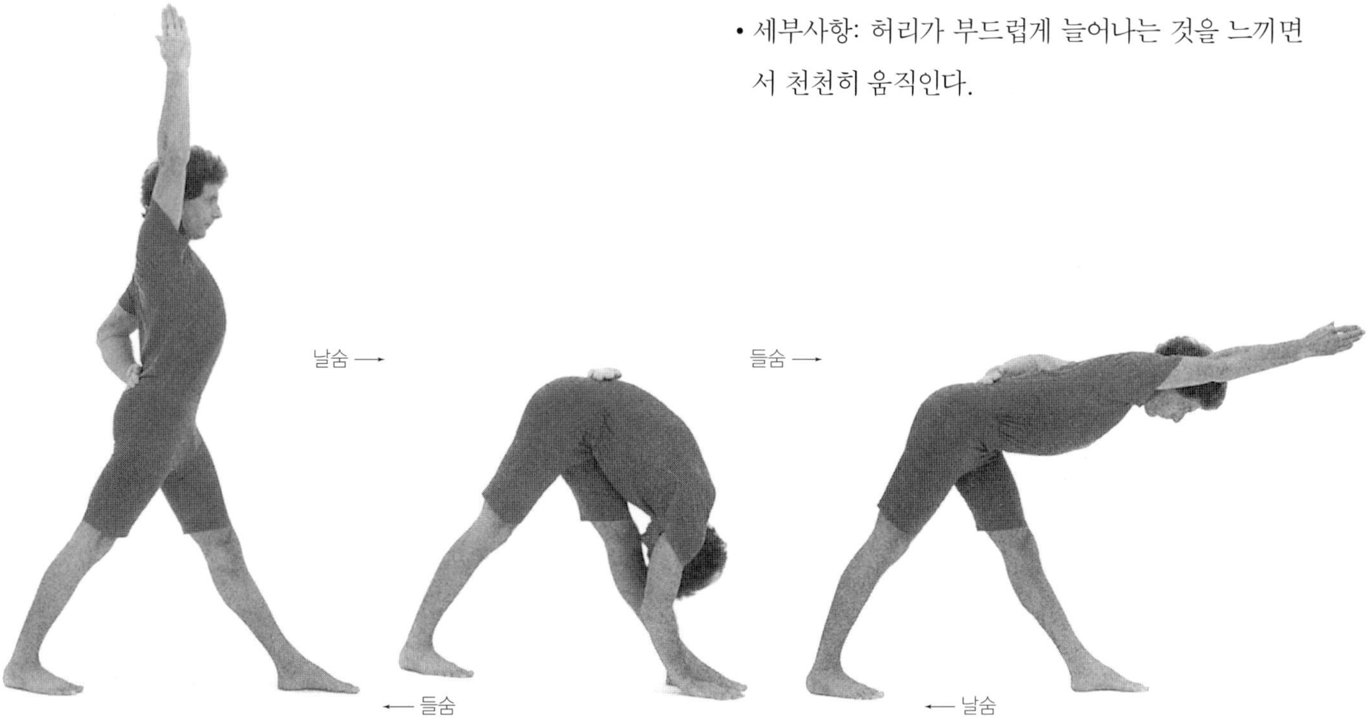

5

- 자세: 아르다 빠르스보따나사나(Ardha Pārsvottānāsana)
- 강조점: 한 번에 한쪽씩 허리를 늘이고 강화한다.
- 방법: 왼발을 앞으로, 오른발은 약간 밖으로 돌리고 서서 오른팔을 머리 위로 올리고 왼팔은 접어 등 뒤에 둔다.
  - –날숨: 왼쪽 무릎을 구부리고 앞으로 굽혀 가슴을 왼쪽 허벅지로, 오른손은 왼발로 내린다.
  - –들숨: 몸통이 바닥과 평행이 될 때까지 가슴과

팔을 들어 올린다.
- –날숨: 전굴 자세로 돌아온다.
- –들숨: 시작 자세로 돌아온다.

- 반복 횟수: 한쪽당 4회
- 세부사항: 발뒤꿈치로 안정되게 유지하고 움직일 때 어깨는 수평을 유지한다.

6

- 자세: 고다삐탐(Godhāpīṭham)
- 강조점: 몸통의 전면, 특히 요근을 늘인다.
- 방법: 왼쪽 무릎을 꿇고 오른발을 뒤로 곧게 뻗는다. 손은 왼쪽 무릎 양옆 바닥에 둔다.
  - –들숨: 흉곽을 앞과 위로 들어 올리면서 손을 이용해 아래 뒤쪽으로 밀어낸다. 가슴을 앞으로 내밀어 등을 편평하게 한다.
  - –날숨: 팔꿈치를 굽혀 가슴을 허벅지 쪽으로 내린다.
  - –4회 반복한다.
  - –그다음 몸을 위로 뻗은 상태에서 한쪽당 4회 호흡한다.
- 세부사항
  - –들숨: 손을 이용해 몸을 위로 들어 올리지 말고 아래와 뒤쪽으로 끌어내린다. 어깨를 내리고 견갑골을 뒤로 당긴다.
  - –날숨: 자세를 유지하면서 흉추 중간을 앞으로 내민다. 허리를 압착하지 않도록 한다.

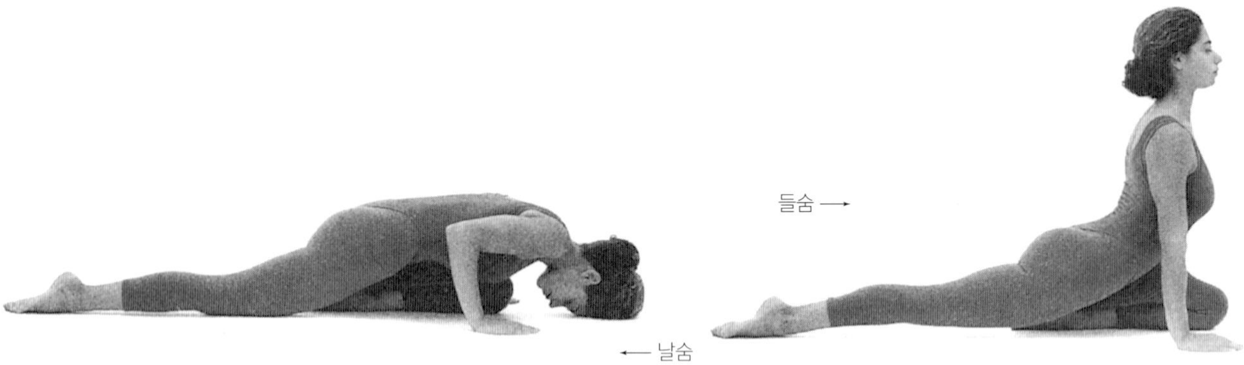

7

- 자세: 아르다 살라바사나(Ardha Salabhāsana)
- 강조점: 허리를 강화한다.
- 방법: 배를 대고 누워 머리는 왼쪽으로 돌리고, 손바닥은 가슴 옆 바닥에 둔다.
  - –들숨: 가슴과 왼쪽 다리를 들어 올리고 머리는 중앙으로 돌린다.
  - –날숨: 가슴과 다리를 내리고 머리는 오른쪽으로 돌린다.
  - –반대쪽도 반복한다.
- 반복 횟수: 한쪽당 6회씩 교대로 반복한다.
- 세부사항
  - –들숨: 다리를 올리기 약간 전에 가슴을 들어 올리고 가슴높이를 강조한다. 골반은 편평하게 유지한다.

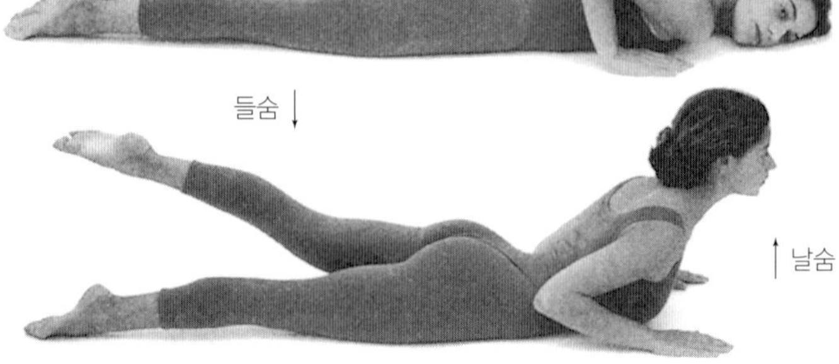

8

- 자세: 숩따 에까 빠당구스타사나(Supta Eka Pādāṅguṣṭhāsana)
- 강조점: 허리를 부드럽게 늘이고 한 번에 한쪽씩 다리를 늘인다.
- 방법: 등을 대고 누워 다리를 굽히고 왼발을 바닥에 둔다. 손을 오른쪽 허벅지 무릎 뒤에 두고 팔을 굽혀 오른발을 들어 올린다.
  - 들숨: 팔을 뻗으면서 오른쪽 다리를 위로 뻗는다.
  - 날숨: 시작 자세로 돌아온다.
  - 반대쪽도 반복한다.
- 반복 횟수: 한쪽당 6회
- 세부사항
  - 들숨: 다리를 위쪽으로 올릴 때 발은 당긴다. 무릎은 약간 굽힐 수 있다. 허리와 천추를 아래쪽으로 밀어낸다. 턱은 아래로 내린다.

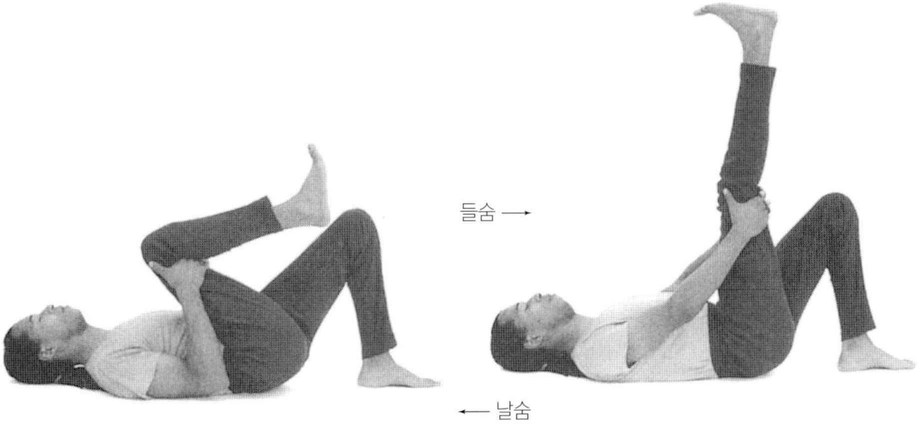

9

- 자세: 자누 시르사사나(Jānu Sirṣāsana)
- 강조점: 한 번에 한쪽씩 허리를 늘인다.
- 방법: 앉아서 오른쪽 다리를 접는다. 발꿈치를 사타구니에 대고 왼쪽 다리는 앞으로 뻗는다. 오른팔을 머리 위에 두고 왼팔은 접어 등 뒤에 둔다.
  - 날숨: 앞으로 굽히면서 배와 가슴을 왼쪽 다리 쪽으로, 오른손은 왼발 쪽으로 내린다.
  - 들숨: 시작 자세로 돌아온다.
  - 4회 반복한다.
  - 그다음 양팔로 왼발을 잡고 전굴 자세를 유지하며 4회 호흡한다.
  - 반대쪽도 반복한다.
- 세부사항: 전굴자세로 머물 때
  - 들숨: 가슴을 약간 들어 올려 등을 편평하게 한다.
  - 날숨: 고관절 부위를 내려 배를 허벅지 쪽으로 내린다.

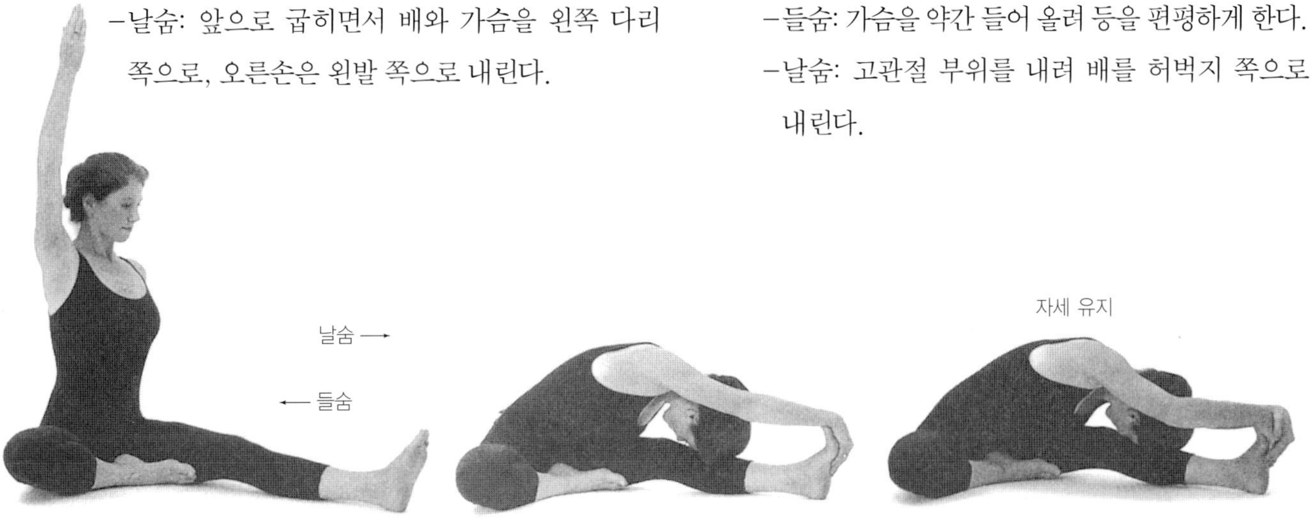

10

- 자세: 드위빠다 삐탐(Dvipāda Pīṭham)
- 강조점: 등과 허리를 이완하고 배와 가슴 사이를 늘인다.
- 방법: 누워서 팔을 내려 몸통 양옆에 둔다. 무릎을 굽히고 발은 바닥에 둔 채 약간 벌려 편안하게 엉덩이 쪽으로 당긴다.
  - 들숨: 발을 내리누르고 턱은 아래로 당긴 채 목이 부드럽게 바닥에서 편평하게 될 때까지 골반을 천장으로 들어 올린다. 팔은 머리 위 뒤쪽 바닥에 둔다.
  - 날숨: 시작 자세로 돌아온다.
- 반복 횟수: 6회
- 세부사항
  - 들숨: 척추 하나하나를 아래에서 위로 들어 올린다.
  - 날숨: 척추 하나하나를 풀면서 내려온다.

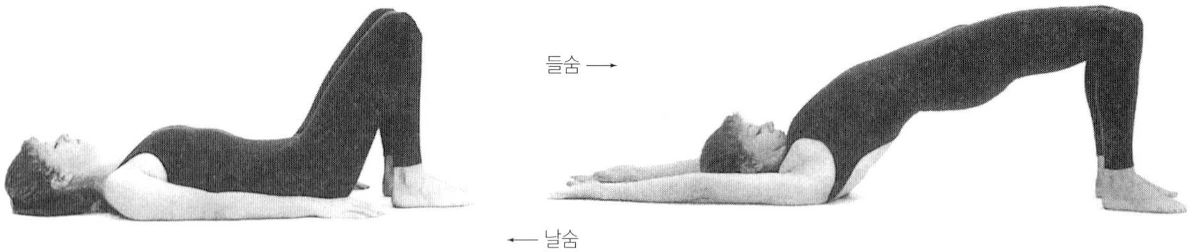

11

- 자세: 사바사나(Savāsana)
- 강조점: 휴식한다.
- 방법: 등을 대고 납작하게 누워서 팔은 손바닥을 위로 한 채 몸통 옆에 둔다. 다리를 약간 벌리고 눈은 감는다. 마음을 이완하면서 몸을 충분히 휴식한다. 신체에서 일어나는 감각에 주의를 기울인다.
- 기간: 최소 3~5분

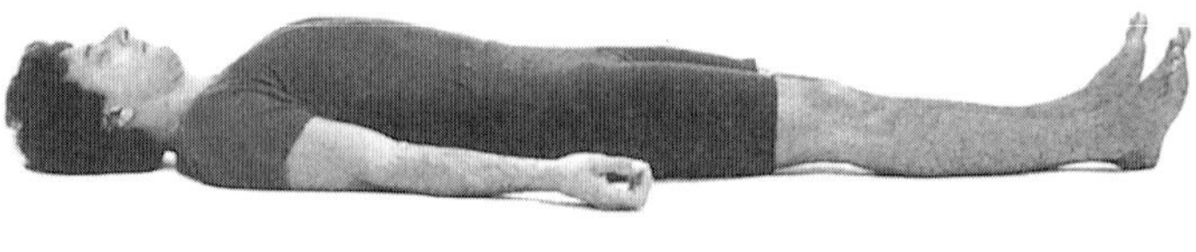

척추측만

척추측만은 척추가 측면으로 틀어져서 비대칭을 이룬 것이다. 척추측만은 선천적일 수도 있고 후천적일 수도 있다. 우리 대부분은 어느 정도 선천적인 척추측만 상태에 있지만, 편측 활동을 반복할 경우 그 상태가 더욱 심해진다. 아기를 항상 한쪽 엉덩이로 업고 다니는 엄마, 프로 테니스 선수, 지갑을 항상 똑같은 뒷주머니에 넣고 다니는 전문적인 트럭 운전기사들이 그 흔한 예다. 발달 초기에 항상 한쪽 팔로 책을 들고 다니는 수많은 아동에게서 척추측만이 발생한다. 지갑을 뒷주머니에 넣고 다니는 남성, 사무실이나 차에서 오랫동안 앉아 있는 사람에게도 일종의 척추측만이 생길 수 있다. 신용카드와 현금으로 지갑이 두둑할 경우에는 특히 그렇다! 이런 단순한 습관은 척추에 스트레스를 주며, 시간이 지남에 따라 심각한 요통을 불러일으킨다.

선천적인 척추측만은 종종 더 심각하며 척추의 어떤 지점에서도 나타날 수 있다. 골반 수준에서 이런 상태는 천추에서 S자 모양의 커브를 그린다. 요추 또한 과도하게 휘어 있을 수 있다. 흉추가 과도하게 휜 경우 흉곽이 심하게 틀어질 수 있다. 선천적인 척추측만의 경우는 종종 퇴화 상태에 있기에 적절하게 주의를 기울이지 않으면 등에 심각한 문제를 일으킬뿐더러 기관에 기능장애를 일으킬 수 있다.

선천적 척추측만과 후천적 척추측만은 그 종류와 정도가 서로 다르다. 모든 경우에서 신체 한쪽이 반대쪽보다 근육 경직도가 심하다. 우리의 신체를 자세히 살펴본다면 우리 대부분이 척추의 오른쪽 근육과 왼쪽 근육에 어느 정도의 불균형이 있음을 알게 될 것이다. 보통 한쪽이 반대쪽보다 더 강하며 한쪽이 더 경직되어 있거나 움직임이 제한되어 있다. 어떤 문제든지 거의 언제나 경추에서 천추까지 전체 척추가 포함되어 있을 뿐 아니라 골반대와 견갑대가 포함되어 있다. 이런 상태는 매우 극단적인 경우를 제외하고는 잘 고안된 요가 치료 프로그램에 잘 반응한다. 이런 문제를 다룰 때 우리는 수축된 근육을 이완시키고 약한 근육을 강화시키길 원한다. 우리는 척추근육의 발달에 있어 더욱 균형을 이룰 수 있도록 작업한다. 다시 말해, 가동성이 과도한 경우에 안정성을 찾아 주고, 경직이 일어난 경우에는 가동성을 높여 주는 것이다.

척추측만을 다루는 주된 방법은 비대칭 자세를 취함으로써 신체의 각 부분이 독립적으로 작동하게 만드는 것이다. 대칭 자세를 하는 경우, 스트레칭 할 때는 늘어난 부분이 대부분의 작업을 흡수하고 들어 올릴 때는 강한 부분이 대부분의 작업 부담을 질 것이다. 대칭 자세에서는 종종 보상을 통해 불균형을 보상할 것이다. 비대칭적인 자세는 한쪽씩 고립시켜 그쪽이 일하도록 만들어 준다. 이런 자세는 또한 양쪽을 실시할 때 우리가 경험하는 것의 차이로 인해 의식적인 주의가 불균형의 성질에 직접 가도록 유도한다. 이를 더 잘 이해할수록 도구를 더 잘 사용할 수 있게 되고, 불균형은 더 잘 회복되거나 수정된다.

일반적인 규칙은 비대칭적인 자세를 대칭적으로 다루는 것이다. 즉, 양측을 동일하게 작업하는 것이다. 이것은 균형을 회복하기 위한 우리의 작업으로 인해 부차적인 불균형이 생기는 것을 막는 데 중요하다. 한쪽당 동일한 수로 움직이는 것이 좋지만, 각각의 움직이는 방식에 미묘한 차이를 두면 더 도움이 될 것이다. 이런 식으로 신체의 다른 부위에 균형을 유지하면서 각 측면에 다른 것을 강조할 수 있다.

다음에서 제시되는 연속 자세는 척추측만이라는 상태에 대해 점진적으로 접근하는 방법으로서 급성통증이 없는 경우에 실시한다.

척추측만 다루기

이 훈련은 16세 학생인 C.M.을 위해 개발되었다. 자연요법사인 그녀 엄마는 그녀의 심각한 척추측만증에 도움을 주기 위해 그녀를 내게 데려왔다. 처음에는 우리의 작업을 경험하고 C.M.이 이 훈련을 좋아할지 알아보기 위해 두 사람이 함께 집단수업에 들어왔다. 몇 달이 지난 후 C.M.은 혼자 할 수 있는 프로그램을 해 보고 싶다고 하였다.

의사는 12세가 된 C.M.에게 그녀의 척추측만의 정도가 퇴행성이라서 언젠가는 수술이 필요할 것이라고 하였다. 그녀는 내게 그 이후로 허리에 대해 작업하고자 하는 강한 동기가 생겼다고 말했다. 지난 4년간 그녀는 정기적으로 춤수업에 참여하였으며 매우 훌륭한 무용수가 되었다.

그녀가 우리 학교에 참여할 때부터 나는 C.M.의 신체 조건이 매우 훌륭하다는 사실을 알게 되었다. 그녀는 강인하면서도 유연했다. 그녀는 내게 허리 통증이 거의 없다고 말하였다. 집단수업을 경험한 후, C.M.은 요가가 성과보다는 그녀 자신과 관련된 것임을 깨달았다고 말하였다. 그녀는 자신의 모든 에너지와 주의를 특히 자신의 신체와 작업하는 데 쏟을 수 있음을 깨달았으며 더 배우기 위해 열심이었다.

우리는 아래의 연속 자세를 개발하기 위해 함께 4회기를 가졌다. 신체의 양쪽을 따로 늘이고 강화시키기 위해 비대칭적인 자세가 강조된 일반훈련을 연습하였다. 나는 그녀가 연습하는 모든 자세에서 한쪽과 반대쪽에서 경험하는 차이들에 세밀하게 주의를 기울이라고 요구하였다. 더불어 훈련할 때 무슨 일이 일어나고 있는지 더 깊게 느끼기 위해서는 호흡을 통해 마음과 몸을 연결시키라고 요구했다. 나는 그녀가 자신의 신체 불균형에 대해서 가능한 한 많이 자각하고 자신의 노력을 통해 어떻게 그것을 다룰 수 있는지 자각할 수 있기를 바랐다.

C.M.은 내게 훈련이 매우 행복하다고 말하였다. 훈련을 시작한 이후로 무용할 때뿐 아니라 정상적인 일상활동에서 그녀가 자신의 몸을 어떻게 쓰고 있는지 더 잘 자각하게 되었다고 하였다. 나는 집단수업에서 때때로 C.M.과 그녀의 어머니를 보았으며, 그녀의 어머니는 결국 우리 학교의 정규 학생이 되었다.

척추측만을 위한 수련

1

- 자세: 와즈라사나(Vajrāsana)
- 강조점: 한 번에 한쪽씩 등을 부드럽게 늘여 몸을 풀어 준다.
- 방법: 무릎을 꿇고 몸을 세워 왼팔을 머리 위로 들어 올리고 오른팔은 접어 등 뒤에 둔다.
  - 날숨: 왼팔을 앞으로 내밀고, 가슴은 허벅지 쪽으로 내리면서 앞으로 숙인다. 손과 이마는 바닥

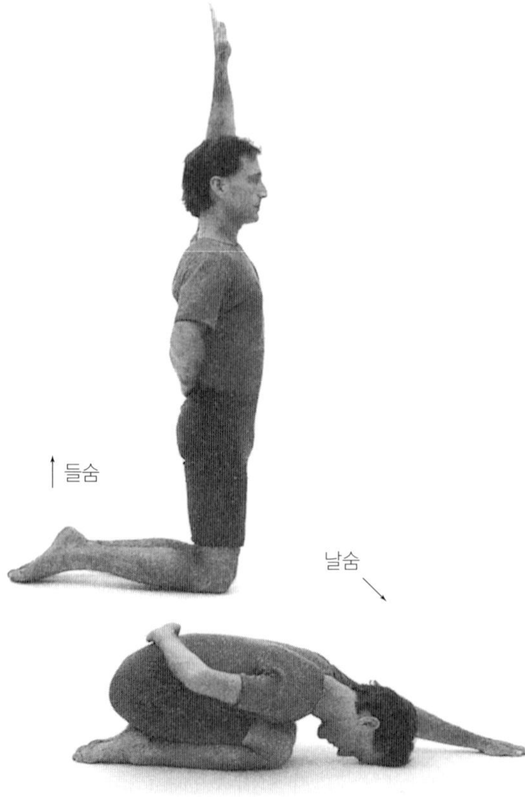

에 놓는다.

–들숨: 시작 자세로 돌아온다.

• 반복 횟수: 한 번에 한쪽씩 각각 4회 반복한다.

• 세부사항

–날숨: 엉덩이가 발꿈치에 닿기 전에 가슴을 허벅지 쪽으로 내린다.

–들숨: 돌아올 때 가슴을 들어 올리고 등을 편평하게 한다.

2

• 자세 : 아르다 빠르스보따나사나(Ardha Pārsvottānāsana)

• 강조점: 한 번에 한 쪽씩 허리를 늘이고 강화한다.

• 방법: 왼발을 앞으로, 오른발은 약간 밖으로 돌리고 서서 오른팔을 머리 위로 올리고 왼팔은 접어 등 뒤에 둔다.

–날숨: 왼쪽 무릎을 구부리고 앞으로 굽혀 가슴을 왼쪽 허벅지로, 오른손은 왼발로 내린다.

–들숨: 몸통이 바닥과 평행이 될 때까지 가슴과 팔을 들어 올린다.

–날숨: 전굴 자세로 돌아온다.

–들숨: 시작 자세로 돌아온다.

• 반복 횟수: 한쪽당 4회

• 세부사항: 발뒤꿈치로 안정되게 유지하고 움직이는 동안 어깨는 편평하게 유지한다.

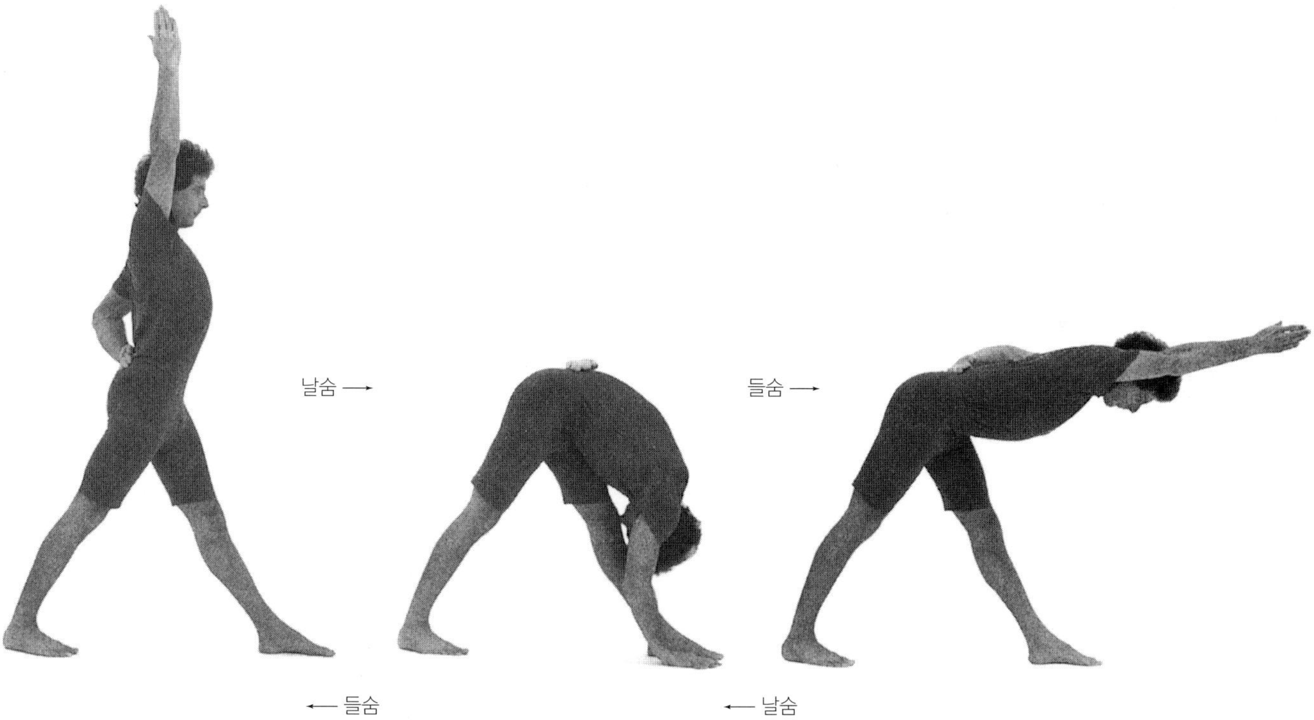

3

- 자세: 웃티따 뜨리코나사나(Utthita Trikoṇāsana)
- 강조점: 몸통과 흉곽을 측면으로 늘인다.
- 방법
  A. 발을 어깨너비보다 넓게 벌리고 서서, 왼발은 오른발과 90°가 되도록 밖으로 돌리고 왼팔은 머리 위로 올린다. 오른팔은 똑바로 허리까지 내리며 약간 외측으로 돌린다.
  –날숨: 어깨가 엉덩이와 동일한 평면에 있도록 유지하면서 측면으로 기울여 왼쪽 어깨를 내린다. 머리를 왼손 쪽으로 아래로 돌리면서 왼손을 왼쪽 무릎 아래로 내린다.
  –들숨: 시작 자세로 돌아온다.
  –반복한다.
  B. 왼쪽 다리를 따라 왼손을 내린다.
  –들숨: 오른팔을 위와 앞쪽으로 가져가고 머리는 앞에서 오른손 쪽으로 돌린다.
  –날숨: 오른손을 시작 위치로 가져가면서 머리를 아래 왼손 쪽으로 돌린다.
  –반복한다.
- 반복 횟수: 한 번에 한쪽씩, 한쪽당 A와 B를 4회씩 실시한다.

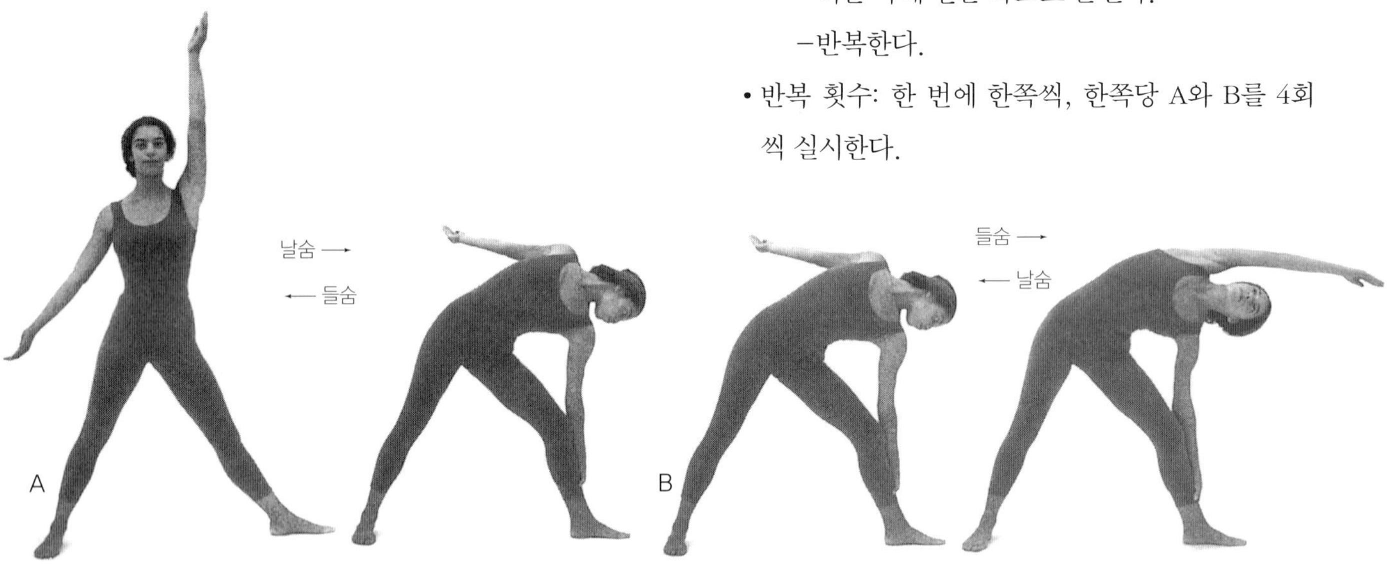

4

- 자세: 짜끄라바까사나(Cakravākāsana) 변형
- 강조점: 한 번에 한쪽씩 허리를 늘인다.
- 방법: 몸을 내려 손과 무릎을 바닥에 둔다. 어깨는 손목과, 엉덩이는 무릎과 일직선이 되게 한다. 오른쪽 무릎은 왼쪽 무릎 뒤 5~10cm에 둔다.
  –들숨: 가슴을 복부에서 멀리 들어 올린다.
  –날숨: 복부를 부드럽게 수축하고 허리를 둥글게 말면서 가슴을 허벅지 쪽으로 내린다.
- 반복 횟수: 한쪽당 4회씩 교대로 반복한다.
- 세부사항: 허리와 천추가 한쪽씩 부드럽게 늘어나는 것을 느끼면서 천천히 움직인다.

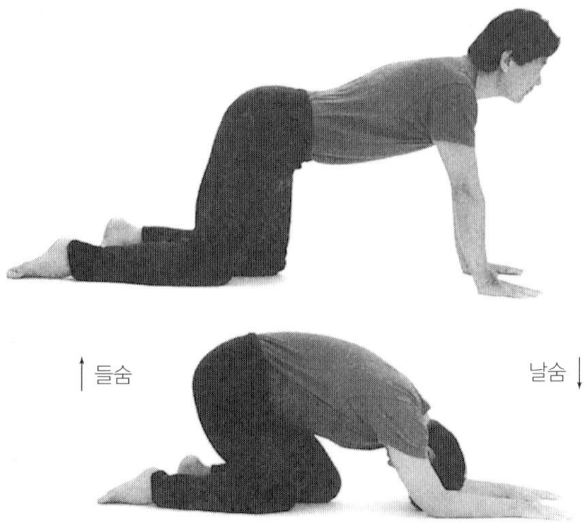

5

- 자세: 드위빠다 삐탐(Dvipāda Pīṭham) 변형
- 강조점: 목과 어깨를 비대칭적으로 늘인다.
- 방법: 등을 대고 누워 팔을 아래 몸통 양옆에 둔다. 무릎은 구부려 발을 바닥에 둔다. 발을 약간 벌려 편안하게 엉덩이 가까이에 둔다.
  - 들숨: 턱을 아래로 유지하면서 팔로 바닥을 누르고, 목이 바닥에서 부드럽게 편평해질 때까지 골반을 들어 올리고 왼팔을 머리 위 뒤쪽 바닥으로 들어 올린다.
  - 날숨: 왼팔을 머리 위에 두고 시작 자세로 돌아온다.
  - 들숨: 위쪽으로 향하는 자세를 다시 취한다.
  - 날숨: 두 팔을 양쪽에 둔 시작 자세로 돌아온다.
- 반복 횟수: 한쪽당 4회씩 교대로 반복한다.
- 세부사항
  - 들숨: 아래서 위로 척추를 하나씩 들어 올린다.
  - 날숨: 척추를 하나씩 내리면서 풀어 준다.

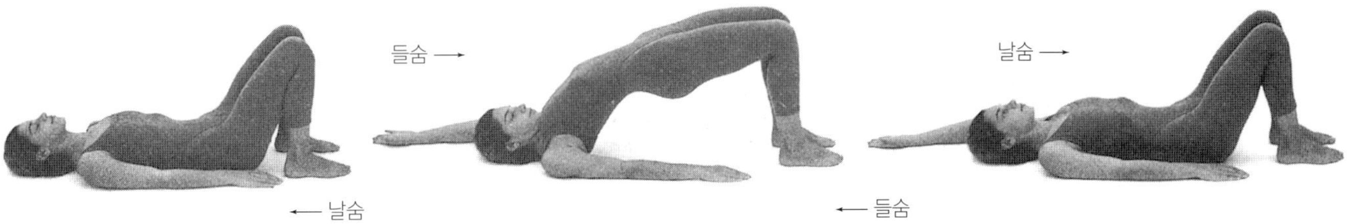

6

- 자세: 사르방가사나(Sarvāṅgāsana)와 에까빠다 사르방가사나(Ekapāda Sarvāṅgāsana)/아꾼짜나사나(Āku canāsana) 변형
- 강조점: 몸통 근육을 늘이고 강화한다. 한 번에 한쪽씩 강조한다.
- 방법: 등을 대고 눕는다.
  - 날숨: 다리와 몸통을 들어 올려 어깨서기 자세를 취한다. 손바닥을 등 중간에 두고 몸을 지탱한다. 허리를 약간 둥글게 하여 발이 눈 위에 오게 둔다.
  - 8회 호흡하면서 유지한다.
  - 날숨: 왼쪽 무릎을 왼쪽 어깨 쪽으로 내린다.
  - 머물면서 숨을 들이쉰다.
  - 날숨: 오른쪽 다리를 똑바로 해서 머리 뒤쪽 바닥으로 내린다.
  - 들숨: 오른쪽 다리만 올린다.
  - 4회 천천히 반복한다.
  - 반대쪽도 반복한다.
- 세부사항: 구부린 무릎은 안정되게 가슴 쪽으로 유지하고, 발꿈치는 좌골 가까이에 둔 채 뻗은 다리를 천천히 아래와 위로 움직인다.

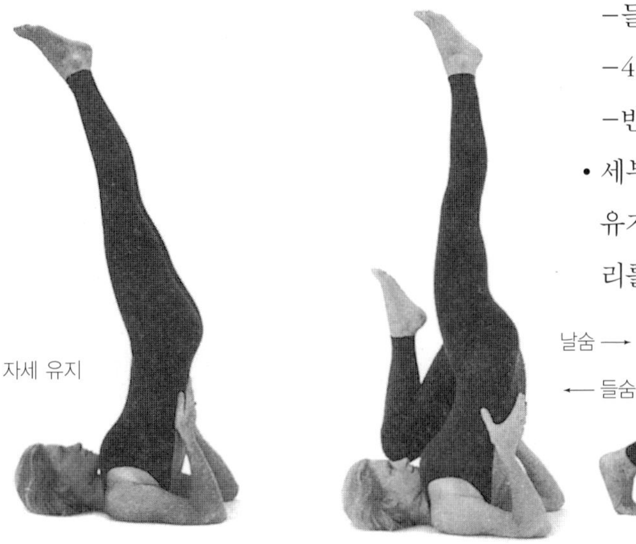

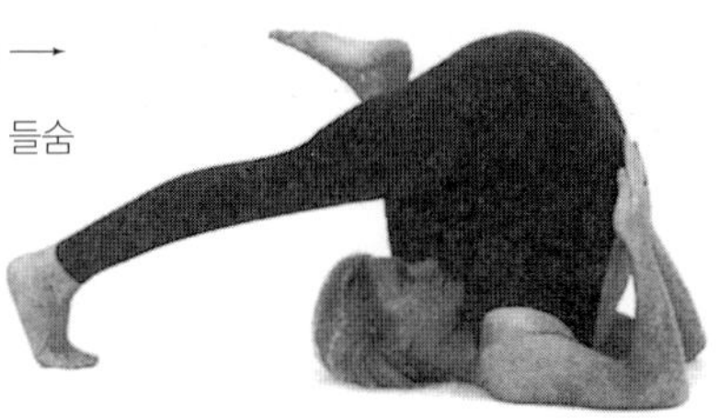

7

- 자세: 아르다 살라바사나(Ardha Śalabhāsana)
- 강조점: 등근육을 강화한다. 한 번에 한쪽씩 강조한다.
- 방법: 배를 대고 누워 머리는 오른쪽으로 돌리고, 팔은 접어 손바닥을 위로 한 채 등 뒤에 둔다.
  - 들숨: 가슴, 오른쪽 팔, 오른쪽 다리를 들어 올리고 머리는 중앙으로 돌린다.
  - 날숨: 가슴과 다리를 내리고 머리는 왼쪽으로 돌린다.
  - 반대쪽도 반복한다.
- 반복 횟수: 한쪽당 6회씩 교대로 반복한다.
- 세부사항
  - 들숨: 다리를 올리기 전에 가슴을 약간 들어 올리고 가슴높이를 강조한다. 골반은 편평하게 유지한다.

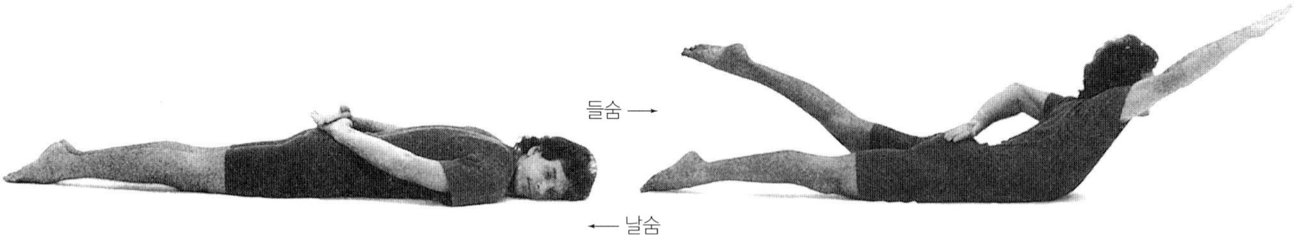

8

- 자세: 우르드바 쁘라사리따 빠다사나(Ūrdhva Prasārita Pādāsana), 한 번에 한쪽씩 실시
- 강조점: 허리를 부드럽게 늘이고 다리를 늘인다. 한 번에 한쪽씩 강조한다.
- 방법: 등을 대고 누워 양 무릎을 들어 가슴 쪽으로 향하고 발은 바닥에서 뗀다.
  - 들숨: 왼쪽 다리를 위로 뻗고, 오른쪽 팔은 위로 들어 올려 머리 위 바닥에 둔다.
  - 날숨: 시작 자세로 돌아온다.
  - 반대쪽도 반복한다.
- 반복 횟수: 한쪽당 6회씩 교대로 반복한다.
- 세부사항
  - 들숨: 다리를 위로 들어 올릴 때 발은 당긴다. 무릎은 약간 구부린다. 허리와 천추를 바닥으로 밀어낸다. 턱은 아래로 당긴다.

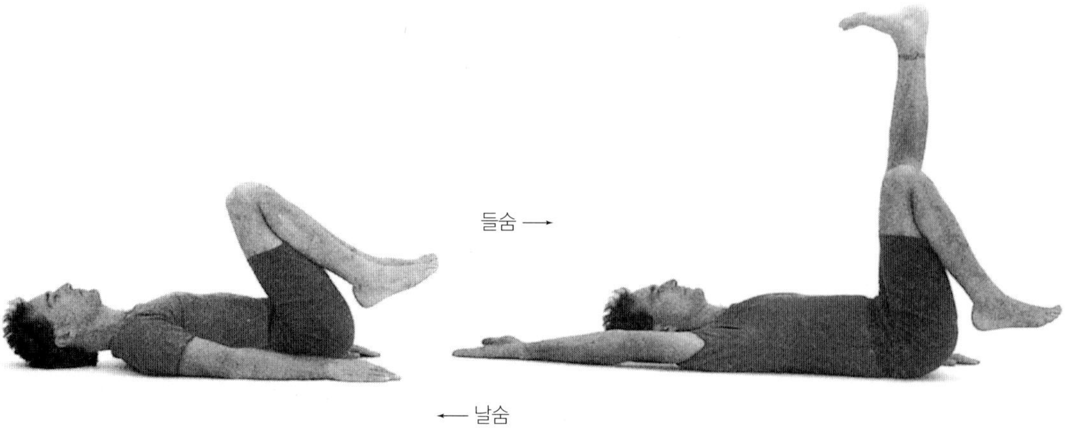

9

- 자세: 자타라 빠리브르띠(Jaṭhara Parivṛtti)
- 강조점: 한 번에 한쪽씩 등과 가로질러 엉덩이를 늘인다.
- 방법: 등을 대고 납작하게 누워 팔을 옆으로 뻗고 왼쪽 무릎을 들어 올려 가슴 쪽으로 당긴다.
  - –날숨: 비틀어서 왼쪽 무릎을 몸 오른쪽 바닥 쪽으로 향하고 머리는 왼쪽으로 돌린다.
  - –들숨: 시작 자세로 돌아온다.
  - –4회 반복한다.
  - –그다음 오른손으로 왼쪽 무릎을 잡고 비튼 채 유지한다.
  - –들숨: 왼팔은 손바닥을 위로 하여 바닥을 따라 넓게 벌리면서 귀 쪽으로 당긴다. 머리는 중앙으로 돌린다.
  - –날숨: 팔을 다시 옆으로 내리고 머리는 왼쪽으로 돌린다.
  - –6회 반복한다.
  - –반대쪽도 반복한다.
- 세부사항
  - –날숨: 오른쪽으로 비틀 때 왼팔과 몸통, 왼쪽 무릎과 몸통을 90° 이하로 유지한다.

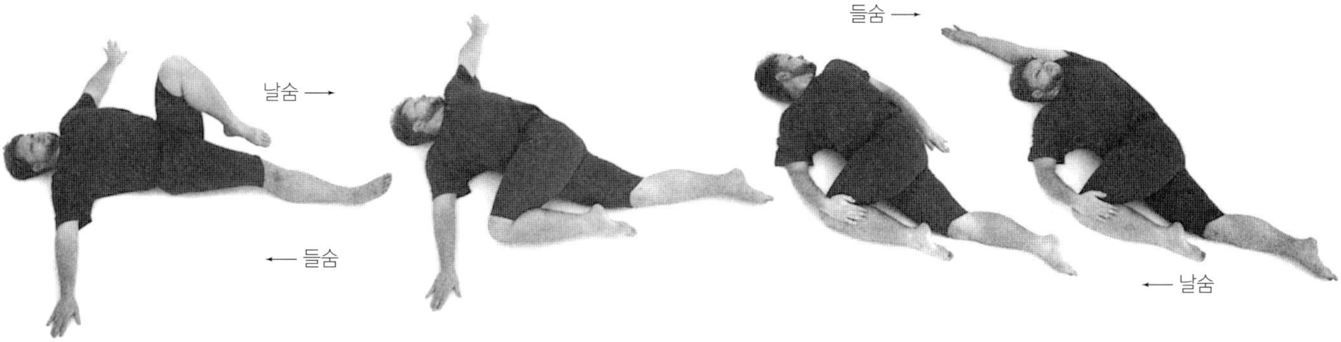

10

- 자세: 자누 시르사사나 빠리브르띠(Jānu Sirṣāsana Parivṛtti)
- 강조점: 한 번에 한쪽씩 몸통 측면을 깊게 늘인다.
- 방법: 앉아서 오른쪽 다리를 안으로 접는다. 발꿈치는 사타구니 쪽으로, 왼쪽 다리는 각도를 이루면서 앞으로 뻗고, 왼쪽 팔은 머리 위에 두고 오른 팔은 굽힌다.
  - –날숨: 왼쪽 무릎을 약간 구부리고 측면으로 기울여 왼손을 왼발 쪽으로 내리고, 어깨는 비튼 채 오른쪽 어깨가 일직선으로 왼쪽 어깨 위에 오게 한다. 머리는 아래 왼쪽 무릎 쪽으로 돌린다. 오른손 손바닥을 오른쪽 어깨 위에 둔다.
  - –들숨: 오른쪽 팔을 앞으로 뻗어 몸통의 오른쪽을 늘이고 오른손 쪽을 바라본다.
  - –날숨: 오른팔을 또다시 구부리고 머리는 내려 무릎 쪽을 향한다.
  - –4회 반복한다.
  - –그다음 완전히 늘인 자세를 유지하면서 4회 호흡한다.
  - –반대쪽도 반복한다.
- 세부사항: 왼쪽 무릎을 충분히 구부려 왼쪽 어깨를 편안하게 무릎 쪽으로 낮춘다. 어깨는 수직으로 정렬시킨다. 왼발의 안쪽 아치를 잡기 위해 왼손은 외측으로 돌린다.

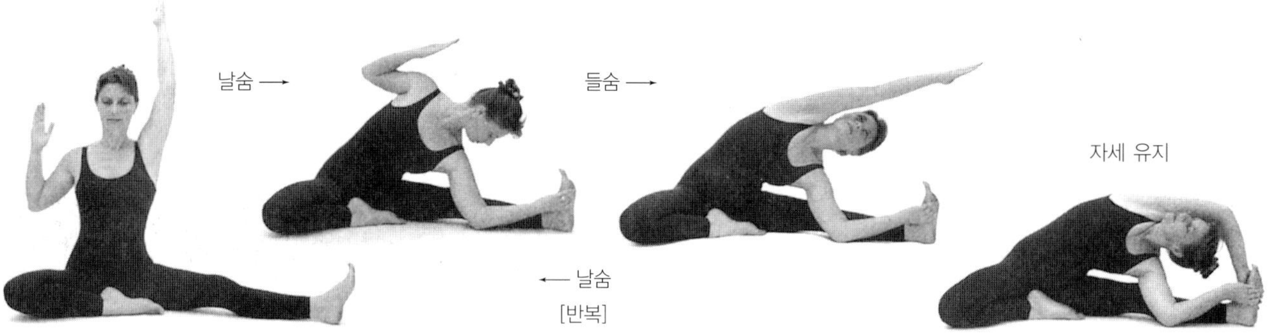

11

- 자세: 빠스치마따나사나(Pascimatānāsana)
- 강조점: 부드럽게 대칭으로 늘이면서 등을 이완한다.
- 방법: 앉아서 다리를 앞으로 뻗고, 등을 세우며, 팔은 머리 위로 들어 올린다.
  - 날숨: 무릎을 약간 굽히면서 앞으로 굽혀 가슴을 허벅지로 내리고 손바닥은 발의 앞쪽 둥근 부분에 놓는다.
  - 들숨: 시작 자세로 돌아온다.
  - 4회 반복한다.
  - 그다음 전굴 자세를 유지한 채 4회 호흡한다.
- 세부사항
  - 날숨: 허리 스트레칭을 돕기 위해 무릎을 구부리고 배와 가슴을 허벅지 쪽으로 내린다. 턱을 목구멍 쪽으로 내린다.
  - 들숨: 가슴을 허벅지에서 멀리 들어 올려 등을 편평하게 한다.

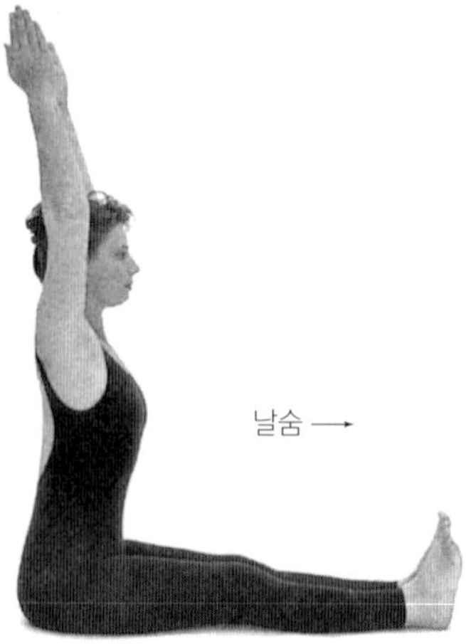
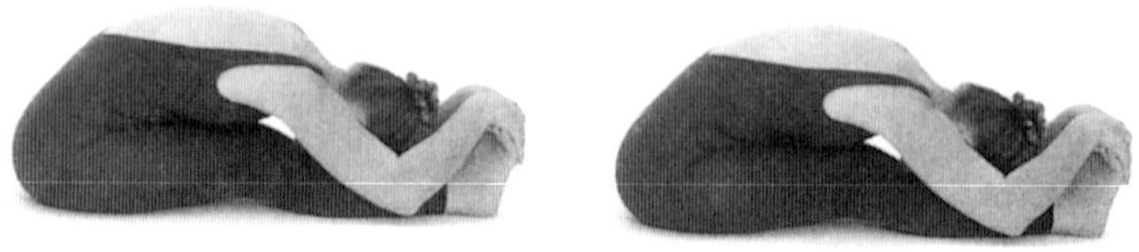

12

- 자세: 사바사나(Savāsana)
- 강조점: 휴식한다.
- 방법: 등을 대고 납작하게 누워서 팔은 손바닥을 위로 한 채 몸통 옆에 둔다. 다리를 약간 벌리고 눈은 감는다. 마음을 이완하면서 몸을 충분히 휴식한다. 신체에서 일어나는 감각에 주의를 기울인다.
- 기간: 최소 3~5분

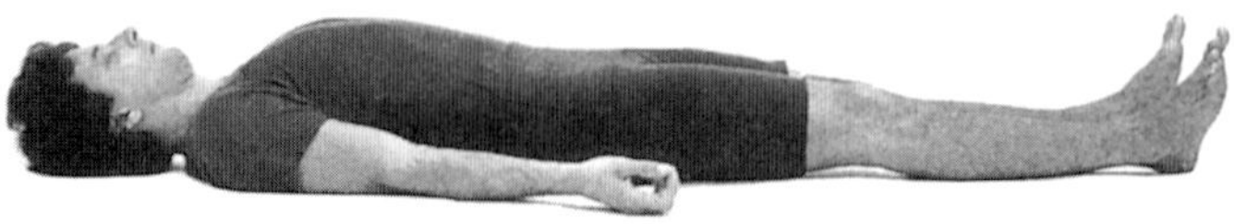

천추, 엉덩이 및 무릎

허리의 수많은 상태는 골반과도 관련이 있지만, 사람들이 앓고 있는 허리 통증의 상당수는 요추 통증이다. 이 상태의 경우 천장 부위, 엉덩이 관절구, 좌골신경에서 일어나는 약하거나 심한 긴장과 통증이 있다. 이 통증에는 허벅지 안쪽 사타구니의 긴장과 통증, 허벅지 앞쪽 맨 꼭대기 부위의 통증, 무릎 통증이 포함되며, 다리 움직임이 약하거나 심하게 제한될 수 있다.

이런 문제를 다루기 전에 통증의 원인을 진단하는 것이 중요하다. 특히 천추, 엉덩이, 무릎 인대가 심하게 손상되지는 않았는지 확인하는 일이 중요하다. 우리는 염좌와 변형을 다룰 수 있지만 인대나 연골이 찢어진 경우에는 전문적인 도움을 구하는 것이 최선이다. 다시 말하지만, 그런 상태의 경우 요가치료가 치유과정에 도움을 줄 수 있지만 잘못된 훈련은 사실상 문제를 악화시킬 수 있다.

긴장, 제한된 움직임, 만성통증을 다룰 때는 우리의 근골격 조건과 움직임을 조건화시키는 신경근육 패턴을 이해하길 바란다.

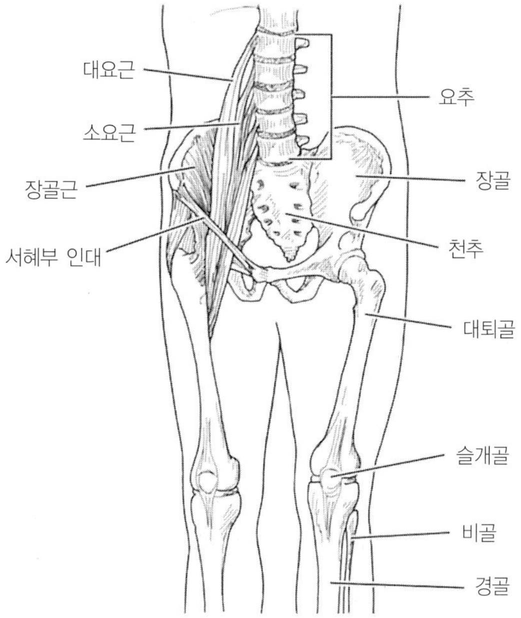

골반은 요추, 천추와 골반대 및 부속된 다리가 접합된 복잡한 부위다. 이 접합부에는 다양한 골격구조, 뼈를 서로 연결시켜주는 인대구조, 이 부위 움직임을 조절하는 근육군이 포함되어 있다. 이들 문제에 기여하는 근골격 조건으로는 엉덩이 한쪽이 반대쪽보다 높거나, 한쪽이 반대쪽보다 앞으로 돌아가 있거나, 다리 한쪽이 반대쪽보다 안 혹은 밖으로 돌아간 경우다. 이 모든 구조적 상태는 그에 상응하는 근육의 불균형, 만성적인 근육수축, 근육 약화와 관련이 있다. 더불어 관절의 불안정과 과운동성 혹은 관절 경직과 운동 부족이 있을 수 있다. 간단히 말해서, 근육과 관절 상태는 신경근육 기전 및 움직임 패턴과 인과관계를 갖고 있다.

이 문제들의 원인은 선천적이거나 후천적일 수 있다. 태생적인 조건으로는 다리길이의 차이, 느슨한 인대, 혹은 짧은 건이 있다. 후천적인 조건은 손상이나 부적절한 훈련으로 인한 습관적 활동의 결과일 수 있다. 천추, 엉덩이, 무릎에 스트레스를 가하는 습관적인 활동의 예로는 수동변속기가 있는 차를 운전하는 것을 들 수 있다. 지갑을 뒷주머니에 넣고 다니는 남자들은 그것이 무해한 습관처럼 보이지만 종종 장기간의 불균형, 긴장 및 통증을 일으킬 수 있다. 골프 치는 사람들은 종종 천추의 통증으로 고통을 받으며, 출산한 직후 혹은 그 후에 항상 한쪽 엉덩이로 아기를 옮기는 주부도 마찬가지로 고통을 겪을 수 있다. 무거운 물건을 들어 올리는 흔한 활동의 결과로도 천추가 뒤틀린다. 젊은 나이에 발레를 한 여성 또한 종종 엉덩이와 무릎에 문제가 있다. 또한 수많은 요가 훈련생도 지나친 전굴 스트레스나 다리를 머리 뒤로 보내기 위해 애쓰는 가운데 천장인대에 손상을 줄 수 있다.

천추, 엉덩이, 무릎에 영향을 주는 대부분의 상태는 요추, 천추, 골반, 이에 부착된 다리 사이의 불량한 기능적 통합을 반영한다는 점을 인식하는 것이 중요하다. 그러므로 이 상태를 다루는 방법에는 이들 부위 간의 기능적 관계를 조정하는 작업이 포함되어 있다.

천추는 척추의 기부에 위치한 삼각형 모양의 쐐기로서 양쪽 골반 사이에 끼어 있다. 서고 앉은 자세에서 척추의 무게는 천추를 통해 골반으로 옮겨 가 천추가 무게를 옮기는 교량 역할을 한다. 천추에 구조적 불균형이 있는 경우 천장관절에 전단응력이 일어나 뒤틀림과 통증이 일어날 수 있다. 예를 들어, 점점 더 무거운 짐을 들게 되면 손상 위험이 높아지는데 인대 손상은 치유되는 데 시간이 걸린다.

천추를 다루는 데 있어서 우리가 원하는 것은 우선 균형 잡힌 요추-골반 리듬(lumbar-pelvic rhythm)의 발달이다. 이는 근육 상태와 적절한 움직임 패턴을 이용하는 것이다. 우리의 목표는 허리와 골반을 통해 다리를 척추와 연결시키는 중요한 근육(장요근)의 만성적인 수축을 해소하는 작업이다. 우리는 또한 각 근육군 내에서 골반 양쪽의 균형, 힘, 유연성을 회복하도록 작업하길 원한다.

엉덩이, 무릎에서 생기는 많은 문제들은 손상이나 사고의 직접적인 결과에서 비롯된다. 프로 운동선수, 무용수, 스키선수, 요가 수련생은 모두 무릎을 다칠 가능성이 높다. 그러나 엉덩이 및 무릎의 많은 문제는 또한 신체를 보다 미세하게 잘못 사용한 탓에 스트레스가 누적된 결과다.

엉덩이와 무릎을 다루는 데 있어서 고려해야 할 주요점은 엉덩이에서 발까지 다리를 트래킹(tracking)하는 일이다. 트래킹이란 다리의 뚜렷한 분절이 서로 연결되어 있는 방식을 말하며, 근골격 상태와 신경근육 패턴의 결과로 일어난다. 우리는 이런 현상을 신발을 살펴봄으로써 이해할 수 있다. 신발, 특히 오랫동안 신어 왔던 신발의 발꿈치를 살펴보면 때로는 고르게 닳아 있고, 때로는 안쪽 모서리나 바깥쪽 모서리가 더 닳아 있는 것을 볼 수 있다. 신발을 실제로 살펴봄으로써 읽을 수 있는 이런 식의 트래킹에는 여러 종류가 있다. 신체는 중력장 내에서 무게를 이동시키는 기전으로서 뼈와 관절을 통해 땅으로 몸무게를 전달한다. 정렬이 안 되었거나 불균형이 일어나면 몸무게가 관절의 중력중심을 통해 균형 잡힌 방식으로 전달되지 않아 관절에 전단응력이 일어난다.

이 문제를 더 깊게 살펴보면 발목에서 무릎까지, 그리고 무릎에서 엉덩이까지 트래킹이 다르다는 사실을 알 수 있다. 무릎은 안으로 돌아간 반면 발목은 밖으로

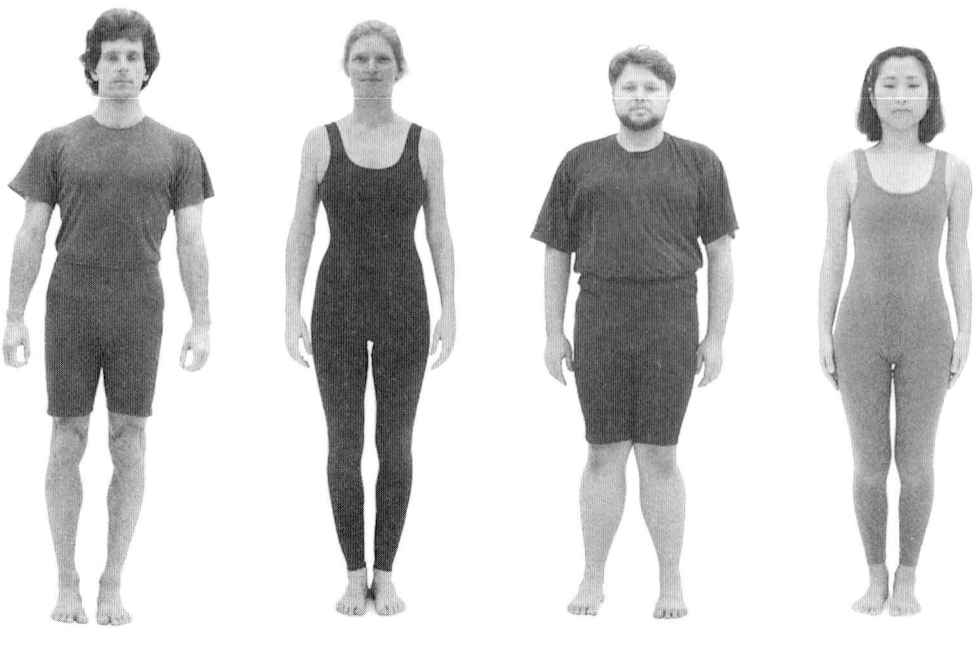

돌아간 사람이 있고, 한쪽 무릎이 반대쪽보다 더 돌아간 사람이 있으며, 무릎이 밖으로 돌아간 사람도 있다. 온갖 종류의 트래킹 차이가 존재한다.

트래킹 패턴의 원인은 골반 근육, 다리뼈 길이, 발목과 발의 상태일 수 있다. 이런 패턴은 종종 대퇴골두(대전자)가 고관절구(관골구)에서 돌아간 방식과 관련이 있다. 우리는 관찰을 통해 이런 패턴을 이해할 수 있으며, 우리가 신는 신발 바닥은 좋은 출발점이 된다. 그리고 나서 걸을 때 무릎이 어떻게 돌아가는지에 주목할 수 있다. 물론 요가 자세, 특히 선 자세는 우리의 트래킹에 대해 많은 것을 알려 줄 수 있지만 이 또한 정확한 관찰이 요구된다. 예를 들어, 다리에 정형화된 형식을 부과하기 전에 무릎을 관찰하고 다리가 어떻게 반응하는지 살펴보는 것이 좋다.

관절에서 일어나는 어떤 종류의 문제이든, 그것을 다룰 때는 세 가지 주된 목표가 있다.

첫째는 가능한 어느 곳에서나 자극을 유발하는 활동을 찾아내어 그 활동을 중단하는 것이다. 급성 상태의 경우에 이는 관절을 얼마 동안 쓰지 않는 것을 의미할 수 있다. 덜 급성인 경우에는 과도한 무게를 들거나 관절을 억지로 비트는 모든 활동을 피하는 것을 의미할 수 있다. 혹은 수동 변속기 차에서 자동 변속기 차로 바꾸거나, 지갑을 뒷주머니가 아닌 앞주머니에 넣고 다니거나, 골프연습을 쉬는 것을 의미할 수 있다.

두 번째 목표는 상태를 호전시키는 활동을 천천히 그리고 신중하게 찾는 일이다. 이는 관절의 순환을 높이고, 관절을 지탱하는 근육을 강화시키고, 근육경련이나 만성적인 수축을 완화시키는 일이 될 수 있다. 요가치료에서 이것은 특정한 근육군을 분리시키고 관절에 스트레스를 주지 않고 그 근육군을 부드럽게 활동하게 만드는 일이다. 이 경우 무게를 감당하는 관절이 천골, 엉덩이, 무릎에 특히 부담을 주기 때문에 등을 대고 누운 자세나 엎드린 자세에서 이들 관절을 다루는 것이 가장 적합하다.

세 번째 목표는 관절 움직임 패턴을 바꾸는 것이다. 이는 천추, 엉덩이, 무릎의 문제와 관련해 적절한 요추-골반 리듬을 확립하고 다리의 트래킹을 재조직하는 것을 의미한다. 요가치료에서는 다리와 엉덩이의 사용을 재패턴화하기 위해 세심하게 고안된 움직임을 반복하는 것을 말한다.

훈련방법에서 우리는 순환을 높이고, 스트레칭이 필요한 곳을 늘이고, 강화가 필요한 곳을 강화하는 단순한 움직임을 도입하길 원한다. 대부분의 관절문제를 다룰 때 방법론상 중요한 요점은 관절을 제한하지 않은 채 관절을 다루는 것인데, 일반적으로 관절을 제한하는 것은 위험을 높이기 때문이다. 문제되는 부위를 더욱 안정되게 만드는 동시에 더욱 유연하게 만드는 것이 좋은 접근방법이다. 이는 문제 부위를 지탱하는 근육을 부드럽게 수축하고 늘임으로써 달성된다. 그런 다음 우리는 그 부위를 몸의 나머지 부분과 통합시키길 원한다. 이것은 몸 전체의 더 크고 완전한 움직임을 이용함으로써 달성된다.

다음에 나오는 세 가지 훈련은 천추, 엉덩이, 무릎을 안정시키고 그것들을 지탱하는 근육을 강화하기 위해 고안되었다. 이 훈련들은 특정한 만성 및 통증이 있는 상태에 유용할 수 있다. 그리고 처방적이기보다는 탐색적인 목적을 지니고 있으며, 천추, 엉덩이, 무릎을 움직이는 서로 다른 도구를 보여 주고 있다. 이 신체 부위의 핵심은 골반을 통해 다리가 척추와 연결된 접합부에 있다. 이 연속 자세에서 제시하고 있는 다양한 자세들을 통해 다리와 골반의 앞, 뒤, 바깥쪽, 안쪽으로부터 접합부를 탐색한다. 그 밖에도 천추, 엉덩이, 무릎에 적용시킬 수 있는 수많은 자세가 존재한다. 사실상 이런 움직임 중 다수는 어떤 사람에게는 적합하지 않다. 이런 훈련을 통해 이들 부위를 다룰 수 있는 아이디어를 얻기 바란다.

천추 다루기

이 수련은 미국 남서부의 한 도시 출신인 37세 요가 교사 R.B.를 위해 개발된 것이다. 그는 휴가차 하와이에 들렀다가 나를 찾아 와서는 수년 동안 우리의 작업에 대해 들었으며, 내가 그의 만성 천추문제를 도울 수 있는지 알아보고 싶다고 하였다.

우리가 함께 한 첫 세션에서 나는 R.B.에게 그가 보통 어떻게 수련하는지 보여 달라고 하였다. R.B.는 전통적인 자세의 형상에 잘 훈련되어 있으며 상세한 부분까지 아주 정확하게, 또 상당한 주의를 기울이면서 수련하고 있음을 알 수 있었다. 동시에 자세를 선택하고 '올바르게' 훈련하려는 노력을 기울이는 가운데 그 자신의 상태를 악화시키고 있음을 알 수 있었다. 그는 이런 사실을 인정하고 자신의 수련과 가르침 모두가 좌절스럽다고 말하였다. 그는 몇몇 다른 요가교사와 그 밖의 건강요법사에게 도움을 요청했지만 해결책을 찾을 수 없었다.

나는 그에게 그의 상태를 다루는 데는 두 가지 측면이 있다고 말해 주었다. 하나는 일상 활동 중에 천추에 자극을 주는 어떤 일을 하고 있는지를 찾아내어 수정하거나 제거하는 것이었다. 다른 하나는 치유를 돕기 위해 그가 할 수 있는 일을 찾아내어 일상의 과정에 추가하는 것이었다.

첫 번째 지적에서 R.B.는 자신의 요가 수련에서 하고 있는 대부분이 스트레스 요인임을 깨닫게 되었다. 그러면서도 그는 교사로서 자신이 수련을 해야 한다고 느꼈다. 나는 그의 상태를 실제로 도울 수 있도록 할 수 있는 일이 있으며, 그런 일이 정착되면 정규수련으로 돌아갈 수 있을 거라고 말해 주었다. 또한 이 경험 때문에 그는 더 좋은 교사가 될 수 있을 거라고 말해 주었다.

함께 토론하는 가운데, 나는 그가 가르치고 있는 동안에 수련을 하지 않고도 정기적으로 더 어려운 자세를 보여 주고 있음을 알게 되었다. 나는 그에게 보여 주는 일을 피하고, 대신 그 자세를 이해하고 있어서 그 수련에 이미 준비가 된 학생을 쓰도록 하였다. 나는 또한 그에게 지갑을 뒷주머니가 아닌 앞주머니에 넣고 다니라고 하였다.

덧붙여서 그가 집으로 돌아 가기 전에 우리가 함께 했던 3회기에 걸친 아래와 같은 수련을 개발하였다. 주된 방향은 천장관절을 둘러싸고 있는 근육을 강화시키고 천장인대의 순환을 높이는 것이었다. 나는 인대가 치유되는 것을 보충할 수 있는 영양보충제를 찾아보라고도 제안하였다.

떠나기 전에 R.B.는 그때까지 누구도 자신의 천추에 무슨 일이 일어나고 있는지에 대해 일관성 있는 설명을 하지 못했다고 말하였다. 그는 자신의 상태를 다룰 수 있는 분명한 방향성을 가진 데 대해 용기를 얻었다. 몇 달 후에 그는 전화를 해서 자신이 훨씬 좋아졌으며 나와 작업한 수련을 꾸준히 하고 있다고 말하였다. 그 후로도 그는 계속해서 하와이와 로스앤젤레스에서 나와 함께 훈련하였다. 그는 자세의 형태는 자신의 신체적 요구에 부응하도록 적용되어야 한다는 사실을 깨닫고는 수련에서 천골에 더 이상 무리를 가하지 않게 되었다. 그는 내게 자신의 학생들이 현재 그가 가르치고 있는 새로우면서도 이용자 친화적인 스타일을 정말 좋아한다고 말해 주었다.

천추를 위한 수련

1

- 자세: 짜끄라바까사나(Cakravākāsana)
- 강조점: 허리와 천추를 부드럽게 가동시킨다.
- 방법: 손과 무릎을 바닥에 댄 채 몸을 낮춘다. 어깨는 손목과, 엉덩이는 무릎과 일직선이 되게 한다.
  - –들숨: 가슴을 복부에서 멀리 들어 올린다.
  - –날숨: 복부를 부드럽게 수축하고 허리를 둥글게 말면서 가슴을 허벅지 쪽으로 내린다.
- 반복 횟수: 8회
- 세부사항
  - –들숨: 턱은 약간 아래로 당기고 가슴이 주도하게 한다. 허리가 압착되지 않게 하며 오히려 가슴이 팽창하는 것을 느낀다.
  - –날숨: 가슴이 복부 쪽으로 무너지지 않게 하면서 허리를 둥글게 한다. 등의 커브가 과도하지 않게 한다. 매번 점차 낮아지되 완전히 내려가지 않게 한다. 엉덩이가 발꿈치에 닿기 전에 가슴을 허벅지 쪽으로 내린다.

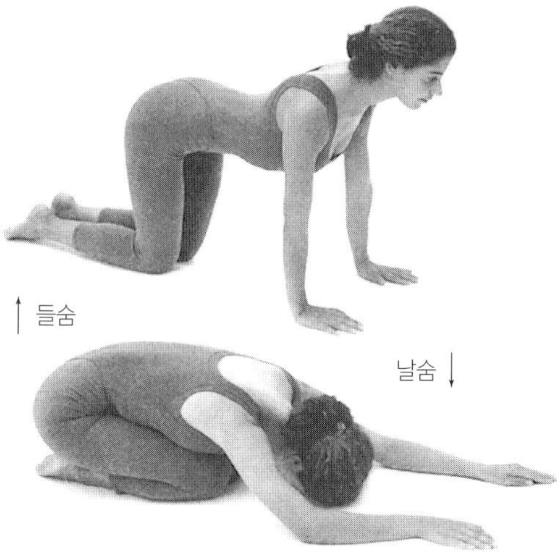

2

- 자세: 부장가사나(Bhujaṅgāsana), 다리 사이를 점점 넓힘
- 강조점: 등과 엉덩이 대근육을 강화하여 천장관절을 지탱하고 있는 근육을 강화한다.
- 방법: 배를 대고 누워 머리를 오른쪽으로 돌린다. 손바닥은 가슴 옆에 두고 다리를 모은다.
  - –들숨: 가슴을 들어 올리고 머리를 중앙으로 돌린다.
  - –날숨: 가슴을 내리고 머리를 왼쪽으로 돌린다.
  - –6회 반복한다. 들숨에 머리를 중앙에 두고 날숨에 교대로 양쪽으로 돌린다.
- 세부사항: 매 2회 반복할 때마다 다리를 벌린다.

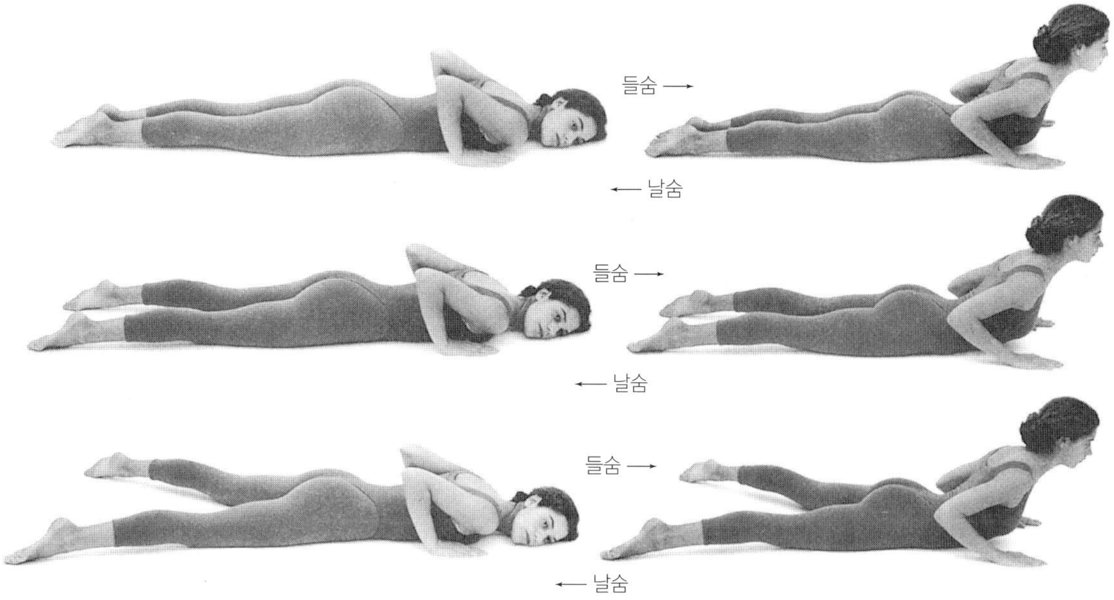

3

- 자세: 짜끄라바까사나(Cakravākāsana)
- 강조점: 앞에서 실시한 후굴 후에 허리와 천추를 부드럽게 움직인다.
- 방법: 손과 무릎을 바닥에 댄 채 몸을 낮춘다. 어깨는 손목과, 엉덩이는 무릎과 일직선이 되게 한다.
  - 들숨: 가슴을 복부에서 멀리 들어 올린다.
  - 날숨: 복부를 부드럽게 수축하고 허리를 둥글게 말면서 가슴을 허벅지 쪽으로 내린다.
- 반복 횟수: 8회
- 세부사항
  - 들숨: 턱은 약간 아래로 당기고 가슴이 주도하게 한다. 허리가 압착되지 않게 하며 오히려 가슴이 팽창하는 것을 느낀다.
  - 날숨: 가슴이 복부 쪽으로 무너지지 않게 하면서 허리를 둥글게 한다. 등의 커브가 과도하지 않게 한다. 매번 점차 낮아지되 완전히 내려가지는 않게 한다. 엉덩이가 발꿈치에 닿기 전에 가슴을 허벅지 쪽으로 내린다.

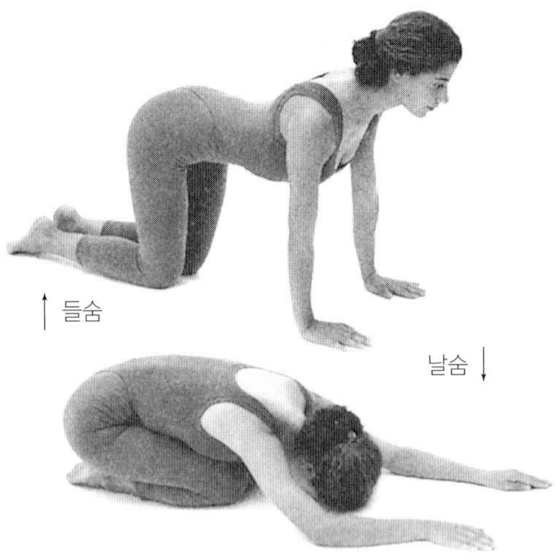

4

- 자세: 위마나사나(Vimanāsana, 살라바사나[Śalabhāsana]의 변형)
- 강조점: 등과 엉덩이 대근육을 강화하여 천장관절을 지탱하고 있는 근육을 강화한다.
- 방법: 배를 대고 누워 머리를 오른쪽으로 돌린다. 손바닥을 가슴 옆에 두고 다리를 모은다.
  - 들숨: 가슴을 들어 올리고 머리를 중앙으로 돌린다. 다리를 들어 가능한 한 넓게 벌린다.
  - 날숨: 가슴과 다리를 들어 올리고, 다리를 곧게 뻗은 채 무릎을 모은다.
  - 들숨: 다리를 넓게 벌린다.
  - 날숨: 시작 자세로 돌아온다.
- 반복 횟수: 6회
- 세부사항
  - 날숨: 무릎을 모으기 위해 엉덩이를 내측으로 회전시킨다.

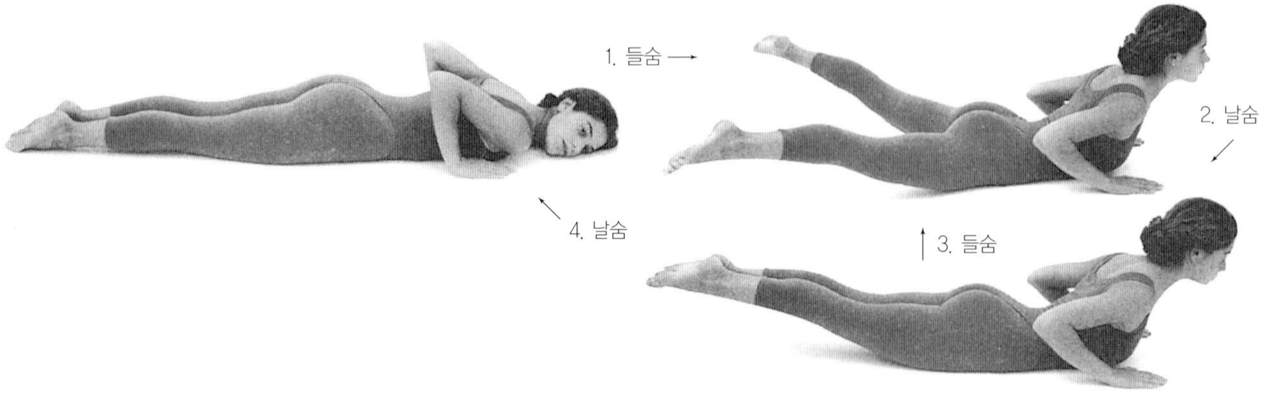

5

- 자세: 짜끄라바까사나(Cakravākāsana)
- 강조점: 앞에서 실시한 후굴 후에 허리와 천추를 부드럽게 움직인다.
- 방법: 손과 무릎을 바닥에 댄 채 몸을 낮춘다. 어깨는 손목과, 고관절은 무릎과 일직선이 되게 한다.
  - 들숨: 가슴을 복부에서 멀리 들어 올린다.
  - 날숨: 복부를 부드럽게 수축하고 허리를 둥글게 말면서 가슴을 허벅지 쪽으로 내린다.
- 반복 횟수: 8회
- 세부사항
  - 들숨: 턱은 약간 아래로 당기고 가슴이 주도하게 한다. 허리가 압착되지 않게 하며 오히려 가슴이 팽창하는 것을 느낀다.
  - 날숨: 가슴이 복부 쪽으로 무너지지 않게 하면서 허리를 둥글게 한다. 등의 커브가 과도하지 않게 한다. 매번 점차 낮아지되 완전히 내려가지 않게 한다. 엉덩이가 발꿈치에 닿기 전에 가슴이 허벅지 쪽으로 내린다.

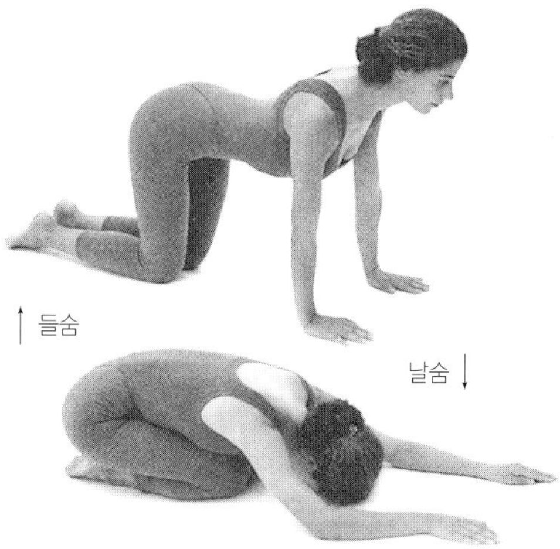

6

- 자세: 숩따 밧다 꼬나사나(Supta Baddha Koṇāsana)
- 강조점: 천추와 회음부 바닥의 순환을 높인다.
- 방법: 등을 대고 누워 무릎을 굽히고 발을 엉덩이 가까이에 둔다. 들숨에 다리를 넓게 벌려 발바닥을 맞댄다. 무릎을 모으는 데 최대 60초까지 걸리게 한다. 다리를 자연스럽게 다시 벌린다.
- 반복 횟수: 6회
- 세부사항: 다리를 모을 때 허리가 바닥에 닿게 한다. 일어날 수 있는 다리의 떨림을 그대로 허용한다.

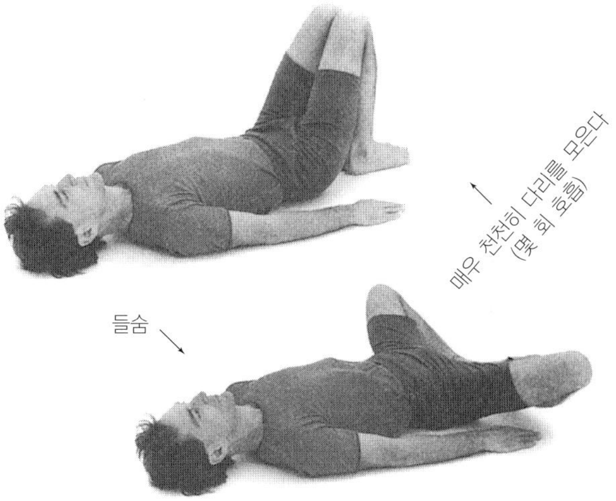

7

- 자세: 보조물을 이용한 사바사나(Savāsana)
- 강조점: 휴식한다.
- 방법: 등을 대고 납작하게 누워서 팔은 손바닥을 위로 한 채 몸통 옆에 둔다. 다리를 들어 올려 약간 벌린다. 눈을 감는다. 마음을 이완하면서 몸을 충분히 휴식한다. 신체에서 일어나는 감각에 주의를 기울인다.
- 기간: 최소 3~5분
- 세부사항: 무릎 밑에 둥근 베개를 놓는다.

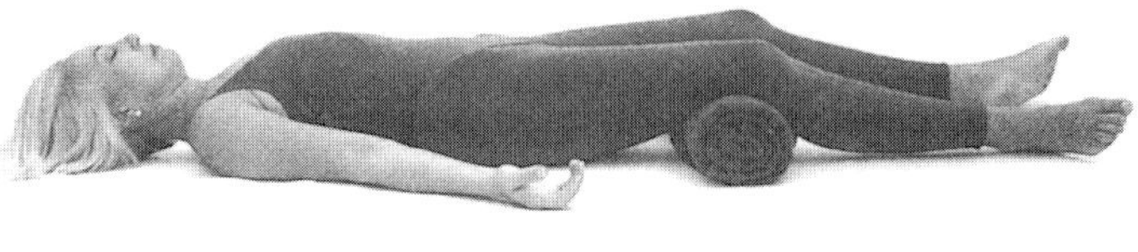

고관절 다루기

이 수련은 한 학생이 내게 의뢰한 35세 여성 E.G.를 위해 개발한 것이다. 그녀는 보디워크 요법사를 찾아가서 요가 처방을 받았지만 그 후로 통증이 심해졌다고 했다. 그녀를 내게 의뢰한 학생도 오랫동안 허리 통증으로 고생하고 있었다. 그는 나에게서 아주 단순한 훈련을 배우고는 몇 회기만에 통증에서 벗어났다고 E.G.에게 말했다. 그녀는 내게 오기를 매우 꺼렸지만, 친구가 잘하는 곳이라고 확신을 주어서 전화를 걸어 약속을 잡았다.

첫 방문에 나는 그녀가 유럽에서 보낸 어린 시절 이후로 엉덩이에 문제가 있다는 사실을 알게 되었다. 그녀는 교정수술을 받았으며, 몇 달 동안 일어설 수조차 없었다고 말했다. 그녀는 통증이 보통 고관절 부위와 허벅지 안쪽에서 일어난다며 가리켜 보여 주었다. 고관절에서의 다리 움직임은 제한되어 있었다. 허리에도 약간의 만성통증이 있었다.

E.G.는 보디워크 요법사가 그녀에게 종이에 적힌 일련의 '고관절' 훈련을 시켰다고 하였다. 그녀는 그것을 며칠 동안 실시했는데 그 이후로 통증이 악화되었다고 했다.

E.G.의 정서는 매우 피상적이어서 자주 그리고 쉽게 울었다. 그녀는 자신의 말을 들어주고 어떤 이론적인 모델이 아닌 실제로 자신이 처한 상황과 연결될 수 있는 누군가가 필요했다. 그녀는 자신의 신체적, 정서적 상태에 대해 이야기하는 데 몇 시간을 보냈다. 그녀는 나를 믿고 결혼생활에 문제가 많다고 털어놓았다. 남편이 자신을 매우 비난하며 자주 다툰다고 했다. 자신은 아이를 갖고 싶지만 남편은 그렇지 않다고도 말했다.

내 느낌에 그녀에게는 확신과 이완, 돌봄이 필요했다. 안정되고 통증에서 벗어나면 그녀에게 고관절을 더 깊이 탐색해 볼 시간이 올 것이다. 나는 우리의 접근은 천천히 시작해서 증가된 힘과 안정성 쪽으로 점차 작업해 간다고 설명해 주었다. 나는 몸이 좋아진다고 느끼기 시작하면 스스로에 대해서도 훨씬 좋게 느끼게 될 것이며 관계가 더 분명해질 거라고 말해 주었다.

E.G.의 첫 번째 훈련은 몇 가지 단순한 자세와 깊은 이완으로 구성되었다. 첫 회기 후 며칠이 지나서 그녀가 내게 전화를 걸어 그렇게 단순한 훈련을 한 후 자신의 기분이 얼마나 좋아지겠는지 미심쩍어했다. 그녀는 거의 6개월 동안 일주일에 한 번씩 나를 찾아왔다. 그러는 사이 통증 없이 자신의 고관절 부위에 점차 깊게 들어갈 수 있었으며 허리에 대해 더 이상 불평을 늘어놓지 않았다.

어느 날 그녀는 내게 유럽으로 돌아갈 거라고 말했다. 남편도 동행하냐고 물었더니, 자신들의 관계를 재정리하기 위해 잠시 동안 떨어져 있겠다는 결정을 내렸다고 말했다. 아래 수련은 그녀가 떠나기 전 우리가 함께 마지막 몇 회기를 실시하는 동안 개발된 것이다. 이 수련은 고관절 근육을 계속 늘이고 강화하는 데 초점을 두었다.

E.G.는 몇 달 후에 유럽에서 편지를 보내왔다. 그녀는 집에서 가족과 함께 있으니 행복하고 남편도 곧 합류할 계획이라고 전했다. 그들은 서로를 그리워했으며 새로운 출발을 희망하고 있었다. 그녀는 우리가 개발한 훈련을 계속하고 있으며 자신이 기억할 수 있는 것 보다 훨씬 안정되고 고통에서 벗어났다고 하였다.

고관절을 위한 수련

1

- 자세: 드위빠다 삐탐(Dvipāda Pīṭham), 다리를 점점 벌림
- 강조점: 고관절을 지탱하는 근육을 강화한다.
- 방법: 누워서 팔을 내려 몸통 양옆에 둔다. 무릎을 굽히고 발은 바닥에 둔 채 약간 벌려 편안하게 엉덩이 쪽으로 당긴다.
  - 들숨: 발을 내리누르고 턱은 아래로 당긴 채 목이 부드럽게 바닥에서 편평하게 될 때까지 골반을 천장으로 들어 올린다. 팔은 머리 위 뒤쪽 바닥에 둔다.
  - 날숨: 시작 자세로 돌아온다.
- 반복 횟수: 6회
- 세부사항: 발을 거의 붙인 채 시작한다. 2회 후에 발을 엉덩이너비만큼 벌린다. 2회 더 실시한 후에 다리를 엉덩이너비보다 더 넓게 벌린다.

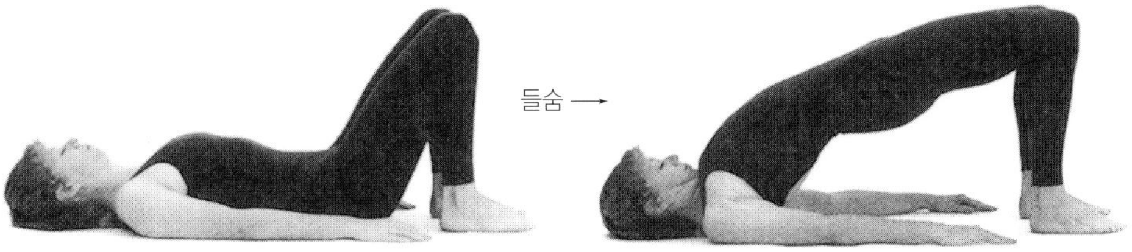

2

- 자세: 에까빠다 우스트라사나(Ekapāda Uṣṭrāsana) 변형
- 강조점: 장요근과 내전근군을 포함해서 허벅지 위쪽과 안쪽 근육을 늘인다.
- 방법: 오른쪽 무릎을 꿇고 몸을 세워 무릎을 고관절 바로 아래 둔다. 왼쪽 발을 왼쪽 무릎 바로 아래 둔다. 손은 왼쪽 무릎에 둔다.
  - 들숨: 앞으로 나아갈 때 가슴을 위로 들어 올려 오른쪽 허벅지에서 오른쪽 복부 쪽으로 몸의 전면을 늘인다.
  - 날숨: 시작 자세로 돌아온다.
  - 4회 반복한다.
  - 그다음 자세를 유지하면서 4회 호흡한다.
  - 반대쪽도 반복한다.
- 세부사항
  - 들숨: 앞으로 움직일 때 뒤쪽 다리를 약간 외측으로 돌려 허벅지 안쪽을 늘인다.

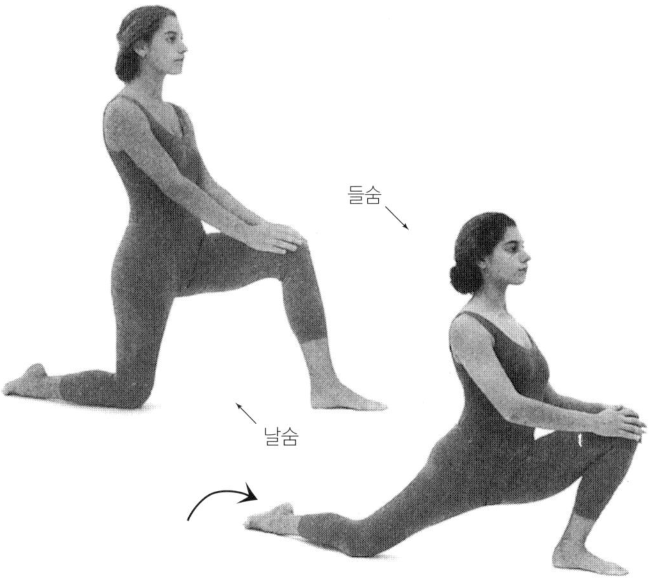

3

- 자세: 위마나사나(Vimanāsana, 살라바사나[Salabhāsana]의 변형)
- 강조점: 등과 엉덩이 대근육을 강화하여 고관절 회전근을 강화한다.
- 방법: 배를 대고 누워 머리를 오른쪽으로 돌린다. 손바닥을 가슴 옆에 두고 다리를 모은다.
  - 들숨: 가슴을 들어 올리고 머리를 중앙으로 돌린다. 다리를 들어 가능한 한 넓게 벌린다.
  - 날숨: 가슴과 다리를 들어 올리고, 다리를 곧게 뻗은 채 무릎을 모은다.
  - 들숨: 다리를 넓게 벌린다.
  - 날숨: 시작 자세로 돌아온다.
- 반복 횟수: 6회
- 세부사항
  - 날숨: 무릎을 모으기 위해 고관절을 내측으로 회전시킨다.

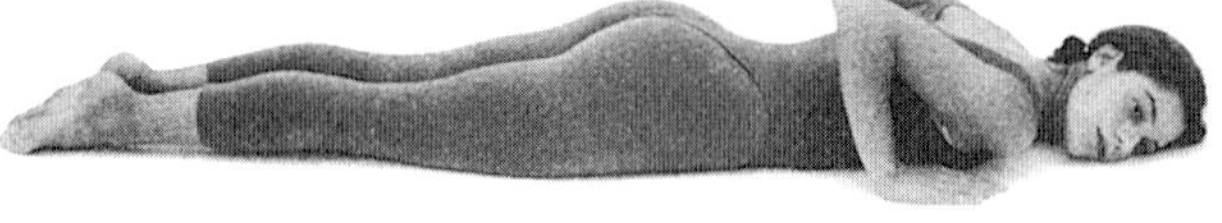

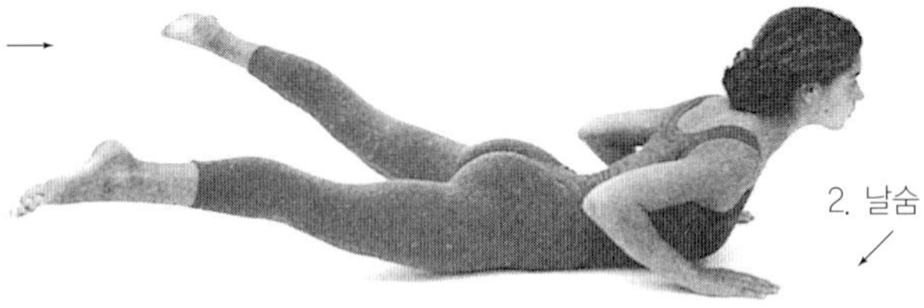

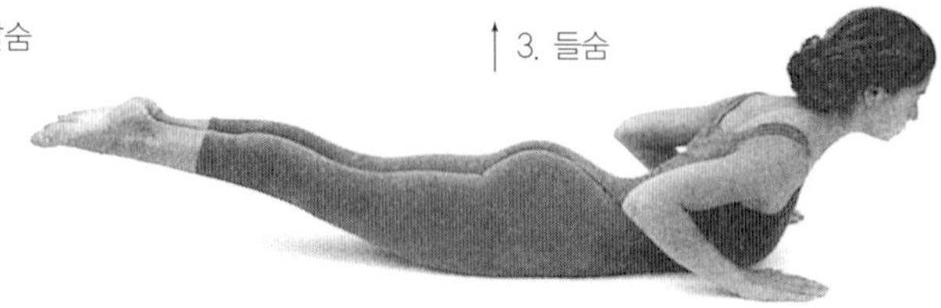

4

- 자세: 짜끄라바까사나(Cakravākāsana)
- 강조점: 앞에서 실시한 후굴 후에 허리와 천추를 부드럽게 움직인다.
- 방법: 손과 무릎을 바닥에 댄 채 몸을 낮춘다. 어깨는 손목과, 고관절은 무릎과 일직선이 되게 한다.
  - 들숨: 가슴을 복부에서 멀리 들어 올린다.
  - 날숨: 복부를 부드럽게 수축하고 허리를 둥글게 말면서 가슴을 허벅지 쪽으로 내린다.
- 반복 횟수: 8회
- 세부사항
  - 들숨: 턱은 약간 아래로 당기고 가슴이 주도하게 한다. 허리가 압착되지 않게 하며 오히려 가슴이 팽창하는 것을 느낀다.
  - 날숨: 가슴이 복부 쪽으로 무너지지 않게 하면서 허리를 둥글게 한다. 등의 커브가 과도하지 않게 한다. 매번 점차 낮아지되 완전히 내려가지 않게 한다. 엉덩이가 발꿈치에 닿기 전에 가슴을 허벅지 쪽으로 내린다.

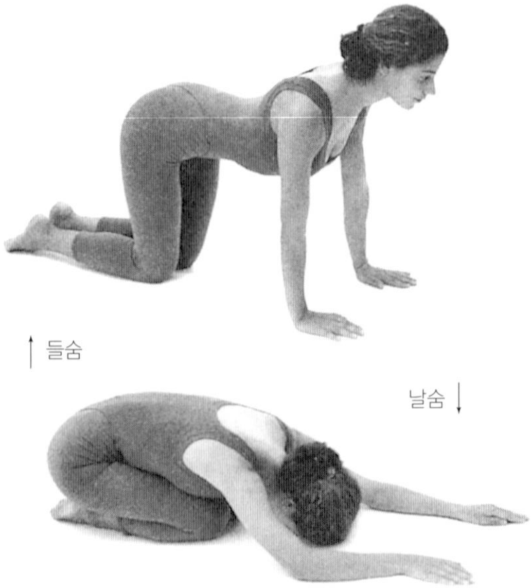

5

- 자세: 숩따 쁘라사리따 빠당구스타사나(Supta Prasārita Pādāṇguṣṭhāsana)
- 강조점: 허벅지 안쪽 근육을 늘이고 수축시킨다.
- 방법: 등을 대고 누워 무릎을 가슴 쪽으로 들어 올린다. 손을 무릎 뒤에 둔다.
  - 들숨: 손으로 무릎 뒤에서 다리를 잡고 발꿈치를 위로 들어 올려 다리를 편다.
  - 자세를 유지하며 숨을 내쉰다. 손은 손바닥을 바깥으로 향한 채 무릎 안쪽에 둔다.
  - 들숨: 다리를 넓게 벌려 두 팔로 다리를 부드럽게 밀어서 벌린다.
  - 날숨: 팔로 약간 저항하면서 다리를 모은다.
  - 6회 반복한다.
  - 그런 다음 다리를 벌린 채 자세를 유지하면서 6회 호흡한다.
- 세부사항: 움직이는 동안 천추, 턱, 어깨는 아래로 내린다. 마지막 자세에서 머물 때 다리가 느슨해지는 경우 엄지발가락 밑 둥근 부분을 잡는다.

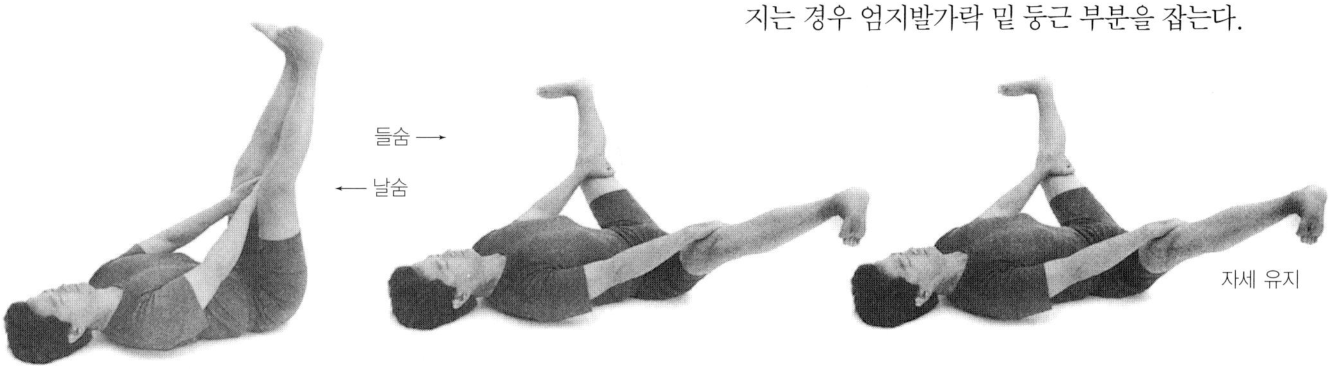

6

- 자세: 숩따 빠르스바 빠당구스타사나(Supta Pārsva Pādāṇguṣṭhāsana)
- 강조점: 허벅지 안쪽 근육을 늘인다.
- 방법: 등을 대고 누워 오른쪽 다리를 가슴 쪽으로 들어 올린다. 무릎을 굽히고 오른손으로 오른 무릎을 잡는다. 왼손을 왼쪽 골반 위에 둔다.
  - 들숨: 오른쪽 다리를 오른쪽 바닥으로 밀어낸다. 왼손으로 왼쪽 골반을 내리누른다.
  - 날숨: 시작 자세로 돌아온다.
  - 4회 반복한다.
  - 그런 다음 열린 자세에서 오른손으로 무릎 안쪽을 잡는다.
  - 들숨: 오른쪽 다리를 똑바로 뻗어 준다.

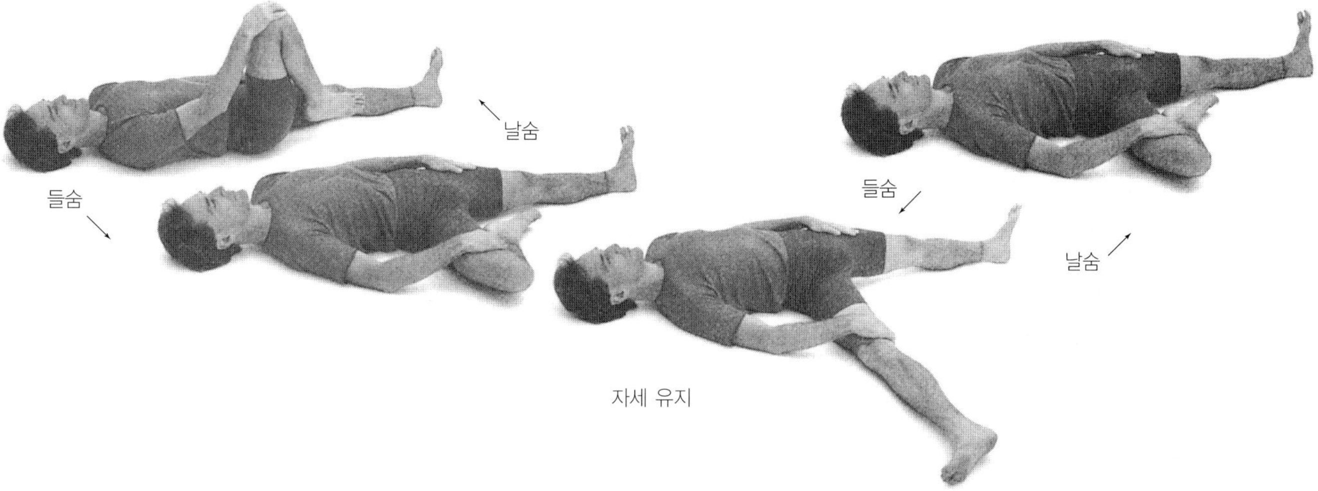

−날숨: 시작 자세로 돌아온다.

−4회 반복한다.

−그다음 뻗은 자세에서 4회 호흡하면서 머문다.

−반대쪽도 반복한다.

• 세부사항: 가능하면 뻗은 다리를 같은 쪽 손으로 잡는다.

7

• 자세: 숩따 밧다 꼬나사나(Supta Baddha Koṇāsana)

• 강조점: 앞에서 취한 자세에서 늘어난 근육을 수축시킨다.

• 방법: 등을 대고 누워 무릎을 굽히고 발을 엉덩이 가까이에 둔다. 들숨에 다리를 넓게 벌려 발바닥을 맞댄다. 무릎을 모으는 데 최대 60초까지 걸리게 한다. 다리를 자연스럽게 다시 벌린다.

• 반복 횟수: 6회

• 세부사항: 다리를 모을 때 허리가 바닥에 닿게 한다. 일어날 수 있는 다리의 떨림을 그대로 허용한다.

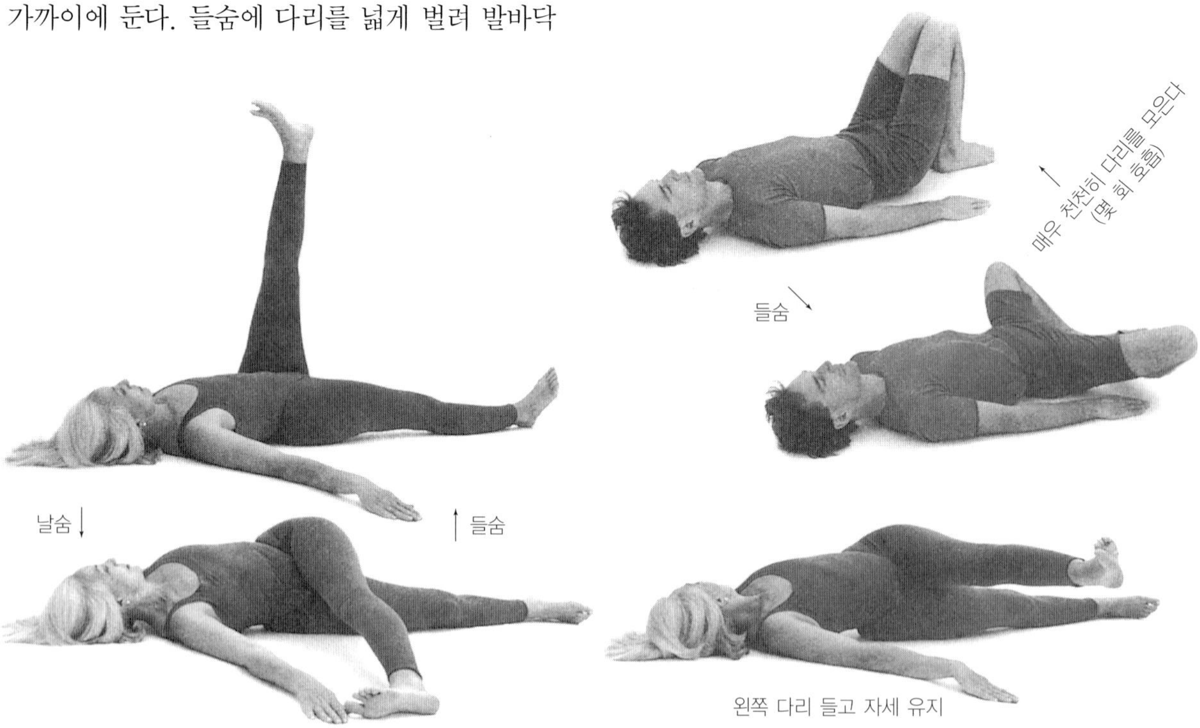
매우 천천히 다리를 모은다
(몇 회 호흡)
들숨
날숨
들숨
왼쪽 다리 들고 자세 유지

8

• 자세: 자타라 빠리브르띠(Jaṭhara Parivṛtti) 변형

• 강조점: 골반근육을 늘이고 강화한다.

• 방법: 등을 대고 편평하게 누워 팔을 옆으로 뻗는다. 왼쪽 다리를 위로 뻗어 몸통과 수직을 이룬다.

−날숨: 몸을 비틀어 왼발을 바닥으로 내려 왼손 쪽을 향한다. 이때 머리는 왼쪽으로 돌린다.

−들숨: 시작 자세로 돌아온다.

−4회 반복한다.

−그런 다음, 들숨: 비튼 자세에서 왼쪽 다리를 바닥에서 평행이 될 때까지 들어 올린다. 왼쪽 골반은 오른쪽 골반 위에서 수직으로 유지한다. 5초 동안 유지한다.

−날숨: 다리를 바닥으로 내린다.

−그런 다음 왼쪽 다리를 수평 자세로 다시 들어 올린다. 머물면서 4회 호흡한다.

−반대쪽도 반복한다.

• 세부사항: 자세를 유지할 때 들어 올린 다리를 부드럽게 외측으로 회전시켜 골반 외전근의 활동을 느껴 본다. 목을 긴장하지 않는다.

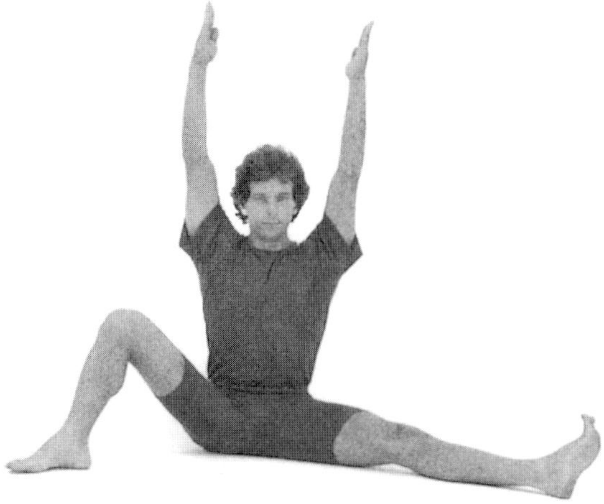

9

- 자세: 우빠비스타 꼬나사나(Upaviṣṭha Koṇāsana) 변형
- 강조점: 허벅지 안쪽과 회음부 바닥을 늘인다.
- 방법: 두 다리를 벌리고 앞쪽으로 뻗어서 앉는다. 팔을 머리 위로 들어 올린다. 오른쪽 무릎을 굽혀 오른쪽 발이 편안하게 바닥에 닿게 한다.
  - –날숨: 앞으로 굽혀 두 손을 발로, 가슴을 허벅지 사이로 내린다.
  - –들숨: 시작 자세로 돌아온다.
  - –4회 반복한다.
  - –반대쪽도 4회 반복한다.
  - –두 무릎을 굽히고 4회 반복한다.

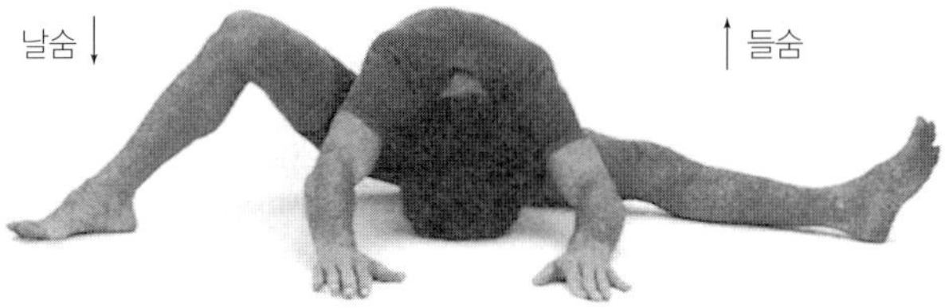

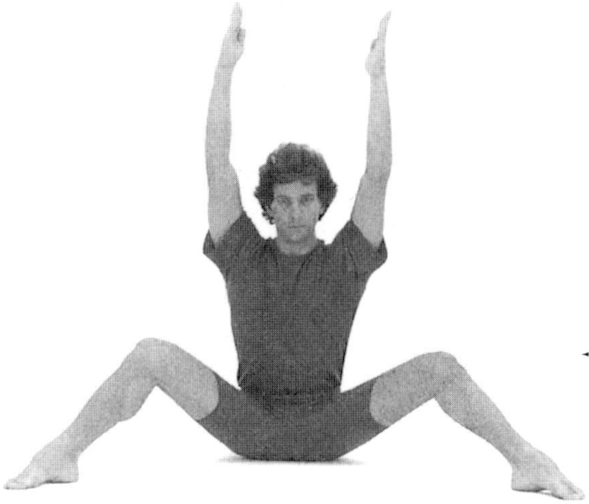

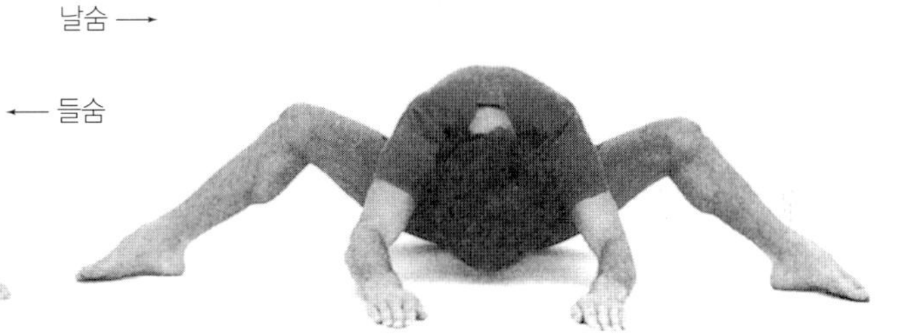

10

- 자세: 사바사나(Śavāsana)
- 강조점: 휴식한다.
- 방법: 등을 대고 납작하게 누워서 팔은 손바닥을 위로 한 채 몸통 옆에 둔다. 다리를 약간 벌리고 눈을 감는다. 마음을 이완하면서 몸을 충분히 휴식한다. 신체에서 일어나는 감각에 주의를 기울인다.
- 기간: 최소 3분

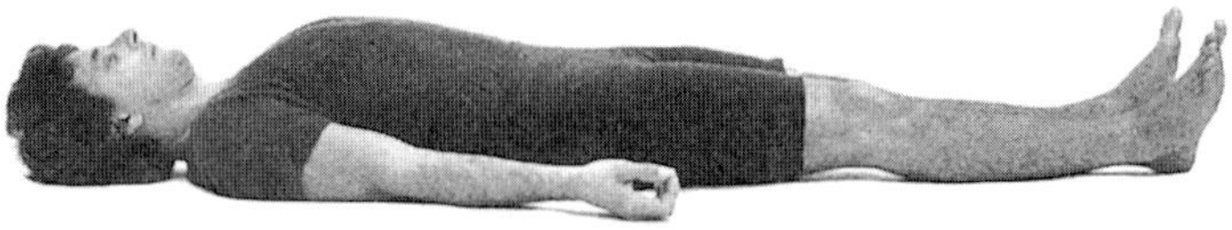

무릎 다루기

이 수련은 미국 주요 항공사의 비행기 승무원인 53세 P.O.를 위해 개발한 것이다. P.O.는 수년 전 허리 부상으로 불구가 되었다. 그녀는 나를 방문했으며, 우리는 허리가 제 모습을 갖추도록 함께 작업하였다. 우리의 작업에는 그녀 신체에 적합한 호흡과 움직임 기법뿐만 아니라 마음의 성질에 관한 요가철학에서 도출된 실제적인 가르침이 포함되어 있었다. 그녀는 항상 장애에서 벗어나는 데 필요한 자신의 저항을 직면하고 극복하는 데 그 수업들이 얼마나 중요했는지를 말하곤 했다. 그녀는 모든 사람이 예상한 것과는 달리 조기 은퇴의 혜택을 누리기 위해 자신에게 필요한 잔여기간을 끝내려고 일터로 돌아갔다.

그런 성취는 그녀의 자존감을 높이는 데 상당한 역할을 했으며, 스스로에 대해 더 많은 것을 배울 수 있도록 그녀를 자극하였다. 항공사에서 은퇴를 했지만, 그녀에게는 많은 에너지가 있었으며 계속 일하고 싶어 했다. 나의 제안을 받아들여 그녀는 지역 대학에서 해부학과 생리학 수업을 수강하였으며, 하와이 주에서 면허를 소지한 마사지 요법사가 되기 위해 계속 공부하였다.

몇 년 후에 P.O.는 나를 찾아와 무릎에서 재발한 통증에 대해 불평을 털어놓았다. 나는 그녀에게 무슨 일을 해 왔는지 물었으며, 그녀는 약간의 마사지와 상당량의 정원 일을 했다고 말했다.

그다음 몇 주 동안 우리는 무릎을 둘러싼 근육을 강화시키기 위해 고안된 아래와 같은 과정을 개발하였다. P.O.는 몇 달 뒤 전화를 걸어 통증이 사라졌으며 수련이 자신의 다리를 강화시키고 무릎에 대한 자각을 높여 주었다고 말했다. 그녀는 이 간단한 수단의 효과에 '다시 한 번' 탄복했다고 하였다.

나는 P.O.로부터 많은 것을 배웠다. 나와 작업하기 위해 오기 전 몇 년 동안 그녀는 금주모임(A.A.)에 있었다. 그녀는 내게 그 모임이 그녀로 하여금 비기능적인 생활방식에서 벗어나게 해 주었다면, 요가는 그녀의 미래를 그려 주고 목표를 실현할 수 있는 구체적인 단계를 밟도록 도와주었다고 했다.

무릎을 위한 수련

1

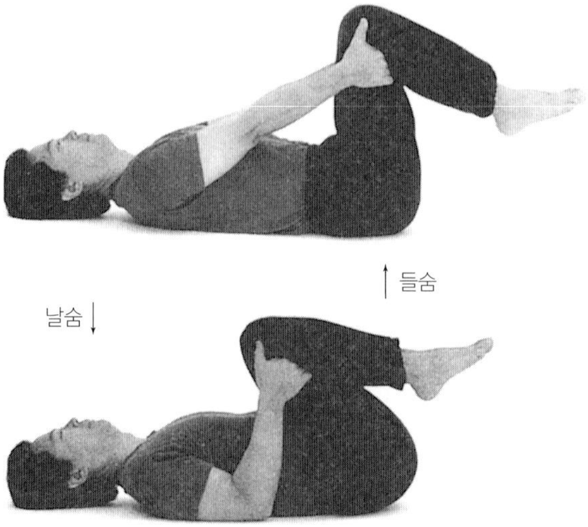

- 자세: 아빠나사나(Apānāsana)
- 강조점: 무릎을 누르지 않고 허리를 풀어 준다.
- 방법: 등을 대고 누워 양 무릎을 가슴 쪽으로 굽히되 발을 바닥에서 뗀다. 각 손은 같은 쪽 무릎에 둔다.
  - 날숨: 허벅지를 부드럽게 조금씩 가슴 쪽으로 당긴다.
  - 들숨: 시작 자세로 돌아온다.
- 반복 횟수: 8회
- 세부사항
  - 날숨: 팔로 부드럽게 당기면서 어깨는 이완한 채 바닥에 둔다. 허리는 바닥으로 내리고 턱은 약간 떨어뜨려 목구멍 쪽으로 당긴다. 반복할 때마다 날숨을 점차 길게 한다.

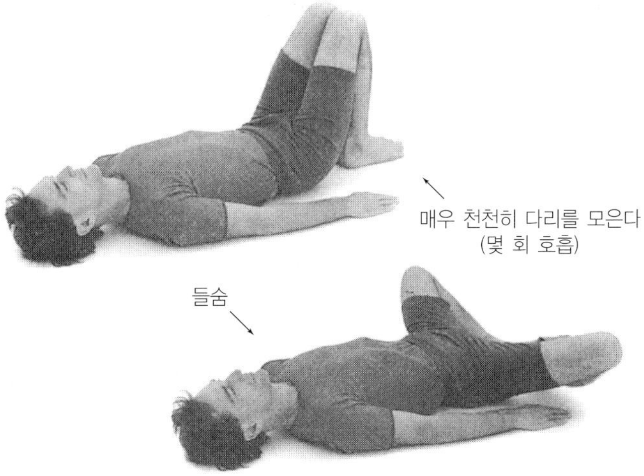

2

- 자세: 숩따 밧다 꼬나사나(Supta Baddha Koṇāsana)
- 강조점: 허벅지 안쪽 근육을 강화한다.
- 방법: 등을 대고 누워 무릎을 굽히고 발을 엉덩이 가까이에 둔다. 들숨에 다리를 넓게 벌려 발바닥을 맞댄다. 무릎을 모으는 데 최대 60초까지 걸리게 한다. 다리를 자연스럽게 다시 벌린다.
- 반복 횟수: 6회
- 세부사항: 다리를 모을 때 허리가 바닥에 닿게 한다. 일어날 수 있는 다리의 떨림을 그대로 허용한다.

3

- 자세: 드위빠다 삐탐(Dvipāda Piṭham)
- 강조점: 골반과 허벅지의 근육을 강화한다.
- 방법: 누워서 팔을 내려 몸통 양옆에 둔다. 무릎은 굽히고 발은 바닥에 둔 채 약간 벌려 편안하게 엉덩이 쪽으로 당긴다.
  - 들숨: 발을 내리누르고 턱은 아래로 당긴 채 목이 부드럽게 바닥에서 편평하게 될 때까지 골반을 천장으로 들어 올린다. 팔은 머리 위 뒤쪽 바닥에 둔다.
  - 날숨: 시작 자세로 돌아온다.
- 반복 횟수: 6회
- 세부사항
  - 들숨: 척추 하나하나를 아래쪽에서 위로 들어 올린다.
  - 날숨: 척추 하나하나를 풀면서 내려온다.

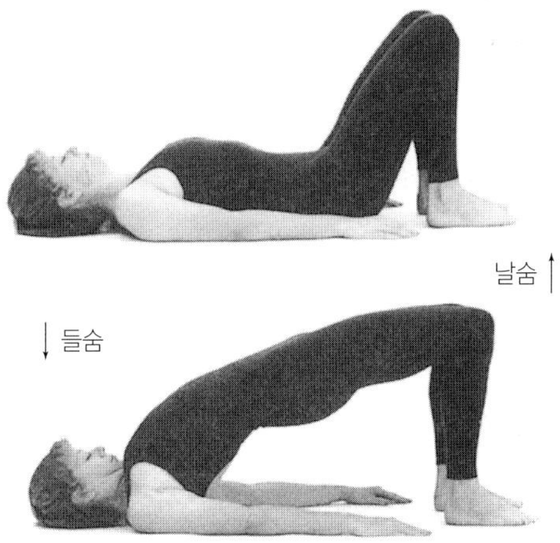

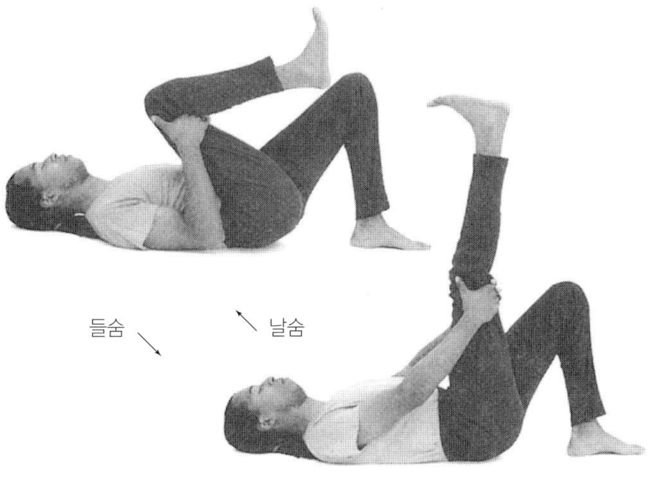

4

- 자세: 숩따 에까 빠당구스타사나(Supta Eka Pādāṅguṣṭhāsana)
- 강조점: 무릎관절을 움직이고 주변 근육을 늘이고 강화한다.
- 방법: 등을 대고 누워 다리를 굽힌다. 왼쪽 발을 바닥에 두고 오른쪽 발은 들어 올린다. 손으로 오른쪽 무릎 뒤 허벅지를 잡고 팔을 굽힌다.
  - 들숨: 오른쪽 다리를 위로 뻗어 팔을 똑바로 한다.

-날숨: 시작 자세로 돌아온다.

- 반복 횟수: 한쪽당 6회
- 세부사항

5

- 자세: 아르다 살라바사나(Ardha Śalabhāsana) 변형
- 강조점: 다리근육, 특히 무릎 뒤쪽을 강화한다.
- 방법: 배를 대고 누워 머리는 왼쪽으로 돌리고 손바닥은 가슴 옆 바닥에 둔다.

  -들숨: 가슴과 왼쪽 다리를 들어 올리면서 머리를 중앙으로 돌린다.

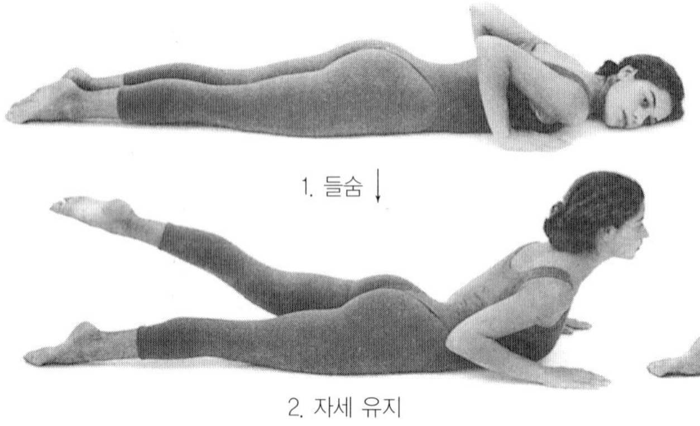

6

- 자세: 숩따 빠당구스타사나(Supta Pādāṅguṣṭhāsana)
- 강조점: 허리를 늘이고 이완한다. 무릎 관절을 움직이고, 주변 근육을 늘이고 강화한다.

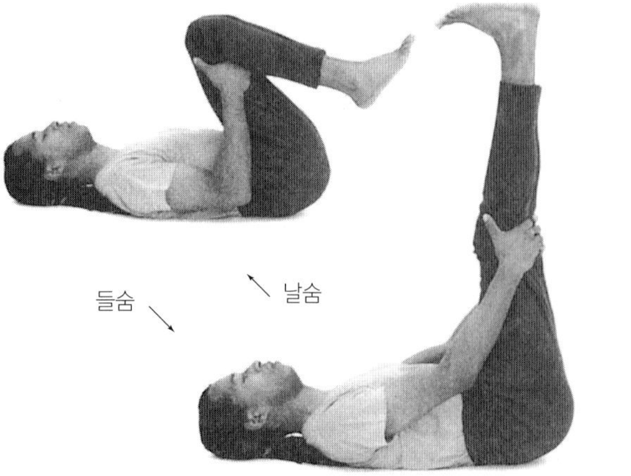

-들숨: 다리를 위로 들어 올릴 때 발은 굽힌다. 무릎을 약간 구부린다. 허리와 천추는 아래로 밀어낸다. 턱은 아래로 당긴다.

-날숨: 자세를 유지한다.

-들숨: 왼쪽 무릎을 천천히 굽히면서 발꿈치를 엉덩이 쪽으로 내린다.

-날숨: 머리를 오른쪽으로 돌리고 다리를 천천히 뻗으면서 시작 자세로 돌아온다.

-한쪽당 4회씩 교대로 반복한다.

-그런 다음 양쪽 다리를 들어 올리고 자세를 유지하면서 4회 반복한다.

- 세부사항: 다리를 천천히 굽히고 편다.

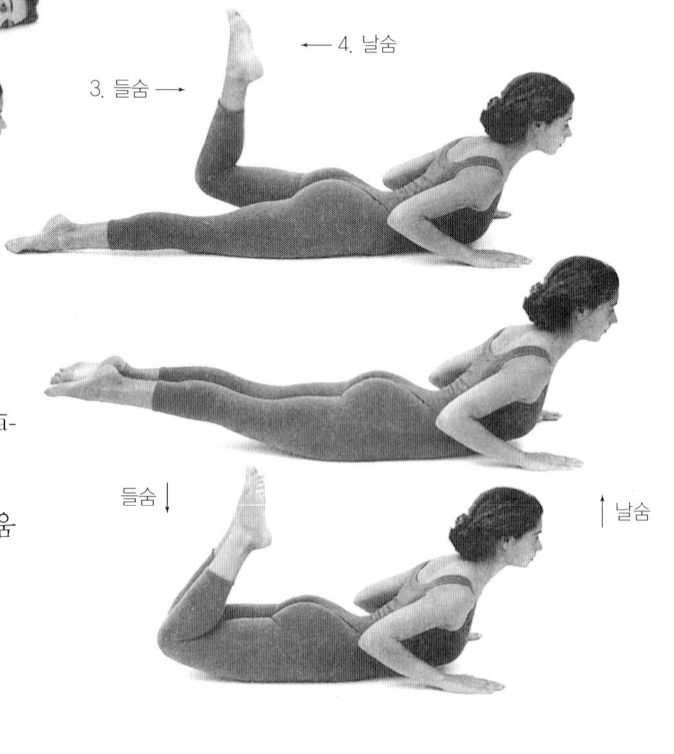

- 방법: 누워서 다리를 굽히고, 무릎을 가슴 쪽으로 들어 올린다. 손으로는 무릎 뒤 허벅지를 잡고 팔을 굽힌다.

  -들숨: 다리를 위쪽으로 뻗으면서 팔을 뻗는다.

  -날숨: 시작 자세로 돌아온다.

- 반복 횟수: 6회

• 세부사항
  −들숨: 다리를 위로 들어 올릴 때 발은 당긴다. 무릎을 약간 굽힌다. 허리와 천추는 아래쪽으로 밀어낸다. 턱은 내린다.

7

• 자세: 자타라 빠리브르띠(Jaṭhara Parivṛtti)
• 강조점: 골반과 허벅지 바깥쪽 근육을 늘이고 강화한다.
• 방법: 등을 대고 납작하게 누워 팔을 옆으로 뻗고 왼쪽 무릎을 들어 올려 가슴 쪽으로 당긴다.
  −날숨: 비틀어서 왼쪽 무릎을 오른쪽 바닥 쪽으로 향하게 하고 머리는 왼쪽으로 돌린다.
  −들숨: 시작 자세로 돌아온다.
  −4회 반복한다.
  −그다음 비튼 자세에서 무릎을 5~10cm가량 바닥에서 떨어뜨리고, 왼쪽 골반이 오른쪽 위로 수직으로 되게 한다. 5초 유지한다. 무릎을 바닥으로 내린다.
  −4회 반복한다.
  −반대쪽도 반복한다.
• 세부사항: 자세를 유지하는 동안 들어 올린 다리를 부드럽게 외측으로 회전시켜 골반 외전근의 활동을 느껴 본다. 목을 긴장하지 않는다.

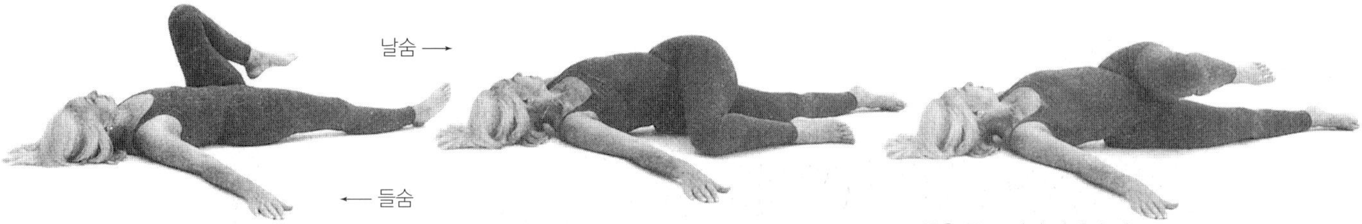

8

• 자세: 아빠나사나(Apānāsana)
• 강조점: 무릎을 누르지 않고 허리를 부드럽게 늘인다.
• 방법: 등을 대고 누워 양 무릎을 가슴 쪽으로 굽히되 발을 바닥에서 뗀다. 각 손은 같은 쪽 무릎에 둔다.
  −날숨: 허벅지를 부드럽게 조금씩 가슴 쪽으로 당긴다.
  −들숨: 시작 자세로 돌아온다.
• 반복 횟수: 8회
• 세부사항
  −날숨: 팔로 부드럽게 당기면서 어깨는 이완한 채 바닥에 둔다. 허리는 바닥으로 내리고 턱은 약간 떨어뜨려 목구멍 쪽으로 당긴다. 반복할 때마다 날숨을 점차 길게 한다.

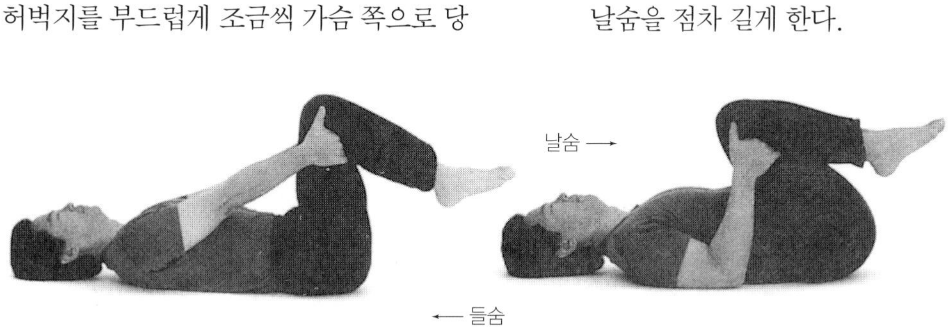

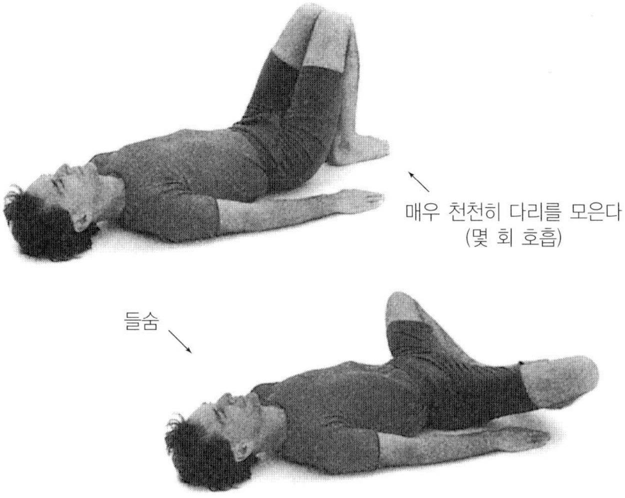

9

- 자세: 숩따 밧다 꼬나사나(Supta Baddha Koṇāsana)
- 강조점: 허벅지 안쪽 근육을 강화한다.
- 방법: 등을 대고 누워 무릎을 굽히고 발을 엉덩이 가까이에 둔다. 들숨에 다리를 넓게 벌려 발바닥을 맞댄다. 무릎을 모으는 데 최대 60초까지 걸리게 한다. 다리를 다시 자연스럽게 벌린다.
- 반복 횟수: 6회
- 세부사항: 다리를 모을 때 허리가 바닥에 닿게 한다. 일어날 수 있는 다리의 떨림을 그대로 허용한다.

10

- 자세: 드위빠다 삐탐(Dvipāda Pīṭham)
- 강조점: 골반과 허벅지 근육을 강화한다.
- 방법: 누워서 팔을 내려 몸통 양옆에 둔다. 무릎은 굽히고 발은 바닥에 둔 채 약간 벌려 편안하게 엉덩이 쪽으로 당긴다.
  - 들숨: 발을 내리누르고 턱은 아래로 당긴 채 목이 부드럽게 바닥에서 편평하게 될 때까지 골반을 천장으로 들어 올린다. 팔은 머리 위 뒤쪽 바닥에 둔다.
  - 날숨: 시작 자세로 돌아온다.
- 반복 횟수: 6회
- 세부사항
  - 들숨: 척추 하나하나를 아래에서 위로 들어 올린다.
  - 날숨: 척추 하나하나를 풀면서 내려온다.

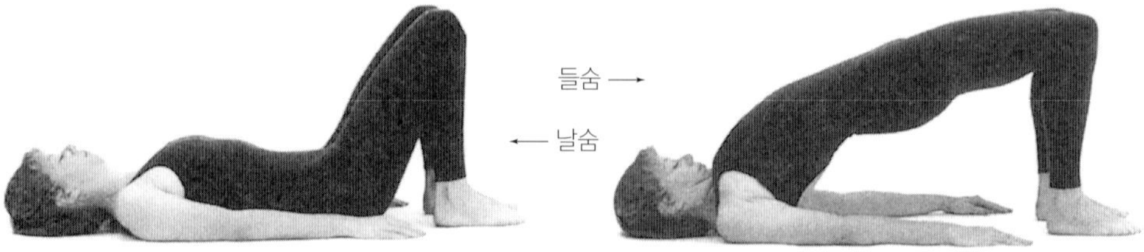

11

- 자세: 보조물을 이용한 사바사나(Savāsana)
- 강조점: 휴식한다.
- 방법: 등을 대고 납작하게 누워 팔은 손바닥을 위로 한 채 몸통 옆에 둔다. 다리를 들어 올려 약간 벌리고 눈을 감는다. 마음을 이완하면서 몸을 충분히 휴식한다. 신체에서 일어나는 감각에 주의를 기울인다.
- 기간: 최소 5분

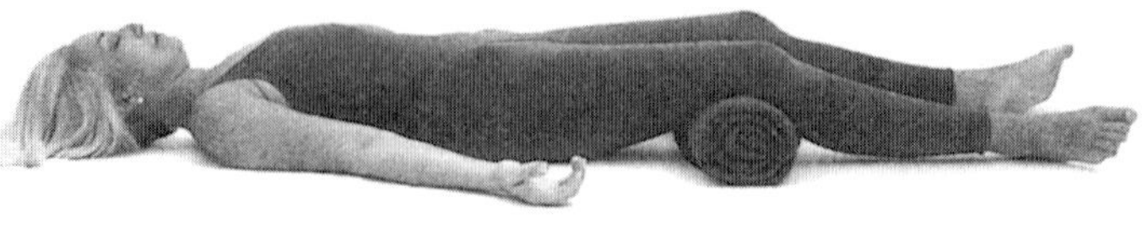

제4장

만성질병

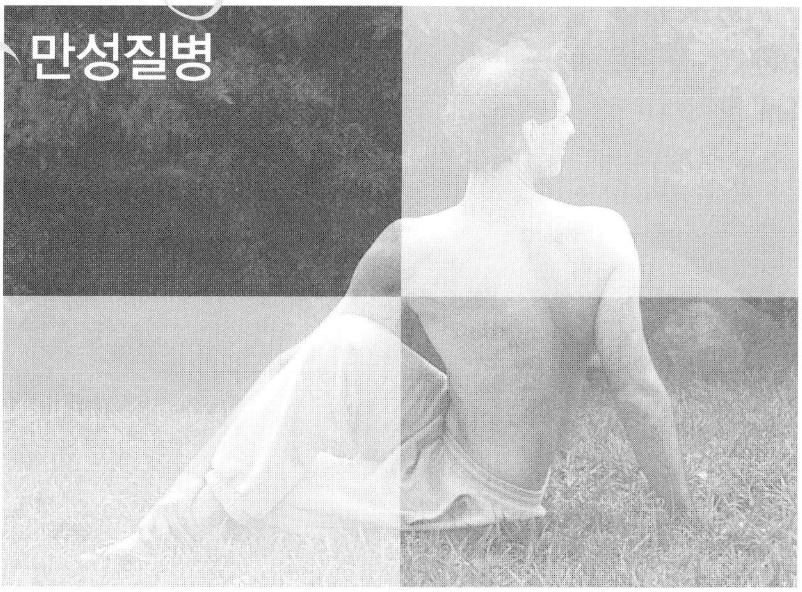

소화와 흡수

음식은 소화계를 통해 입, 이, 혀, 침샘, 목, 위, 이자, 간, 쓸개, 소장, 대장, 직장을 포함하는 여러 기관의 기능을 통해 신체세포를 위한 자양분으로 변환된다. 저작 활동을 거친 음식은 복잡한 화학적 과정을 거쳐 기관에서 나온 분비물과 혼합되어 자양분의 요소로 분해되는데, 이것들이 혈류로 흡수된 후 신체를 거쳐 노폐물이 되어 배설된다.

소화계의 기능적 과정에는 다음과 같은 것이 있다.

섭취과정에서 음식은 신체로 들어가서 턱, 이, 혀의 활동을 통해 처리되며 침샘 분비와 혼합되어 삼켜진다.

소화과정에서 음식은 소화관 및 그 부속기관에서 분비되는 산, 효소, 완충물의 활동을 통해 유기물 요소로 화학적으로 분해된다. 화학적 과정과 더불어 위장과 소장의 기계적 활동이 있는데, 이는 내용물을 휘젓고 혼합하며 소화계 내에서 이동시킨다.

- 흡수과정에서는 이런 유기요소가 액체로 변하여 신체세포에 영양을 준다.

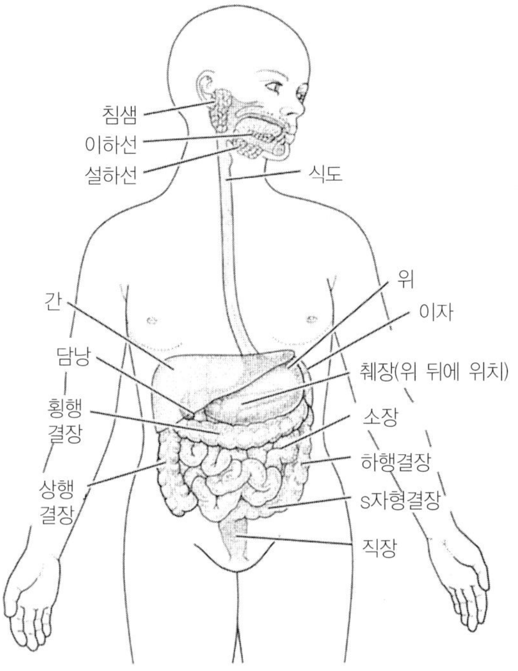

- 동화과정에서는 세포의 자양분이 활용된다.
- 배설과정에서는 소화과정 중 소화할 수 없었던 배설물이 탈수와 배변 과정을 거쳐 체내에서 배출된다.

음식을 생명과 건강에 필요한 에너지로 전환시키는 복잡한 과정은 신체 고유의 자연스러운 능력을 통해 조절된다. 이상적으로 신체는 섭취된 음식에서 영양가를 최대한 흡수해야만 하며 소화 불가능한 잔여물을 효과적으로 배출해야 한다. 우리가 입속으로 넣는 음식의 선택과 함께 먹을 때의 마음과 몸 상태가 이런 기초과정의 출발점이 된다. 음식의 선택은 항상 신체의 진정한 욕구에 의해 결정되는 것은 아니며, 마음이나 육체가 최적인 상태에서 먹는 것도 아니다.

많은 사람은 관습, 습관, 혹은 편리성에 근거해서 먹는다. 우리는 자주 우리 자신이 처한 정서 상태와는 무관하게 급하게 먹거나 다른 활동을 하면서 먹기도 한다. 그 결과 종종 소화불량이 되는데, 이는 음식에서 자양분의 혜택을 최대로 흡수하고 배설물을 배출하는 두 가지 능력을 절충한 결과다. 나아가 부적절한 소화는 쇠약한 상태를 초래하고 독성을 축적하는데, 이는 여러 질병의 원인이 될 수 있다. 이런 질병은 소화계나 다른 계통에서 드러날 수 있다. 물론 우리가 무엇을 먹고 어떻게 먹는가가 항상 소화계 문제의 직접 원인이 되지는 않는다. 신체는 통합된 전체이므로 어떤 상태가 되는 데는 다양하고 복잡한 원인이 있을 수 있다. 소화계 자체에서 볼 때 한 가지 혹은 여러 가지 서로 다른 소화기관에서 드러날 수 있는 다양한 문제가 존재한다.

요가 수행자 사이에서 회자되는 하나의 이상이 있다. 그것은 우리가 우리의 신체와 진정으로 접촉하고 있다면 배고픔을 느낄 때마다 어떤 음식을 먹을 필요가 있는지를 본능적으로 알게 되며, 무엇을 먹을지 분명치 않으면 먹지 않는 것이 낫다는 것이다. 더구나 신체와 마음은 서두르지 않고 동요되지 않은 이완되고 쾌적한 상태에 있어야 한다. 신체적으로나 정서적으로 흥분되거나 좌절하면 먹지 말아야 한다. 먹는 동안에는 한 입마다 그 진정한 맛과 풍미를 느낄 수 있는 충분한 시간을 가져야 한다. 먹고 난 후에는 우리의 소화계를 자극하는 활동을 하기 전에 음식을 소화할 이완된 시간을 가져야 한다.

소화가 잘 되면 우리 몸은 가볍고 강하게 느끼며 엄청난 에너지를 갖게 된다. 다른 문제가 없다면 깊게 자며 상쾌한 기분으로 깨어난다. 피부색이 좋으며, 호흡과 신체에서 나는 냄새는 향기로우며, 질병에 대한 저항력도 강해진다.

소화가 잘 안 되면 에너지가 부족해진다. 수면에 장애가 일어나서 밤새 쉬었는데도 피로감을 느낀다. 독성을 축적할 가능성도 높아진다. 안색이 창백해지며 몸과 호흡에서 나는 냄새도 불쾌해진다. 질병에 더 취약해지며 과민함, 짜증, 무거움이나 둔함, 그 밖의 정서적 불안정이 나타날 가능성이 높아진다.

보통 배변 후의 배설물을 살펴봄으로써 우리의 소화 상태를 측정할 수 있다. 물론 이는 우리 사회의 경우 다소 민감한 주제다. 그러나 지나친 결벽증을 극복할 수 만 있다면 우리가 먹는 음식 및 그 먹는 방식에 몸이 어떻게 반응하는지에 대해 많은 것을 배울 수 있다. 대변이 너무 단단하지는 않은지, 너무 무르지는 않은지, 배설물이 가라앉거나 뜨는지, 그 냄새는 어느 정도인지를 살펴본다. 가장 건강한 대변은 거의 장과 같은 형태를 띠며, 물에 뜨고, 냄새가 심하지 않다. 이런 피드백은 무엇을 어떻게 먹는지에 대한, 그리고 이것이 우리의 전반적인 건강과 웰빙에 어떻게 기여하는지에 대한 자기 성찰의 과정을 심화시키는 데 유용하다.

소화불량으로 고생한다면 라이프스타일의 변화와 요가 수련을 적절하게 혼합하여 스스로를 도울 수 있다. 여기에는 식습관을 변화시키거나, 적절한 보충제나 의학적 치료약을 섭취하거나, 건강 전문가의 치료적 안내를 따르는 일이 포함된다. 오로지 요가 수련만으로 이런 문제를 해결할 수 없다 하더라도, 세심하게 구성된 자세와 호흡 훈련은 우리 시스템 전체를 보다 효율적으로 만들며, 그런 방식으로 확실히 우리 소화계에 더 많은 균형을 가져올 수 있다. 요가치료는 의학적 관심을 대신할 수 없다. 요가치료는 우리 자신의 안내나 전문가의 감독하에 우리가 할 수 있는 것이 어떤 것이든 그것을 보조한다.

이상적으로 소화계 전체가 통합된 전체로 기능한다고 할지라도 문제를 일으키는 상태는 다른 기관에서 드러날 수 있다. 폭넓게 볼 때 이런 모든 상태는 지나친 상태(과잉 상태)와 부족한 상태(과소 상태)라는 두 가지 뚜렷한 범주로 묶을 수 있다. 고대 요가 수행자들은 소화력을 이해하기 위해 불의 이미지(아그니)를 이용하였다. 이 이론에 따르면 소화장애는 이런 내적 불에 일종의 불균형이 생긴 것을 말한다. 과잉기능에서는 소화의 불이 지나치게 강하며, 과소기능에서는 지나치게 약하다. 불이 지나치게 강하거나 약하면 음식은 해당 자양분으로 제대로 분해되지 못한다. 그 결과 신체는 자라는데 필요한 자양분을 공급받지 못하며, 소화되지 못한 음식은 몸속에서 독성의 원료가 되어 소화계를 약화시키고 질병의 조건을 만든다.

소화계에서 일어나는 이런 극단 상태를 치료적으로 다루는 데는 한 가지 역설이 존재하는데, 양쪽 경우 모두 이완을 통한 균형으로 나아가도록 작업하기 때문이다. 소화할 때는 잘 알려진 교감신경계의 '투쟁-도피(fight-or-flight)' 반응이 멈춘다. 우리 유기체는 위기 상황에서 가용할 수 있는 모든 에너지를 생존에 필요한 반사와 근육으로 바꾸도록 발달되었다. 그러므로 소화계에서 혈액이 빠져나가서 근육, 심장, 뇌로 분배되어 소화계의 혈관은 줄어들고 소화가 억제된다. 스트레스에 처할 때마다 이런 교감신경 반응이 일어난다. 소화와 관련한 많은 문제는 사실상 만성적으로 스트레스를 받고, 지나치게 흥분한 교감신경계에서 생긴다. 이런 '교감신경의 과잉 혹사' 증상에는 스트레스, '과잉'의 느낌, 짜증이나 성급함이 포함되어 있으며, 더불어 신체적인 자원이 고갈되어 마침내 피로해지고 지쳐 버린다.

부교감신경 기능인 소화과정은 이완되었을 때 최적의 기능을 한다. 역설적이게도 우리는 이완반응(부교감신경 기능)을 자극하기 위해 투쟁-도피 반응(교감신경 기능)을 진정시켜 소화를 촉진한다.

소화계의 과잉 상태

소화계의 과잉 상태에는 다음과 같은 것이 있다.

- 위 상태: 스트레스로 인한 위액의 지나친 분비, 궤양, 가슴앓이(열공탈장[1]은 포함되지 않는다)
- 소장 상태: 경미한 만성설사, 과민성 대장증후군(Irritable Bowel Syndrome: IBS), 염증성 장질환

1) 역주: 열공탈장(hiatus hernia)은 위 상부 일부분이 횡격막을 넘어 흉강 내로 돌출된 경우를 말한다.

(Inflammatory Bowel Disease: IBD). 이런 상태는 종종 경련, 가스, 작열감, 전반적인 쇠약을 동반한다. 아울러 과민반응, 작열감, 두통, 발열도 일어나는 경향이 있다.

- 설사나 무르거나 물기 많은 대변: 설사에는 경미하지만 만성적인 상태에서 심하고 급성적인 상태까지 다양하다. 어떤 수준이든 이런 상태는 자양분이 잘 흡수되지 않는 것을 의미한다. 만성 설사의 원인으로는 음식의 조합이 잘못된 경우, 양념이 지나친 경우, 과식, 기름기 많은 음식을 섭취하는 경우, 지나치게 빨리 먹는 경우, 흥분된 상태에서 먹는 경우를 포함한 불량한 식습관일 수 있다. 깨끗하지 못한 음식이나 물로 인한 감염 상태로 인해 설사가 일어날 수도 있다. 이는 경미한 것에서 더 심한 상태의 세균성 이질까지 다양하다.

이에 더해서 보다 심각한 장의 질병이 있는데 경미한 과민성 대장 증상에서 더욱 심각한 염증성 장질환까지로 나누어진다. IBS에는 하복부의 경련성 불편감, 통증, 가스 참, 설사나 변비가 포함된다. 더 심각한 IBD에는 대장염, 크론병(Crohn's disease),[2] 게실증(divertieulosis)[3]이 포함된다. 만성적인 소화장애를 다룰 때는 우선 더 심각한 상태를 배제하는 것이 중요하다. 더 심각한 근골격계 문제에서 요가치료는 전문적인 의학적 처치의 보조수단으로 도움을 줄 수 있지만, 수련을 잘못한다면 사실상 문제를 야기할 수 있다.

설사를 초래하는 염증성 질환이 있는 경우 종종 몸에 과도한 열이 생긴다. 이런 경우 열을 내리려 하며(란가나) 시스템을 진정시킨다. 복부 활동을 통해 위장을 긴장시킬 때는 매우 조심해야 한다. 그러므로 무릎을 굽힌 채 단순히 전굴하는 자세로 위장을 부드럽게 마사지하거나, 단순한 비틀기 자세인 자타라 빠리브르띠(Jaṭhara Parivṛtti)처럼 단순한 자세가 가장 유용하다. 자타라 빠리브르띠를 측면으로 변형한 자세 또한 시스템을 긴장시키지 않은 채 순환을 높이는 데 매우 유용한데, 이는 조심스럽게 적용해야 한다. 날숨을 점차 늘리고, 이런 단순한 움직임을 저음의 소리와 결합하는 것은 시스템을 더욱 진정시킨다. 급성 상태인 경우 더 단순한 기법을 사용한다.

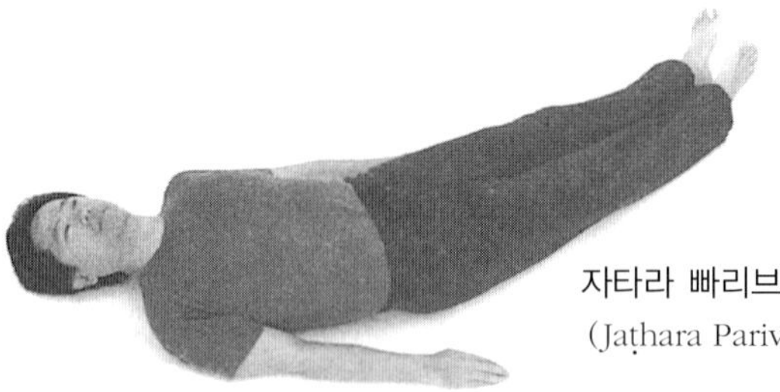

자타라 빠리브르띠
(Jaṭhara Parivṛtti)

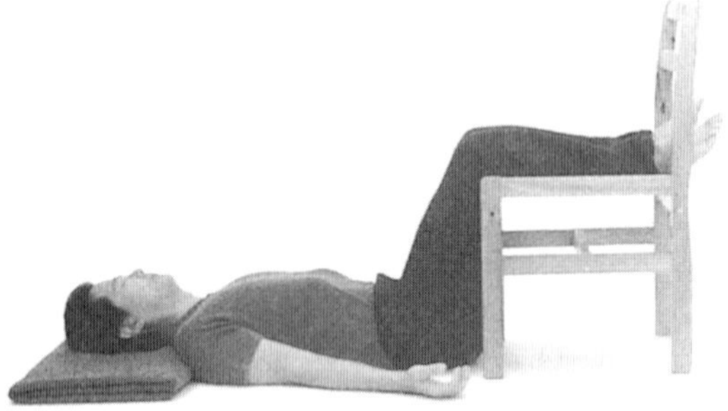

보조물을 이용한 아빠나사나(supported Apānāsana)

배를 강하게 뻗는 것(깊은 후굴에서처럼)은 피해야 하며, 항상 배를 당기지 않은 채 부드럽게 숨을 내쉬어야 한다.

소화계의 만성적인 과잉 상태에 어떻게 접근하는지 보여 주기 위해 아래의 수련을 제시한다. 이런 상태에 대한 처방적 접근이라기보다는 예시적 접근임을 다시 한 번 언급하고자 한다.

2) 역주: 소장의 끝 부위에 생기는 염증성 장질환을 말한다.
3) 역주: 결장의 약화로 결장에 물혹이 생기는 증상으로 복부경련, 팽만감, 변비가 흔히 나타난다.

크론병 다루기

이 수련은 몇 년 전에 크론병 진단을 받은 63세 여성인 L.M.을 위해 고안한 것이다. 그녀는 몸의 기력을 유지하기 위해 일반 요가 수련을 하려고 내게 왔으며 이미 식이요법, 영양, 약초요법으로 스스로의 상태를 다루기 위해 노력하고 있었다.

L.M.은 활기찬 에너지와 매우 긍정적인 태도를 지니고 있었다. 그녀를 알게 됨에 따라 나는 그녀의 행복한 얼굴 밑에는 자신의 상태를 극복할 수 없어 수술을 받게 되지는 않을까 하는 두려움이 있음을 알게 되었다. 자신의 상태에 대해 작업하는 것이 그녀 삶의 주요 초점이 되었다.

L.M.은 규칙적인 움직임과 호흡 훈련을 할 준비가 되었으며 또 기꺼이 하려고 했다. 그녀가 지닌 유일한 구조적 문제는 비정상적으로 심각한 요추측만이었다. 나는 그녀에게 측만을 다룰 수 있는 수련을 제공하여 부드럽게 하복부의 순환을 높이고 깊게 이완할 수 있도록 돕고 싶었다.

우리는 일주일에 한 번씩 몇 달간 만나서 아래와 같은 수련을 발전시켰다. 그녀는 수련에서 특히 허밍을 좋아했는데 그것이 더 깊게 이완하는 데 도움을 준다고 말했다.

우리는 서로를 더 잘 알아 감에 따라 수술문제를 상의하였다. 나는 그녀의 상태를 전문으로 하는 외과의는 상당한 경험이 있으며 수술기술 또한 매년 더 정교해진다고 말해 주었다. 그리고 그녀가 그런 길을 가야 할지도 모를 가능성에 대해 마음을 열 수 있기를 바란다고 말해 주었다.

마침내 그녀는 의사가 수술 날짜를 잡았다고 말했다. 그녀는 겁이 나지만 희망을 갖고 있다고 했다. 수술은 성공적이었으며, L.M.은 정상생활로 돌아와 안심이 된다고 하였다. 그녀는 여전히 음식을 조심하고 있지만 자신의 상태에 더 이상 '사로잡혀 있지' 않다고 말했다. 그녀는 여전히 요가 수련을 하고 있으며 매년 몇 번씩 함께 작업하기 위해 나를 방문한다.

크론병을 위한 수련

1

- 자세: 에까빠다 아빠나사나(Ekapāda Apanāsana)
- 강조점: 날숨을 점차 늘이면서 복부를 부드럽게 압박한다.
- 방법: 누워서 오른쪽 무릎을 가슴 쪽으로 구부리고 오른발은 바닥에서 뗀다. 왼쪽 무릎을 구부리고 왼발은 바닥에 둔다. 양손은 오른쪽 무릎에 놓는다.
  - 날숨: 오른쪽 허벅지를 부드럽게 조금씩 가슴 쪽으로 당긴다.
  - 들숨: 원위치로 돌아온다.
  - 반대쪽도 반복한다.
- 반복 횟수: 한 번에 한쪽씩 8회
- 세부사항
  - 날숨: 팔로 부드럽게 당기되 어깨는 바닥에 두고 이완한다. 허리를 바닥으로 누르고 턱은 부드럽게 목 쪽으로 내린다. 반복할 때마다 날숨을 점차 늘인다.

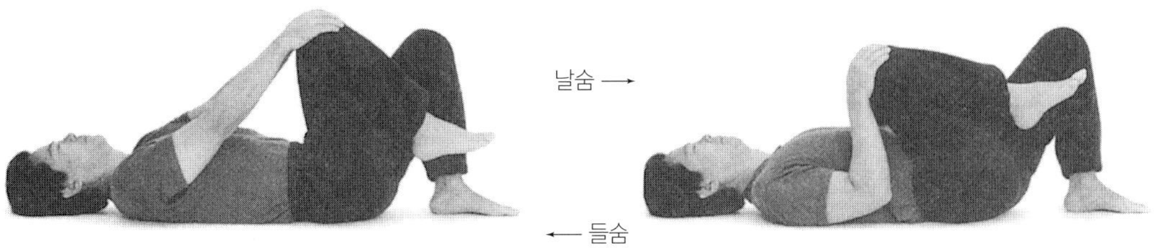

2

- 자세: 짜끄라바까사나(Cakravākāsana)
- 강조점: 복부를 진정시키기 위해 콧소리를 내면서 복부를 부드럽게 압박하고 늘인다.
- 방법: 손과 무릎을 바닥에 댄 채 몸을 일으킨다. 어깨는 손목과, 고관절은 무릎과 일직선이 되게 한다.
  - 들숨: 가슴을 복부에서 멀리 들어 올린다.
  - 날숨: 복부를 부드럽게 수축하고 허리를 둥글게 말면서 가슴을 허벅지 쪽으로 당기면서 저음의 부드러운 콧소리를 내며 숨을 내쉰다.
- 반복 횟수: 콧소리를 내며 4회, 콧소리 없이 4회
- 세부사항
  - 들숨: 머리로 척추를 당겨 목이 지나치게 휘지 않게 한다. 턱을 약간 아래로 당기고 가슴이 주도하게 한다. 허리를 지나치게 휘지 않으며 복부에서 스트레칭을 느끼도록 한다.
  - 날숨: 가슴이 복부 쪽으로 무너지지 않게 하면서 허리를 둥글게 한다. 등의 커브가 과도하지 않게 한다. 엉덩이가 발꿈치에 닿기 전에 가슴을 허벅지 쪽으로 내린다.

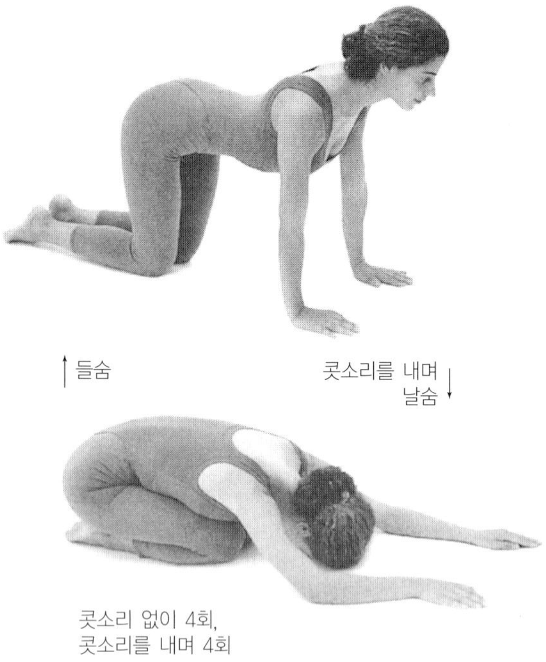

3

- 자세: 자타라 빠리브르띠(Jaṭhara Parivṛtti) 변형
- 강조점: 복부를 부드럽게 비틀고 압착하기 위해 자세를 유지하는 동안 호흡 횟수를 점차 늘인다.
- 방법: 등을 대고 편평하게 누워 양쪽 무릎을 굽힌다. 허벅지를 가슴 쪽으로 들어 올려 양발이 바닥에서 떨어지게 한다. 팔을 옆으로 뻗되 몸통과의 각도가 직각보다 약간 적게 한다.
  - 날숨: 무릎을 몸의 오른쪽 바닥으로 내려 복부를 비트는 동시에 머리를 왼쪽으로 돌린다.

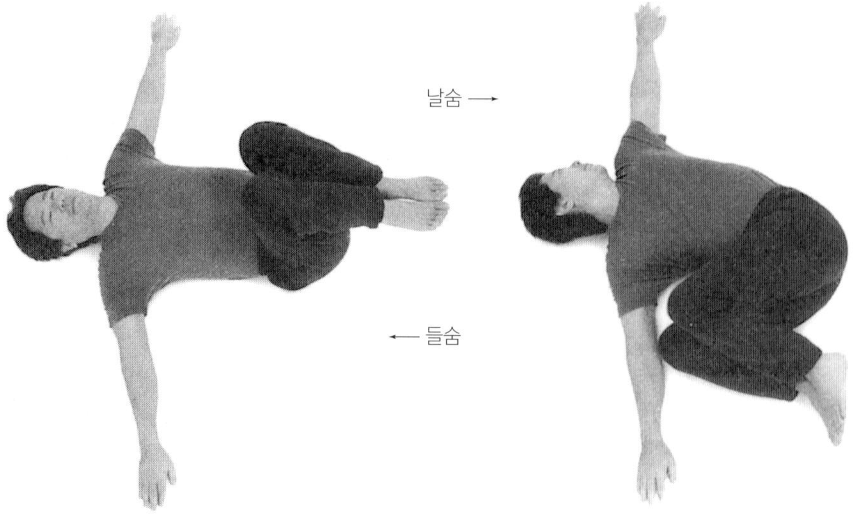

–들숨: 시작 자세로 돌아온다.

• 반복 횟수: 양쪽을 번갈아 실시하되 한쪽당 비튼 상태에서 1, 2, 3, 4회 호흡한다.

• 세부사항

–날숨: 움직임이 진행되는 동안 몸통과 무릎의 각도는 90° 이하를 유지한다.

4

• 자세: 와즈라사나(Vajrāsana)

• 강조점: 콧소리를 내면서 복부를 부드럽게 압박하고 늘여 준다.

• 방법: 무릎을 꿇고 몸을 세워 팔을 머리 위로 들어 올린다.

–날숨: 저음의 부드러운 콧소리를 내면서 앞으로 숙이되, 팔을 등 뒤로 쓸어내리고, 손은 손바닥을 위로 한 채 천추로 내린다.

–들숨: 시작 자세로 돌아온다.

• 반복 횟수: 8회

• 세부사항

–날숨: 엉덩이를 발꿈치 쪽으로 내리기 전에 가슴을 허벅지 쪽으로 내린다. 팔을 돌려 손은 손바닥을 위로 하여 천추에 둔다.

–들숨: 팔을 넓게 벌리면서 가슴을 확장한 채 무릎에서 멀리 들어 올린다.

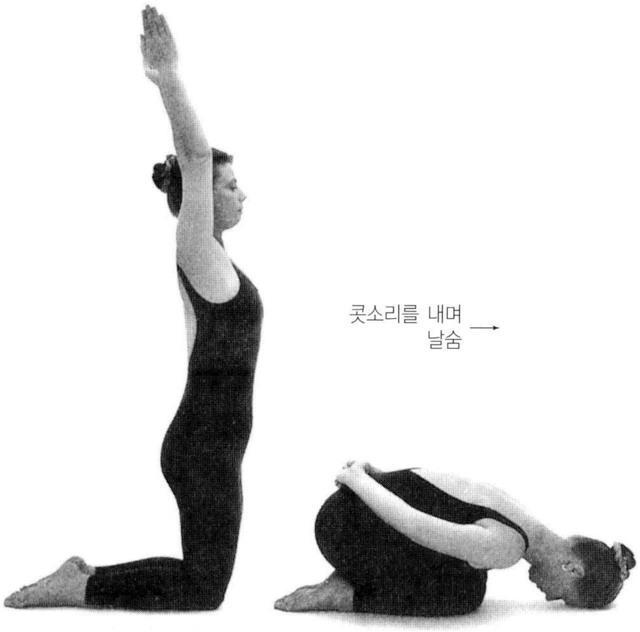

5

• 자세: 자타라 빠리브르띠(Jaṭhara Parivṛtti) 변형

• 강조점: 복부호흡을 이용하여 복부를 부드럽게 압박하고 늘인다.

• 방법: 다리를 똑바로 뻗고 누워 팔은 약간 떨어뜨려 양옆 바닥에 놓는다. 양발을 왼쪽으로 조금씩 옮겨가서 몸통 하부와 엉덩이가 오른쪽으로 부드럽게 늘어나게 한다. 오른팔은 머리 위로 올린다. 자세를 유지하고 심호흡을 하면서 들숨에 복부를 부드럽게 내민다.

–시작 자세로 돌아온다.

–반대쪽도 반복한다.

• 횟수: 한쪽당 8회씩 깊게 호흡하면서 자세를 유지한다.

• 세부사항: 허리와 엉덩이가 바닥에 안정되게 머물 수 있는 정도까지만 다리를 움직인다.

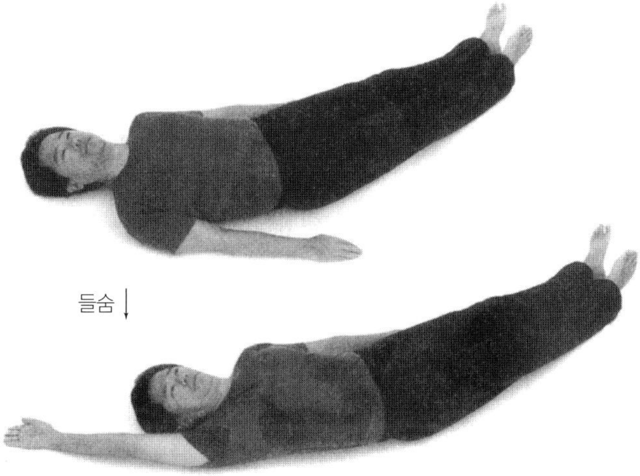

6

- 자세: 아빠나사나(Apānāsana)
- 강조점: 날숨을 점차 길게 늘이면서 복부를 부드럽게 압박한다.
- 방법: 등을 대고 누워서 양 무릎을 가슴 쪽으로 굽히되 발을 바닥에서 뗀다. 각 손은 해당 무릎에 둔다.
  - 날숨: 허벅지를 부드럽게 조금씩 가슴 쪽으로 당긴다.
  - 들숨: 시작 자세로 돌아온다.
- 반복 횟수: 12회
- 세부사항
  - 날숨: 팔로 부드럽게 당기면서 어깨는 이완한 채 바닥에 둔다. 허리는 바닥으로 내리고 턱은 약간 떨어뜨려 목구멍 쪽으로 당긴다. 반복할 때마다 날숨의 길이를 점차 늘인다.

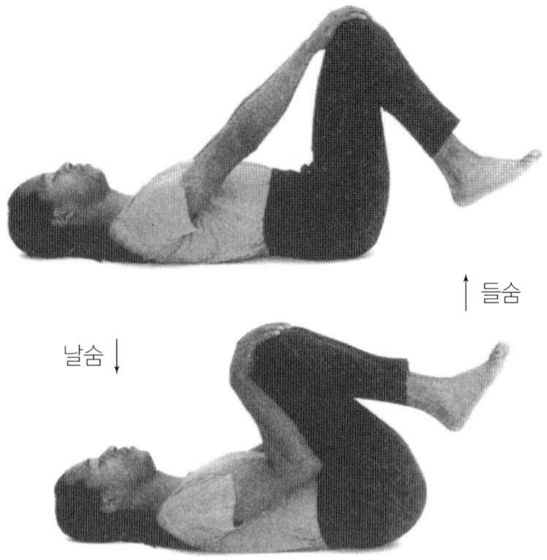

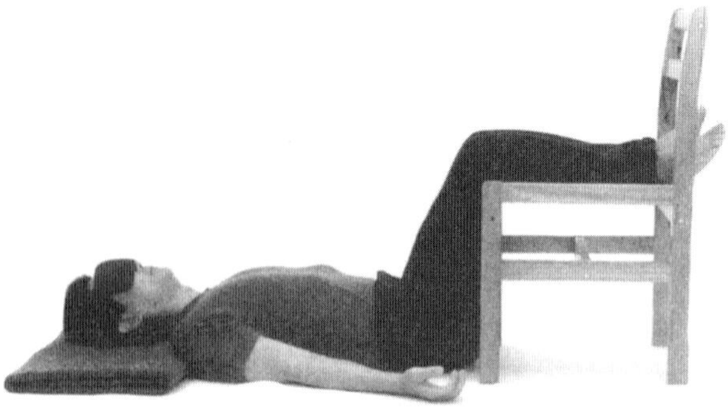

7

- 자세: 지지물이 있는 사바사나(Savāsana)
- 강조점: 휴식한다.
- 방법: 등을 대고 납작하게 누워서 팔은 손바닥을 위로 한 채 몸통 옆에 둔다. 다리를 편안하게 의자 위에 둔다. 감은 눈을 덮어 준다. 마음을 이완하면서 몸을 충분히 휴식한다. 신체에서 일어나는 감각에 주의를 기울인다.
- 기간: 최소 5분

소화계의 과소 상태

소화력 감퇴나 운동성 감소를 포함하는 소화계의 과소 상태에는 다음과 같은 것이 포함되어 있다.

- 위와 소장의 상태: 소화효소의 부족, 위산분비가 잘 안 됨(노년에 종종 나타나는 상태인 위산부족증)
- 대장의 상태: 변비

이런 상태에는 복통, 가스, 소화불량(식사 후에 기분이 나빠짐)이 따른다. 이 상태가 되면 몸이 무겁고, 에너지가 부족하며, 팽만감을 느낀다.

변비가 되면 배변 횟수가 드물며, 완만하지 못하고 때로 배변할 때 통증이 있다. 변비는 가벼운 상태에서 심한 상태까지 있다. 식습관이 불량한 것, 배변충동을 지연시키거나 억압하는 것, 지나친 긴장과 불안이 만성 변비를 일으킬 수 있다. 그 정도가 어떻든 변비는 몸의 노폐물이 잘 배설되지 않는 것이다.

시스템을 진정시키길 원하는 과잉 상태와는 달리 과소 상태에서는 소화와 소화관을 따라 일어나는 노폐물의 움직임(연동운동)을 자극하기 위하여 복부 부위를 더 직접적으로 다룰 수 있다. 전굴과 비틀기를 할 때 날숨에 복부를 단단히 당겨 준다. 또한 날숨 후에 호흡을 멈추면서 전굴이나 비틀기 자세를 할 수도 있다. 부드럽게 후굴하면서 복부를 약간 스트레칭 하는 것도 종종 도움이 된다. 마지막으로 날숨할 때 나누어서 호흡하는 것(krama)도 이런 상태에 매우 유용하다.

아래의 수련은 소화계의 만성적인 과소 상태에 접근하는 한 예다. 앞의 수련과 마찬가지로 이런 접근은 처방이기보다는 하나의 예시다.

변비 다루기

이 수련은 일용품 상점에서 일하는 36세 여성 D.M.을 위해 개발되었다. 그녀는 내게 매일 상당 시간을 컴퓨터 단말기 앞에서 일하고 전화하면서 보낸다고 하였다. 그리고 자신의 직업은 스트레스가 심하다고 말했다. 그녀는 수년 동안 변비에 시달렸으며, 식사 습관에 섬유질 섭취를 늘이는 것이 도움이 되지만 문제가 지속되고 있다고 하였다. 자신이 정기적으로 체육관에 가서 몸에 부담을 주지 않는 에어로빅도 한다고 말하였다.

D.M.의 몸 상태는 좋았으며 만성통증에 시달리지 않았다. 나는 그녀가 신체적으로는 탄력성이 있었지만 근육, 특히 턱에 심한 긴장이 있음에 주목하였다. 나는 그녀를 위해 날숨, 날숨 후의 숨 참기, 전굴, 비틀기를 강조하는 란가나 수련을 개발하기로 마음먹었다. 그녀가 정기적으로 운동을 하고 있기 때문에 이 수련은 그녀를 전체적으로 이완하도록 돕고, 특히 하복부의 순환을 높이는 동시에 이완시키는 데 그 초점을 두었다.

몇 달 동안 우리는 아래와 같은 수련을 진척시켰다. D.M.은 규율을 잘 지키기 때문에 매일 수련할 수 있었다. 그녀는 수련 후 1~2시간 후에 만족스럽게 배변할 수 있었다고 말하였다. 나는 우리가 함께 한 마지막 회기 후 1년이 지나 그녀를 다시 보게 되었고 그녀의 상태가 어떤지를 물었다. 그녀는 수련을 할 때는 문제가 없지만 수련을 중지하면 변비가 되돌아온다고 하였다.

변비를 위한 수련

1

- 자세: 와즈라사나(Vajrāsana)
- 강조점: 복부를 압박하고 날숨을 점차 늘인다.
- 방법: 무릎을 꿇고 몸을 세워 팔을 머리 위로 들어 올린다.
  - 날숨: 앞으로 숙여 팔을 등 뒤로 내리고, 손바닥을 위로 한 채 손을 천추로 내린다.
  - 매번 날숨 때마다 점차 시간을 늘린다.
  - 들숨: 시작 자세로 돌아온다.
- 반복 횟수: 8회
- 세부사항
  - 날숨: 엉덩이를 발꿈치 쪽으로 내리기 전에 가슴을 허벅지 쪽으로 내린다. 팔을 돌려 손은 손바닥을 위로 하고 천추에 둔다.
  - 들숨: 팔을 넓게 벌리면서 가슴을 확장하는 동시에 무릎에서 멀리 들어 올린다.

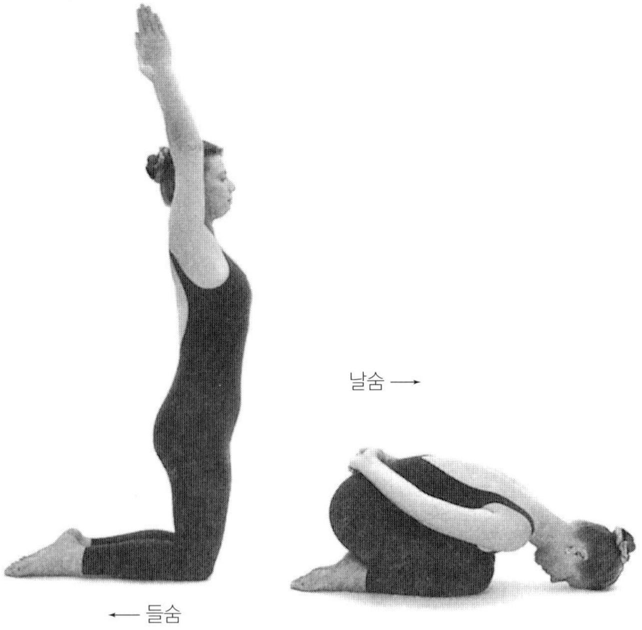
날숨 →
← 들숨

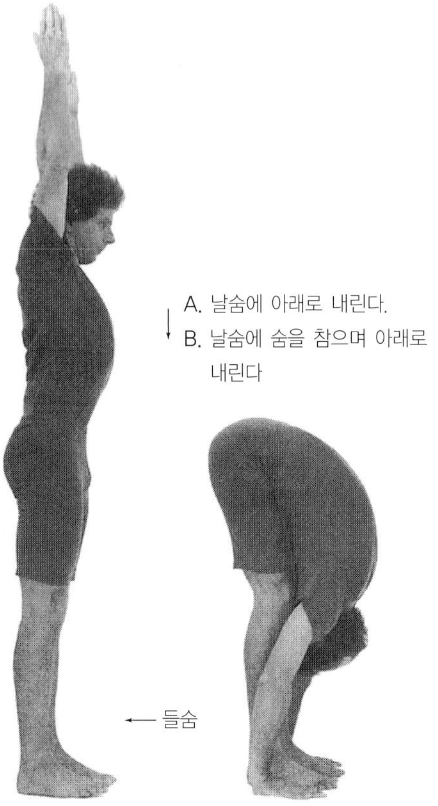
A. 날숨에 아래로 내린다.
B. 날숨에 숨을 참으며 아래로 내린다
← 들숨

2

- 자세: 웃따나사나(Uttānāsana)
- 강조점: 복부를 압박한다. 날숨 후 유지하는 움직임을 도입한다.
- 방법
  - A. 발을 약간 벌리고 서서 팔을 머리 위로 들어 올린다.
    - 날숨: 복부와 가슴을 허벅지 쪽으로, 손은 발 쪽으로 내리면서 전굴한다.
    - 들숨: 시작 자세로 돌아온다.
  - B. 시작 자세에서 충분히 숨을 내쉰다.
    - 날숨 후에 숨을 멈추고 앞으로 숙인다. 복부는 끌어당긴다.
    - 들숨: 시작 자세로 돌아온다.
- 반복 횟수: A는 4회, B는 4회
- 세부사항
  - 날숨: 허리를 늘이려면 무릎을 굽힌다. 턱은 목 쪽으로 내린다.
  - 들숨: 가슴을 허벅지에서 멀리 들어 올려 등을 편평하게 한다. 동작이 끝날 때까지 무릎은 굽힌 상태를 유지한다.

3

- 자세: 빠리브르띠 뜨리꼬나사나(Parivṛtti Trikoṇāsana)
- 강조점: 복부를 비틀고 압박한다. 날숨 후 유지할 때 미세하게 비틀어 준다.
- 방법: 발을 어깨너비보다 넓게 벌리고 선다. 팔은 옆으로 바닥과 평행하게 뻗는다.
  - 날숨: 전굴하면서 몸을 비틀어 왼손을 바닥으로 내리고 오른팔은 위쪽으로 뻗는다. 어깨는 왼쪽으로 비틀고 머리는 아래로 내려 왼손을 바라본다.
  - 숨을 내쉰 후에 4~6초 동안 호흡을 멈추면서 약간 더 비틀어 준다.
  - 들숨: 시작 자세로 돌아온다.
  - 반대쪽도 반복한다.
- 반복 횟수: 한쪽당 6회씩 교대로 반복한다.
- 세부사항
  - 날숨: 복부를 수축하면서 비틀기를 시작하고 조절한다. 오른쪽 어깨가 왼쪽 어깨 위에 일직선이 될 때까지 견갑대를 비틀어 준다.
  - 들숨: 몸통을 풀어 주어 시작 자세로 돌아온다.

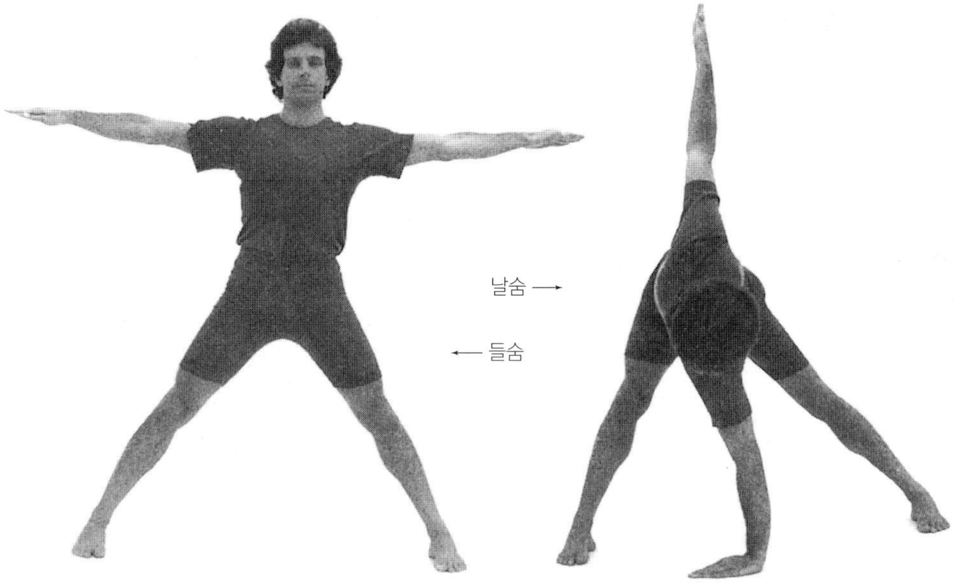

4

- 자세: 짜끄라바까사나(Cakravākāsana)
- 강조점: 선 자세에서 누운 자세로 이동한다. 들숨에 흉곽을 늘이고 날숨에는 허리를 늘인다.
- 방법: 손과 무릎을 바닥에 댄다. 어깨는 팔목 위에, 고관절은 무릎 위에 일직선이 되게 한다.
  - 들숨: 가슴을 복부에서 멀리 들어 올린다.
  - 날숨: 복부를 부드럽게 수축하고 허리를 둥글게 말면서 가슴을 허벅지 쪽으로 내린다.
- 반복 횟수: 8회
- 세부사항

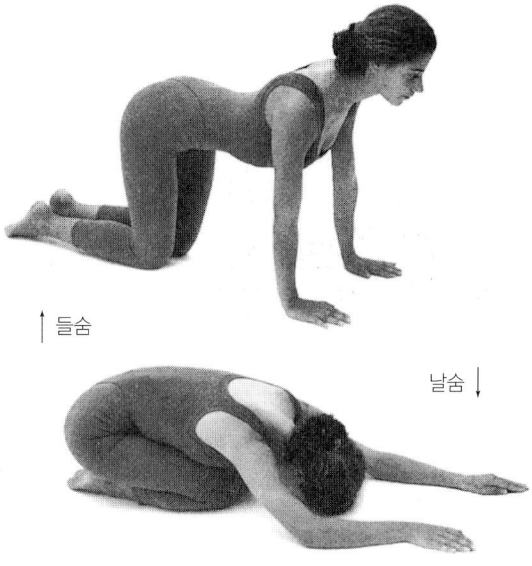

-들숨: 가슴부터 움직이며 턱은 약간 아래로 내린다. 허리를 압박하지 않고 가슴을 확장시킨다.
-날숨: 가슴이 복부 쪽으로 무너지지 않게 하면서 허리를 둥글게 만다. 등의 커브가 과도하지 않게 한다. 엉덩이가 발꿈치에 닿기 전에 가슴을 허벅지 쪽으로 내린다.

5

- 자세: 자타라 빠리브르띠(Jaṭhara Parivṛtti)
- 강조점: 복부를 비틀고 압박한다. 숨을 내쉰 후 유지한다.
- 방법: 등을 납작하게 대고 누워 팔을 옆으로 뻗고 왼쪽 무릎을 들어 올려 가슴 쪽으로 당긴다.

A. -날숨: 비틀어서 왼쪽 무릎이 몸 오른쪽의 바닥 쪽으로 향하게 하고 머리는 왼쪽으로 돌린다.
 -들숨: 시작 자세로 돌아온다.
 -4회 반복한다.

B. 시작 자세에서 충분히 숨을 내쉰다. 숨을 내쉰 후 유지하고 복부를 당긴 채 다시 오른쪽으로 비튼다.
 -들숨: 시작 자세로 돌아온다.
 -4회 반복한다.
 -반대쪽도 반복한다.

- 세부사항

-날숨: 오른쪽으로 비틀 때 왼팔과 몸통, 왼쪽 무릎과 몸통이 90° 이하가 되도록 유지한다.

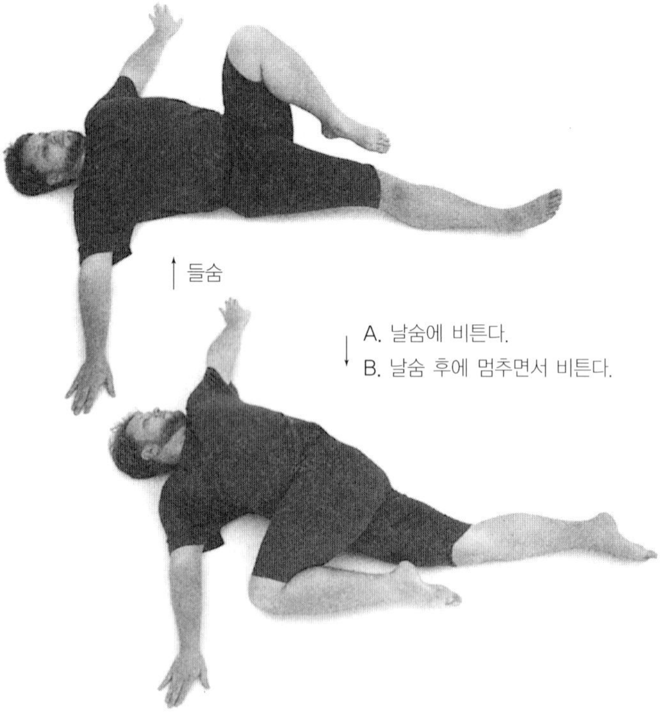
↑ 들숨
↓ A. 날숨에 비튼다.
B. 날숨 후에 멈추면서 비튼다.

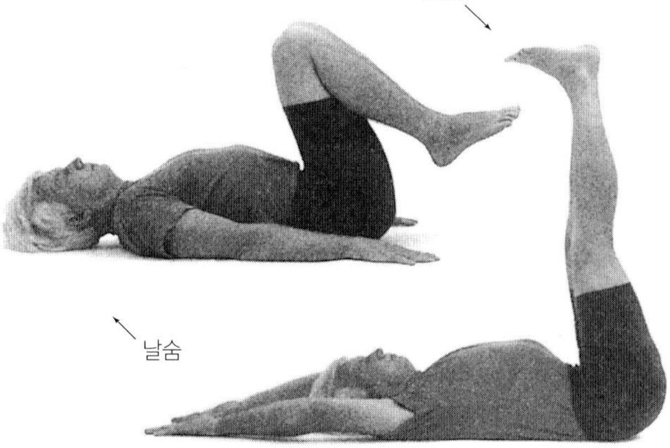

6

- 자세: 우르드바 쁘라사리따 빠다사나(Ūrdhva Prasārita Pādāsana)
- 강조점: 하복부를 자극하고 척추를 뻗어 바닥에 편평하게 둔다. 다리를 늘인다.
- 방법: 등을 대고 누워 팔은 내려서 몸통 양옆에 둔다. 다리를 구부려 무릎을 가슴 쪽으로 당긴다.

-들숨: 팔을 위로 들어 올려 머리 위 바닥에 둔다. 다리를 천장 쪽으로 들어 올린다.
-날숨: 시작 자세로 돌아온다.
-4회 반복한다.

• 세부사항

−들숨: 다리를 위로 들어 올릴 때 발은 굽힌다. 무릎을 약간 구부리고 다리와 몸통의 각도는 90° 이하를 유지한다. 허리와 천추를 바닥으로 밀어낸다. 턱을 아래로 당긴다.

7

• 자세: 빠스찌마따나사나(Pascimatānāsana)

• 강조점: 복부를 압박하고 등을 늘인다. 숨은 내쉰 후 멈춘다.

• 방법

A. 앉아서 다리를 앞으로 뻗고 등은 뻗은 채 팔을 머리 위로 들어 올린다.

−날숨: 무릎을 약간 굽히면서 앞으로 굽혀 가슴을 허벅지로 내리고 손바닥을 발의 앞쪽 둥근 부분에 놓는다.

−들숨: 시작 자세로 돌아온다.

B. 시작 자세에서 숨을 충분히 내쉰다.

−숨을 내쉰 후 멈출 때 전굴한다. 배는 당긴 상태를 유지한다.

−들숨: 시작 자세로 돌아온다.

• 반복 횟수: A는 4회, B는 4회

• 세부사항

−날숨: 허리 스트레칭을 돕기 위해 무릎을 구부리고 배와 가슴을 허벅지 쪽으로 내린다. 턱을 목구멍 쪽으로 내린다. 날숨 후 멈출 때 횡격막이 위로 올라가는 것처럼 느낀다.

−들숨: 가슴을 허벅지에서 멀리 들어 올려 등을 편평하게 한다.

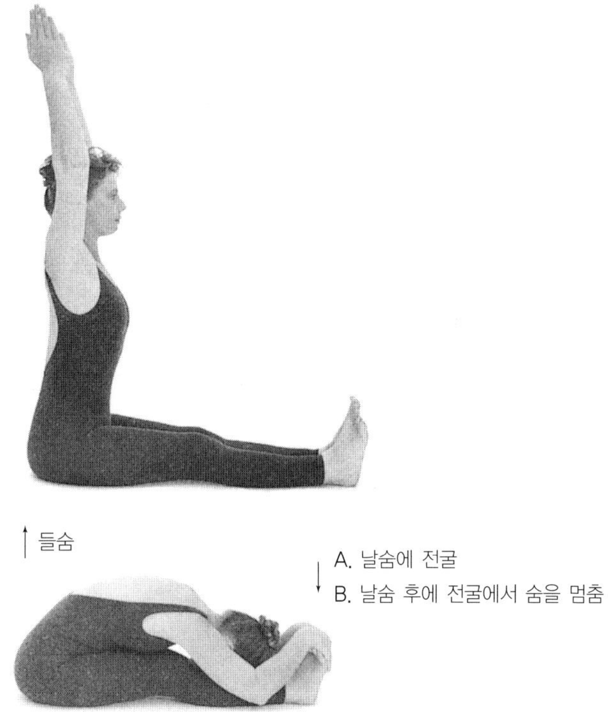

8

• 자세: 드위빠다 삐탐(Dvipāda Pīṭham)

• 강조점: 등을 이완하고 복부를 늘인다.

• 방법: 등을 대고 누워서 팔을 내려 몸통 양옆에 둔다. 무릎을 굽히고 발은 바닥에 둔 채 약간 벌려 편안하게 엉덩이 쪽으로 당긴다.

−들숨: 발을 내리누르고 턱은 아래로 당긴 채 목이 부드럽게 바닥에서 편평하게 될 때까지 골반을 천장으로 들어 올린다. 팔은 머리 위 뒤쪽 바닥에 둔다.

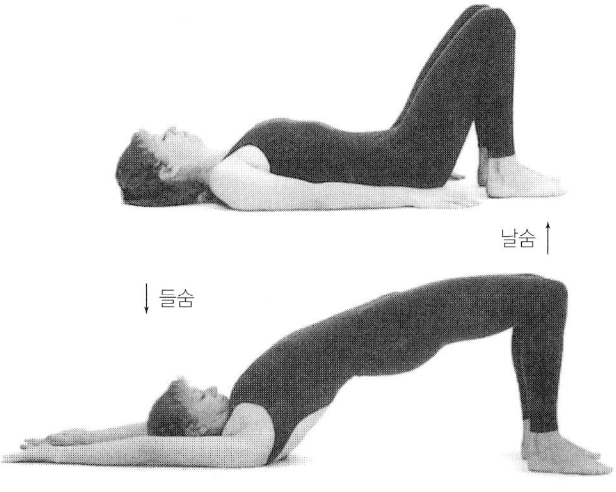

–날숨: 시작 자세로 돌아온다.

• 반복 횟수: 6회

• 세부사항

–들숨: 척추 하나하나를 아래에서 위로 들어 올린다.

–날숨: 척추 하나하나를 풀면서 내려온다.

9

• 자세: 지지물이 있는 사바사나(Śavāsana)

• 강조점: 휴식한다.

• 방법: 등을 납작하게 대고 누워서 팔은 손바닥을 위로 한 채 몸통 옆에 둔다. 다리를 약간 벌리고 눈을 감는다. 마음을 이완하면서 몸을 충분히 휴식한다. 신체에서 일어나는 감각에 주의를 기울인다.

• 기간: 최소 5분

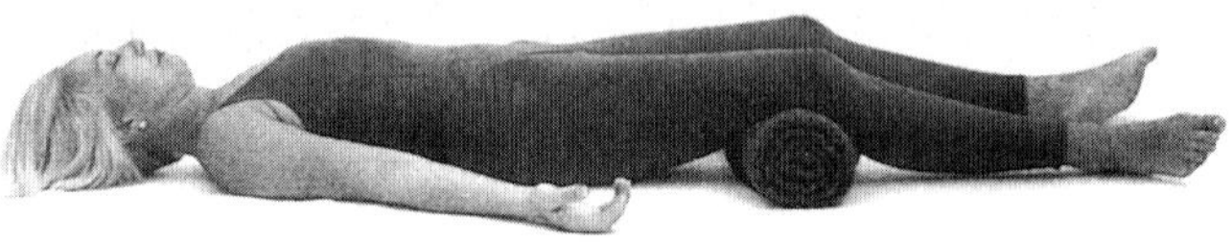

10

• 자세: 쁘라나야마–윌로마 끄라마(Prāṇāyāma-Viloma Krama)

• 강조점: 숨을 나누어 내쉬면서 복부를 자극하고 압박한다.

• 방법

–숨을 충분히 깊게 들이쉰다.

–4~6초 동안 1/2만 내쉰다.

–날숨의 중간에서 4~6초 동안 멈춘다.

–4~6초 동안 나머지 호흡을 내쉰다.

–4~6초 동안 호흡을 멈춘다.

–깊게 들이쉰다.

–반복한다.

• 반복 횟수: 8회

• 세부사항: 치골에서 배꼽까지 날숨의 첫 번째를 조절한다. 배꼽에서 태양신경총까지 남은 날숨 부분을 조절한다.

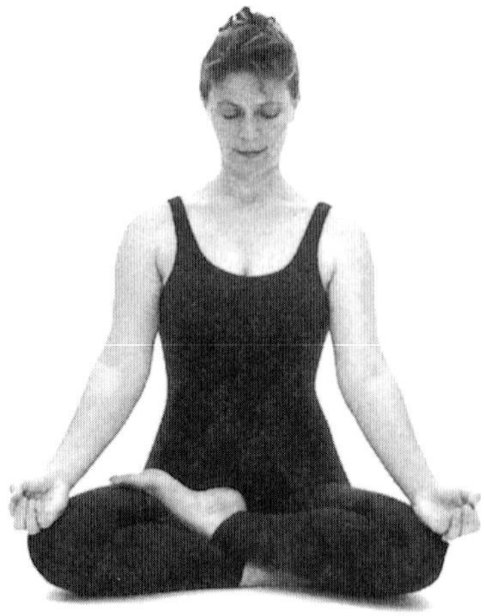

호흡계

호흡은 우리 신체 모든 세포의 생명과 기능에 반드시 필요하다. 세포들은 산소를 이용하고 이산화탄소를 생성하는데, 세포가 산소를 얻고 이산화탄소를 배출하는 것은 호흡을 통해서다. 호흡계는 코, 비강, 공동, 인두, 후두(성대), 기관지(숨통), 폐로 구성되어 있다. 폐에는 공기통로(기관지), 공기주머니(폐포)와 주변을 둘러싼 막(늑막)이 포함되어 있다. 호흡통로 상부는 유입되는 공기를 걸러내고 따뜻하게 하며 습도를 주는 기능을 한다. 하부는 가스의 활발한 교환이 일어나는 표면을 제공한다.

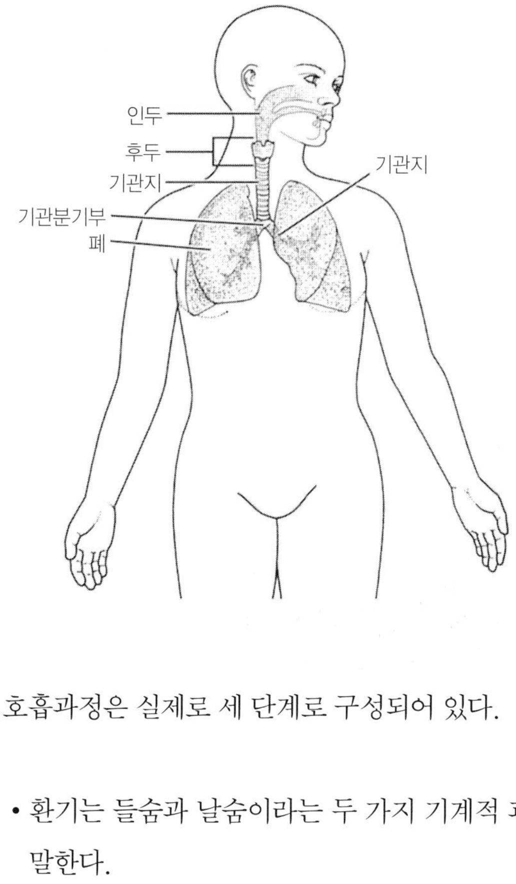

호흡과정은 실제로 세 단계로 구성되어 있다.

- 환기는 들숨과 날숨이라는 두 가지 기계적 과정을 말한다.
- 전달은 허파의 표피와 혈류, 혈류와 세포를 둘러싼 액체, 이 액체와 세포 간에 가스가 활발하게 교환되며(확산을 통해) 전달되는(순환을 통해) 것을 말한다.
- 활용은 대사과정, 주로 에너지 생성을 위해서 세포가 산소를 이용하는 것을 말한다. 신체기능을 지탱하고 유지하기 위해 세포가 에너지를 생성하고 저장하며 이용하는 것은 이런 세포대사를 통해서다.

호흡의 이런 세 가지 과정은 혈액 및 신체 전반에 자양분을 주고 정화시킨다. 심혈관계는 이들 과정을 연결시킨다. 들숨을 통해서 공기 중에 있는 산소가 허파를 통해 혈류로 유입되며, 그다음에 신체의 모든 세포로 전달된다. 날숨을 통해서 노폐물(이산화탄소)이 혈류를 거쳐 세포에서 허파로 돌아가 신체에서 배출된다.

늑막은 생명 유지에 필요한 호흡기능에 더해서 온도 변화, 탈수를 담당하며, 섬세한 허파의 표면을 병원체로부터 보호한다. 성대를 포함하고 있는 후두는 음성을 낼 수 있게 한다. 코는 공기를 걸러 주어 공기 중에 있는 입자, 곤충 등이 비강 깊숙이 들어가는 것을 막고 거기에서 허파로 들어가는 것을 막는다.

정상 활동에서 세포의 산소 요구량은 자동적이고 반사적인 호흡에 의해 충족된다. 이 과정에서 활동적인 들숨단계는 약 2초 동안 지속되며, 수동적인 날숨단계는 약 3초 동안 지속된다. 성인의 정상적인 호흡률은 1분당 12~18사이클이다.

운동이나 시스템에 스트레스를 가하는 그 밖의 상황에서는 산소 요구량이 훨씬 많아져서 그에 따라 호흡률이 증가한다. 이런 현상이 일어나면 호흡 리듬과 심혈관계 반응의 항상성적 통합이 생겨 증가된 호흡률과 혈액순환이 짝을 이룬다. 사실상 우리는 이런 증가로 인한 산소운동의 질을 측정하는데, 보통은 심박률의 증가로 측정한다.

호흡률과 심박률의 증가가 우리가 육체적으로 매우 활동적일 경우와 정서적으로 강하게 자극을 받았을 경우 모두에서 일어난다는 사실은 흥미롭다. 육체적으로 활동적일 경우 근육은 심장을 위한 보조펌프 기능을 함으로써 순환을 돕는다. 이 경우에는 신체의 전반적인 발달적 조건화가 일어난다. 반면에 육체적인 활동이 적으면서 만성적으로 정서적 스트레스를 받을 경우 증가된 산소 요구량을 채우기 위해 근육의 도움 없이 호흡률과 심박률이 높아져야만 한다. 이 경우 신체 시스템은 불건강한 방식으로 부담을 받게 된다.

요가 수행자 사이에는 이 삶에서 우리 모두는 특정한 수의 호흡을 하도록 태어났다는 오래된 믿음이 존재한다. 요가 수행자의 목표는 자연스러운 호흡률을 늦추고 점차적으로 깊고 느리게 호흡하면서 점점 더 많이 요구되는 근육 활동을 할 수 있는 역량을 계발하는 것이다. 이는 오늘날과는 약간 다른 호기성 조건화에 대한 관점을 나타내고 있지만 양자 모두 시스템 전체의 효율적인 산소공급과 심혈관의 건강과 활력의 개발을 지향하고 있다. 최적의 건강을 유지하기 위해서는 유산소운동이 중요하다는 것에 대한 대중의 인식이 높아 가고 있다. 그럼에도 불구하고 많은 사람은 이런 중요한 수련을 자신의 삶에 통합시키지 못하고 있다.

우리는 보통 활동의 여세에 사로잡혀 우리 자신의 호흡 패턴을 의식하지 못하고 있다. 호흡에 대해 성찰할 때면 사람들은 흔히 "나는 호흡하고 있지 않아요."라고 말한다. 물론 우리 모두는 항상 어떤 방식으로 호흡하고 있지만 호흡의 전형적인 패턴은 보통 얕고 제한되어 있으며 멈추는 패턴으로 끝난다. 고대 요가 권위자인 빠딴잘리는 혼란되어 있고 불규칙한 이런 식의 일상적 호흡 습관은 그 자체가 우리 시스템에 불균형이 깊다는 징후라고 선언한 바 있다. 이는 여러 가지 정신적 괴로움, 신체적 질병이 존재함을 나타내거나 면역성을 낮추고 질병에 대한 취약성을 높이는 데 기여하는 요인이 될 수 있다. 호흡 패턴이 약하면 에너지가 낮아져서 쉽게 피로하며 정서적으로 스트레스를 받기 쉬워진다. 반면에 호흡 패턴이 깊고 강하면 지구력, 스태미너, 안녕감이 높아진다.

대부분 우리는 호흡 패턴이 불량할 뿐 아니라 비교적 독성이 있는 환경에서 일하는데, 이런 환경에서는 적합한 유산소운동을 통한 정화의 필요성이 더 높아지고 있다. 덧붙여 전 세계적으로 폐암이 증가하는 추세이며, 폐암의 다수는 흡연과 직접적으로 관련이 있다. 흡연은 우리의 폐 속으로 들어가는 공기를 건조하게 만들며, 공기를 발암물질로 알려진 입자로 오염시킨다.

서로 결합하여 호흡계의 효율성을 줄이는 수많은 요인이 존재한다. 생명에 필수적인 이런 기능이 손상을 입으면 나머지 시스템에 부정적인 영향을 끼치며 호흡계 내에서 드러날 수 있는 여러 가지 문제 상황이 발생한다.

구조적으로 볼 때 호흡은 호흡근육의 약화, 경직되고 탄성이 없는 흉곽 구조, 낮은 폐용량으로 인해 제한을 받는다. 그리하여 종종 환기와 산소화합이 불량해진다. 이런 상태는 가슴이 무너지거나 얕을 때 종종 발생한다. 그 증상으로는 허약함, 낮은 호흡 지구력, 빠르거나 얕은 호흡이 있다.

면역반응의 약화와 직접적으로 관련이 있으며 호흡계를 공격하는 감염 상태로는 일반적인 감기, 기침, 독감이 있으며, 더 심각한 수준으로는 기관지염, 폐렴, 폐결핵이 있다. 이런 상태의 증상은 콧물이나 목의 통증에서 점액과 가래의 축적, 발열, 호흡곤란, 기침, 씨근거림, 허약, 가슴 통증까지 다양하다.

면역계의 손상과도 관련 있는 수많은 알레르기 상태는 호흡계를 공격한다. 알레르기성 비염이나 건초열과 같은 흔한 알레르기는 유사한 증상을 보이는데, 재채기, 씨근거림, 점액과 가래의 축적, 가슴 조여옴, 호흡곤란 등이 포함된다. 덜 일반적이지만 널리 퍼져 있는 기관지 천식은 좀 더 심각한 알레르기 반응 형태다. 천식 환자는 숨이 차거나 씨근거리는 등 약하거나 심한 증상들을 갖는다. 보통 천식발작으로 알려진 이런 일회적 사건의 특징은 공기통로가 협소해져 날숨이 어려워지는 것이다. 이런 발작은 보통 반복해서 일어나며 그 정도가 다양하다. 급성 천식은 실로 생명을 위협하지만 허파조직 자체에 실질적인 손상을 주지는 않는다.

호흡통로에 실제적인 물리적 손상을 낳는 보다 심각하고 장기적인 상태는 만성 기관지염과 폐기종이다. 만성 기관지염은 기관지 통로에 만성적인 염증이 있는 상태다. 이 상태의 증상으로는 호흡의 제한과 만성적인 기침인데, 이때 녹황색의 끈끈한 점액이 배출된다. 폐기종은 공기주머니(폐포)가 손상되는 질병으로 생명 유지에 필요한 혈류와의 가스 교환을 제한한다. 이 상태의 증상으로는 힘든 호흡, 호흡마다 헐떡거리는 소리, 전신을 쇠약하게 하는 허약이 있다.

이들 상태의 일반적인 공통요소는 허파로 들어가거나 나가는 공기 흐름의 차단이나 허파가 혈류로 들어가고 나가는 가스 교환을 효율적으로 할 수 있는 능력이 없는 것이다. 이에 더해서 위에서 설명한 공통적인 증상이 있다.

호흡은 아마도 우리 삶을 유지하기 위해 우리가 행하는 가장 중요하면서도 유일한 활동일 것이다. 호흡할 수 있는 능력이 방해받는 경험은 매우 공포스러운 경험이다. 모든 급성 상태에서는 의학 전문가의 안내를 받는 것이 중요하다. 만성 천식의 경우에도 환자는 현대 의학의 혜택을 받아야 한다. 급성 천식발작의 경우 기관지를 확장시키는 약물을 이용하면 생명을 구할 수 있다.

이런 호흡 상태를 유발하는 요소는 복잡하다. 그것은 분명 유전적인 경향성, 부적절한 식사 습관, 소화불량, 흡연, 과도한 육체 활동, 적당한 운동의 부족, 자세불량, 극한 기후의 노출, 공기오염, 감염, 긴장, 정서적 스트레스의 영향을 받는다.

요가 전통에 따르면 이런 상태는 종종 소화계와 관련이 있다. 소화가 잘 안 되면 위에서 점액과 담이 생성되어 허파에 축적된다. 우리의 식습관을 주의 깊게 평가할 뿐만 아니라 여타의 라이프스타일 조정이 자기 개선을 위한 모든 프로그램에 필수적인 요소가 된다.

이런 라이프스타일 조정과 더불어, 적절한 의료적 처치와 함께 신중하게 구성된 요가치료 프로그램은 우리의 시스템을 강화하고 만성 상태에 있는 사람을 약물에서 벗어나게 도울 것이다.

호흡계를 공격하는 알레르기는 면역계에서 생기는 일종의 과도한 경계심으로 생각할 수 있다. 천식발작은 자극에 대한 반응으로 기관지에 경련이 일어나는 현상이다. 이 경우 기관지 경련이 부교감신경계와 관련된다 하더라도 우선 시스템을 진정시킨 다음 강화함으로써 날숨을 위한 역량을 계발하는 데 특별한 주의를 기울이는 것으로 수련의 방향을 잡아야 한다.

반면에 호흡이 구조적으로 제한되는 경우는 과소 혹은 결핍 상태로 생각할 수 있다. 이때 수련의 방향은 흉곽을 움직이게 하는 것으로 들숨의 역량을 계발하는 데 특별한 주의를 기울인다.

그러나 호흡계에서 질병과 증상을 지나친 것(과대)과 부족한 것(과소)으로 구분하는 것은 정확하지 않다. 천식으로 고생하는 많은 사람은 흉곽의 운동성이 제한되어 숨을 들이쉬는 능력을 계발함으로써 똑같이 도움을 받을 수 있다. 협소한 가슴을 가진 사람도 마찬가지로 날숨을 강화함으로써 도움을 받을 수 있다. 그러므로 특정한 상태에 대한 최선의 접근은 개인적인 신체 유형, 구조적 역량, 호흡 습관을 고려하여 개발되어야 한다.

사실 호흡역량을 개발함으로써 누구나 도움을 받을 수 있다. 호흡 상태를 다루기 위한 요가치료의 핵심 아이디어는 이완, 호흡역량의 계발, 특히 횡격막을 더 많이 조절하는 것이다. 어떤 조건에서는 날숨을 강화하는 것을 강조하는 것이 적절하고, 어떤 조건에서는 들숨을 강조하는 것이 적절하다. 이미 보았듯이, 요가호흡 훈련에서 우리는 들숨에서 가슴과 복부를 확장시키고 날숨에서 복부를 끌어당기는 역량을 계발하였다. 다른 기법은 다른 상황에 적용할 수 있으며 훈련을 통해 각 상황에 가장 적절한 방법을 이용하는 것을 배우게 된다.

아래에 나오는 연속 자세에서는 자신감을 높이고, 신체를 강화하며, 들숨과 날숨의 역량을 높이고, 모든 기관에 순환을 높이며, 체액을 움직이게 하고, 소화와 배설을 돕도록 고안된 수련이 제시될 것이다.

날숨의 개발

예를 들어, 천식 환자의 경우 정상적인 호흡 패턴이 종종 역전되어서 들숨에 배가 들어가고 날숨에 배가 나온다. 이런 상태를 다루는 첫 단계는 호흡의 재훈련이다. 들숨에 복부가 나오고 날숨에 복부가 들어가는 '복부' 호흡을 훈련하면서 시작한다. 단순한 자세와 움직임의 도움을 받으며 이런 훈련을 개발하였다.

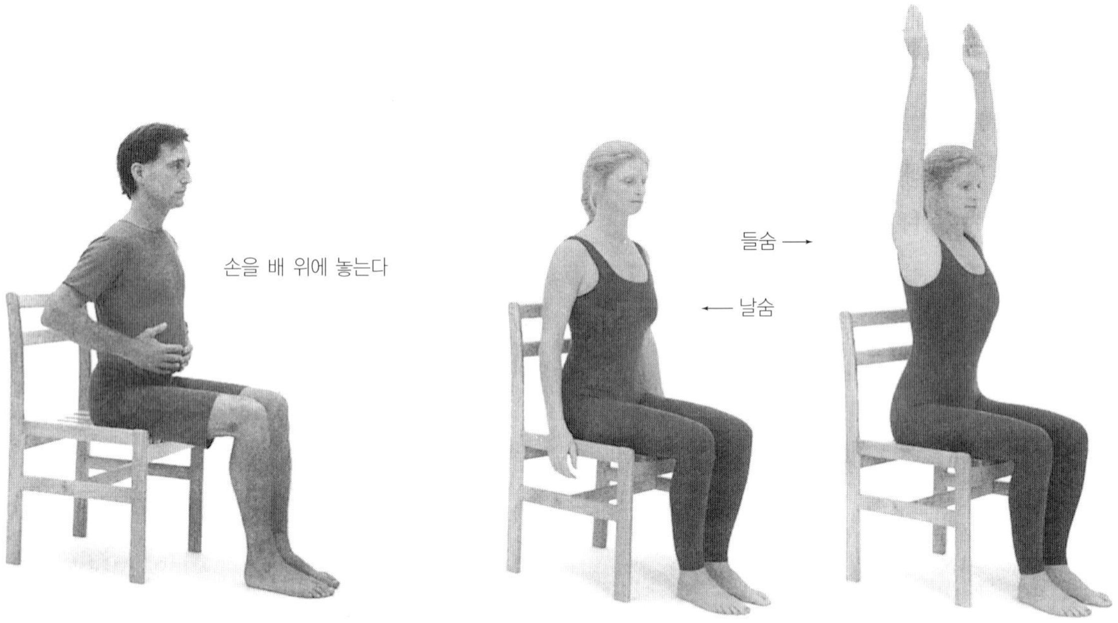

다음 단계는 날숨을 깊게 하고 조절하는 능력을 높이는 일이다. 앞서 언급했듯이, 날숨은 이완의 한 기법으로 간주된다. 이는 날숨을 용이하게 하고 횡격막이 충분히 위로 움직이도록 돕는 단순한 자세를 이용함으로써 달성된다.

호흡조절이 잘 됨에 따라 호흡역량에 더 큰 요구가 주어지는 더 강한 자세를 도입할 수 있다. 그런 다음 날숨 후에 호흡을 멈출 수 있다.

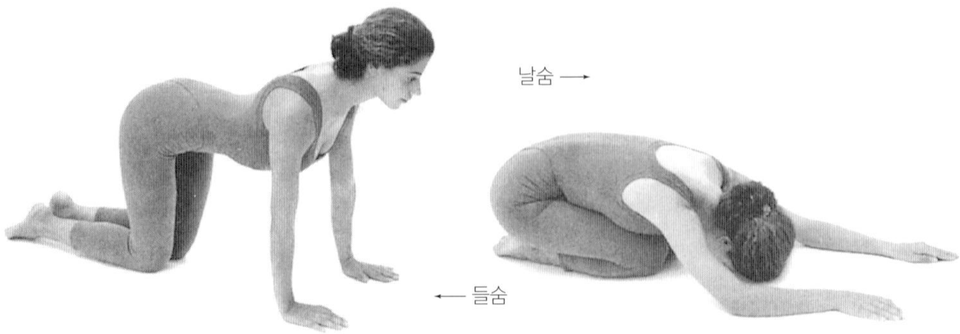

모든 호흡 제한에서 공포와 불안은 강한 요인이 되므로 이를 고려할 필요가 있다. 이런 방향에서의 진전은 점진적으로 일어나므로 시스템에 강요하지 않고 진행시켜 가야 한다. 다음에서 제시하는 연속 자세는 천식을 다루기 위한 접근의 한 예가 된다.

천식 다루기

아래의 연속 자세는 43세 여성 C.D.를 위해 개발된 것이다. 처음 나와 공부하기 위해 왔을 때, 그녀는 지방 전화회사의 인사담당 이사였다. 그녀는 수년 동안 천식으로 고생하였으며, 어깨에 만성통증도 호소하고 있었다.

C.D.는 가족과 휴가를 보내면서 우리 학교 집단수업에 참가하였다. 그녀는 우리의 부드러운 접근을 좋아했으며 자신의 만성 상태가 좋아질 것으로 희망하고 있었다. 나는 수년 동안 우리 학교와 내가 가르치는 여러 도시에서 때때로 그녀와 작업할 기회를 가졌다. 요가 공부와 수련에 대한 그녀의 헌신이 분명했으며, 시간이 지남에 따라 그녀는 나와 함께 광범위한 훈련 프로그램을 마치게 되었다. 그녀는 마침내 일자리를 떠나 이제 전업 요가교사가 되었다. 자신의 천식을 다루는 것을 배우는 경험을 통해 그녀는 같은 상태로 고통받고 있는 다른 사람들을 위한 엄청난 자원이 되었다.

요가에 대한 C.D.의 믿음은 수년 동안 규칙적으로 훈련하는 규율을 스스로에게 부과하였다. 우리가 처음 작업을 시작했을 때, 그녀는 천식과 어깨와 관련해 엄청난 공포감을 갖고 있었다. 나는 그녀의 흉곽이 심하게 제한받고 있으며 상체 전반이 약하다는 점에 주목하였다. 들숨에 가슴을 팽창하려는 모든 시도는 호흡경련을 유발하였으며, 짜끄라바까사나에서는 호흡경련 없이 앞으로 내밀 수조차 없었다.

우리는 들숨을 전혀 강조하지 않고 가슴과 등을 움직이는 매우 단순한 움직임부터 시작하였다. 다음 단계는 단순한 전굴에서 날숨을 강조하는 것이었다. 그녀의 자신감이 커짐에 따라 팔의 움직임과 결합된 들숨기법을 추가하였다. 나의 다음 목표는 그녀 등의 움직임을 높이는 것을 돕고 목의 긴장을 해소하는 것이었다.

시간이 지나자 그녀는 어떤 자세가 최고로 느껴지는지 나에게 알려 주었으며, 그녀의 일상 수련의 기초로 아래의 연속 자세가 출현하였다. 그녀는 자신이 수년 동안 플라스틱 물병을 가지고 다녔다는 점에 주목하였다. 어깨에 대한 공포가 줄어들자, 수련할 때 물병 두 개를 갖고 다닐 것을 제안하였다. 앉아서 하는 전굴과 서서 하는 전굴 모두에서 한 손에 한 병씩 들어 보라고 하였다. 그녀는 점점 더 많은 물을 담을 수 있게 되었다. 수련 후에 물의 일부를 마시라고 말하자 그녀는 이 생각을 무척 좋아하였다. 천식이 여전히 있었지만 그녀는 이제 천식을 더 잘 다룰 수 있게 되었으며 자신감도 높아졌다. 그녀는 대체로 경련 없이 심호흡훈련을 할 수 있게 되었다. 그녀는 자신이 훨씬 강해졌다고 느끼며, 어깨 통증 대부분이 한낱 기억에 불과한 것이 되어 버렸다고 말했다.

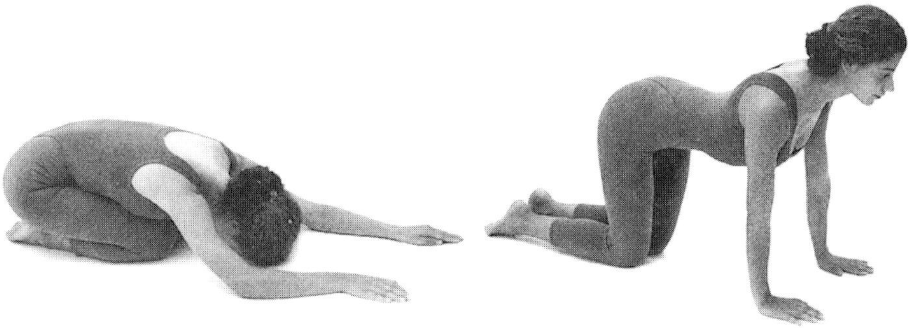

천식을 위한 수련

1

- 자세: 앉아서 실시하는 호흡
- 강조점: 복부호흡을 훈련한다.
- 방법: 척추를 곧게 한 채 의자에 앉아 손을 복부에 둔다.
  - 날숨: 배를 부드럽게 척추 쪽으로 당긴다.
  - 들숨: 배를 부드럽게 풀어 튀어나오게 한다.
- 반복 횟수: 12회
- 세부사항: 들숨과 날숨을 길고 부드럽게 한다.

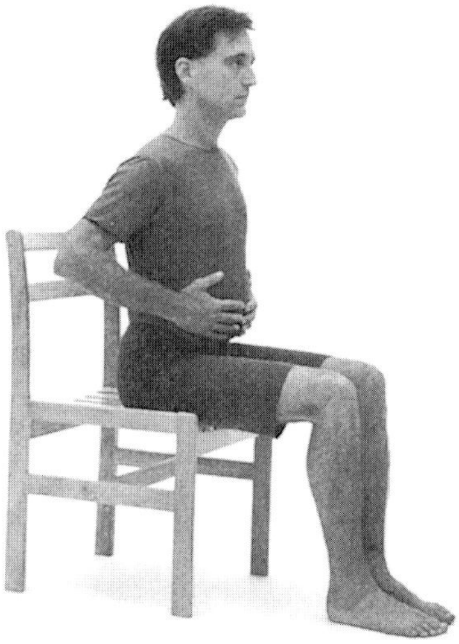

2

- 자세: 와즈라사나(Vajrāsana)
- 강조점: 복부를 압박한다. 흉곽을 부드럽게 움직인다. 날숨을 길게 한다.
- 방법: 무릎을 꿇고 몸을 세워 팔을 머리 위로 들어 올린다.
  - 날숨: 앞으로 숙여 팔을 등 뒤로 내리고, 손은 손바닥을 위로 한 채 천추로 내린다.
  - 들숨: 시작 자세로 돌아온다.
- 반복 횟수: 8회
- 세부사항
  - 날숨: 매번 반복할 때마다 날숨을 점차 길게 한다. 엉덩이를 발꿈치 쪽으로 내리기 전에 가슴을 허벅지 쪽으로 내린다. 팔을 돌려 손바닥을 위로 해서 손을 천추에 둔다.
  - 들숨: 팔을 넓게 벌리면서 가슴을 확장하는 동시에 무릎에서 멀리 들어 올린다.

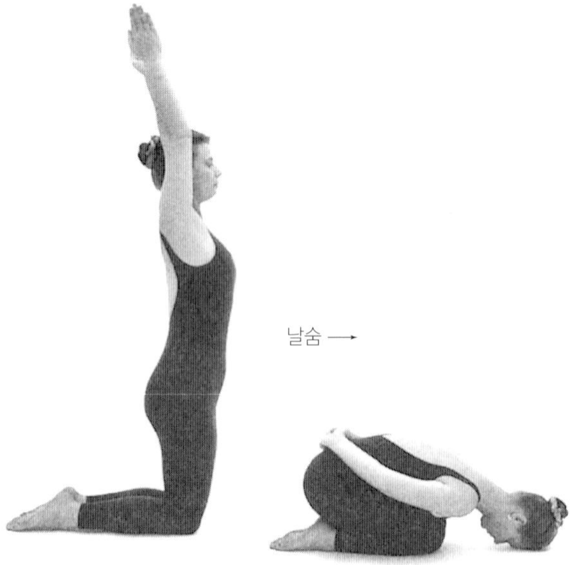

3

- 자세: 웃따나사나(Uttānāsana)
- 강조점: 팔, 어깨, 등 상부를 강화한다(물병을 들고 실시한다). 복부를 압박하고 날숨을 계속 늘인다.
- 방법: 발을 약간 벌리고 서서 팔을 머리 위로 들어 올린다.
  - 날숨: 무릎을 약간 구부리고 전굴하면서 가슴을 허벅지 쪽으로 물병을 발 옆으로 내린다.

–들숨: 시작 자세로 돌아온다.
- 반복 횟수: 8회
- 세부사항
  –날숨: 매번 반복할 때마다 날숨을 점점 더 늘여 간다. 턱은 목 쪽으로 내린다.
  –들숨: 가슴을 허벅지에서 멀리 들어 올려 등을 편평하게 한다. 자세가 끝날 때까지 무릎은 굽힌 상태를 유지한다.

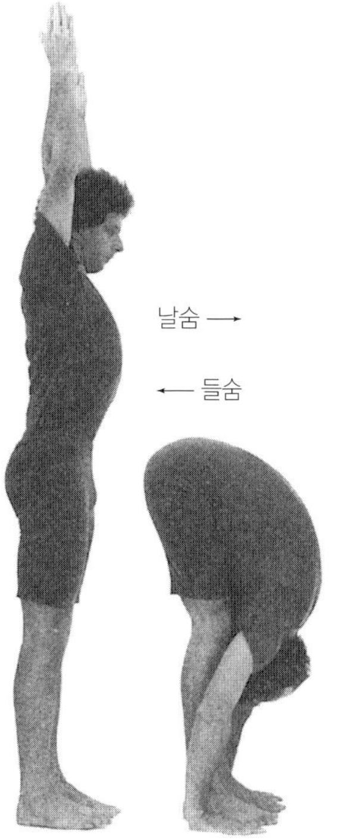

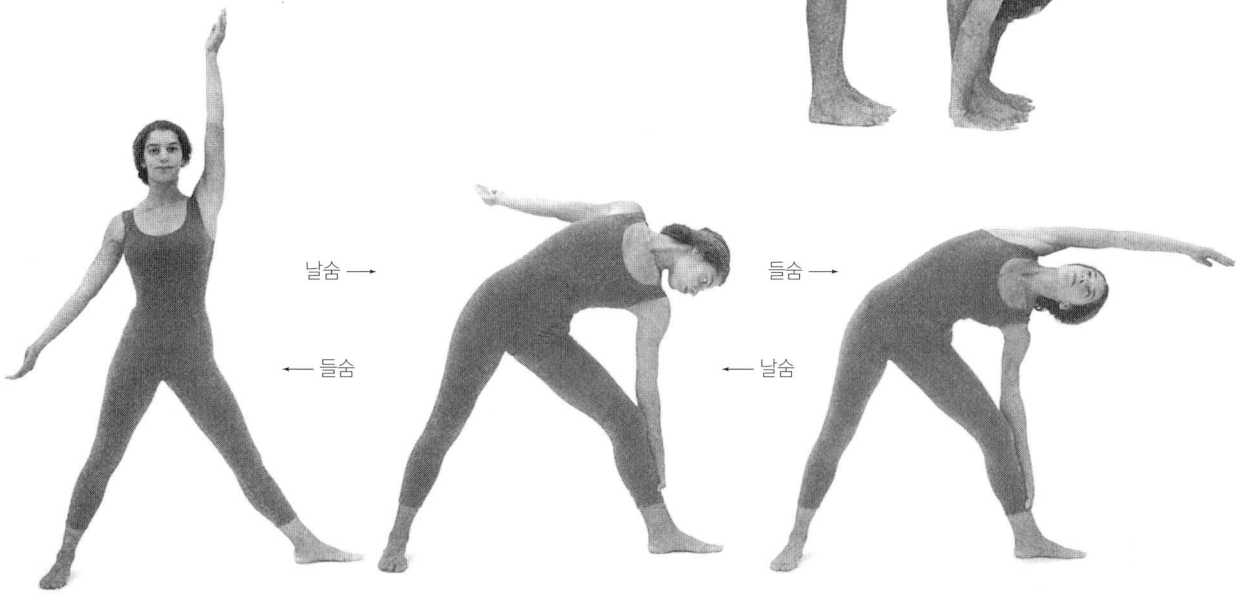

4

- 자세: 웃티따 뜨리코나사나(Utthita Trikoṇāsana)
- 강조점: 흉곽을 늘여 주고 움직일 수 있게 한다.
- 방법: 발을 어깨너비보다 넓게 벌리고 서서, 왼발은 오른발과 90°가 되도록 밖으로 돌리고, 왼팔은 머리 위로 올린다. 오른팔은 손바닥을 위로 한 채 옆으로 뻗는다.
  –날숨: 어깨를 오른쪽으로 틀면서 옆으로 구부려 왼손을 왼쪽 무릎 아래로 내린다.
  –들숨: 오른팔을 위로 앞쪽으로 뻗으며, 머리는 돌려 손 쪽을 본다.
  –날숨: 오른팔을 옆으로 다시 돌리고 머리는 아래로 내려 왼발을 바라본다.
  –들숨: 시작 자세로 돌아온다.
- 반복 횟수: 한쪽당 6회
- 세부사항
  –날숨: 치골을 약간 위쪽으로 당겨 요추 커브가 과도해지는 것을 피한다. 왼쪽 무릎을 약간 구부린다. 어깨와 엉덩이를 동일한 평면으로 유지한다.
  –들숨: 늑간근육을 위와 옆쪽으로 충분히 늘인다.

5

- 자세: 짜끄라바까사나(Cakravākāsana)
- 강조점: 복부를 부드럽게 압박하고 늘인다. 날숨에 콧소리를 낸다. 측면 기울기에서 앉아서 비트는 자세로 이동한다.
- 방법: 손과 무릎을 바닥에 댄다. 어깨는 팔목 위에, 고관절은 무릎 위에 일직선이 되게 한다.
  - 들숨: 가슴을 복부에서 멀리 들어 올린다.
  - 날숨: 복부를 부드럽게 수축하고 허리를 둥글게 말면서 가슴을 허벅지 쪽으로 당긴다. 이때 저음의 부드러운 콧소리를 낸다.
- 반복 횟수: 8회
- 세부사항
  - 들숨: 가슴부터 움직이며 턱은 약간 아래로 내린다. 허리를 압박하지 않고 가슴이 확장되는 것을 느껴 본다.
  - 날숨: 가슴이 복부 쪽으로 무너지지 않게 하면서 허리를 둥글게 만다. 등의 커브가 과도하지 않게 한다. 엉덩이가 발꿈치에 닿기 전에 가슴을 허벅지 쪽으로 내린다.

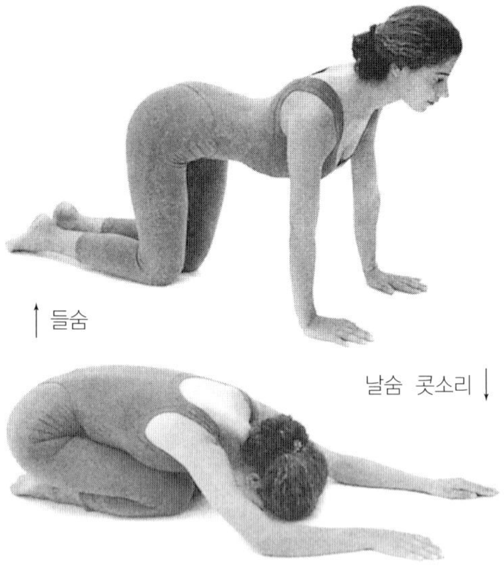

6

- 자세: 아르다 맛첸드라사나(Ardha Matsyendrāsana)
- 강조점: 복부를 깊게 비틀고 횡격막을 위쪽으로 움직이면서 숨을 충분히 내쉰다. 날숨 후에 숨을 멈춘다.
- 방법: 앉아서 왼쪽 다리를 구부리고, 왼발을 오른쪽 엉덩이 옆에 둔다. 오른쪽 무릎은 똑바로 세우고, 오른발은 교차시켜 왼쪽 무릎 바깥에 둔다. 오른팔은 손바닥을 바닥으로 향한 채 등 뒤 천추 옆에 둔다. 왼팔은 오른쪽 다리 밖에 두고 왼손으로 오른발 아치를 잡는다.
  - 들숨: 척추를 위로 뻗는다.
  - 날숨: 몸통을 비틀어서 오른쪽 어깨 너머를 바라본다.
  - 날숨 후에 4~6초 동안 호흡을 멈춘다.
- 반복 횟수: 한쪽당 8회
- 세부사항
  - 날숨: 배 깊숙이에서 비틀림을 조절하는데, 비틀기를 심화시키기 위해 팔을 지렛대로만 이용한다.
  - 들숨: 척추의 신장을 촉진시키기 위해 미세하게 신체를 풀어 준다.

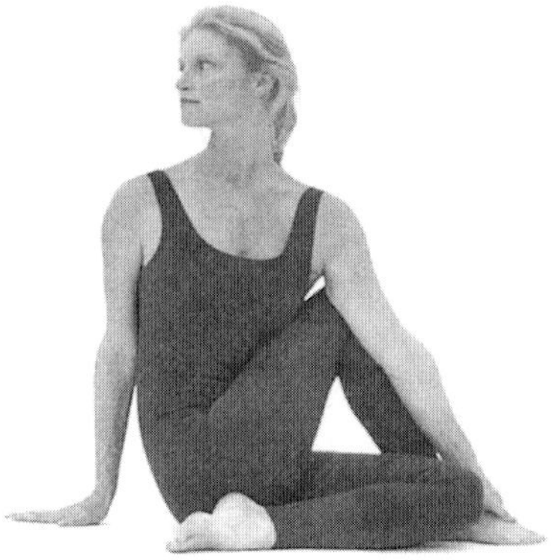

7

- 자세: 빠스치마따나사나(Pascimatānāsana)
- 강조점: 팔, 어깨, 등 상부를 강화한다(물병을 들고 실시한다). 복부를 압박하고 등을 늘이면서 강화한다. 날숨 후에 숨 멈추기를 심화한다.
- 방법: 앉아서 다리를 앞으로 뻗고 등은 뻗은 채 팔을 머리 위로 들어 올린다.
  - 날숨: 무릎을 약간 굽히면서 앞으로 굽혀 가슴을 허벅지로 내리고 물병을 발쪽으로 내린다.
  - 날숨 후에 4~6초 동안 숨을 멈춘다.
  - 들숨: 시작 자세로 돌아온다.
- 반복 횟수: 8회
- 세부사항
  - 날숨: 허리 스트레칭을 돕기 위해 무릎을 구부리고 배와 가슴을 허벅지 쪽으로 내린다. 턱을 목구멍 쪽으로 내린다. 날숨 후에 멈출 때 횡격막이 위로 올라가는 것처럼 느껴 본다.
  - 들숨: 가슴을 허벅지에서 멀리 들어 올려 등을 편평하게 한다.

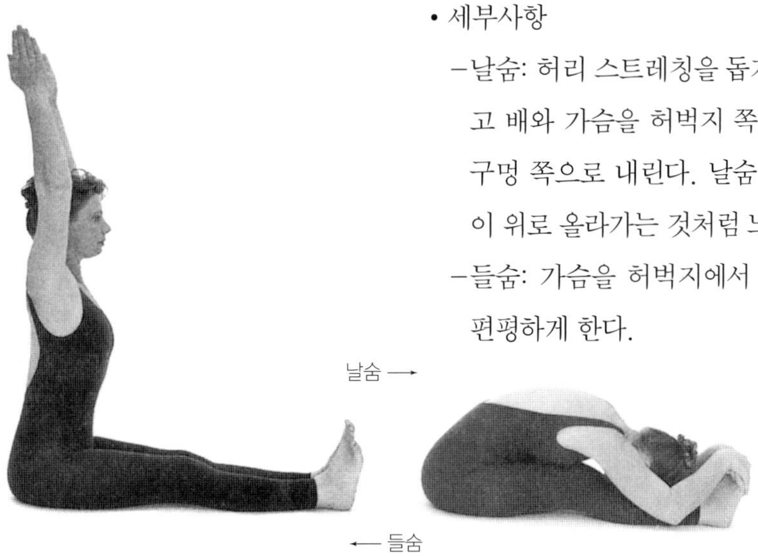

8

- 자세: 사바사나(Savāsana)
- 강조점: 휴식한다.
- 방법: 등을 대고 납작하게 누워서 팔은 손바닥을 위로 한 채 몸통 옆에 둔다. 다리를 약간 벌리고 눈을 감는다. 마음을 이완하면서 몸을 충분히 휴식한다. 신체에서 일어나는 감각에 주의를 기울인다.
- 기간: 최소 5분

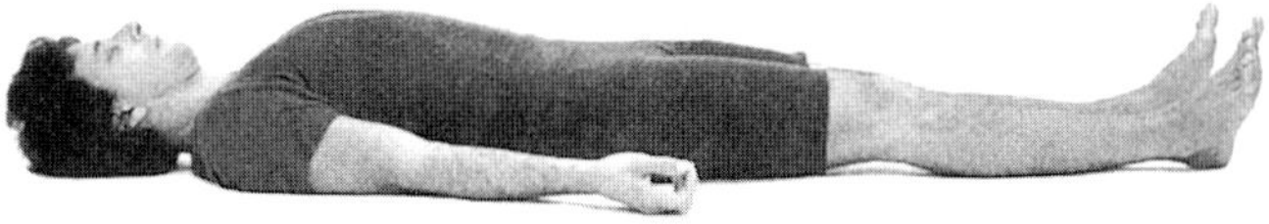

9

- 자세: 쁘라나야마-윌로마 끄라마(Prāṇāyāma-Viloma Krama), 3단계 날숨
- 강조점: 숨을 나누어 내쉬면서 복부를 자극하고 압박한다.
- 방법
  - 숨을 충분히 깊게 들이쉰다.
  - 3초 동안 1/3만 내쉰다.
  - 3초 동안 멈춘다.

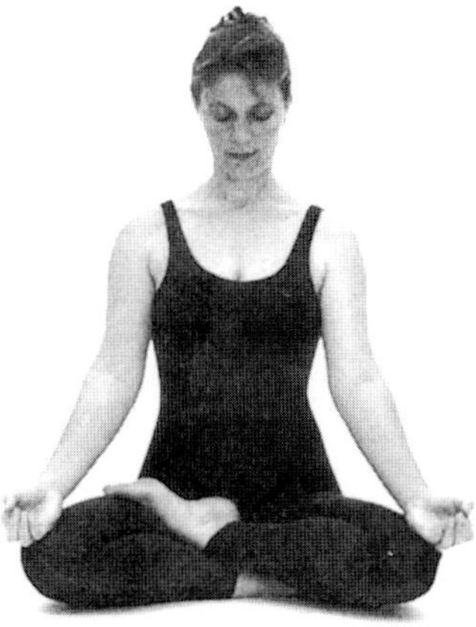

–3초 동안 또 1/3을 내쉰다.
–3초 동안 멈춘다.
–3초 동안 숨을 완전히 내쉰다.
–깊게 들이쉬고 반복한다.

- 반복 횟수: 8회
- 세부사항: 치골에서 배꼽까지 3단계로 복부를 수축한다. 날숨의 세 번째 단계 후에는 3초 동안 멈추는 것을 실시하지 않는다.

들숨의 개발

예를 들어, 가슴의 가동성이 제한된 경우, 흉곽의 구조를 점차 확장시키고 호흡근육을 강화하고 들숨의 역량을 심화시키기 위해 고안된 수련을 실시한다. 첫 단계에서는 들숨 때 가슴의 확장을 개선시킨다. 호흡과 결합시켜 팔을 단순하게 움직임으로써 이를 촉진할 수 있다.

다음 단계에서는 들숨을 심화시키고 조절하는 역량을 높인다. 이는 들숨을 돕고 가슴이 더 많이 확장될 수 있도록 돕는 단순한 자세들을 이용하여 성취할 수 있다.

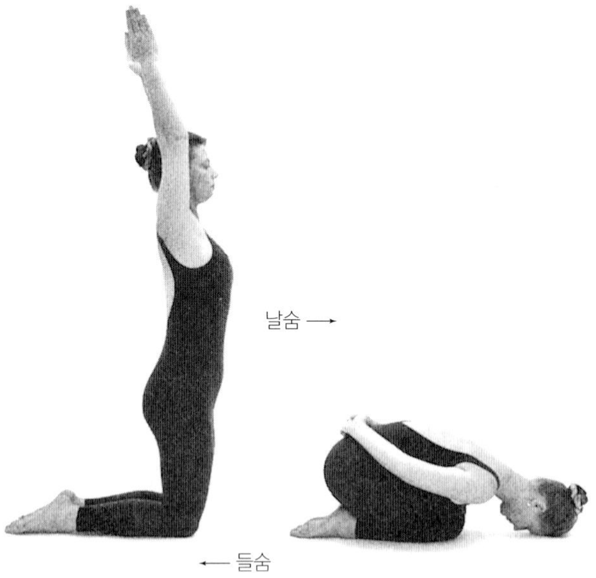

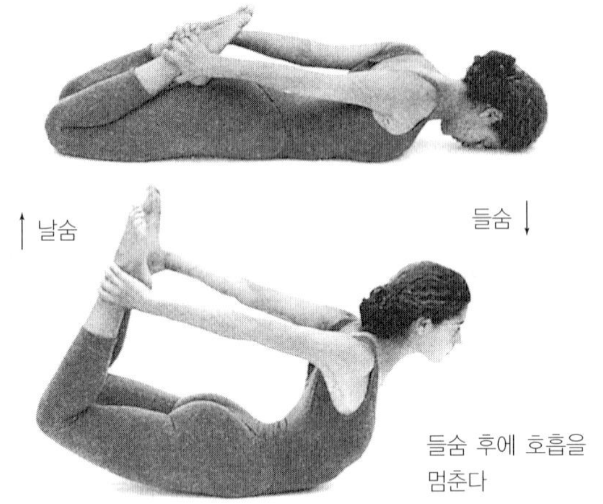

호흡을 더 잘 조절함에 따라 호흡역량에 대한 요구가 높은 더 강한 자세를 도입할 수 있다. 그다음에 들숨을 쉬고 호흡을 멈추는 단계로 나아갈 것이다.

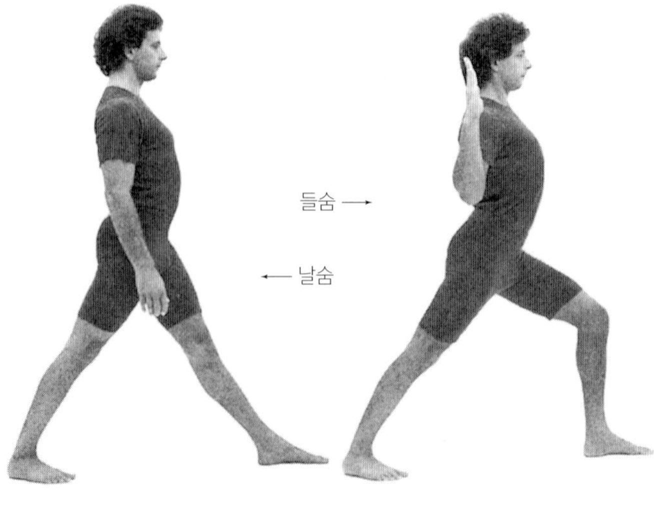

들숨 다루기

이 연속 자세는 이탈리아 출신인 내 학생의 19세 된 조카 G.T.를 위해 개발되었다. 그는 얼마 동안 우리와 함께 공부했던 숙모의 조언을 듣고 내게 왔다. 그녀는 조카가 어떤 방향성도 없이 방황하는 것을 염려했고 요가가 도움을 줄 거라고 생각했다. G.T.는 개방되고 성실한 태도를 지니고 있었지만 자신의 미래에 대해서는 확신이 없고 혼란스러워했다. 그는 12세 때 미국에 다녀온 적이 있었으며, 영어를 약간 할 수 있었고 영어를 좀 더 배우고 싶어 했다.

처음에 나는 그에게 나와 함께 작업하는 것에 대해 어떻게 느끼며 무엇을 하고 싶어 하는지 물었다. 가슴이 협소하다는 것이 주된 신체적 관심이었고, 그는 가슴을 확장시키고 개발하는 데 도움을 될 만한 무언가를 할 수 있는지 궁금하게 여겼다. 그 밖의 다른 우려에 대해서는 아무런 언급도 하지 않았다. 나는 그가 부드럽지만 소심한 청년이라는 인상을 받았다.

우리가 함께 작업해 감에 따라 나는 그가 학교에서 어려움을 겪었으며 졸업도 하지 못했다는 사실을 알게 되었다. 그의 주된 관심은 미술이었으며 그는 그래픽 아티스트로서의 재능이 있었다. 그는 학교를 떠난 이후 지난 1~2년 동안 단편적으로 직장에 다녔으며, 어떤 스포츠나 육체적 활동도 하지 않고 있었다.

그해 우리가 세 달 정도 이탈리아에 머무는 동안, 나는 그가 아래에 제시된 브라흐마나 순서를 이해하고 스스로 훈련할 수 있다고 느낄 때까지의 진전 상황을 지켜볼 수 있었다. 이 지점에 이르는 데는 일주일에 한 번씩 꼬박 세 달이 걸렸다. 우리 작업에서는 신체의 큰 근육을 쓰는 자세와 가슴을 확장시키는 자세를 강조하였다. 동시에 나는 수련이 짧고 복잡하지 않게 되길 원했는데, 내가 그를 규칙적으로 점검할 수 없다는 사실을 알고 있었기 때문이었다.

어쨌든 나는 그에게는 보다 많은 육체적, 정신적 자극이 필요하다고 느꼈고 그가 어떤 방향성을 찾을 수 있기를 희망했다. 그가 태어난 이탈리아 지역은 언덕이 많고 빌라와 교회, 예배당으로 가득 찬 곳이었다. 그는 내게 자신이 알고 있는 특별한 비밀 장소에 대해 이야기했으며, 나는 그에 대해 희망을 품고 그에게 그중 한 장소로 나를 데려가 달라고 하였다. 가파른 언덕을 지나 주차장으로 차를 타고 가는 대신 걷자고 제안하였다. 그가 얼마나 숨가빠했는지, 그 은밀한 장소에 도달하는 일에 대해 얼마나 흥분하는지에 주목하는 것은 나로서는 흥미로운 일이었다. 내가 주변에 다른 장소도 있는지 묻자 그는 많다고 대답하였다. 그가 분명이 특별한 장소를 즐기고 있었고 더 많이 운동할 필요가 있음을 느꼈기 때문에, 나는 그에게 일주일에 여러 장소로 하이킹을 하면서 소풍을 가라고 권하였다.

G.T.는 요가 수련과 소풍 모두를 즐겼으며 내가 이탈리아를 떠나고 꽤 오랫동안 그것을 계속할 수 있었다. 나는 그가 다시 돌아가서 학교를 마쳤다는 소식을 듣고 기뻤다. 이 글을 쓰는 지금 G.T.는 22세가 되었으며 이탈리아의 한 대학에서 미술사와 회화를 공부하고 있다.

들숨을 위한 수련

1

- 자세: 쁘라나야마-아누로마 끄라마(Prāṇāyāma-Anuloma Krama), 2단계
- 강조점: 가슴을 확장하고 들숨의 역량을 심화한다.
- 방법
  - 숨을 충분히 깊게 내쉰다.
  - 4~5초 동안 1/2만 들이쉰다.
  - 4~5초 동안 멈춘다.
  - 4~5초 동안 나머지 호흡을 들이쉰다.
  - 4~5초 동안 호흡을 멈춘다.
  - 천천히 하면서 충분하게 내쉰다.
  - 반복한다.
- 반복 횟수: 8회
- 세부사항: 목구멍에서 흉골까지 가슴을 확장한다. 그다음 태양신경총에서 배꼽까지 복부를 확장시킨다.

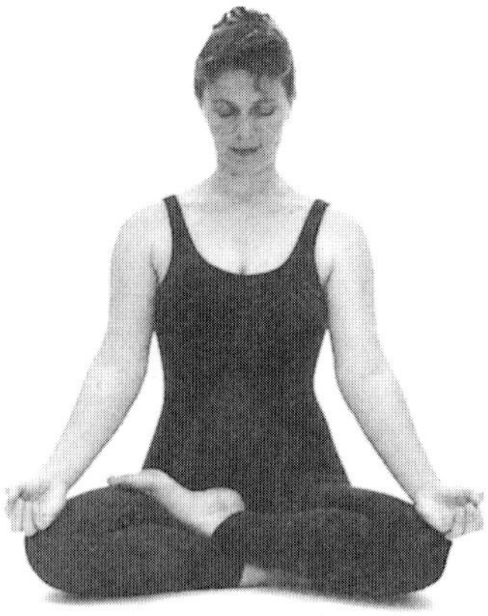

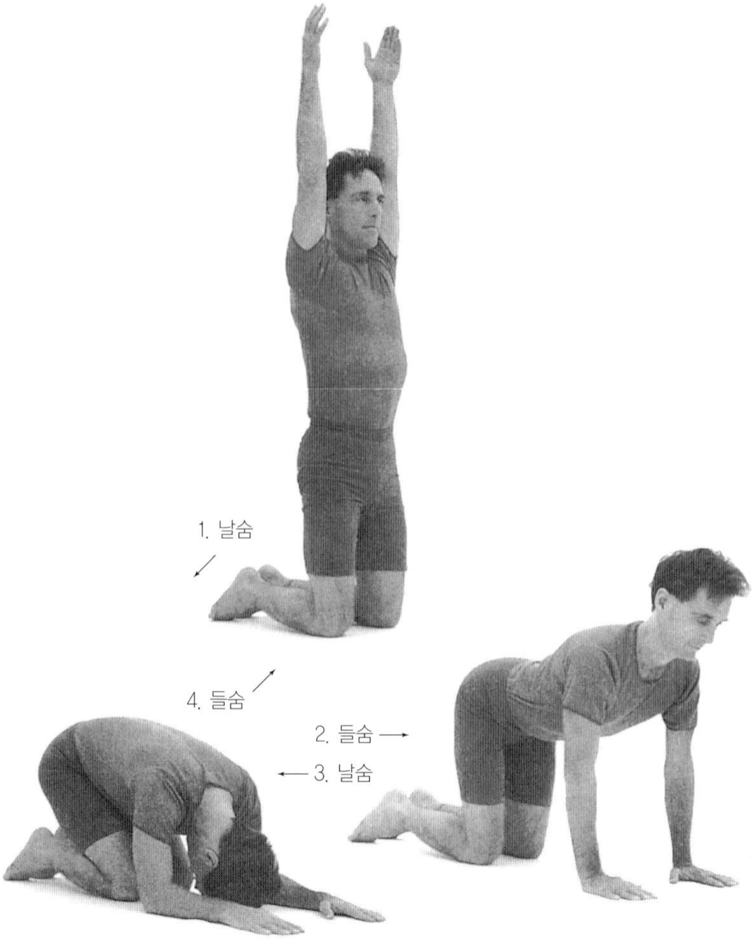

2

- 자세: 와즈라사나(Vajrāsana)/짜끄라바까사나(Cakravākāsana) 빈야사(Viṅyāsa)
- 강조점: 신체를 풀어 준다. 들숨을 길게 한다.
- 방법: 무릎을 바닥에 대고 서서 팔을 머리 위로 들어 올린다.
  - 날숨: 앞으로 구부려 팔을 몸 앞 바닥에 둔다.
  - 들숨: 가슴을 복부에서 멀리 들어 올리고 몸을 앞쪽의 두 손 쪽으로 당긴다.
  - 날숨: 배를 수축하고 허리를 둥글게 말아 가슴을 허벅지 쪽으로 내린다.
  - 들숨: 시작 자세로 돌아온다.
- 반복 횟수: 8회
- 세부사항
  - 들숨: 매번 반복할 때마다 들숨을 점차 길게 한다. 엉덩이가 발꿈치에 닿기 전에 가슴을 허벅지로 내린다. 머리로 척추를 잡아당겨 목이 지나치게 휘지 않게 한다. 턱을 약간 아래로 내린 채 가슴이 주도하게 한다. 허리가 지나치게 휘지 않게 하며 배가 늘어나는 것을 느껴 본다.

–날숨: 가슴이 배 위로 무너지지 않도록 허리를 둥글게 한다. 등의 커브가 과도하지 않게 한다.

3

- 자세: 위라바드라사나(Vīrabhadrāsana)
- 강조점: 등과 다리 근육을 강화한다. 가슴을 확장하고 등을 편평하게 한다. 들숨 후에 숨 멈추기를 늘인다.
- 방법: 발을 엉덩이너비만큼 벌리고 왼발을 앞으로 한 채 선다. 팔은 몸통 옆에 둔다.
  - –들숨: 왼쪽 무릎을 굽히는 동시에 가슴을 약간 앞쪽으로 내민다. 엉덩이는 약간 뒤쪽으로 당기고, 팔은 벌려 옆에 두고 팔꿈치는 약간 굽힌다. 어깨는 뒤로 젖힌다. 들숨 후에 4초 동안 숨을 참는다.
  - –날숨 후에 호흡을 점차 2, 4, 6초 늘이되 한 번에 두 번씩 반복한다.
  - –날숨: 시작 자세로 돌아온다.
- 반복 횟수: 한쪽당 6회
- 세부사항

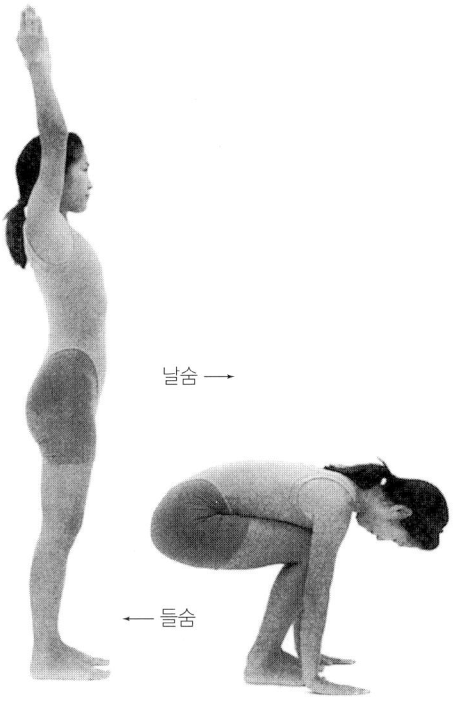

엉덩이가 발꿈치에 닿기 전에 가슴을 허벅지 쪽으로 내린다.

–들숨: 손, 팔꿈치를 어깨와 일직선에 둔다. 가슴이 열리고 등이 편평해지는 것을 느끼되 허리가 압착되지 않게 한다. 머리는 계속 앞쪽을 향한다. 뒷발 발꿈치에 몸무게를 싣는다.

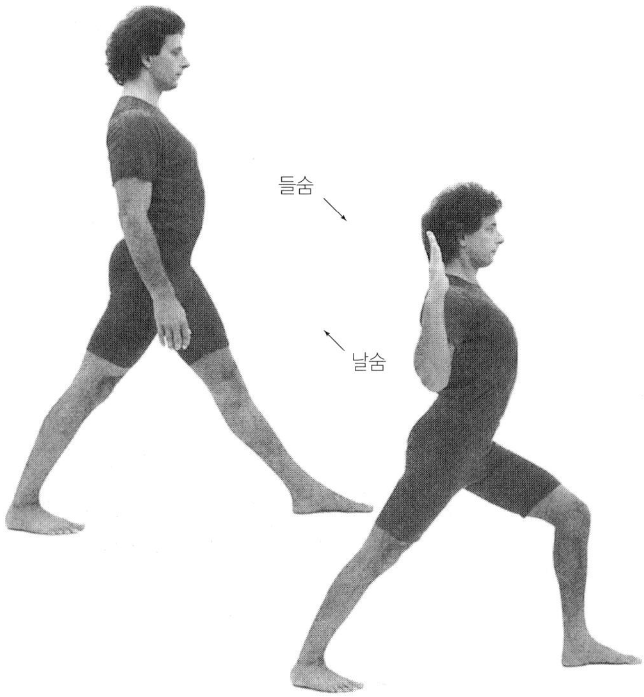

4

- 자세: 아르다 웃까타사나(Ardha Utkaṭāsana)
- 강조점: 근육 요구량을 높이면서 들숨을 늘인다. 다리와 등을 강화한다.
- 방법: 발을 약간 벌리고 서서 팔을 머리 위로 올린다.
  - –날숨: 허벅지가 바닥과 수평이 되고 고관절이 무릎 높이에 올 때까지 몸을 앞으로 굽힌다. 가슴을 허벅지 쪽으로, 손바닥은 발 옆으로 내린다.
  - –들숨: 시작 자세로 돌아온다.
  - –날숨: 전굴 자세로 돌아온다.
  - –두 번씩 반복한 후에 1~2초 동안 들숨을 늘인다.
- 반복 횟수: 8회

- 세부사항
  - 날숨: 발꿈치로 단단히 바닥을 누르고 팔은 앞쪽에 닿게 내린다.
  - 들숨: 가슴을 들어 올리고 요추 커브가 과도하게 되지 않도록 등을 편평하게 한다. 그런 후에 다리를 뻗는다.

5

- 자세: 다누라사나(Dhanurāsana)
- 강조점: 가슴을 뻗고 확장시킨다. 등과 다리를 강화한다. 들숨을 심화시킨다.
- 방법: 배를 대고 누워 이마를 바닥에 대고 쉰다. 무릎을 굽히고 손으로 발목을 잡는다.
  - 들숨: 뒤쪽 발을 잡는 동시에 어깨를 뒤로 당긴다. 가슴을 들어 올리고 무릎을 바닥에서 들어 올린다.
  - 날숨: 시작 자세로 돌아온다.
  - 매 두 번째 들숨 후에 2~4초까지 숨 멈추기를 늘인다.
- 반복 횟수: 6회
- 세부사항
  - 들숨: 머리를 앞쪽으로 들어 올리되 귀는 어깨에서 멀어지게 한다. 머리가 뒤로 젖혀지지 않게 한다. 무릎이 엉덩이보다 넓게 벌어지지 않게 한다.

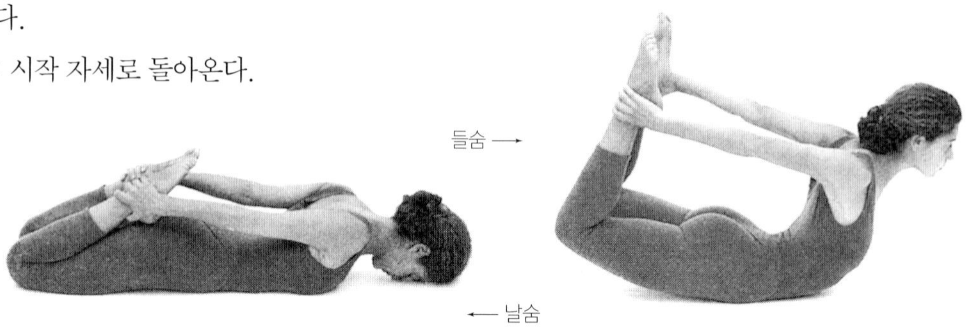

6

- 자세: 우르드바 쁘라사리따 빠다사나(Ūrdhva Prasārita Pādāsana)
- 강조점: 척추를 뻗어 바닥 쪽으로 내려 편평하게 한다. 다리를 뻗어 준다.
- 방법: 등을 대고 누워 팔은 내려서 몸통 양옆에 둔다. 다리를 구부려 무릎을 가슴 쪽으로 당긴다.
  - 들숨: 팔을 위로 들어 올려 머리 위 바닥에 둔다. 다리를 천장 쪽으로 들어 올린다.
  - 뻗은 채 자세를 유지하며 2회 충분히 숨을 쉰다.
  - 날숨: 시작 자세로 돌아온다.
- 반복 횟수: 4회

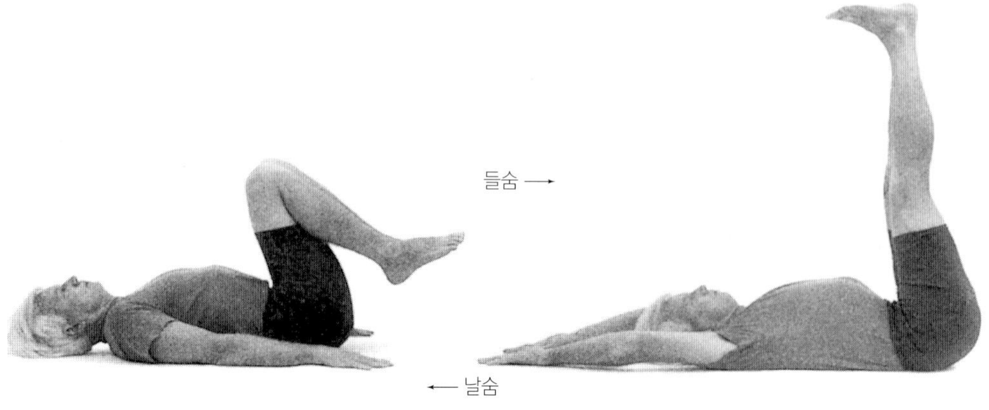

• 세부사항

－들숨: 다리를 위로 들어 올릴 때 발은 굽힌다. 무릎을 약간 구부리고 다리와 몸통의 각도는 90° 이하를 유지한다. 허리와 천추를 바닥으로 밀어낸다. 턱을 아래로 당긴다.

－자세를 유지할 때: 날숨에 무릎과 팔꿈치를 약간 구부린다. 들숨에는 팔과 다리를 더욱 곧게 뻗는다.

7

• 자세: 마하무드라(Mahāmudrā) / 자누 시르사사나(Jānu Śirṣāsana)

• 강조점: 들숨과 날숨의 역량 모두를 계발한다. 호흡 비율을 도입한다. 호흡근육과 척추근육을 강화한다.

• 방법: 앉아서 오른쪽 다리를 안으로 접어 발꿈치를 사타구니로 당긴다. 왼쪽 다리는 앞으로 뻗고 양손으로 왼발의 발목과 무릎 사이를 잡는다.

－들숨: 척추를 위쪽으로 확장시켜 가슴을 열어 주고 등을 편평하게 하며 몸통의 앞면을 늘인다.

－들숨 후에 멈춘다.

－날숨: 배를 안쪽으로 단단하게 끌어당기면서 자세를 유지한다.

－날숨 후에 멈춘다.

－뻗은 자세를 유지하면서 8회 호흡한다. 그다음 배와 가슴을 허벅지 쪽으로 내린다.

－전굴 자세를 유지하면서 4회 호흡한다.

－반대쪽도 반복한다.

• 반복 횟수: 한쪽씩 척추를 뻗은 상태에서 8회 호흡, 전굴 자세에서 4회 호흡

• 세부사항

－호흡비율: 들숨 6초, 멈춤 3초, 날숨 6초, 멈춤 3초로 시작한다. 들숨 8초, 멈춤 4초, 날숨 8초, 멈춤 4초까지 늘인다. 척추에 초점을 둘 수 있도록 뻗은 다리를 구부린다.

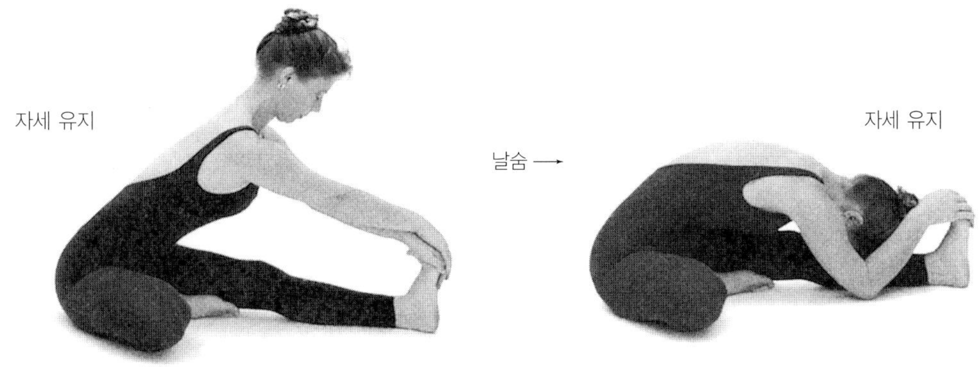

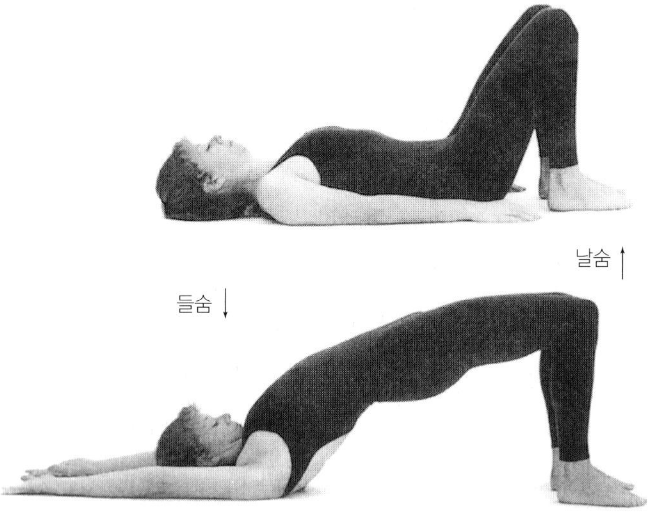

8

- 자세: 드위빠다 삐탐(Dvipāda Pīṭham)
- 강조점: 등을 이완하고 복부를 늘인다.
- 방법: 등을 대고 누워서 팔을 내려 몸통 양옆에 둔다. 무릎은 굽히고 발은 바닥에 둔 채 약간 벌려 편안하게 엉덩이 쪽으로 당긴다.
  - 들숨: 발을 내리누르고 턱은 아래로 당긴 채 목이 부드럽게 바닥에서 편평하게 될 때까지 골반을 천장으로 들어 올린다. 이때 팔을 머리 위로 들어 올려 뒤쪽 바닥에 둔다.
  - 날숨: 시작 자세로 돌아온다.
- 반복 횟수: 6회
- 세부사항
  - 들숨: 척추 하나하나를 아래에서 위로 들어 올린다.
  - 날숨: 척추 하나하나를 풀면서 내려온다.

9

- 자세: 사바사나(Śavāsana)
- 강조점: 휴식한다.
- 방법: 등을 대고 납작하게 누워서 팔은 손바닥을 위로 한 채 몸통 옆에 둔다. 다리를 약간 벌리고 눈을 감는다. 마음을 이완하면서 몸을 충분히 휴식한다. 신체에서 일어나는 감각에 주의를 기울인다.
- 기간: 최소 3~5분

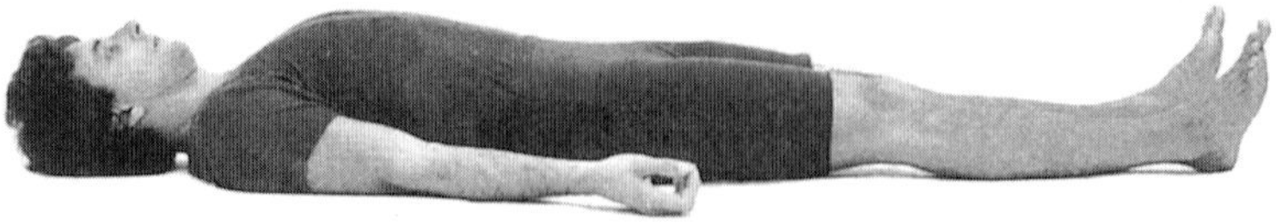

심혈관계

우리의 심혈관계는 생명과 신체의 기능에 필수적인 부분이다. 소화계로부터 영양분이, 호흡계로부터 산소가, 그리고 내분비계로부터 호르몬이 혈류를 통해 모든 세포로 운반된다. 또한 혈류를 통해서 세포로부터 노폐물과 독성이 모여 허파, 피부, 신장, 소장 등 신체의 주요 배설기관 쪽으로 이동한다. 이런 활동을 할 때 심혈관계는 림프계의 도움을 받는데, 림프계의 액체는 혈액으로부터 자양분을 흡수하고 세포로부터 노폐물이 배설되는 것을 돕는다.

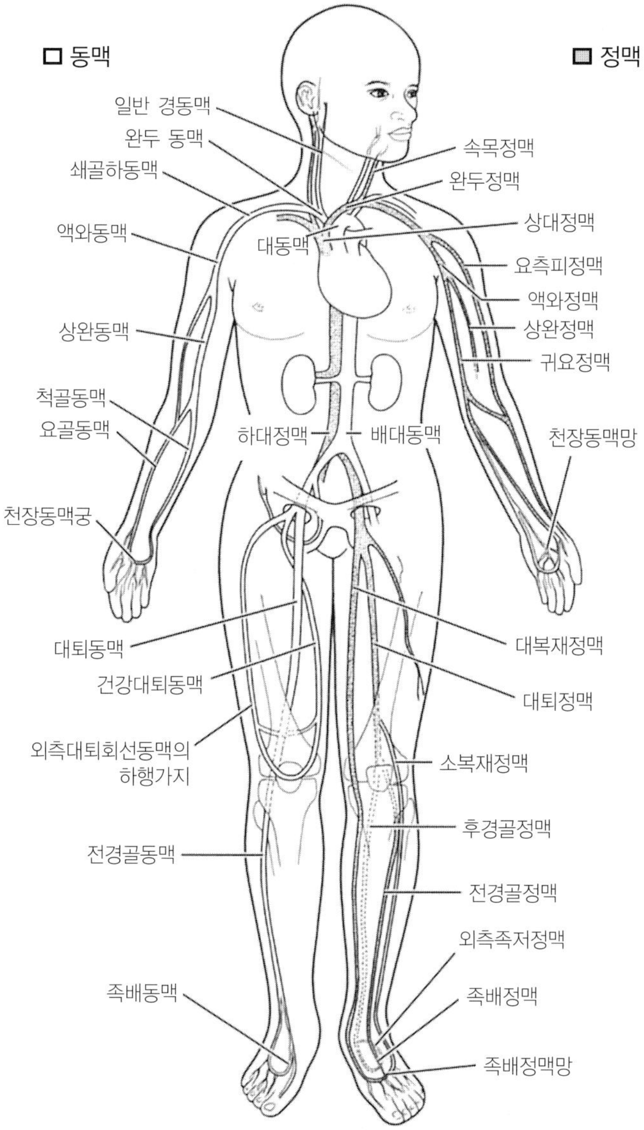

심혈관계에는 혈액을 펌프하는 심장, 순환하는 혈액 자체, 혈액이 순환하는 동맥, 정맥, 모세혈관이 있다. 심장은 심막이라 불리는 막에 싸여 있다.

혈액의 기능은 다양하며 생명의 유지에 필수적으로 작용한다. 산소와 영양분을 세포로 운반하고 분해하며 세포로부터 노폐물을 운반하는 데 더해서, 혈액은 특정 조직에 호르몬과 효소를 운반한다. 완충제를 통해서 혈액은 근육 활동으로 발생한 산을 중화시키고, 응고기전을 통해 혈액의 손실을 막으며, 백혈구와 항체를 통해 외부 물질로부터 방어하며, 열의 적절한 재분배를 통해 체온조절을 돕는다.

순환계에는 허파에서 들어오고 나가는 혈액을 운반하는 허파순환과 신체의 나머지 부분에서 들어오고 나가는 혈액을 운반하는 체순환이 있다. 동맥은 심장으로부터 혈액을 운반하며, 정맥은 심장으로 혈액을 운반하고, 모세혈관은 동맥과 정맥 사이로 혈액을 운반한다. 미세벽을 가로질러 일어나는 세포에 영양을 공급하고 청소하는 화학적인 가스 교환과정을 확산이라 부른다.

심혈관계의 중심기관은 심장으로서 네 개의 방으로 된 펌프다. 그 주된 역할은 혈액량이 적절한 속도로 시스템 전체를 움직이는 데 필요한 압력을 개발하는 일이다. 심장은 지속적인 펌프가 아니라 수축(심장수축)과 이완(심장확장)의 사이클로 작동하여 압력 시스템을 구축하는데, 이는 일련의 밸브와 함께 혈액이 원하는 방향으로 흐르도록 한다.

그 과정을 간략하게 설명하면, 우선 산소와 결합된 깨끗한 피는 심장의 왼쪽 아랫방(좌심실)을 떠나 동맥과 모세혈관을 통해 전신을 순환하여 세포가 살고 발달하는 데 필요한 물질을 세포에 전달한다. 그 여정에서 혈류는 또한 이산화탄소를 포함한 노폐물을 수집하여 정맥을 통해 심장으로 돌아와 오른쪽 윗방(우심방)으로 들어간다. 여기에서 심장의 오른쪽 아랫방(우심실)을 거쳐 허파로 들어간다. 허파에서 혈액은 산소와 결합하고 이산화탄소와 그 밖의 가스 노폐물을 정화한다. 그리고 마침내 혈액은 심장의 왼쪽 윗방(좌심방)으로 다시 펌프되고, 그다음에는 왼쪽 아랫방(좌심실)으로 들어가고 다시 동맥을 통해 신체로 나온다. 이런 순환은 임신 직후부터 시작하여 죽을 때까지 계속된다.

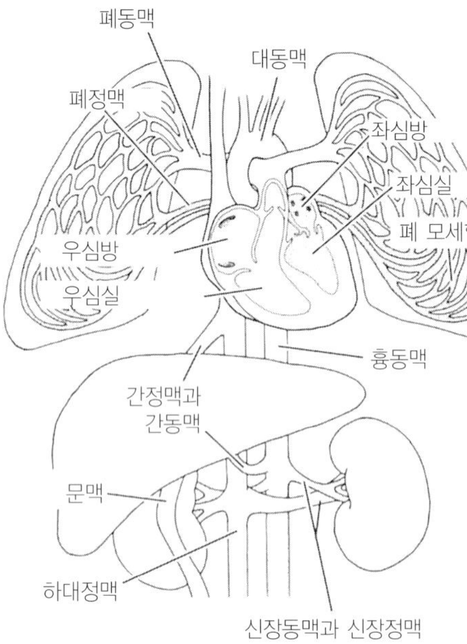

혈액량, 심장 펌프의 통합된 활동, 혈관 직경의 변화(혈관확장과 혈관수축)를 통해 심혈관계는 신체에서 혈액의 전체 공급을 조절하고 유지한다. 시스템의 압력은 혈류의 강도와 비율, 시스템의 혈액량, 혈관의 저항에 의해 결정되기 때문에 정상 상태에서 심박률이 증가하면 모세혈관으로 가는 혈류가 증가한다. 우리의 혈압을 결정하는 압력과 저항 간의 균형은 신경(자율신경)과 호르몬 양자에 의해 조절되는데, 이들은 자동적으로 작동하여 혈류를 조절함으로써 산소와 영양분에 대한 세포 요구량을 채울 수 있다.

그러나 또한 생각, 정서 상태, 습관적 활동을 통해 우리는 이 복잡한 시스템에 영향을 미친다. 예를 들어, 정서적 자극에 대해 신체가 어떻게 반응하는지, 생각과 정서가 어떻게 심장박동에 영향을 미치는지에 대해 생각해 보라. 이렇게 되는 이유는 욕망, 분노, 불안, 공포 같은 강한 정서는 심장을 가속화하고 혈압을 높이기 때문이다. 또 이런 이유로 혈류를 돕는 근육이 개입하는 육체 활동이 높아지지 않아도 지나친 심혈관계 반응은 시간이 지남에 따라 시스템을 약화시킬 수 있다.

우리의 식사 습관은 시스템 내에 존재하는 체액의 양에 영향을 미친다. 예를 들어, 소금을 지나치게 섭취한 경우 체액을 보유하게 되는데(부종), 이는 체내에 액체의 양을 높임으로써 혈압도 높일 수 있다. 반면에 단백질이 부족한 경우 혈액량이 줄어들어 혈압을 낮추게 된다.

운동은 심박률을 높이며, 운동하는 동안에는 혈압이 높아지는 경향이 있다. 적당하게 운동하는 경우에는 혈관의 저항이 떨어져(혈관확장) 세포가 보다 많은 산소와 영양분을 얻게 되고, 노폐물은 더 효율적으로 제거된다. 그 결과 안정 시 혈압이 낮아진다. 그러나 지나치게 운동하는 경우에는 시스템이 긴장하고 결국에는 약화된다. 특정 지점에서 운동은 피로와 스트레스를 초래하여 잠재적인 긴장과 손상을 유발한다. 요가 수행자들에 따르면 사실 지나친 훈련 때문에 만성적으로 이런 피로 지점에 이르는 것이 질병의 한 원인이 된다. 규칙적으로 운동하는 것이 중요하지만, 강박적이 되어 장기적으로는 건강을 위한 프로그램이 스트레스를 주는 프로그램으로 변하지 않도록 주의해야 한다.

순환계에 영향을 미치는 조건은 일반적으로 심장질환이라는 범주로 분류된다. 이런 조건은 유전적인 결함, 관상동맥 질환, 심근증, 빈혈로 분류할 수 있다. 유전적 결함에는 불규칙한 심장박동(심장 부정맥), 심장잡음 같은 상태가 있다. 관상동맥 질환에는 관상동맥이 협소해지거나 막히는 것(동맥경화증)이 그 원인인 심장 손상이나 기능부전이 있다. 심근증은 심근의 염증이나 비대해진 심장과 같이 심근 자체에 일어나는 질환을 말한다. 빈혈은 혈액 속에 산소가 풍부한 헤모글로빈의 농도가 낮은 상태를 말한다.

이런 상태를 유발하는 원인으로는 유전적 기질, 질

환(고혈압과 당뇨 같은), 감염(심근염), 혈중 콜레스테롤 증가, 부적절한 식사 습관과 소화불량, 비만, 불건강한 자기 파괴적인 습관을 통한 독성화(지나친 흡연, 음주, 그 밖의 약물 복용), 가슴의 긴장, 지나친 육체노동, 불충분한 육체적 활동, 만성적인 정서적 스트레스(불안, 분노, 우울을 포함하는) 등이 있다.

이런 상태의 증상과 결과로는 빨라진 심장박동(심계항진), 가슴 통증(협심증), 높아진 혈압(고혈압), 낮아진 혈압(저혈압), 그리고 심장발작(심근경색)이 있다. 심각한 심장 상태는 직접적인 보살핌과 자격을 갖춘 의료진의 안내가 필요하다.

심장질환이 있는 경우 라이프스타일의 변화와 적절한 요가 수련을 알맞게 결합하여 스스로 도울 수 있다. 우리는 시간을 두고 식사 습관을 점검하고 흡연이나 그 밖의 물질남용을 포기하며 규칙적으로 이완하는 시간을 가져야 한다. 체중이 지나친 경우, 이런 상황을 직면하고 체중을 조절할 수 있도록 작업하는 것이 중요한데, 우리가 만성적으로 과체중이 되면 심장이 지나치게 일해야 하기 때문이다. 앉아서 생활하는 라이프스타일의 경우는 심혈관계 운동을 시작할 수 있는데, 이때 더 이상의 스트레스를 피하기 위해서는 운동 프로그램을 점차 조심스럽게 도입해야 한다.

요가 수련만으로 우리의 심장 상태를 해결할 수는 없지만, 잘 고안된 요가치료 프로그램은 심혈관계의 균형 잡힌 기능을 회복시키고 유지시키는 데 도움이 될 수 있다.

고혈압

만성적으로 혈압이 높은 상태를 나타내는 전문용어인 고혈압은 보편화된 심각한 상태로서 치료하지 않으면 심장발작, 뇌졸중, 동맥경화증 발발의 가속화, 심지어 신부전까지 초래하게 된다. 현재는 약물 투여를 통해 위험하게 높은 혈압을 조절할 수 있는 효과적인 수단이 있다. 이런 식으로 조절하면 고혈압으로 고통받는 사람들은 마침내 약물에 대한 의존도를 줄일 수 있는 라이프스타일을 시작할 수 있다. 혈압에서 첫 번째 숫자는 심장이 수축할 때 생기는 동맥(수축기 혈압)의 압력을 말하며, 두 번째 숫자는 수축기 사이에 심장이 휴식할 때 생기는 동맥(확장기 혈압)에 남아 있는 혈압을 말한다.

두 측정치 모두 중요하지만 고혈압에 더 중요한 징후는 낮은 숫자(확장기 혈압)다. 사실상 혈압이 높은 사람들은 혈압이 너무 높아 두통이나 가슴 통증이 일어나기 전까지는 고혈압인지조차 알지 못한다. 병원에 가거나 지역 쇼핑센터에서 혈압을 체크할 때 우리는 보통 높은 혈압을 알게 된다. 사실 30대 중반 이후에는 규칙적으로 혈압을 측정하는 것이 좋으며, 확장기 혈압이 지속적으로 90 이상이 되면 의사를 찾아가는 것이 좋다.

요가치료로 고혈압을 다룰 때 주된 방향은 진정시키고 보존하는(란가나) 접근이다. 호흡과 결합된 단순한 움직임, 적절한 휴식, 단순한 호흡, 손바닥으로 눈 가리기, 안내가 있는 이완과 시각화, 평화로운 명상을 포함하는 규칙적이고 부드러운 수련을 해야 한다. 나는 고혈압을 앓고 있는 수많은 사람과 작업해 왔다. 어떤 사람들은 과체중이었고 어떤 사람은 마른 상태였다. 또 어떤 사람은 등의 커브가 과도했으며, 어떤 사람은 등이 지나치게 곧았다. 그러므로 고혈압은 일반적으로 특정 유형의 사람에게 제한되지 않기 때문에 이 상태를 다룰 때는 구조적이고 체질적인 요구를 인정하고 존중할 필요가 있다. 따라서 아래의 연속 자세는 고혈압을 다루는 데 있어 보편적인 원리를 보여 주기 위한 것이다. 나아가 그런 요구를 존중하면서 수련을 개별화할 필요가 있다.

호흡에 대해서 우리는 적어도 처음에는 다음 사항을 피할 것을 권한다. 들숨과 날숨의 길이를 애써 늘이는 것, 날숨이나 들숨 후에 길게 호흡을 멈추는 것, 들숨에 강제로 가슴을 확장하는 것, 날숨에 위를 강하게 끌어당기는 것 등이다. 자세에 관해서도 처음에는 적어도 다음을 피할 것을 권한다. 서서 하는 강한 자세, 거꾸로 서는 자세, 선 자세 직후 누운 자세로 움직이는 것 등이다.

고혈압 다루기

이 특정한 연속 자세는 고혈압으로 나에게 도움을 청하러 온 45세 대저택 정원사 D.M.을 위해 개발되었다. 우리와의 작업을 통해 도움을 받을 거라 믿었던 한 내과의사가 D.M.을 우리에게 의뢰하였다. 나는 2주 동안 일주일에 두 번씩 D.M.을 보았으며, 그 후에는 몇 달 동안 일주일에 한 번씩 보았다. 이 연속 자세는 첫 달에 걸쳐 우리가 함께 작업하면서 개발되었다. 우리가 함께 작업을 시작할 때, D.M.은 내게 자신이 약물을 복용하고 있으며 요가가 그를 위해 무엇을 할 수 있을지 호기심을 갖고 살펴볼 거라고 말했다. 또한 일할 때는 신체 활동이 활발하지만 자신이 규칙적인 어떤 운동 프로그램도 하고 있지 않다고 말하였다. 그는 만성적인 허리 긴장과 불편감을 호소하였다.

우리는 함께 의자에 앉아서 실시하는 매우 간단한 팔 운동과 호흡훈련으로 시작하였다. 그는 자신의 등이 얼마나 긴장되었는지, 호흡이 얼마나 얕은지 알아차리고는 놀라워했다.

우리가 서로를 알게 되자, 그는 자신의 삶에 대해 더 많은 것을 나누기 시작하였다. 그는 이전 결혼에서 딸 하나를 둔 한 여인과 약 3년 동안 살고 있었다. 이제 막 사춘기를 겪고 있는 딸은 그와 잘 지내지 못하고 있었다. 이것이 그와 여자친구 사이에 문제를 일으켰으며 집안에서는 긴장이 고조되었다. 나는 그가 좌절하고 분노하고 있으며, 그 딸에게 적의를 품고 있음을 알 수 있었다. 그의 일에 대해 물어보았더니, 자신은 많은 시간을 잔디 깎는 기계와 손질하는 기계를 돌리며 보내고 있다고 말했다. 두 기계는 모두 엄청난 진동과 고음의 소리가 났다.

D. M.이 운동을 더욱 편안하게 느낌에 따라 날숨을 점차 길게 하는 훈련을 추가하였으며, 나중에는 이완을 돕기 위해 저음의 콧소리를 추가하였다. 등을 강화하고 이완하는 약간의 자세도 도입하였다. 화가 날 때면 기계를 돌리는 것을 피하고 소음을 완화하기 위해 귀마개를 사용할 것을 강력하게 권하였다.

그다음 몇 달 동안, 그는 내게 자신과 함께 일하면서 기계를 돌릴 사람을 고용했다고 하였다. 또한 그와 여자친구, 그리고 그 딸이 가족상담을 시작했다고도 말했다. 그는 그와 딸 사이에 생긴 문제가 훨씬 좋아졌으며 여자친구와 결혼을 계획하게 되었다.

등에 대해서 묻자, 그는 등문제를 잊고 있었다고 말했다. 의사가 약물을 줄여 주었다고 보고하면서 행복해 했다. 그는 자신과 미래에 대한 전망에 대해 훨씬 좋게 느꼈다.

고혈압을 위한 수련

1

- 자세: 의자에서 실시하는 팔운동
- 강조점: 들숨과 날숨을 심화하면서 흉곽을 부드럽게 움직인다.
- 방법

  A. 의자나 벤치에 앉아서 등을 곧게 세우고 손을 무릎 위에 둔다.

  –들숨: 한 팔을 앞으로 뻗고 머리 위로 올린다.

  –날숨: 시작 자세로 돌아온다.

  –반대쪽도 반복한다.

  B. –들숨: 양팔을 옆으로 쓸어서 머리 위로 들어 올린다.

  –날숨: 시작 자세로 돌아온다.

- 반복 횟수: 한쪽씩 교대로 A를 4회, 휴식한 다음 B를 6회
- 세부사항

  –들숨: 가슴을 복부에서 멀리 들어 올린다. 턱을 약간 들어 올린다.

A

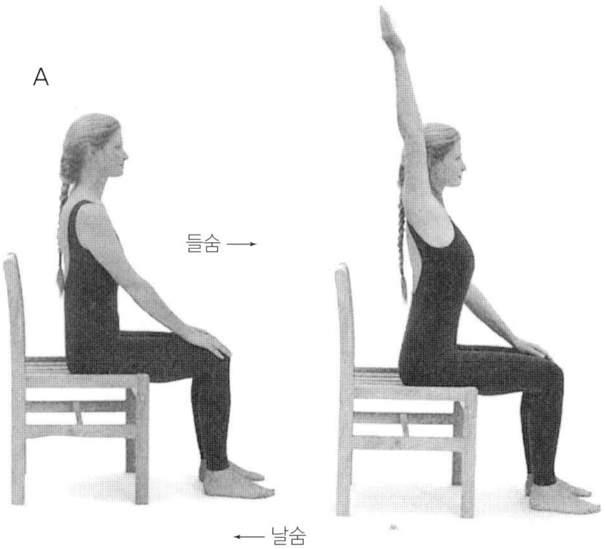

B

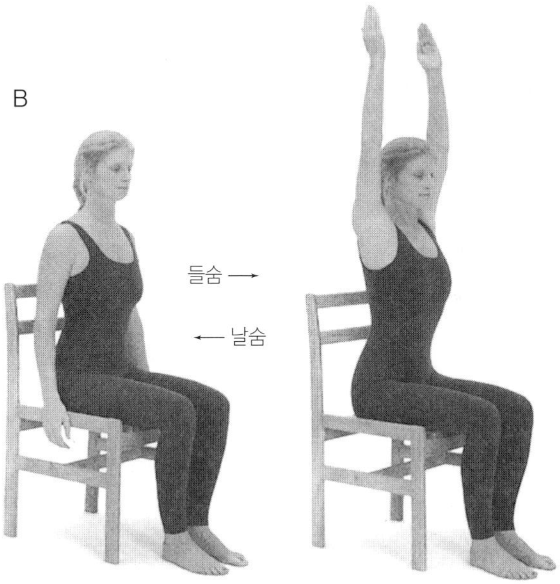

2

- 자세: 웃따나사나(Uttānāsana)
- 강조점: 날숨의 길이를 늘인다.
- 방법: 의자를 마주한 채 발을 약간 벌리고 선다.
  - –들숨: 팔을 앞으로 들어 올려 머리 위로 들어 올린다.
  - –날숨: 무릎을 약간 구부리고 가슴을 허벅지로 내리면서 앞으로 구부린다. 손바닥을 의자에 놓는다.
  - –들숨: 팔을 머리 위로 들어 올리면서 이전 자세로 돌아온다.
  - –날숨: 시작 자세로 돌아온다.
- 반복 횟수: 6회
- 세부사항
  - –들숨: 가슴을 허벅지에서 멀리 들어 올리고 등을 편평하게 한다. 움직임의 마지막까지 무릎은 구부린다.

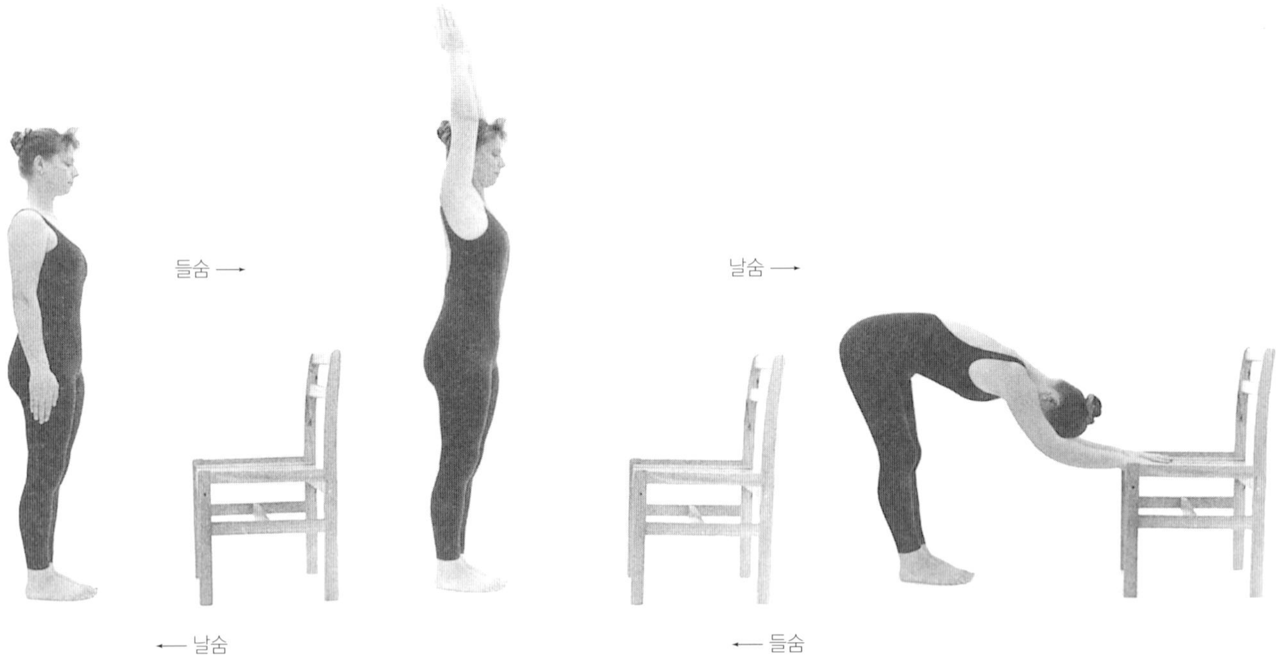

3

- 자세: 의자에 앉기
- 강조점: 소리와 심호흡을 이용하여 이완한다.
- 방법
  - –숨을 깊게 들이쉰다.
  - –매번 숨을 내쉴 때마다 저음의 부드러운 콧소리를 내면서 숨을 길게 내쉰다.
- 반복 횟수: 16회

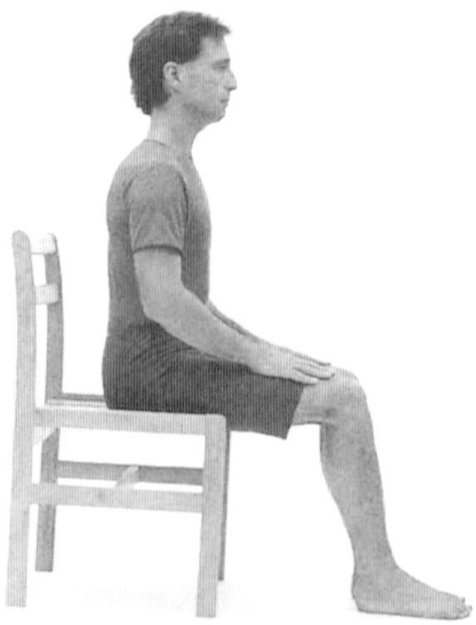

4

- 자세: 짜끄라바까사나(Cakravākāsana)
- 강조점: 들숨에 흉곽을 늘인다. 날숨에 복부를 부드럽게 압박하고 스트레칭 한다.
- 방법: 손과 무릎을 바닥에 댄다. 어깨는 팔목과, 고관절은 무릎과 일직선이 되게 한다.
  - 들숨: 가슴을 복부에서 멀리 들어 올린다.
  - 날숨: 복부를 부드럽게 수축하고 허리를 둥글게 말면서 가슴을 허벅지 쪽으로 내린다.
- 반복 횟수: 8회
- 세부사항
  - 들숨: 가슴부터 움직이며 턱은 약간 아래로 내린다. 허리를 압박하지 않고 가슴이 확장되는 것을 느껴 본다.
  - 날숨: 가슴이 복부 쪽으로 무너지지 않게 하면서 허리를 둥글게 만다. 등의 커브가 과도하지 않게 한다. 엉덩이가 발꿈치에 닿기 전에 가슴을 허벅지 쪽으로 내린다.

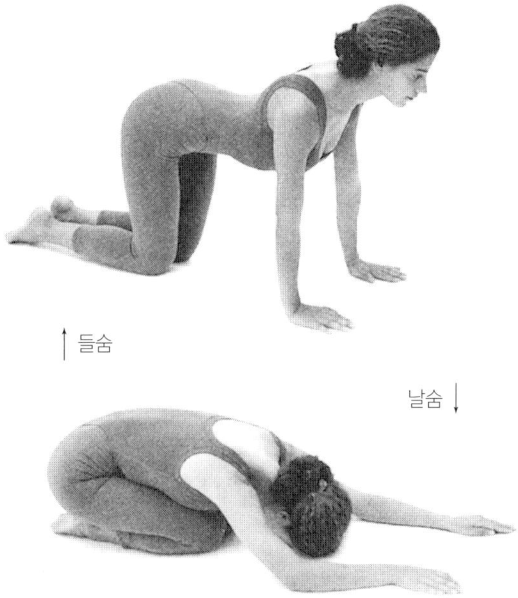

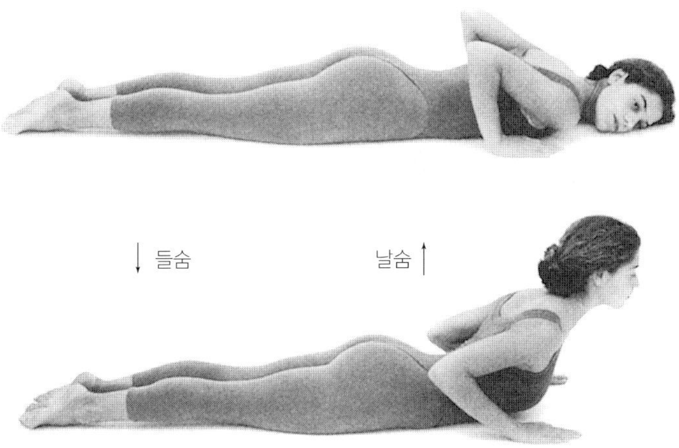

5

- 자세: 부장가사나(Bhujaṅgāsana)
- 강조점: 흉곽을 부드럽게 늘이고 확장시켜 들숨을 심화한다.
- 방법: 배를 대고 누워 손바닥을 가슴 옆에 둔다. 머리는 한쪽으로 돌린다.
  - 들숨: 가슴을 들어 올리면서 머리를 중앙으로 돌린다.
  - 날숨: 머리를 반대쪽으로 돌리면서 가슴을 바닥으로 내린다.
- 반복 횟수: 6회
- 세부사항
  - 들숨: 가슴을 들어 올릴 때 등을 사용하고 팔로 밀어내지 않는다.

6

- 자세: 아빠나사나(Apānāsana)
- 강조점: 날숨을 점차 길게 늘이면서 복부를 부드럽게 압박한다.
- 방법: 등을 대고 누워 양 무릎을 가슴 쪽으로 굽히되 발을 바닥에서 뗀다. 각 손은 해당 무릎에 둔다.
  - 날숨: 허벅지를 부드럽게 점차 가슴 쪽으로 당긴다.
  - 들숨: 시작 자세로 돌아온다.
- 반복 횟수: 12회
- 세부사항
  - 날숨: 팔로 부드럽게 당기면서 어깨는 이완한 채 바닥에 둔다. 허리를 바닥으로 내리고 턱은 약간 떨어뜨려 목구멍 쪽으로 당긴다. 반복할 때마다 날숨의 길이를 점차 늘인다.

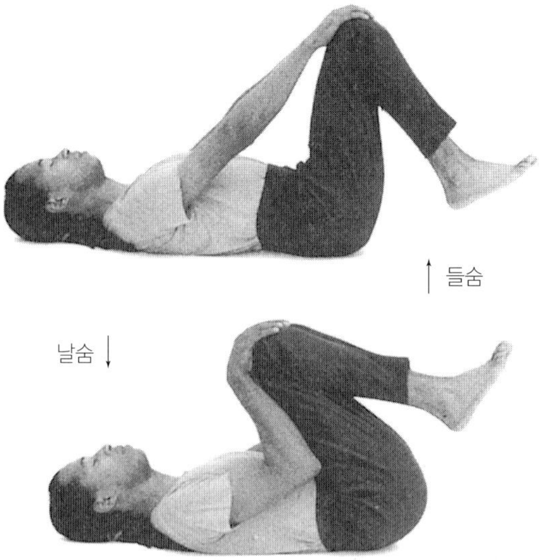

7

- 자세: 지지물이 있는 사바사나(Savāsana)
- 강조점: 휴식한다.
- 방법: 등을 대고 납작하게 누워서 팔은 손바닥을 위로 한 채 몸통 옆에 둔다. 다리를 약간 벌리고 눈을 감는다. 마음을 이완하면서 몸을 충분히 휴식한다. 신체에서 일어나는 감각에 주의를 기울인다.
- 기간: 최소 3~5분

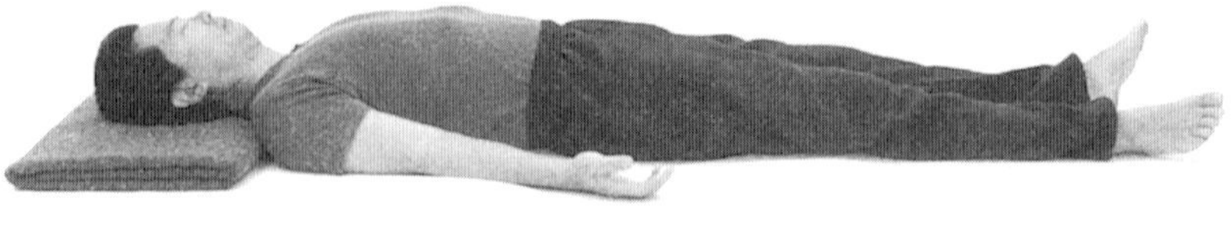

저혈압

저혈압은 보통 고혈압만큼 심각하다고 생각하지 않지만 많은 사람이 저혈압으로 고통을 겪고 있으며, 심하게 낮은 혈압은 말초 시스템에 산소 및 영양소 부족을 일으킬 수 있다. 저혈압은 종종 시스템 전반의 약화, 특히 소화력 약화와 관련이 있기 때문에 그로 인해 종종 에너지 부족, 순환장애, 손발의 차가움, 심근 약화, 어지럼증 상태가 수반된다. 예전에 내가 인도에서 한 여인과 작업을 하던 중에 수련을 막 마친 그녀가 바닥에서 휴식을 취하고 있었다. 그런데 누군가가 문을 두드렸고, 그녀는 갑자기 일어나서는 금방 바닥으로 쓰러졌다. 그러므로 저혈압을 다루는 일반적 원리 한 가지는 자세를 점차 바꾸는 것인데, 특히 누워서 선 자세로 이행할 때는 더욱 그렇다. 허리 아래로 머리가 내려가는 선 자세는 똑같은 이유로 종종 어지럼증을 초래한다.

고혈압과 마찬가지로, 저혈압의 경우 구조적 차이를 존중한다는 동일한 원리가 적용된다. 나는 저혈압을 앓고 있는 뚱뚱한 사람과 마른 사람을 다루어 왔다. 어깨서기는 어떤 사람에게는 목과 등에 지나친 위험을 주며, 어떤 사람에게는 훌륭한 자세가 된다. 그러므로 우리는 비틀기, 후굴, 어깨서기, 들숨 후에 호흡 멈추기를 추천한다. 아래에 제시된 연속 자세는 우리가 접근하는 방식을 예시하고 있으며, 이 책 전반부에서 제시한 원리를 존중하면서 당신 고유의 구조적 요구에 각각의 수련을 어떻게 적용시킬 수 있을지를 보여 주고 있다.

저혈압 다루기

이 특별한 연속 자세는 38세의 여성 D.O.를 위해 개발되었다. 그녀는 내게 어떤 특별한 호소도 하지 않았다. 그녀는 몇 년에 걸쳐 산발적으로 집단수업에 참가하였는데 한동안 나타났다가는 다시 사라지곤 했다. D.O.의 몸은 아주 유연했으며 수많은 자세를 쉽게 수행할 수 있었다. 그녀는 항상 어깨서기 자세를 원했으며, 내가 그 자세를 포함시키지 않으면 수업의 마지막에는 항상 혼자 어깨서기를 하고 있는 것을 볼 수 있었다.

한동안 보이지 않더니, 그녀는 수업이 끝나고 나를 찾아와서는 개인적으로 보고 싶다고 표명하였다. D.O.는 자신의 주요 관심은 영적인 부분에 있지만 요가를 하러 오는 이유는 자신의 몸을 유지하고 건강을 지탱하기 위해서라고 말했다. 자신은 작은 유산으로 살아가고 있기 때문에 최소한으로 꾸려 가는 알뜰족의 생활양식으로 살고 있지만 일하지 않아도 된다고 했다. 그녀는 규칙적으로 교회를 가고 있기는 하나 '외톨이'로 살아가고 있었고, 그녀에게 남자친구가 있는 것을 한 번도 본 적이 없었다.

우리가 개인 작업을 시작함에 따라 자신의 몸에 관심을 갖고 작업하려는 의지가 있음에도 호흡하는 데 엄청난 저항이 있음을 알게 되었다. 내가 그 점에 대해 언급하자, 그녀는 호흡에 집중하면 어지러워진다고 하였다. 또 아침에 일어날 때 종종 어지럼증을 느낀다고도 하였다. 그녀는 종종 허약하고 에너지가 전혀 남아 있지 않다고도 말했다. 내가 식습관에 대해 묻자 자신은 거의 '과일만 먹는 사람'이라고 말하였다.

D.O.는 수년 동안 가끔씩 집단수업에서 나와 함께 작업했기 때문에 자세 수련에 대한 우리의 접근법에 매우 익숙해져 있었다. 몇 달에 걸쳐 우리는 아래의 과정을 개발하였으며, 나는 그녀에게 오후에 수련할 것을 권하였다. 나는 아침에는 빠른 걸음으로 산책하되 올라갈 수 있는 언덕이 있으면 좋겠다고 하였다. 한번은 사회에 보다 적극적으로 참여할 수 있는 일종의 일이나 사회봉사를 찾아보도록 격려하였다.

D.O.는 아직도 산발적으로 집단수업에 나타나지만 혼자서 수련하고 있다고 하였다. 그녀는 이제는 내가 그녀에게 처방한 최소한의 호흡훈련을 즐기고 있으며 수련할 때 더 이상 어지럽지 않다고 하였다. 덧붙여 아직도 일을 하고 있지는 않지만 교회모임에 나가기 시작하면서 남자를 만났고, 최근에는 그와 함께 살게 되었다고 행복하게 말하였다.

저혈압을 위한 수련

1

- 자세: 드위빠다 삐탐(Dvipāda Pīṭham)
- 강조점: 허벅지와 엉덩이 대근육을 써서 신체를 풀어 준다.
- 방법: 등을 대고 누워 팔을 내려 몸통 양옆에 둔다. 무릎은 굽히고 발은 바닥에 둔 채 약간 벌려 편안하게 엉덩이 쪽으로 당긴다.
  - 들숨: 발을 내리누르고 턱은 아래로 당긴 채 목이 부드럽게 바닥에서 편평하게 될 때까지 골반을 천장으로 들어 올린다. 이때 팔을 머리 위로 들어 올려 뒤쪽 바닥에 둔다.
  - 날숨: 시작 자세로 돌아온다.
- 반복 횟수: 6회
- 세부사항
  - 들숨: 척추 하나하나를 아래에서 위로 들어 올린다.
  - 날숨: 척추 하나하나를 풀면서 내려온다.

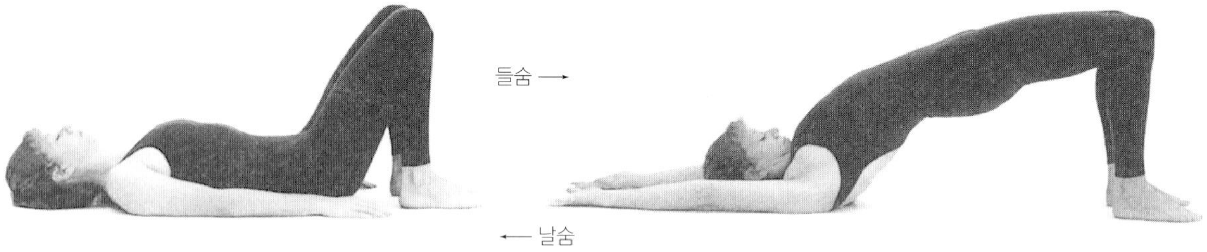

2

- 자세: 짜끄라바까사나(Cakravākāsana)
- 강조점: 누운 자세에서 선 자세로 이동한다. 들숨에 흉곽을 늘이고 날숨에 허리를 늘인다.
- 방법: 손과 무릎을 바닥에 댄다. 어깨는 팔목과, 고관절은 무릎과 일직선이 되게 한다.
  - 들숨: 가슴을 복부에서 멀리 들어 올린다.
  - 날숨: 복부를 부드럽게 수축하고 허리를 둥글게 말면서 가슴을 허벅지 쪽으로 내린다.
- 반복 횟수: 8회
- 세부사항
  - 들숨: 가슴부터 움직이며 턱은 약간 아래로 내린다. 허리를 압박하지 않고 가슴이 확장되는 것을 느껴 본다.
  - 날숨: 가슴이 복부 쪽으로 무너지지 않게 하면서 허리를 둥글게 만다. 등의 커브가 과도하지 않게 한다. 엉덩이가 발꿈치에 닿기 전에 가슴을 허벅지 쪽으로 내린다.

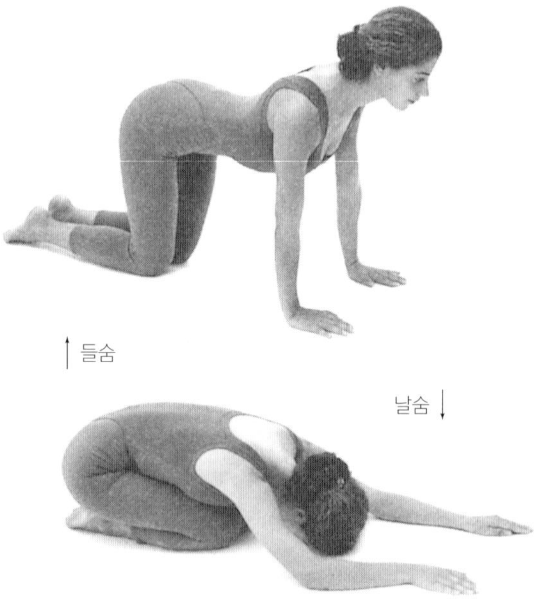

3

- 자세: 위라바드라사나(Vīrabhadrāsana)
- 강조점: 등과 다리 근육을 강화한다. 가슴을 확장하고 등을 편평하게 한다. 들숨 후에 짧게 숨을 멈춘다.
- 방법: 발을 엉덩이너비만큼 벌리고 왼발을 앞으로 한 채 선다. 팔은 옆에 둔다.
  - 들숨: 왼쪽 무릎을 굽히는 동시에 가슴을 약간 앞쪽으로 내밀며, 엉덩이를 약간 뒤쪽으로 당긴다. 팔은 벌려 옆에 두고 팔꿈치를 약간 굽히고, 어깨는 뒤로 젖힌다.
  - 들숨 후에 4초 동안 숨을 참는다.
  - 날숨: 시작 자세로 돌아온다.
- 반복 횟수: 한쪽당 6회
- 세부사항
  - 들숨: 손, 팔꿈치가 어깨와 일직선이 되게 한다. 가슴이 열리고 등이 편평해지는 것을 느끼되 허리가 압착되지 않게 한다. 머리는 계속 앞쪽을 향한다. 몸무게는 뒷발 발꿈치에 싣는다.

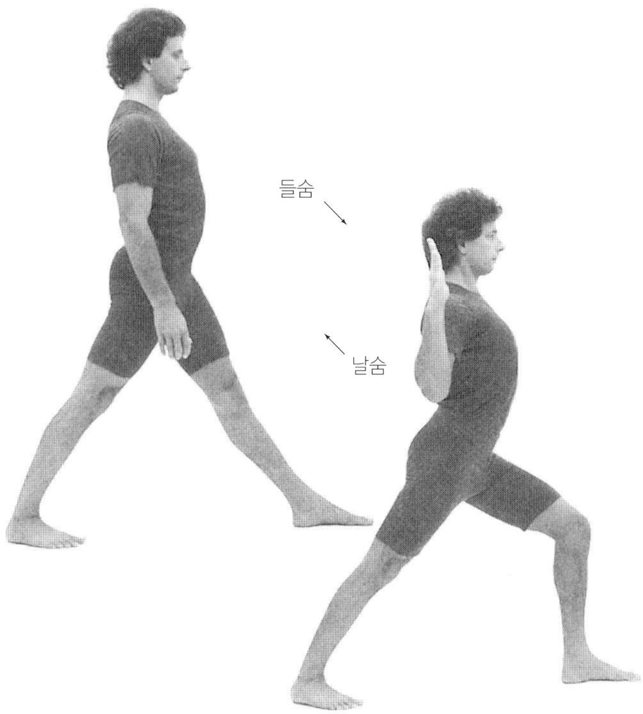

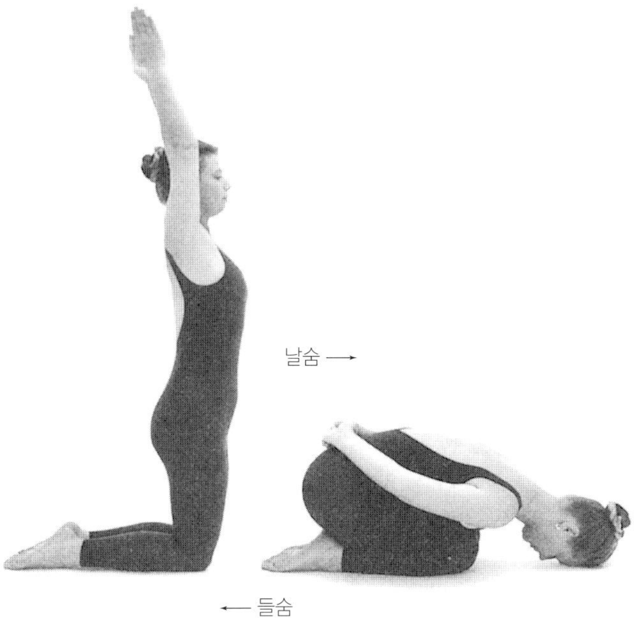

4

- 자세: 와즈라사나(Vajrāsana)
- 강조점: 선 자세에서 누운 자세로 이동한다. 허리를 늘인다.
- 방법: 무릎을 꿇고 몸을 세워 팔을 머리 위로 들어 올린다.
  - 날숨: 앞으로 숙여 팔을 등 뒤로 내리고, 손은 손바닥을 위로 한 채 천추에 둔다.
  - 들숨: 시작 자세로 돌아온다.
- 반복 횟수: 8회
- 세부사항
  - 날숨: 엉덩이를 발꿈치 쪽으로 내리기 전에 가슴을 허벅지 쪽으로 내린다. 팔을 돌려 손은 손바닥을 위로 해서 천추에 둔다.
  - 들숨: 팔을 넓게 벌리면서 가슴을 확장하면서 무릎에서 멀리 들어 올린다.

5

- 자세: 드위빠다 삐탐(Dvipāda Pīṭham)
- 강조점: 어깨서기를 하기 위해 등과 목을 풀어 준다. 고관절과 허벅지 대근육을 사용한다.
- 방법: 등을 대고 누워서 팔을 내려 양옆에 둔다. 무릎은 굽히고 발은 바닥에 둔 채 약간 벌려 편안하게 엉덩이 쪽으로 당긴다.
  - –들숨: 발을 내리누르고 턱은 아래로 당긴 채 목이 부드럽게 바닥에서 편평하게 될 때까지 골반을 천장으로 들어 올린다. 이때 팔을 머리 위로 들어 올려 뒤쪽 바닥에 둔다.
  - –날숨: 시작 자세로 돌아온다.
- 반복 횟수: 6회
- 세부사항
  - –들숨: 척추 하나하나를 아래에서 위로 들어 올린다.
  - –날숨: 척추 하나하나를 풀면서 내려온다.

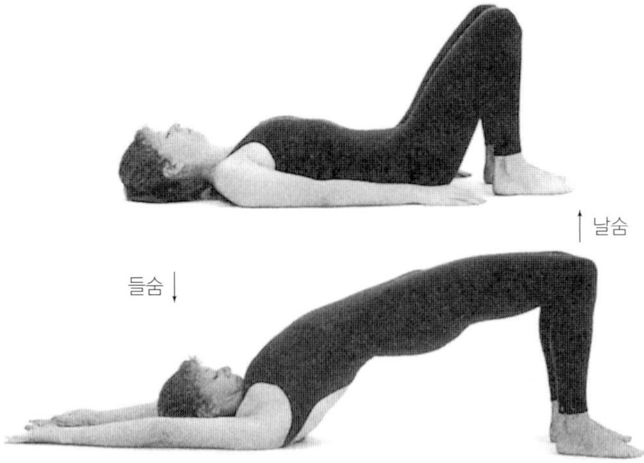

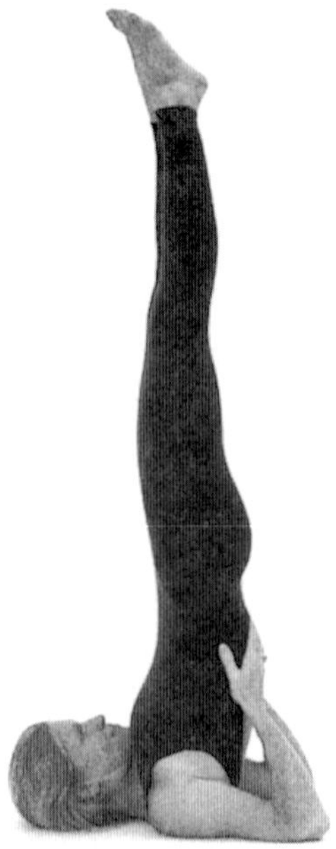

6

- 자세: 사르방가사나(Sarvāṅgāsana)
- 강조점: 몸을 거꾸로 세워 목구멍에 압력을 높이고 들숨과 날숨을 깊게 한다.
- 방법: 등을 대고 눕는다.
  - –날숨: 다리를 머리 위로 넘겨 엉덩이를 들어 올린다. 허리에서 등 중앙까지 바닥에서 들어 올리고 손바닥은 등 중앙에 둔다.
  - –들숨: 다리를 위쪽으로 들어 올린다.
  - –자세를 유지한 채 심호흡한다.
- 횟수: 18회 호흡한다.
- 세부사항: 엉덩이를 어깨보다는 팔꿈치와 수직이 되게 하고 발은 머리보다 약간 멀리 둔다.

7

- 자세: 아르다 살라바사나(Ardha Śalabhāsana)
- 강조점: 어깨서기의 반대 동작으로서 팔을 움직이면서 등과 목을 뒤로 휜다.
- 방법: 배를 대고 누워 머리는 오른쪽으로 돌리고, 손은 천골 위에 교차시키고, 손바닥은 위로 한다.
  - –들숨: 가슴, 오른팔, 왼쪽 다리를 들어 올리고 머리는 중앙으로 돌린다.
  - –날숨: 가슴과 다리를 내리고, 팔을 등 뒤로 쓸어내리고, 머리는 왼쪽으로 돌린다.

–반대쪽도 반복한다.

• 반복 횟수: 한쪽당 6회씩 교대로 반복한다.

• 세부사항

–들숨: 다리를 올리기 바로 전에 가슴을 들어 올리고 가슴높이를 강조한다. 골반은 편평하게 유지한다.

–날숨: 팔을 내리면서 머리를 반대쪽으로 돌린다.

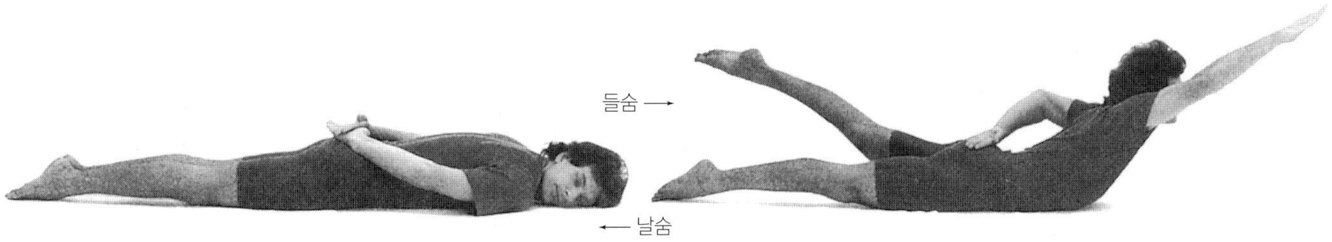

8

• 자세: 우르드바 쁘라사리따 빠다사나(Ūrdhva Prasārita Pādāsana)

• 강조점: 척추를 뻗어 바닥 쪽으로 밀어내 편평하게 한다. 다리를 뻗어 준다.

• 방법: 등을 대고 누워 팔은 내려서 몸통 양옆에 둔다. 다리를 구부려 무릎을 가슴 쪽으로 당긴다.

–들숨: 팔을 위로 들어 올려 머리 위 바닥에 둔다. 다리를 천장 쪽으로 들어 올린다.

–뻗은 채 자세를 유지하며 2회 충분히 숨을 쉰다.

–날숨: 시작 자세로 돌아온다.

• 반복 횟수: 4회

–그런 다음 손바닥을 밖으로 향한 상태에서 손깍지를 끼고 자세를 유지하면서 4회 호흡한다.

• 세부사항

–들숨: 다리를 위로 들어 올릴 때 발은 굽힌다. 무릎을 약간 구부리고 다리와 몸통의 각도는 90° 이하를 유지한다. 허리와 천추를 바닥으로 밀어낸다. 턱을 아래로 당긴다.

–자세를 유지할 때: 날숨에 무릎과 팔꿈치를 약간 굽힌다. 들숨에는 팔과 다리를 더 곧게 편다.

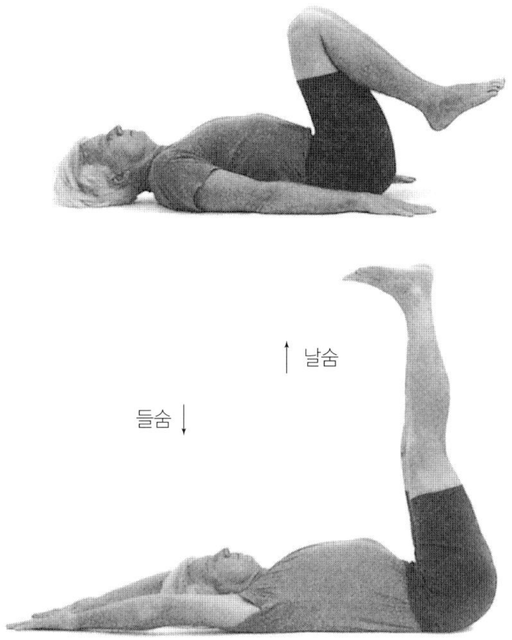

9

• 자세: 자타라 빠리브르띠(Jaṭhara Parivṛtti)

• 강조점: 복부를 비틀어 압박하며 고관절을 늘인다.

• 방법: 등을 대고 납작하게 누워 팔을 몸통 옆으로 뻗는다. 왼발을 몸통과 수직이 되도록 위로 뻗는다.

–날숨: 비틀어서 왼쪽 무릎을 몸 오른쪽 바닥 쪽으로 내리고 머리는 왼쪽으로 돌린다.

–들숨: 시작 자세로 돌아온다.

–4회 반복한다.

–그런 다음 오른손으로 왼쪽 발을 잡은 채 비튼 상태를 유지하면서 6회 호흡한다.

–반대쪽도 반복한다.

• 세부사항

–날숨: 오른쪽으로 비틀 때 왼팔과 몸통, 왼쪽 무릎과 몸통을 90° 이하로 적게 유지한다. 무릎을 굽힐 수도 있다.

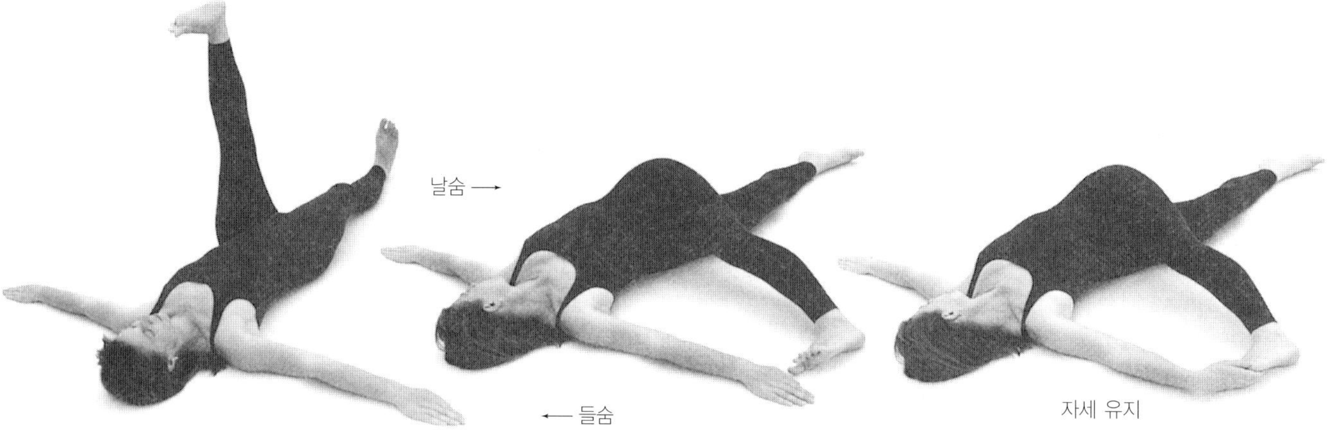

10

• 자세: 아르다 맛첸드라사나(Ardha Matsyendrā-sana)

• 강조점: 횡격막을 위로 움직이는 것을 강조하면서 복부를 깊게 비틀어 숨을 충분히 내쉰다.

• 방법: 앉아서 왼쪽 다리를 구부리고 왼발은 오른쪽 엉덩이 옆에 둔다. 오른쪽 무릎을 똑바로 세우고, 오른발을 교차시켜 왼쪽 무릎 바깥에 둔다. 오른팔은 손바닥을 바닥으로 향한 채 등 뒤 천추 옆에 둔다. 왼팔을 오른쪽 다리 밖에 두고 왼손은 오른발 위에 둔다.

–들숨: 척추를 위로 뻗는다.

–날숨: 몸통을 비틀어서 오른쪽 어깨 위를 바라본다.

–날숨 후에 4~6초 동안 호흡을 멈춘다.

• 반복 횟수: 한쪽당 8회

• 세부사항

–날숨: 비틀기를 심화하기 위해 팔은 지렛대로만 이용하면서 배 깊숙이에서 비틀림을 조절한다.

–들숨: 미세하게 신체를 풀어 주어 척추가 늘어나도록 돕는다.

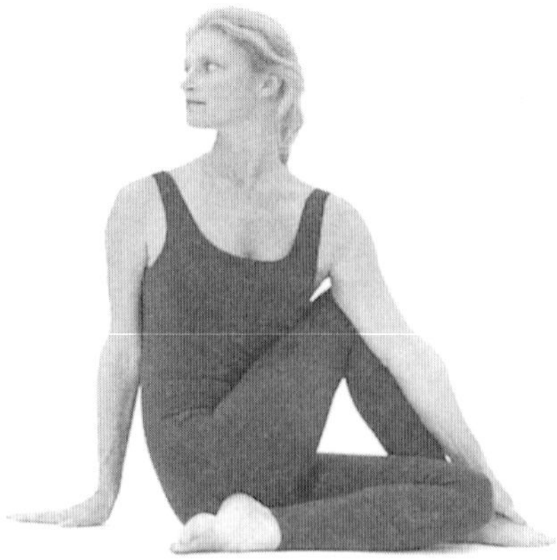

11

• 자세: 빠스치마따나사나(Pascimatānāsana)

• 강조점: 복부를 압박하고 등을 늘이고 강화한다.

• 방법: 앉아서 다리를 앞으로 뻗고, 등을 세우며, 팔은 머리 위로 들어 올린다.

–날숨: 무릎을 약간 굽히면서 앞으로 굽혀 가슴을 허벅지로 내리고 손바닥은 발의 앞쪽 둥근 부분에 놓는다.

–날숨 후에 4~6초 동안 유지한다.

–들숨: 시작 자세로 돌아온다.

–전굴 자세를 유지한 채 4회 호흡한다.

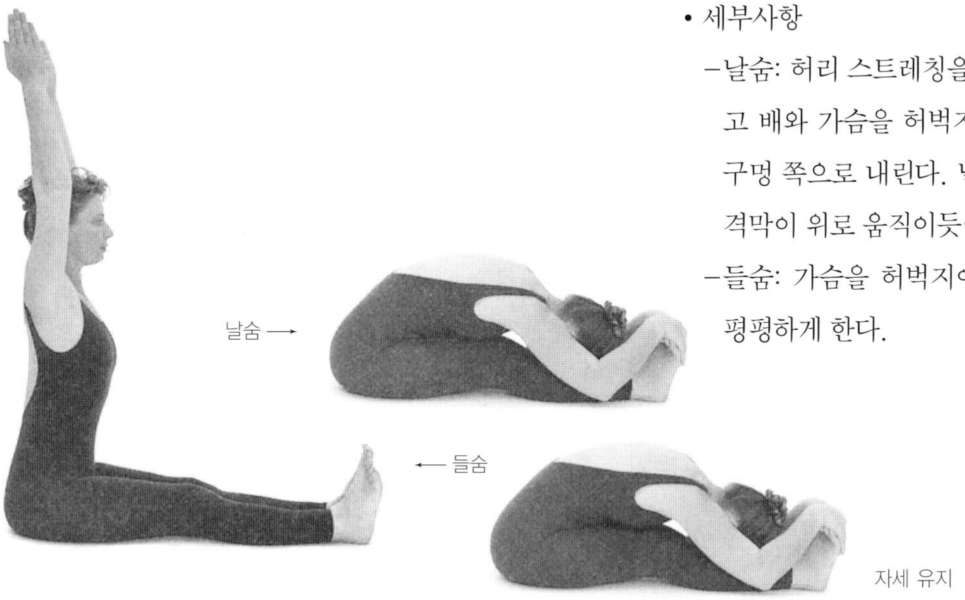

- 세부사항
  - 날숨: 허리 스트레칭을 돕기 위해 무릎을 구부리고 배와 가슴을 허벅지 쪽으로 내린다. 턱을 목구멍 쪽으로 내린다. 날숨 후에 숨을 멈출 때 횡격막이 위로 움직이듯이 느껴 본다.
  - 들숨: 가슴을 허벅지에서 멀리 들어 올려 등을 평평하게 한다.

12

- 자세: 지지물이 있는 사바사나(Śavāsana)
- 강조점: 휴식한다.
- 방법: 등을 대고 납작하게 누워서 팔은 손바닥을 위로 한 채 몸통 옆에 둔다. 다리를 약간 벌리고 눈을 감는다. 마음을 이완하면서 몸을 충분히 휴식한다. 신체에서 일어나는 감각에 주의를 기울인다.
- 기간: 최소 3~5분

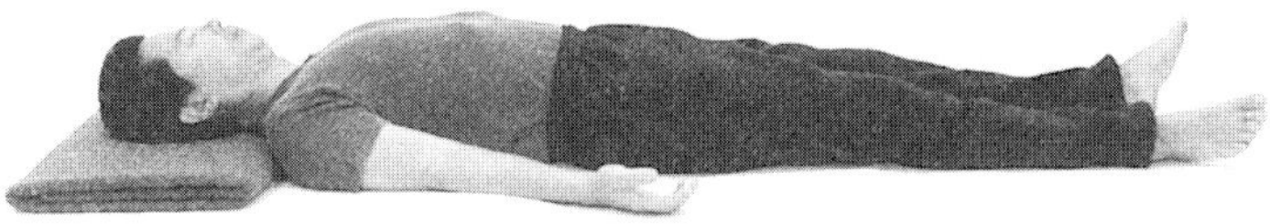

13

- 자세: 쁘라나야마-아누오마 끄라마(Prāṇāyāma-Anuloma Krama), 2단계
- 강조점: 들숨과 들숨 후에 숨을 멈추는 역량을 강화한다.
- 방법
  - 숨을 충분히 깊게 내쉰다.
  - 4초 동안 1/2만 들이쉰다.
  - 4초 동안 멈춘다.
  - 4초 동안 나머지 호흡을 들이쉰다.
  - 4초 동안 호흡을 멈춘다.
  - 충분하게 내쉰다.
  - 반복한다.
- 반복 횟수: 8회
- 세부사항
  - 들숨: 첫 단계에서는 목구멍에서 태양신경총까지 가슴을 확장시키고, 두 번째 단계에서는 태양신경총에서 배꼽까지 가슴을 확장시킨다. 호흡 훈련을 하는 동안 배꼽에서 치골까지의 부위는 부드럽게 수축한 상태를 유지한다.

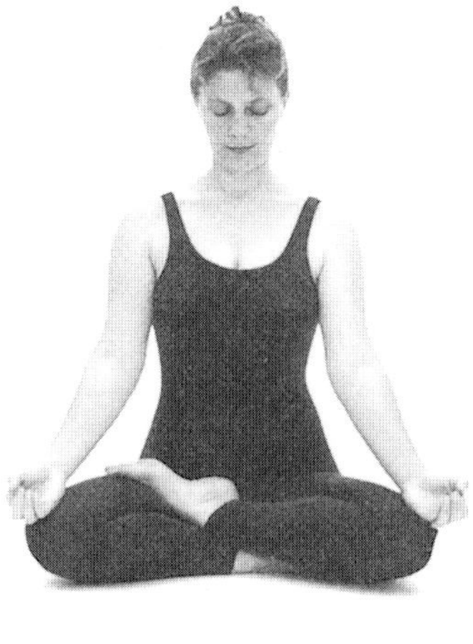

림프계와 면역성

잠재적인 사고, 기후 변화, 감염, 기생충, 오염이 있는 세상에서 신체건강을 유지하는 데 있어 림프계는 필수적인 역할을 한다. 이 시스템의 주된 기능은 특정 세포(림프구)의 생성, 유지, 분배인데, 이는 박테리아, 바이러스, 비정상적인 세포, 독성과 같은 침투적인 유기체에 대항해서 신체를 방어하는 데 반드시 필요하다. 아울러 림프계는 영양분을 전달하고 혈류로부터 노폐물을 제거하며 혈액량을 정상으로 유지하는 데 도움을 준다.

이 시스템에는 림프액, 림프액이 흐르는 관의 네트워크, 림프기관 및 그것이 생성하는 특정 방어세포가 있다.

순환계와 림프계를 흐르는 액체는 서로 관련이 있다. 모세혈관의 액체는 여과과정을 통해 신체세포 대부분을 둘러싸고 있는 세포외액(세포간)으로 이동한다. 이 액체가 림프관으로 들어가서 림프가 생성된다. 림프관은 보다 좁은 림프 모세관을 통해 몸 전체로 퍼지면서 신체 대부분의 신체세포로 확산된다. 림프는 림프 모세관으로부터 더 큰 림프관으로 흐르며 일련의 도관을 통해 순환계로 돌아온다.

림프결절(흔히 림프선으로 불리는) 또한 신체 전반에서 발견되는데, 그 역할은 림프가 순환계로 들어갈 때 림프액의 내용물을 모니터하고 정화하는 것이다. 부상을 입었거나 감염이 되면 림프선이 부풀어 오르는데, 이는 방어세포의 수가 증가하여 그것이 반응하는 것임을 나타낸다.

비장은 위, 왼쪽 신장, 횡격막 근육 사이에 위치하고 있다. 비장은 상당량의 림프세포, 적혈구를 담고 있기 때문에 비장을 통해 혈액의 내용물이 모니터되고 정화된다.

생명 유지에 필요한 신체의 방어세포(림프구)는 림프절, 비장, 흉선, 골수에서 생성되고 분화되며 저장된다. 신체 면역의 필수적 방어체인 이들 세포는 신체 전반을 통해 이동하면서 침입해 온 유기체, 비정상적인 세포, 독성을 파괴하거나 활성화하지 못하도록 막는다. 흉선에서 성숙하는 T세포는 바이러스에 감염된 우리 자신의 세포와 외부 세포 모두를 공격한다. 골수에서 생성되는 B세포는 질병을 일으킬 수 있는 외부 물질(병원체)을 화학적으로 공격하는 항체를 분비한다. 신체는 이런 즉각적인 반응과 함께 특정 T유형, B유형 '기억세포'를 생성하는데, 이들은 특정한 병원체를 인식하고 앞으로 그에 노출되었을 때 더 강력하고 신속하게 방어하도록 신체를 준비한다. 림프구에 더해서 그 밖에도 신체방어에 기여하는 백혈구(식세포와 같은)가 존재한다.

우리의 면역반응에는 선천적인 면역성과 자연스럽게 획득된 면역성이라는 두 가지 주요 수준이 있다. 선천적인 면역성은 출생 시에 생긴다. 그 예로는 감염이 일어난 찰과상에 대한 신체반응이 있으며, 고름을 통해

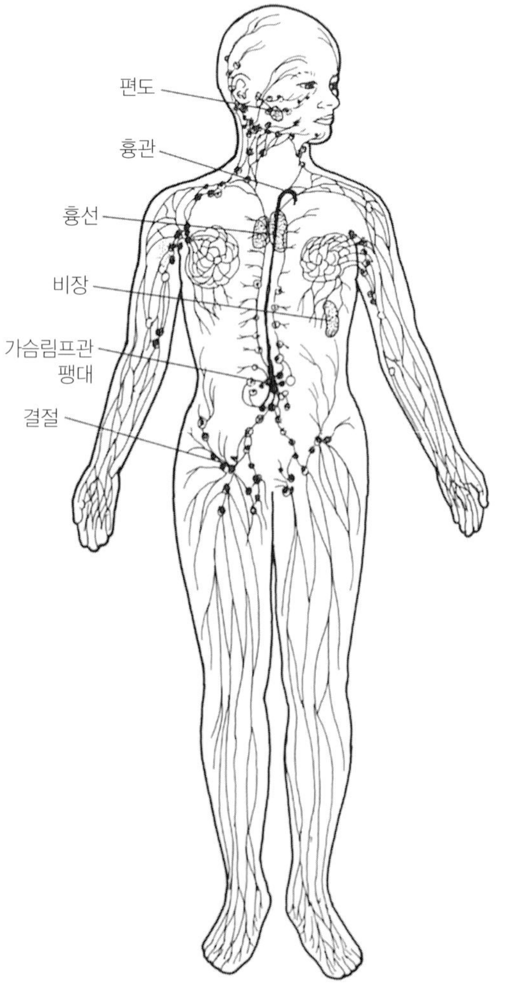

그 선천적인 면역반응을 알 수 있다. 자연스럽게 획득된 면역성은 신체가 특정한 병원체에 노출되었을 때 그에 따른 반응을 통해 나타난다. 이런 면역성은 출생 후에 발달하며 우리가 성장하여 새로운 병원체를 만나면서 지속적으로 발달한다. 자연스럽게 획득된 면역성에 더해서 적극적인 면역화가 존재하는데, 이때 특정 병원체에 대한 신체반응은 백신을 투여함으로써 의도적으로 자극된다.

면역계와 면역반응은 매우 복잡하며 면역기능에서 생기는 질병이 초래하는 조건은 꽤 광범위하다. 이런 장애들은 알레르기, 자가면역장애, 면역결핍 질환으로 구분된다.

면역장애 중 가장 일반적이며 그 위험성이 가장 적은 부류에는 경미한 알레르기가 있다. 이 상태에서 신체는 피부나 공기 혹은 음식을 통해 신체로 유입되는 물질의 존재에 대해 과민하게 반응한다. 과도한 반응은 불쾌한 알레르기 반응을 유발하는데, 그 일반적인 예로는 건초열, 천식, 피부발진이 있다.

자가면역장애는 종종 더욱 심각하다. 이 상태에서 면역계는 정상적인 신체 세포와 조직을 잘못 공격한다. 이런 질환의 예로는 류머티즘 관절염, 섬유근육통, 만성피로증후군(Chronic Fatigue Syndrome: CFS)이 있다. 이런 질병의 증상으로는 근육통, 관절통, 경직, 따가운 다발통점(섬유근육통), 일반적인 허약, 두통, 림프결절의 부어오름(CFS), 만성적인 미약한 발열(CFS), 에너지 부족, 수면의 어려움, 단기기억상실, 엄청난 피로 등이 있다.

면역결핍 질환은 가장 심각하며 면역기능 억압을 특징으로 하고 있다. 면역기능이 억압되면 보통은 무해한 병원체가 생명을 위협하게 된다. 이러한 질환 중 에이즈는 가장 잘 알려져 있으면서도 치명적인 질환이다. 바이러스 감염으로 유발된다고 생각되는 만성피로증후군 또한 면역결핍 질환으로 알려져 있다. 덜 심각한 질환은 만성 스트레스로 인한 면역계 비활성화인데, 만성 스트레스는 질병에 대한 저항력을 약화시키기 때문에 이런 질환을 앓고 있는 사람은 비정상적일 정도로 자주 아프다. 또한 면역반응은 나이가 들면서 점차 약화된다. 따라서 노인은 바이러스에 더 취약하며 암에 걸릴 가능성이 훨씬 높아진다. 요가이론에 따르면 적절한 수련은 질병에 대한 저항력을 높여 준다. 강한 소화력, 심호흡능력, 건강한 심혈관계, 균형 잡힌 내분비계 모두는 림프계와 면역반응의 건강한 기능을 증진시킨다.

앞서 살펴본 여타의 시스템과 마찬가지로, 우리는 서로 다른 면역기능장애 부류를 위해 약간 다른 전략을 개발할 필요가 있다.

알레르기 질환을 다루는 일반적인 전략은 우선 에너지를 구축하여(브라흐마나) 증상을 다룰 수 있는 신체의 역량을 자극한 후 시스템을 안정시킨다(란가나). 이완은 일반적으로 웰니스를 증진시켜 항상적 균형을 회복시킨다. 한편 감염이나 심한 독성이 있는 경우에는 그것을 제거하기 위해 란가나로 시작한 후 시스템을 강화하기 위해 브라흐마나를 이용할 수 있다.

이 범주에 속하는 수없이 다양한 질환이 있으며, 그것은 엄청나게 다양한 구조적 특성을 지닌 사람에게 영향을 미친다. 다음에서 제시되는 수련은 일반적인 접근을 예시하고 있는데 개인에 따라 다르게 적용할 것을 권한다.

알레르기 다루기

이 수련은 천식과 알레르기로 인해 도움이 필요해서 요가를 찾은 37세 남성 N.P.를 위해 개발되었다. 그는 내게 작업환경이 견디기 어려워 조만간 직업을 그만두게 될 거라고 말했다. 누군가 담배를 피우거나 강한 향수를 뿌리는 것에 어쩔 수 없이 반응하게 되며 에어컨이나 벽의 페인트, 카펫의 먼지도 힘들다고 하였다.

N.P.는 크고 말랐으며 창백한 안색을 가지고 손발에 엄청 땀을 흘렸다. 또 불안 수준이 매우 높았으며 동시에 자주 짜증을 냈다. 그는 여러 다양한 건강 전문가가

제공하는 자력구제 교육 세미나에 상당한 시간과 비용을 소비하고 있었다. 그는 자신의 여러 알레르기뿐만 아니라 개인적인 환경과 식사 습관을 다루는 방법에 대해서도 대단히 많은 것을 알고 있었다. 그는 어느 정도 안도감을 얻을 수 있는 장소를 찾아 아파트를 전전하고 있었다. 그가 내게 왔을 때는 자신의 집에서 '안전지대'를 구축하였지만 당연히 외부세계를 조절할 수 없었으며 그로 인해 매우 좌절하고 있었다. 그는 전화로 우리 사무실 근처에 고양이가 있냐고 물어왔으며 나를 방문할 때 내 사무실에 꽃이나 향, 초를 태우지 말아 달라고 부탁하였다. 그는 분명 요가학교에서 무엇을 보게 될지에 대해 어떤 선입견을 갖고 있었던 것이다!

나는 그의 신체 활동 수준을 물어보았다. 그의 반응은 방어적이었으며 자신의 다양한 민감성을 핑계 삼아 신체적 활동이 부족함을 정당화하였다. 나는 그에게 신체를 강화하고 유연성을 높이면 자신에 대해서도 더 좋게 느끼고 상태도 개선될 것이라고 제안하였다. 애쓰지 않아도 점차 진전될 수 있으며 수련이 실제로 이완하는 데 도움을 줄 것이라는 확신을 주었다. 이에 그는 시도해 보겠다고 동의하였다.

우리가 함께 작업을 시작했을 때, 나는 그의 신체가 경직되어 있으며 호흡역량이 제한되어 있음을 알게 되었다. 우리가 함께 작업한 반 년 동안 전반적으로 그의 신체를 강화하고 유연성을 높이며 호흡역량을 심화하기 위해 아래의 연속 자세를 개발하였다. 시간이 지남에 따라 그는 수련으로 인해 더 이완되었으며 수련을 즐기기 시작하였다.

N.P.에 대한 나의 목표는 자신감을 높이는 데 있었다. 규칙적인 수련이 그의 소화력을 높이고, 면역반응을 지원하며, 과민성을 감소시켜 줄 거라고 느꼈다.

일주일에 한 번씩 함께 작업한 지 약 6개월이 지나서 N.P.는 내게 오는 일을 중단하였다. 그리고 약 1년 후에 돌아와 다음과 같은 소식을 전하였다. N.P.는 자신의 집 밖에서 운영하는 자신만의 사업을 개발하였으며 그 가능성에 대해 매우 긍정적으로 느꼈다. 그는 하와이로 색다른 여행을 떠나고 싶어 하는 사람들을 위해 비행편, 숙소, 차 임대, 특별활동을 꾸리는 관광산업에서 특별한 시장을 창출하였다. 그는 좋아 보였다. 안색이 좋아졌으며 악수를 청했을 때 손에는 더 이상 땀이 배어 있지 않았다. 그는 요가 수련을 계속하고 있으며 아침마다 해변으로 산책가서 수영을 하고 있다고 자랑스럽게 말하였다.

알레르기를 위한 수련

1

- 자세: 와즈라사나(Vajrāsana)
- 강조점: 신체를 풀어 준다. 호흡을 지원하기 위해 흉곽을 부드럽게 한다. 허리를 늘인다.
- 방법: 무릎을 꿇고 몸을 세워 팔을 머리 위로 들어 올린다.
  - 날숨: 앞으로 숙여 팔을 등 뒤로 내리고, 손은 손바닥을 위로 한 채 천추로 내린다.
  - 들숨: 시작 자세로 돌아온다.
- 반복 횟수: 8회

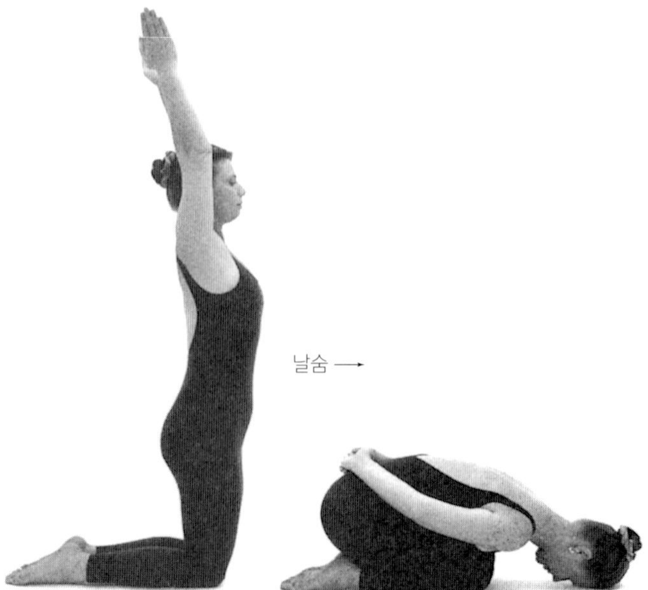

• 세부사항

–날숨: 엉덩이를 발꿈치 쪽으로 내리기 전에 가슴을 허벅지 쪽으로 내린다. 팔을 돌려 손은 손바닥을 위로 해서 천추에 둔다.

–들숨: 팔을 넓게 벌리면서 가슴을 확장하는 동시에 무릎에서 멀리 들어 올린다.

2

• 자세: 아르다 빠르스보따나사나(Ardha Pārsvottānāsana)

• 강조점: 허리와 다리를 비대칭적으로 늘이고 강화한다.

• 방법: 왼발을 앞으로, 오른발은 약간 밖으로 돌려 45° 보다 약간 좁힌다. 왼팔을 접어 등 뒤에 두고 오른팔은 머리 위로 올린다.

–날숨: 왼쪽 무릎을 구부리고 앞으로 굽혀 가슴을 왼쪽 허벅지로, 오른손은 왼발로 내린다.

–들숨: 시작 자세로 돌아온다.

• 반복 횟수: 한 번에 한쪽씩 각각 8회

• 세부사항

–날숨: 뒷발의 발뒤꿈치로 바닥을 단단히 누른다. 앞쪽 무릎은 약간 구부린다.

–들숨: 가슴을 먼저 들어 올리고 팔과 머리가 따라오게 한다.

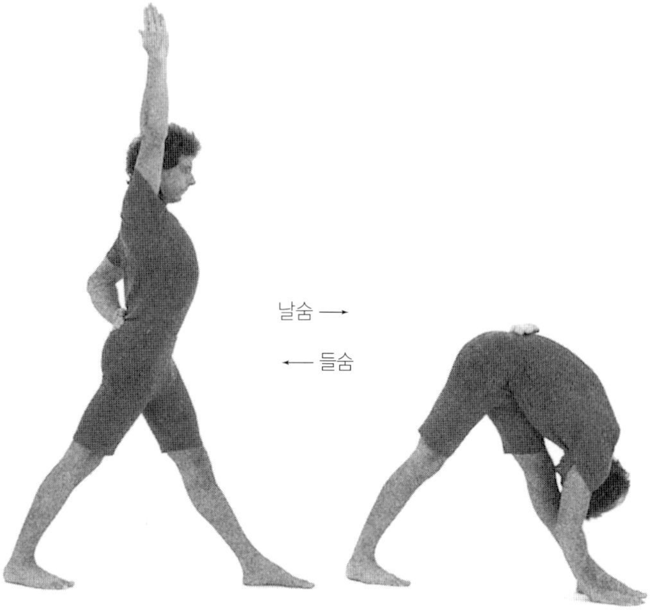

3

• 자세: 웃티따 뜨리코나사나(Utthita Trikoṇāsana)

• 강조점: 몸통을 측면으로 늘이고 흉곽을 부드럽게 한다.

• 방법

A. 발을 어깨너비보다 넓게 벌리고 서서, 왼발은 오른발과 90° 가 되도록 밖으로 돌리고 왼팔은 머리 위로 올린다. 오른팔은 똑바로 허리까지 내리며 바깥쪽으로 약간 돌리고 머리는 중앙에 둔다.

–날숨: 어깨를 엉덩이와 같은 면에 있도록 유지하면서 측면으로 기울여 왼쪽 어깨를 내린다.

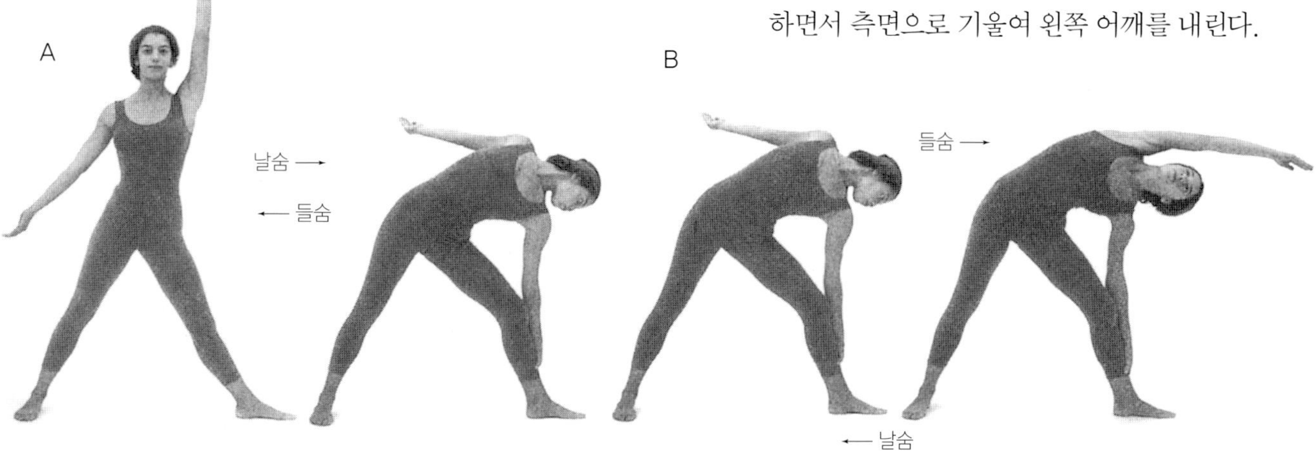

–머리를 아래 왼손 쪽으로 돌리면서 왼손을 왼쪽 무릎 아래로 내린다.

–들숨: 시작 자세로 돌아온다.

–반복한다.

B. 왼쪽 다리를 따라 왼손을 내린다.

–들숨: 오른팔을 앞쪽 위로 가져가고 머리는 오른손 쪽 앞으로 돌린다.

–날숨: 오른손을 시작 위치로 가져가면서 머리를 아래 왼손 쪽으로 돌린다.

–반복한다.

• 반복 횟수: A는 4회, B는 4회 실시한 다음 반대쪽을 반복한다.

4

• 자세: 짜끄라바까사나(Cakravākāsana)

• 강조점: 측면 자세 후에 허리를 늘이고 균형을 잡아 준다. 서서 측면을 구부리는 자세에서 누워서 후굴하는 자세로 이동한다.

• 방법: 손과 무릎을 바닥에 댄다. 어깨는 팔목과, 고관절은 무릎과 일직선이 되게 한다.

–들숨: 가슴을 복부에서 멀리 들어 올린다.

–날숨: 복부를 부드럽게 수축하고 허리를 둥글게 말면서 가슴을 허벅지 쪽으로 내린다.

• 반복 횟수: 8회

• 세부사항

–들숨: 가슴부터 움직이며 턱은 약간 아래로 내린다. 허리를 압박하지 않고 가슴이 확장되는 것을 느껴 본다.

–날숨: 가슴이 복부 쪽으로 무너지지 않게 하면서 허리를 둥글게 만다. 등의 커브가 과도하지 않게 한다. 엉덩이가 발꿈치에 닿기 전에 가슴을 허벅지 쪽으로 내린다.

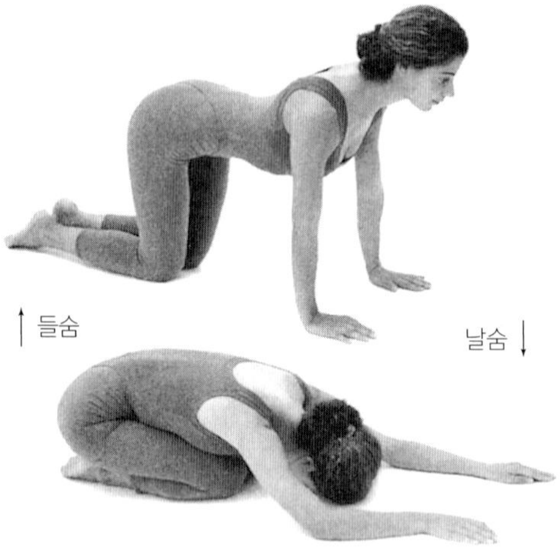

5

• 자세: 아르다 살라바사나(Ardha Salabhāsana)

• 강조점: 팔을 이용해 등과 목을 뒤로 휜다.

• 방법: 배를 대고 누워 머리는 오른쪽으로 돌리고, 손은 천골 위에 교차시키고, 손바닥은 위로 한다.

–들숨: 가슴, 오른팔, 왼쪽 다리를 들어 올리고 머리는 중앙으로 돌린다.

–날숨: 가슴과 다리를 내리고, 팔을 등 뒤로 쓸어 내리고, 머리는 왼쪽으로 돌린다.

–반대쪽도 반복한다.

• 반복 횟수: 한쪽당 6회씩 교대로 반복한다.

• 세부사항

–들숨: 다리를 올리기 바로 전에 가슴을 들어 올리고 가슴높이를 강조한다. 골반은 편평하게 유지한다.

–날숨: 팔을 내리면서 머리를 반대쪽으로 돌린다.

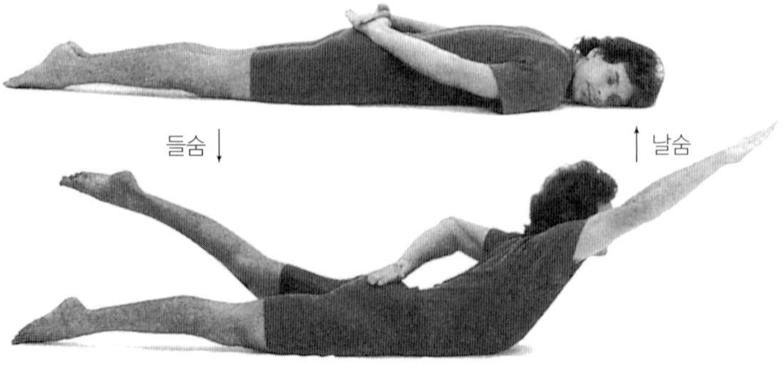

6

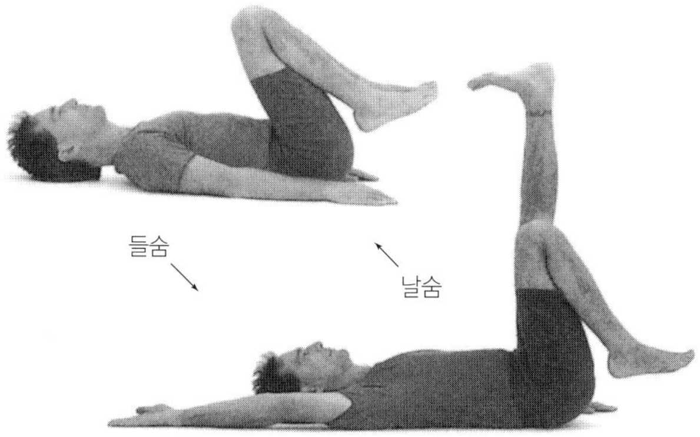

- 자세: 우르드바 쁘라사리따 빠다사나(Ūrdhva Prasārita Pādāsana), 한 번에 한쪽씩
- 강조점: 척추를 뻗어 바닥 쪽으로 밀면서 편평하게 한다. 다리와 등을 뻗어 준다. 비대칭적 변형을 통해 정신적 초점을 또렷하게 한다.
- 방법: 등을 대고 누워 팔은 내려서 몸통 양옆에 둔다. 다리를 구부려 무릎을 가슴 쪽으로 당긴다.
  - 들숨: 팔을 위로 들어 올려 머리 위 바닥에 둔다. 다리를 천장 쪽으로 들어 올린다.
  - 날숨: 시작 자세로 돌아온다.
  - 반대쪽도 반복한다.
- 반복 횟수: 한쪽씩 번갈아 가며 4회
- 세부사항
  - 들숨: 다리를 위로 들어 올릴 때 발은 굽힌다. 무릎을 약간 구부리고 다리와 몸통의 각도는 90° 이하를 유지한다. 허리와 천추를 바닥으로 밀어낸다. 턱은 아래로 당긴다.

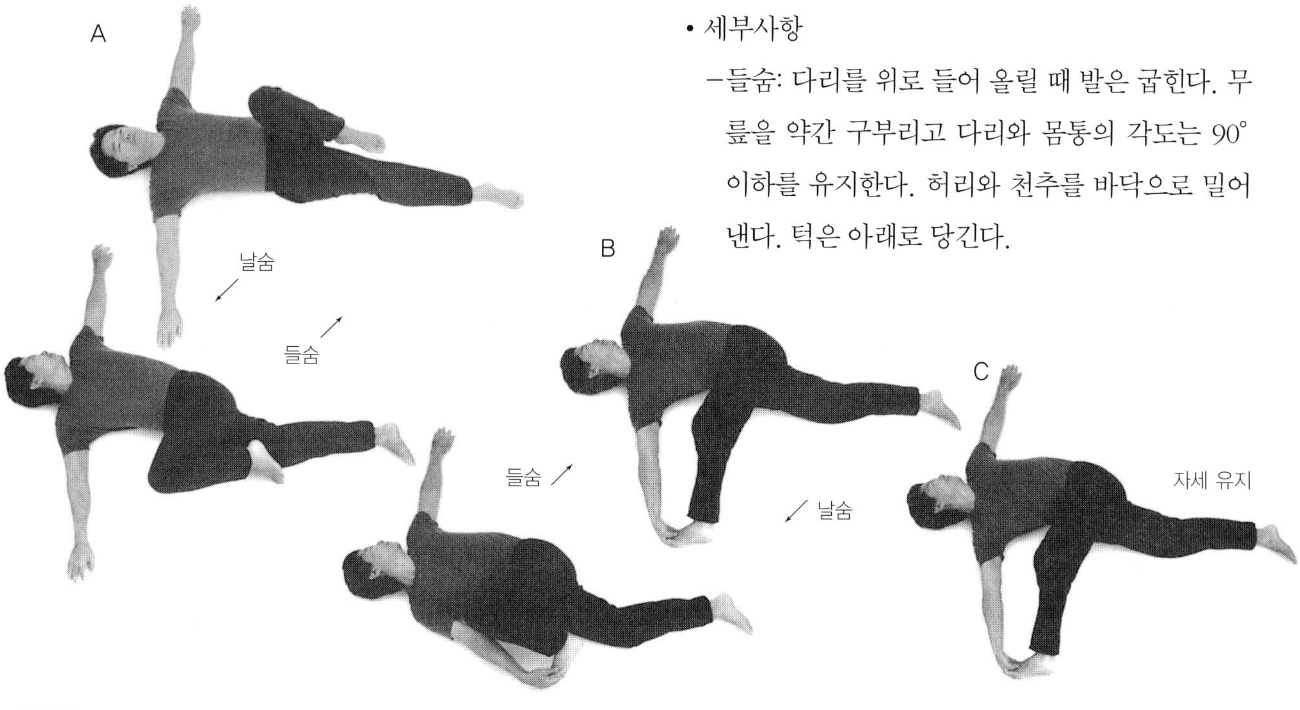

7

- 자세: 자타라 빠리브르띠(Jaṭhara Parivṛtti)
- 강조점: 복부를 비틀어 압박한다. 날숨을 돕는다.
- 방법
  - A. 등을 대고 납작하게 누워 팔을 옆으로 뻗는다. 왼쪽 무릎을 가슴 쪽으로 당긴다.
    - 날숨: 비틀어서 왼쪽 무릎을 몸 오른쪽 바닥 쪽으로 내리고 머리는 왼쪽으로 돌린다.
    - 들숨: 시작 자세로 돌아온다.
    - 4회 반복한다.
  - B. 그런 다음 오른손으로 왼쪽 발을 잡은 채 비튼 상태를 유지한다.
    - 들숨: 다리를 뻗는다.
    - 날숨: 다리를 구부린다.
    - 4회 반복한다.
  - C. 그다음 충분히 비튼 상태에서 4회 호흡한다.
    - 반대쪽도 반복한다.
- 세부사항
  - 날숨: B의 들숨에 고관절에서 다리를 뻗되 손을 이용해 발을 끌어 준다.

8

- 자세: 마하무드라(Mahāmudra) / 자누 시르사사나(Jānu Sirṣāsana)
- 강조점: 들숨과 날숨의 역량을 모두 개발한다. 호흡의 비율을 도입한다. 호흡근육과 척추근육을 강화한다.
- 방법: 앉아서 오른쪽 다리를 안으로 접어 발꿈치를 사타구니로 당긴다. 왼쪽 다리는 앞으로 뻗고 양손으로 왼발의 발목과 무릎 사이를 잡는다.
  - –들숨: 척추를 위쪽으로 확장시켜 가슴을 열어 주고 등을 편평하게 하며 몸통의 앞면을 늘인다.
  - –들숨 후에 멈춘다.
  - –날숨: 배를 안쪽으로 단단하게 끌어당기면서 자세를 유지한다.
  - –날숨 후에 멈춘다.
  - –뻗은 자세를 유지하면서 8회 호흡한다. 그런 다음 배와 가슴을 허벅지 쪽으로 내린다.
  - –전굴 자세를 유지하면서 4회 호흡한다.
  - –반대쪽을 반복한다.
- 반복 횟수: 한쪽당 척추를 뻗은 상태에서 8회 호흡, 전굴 자세에서 4회 호흡
- 세부사항
  - –호흡비율: 들숨 6초, 멈춤 3초, 날숨 6초, 멈춤 3초로 시작한다. 들숨 8초, 멈춤 4초, 날숨 8초, 멈춤 4초까지 늘인다. 척추에 집중할 수 있도록 뻗은 다리를 구부린다.

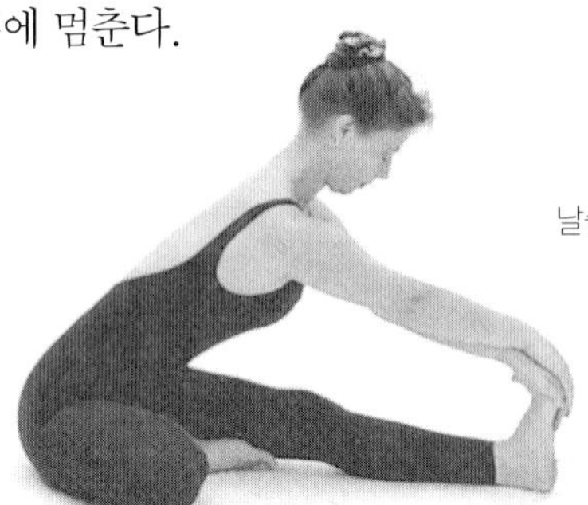

날숨 →

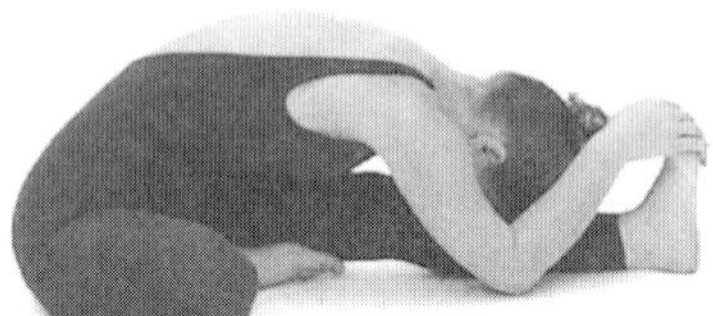

9

- 자세: 빠스치마따나사나(Pascimatānāsana)
- 강조점: 복부를 압박하고 등을 늘이고 강화한다.
- 방법: 앉아서 다리를 앞으로 뻗고, 등을 세우며, 팔은 머리 위로 들어 올린다.
  - –날숨: 무릎을 약간 굽히면서 앞으로 굽혀 가슴을 허벅지로 내리고 손바닥은 발의 앞쪽 둥근 부분에 놓는다.
  - –들숨: 발을 잡고 가슴을 위쪽으로 끌어올려 등을 편평하게 한다.
  - –날숨: 다시 한 번 앞으로 구부린다.
  - –반복한다.
- 반복 횟수: 6회
- 세부사항
  - –날숨: 허리 스트레칭을 돕기 위해 무릎을 구부리고 배와 가슴을 허벅지 쪽으로 내린다. 턱을 목구멍 쪽으로 내린다.
  - –들숨: 가슴을 허벅지에서 멀리 들어 올려 등을 편평하게 한다.

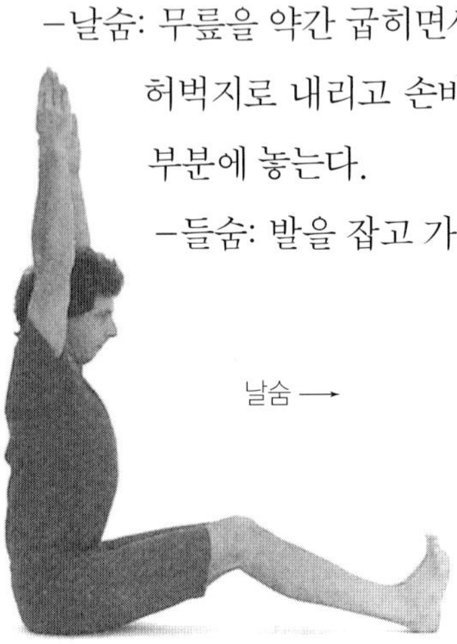

날숨 →

← 들숨

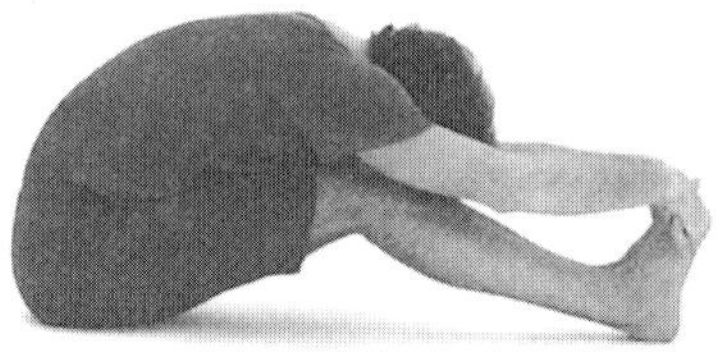

들숨 →

← 날숨

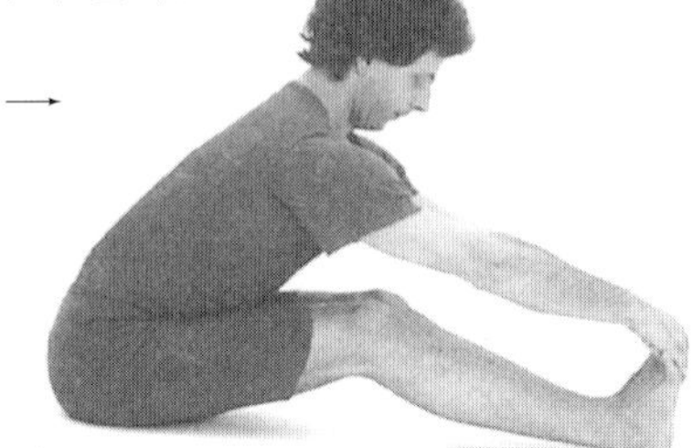

10

• 자세: 드위빠다 삐탐(Dvipāda Piṭham)
• 강조점: 허리를 이완하고 복부를 늘인다.
• 방법: 등을 대고 누워서 팔을 내려 몸통 양옆에 둔다. 무릎은 굽히고 발은 바닥에 둔 채 약간 벌려 편안하게 엉덩이 쪽으로 당긴다.
  –들숨: 발을 내리누르고 턱은 아래로 당긴 채 목이 부드럽게 바닥에서 편평하게 될 때까지 골반을 천장으로 들어 올린다.
  –날숨: 시작 자세로 돌아온다.
• 반복 횟수: 6회
• 세부사항
  –들숨: 척추 하나하나를 아래에서 위로 들어 올린다.
  –날숨: 척추 하나하나를 풀면서 내려온다.

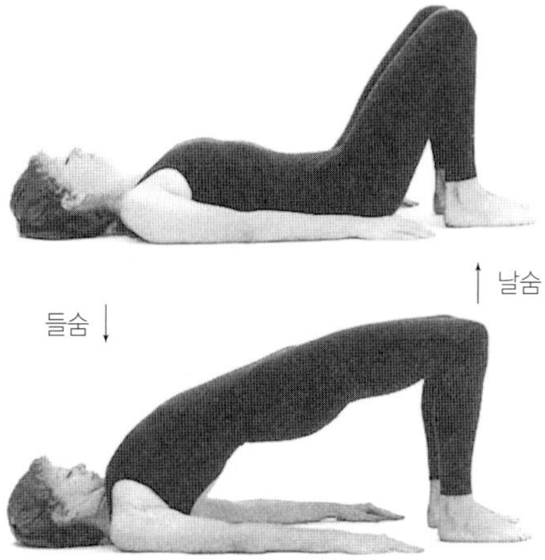

11

• 자세: 지지물이 있는 사바사나(Savāsana)
• 강조점: 휴식한다.
• 방법: 등을 대고 납작하게 누워서 팔은 손바닥을 위로 한 채 몸통 옆에 둔다. 다리를 약간 벌리고 눈을 감는다. 마음을 이완하면서 몸을 충분히 휴식한다. 신체에서 일어나는 감각에 주의를 기울인다.
• 기간: 최소 3~5분

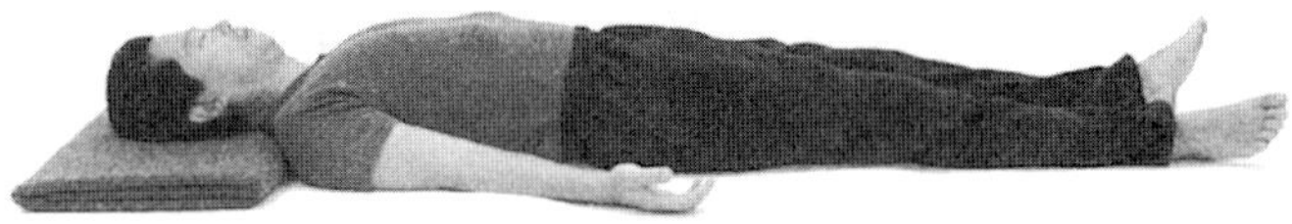

12

• 자세: 앉은 자세에서 호흡
• 강조점: 들숨과 날숨의 조절력을 높인다. 마음과 몸을 이완한다.
• 방법: 충분히 들이쉰다. 잠시 멈춘다. 충분히 내쉰다. 잠시 멈춘다.
• 반복 횟수: 18회
• 세부사항: 들숨과 날숨을 편안한 정도로 점차 최대한 늘이고 그 상태에서 몇 번 호흡한다. 그런 다음 들숨과 날숨의 길이를 점차 줄여 처음으로 돌아온다.

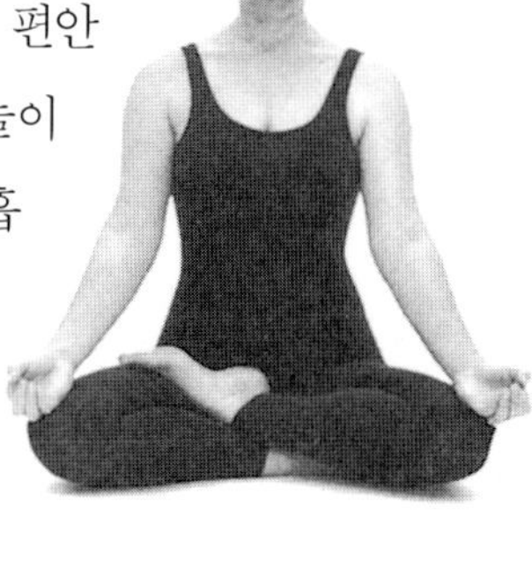

CFS와 같은 자가면역장애 혹은 면역결핍 질환을 앓고 있는 사람들의 문제는 훈련 때문에 상태가 종종 악화되는 것이다. 그런 경우 매우 단순하게 시작해서(란가나) 점차 에너지를 구축하는(브라흐마나) 전략이 좋다. 수련은 부드러워야 하며, 자세 사이에 휴식을 주고 몸 전체에서 흐르는 에너지 흐름의 증가를 느낄 수 있는 충분한 시간을 주어야 한다. 이런 질환을 앓는 사람은 보통 근육 통증이 있고 허약하기 때문에 이런 상태를 악화시키지 않은 상태에서 지지할 수 있도록 수련을 매우 조심스럽게 구축해야 한다. 다음에 나오는 수련은 이런 원리의 예다. 다시 강조하지만 반드시 더 개별화할 필요가 있다.

만성피로증후군 다루기

이 수련은 만성피로증후군(CFS)을 앓고 있는 53세의 여성 L.B.를 위해 개발되었다. 목사인 그녀의 남편은 몇 년 동안 우리 학교에서 집단수업을 받고 있었다. L.B.는 지방 공립학교의 교사로 일하고 있었다.

L.B.는 만성피로증후군으로 수년 동안 고생하고 있었으며, 훈련이 주는 이득을 인정하였다. 그러나 프로그램을 시작할 때마다 상태가 퇴보하곤 했다. 그녀는 남편에게서 우리 학교에 대한 이야기를 들어 왔으며 마침내 요가를 해 보기로 결심하였다.

그녀는 자신의 에너지는 매우 낮으며 매일 아침 침대에서 일어나는 것이 하나의 투쟁일 뿐 아니라 쉽게 피로해지고 때때로 한 차례씩 미열을 앓는다고 말했다. 근육이 전반적으로 약하지만 CFS의 다수 사례의 특징인 만성적인 근육통은 없는 것 같았다.

우리는 몇 달 동안 일주일에 한 번씩 만날 계획을 세웠다. 나는 매우 부드럽게 시작하도록 안내했는데 의자에 앉아서 호흡과 결합된 단순한 동작을 처방하였다. 나중에는 들숨 후에 짧게 호흡을 멈추라고 하였다. 첫 달에는 의자에 앉은 채 단순한 움직임을 하는 수련으로 시작했으며, 다음에는 한 자세로 서 있고, 그다음에는 다시 의자에서 쉬는 것으로 시작하였다. 그녀는 우리의 부드러운 접근에 자극을 받았으며 지속적으로 찾아왔다.

얼마 후 그녀가 자신의 개인적 삶에 관해 더 많이 이야기하고 싶어 한다는 사실이 분명해졌다. 나는 자신이 가르치는 지방 고등학교에서 그녀가 엄청난 스트레스를 겪고 있다는 사실을 알게 되었다. 그녀는 교육에 진심 어린 관심을 갖고 있었는데, 대부분의 학생은 그저 그래야만 하기 때문에 학교에 머문다고 말했다. 그녀는 학생들은 학습과정도, 그녀 자신도 존경하지 않고 있음을 느낀다고 하였다.

몇 달이 지난 후, 그녀는 자신과 남편이 서로 많은 흥미를 느끼지 않으며 일을 더 이상 함께 하지 않는다고 털어놓았다. 그런 다음 그녀는 매일 저녁식사 후에 몇 잔의 알코올성 음료를 마신다고 하였다.

함께 작업해 감에 따라 그녀는 점점 더 많은 부분을 열어놓았다. 그녀에게 스스로에 대해 어떤 상을 갖고 있는지 물어보았더니, 그녀는 자신을 일에서 불행하고 결혼에서도 불행하며 거의 운동도 하지 않고 술을 마시는 한 여인으로 생각하고 있었다. 그녀는 분명 변화의 필요를 느꼈다. 나는 그녀에게 자신이 사랑하는 것에 대해 성찰해 보고 보답이 있는 삶을 그려 보라고 격려해 주었다. 나는 그녀가 새로운 방향을 찾으면 자신 속에 있는 깊은 에너지의 원천을 두드려 변화를 일으키는 데 도움을 주게 될 것이라고 생각하였다. 또한 짧게 산책한 후 앉아서 저녁식사 후 술을 마시기 전에 남편과 이야기를 나누어 볼 생각이 있는지도 물었다. 나는 그녀의 남편이 즐거워할 것을 알고 있었다.

어떤 지점이 되자, 나는 그녀에게 수련에 소리를 도입하는 데 관심이 있는지 물었다. 나는 그녀에게 소리 기법은 진동을 일으켜 그녀의 신체 속에 있는 에너지를 부드럽게 자극할 것이라고 말했다. 그녀는 시도해 보는 것에 즐거워했으며 그 결과에 매우 만족해했다. 그녀는 그 기법을 사용한 후에 활력이 생기는 느낌이 든다고 말했다. 나는 그녀에게 수련의 마지막에 기분 좋을 때를 이용해서 자신의 미래에 대해 숙고해 본 다음 가슴에서 우러나오는 소리를 들어 보라고 하였다.

얼마가 지난 후에 그녀는 내게 와서 자신은 섬을 떠날 거라고 말하였다. 그녀는 박사과정에 지원하여 합격했으며 미래에 대해 흥분하고 있었다. 그녀 남편은 몇 달 동안 남아 있었다. 그리고 어느 날 그가 내게 와서는 아내와 합류할 거라고 말하였다. 떠날 때 그녀의 남편은 아내가 변화할 용기를 찾는 데 도움을 준 점에 대해 내게 고마움을 전해 달라고 했다고 말하였다.

만성피로증후군을 위한 수련

1

• 자세: 의자에서의 전굴

• 강조점: 흉곽을 부드럽게 움직여 들숨을 심화한다. 등을 늘이고 날숨을 심화한다.

• 방법: 의자나 벤치에 앉아서 등을 곧게 펴고 손은 무릎 위에 둔다.

–들숨: 팔을 들어 옆으로 벌린다.

–날숨: 앞으로 구부려 손을 발 쪽으로 내린다.

–들숨: 이전 자세로 돌아온다.

–날숨: 시작 자세로 돌아온다.

• 반복 횟수: 8회

• 세부사항

–들숨: 가슴을 배에서 멀리 들어 올리면서 손바닥을 어깨높이에 둔다. 이때 팔꿈치는 굽혀 약간 들어 올린다.

–날숨: 손을 무릎으로 가져가 다리를 따라서 발쪽으로 내린다.

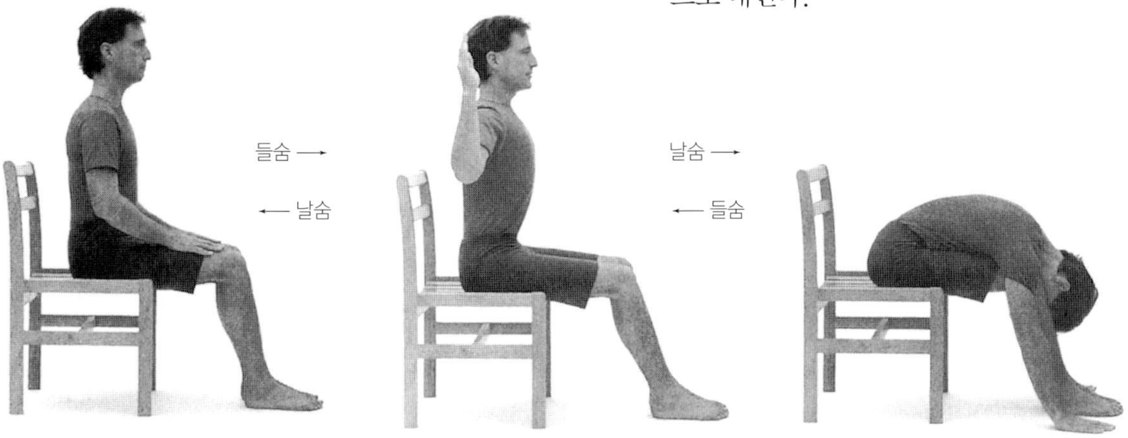

2

• 자세: 위라바드라사나(Vīrabhadrāsana)

• 강조점: 에너지를 구축하고, 등근육을 강화하고, 등을 편평하게 하고 다리근육을 강화한다. 들숨 후에 멈추는 시간을 늘린다.

• 방법: 발을 엉덩이너비만큼 벌리고 왼발을 앞으로 한 채 선다. 팔은 양옆에 둔다.

–들숨: 왼쪽 무릎을 굽히는 동시에 가슴을 약간 앞쪽으로 내밀며, 엉덩이는 약간 뒤쪽으로 당긴다. 팔은 벌려 옆에 두고 팔꿈치는 약간 굽히고, 어깨는 뒤로 젖힌다.

–숨을 2, 3, 4초 참는데, 매번 2회씩 실시하면서 점차 늘인다.

–날숨: 시작 자세로 돌아온다.

• 반복 횟수: 한쪽당 6회

• 세부사항

–들숨: 손, 팔꿈치가 어깨와 일직선이 되게 한다. 가슴이 열리고 등이 편평해지는 것을 느끼되 허리가 압착되지 않게 한다. 머리는 계속 앞쪽을 향한다. 뒷발 발꿈치에 몸무게를 싣는다.

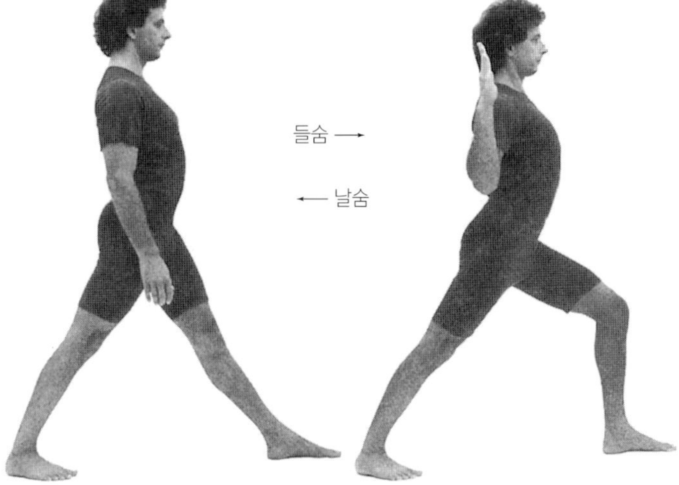

3

- 자세: 의자에서 쉬면서 소리기법 이용
- 강조점: 휴식하면서 소리와 음높이를 통해 에너지를 구축한다.

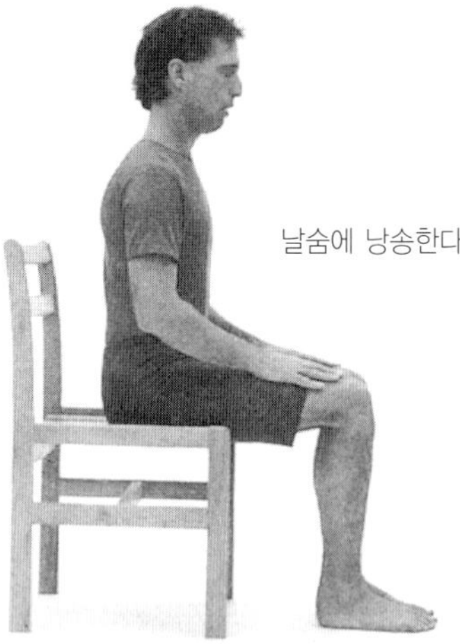

- 방법: 짧게 휴식한 후에 들숨과 날숨을 심화시킨다.
  - 날숨: '옴'을 낭송한다. 짧게 휴식한다.
  - 숨을 들이쉰다.
  - 저음으로 3회 반복한다.
  - 짧게 휴식한다.
  - 중간 음으로 3회 반복한다.
  - 짧게 휴식한다.
  - 고음으로 3회 반복한다.
  - 짧게 휴식한다.
- 세부사항
  - 낭송: '오-' 음은 약 3초 동안 지속하고, '음-' 음은 약 1초 동안 지속한다. 저음과 고음은 편안해야 하며 너무 낮거나 높지 않게 한다.

4

- 자세: 짜끄라바까사나(Cakravākāsana)
- 강조점: 들숨에 흉곽을 늘인다. 날숨에 복부를 부드럽게 압박하고 늘인다.
- 방법: 손과 무릎을 바닥에 댄다. 어깨는 팔목과, 고관절은 무릎과 일직선이 되게 한다.
  - 들숨: 가슴을 복부에서 멀리 들어 올린다.
  - 날숨: 복부를 부드럽게 수축하고 허리를 둥글게 말면서 가슴을 허벅지 쪽으로 내린다.
- 반복 횟수: 8회
- 세부사항
  - 들숨: 가슴부터 움직이며 턱은 약간 아래로 내린다. 허리를 압박하지 않고 가슴이 확장되는 것을 느껴 본다.
  - 날숨: 가슴이 복부 쪽으로 무너지지 않게 하면서 허리를 둥글게 만다. 등의 커브가 과도하지 않게 한다. 엉덩이가 발꿈치에 닿기 전에 가슴을 허벅지 쪽으로 내린다.

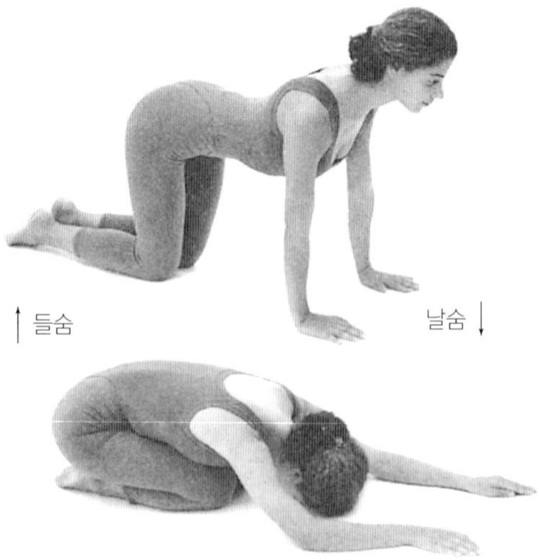

5

- 자세: 자타라 빠리브르띠(Jaṭhara Parivṛtti) 변형
- 강조점: 복부를 부드럽게 비틀어 압박하여 자세를 유지하면서 호흡 횟수를 점진적으로 높여간다.
- 방법: 등을 대고 누워 두 무릎을 굽히고 허벅지를 가슴 쪽으로 들어 올린다. 발을 바닥에서 뗀다. 팔을 옆으로 벌리되 몸통과 수직 이하의 각도를 유

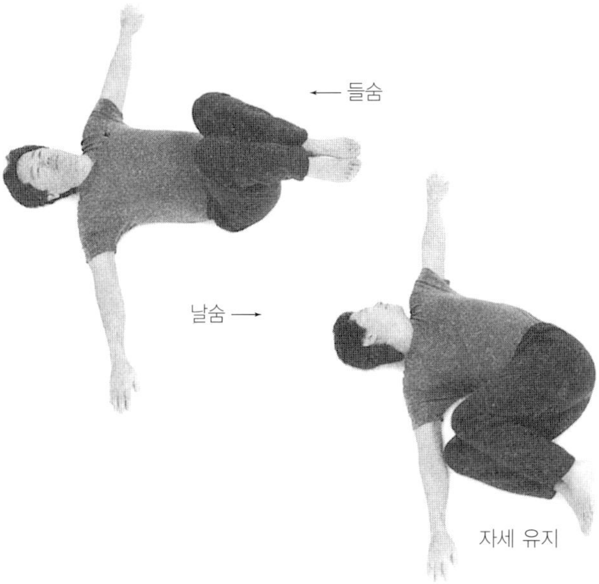

지한다.

−날숨: 양쪽 무릎을 몸의 오른쪽 바닥으로 내려 복부를 비튼다. 동시에 머리는 왼쪽으로 돌린다.

−들숨: 시작 자세로 돌아온다.

−양쪽을 교대로 한쪽당 비튼 상태를 유지하면서 1, 2, 3, 4회 충분히 호흡한다.

• 세부사항

−날숨: 움직이는 동안 무릎이 몸통과 이루는 각도는 90° 이하를 유지한다.

6

• 자세: 아빠나사나(Apānāsana)

• 강조점: 복부를 부드럽게 압박하면서 날숨을 점차 길게 늘인다.

• 방법: 등을 대고 누워서 양 무릎을 가슴 쪽으로 굽히되 발을 바닥에서 뗀다. 각 손은 해당 무릎에 둔다.

−날숨: 허벅지를 부드럽게 점차 가슴 쪽으로 당긴다.

−들숨: 시작 자세로 돌아온다.

• 반복 횟수: 12회

• 세부사항

−날숨: 팔로 부드럽게 당기면서 어깨는 이완한 채

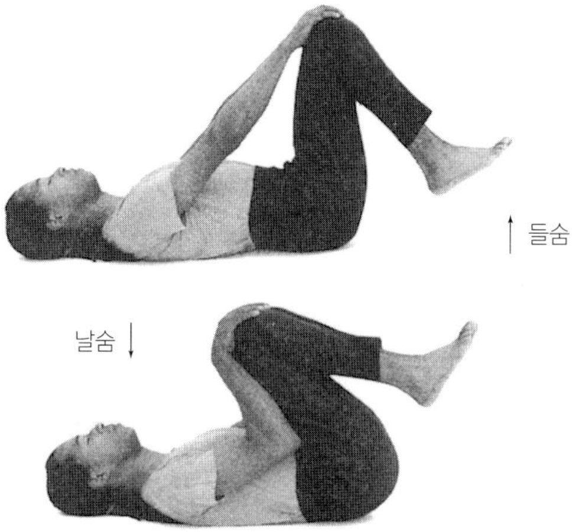

바닥에 둔다. 허리는 바닥으로 내리고 턱은 약간 떨어뜨려 목구멍 쪽으로 당긴다. 반복할 때마다 날숨의 길이를 점차 늘인다.

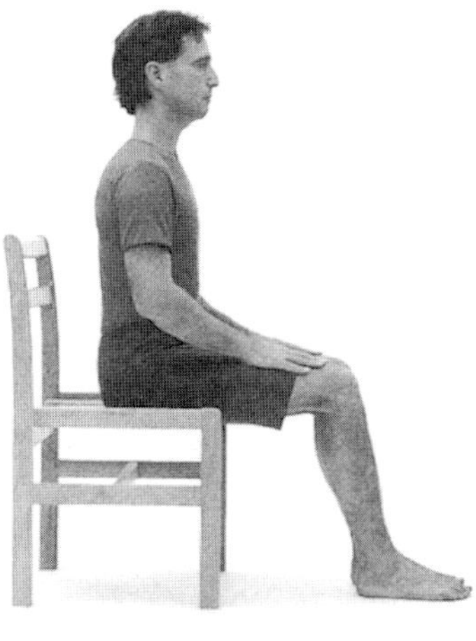

7

• 자세: 의자에 앉아서 휴식하며 활력 느끼기

• 강조점: 곧게 앉아서 이완하고 자양분과 생동감을 느낀다.

• 방법: 편안한 의자에 몸통이 꺼지지 않게 해서 앉는다.

• 반복 횟수: 약 5분

내분비계

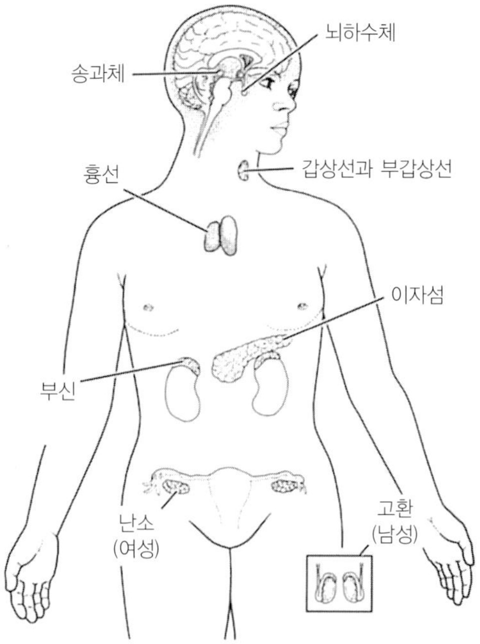

내분비계는 신경계와 마찬가지로 신체의 모든 활동을 모니터하고 조절한다. 신경계는 신체 전체에 짜인 신경조직의 복잡한 시스템을 따라 여행하는 신경전달물질을 통해 신체기능에 영향을 미친다. 내분비계는 호르몬으로 알려진 화학물질을 혈류로 방출함으로써 신체기능에 영향을 미친다. 호르몬은 복잡한 화학적 구조로서 그에 반응하는 특정한 세포의 활동을 변화시켜 궁극적으로는 신체 조직과 기관을 변화시킨다. 호르몬은 또한 이런 방식으로 영양분의 이용 가능성에서의 변화 및 신체의 에너지 요구에 대한 반응에서 대사기능에 적응하기도 한다. 호르몬은 성장, 성숙, 성적 발달, 임신, 스트레스에 대한 반응 같은 신체 활동을 감독한다. 한마디로 호르몬은 신체의 대사과정 전체를 조절한다.

따라서 내분비계와 그 기능은 복잡하고 신비로우며, 우리가 내분비선에서 생성되는 호르몬 기능 대부분을 이해한다고 할지라도 여전히 아직 밝혀지지 않은 기능들이 있다. 중요한 시스템에 대해 우리가 알고 있는 바가 다음에서 간단히 제시된다.

인간의 신체에는 7개의 주요 내분비선이 존재하는데, 머리에서부터 아래로 내려가면서 그 위치를 따라 살펴보면 송과체, 뇌하수체, 갑상선, 부갑상선, 부신, 성선이 있다. 각 선은 특정한 호르몬을 생성하는데 성장, 발달, 신체의 기능에서 특정한 역할을 수행한다. 일곱 개의 주요 선에 더해서 심장, 신장, 간, 소화기 통로도 필수적인 호르몬을 생성한다. 이들 모두는 신경계의 신경통제와 더불어 신체의 항상성 유지를 돕기 위해 작용한다.

송과선의 역할은 거의 알려져 있지 않다. 송과선이 분비하는 호르몬인 멜라토닌은 주야 사이클과 연결된 신체의 생리적 리듬에 영향을 준다. 햇볕에 노출되면 이 호르몬의 생성이 감소한다. 그래서 너무 자주 집안에 있거나 겨울철에 어두운 곳에서 사는 사람들은 우울, 낮은 에너지, 집중력 약화로 고생한다(계절성 우울장애, Seasonal Affective Disorder: SAD). 이것이 멜라토닌 생성 증가의 직접적인 결과인지는 아직 분명치 않지만 그 증상은 불충분한 햇볕으로 인한 결과라는 것이 분명하며, 이런 경우에는 멜라토닌 생성을 감소시키기에 충분한 전 영역 스펙트럼의 광선(full-spectrum light)이 도움을 준다.

멜라토닌은 오후 8시부터 오전 4시까지 가장 많이 생성된다. 인공조명으로 밤늦게까지 일하거나 규칙적으로 표준시간대를 가로질러 여행하는 사람들(그리하여 시차증을 겪고 있는)은 종종 SAD 증상을 겪는 사람과 유사한 증상을 보인다. 이것이 멜라토닌 생성의 감소가 가져오는 직접적인 결과인지는 아직 분명치 않다. 그런 사람들을 돕는다고 주장하는 멜라토닌 보충제도 구할 수 있다.

뇌하수체는 모든 다른 선의 우두머리가 되는 통제기관인데, 왜냐하면 이 선이 다른 선들을 표적으로 하여 그 기능을 조절하고 그것들의 대사과정에 영향을 미치는 호르몬을 분비하기 때문이다. 뇌하수체는 해부학적으로 전엽과 후엽의 두 부분으로 나뉜다. 뇌하수체 전엽과 후엽에서 분비되는 호르몬은 갑상선(TSH)과 부신(ACTH)을 자극하며 성선(성생식선 자극 호르몬)을 조절하고, 임신, 출산, 수유를 통해 유선과 자궁을 자극한다(프로락틴과 옥시토신). 이에 더해서 뇌하수체 전엽은 성장을 자극하는 역할을 하는 호르몬(성장 호르몬)을 분비하기 때문에 성장선으로 간주될 수 있다. 뇌하수체 후엽은 수분 손실을 방지하여 혈액량과 혈압을 상승시키는 호르몬(ADH)을 분비한다.

갑상선은 성장과 에너지를 담당하는 선이다. 갑상선은 신체의 거의 모든 세포에 도달하는 호르몬(티록신)을 생성함으로써 에너지(포도당)와 산소를 이용할 수 있는 역량을 높인다. 또한 대사율을 높이면서 체온을 높여 추운 날씨에 적응할 수 있도록 한다. 그리고 갑상선(칼시토닌 분비)과 부갑상선(파라토르몬 분비)은 뼈, 신장, 소장에 도달하는 호르몬을 생성함으로써 힘을 합쳐 체액의 칼슘 농도를 조절함으로써 골격계의 성장과 발달에 직접적인 영향을 미친다.

흉선은 면역선이다. 흉선은 중요한 신체 방어세포에 도달하는 호르몬(티모신)을 분비하여 림프구를 T세포로 전환하는데, T세포는 바이러스와 감염에 대항하는 신체방어의 필수적인 요소다. 그러므로 흉선은 우리 면역계의 강도에 영향을 미친다. 흉선은 또한 그 기능이 아직 알려져 있지 않은 그 밖의 호르몬도 분비한다.

부신은 주로 에너지와 관련된 선이다. 이는 신체의 거의 모든 세포에서 다양한 대사 및 조절 기능에 영향을 주는 호르몬을 분비한다. 부신은 해부학적으로나 기능적으로 두 개의 부분, 즉 부신피질과 부신수질로 나눌 수 있다. 부신피질은 글루코코르티코이드(glucocorticoid) 호르몬을 근육, 지방조직, 간세포에 분비함으로써 에너지(포도당)를 저장하고 이용하는 능력을 조절한다. 부신피질은 또한 신장세포로 미네랄코르티코이드(mineralcorticoid) 호르몬을 분비함으로써 소변의 나트륨 농도에 영향을 준다. 부신수질은 기본적으로 교감신경계의 일부다. 이는 교감신경의 자극에 대한 반응으로 에피네프린(epinephrine)과 노르에피네프린(norepinephrine)을 분비한다. 이는 심장 활동과 혈압을 높여 인지된 위험이나 극단적인 정서반응에 대한 신체의 투쟁-도피 반응의 일부를 구성하는 친숙한 '아드레날 급수송(adrenaline rush)'을 일으킨다.

이자는 외분비와 내분비라는 두 가지 뚜렷한 기능을 한다고 할 수 있다. 외분비 기능에 있어 이자는 탄수화물(가수분해 효소), 지방(지방분해 효소), 단백질(단백질분해 효소와 펩티다제 [peptidase]를 분해하는 소화효소를 분비한다. 이는 또한 위산을 중화시키는 중탄산나트륨을 분비한다. 내분비기능에 있어 이자는 또한 에너지와 관련된 선으로 간주할 수 있다. 이자의 내분비 세포는 혈당 수준을 조절하는 글루카곤(glucagon)과 인슐린이라는 두 가지 호르몬을 생성한다. 혈당이 높아지면 이자는 인슐린을 분비하여 세포가 포도당을 에너지 저장으로 전환시키는 것을 돕는다. 혈당이 떨어지는 경우, 이자는 글루카곤을 분비하여 에너지 저장이 다시 포도당으로 전환되도록 한다.

성선이란 남성과 여성 모두의 생식기관을 말한다. 성선에서 분비되는 호르몬(고환에서 테스토스테론, 난소에서 에스트로겐과 프로게스테론)은 정자와 난자의 생성과 발달, 이차 성징을 촉진하며 남성과 여성 모두의 행동 패턴에 영향을 준다.

항상성에 미치는 모든 위협은 시스템에 스트레스를 준다. 스트레스의 원천으로는 질환이나 부상 같은 물리적 스트레스, 불안이나 우울 같은 정서적 스트레스, 극단적인 온도와 오염 같은 환경적 스트레스, 부절적하고 부적합한 식사와 같은 대사성 스트레스가 있다. 이런 스트레스 인자는 신체의 모든 시스템에 영향을 주며, 내분비계의 역할은 이들에 반응하면서 호르몬 조절을 통해 시스템에 균형을 회복시키는 것이다.

내분비계에서 유래된 수많은 장애가 존재한다. 그 대부분은 과도 혹은 과소라는 비정상적 호르몬 생성과 연결되어 있는데, 이런 불균형의 결과로 그 밖의 시스템이 손상을 입을 수 있다.

만성적이면서 과도한 호르몬 생성에는 종종 병리적이며 종양을 유발하는 상태가 있다. 요가치료의 적절한 프로그램이 도움을 줄 수 있지만, 심각한 내분비의 과도한 기능질환은 건강 전문가의 도움을 받는 것이 좋다.

만성적인 호르몬 과소생성 질환이 더 흔하다. 만성적으로 스트레스를 받는 사람은 결국 허약해지고 지쳐버려 일반적으로 몸이 좋지 않은 상태가 될 것이다. 피로, 우울, 낮은 에너지, 근육 약화, 오한, 건성 피부, 저체온, 저혈압, 높은 콜레스테롤 수준, 낮은 혈당(저혈당증), 면역력 약화와 같은 과소 내분비기능의 일반적인 증상이 조만간 드러나기 시작할 것이다. 이런 증상은 갑상선과 부신의 저조한 기능질환으로 나타날 수 있다. 갑상선 기능저하가 생기면 종종 체중 증가와 더불어 이런 증상이 나타난다. 그리고 부신피질 기능이 저하되면 체중 감소와 더불어 이런 증상이 나타난다.

지나치게 높은 혈당(고혈당증)을 그 특징으로 하고 있는 심각한 질병인 당뇨병도 이 범주에 넣어야 한다고 여겨지는데, 당뇨병에는 두 가지 주요 유형이 있다.

타입 I 당뇨병은 이자에서 생성되는 인슐린 양이 부족한 결과로 생긴다. 이는 보통 40세 이하와 가장 흔하게는 어린 시절에 나타난다. 타입 I 당뇨병을 앓는 사람들은 인슐린 처치에 의존하지만 조심스러운 식사조절과 잘 구성된 요가치료 프로그램을 통해 그들에게 요구되는 인슐린 양을 줄일 수 있다.

타입 II 당뇨병은 종종 40세 이후의 사람들에게 영향을 미친다. 이 질환의 경우 인슐린 수준은 정상이거나 높아져도 세포가 인슐린을 제대로 이용할 수 없다. 이 유형의 당뇨병을 앓고 있는 사람들은 인슐린에 의존할 수도 있고 의존하지 않을 수도 있으며, 이 집단에서 보통 가장 중요한 개선이 일어날 수 있다. 이 범주에 있는 당뇨병에는 두 종류의 주요 질환이 있는데 비만과 쇠약이 그것이다. 비만 상태는 과식, 특히 고지방 식사와 음료, 당분의 과도한 섭취와 인과관계가 있으며, 주로 앉아서 지내는 생활양식으로 인해 종종 악화된다. 또한 이차 합병증이 종종 일어나는데, 여기에는 순환장애가 포함되며 극단적인 경우에는 괴저와 실명이 발생한다. 한편 쇠약 상태에서는 종종 낮은 에너지, 불면, 탈수가 동반되어 지속적인 갈증이 일어난다. 이 질환은 종종 치료하기가 더 어렵다.

과소기능을 포함하는 모든 질환을 다루기 위한 요가 이론은 우선 이완을 위한 여유, 식이요법 변화, 스트레스를 일으키는 습관을 포기함으로써 스트레스를 줄이는 방법을 포함하는 생활양식의 적절한 변화를 고려한다. 이에 더해서 우리는 호흡, 움직임, 소리, 명상이라는 요가기법을 이용할 수 있다.

앞서 보았듯이, 내분비계는 매우 복잡해서 그것이 적절하게 기능하기 위해서는 균형이 필요하다. 따라서 내분비계와 관련된 모든 요가 수련의 목표는 균형을 회복하고 유지하는 데 있다. 이런 의미에서 우리의 요가 수련은 일종의 항상성 등화기(homeostatic equalizer)로서의 기능을 한다. 다양한 원인으로 인해 생기는 증상이 다양하기 때문에, 그리고 엄청나게 다른 구조적 상태를 갖고 있는 개인에게서 나타날 수 있기 때문에, 수련의 일반론은 관련된 내분비선이 위치해 있는 신체 부위를 자극하는 기법을 이용해서 순환을 높이고 그에 필수적인 영양분과 산소를 공급하는 것이다.

이런 생각에 따라 우리는 신체의 서로 다른 부위를 자극하는 두 가지 연속 자세를 제시하고자 한다. 첫 번째는 갑상선, 부갑상선, 흉선 주변의 부위를 자극하도록 고안된 것으로, 그 의도는 면역계를 자극하고 전반적인 힘과 대사율을 높임으로써 내분비선의 기능에 균형을 잡아 주려는 것이다.

두 번째 연속 자세는 부신과 이자 주변 부위를 자극하기 위해 고안되었다. 마찬가지로 그 의도는 세 개의 선을 자극하면서 영양을 공급하고 균형 잡힌 기능을 회복하는 것이다. 타입 II 당뇨병의 경우 우리는 또한 주변 조직을 자극하여 포도당 이용을 촉진하기 위해 영양을 공급하면서도 정화시키는 순환계의 기능을 활성화시키려고 한다.

갑상선 다루기

32세의 여성 E.B.는 처음에는 그룹 요가수업을 위해 우리 학교로 왔다. 그녀는 인기 있는 멋진 식당에서 주방장으로 일하고 있었다. 그녀는 일주일에 한 번 쉬는 날 저녁에만 올 수 있었다. 학교에서 우리는 매 수업 전에 학생 각자가 어떻게 하고 있는지 체크하기 위해 강의실을 돌아다닌다. 그녀의 반응은 항상 똑같이 진이 빠지고 약간 우울해했다. 그녀는 더 많은 수업에 참여하고 싶다고 말했지만 아침 수업에 참여하기 위해 잠자리에서 일어날 수 없다고 하였다. 나는 그녀가 수업에서 다른 사람과 이야기를 많이 하지 않으며 수업 마지막에는 언제나 혼자 남겨진다는 사실에 주목하였다.

어느 날 나는 식사를 하러 그녀의 식당에 가서 그녀가 일하는 환경을 보기로 마음먹었다. 그녀는 나를 만나는 것이 행복했지만 미소 지으며 인사만 건네는 짧은 여유밖에 없었다. 부엌은 크고 뜨거웠으며 사람들은 안팎으로 매우 빨리 움직였다. 주문이 들어오고 음식이 다 되면 벨이 울리거나 누군가 소리치곤 했다. 스트레스가 매우 심한 상황으로 보였다.

내가 자신의 일터로 갔다는 사실이 E.B.를 감동시켰으며, 다음번 수업에서 그녀는 나를 사적으로 만나러 올 수 있는지 물었다. 이에 나는 관심을 가져 주어 반갑다고 하고는 그녀의 에너지를 구축하는 데 도움을 줄 수 있는 자기 훈련을 개발할 수 있을 거라고 말했다.

E.B.는 약간 과체중에 몸이 유연하며 만성적으로 에너지가 낮았다. 그녀는 자신이 기억하는 한에서는 '밤체질'이라고 하였다. 그녀는 항상 피곤함을 느끼면서 아침에 일어나고 몸을 끌며 침대에서 일어나 또 다른 하루를 맞곤 했다. 그녀는 사회적 관계를 피하는 독신녀였다. 한가한 시간에는 독서와 비디오를 시청하였다. 나는 그녀에게 식사 습관을 물어보았다. 그녀는 내게 보통 일터에서 돌아와 TV 앞에서나 책을 읽으면서 식사를 하며, 종종 불과 TV를 켠 채로 의자에서 졸음에 빠진다고 말하였다.

E.B.는 내게 자신의 갑상선기능이 낮다는 사실을 알고 있다고 말하였다. 나는 신체의 그 부위를 자극할 수 있는 호흡과 소리를 포함한 훈련을 개발하기로 결정하였다. 집단수업에서 나는 그녀가 특히 맛치아사나(Matsyāsana)를 좋아한다는 사실을 알게 되었다. 배설을 자극하기 위해 비틀기 자세도 추가하였다.

E.B.는 한 달 동안 일주일에 한 번 나를 보러오겠다고 약속했으며, 그 기간 동안 우리는 다음 수련을 개발하였다. 나는 그녀에게 아침에 일어나서 짧게 산책하고 난 후에 수련을 시작하라고 권하였다. 또한 일터로 가기 전 이른 오후에 식사를 하고 밤에 잠자리에 들기 전에는 식사를 피하라고 권하였다. 그리고 신체적으로나 사회적으로 더 활동적이 되라고 격려하였다.

처음에 E.B.는 자신의 습관 중 일부를 변화시키기가 어렵다고 말했지만 시간이 지남에 따라 자신의 아침 의식을 사랑하게 되었다. 그녀는 일어나서 요가 수련을 할 채비를 하는 데 산책이 도움을 준다고 하였다. 잠자리에 들기 전에 먹지 않게 되자, 그녀는 아침 피로가 줄어들었다. 휴일에 집단수업에 참여하기 위해 왔을 때 그녀의 얼굴은 더욱 밝았다. 이제 나는 그녀가 종종 다른 학생과 대화를 나누며 수업을 마친다고 행복하게 말할 수 있다.

갑상선 기능저하를 위한 수련

1

- 자세: 짜끄라바까사나(Cakravākāsana)
- 강조점: 가슴 상부와 목 부위를 자극한다.
- 방법: 손과 무릎을 바닥에 댄다. 어깨는 팔목과, 고관절은 무릎과 일직선이 되게 한다.
  - 들숨: 가슴을 복부에서 멀리 들어 올린다.
  - 날숨: 복부를 부드럽게 수축하고 허리를 둥글게 말면서 가슴을 허벅지 쪽으로 내린다.
- 반복 횟수: 6회(A는 2회, B는 2회, C는 2회)
- 세부사항
  A. –들숨: 턱을 약간 들어 올린다.
  –날숨: 낮게 콧소리를 내며 턱을 내린다.
  B. –들숨: 턱을 들어 올린다. 들숨 후에 숨을 멈추면서 턱을 내린다.
  C. 움직이는 동안 턱을 내린다.

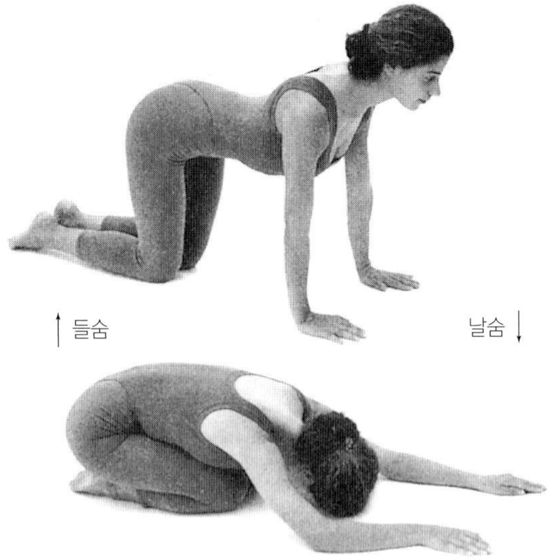

2

- 자세: 아르다 웃따나사나(Ardha Uttānāsana)
- 강조점: 등과 목 부위를 자극한다. 들숨 후에 숨을 짧게 멈춘다.
- 방법: 서서 팔을 머리 위로 들어 올린다.
  - 날숨: 몸을 앞으로 굽혀 배와 가슴을 허벅지 쪽으로 내리고 손은 발 쪽으로 내린다.
  - 들숨: 가슴과 팔을 바닥과 평행이 될 때까지 들어 올린다. 4초 동안 숨을 멈춘다.
  - 날숨: 전굴 자세로 돌아온다.
  - 들숨: 시작 자세로 돌아온다.
- 반복 횟수: 6회(A는 2회, B는 2회, C는 2회)
- 세부사항
  A. –들숨: 턱을 약간 들어 올린다.
  –날숨: 턱을 내린다.
  B. –들숨: 턱을 들어 올린다.

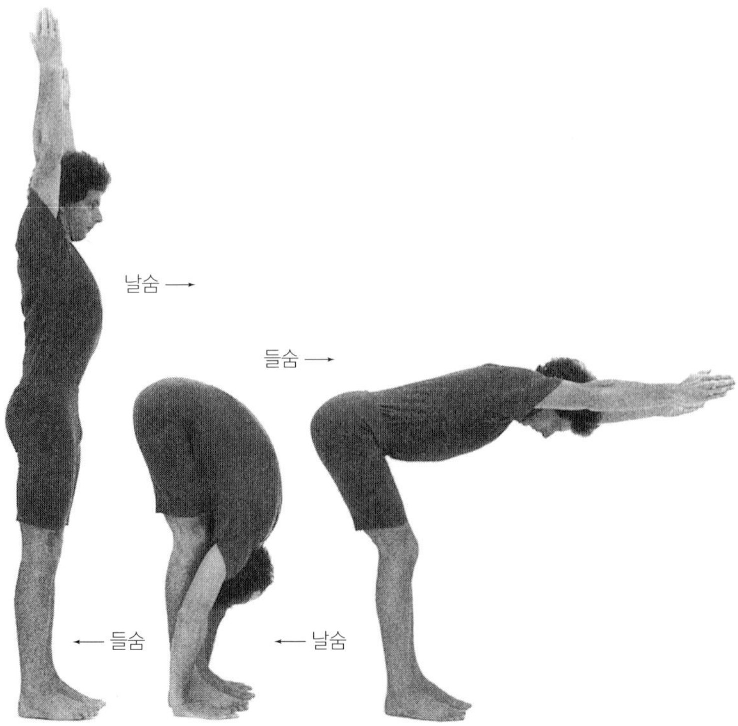

–들숨 후에 숨을 멈추고 턱을 내린다.

C. 움직이는 동안 턱을 내린다.

3

- 자세: 와즈라사나(Vajrāsana)
- 강조점: 등과 목을 이완한다.
- 방법: 무릎을 꿇고, 몸을 세우고, 팔은 머리 위로 들어 올린다.
  - –날숨: 앞으로 숙여 팔을 등 뒤로 내리고, 손은 손바닥을 위로 해서 천추에 둔다.
  - –들숨: 시작 자세로 돌아온다.
  - –날숨에 머리를 양쪽으로 돌리며 반복한다.
- 반복 횟수: 6회
- 세부사항
  - –날숨: 엉덩이를 발꿈치에서 약간 떨어뜨린다. 머리를 약간 돌려 뺨을 바닥에 대고 쉰다.
  - –들숨: 팔을 넓게 벌리면서 가슴을 확장하는 동시에 무릎에서 멀리 들어 올린다.

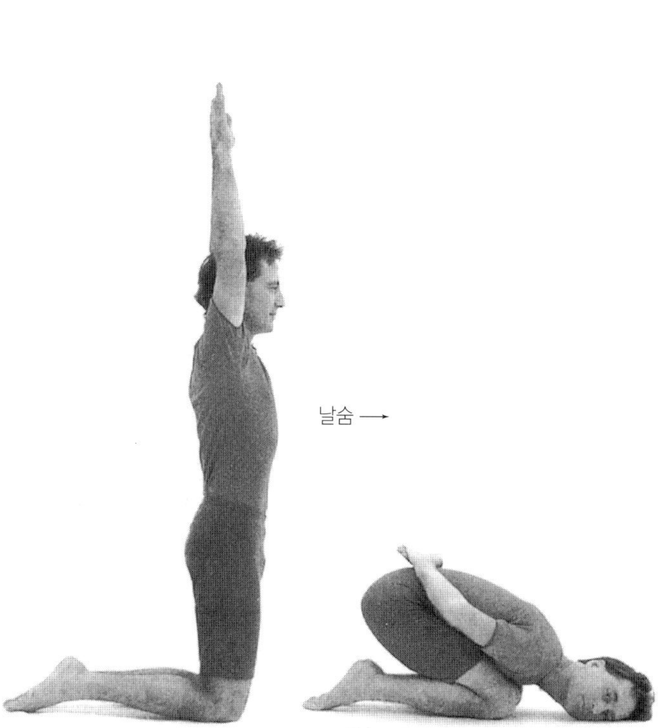

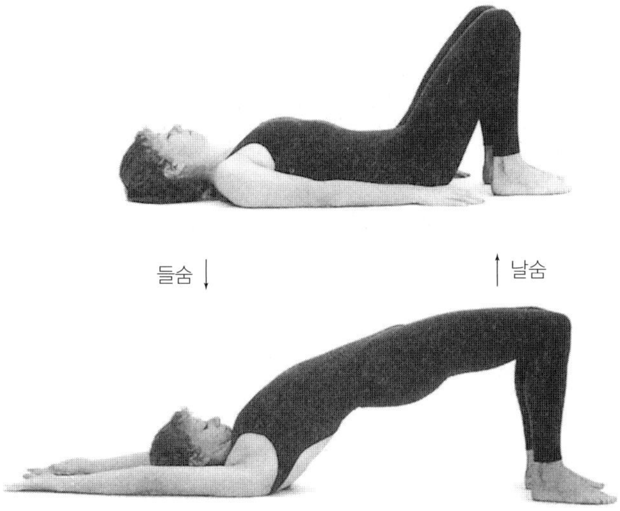

4

- 자세: 드위빠다 삐탐(Dvipāda Pīṭham)
- 강조점: 가슴 상부와 목 부위를 자극한다.
- 방법: 등을 대고 누워 팔을 내려 몸통 양옆에 둔다. 무릎을 굽히고 발을 바닥에 둔 채 약간 벌려 편안하게 엉덩이 쪽으로 당긴다.
  - –들숨: 발을 내리누르고 턱은 아래로 당긴 채 목이 부드럽게 바닥에서 편평하게 될 때까지 골반을 천장으로 들어 올린다. 이때 팔을 머리 뒤로 들어 올려 뒤쪽 바닥에 둔다.
  - –날숨: 시작 자세로 돌아온다.
- 반복 횟수: 6회(A는 3회, B는 3회)
- 세부사항

A. –들숨: 턱을 아래로 당긴다.
–날숨: 턱을 이완한다.

B. 들숨과 날숨 모두에서 턱을 아래로 당긴다.

5

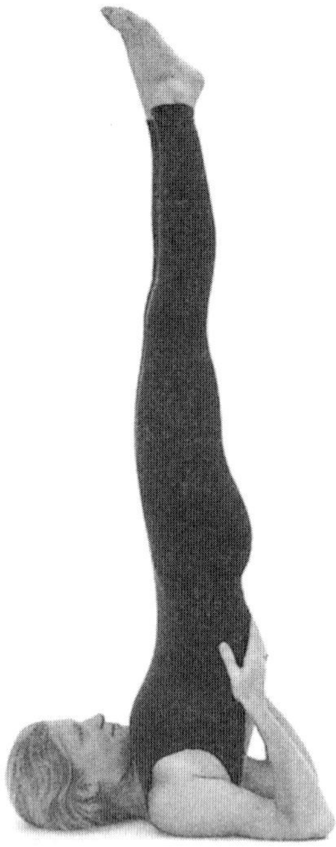

- 자세: 사르방가사나(Sarvāṅgāsana)
- 강조점: 역자세를 통해 갑상선/흉선에 압력을 가하고 깊은 호흡을 유도한다.
- 방법: 등을 대고 눕는다.
  - 날숨: 다리를 머리 위로 넘겨 엉덩이를 들어 올린다. 허리에서 등 중앙까지 바닥에서 들어 올리고 손바닥은 등 중앙에 둔다.
  - 들숨: 다리를 위쪽으로 들어 올린다. 자세를 유지한 채 심호흡을 한다.
- 반복 횟수: 18회 호흡
- 세부사항: 엉덩이는 어깨보다 팔꿈치와 수직이 되게 하고 발은 머리보다 약간 멀리 둔다.

6

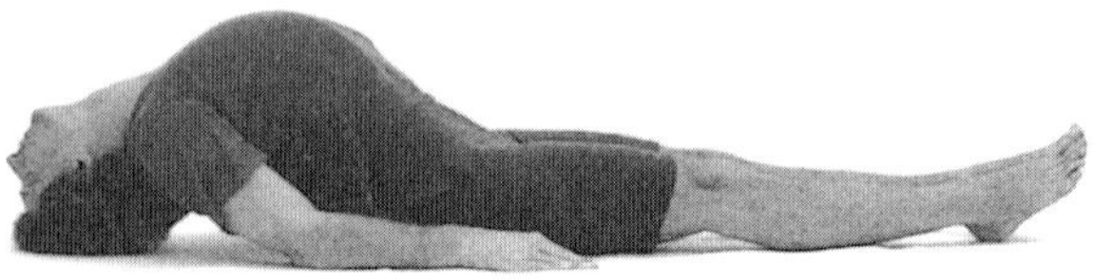

- 자세: 맛치아사나(Matsyāsana)
- 강조점: 가슴 상부와 목 부위를 늘려 주고 자극한다.
- 방법: 등을 대고 납작하게 누워 손을 엉덩이 옆에 둔다. 팔꿈치로 내리누르며 머리 꼭대기에 무게를 싣고 가슴과 등을 바닥에서 떨어뜨린다. 팔꿈치와 손은 바닥에 단단히 고정시켜 추가로 몸무게를 지탱한다. 자세를 유지한 채 흉선/갑상선 부위로 깊게 호흡한다.
- 반복 횟수: 8회 호흡
- 세부사항
  - 들숨: 등을 휜다.

7

- 자세: 우르드바 쁘라사리따 빠다사나(Ūrdhva Prasārita Pādāsana)
- 강조점: 척추를 뻗어 바닥 쪽으로 밀어내서 편평하게 한다. 다리를 뻗어 준다. 가슴 상부와 목 부위를 계속 자극한다.
- 방법: 등을 대고 누워 팔을 내려서 양옆에 둔다. 다리를 구부려 무릎을 가슴 쪽으로 당긴다.
  - 들숨: 팔을 위로 들어 올려 머리 위 바닥에 둔다. 다리를 천장 쪽으로 들어 올린다.
  - 날숨: 시작 자세로 돌아온다.
- 반복 횟수: A는 4회, B는 4회
- 세부사항
  A. −들숨: 턱을 아래로 내린다.
  −날숨: 턱을 이완한다.
  B. 들숨과 날숨 모두에서 턱을 아래로 당긴다.

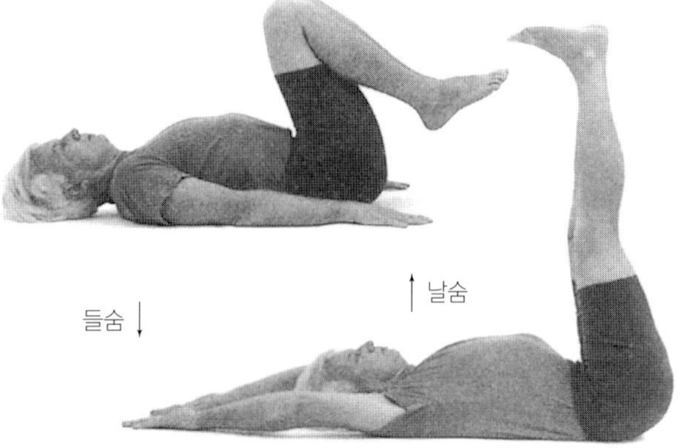

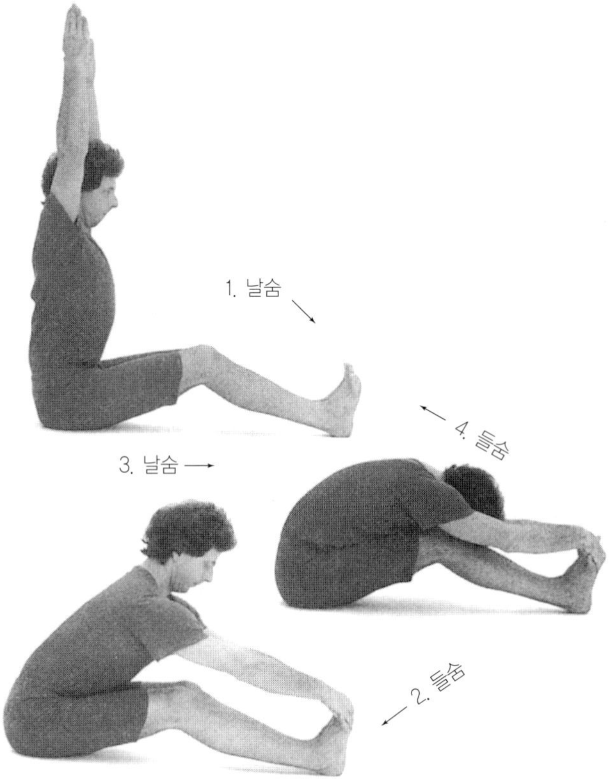

8

- 자세: 빠스치마따나사나(Pascimatānāsana)
- 강조점: 복부를 압박하고 등을 늘이고 강화한다. 들숨 후에 참는다. 가슴 상부와 목 부위를 계속 자극한다.
- 방법: 앉아서 다리를 앞으로 뻗고, 등을 세우며, 팔을 머리 위로 들어 올린다.
  - 날숨: 무릎을 약간 굽히면서 앞으로 굽혀 가슴을 허벅지로 내리고 손바닥을 발의 앞쪽 둥근 부분에 놓는다.
  - 들숨: 발을 잡고 가슴을 위쪽으로 끌어올려 등을 편평하게 한다. 들숨 후에 4초 유지한다.
  - 날숨: 전굴 자세로 돌아온다.
  - 들숨: 시작 자세로 돌아온다.
  - 반복한다.

• 반복 횟수: 6회(A는 2회, B는 2회, C는 2회)
• 세부사항
A. 들숨에 턱을 약간 들어 올린다. 날숨에는 턱을 내린다.
B. 들숨에 턱을 들어 올린다. 들숨 후에는 참을 때 턱을 내린다.
C. 움직이는 동안 턱을 계속 내린다.

9

• 자세: 양쪽 콧구멍으로 번갈아 숨을 내쉬는 씨딸리 쁘라나야마(Śītalī Prāṇāyāma)
• 강조점: 가슴 상부와 목 부위를 자극한다.
• 방법: 편안하게 앉는다.
–마치 빨대처럼 뻗어 말아 올린 혀를 통해 숨을 들이쉰다. 이때 턱을 약간 들어 올린다. 입을 닫고 혀를 풀고 턱을 떨어뜨린다. 오른팔을 들어 올려 오른쪽 콧구멍을 막는다. 잠시 멈춘다.
–왼쪽 콧구멍으로 내쉰다.
–뻗어 말아 올린 혀를 통해 숨을 들이쉰다. 이때 턱을 약간 들어 올린다. 입을 닫고 혀를 풀고 턱을 떨어뜨린다. 오른팔을 들어 올려 왼쪽 콧구멍을 막는다. 잠시 멈춘다.
–오른쪽 콧구멍으로 내쉰다.
• 반복 횟수: 번갈아 가며 한쪽당 9회씩
• 세부사항: 들숨과 날숨의 길이를 똑같이 한다. 들숨 후에 멈추는 길이는 들숨길이의 반이 되게 한다.

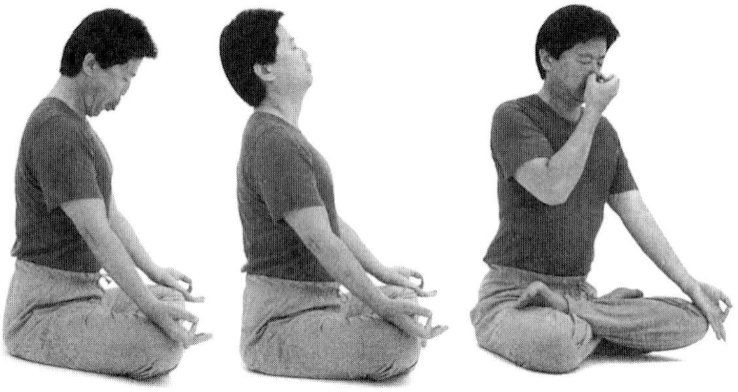

들숨 ⟶ 들숨 후에 멈춘다 ⟶ 날숨에 자세를 유지한다

10

• 자세: 지지물이 있는 사바사나(Śavāsana)
• 강조점: 휴식한다.
• 방법: 등을 대고 납작하게 누워서 팔은 손바닥을 위로 한 채 몸통 옆에 둔다. 다리를 약간 벌리고 눈을 감는다. 마음을 이완하면서 몸을 충분히 휴식한다. 신체에서 일어나는 감각에 주의를 기울인다.
• 기간: 최소 5분

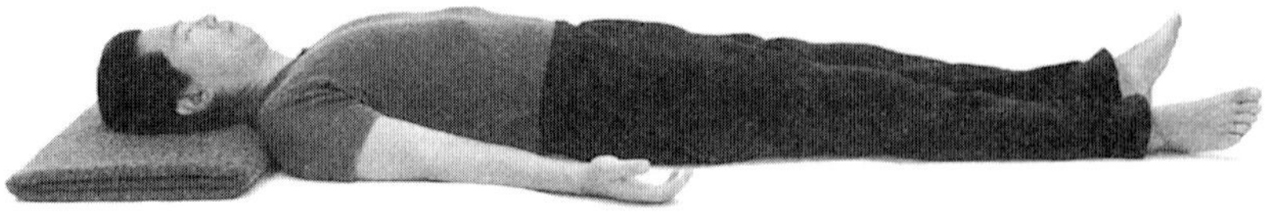

타입 Ⅱ 당뇨병 다루기

M.K.는 자신의 질환에 요가 프로그램이 도움을 줄 수 있는지 알아보기 위해 왔다. 중서부 대학의 51세 고고학 교수인 그는 하와이 원주민의 문화유물에 대한 여름연구 프로젝트를 위해 대학원생 그룹과 함께 하와이에 왔다. 그는 내게 생명보험 정책을 위해 정기적으로 실시하는 신체검사에서 혈당 수준이 높다는 것을 알게 되었다고 말했다. 그는 시야가 뿌옇게 되는 것을 불평했는데 그것을 책, 학생들의 보고서, 컴퓨터 단말기에 밤늦게까지 시간을 소비한 탓이라고 생각했다. 그는 내게 의사가 자신이 보고했던 몇 가지 증상, 예를 들어 피로감, 과도한 갈증, 소변을 보고 싶은 빈번한 욕구를 함께 연결시켜 그의 상태를 경계선상에 있는 타입 II 당뇨병으로 진단 내렸다고 말했다.

M.K.는 10년 전 아프리카에서 발굴 작업을 했을 때 병이 나서 심한 육체적 스트레스에 시달렸다고 하였다. 돌아왔을 때는 곧장 대학으로 복귀했으며, 검사를 받기 전까지는 흔히 먹는 저식이섬유와 고지방 식사를 했다고 했다. 또한 대학 시절 이후로 거의 운동을 하지 않았다고도 하였다. 그에게 정기적인 신체검사는 자명종과도 같았다. 그는 스스로 연구를 한 뒤에 보다 자연적이고 건강한 식사를 하였으며, 정기적으로 저녁 산책을 하였다.

M.K.는 타입 II 당뇨병을 앓고 있는 사람들에게 종종 나타나듯이 과체중은 아니었다. 우리가 함께 작업해 가면서 나는 그의 배가 탄력성이 없으며 약하다는 사실을 알게 되었다. 또 그의 다리근육이 과도하게 경직되었다는 사실도 알게 되었다.

M.K.의 동기는 높았으며 프로그램에 전념하였다. 그는 수련에 지성을 부여해 방법에 대한 수많은 질문을 던졌으며 그에게 더 많은 작업을 달라고 요청하였다. 함께한 2달 동안 그는 일주일에 두 번 사적으로 나를 만났으며 매주 다른 날 두 번은 집단수업에 참가하였다.

나의 계획은 그의 배 중앙 부위를 자극하는 데 중점을 두면서 전반적으로 운동이 되는 수련을 개발하는 것이었다. 집단수업에 대한 자신의 경험을 바탕으로, 그는 어깨서기의 전굴 변형, 깊은 후굴, 앉은 채 실시하는 비틀기를 특히 좋아한다고 말해 주었다. 복부 잠그기(Uḍḍīyāna Bandha)와 함께 이런 자세가 그가 실시하는 수련의 핵심이 되었다.

M.K.는 다음 해 여름 하와이로 돌아왔다. 그는 우리 학교에 온 것이 하와이에서 그가 한 경험 중 가장 인상적인 것이었다고 말하였다. 그는 겨울 내내 자신의 수련을 지속할 수 있었으며 혈당이 개선되었다. 그리고 그는 자신의 경험의 결과로 요가를 심도 있게 공부하고 싶으며 요가교사가 되고 싶다고 하였다.

타입 Ⅱ 당뇨병을 위한 수련

1

• 자세: 웃따나사나(Uttānāsana)

• 강조점: 몸통의 중간 부위를 자극한다. 날숨 후에 멈출 때 움직임을 도입한다.

• 방법

A. 발을 약간 벌리고 선다. 팔은 머리 위로 올린다.

−날숨: 무릎을 약간 구부리고 가슴을 허벅지로 내리면서 앞으로 구부린다. 손바닥은 발 옆에 둔다.

−들숨: 시작 자세로 돌아온다.

B. −날숨: 시작 자세에서 숨을 충분히 내쉰다. 날숨 후에 멈출 때 앞으로 숙인다.

−들숨: 시작 자세로 돌아온다.

−반복한다.

• 반복 횟수: 8회(A는 4회, B는 4회)

• 세부사항

B. 들숨 후에 멈출 때는 복부를 위쪽으로 끌어당길 때 일어나는 흡입을 느껴 본다.

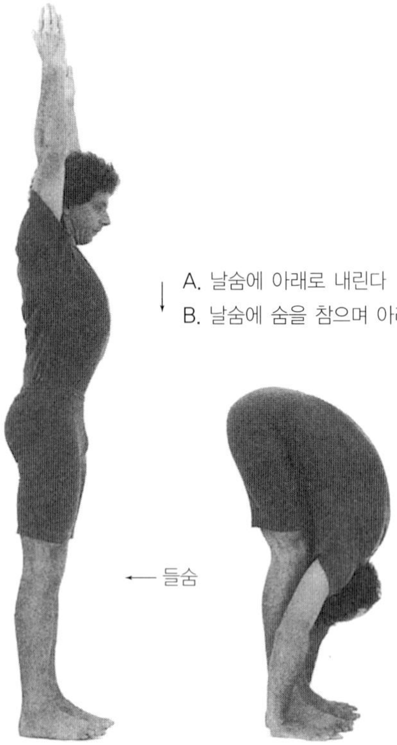

A. 날숨에 아래로 내린다
B. 날숨에 숨을 참으며 아래로 내린다
들숨

2

• 자세: 빠리브르띠 뜨리꼬나사나(Parivṛtti Trikoṇāsana)

• 강조점: 몸통 중앙 부위를 자극한다. 날숨 후에 멈출 때 계속 움직인다.

• 방법

A. 발을 어깨너비보다 넓게 벌리고 선다. 팔은 옆으로 바닥과 평행하게 뻗는다.

−날숨: 전굴하면서 몸을 비틀어 오른손을 바닥으로 내리고 왼팔은 위쪽으로 뻗는다. 어깨는 왼쪽으로 비틀고 머리는 아래로 내려 오른손을 바라본다.

−들숨: 시작 자세로 돌아온다.

−반대쪽도 반복한다.

B. 시작 자세에서 숨을 충분히 내쉰다. 날숨 후에 멈추면서 구부리고 비틀어 준다.

−들숨: 시작 자세로 돌아온다.

−반대쪽도 반복한다.

C. 오른손을 왼발 쪽으로 내려 비튼 자세를 유지한다.

−들숨: 완전히 비튼 자세에서 유지하고 척추를 뻗는다.

−날숨: 자세를 유지하고 비틀기를 심화시킨다.

−날숨 후에 멈추면서 약간 더 비틀어 준다.

−반대쪽도 반복한다.

• 반복 횟수: A는 한쪽씩 교대로 3회, B는 한쪽씩 교대로 3회, C는 한쪽당 멈출 때 6회 호흡

• 세부사항

−날숨: 복부를 수축하면서 비틀기 시작하고 조절한다. 왼쪽으로 비틀 때 오른쪽 발을 단단히 유

지한다. 오른쪽 어깨가 왼쪽 어깨 위에서 일직선 이 될 때까지 견갑대를 비틀어 준다.

–날숨 후에 멈출 때는 복부를 안쪽과 위쪽으로 계속 부드럽게 당겨 준다.

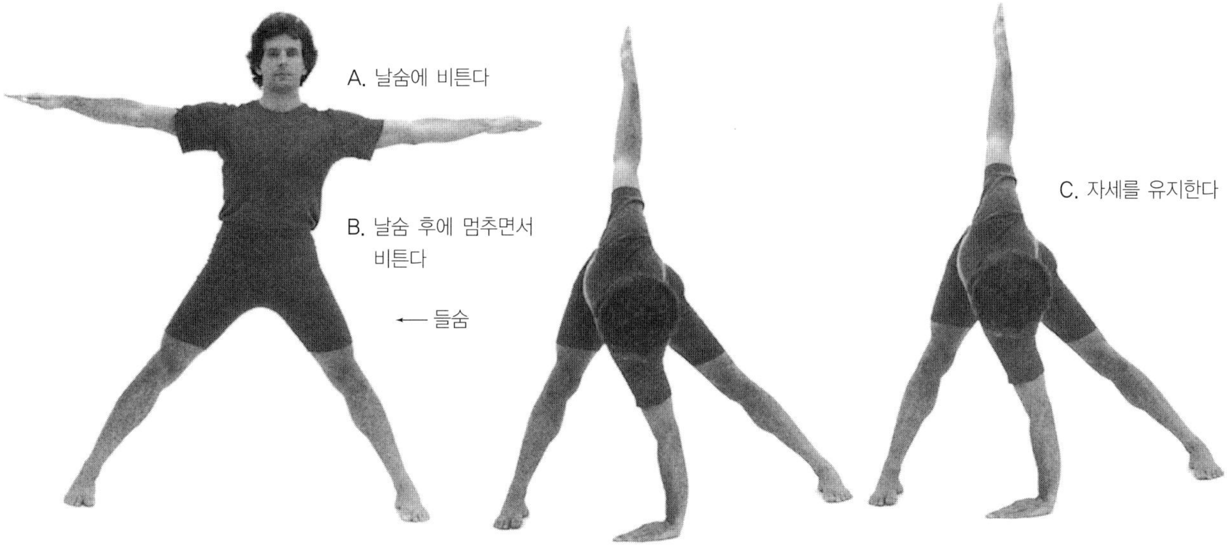
A. 날숨에 비튼다
B. 날숨 후에 멈추면서 비튼다
← 들숨
C. 자세를 유지한다

3

• 자세: 아도 무카 스와나사나(Adho Mukha Svānāsana)

• 강조점: 몸통 중앙 부위를 자극한다. 날숨 후에 숨을 멈추면서 계속 움직인다.

• 방법

A. 몸을 내려 손과 무릎을 바닥에 댄다.

–날숨: 엉덩이를 위쪽으로 밀어내고 무릎을 바닥에서 멀리 들어 올린다. 가슴을 발 쪽으로 밀어낸다.

–들숨: 시작 자세로 돌아온다.

B. 시작 자세에서 숨을 충분히 내쉰다. 날숨 후에 숨을 멈추는 동안 다시 자세를 취한다.

–들숨: 시작 자세로 돌아온다.

• 반복 횟수: 8회(A는 4회, B는 4회)

• 세부사항

–날숨: 무릎은 계속 약간 굽힌다. 가슴을 발 쪽으로 밀어내면서 등을 편평하게 한다. 어깨의 과신전을 피한다.

–날숨 후에 숨을 멈출 때는 자세를 취할 때 복부가 위쪽으로 흡입되는 것을 느껴 본다.

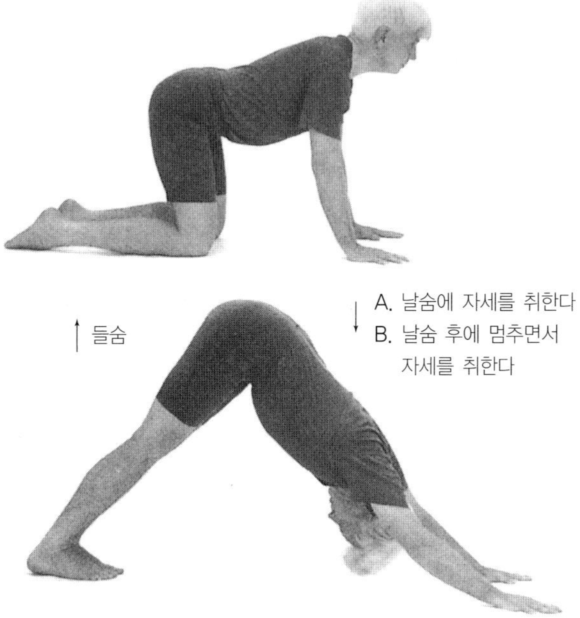
↑ 들숨
↓ A. 날숨에 자세를 취한다
B. 날숨 후에 멈추면서 자세를 취한다

4

• 자세: 드위빠다 삐탐(Dvipāda Pīṭham)

• 강조점

A. 등 위쪽을 이완한다.

B. 몸통의 중앙 부위를 자극한다.

• 방법

A. 등을 대고 누워서 팔을 내려 몸통 양옆에 둔다.

무릎은 굽히고 발은 바닥에 둔 채 약간 벌려 편안하게 엉덩이 쪽으로 당긴다.

–들숨: 발을 내리누르고 턱은 아래로 당긴 채 목이 부드럽게 바닥에서 편평하게 될 때까지 골반을 천장으로 들어 올린다.

–날숨: 시작 자세로 돌아온다.

–반복한다.

B. –들숨: 발을 내리누르고 턱은 아래로 당긴 채 목이 부드럽게 바닥에서 편평하게 될 때까지 골반을 천장으로 들어 올린다. 이때 팔은 머리 위 바닥으로 들어 올린다.

–날숨: 자세를 유지한다.

–날숨 후에 멈추면서 팔을 머리 위에 둔 채 골반을 다시 바닥으로 내린다.

–반복한다.

• 반복 횟수: A는 4회, B는 4회

• 세부사항

A. –들숨: 척추 하나하나를 밑에서부터 위까지 들어 올린다.

B. 날숨에서 멈출 때는 골반을 내리면서 복부를 위쪽으로 끌어당기는 흡입을 느껴 본다.

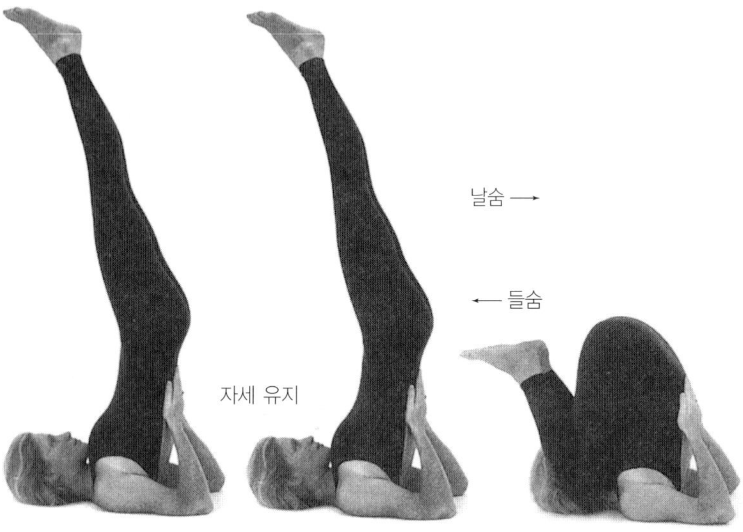

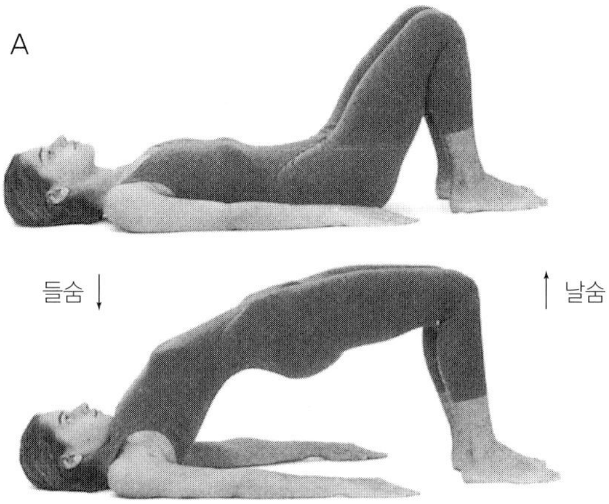

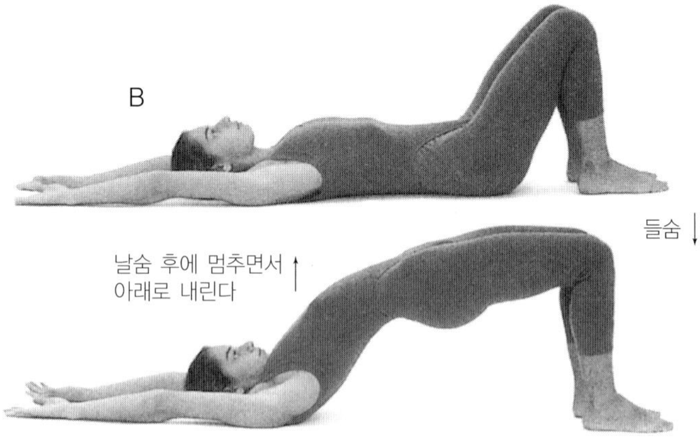

자세를 유지하며 숨을 내쉰다

5

• 자세: 사르방가사나(Sarvāṅgāsana)와 아꾼짜나사나(Āku canāsana)

• 강조점: 몸을 거꾸로 세운다. 몸통의 중앙 부위를 자극한다. 날숨을 점차 늘인다.

• 방법: 등을 대고 눕는다.

–날숨: 다리를 차서 머리 위로 넘긴다. 엉덩이를 들어 올린 다음 낮추어 등 중앙을 바닥에서 떨어뜨린다. 손바닥을 등 중앙에 두어 몸을 지탱한다.

–들숨: 다리를 위쪽으로 들어 올린다.

A. 자세를 유지하고 깊게 숨을 쉰다. 날숨을 점차 길게 한다.

B. –날숨: 양쪽 무릎을 어깨 쪽으로 내린다. 자세를 유지하고 2회 호흡한다.

• 반복 횟수: A는 12회 호흡, B는 3회 반복

6

- 자세: 부장가사나(Bhujaṅgāsana)
- 강조점: 흉곽을 부드럽게 뻗어 확장시켜 들숨을 심화한다.
- 방법: 배를 대고 누워 팔을 가슴 옆 바닥에 두고 머리는 한쪽으로 돌린다.
  - –날숨: 가슴을 들어 올리고 머리는 중앙으로 돌린다.
  - –들숨: 가슴을 더 높이 들어 올려 간과 이자 부위를 늘여 준다.
  - –날숨: 가슴을 바닥으로 내리면서 머리를 반대쪽으로 돌린다.
- 반복 횟수: 6회
- 세부사항
  - –들숨: 등을 이용해 가슴을 들어 올린다. 팔로 밀어내지 않는다.

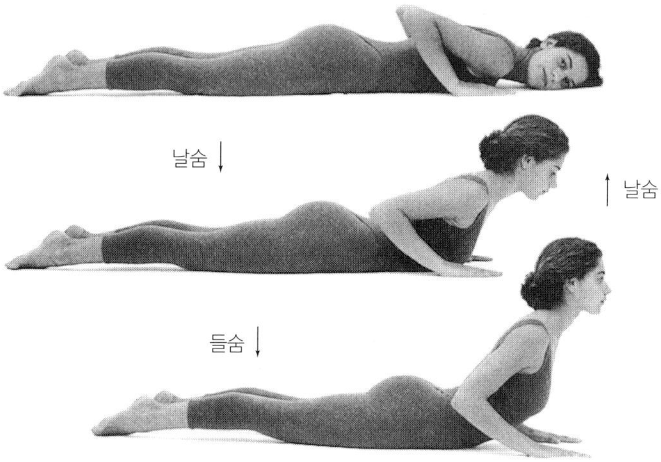

7

- 자세: 다누라사나(Dhanurāsana)
- 강조점: 몸통 중앙 부위를 뻗어 주고 자극한다.
- 방법: 배를 대고 누워 이마를 바닥에 대고 쉰다. 무릎은 굽히고 손으로 발목을 잡는다.

  A.
  - –들숨: 뒤쪽 발을 잡는 동시에 어깨를 뒤로 당긴다. 가슴을 들어 올리고 무릎을 바닥에서 들어 올린다.
  - –날숨: 시작 자세로 돌아온다.
  - –반복한다.

  B. 들어 올린 자세를 유지한다.
- 반복 횟수: A는 4회 반복, B는 자세를 유지하면서 4회 호흡하고 2회 반복
- 세부사항: 자세를 유지할 때 들숨에서 가슴을 약간 더 들어 올린다.

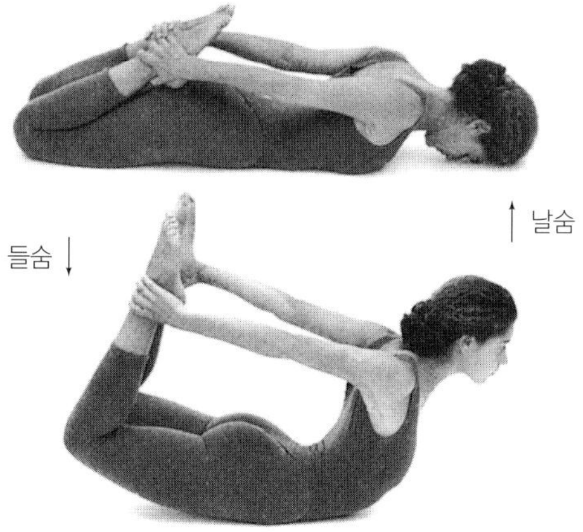

8

- 자세: 우르드바 쁘라사리따 빠다사나(Ūrdhva Prasārita Pādāsana)
- 강조점: 등 중앙 부위를 자극한다. 날숨 후 멈출 때 움직임을 성취한다.
- 방법: 등을 대고 누워 팔은 내려서 양옆에 둔다. 다리를 구부려 무릎을 가슴 쪽으로 당긴다.

A. –들숨: 팔을 위로 들어 올려 머리 위 바닥에 둔다. 다리를 천장 쪽으로 들어 올린다.
  - –날숨: 시작 자세로 돌아온다.

B. 날숨 후에 멈추면서 팔을 위로 들어 올려 머리 위 바닥에 둔다. 다리를 천장 쪽으로 들어 올린다.
  - –들숨: 자세를 유지한다.

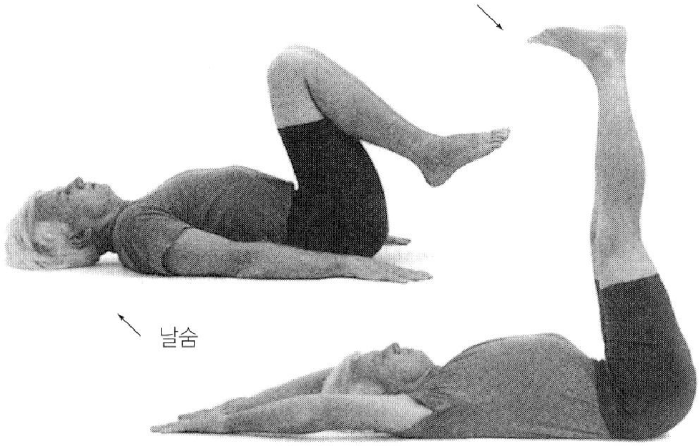

−날숨: 시작 자세로 돌아온다.

- 반복 횟수: A는 4회, B는 4회
- 세부사항: 팔과 다리를 들어 올리는 경우는 다리를 위쪽으로 올릴 때 발을 굽힌다. 무릎을 약간 구부리되 다리와 몸통의 각도가 90° 이하가 되도록 한다. 허리와 천추를 바닥으로 밀어낸다. 턱은 아래로 내린다.

9

- 자세: 아르다 맛첸드라사나(Ardha Matsyendrāsana)
- 강조점: 몸통의 중앙 부위를 자극한다.
- 방법: 앉아서 왼쪽 다리를 접어 바닥에 두고 왼발은 오른쪽 엉덩이 옆에 둔다. 오른쪽 무릎은 똑바로 세우고, 오른발은 교차시켜 왼쪽 무릎 바깥에 둔다. 오른팔은 손바닥을 바닥으로 향한 채 등 뒤 천추 옆에 둔다. 왼팔은 오른쪽 허벅지 바깥쪽으로 교차시켜 왼손을 오른쪽 발 위에 둔다.
  −들숨: 척추를 위로 뻗는다.
  −날숨: 몸통을 비틀어서 오른쪽 어깨 위를 바라본다.
  −날숨 후에 4~6초 동안 호흡을 멈춘다.
- 반복 횟수: 한쪽당 8회
- 세부사항
  −날숨: 비틀기를 심화시키기 위해 팔은 지렛대로만 이용하면서 배 깊숙이에서 비틀림을 조절한다.
  −들숨: 미세하게 신체를 풀어 주어 척추가 늘어나는 것을 돕는다.

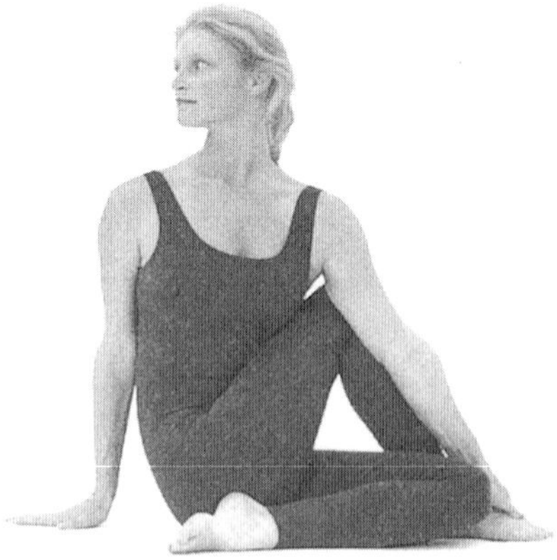

10

- 자세: 자누 시르사사나(Jānu Sirṣāsana), 마하무드라(Mahāmudrā)
- 강조점: 비틀기 후에 등을 늘여 준다. 복부 잠금(Uḍḍiyāna Bandha)을 도입한다.
- 방법: 앉아서 오른쪽 다리를 안으로 접어 발꿈치를 사타구니로 당긴다. 왼쪽 다리는 앞으로 뻗고 팔은 머리 위로 들어 올린다.

A. −날숨: 앞으로 구부려 배와 가슴을 왼쪽 다리 쪽으로 내린다. 손을 왼쪽 발로 내린다.
  −들숨: 시작 자세로 돌아온다.
  −반복한다.

B. −들숨: 왼쪽 발을 잡으면서 척추를 위쪽으로 뻗는다. 가슴을 확장하면서 등을 편평하게 하고 몸통의 앞면을 늘인다.
  −날숨: 배를 단단하게 끌어당기면서 자세를 유

지한다.

–날숨 후에 멈추면서 복부를 계속 안쪽과 위쪽으로 끌어당겨 4~6초 유지한다.

–점차로 이완한다.

–숨을 들이쉰다.

–8회 반복한다.

C. –날숨: 복부와 배를 허벅지 쪽으로 내린다. 그 자세에서 4회 호흡하면서 휴식한다.

–반대쪽도 A, B, C를 반복한다.

• 세부사항: 8초 들이쉬고 12초 내쉬고, 날숨 후에 멈춤을 6~8초 유지해 본다.

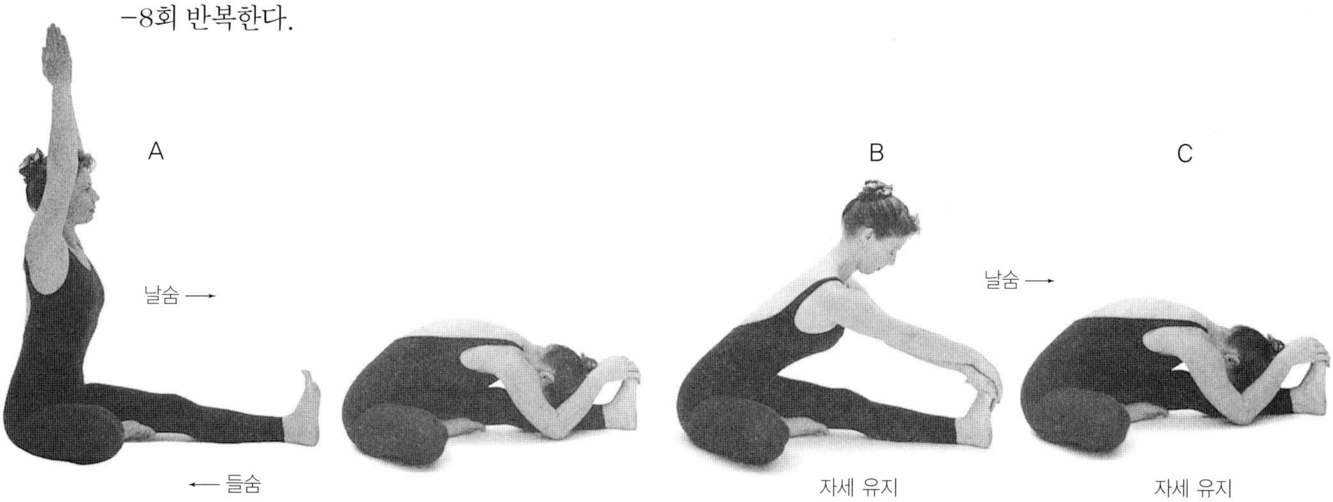

11

• 자세: 아빠나사나(Apānāsana)

• 강조점: 허리를 이완한다.

• 방법: 등을 대고 누워 양 무릎을 가슴 쪽으로 굽히되 발을 바닥에서 뗀다. 각 손은 해당 무릎에 둔다.

–날숨: 허벅지를 부드럽게 점차 가슴 쪽으로 당긴다.

–들숨: 시작 자세로 돌아온다.

• 반복 횟수: 12회

• 세부사항

–날숨: 팔로 부드럽게 당기면서 어깨는 이완한 채 바닥에 둔다. 허리를 바닥으로 내리고 턱은 약간 떨어뜨려 목구멍 쪽으로 당긴다.

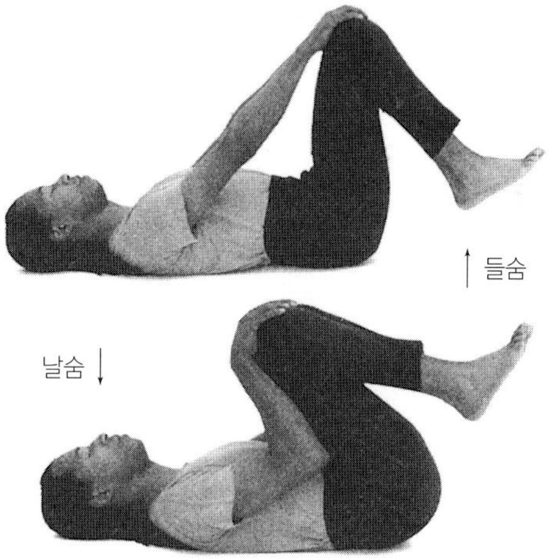

12

• 자세: 사바사나(Śavāsana)

• 강조점: 휴식한다.

• 방법: 등을 대고 납작하게 누워서 팔은 손바닥을 위로 한 채 몸통 옆에 둔다. 다리를 약간 벌리고 눈을 감는다. 마음을 이완하면서 몸을 충분히 휴식한다. 신체에서 일어나는 감각에 주의를 기울인다.

• 기간: 최소 5분

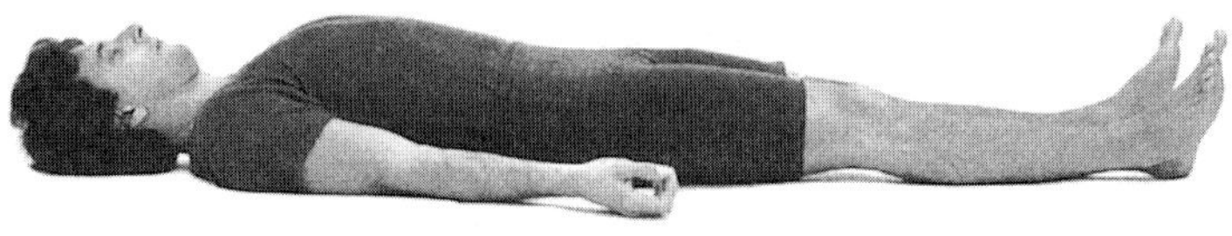

신경계

신경계는 기관의 기능, 움직임, 감각을 포함하는 신체의 모든 활동을 조정하고 조절한다. 우리가 외부세계를 지각하고 그 안에서 기능하는 것은 신경계를 통해서 가능하다. 또한 내분비계와 협응하는 신경계를 통해서 우리의 내적 환경이 유지되고 계속해서 기능한다. 신경계의 구성요소는 뇌, 척수, 다양한 감각기관(눈, 귀 등), 이들 기관을 서로 연결 짓고 신경계를 신체의 다른 기관들과 연결시키는 신경들이다.

신경계에서 정보는 신경충동을 통해 한 장소에서 다른 장소로 이동한다. 이런 충동은 전기적으로 이동하지만 신경세포 간의 접합부에는 시냅스라 불리는 간격이 있으며, 신호는 여기에서 도약하여 화학적인 형태로 전환된다. 이런 화학적 전달자에는 신경전달물질(예: 아세틸콜린, 노르에피네프린, 세로토닌)과 신경조절자(예: 엔도르핀)가 포함된다. 신경전달물질은 신경세포의 시냅스 전막에서 분비되는 화학적 복합체이고, 신경조절자는 신경전달물질에 대한 시냅스 후 세포의 반응을 결정하는 화학물질이다. 이런 화학물질은 신경기능을 흥분시키거나 억압할 수 있다. 신경전달물질이나 신경조절자가 각각 어느 정도 분비되는지, 그에 대한 시냅스 전막과 후막의 민감도는 어느 정도인지뿐만 아니라 그것의 재흡수나 파괴, 그리고 그 전반적인 효과는 스트레스, 식사 습관, 정서, 약물, 독성을 포함하는 수많은 요인의 영향을 받는다.

해부학적으로 신경계는 두 개의 주요 단위로 세분될 수 있다. 뇌와 척수로 구성된 중추신경계(central nervous system: CNS)는 모든 감각자료와 운동명령을 통합하고 처리하며 조정하는 책임을 맡고 있다. 그것은 또한 지성, 학습, 기억, 정서와 같은 보다 고차적인 기능의 장소이기도 하다. CNS 이외의 모든 신경조직으로 구성된 말초신경계(peripheral nervous system: PNS)는 CNS에 감각정보를 제공하고 신체 전반에 운동명령을 전달한다. 그 조직은 몸 전체에 분포되어 있으며, 척수를 따라 CNS와 다양한 수준에서 연결되어 있다.

신경계의 핵심인 척수는 사실상 뇌의 확장이라고 볼 수 있다. 12쌍의 뇌신경은 뇌를 머리, 얼굴, 목, 몸통의

자율신경계

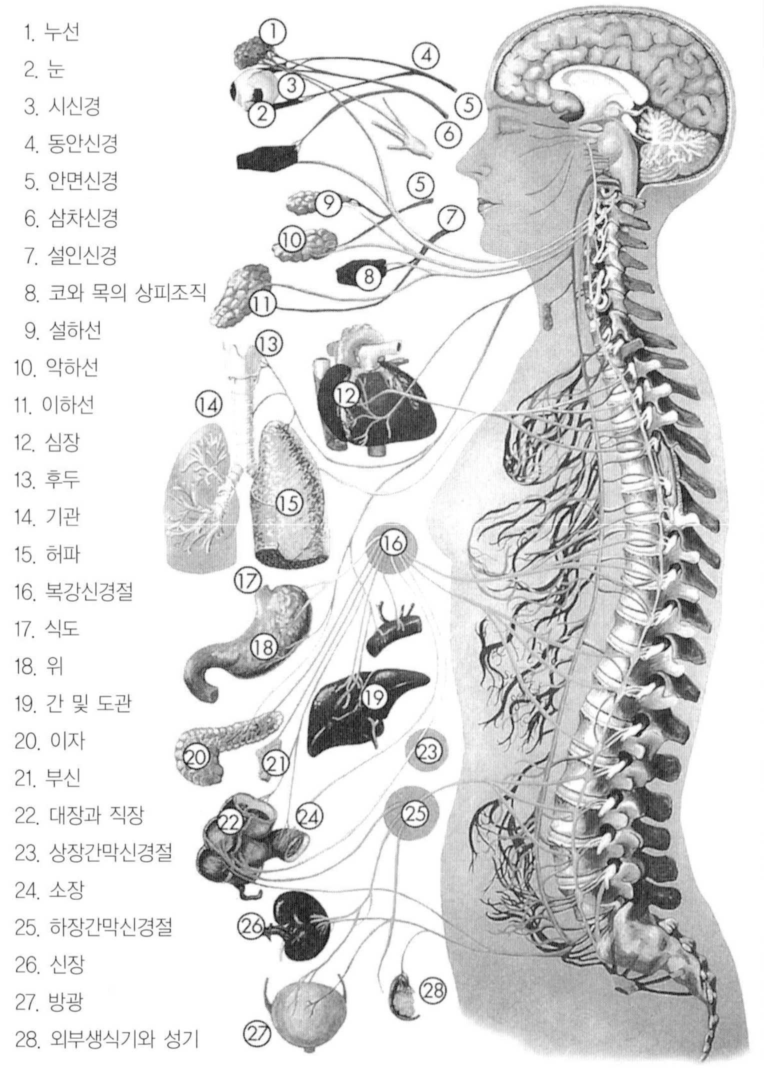

여러 부위와 연결시키고, 31쌍의 척수신경은 척추에서 몸 양쪽으로 뻗어 나와 다른 신경과 연결 짓고 신체의 모든 부위로 뻗어 있다.

기능적으로는 신경계를 구심성(중심으로 향하는)과 원심성(중심에서 멀어지는) 시스템으로 구분할 수 있다. 구심성 시스템은 감각기관에서 출발한 충동을 CNS로 되돌리는 신경을 일컫는다. 여기서 감각기관이란 코, 혀, 눈, 피부, 귀를 말한다. 그러므로 구심성 시스템은 뇌에 내적 · 외적 환경에 관한 정보를 공급한다. 원심성 시스템은 뇌와 척수에서 오는 운동명령을 신체의 나머지 부분에 전달하는 신경을 일컫는다.

기능에 따라 이 복잡한 시스템을 두 개의 기본 시스템인 자율신경계(autonomic nervous system: ANS)와 수의신경계(voluntary nervous system: VNS)로 더 나눌 수 있다.

자율신경계(ANS)는 유기체 수준에서 우리를 살아 있게 만드는 생장 및 생존반응을 관장한다. 여기에는 심혈관기능, 호흡기능, 소화기능, 생식기능이 포함되어 있다. ANS의 활동은 주로 불수의적이고 우리가 의식적으로 통제할 필요 없이 조절된다. ANS에는 교감신경계와 부교감신경계가 있으며 이들은 모든 기본적인 생리기능을 조절한다.

교감신경계가 활성화되면 우리는 높아진 경계심, 에너지 느낌, 심박률의 증가, 호흡 리듬의 증가, 근긴장도의 증가를 경험한다. 흔히 투쟁-도피 시스템으로 불리는 이 시스템은 흥분하거나 활동한다. 반면에 부교감신경계는 이완을 높이고 소화와 영양소 흡수를 높이며 배설을 자극하는 기능을 한다. 보통 '휴식-평온(rest-and-repose)'이라 불리는 이 시스템은 고요하게 하거나 활동을 늦춘다.

교감신경계의 자극은 순환기능과 호흡기능의 속도를 높이는 반면 소화는 억제한다. 교감신경계는 또한 강한 감정으로 인해 쉽게 자극을 받는데, 이런 이유로 분노, 공포, 불안, 성적 각성과 같은 반응이 심박률과 호흡률을 높인다. 그렇기에 정서적인 흥분 상태에서 식사를 하는 것이 바람직하지 않고, 만성적인 긴장은 종종 변비/설사 순환을 일으킨다.

부교감신경계가 활성화되면 시스템 전체가 이완된다. 사실상 급성 스트레스의 경우 부교감신경계가 심박률을 낮추어 의식을 잃게 만든다. 또한 천식발작의 경우 부교감신경계의 흥분이 기관지 수축을 초래한다.

이런 관찰을 통해 이 두 시스템은 건강한 사람의 경우 균형을 잡고 시너지를 일으키는 방식으로 함께 작동하며 스트레스 적응기전에서는 둘 다 강하게 반응하는 것을 알 수 있다.

수의신경계(VNS)는 골격근의 기능을 조절하는 신경계 부분을 말한다. VNS의 활동은 주로 자발적이지만 보통 의식적인 자각 수준 아래서 작동한다.

이 신경들은 보통 CNS를 거쳐 근육으로 운동충동을 전달함으로써 움직임을 통제한다. 일반적으로 척수 상부의 척수신경은 목과 팔 근육을 자극하고, 척수 하부의 척수신경은 고관절과 다리 근육을 자극한다. 척수를 따라 근육에 전달되는 충동을 운동 뉴런이라 부른다.

운동 뉴런에서 나온 충동은 뇌의 운동피질에서 시작된다. 운동피질의 일차 기능은 근육반응과 관련이 있다. 수많은 근육의 통합을 포함하는 복잡한 움직임 패턴은 전운동피질에 의해 통제된다. 우리가 처음 움직임 기술을 배울 때는 운동피질이 매우 큰 역할을 하며, 우리는 움직임의 각 부분에 세심하게 주의를 기울여야 한다. 기술을 습득함에 따라 패턴의 출발은 전운동피질로 이동하며 충동의 이동통로가 각인되어 움직임에 의식적인 주의를 기울일 필요가 줄어든다. 이런 움직임 패턴은 마침내 조건화된 반사가 되어 생각이 전혀 필요치 않게 된다. 이 같은 습관적인 움직임 패턴은 종종 관절에 스트레스를 가하며 이런 스트레스가 축적되어 결국 퇴화가 일어난다. 비니요가 접근에서 발견할 수 있는 자세 수련의 움직임 요소는 이런 역기능적 패턴을 새로운 패턴으로 대체하도록 고안되어 있으며 우리 신체의 구조적, 기능적 요구에 맞추어져 있다.

많은 조건은 신경계에 영향을 미친다. 사실상 일상의 삶에서 오는 스트레스에서 기인하는 모든 질환은 신경계 장애다. 이런 조건은 신체의 서로 다른 시스템 모두에 영향을 미칠 수 있다. 사실상 대부분의 소화, 호흡, 심혈관 질병은 신경계와 연결되어 있다. 그런 특정 장애 이외에도 신경계의 과도한 상태(과도)나 부족한 상태(과소)를 나타내는 다양한 증상도 존재한다.

신경계의 과민 상태

신경계의 과민(hyper) 상태는 두 부류의 사람들에게서 나타나는데, 스트레스가 높고 업무가 과중한 전문인의 경우처럼 몸을 많이 움직이지 않지만 정신적으로는 지나치게 활동적인 사람들과 정신적으로나 육체적으로 지나치게 활동적이면서 자신들이 하는 모든 일에 스스로를 강박적으로 몰아대는 사람들이다.

양자의 경우 모두 정신적·육체적으로 스트레스가 쌓이며 정서적으로는 종종 과도하게 반응한다. 그들은 경직, 긴장, 흥분, 초조감을 느끼면서 긴장성 두통, 만성적인 피부 상태(예: 습진), 설사-변비 교대형에 걸리기 쉽다. 또한 종종 이완하거나 수면을 이루기가 어렵다(불면증). 양쪽 유형 모두 상당한 에너지가 있는 듯 보이지만 실제로는 과도한 에너지 상태가 계속되어 자신들의 시스템을 약하게 만든다.

두 상태 모두 유사한 증상을 보일 수 있지만, 사실은 매우 다르기 때문에 그들에게 추천하는 치료 또한 달라진다. 신체적으로 비활동적이며 정신적으로는 과도하게 활동하는 사람을 위한 치료전략은 이완, 영양 보충과 강화다. 등을 아주 단순하게 움직여 주는 것에서 시작해서 그 강도를 점차 높여 가며 작업이 매우 강해지다가 심호흡과 함께 부드러운 움직임으로 돌아가는 것이 좋다. 반면에 신체적으로 활동이 과도한 사람들에게 기본적으로 필요한 것은 이완이다. 그들이 훈련이 지나치기 때문에 그들을 위한 치료전략은 강한 움직임에서 시작해서 점차 단순화시키되, 날숨을 강조하는 호흡을 하면서 깊은 이완으로 끝을 맺는다.

다음에서 제시되는 연속 자세는 사례연구가 분명하게 밝혀 주는 것처럼 위의 두 번째 유형의 사람을 대상으로 한 접근의 예를 보여 주기 위해 고안된 것이다.

신경계의 과민 상태 다루기

이 수련은 41세 사업가 J.C.를 위해 개발되었다. 그의 여자친구는 수년 동안 우리 학교의 요가수업에 참여하고 있었다. 그가 잠을 청하기 어려워해서 그녀가 나를 만나 보라고 권하였다.

J.C.는 열심히 일하고 운동하는 유형이었다. 그는 내게 자신이 보통 주중에는 10시간 일하고 주말에는 적극적으로 테니스를 친다고 말했다.

J.C.는 자신이 하는 모든 일에서 탁월하게 잘할 수 있기를 바라는 것 같았다. 그는 요가 수련에서조차 이런 식의 경쟁적인 우위를 차지하기 위해 이기는 데 모든 에너지를 쏟을 태세였다.

J.C.는 구조적인 문제를 호소하지 않았다. 함께 작업해 감에 따라 그의 몸이 강인하면서 경직되어 있음을 알게 되었다. 그는 길고 부드럽게 호흡할 수 없었으며, 그렇게 하려고 애쓸 때면 목과 어깨를 긴장하는 경향이 있었다.

J.C.를 위해 내가 개발한 치료전략은 서서 실시하는 역동적이고 강한 자세로 시작해서 몸의 큰 근육을 쓰게 만들며 점차 더 이완하는 자세로 안내하는 것이었다. 그의 흥미를 계속 유지하기 위해서는 자세가 어려워야만 했다. 몇 달 동안 일주일에 한 번씩 그와 작업하고 난 후, 그의 경우에는 금지해야 할 사항이 없음을 확인하고는 머리서기를 가르치기로 결정하였다. 효과는 대단했다. 그는 어려운 도전과 그 효과를 사랑했다. 그는 내게 그 수련이 자신을 정신적으로나 육체적으로 중심

을 잡게 만들고 이완시켰다고 털어놓았다. 수련의 마지막에 나는 그에게 눈을 덮고 누워 적어도 10분간은 휴식하라고 요구하였다. 그는 그 부분이 수련 중 가장 어려운 부분이라고 하였다.

다음에 제시한 연속 자세는 3개월에 걸쳐 J.C.를 위해 개발한 것이다. 나는 그에게 가능하면 직장에서 돌아와 저녁을 먹기 전 적어도 일주일에 3회를 수련하는데 전념해 보라고 하였다.

또한 잠자기 직전에 다음과 같이 단순한 호흡훈련을 시도해 볼 수 있을 거라고도 하였다. 즉, 등을 대고 누워 몇 분 동안 날숨을 서서히 점차 늘인 다음 이완을 하고 똑같은 훈련을 다시 시작하는 것이다. 나는 이 훈련을 10분이 될 때까지 반복할 수 있을 거라고 말해 주었다.

J.C.는 이 수련을 시작한 이후로 더 깊게 이완할 수 있었다고 보고하였다. 특히 머리서기가 엄청난 효과가 있다고 하였다. 그리고 수련 후 휴식을 취하는 동안에는 종종 시간감각을 완전히 잊게 되는데 이런 시간이 30분까지 지속된다고 하였다. 이제 그는 밤새 수면으로 고생하지 않았다.

과도 활동을 위한 수련

1

- 자세: 웃따나사나(Uttānāsana)/아르다 웃까타사나(Ardha Utkaṭāsana) 결합
- 강조점: 신체의 대근육을 활성화한다. 심혈관 호흡기능을 자극한다.
- 방법: 발을 약간 벌리고 서서 팔을 머리 위로 뻗는다.
  - –날숨: 무릎을 약간 구부린 채 몸을 앞으로 숙여 가슴을 허벅지로, 손바닥은 발 옆으로 내린다.
  - –들숨: 시작 자세로 돌아온다.
  - –날숨: 무릎을 구부리면서 앞으로 숙여 허벅지가 바닥과 평행을 이루고 고관절이 무릎높이까지 오게 한다. 가슴을 허벅지로, 손바닥은 발 옆으로 내린다.
  - –들숨: 시작 자세로 돌아온다.
- 반복 횟수: 8회
- 세부사항

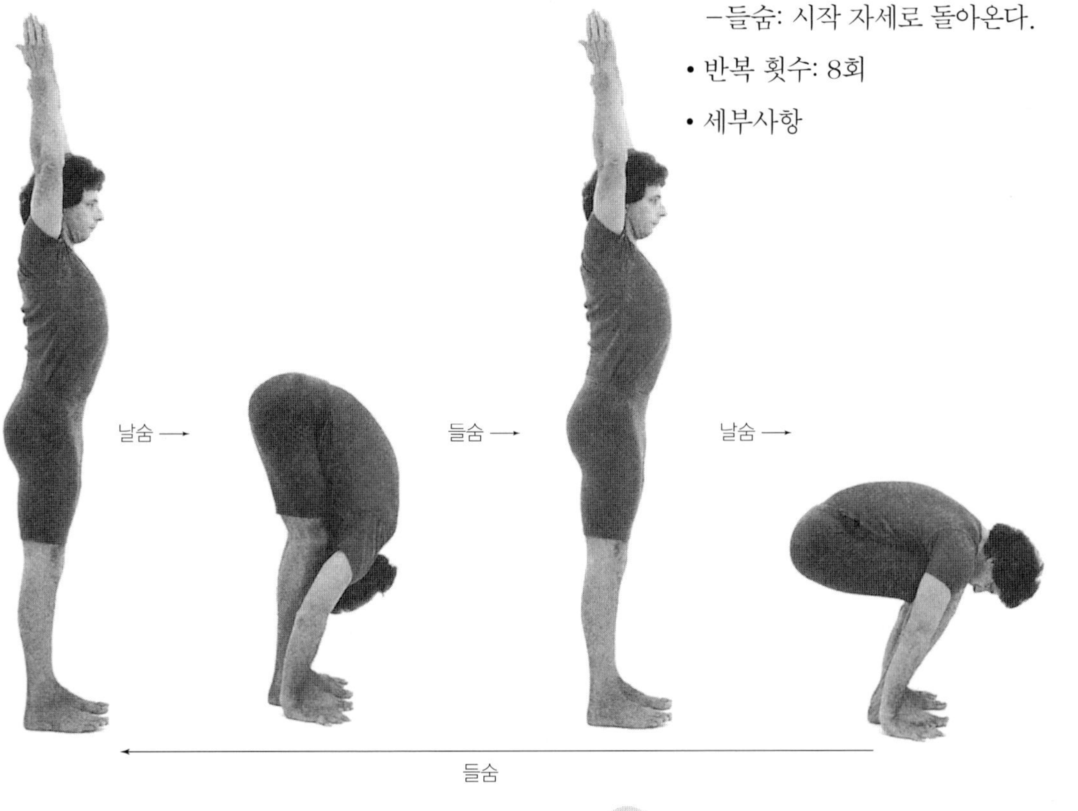

–날숨: 매번 반복할 때마다 날숨을 점차 길게 한다. 무릎을 구부려 허리가 늘어나게 한다. 발바닥을 아래쪽으로 단단하게 내리누르고 팔은 앞쪽으로 뻗는다.

–들숨: 가슴을 허벅지에서 멀리 들어 올려 등 상부를 편평하게 함으로써 요추 커브가 과도하지 않게 한다. 움직임의 마지막까지 무릎은 굽은 상태를 유지한다.

2

- 자세: 웃티따 뜨리코나사나(Utthita Trikoṇāsana)
- 강조점: 몸통과 흉곽을 측면으로 늘인다.
- 방법

  A. 발을 어깨너비보다 넓게 벌리고 서서, 왼발은 오른발과 90°가 되도록 밖으로 돌리고 왼팔은 머리 위로 올린다. 오른팔은 똑바로 허리까지 내리며 바깥쪽으로 약간 돌린다.

  –날숨: 어깨가 엉덩이와 동일한 평면에 있도록 유지하면서 측면으로 기울여 왼쪽 어깨를 내린다. 머리를 왼손 쪽으로 아래로 돌리면서 왼손을 왼쪽 무릎 아래로 내린다.

  –들숨: 시작 자세로 돌아온다.

  –반복한다.

  B. 왼쪽 다리를 따라 왼손을 내린다.

  –들숨: 오른팔을 앞쪽 위로 가져가고 머리는 오른손 쪽 앞으로 돌린다.

  –날숨: 오른손을 처음 위치로 가져가면서 머리를 왼손 쪽 아래로 돌린다.

  –반복한다.
- 반복 횟수: A는 4회, B는 4회를 실시한 다음 반대쪽 반복

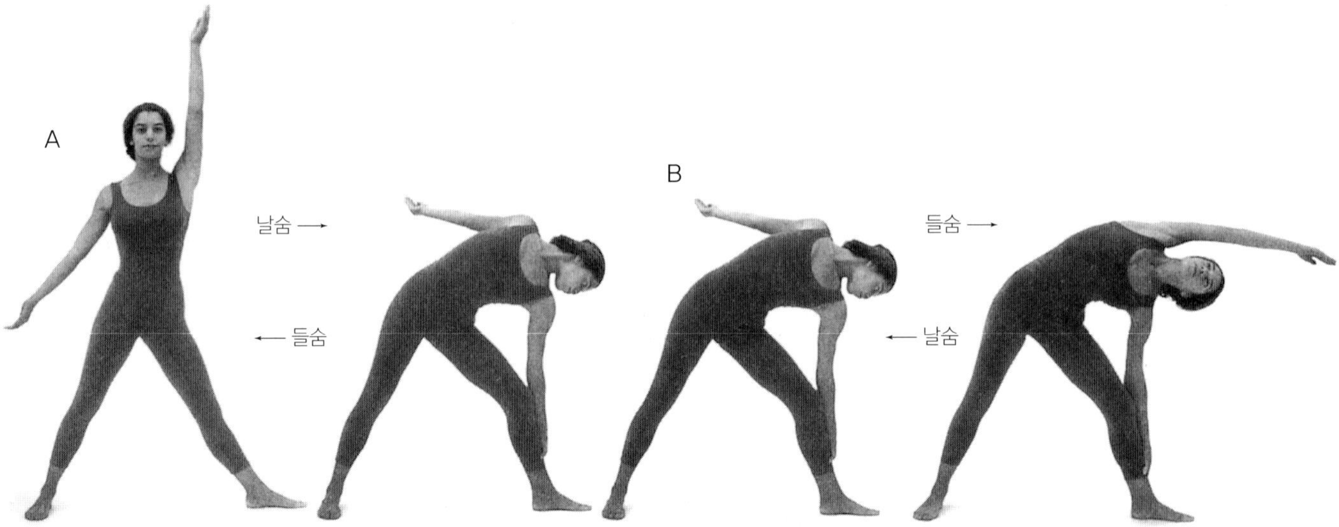

3

- 자세: 와즈라사나(Vajrāsana)
- 강조점: 선 자세에서 누운 자세로 이동한다. 허리를 늘인다.
- 방법: 무릎을 꿇고 몸을 세운 상태에서 팔을 머리 위로 들어 올린다.

  –날숨: 앞으로 숙여 팔을 등 뒤로 내리고, 손은 손바닥을 위로 한 채 천추에 둔다.

  –들숨: 시작 자세로 돌아온다.
- 반복 횟수: 8회
- 세부사항

  –날숨: 엉덩이가 발뒤꿈치에 닿기 전에 가슴을 허

벅지 쪽으로 내린다. 팔을 돌려서 손을 손바닥을 위로 향한 채 천추에 둔다.

–들숨: 팔을 넓게 벌리면서 가슴을 확장하는 동시에 무릎에서 멀리 들어 올린다.

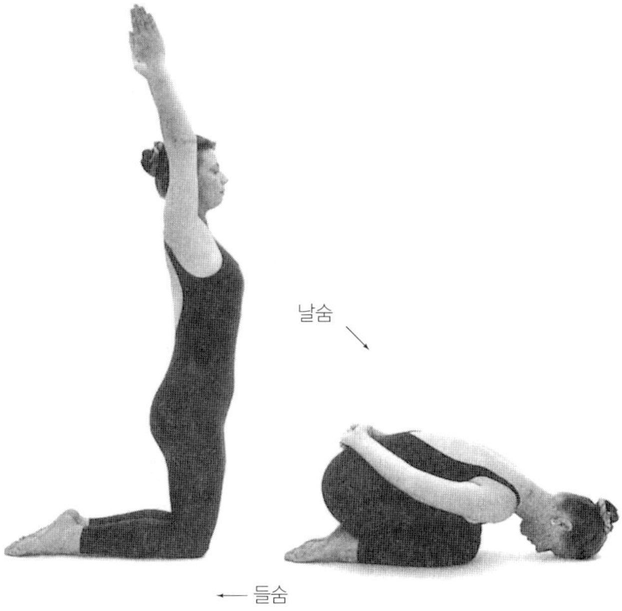

4

- 자세: 드위빠다 삐탐(Dvipāda Pīṭham)
- 강조점: 등 위쪽과 목을 늘인다.
- 방법

A. 등을 대고 누워서 팔을 내려 몸통 양옆에 둔다. 무릎을 굽히고 발을 바닥에 둔 채 약간 벌려 편안하게 엉덩이 쪽으로 당긴다.

–들숨: 발을 내리누르고 턱은 아래로 당긴 채 목이 부드럽게 바닥에서 편평하게 될 때까지 골반을 천장으로 들어 올리고 팔은 머리 위로 들어 올린다.

–날숨: 시작 자세로 돌아온다.

B. –들숨: 손가락은 깍지를 끼고 골반 아래 바닥에 둔 채 자세를 유지한다. 어깨를 부드럽게 당겨 등 위쪽과 목을 늘여 준다.

- 반복 횟수: A는 4회, B는 자세를 유지하면서 4회 호흡
- 세부사항

–들숨: 아래에서 위까지 척추를 하나하나 들어 올린다.

–날숨: 척추를 하나하나 풀면서 내려온다.

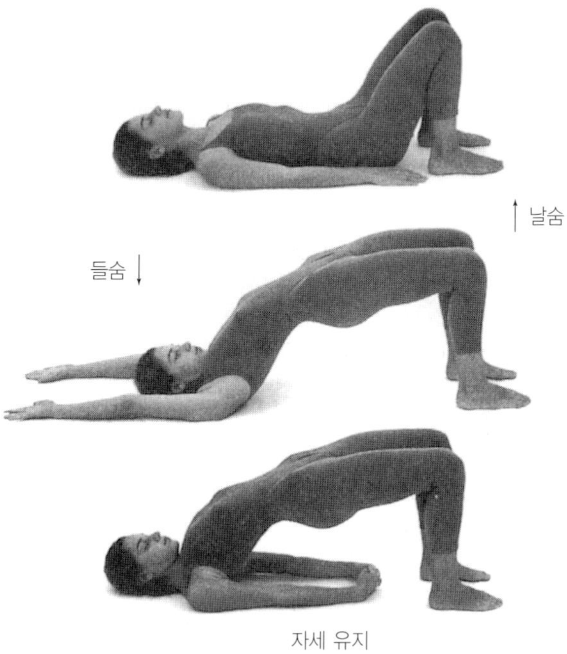

5

- 자세: 시르사사나(Sirṣāsana)
- 강조점: 호흡을 심화한다. 마음을 고요하게 하고 중심을 잡아 준다.
- 방법: 팔꿈치를 아래쪽 팔뚝의 길이만큼 벌리고 손가락은 깍지를 낀다. 손으로 머리를 감싸고 발가락으로 서서 무릎을 바닥에서 들어 올린다. 발가락으로 앞쪽으로 걸어가서 엉덩이가 어깨 위에 수직이 되게 한다. 다리를 수직 위치로 들어 올린다. 자세를 유지한다.
- 반복 횟수: 12~18회 호흡
- 세부사항: 자세는 편안해야 한다. 목에 스트레스

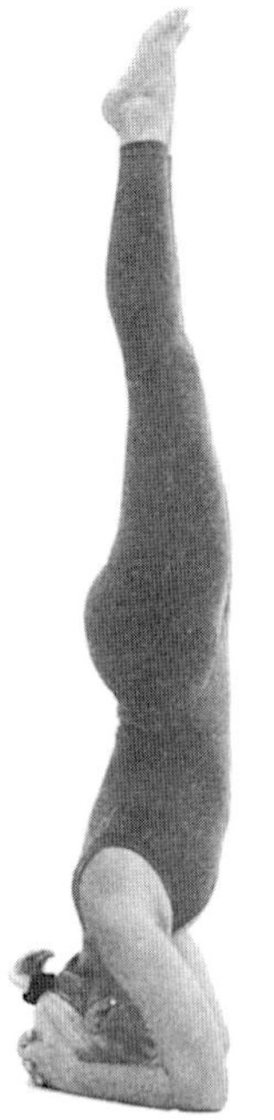

가 생기면 내려온다. 들숨과 날숨의 길이가 동일하되 편안한 상태로 그 길이를 최대한 늘인다.

6

- 자세: 사르방가사나(Sarvāṅgāsana)
- 강조점: 머리서기의 역자세로 등 위쪽과 목을 늘인다.
- 방법: 등을 대고 눕는다.

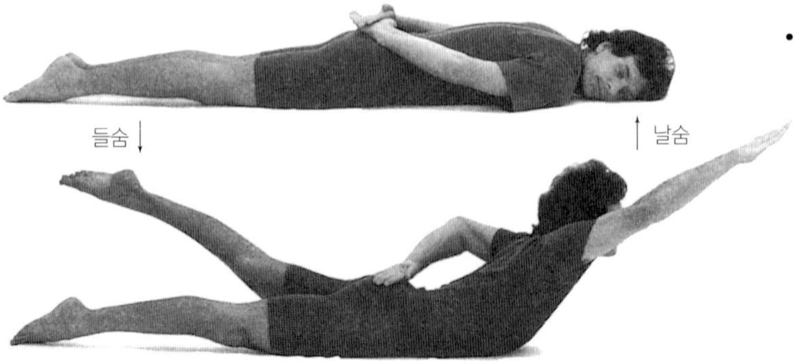

–날숨: 다리를 머리 위로 넘겨 엉덩이를 들어 올린다. 허리에서 등 중앙까지 바닥에서 들어 올리고 손바닥은 등 중앙에 둔다.

–들숨: 다리를 위쪽으로 들어 올린다. 자세를 유지한 채 심호흡을 한다.

- 반복 횟수: 12~18회 호흡
- 세부사항: 엉덩이를 어깨보다는 팔꿈치와 수직이 되게 하고 발은 머리보다 약간 멀리 둔다. 들숨과 날숨의 길이가 동일하되 편안한 상태로 그 길이를 최대로 한다.

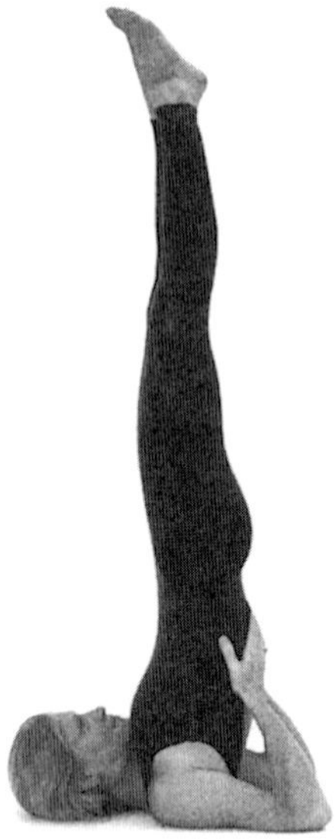

7

- 자세: 아르다 살라바사나(Ardha Salabhāsana)
- 강조점: 팔을 이용해 등과 목을 뒤로 휜다.
- 방법: 배를 대고 누워 머리는 오른쪽으로 돌리고, 손은 천골 위에 교차시키고, 손바닥은 위로 향한다.

–들숨: 가슴, 오른팔, 왼쪽 다리를 들어 올리고 머리는 중앙으로 돌린다.

–날숨: 가슴과 다리를 내리고, 팔은 등 뒤로 쓸어 내리고, 머리는 왼쪽으로 돌린다.

–반대쪽도 반복한다.

- 반복 횟수: 한쪽당 6회씩 교대로 반복
- 세부사항

-들숨: 다리를 올리기 직전에 가슴을 들어 올리고 가슴높이를 강조한다. 골반은 편평하게 유지한다.

-날숨: 팔을 내리면서 머리를 반대쪽으로 돌린다.

-날숨: 시작 자세로 돌아온다.

• 반복 횟수: 4회

• 세부사항

-들숨: 다리를 위쪽으로 들어 올릴 때 발을 굽힌다. 무릎을 약간 구부려 다리와 몸통의 각도가 90° 이하가 되게 한다. 허리와 천추를 바닥으로 누른다. 턱은 아래로 내린다.

-자세를 유지할 때는 날숨에 무릎과 팔꿈치를 약간 구부린다. 들숨에는 팔과 다리를 더 곧게 뻗어 준다.

8

• 자세: 우르드바 쁘라사리따 빠다사나(Ūrdhva Prasārita Pādāsana)

• 강조점: 척추를 뻗어 바닥 쪽 밀어내서 편평하게 한다. 다리를 뻗어 준다.

• 방법: 등을 대고 누워 팔은 내려서 몸통 양옆에 둔다. 다리를 구부려 무릎을 가슴 쪽으로 당긴다.

-들숨: 팔을 위로 들어 올려 머리 위 바닥에 둔다. 다리를 천장 쪽으로 들어 올린다.

-뻗은 상태를 유지하면서 2회 호흡한다.

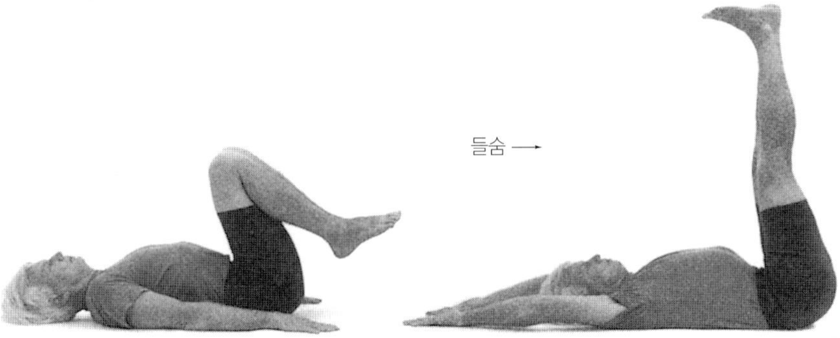

9

• 자세: 자타라 빠리브르띠(Jaṭhara Parivṛtti)

• 강조점: 복부를 비틀어 압박한다. 어깨와 척추 사이를 마사지하고 늘인다.

• 방법

A. 등을 대고 납작하게 누워 팔을 옆으로 뻗는다. 왼쪽 무릎은 가슴 쪽으로 당긴다.

-날숨: 비틀어서 왼쪽 무릎을 오른쪽 바닥 쪽으로 내리고 머리는 왼쪽으로 돌린다.

-들숨: 시작 자세로 돌아온다.

-4회 반복한다.

B. 그런 다음 오른손으로 왼쪽 발을 잡은 채 비튼 상태를 유지한다.

-들숨: 왼팔은 손바닥을 위로 해서 바닥을 따라 넓게 귀 쪽으로 쓸어 올린다. 머리는 중앙으로 돌린다.

-날숨: 팔을 다시 측면으로 내리고 머리는 왼쪽으로 돌린다.

-6회 반복한다. 반대쪽도 반복한다.

• 세부사항: 바닥으로 낮게 움직이는 팔의 손바닥은 들숨에서 계속 위로 향한다. 날숨에 손바닥은 아래로 향한다. 비튼 무릎은 바닥으로 낮게 유지한다.

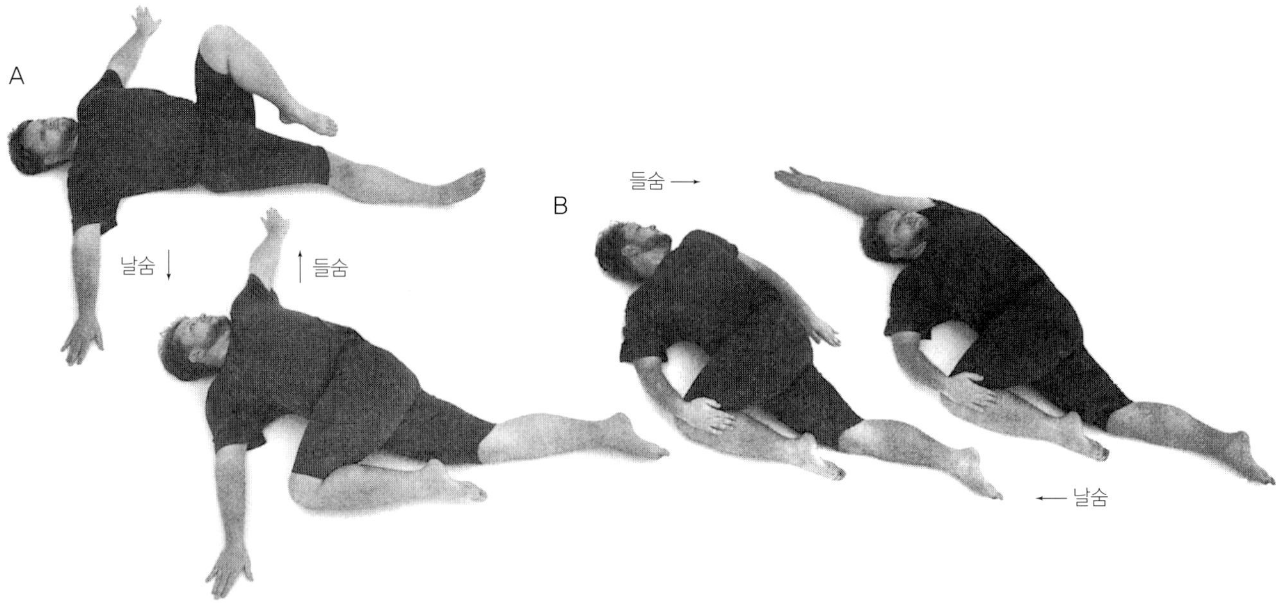

10

- 자세: 빠스치마따나사나(Pascimatānāsana)
- 강조점: 복부를 압박하고 등을 늘이고 강화한다. 날숨을 점차 길게 한다. 전 시스템을 더 고요하게 한다.
- 방법: 앉아서 다리를 앞으로 뻗고, 등을 세우며, 팔은 머리 위로 들어 올린다.
  - 날숨: 무릎을 약간 굽히면서 앞으로 굽혀 가슴을 허벅지로 내리고 손바닥은 발의 앞쪽 둥근 부분에 둔다.
  - 들숨: 시작 자세로 돌아온다.
  - 날숨을 점차 길게 하면서 6회 반복한다.
  - 그런 다음 앞으로 숙인 자세를 유지하면서 날숨을 길게 하면서 6회 호흡한다.
  - 들숨: 시작 자세로 돌아온다.
- 세부사항
  - 날숨: 허리 스트레칭을 돕기 위해 무릎을 구부리고 배와 가슴을 허벅지 쪽으로 내린다. 턱은 목구멍 쪽으로 내린다.
  - 들숨: 가슴을 허벅지에서 멀리 들어 올려 등 위쪽을 편평하게 한다.

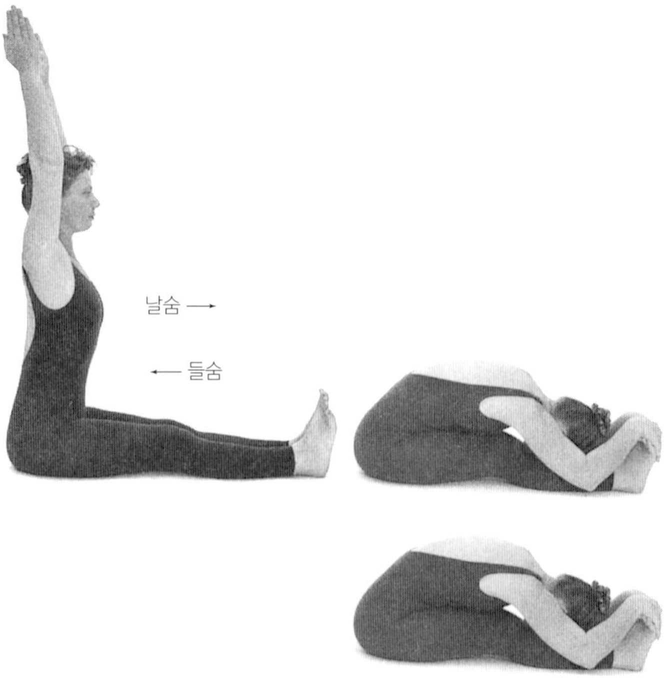

자세 유지

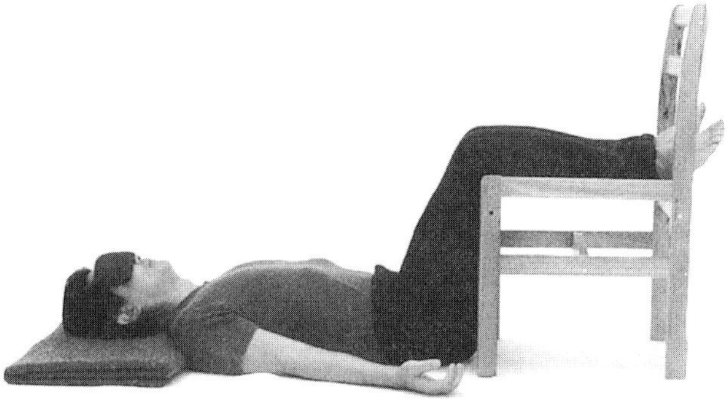

11

- 자세: 지지물이 있는 사바사나(Savāsana)
- 강조점: 눈을 덮은 채 휴식한다.
- 방법: 등을 대고 납작하게 누워서 팔은 손바닥을 위로 한 채 몸통 옆에 둔다. 다리를 약간 벌리고 눈을 감는다. 마음을 이완하면서 몸을 충분히 휴식한다. 신체에서 일어나는 감각에 주의를 기울인다.
- 기간: 최소 5~8분

12

- 자세: 쁘라나야마-윌로마 끄라마(Prāṇāyāma-Viloma Krama), 2단계
- 강조점: 날숨을 끊어서 쉬면서 복부를 자극하고 압박한다.
- 방법
  - 숨을 충분히 깊게 들이쉰다.
  - 4~6초 동안 1/2만 내쉰다.
  - 4~6초 동안 멈춘다.
  - 4초 동안 나머지 호흡을 내쉰다.
  - 4~6초 동안 호흡을 멈춘다.
  - 충분하게 들이쉰다.
  - 반복한다.
- 반복 횟수: 8회
- 세부사항: 치골에서 배꼽까지 날숨의 첫 번째 분절을 조절한다. 배꼽에서 태양신경총까지 날숨의 나머지 분절을 조절한다.

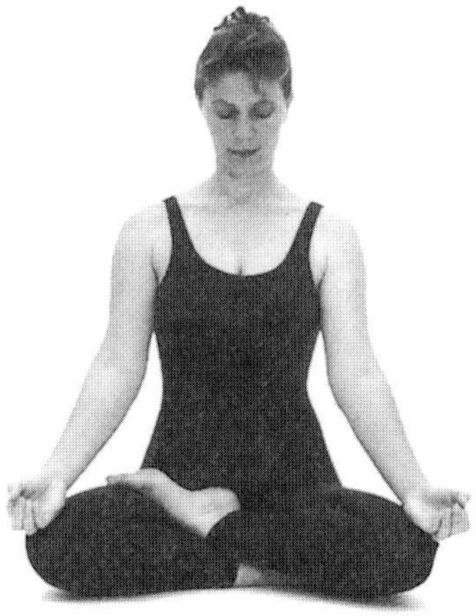

신경계의 저조 상태

신경계가 저조한 상태의 증상으로는 나태함, 둔함, 우울, 허약, 저혈압, 변비, 낮은 에너지가 있다.

과다 상태와 마찬가지로 저조 상태는 그 원인이 다양할 수 있다. 낮은 수준의 만성적인 육체적 · 정서적 스트레스를 받는 사람들은 종종 위와 같은 증상을 보일 수 있다. 이에 더해서 유사한 증상을 보이는 만성피로(바이러스성)나 다발성 경화증(자가면역)으로 고통을 받는 사람이 있다.

다발성 경화증(multiple sclerosis: MS)은 현재 일종의 자가면역 질환으로 생각되지만 그 증상의 일부는 신경계의 결함과 관련된 증상과 유사하다. MS는 척수와 척수신경의 장애로서 허약함, 따끔거리는 느낌, 팔과 다리의 조절 상실을 일으킨다. 후반 단계에서는 신경조직이 점차 파괴되어(수초탈락) 근육이 마비되고 감각 상실이 일어날 수 있다. MS는 면역계 결함과 관련이 있다고 여겨지며 이 결함으로 인해 신경조직을 둘러싸고 있는 수초가 공격을 당한다.

이런 종류의 질환을 다루는 일은 까다롭다. 과도한

운동은 환자를 자극하여 그 증상이 종종 더 악화될 수 있다. 매우 간단하게 작업하는 것이 이런 장애를 다루는 한 전략이다. 즉, 등을 단순하게 움직이면서 호흡과 결합시키고, 더 깊은 호흡과 결합시키면서 점차 더 강한 움직임으로 이끈 다음, 의자에 앉은 자세에서 종종 마무리를 한다.

다음에 제시되는 연속 자세는 여러 가지 저조 상태를 다루기 위한 방법을 보여 주기 위해 고안된 것이다.

다발성 경화증 다루기

이 수련은 다발성 경화증을 앓고 있는 46세의 여인 M.R.을 위해 개발되었다. M.R.은 소아과 간호사였지만 자신의 상태 때문에 최근에 일을 그만두어야만 했다. 그녀는 지팡이에 의지해서 내 사무실로 걸어 들어왔다. 그녀의 움직임은 흔들렸으며 얼마 되지 않아 휴식을 취하기 위해 얼마 동안 앉아 있어야만 했다.

M.R.은 지난 2년 동안 서서히 점차적으로 쇠퇴하고 있음을 알아챘다고 내게 말하였다. 그녀는 가정생활을 견고하게 꾸려가는 성숙한 여인이었다. 그녀는 자신의 건강이 악화되어 매우 좌절스러우며, 균형감각과 협응력을 잃고 다리도 점차 약해진다고 하였다. 그녀는 또한 지구력이 매우 약해서 너무 많이 일하면 회복을 위해 며칠을 보내야 한다고 하였다. 그리고 점점 더 많은 시간을 집에서 보내고 있다고도 하였다.

우리는 함께 그녀의 다리를 강화하고, 균형감을 개선하며, 호흡역량을 심화하기 위해 점차적으로 작업하는 전략을 개발하였다. 아래의 연속 자세는 약 3개월 동안 개발되었는데, 그동안 그녀는 일주일에 한 번씩 나를 만나러 왔다. 나는 지속적으로 그녀 혼자 해야 하는 누워서 실시하는 비틀기를 수련에 포함시켰는데 그녀가 그것이 자신의 고관절에 도움이 된다고 느꼈기 때문이다.

M.R.과 그녀 남편 사이에는 11~16세 연령대의 세 자녀가 있었다. 어느 날 내가 요리를 좋아하냐고 물어보자, 그녀는 일을 그만둔 후에는 부엌에서 더 많은 시간을 보낸다고 말하였다. 나는 빵을 구워 본 적이 있는지 물었다. 그녀는 나의 질문에 놀라면서 아니라고 대답하였다. 나는 그녀에게 밀가루 반죽하는 훈련이 그녀 상태에 매우 좋을 것이라고 말했다. 그녀는 내 제안에 웃음을 터뜨렸지만 한번 시도해 볼 수 있겠다고 하였다. 나는 기계를 사용하지 말고 반드시 손을 사용해야 한다고 말했다.

M.R.은 다발성 경화증은 치료되지 않았지만 개선을 나타내는 약간의 신호가 격려되었다고 했다. 그녀는 이제 양팔을 머리 위로 들어 올린 상태에서 발가락 끝으로 설 수 있게 되었으며 균형을 잡기 위해 벽이 필요하지 않았다. 그녀의 호흡역량도 깊어져서 피로감을 느끼지 않고도 더 많이 실시할 수 있을 거라고 느꼈다. 현재 그녀는 두 달에 한 번씩 나를 찾아오고 있으며 때로는 빵 한 덩어리를 가져오곤 한다! 그녀가 방문했던 마지막 몇 번에는 지팡이 없이도 내 사무실로 걸어 들어왔다. 그녀는 아직도 상태가 좋지 않은 나날을 보내고 있지만 그런 날이 줄어들고 있으며 회복이 더 빨라졌다고 하였다.

다발성 경화증을 위한 수련

1

- 자세: 의자에서 팔을 움직이기
- 강조점: 흉곽을 부드럽게 움직이면서 들숨과 날숨을 심화한다.
- 방법

  A. 의자나 벤치에 앉아 등을 곧게 펴고 손을 무릎에 둔다.

  –들숨: 한 팔을 앞쪽에서 머리 위로 들어 올린다.

  –날숨: 시작 자세로 돌아온다.

  –반대쪽도 반복한다.

  B. –들숨: 양팔을 옆으로 벌려 머리 위로 들어 올린다.

  –날숨: 시작 자세로 돌아온다.
- 반복 횟수: A를 양쪽 교대로 4회, 휴식 후 B를 6회
- 세부사항

  –들숨: 가슴을 배에서 위로 멀리 떨어뜨리고 턱은 약간 들어 올린다.

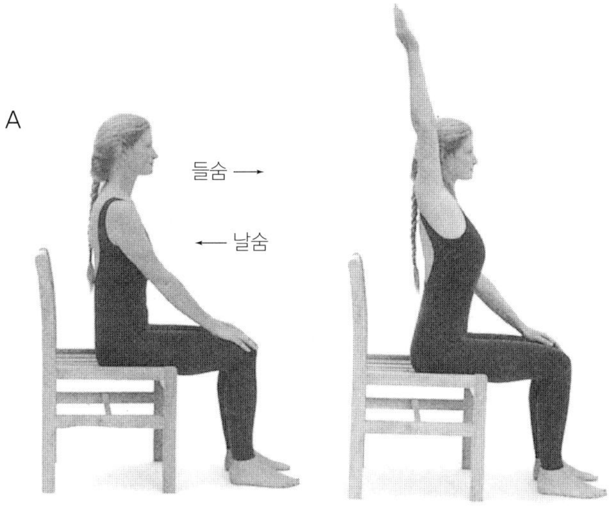

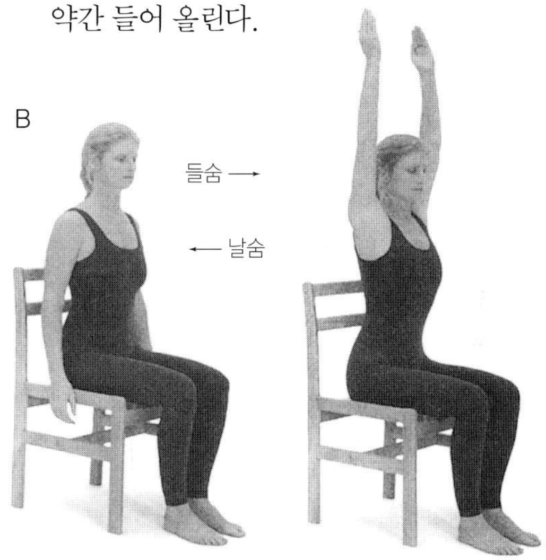

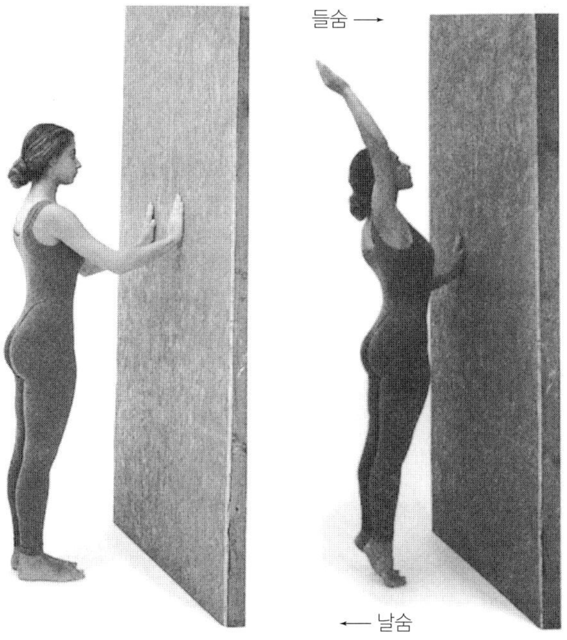

2

- 자세: 벽을 바라본 상태에서 따다사나(Tāḍāsana)
- 강조점: 균형감을 촉진한다. 장딴지와 발을 강화한다.
- 방법: 벽에서 80cm정도 떨어져서 선다. 손바닥을 벽에 둔다.

  –들숨: 발가락 끝으로 서서 몸을 들어 올리면서 오른팔을 머리 위로 들어 올린다.

  –날숨: 시작 자세로 돌아온다.

  –반대쪽도 반복한다.
- 반복 횟수: 한쪽당 4회씩 교대로 반복
- 세부사항

  –들숨: 등을 약간 휘면서 머리를 들어 올린다.

  –날숨: 등을 약간 구부리면서 턱을 아래로 내린다.

3

- 자세: 의자에서 앞으로 구부리기
- 강조점: 흉곽을 부드럽게 움직여 들숨을 심화한다. 등을 늘여 주어 날숨을 심화한다.
- 방법: 의자나 벤치에 앉아 등을 곧게 펴고 손을 무릎에 둔다.
  - –들숨: 팔을 옆으로 뻗는다.
  - –날숨: 앞으로 구부려 손을 발 쪽으로 내린다.
  - –들숨: 이전 자세로 돌아온다.
  - –날숨: 시작 자세로 돌아온다.
- 반복 횟수: 8회
- 세부사항
  - –들숨: 가슴을 배에서 멀리 들어 올린다. 팔꿈치는 구부린 채 약간 들어 올리고 손바닥은 어깨높이로 올린다.
  - –날숨: 손을 무릎으로 내리고 다리를 따라 내려가면서 발 쪽으로 미끄러지게 한다.

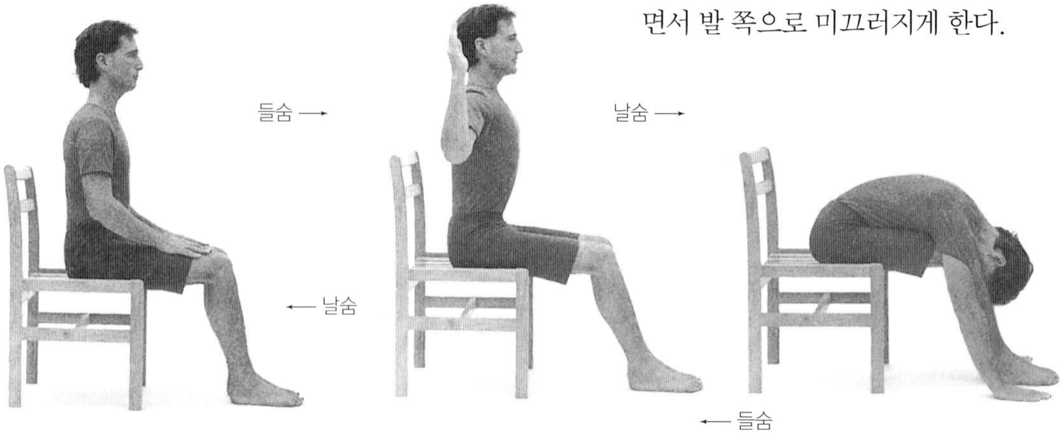

4

- 자세: 위라바드라사나(Vīrabhadrāsana) 변형
- 강조점: 에너지를 구축하고 등근육을 강화하며, 몸통의 앞면을 늘여 주고 다리근육을 강화한다. 들숨 후에 멈추는 시간을 늘린다.
- 방법: 오른발을 앞으로 한 채 벽을 바라보고 선다. 발을 엉덩이너비만큼 벌리고 어깨높이에서 손바닥으로 벽을 짚는다.
  - –들숨: 오른쪽 무릎을 굽히는 동시에 가슴을 약간 앞쪽으로, 엉덩이는 약간 뒤쪽으로 뺀다. 동시에 왼팔을 앞에서 위로 들어 올리고 등을 휜다. 호흡을 2, 3, 4회 참되 각각 2회씩 점차 늘려 간다.
  - –날숨: 시작 자세로 돌아온다.
- 반복 횟수: 한쪽당 6회
- 세부사항
  - –들숨: 등을 휘는 데 도움이 되도록 손바닥으로 벽을 약간 누른다. 머리는 그대로 유지한다. 허리를 압박하지 않게 한다. 발뒤꿈치를 단단하게 유지한다.
  - –날숨: 등을 약간 구부리고 턱을 내린다.

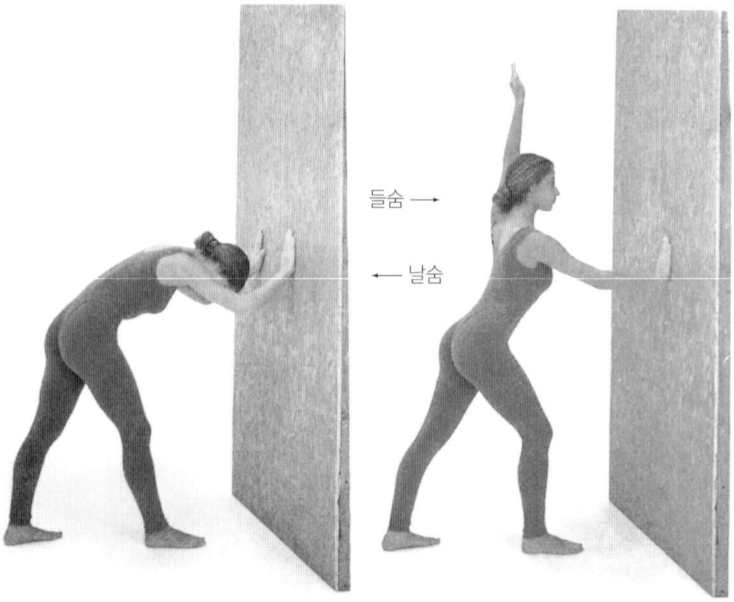

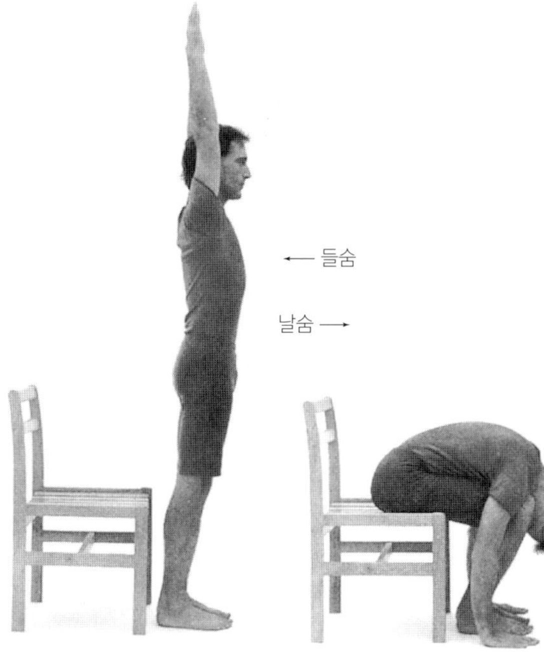

5

• 자세: 의자에서 실시하는 웃까타사나(Utkaṭāsana)

• 강조점: 다리를 강화한다. 자신감을 높인다.

• 방법: 의자를 뒤에 두고 서서 팔은 몸통 옆에 둔다.

–들숨: 팔을 앞에서 머리 위로 들어 올린다.

–날숨: 무릎을 굽힌 채 의자에 앉을 때까지 앞으로 구부린다. 가슴은 허벅지에, 손바닥은 발 옆에 둔다.

–들숨: 시작 지점으로 돌아온다.

• 반복 횟수: 3회. 그런 다음 의자에서 휴식하고 다시 3회 실시

6

• 자세: 쁘라나야마–아누로마 끄라마(Prāṇāyāma-Anuloma Krama), 2단계

• 강조점: 숨을 들이쉬고 들숨 후에 멈추는 역량을 늘인다. 시스템에 에너지를 준다.

• 방법

–숨을 충분히 깊게 내쉰다.

–4초 동안 1/2만 들이쉰다. 가슴이 확장되는 것을 느껴 본다.

–4초 동안 멈춘다.

–4초 동안 나머지 호흡을 들이쉰다. 배가 확장되는 것을 느껴 본다.

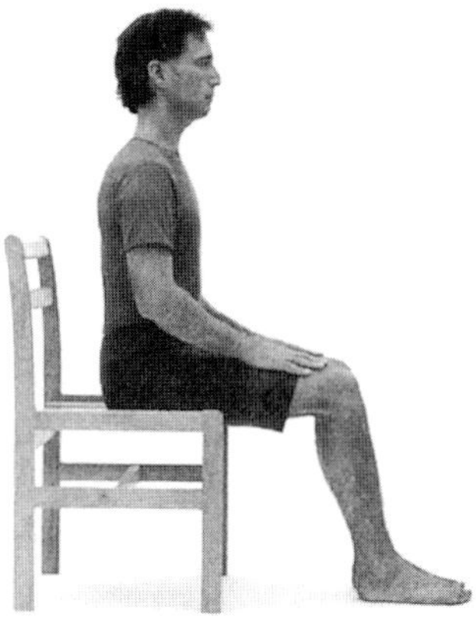

–충분하게 내쉰다.

–반복한다.

• 반복 횟수: 8회

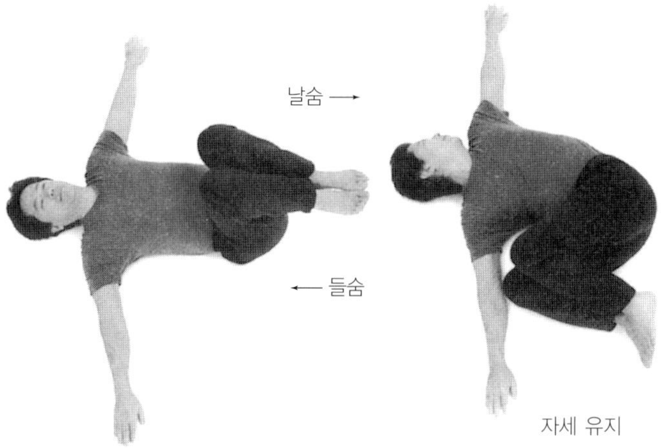

7

• 자세: 자타라 빠리브르띠(Jaṭhara Parivṛtti) 변형

• 강조점: 복부를 부드럽게 비틀어 압박하고 고관절을 늘인다. 자세를 유지하면서 호흡 횟수를 점차 늘인다.

• 방법: 등을 대고 누워 두 무릎을 굽히고 허벅지는 가슴 쪽으로 들어 올린다. 발을 바닥에서 뗀다. 팔을 옆으로 벌리되 몸통과 수직보다 적은 각도를

유지한다.

-날숨: 양쪽 무릎을 몸의 오른쪽 바닥으로 가져가 복부를 비튼다. 동시에 머리는 왼쪽으로 돌린다.

-들숨: 시작 자세로 돌아온다.

-양쪽을 교대로 하되 비튼 상태를 유지하면서 한 쪽당 1, 2, 3, 4회 충분히 호흡한다.

- 세부사항
  - -날숨: 움직이는 동안 무릎과 몸통 각도를 90° 이하로 유지한다.

8

- 자세: 소리를 내면서 실시하는 니야사(Nyāsa) 기법
- 강조점: 소리와 접촉을 통해 신체에 새로운 활력을 준다.
- 방법: 의자나 벤치에 앉아 등을 곧게 펴고 손을 무릎에 둔다.
  - -들숨: 팔을 옆으로 벌려 가슴을 열고 등은 약간 휜다.
  - -날숨: '옴(OM)'을 낭송하면서 손바닥을 가슴에 둔다.
  - -잠시 머문다. 3회 반복한다. 짧게 휴식한다.
  - -들숨: 팔을 옆으로 벌려 가슴을 열고 등은 약간 휜다.
  - -날숨: '옴-'을 낭송하면서 손바닥을 배에 둔다.
  - -잠시 머문다. 3회 반복한다. 짧게 휴식한다.
- 세부사항: 암송: '오-' 음은 약 3초, '음-' 음은 약 1초 지속한다. 에너지가 손에서 가슴과 배로 들어가는 것을 느껴 본다.

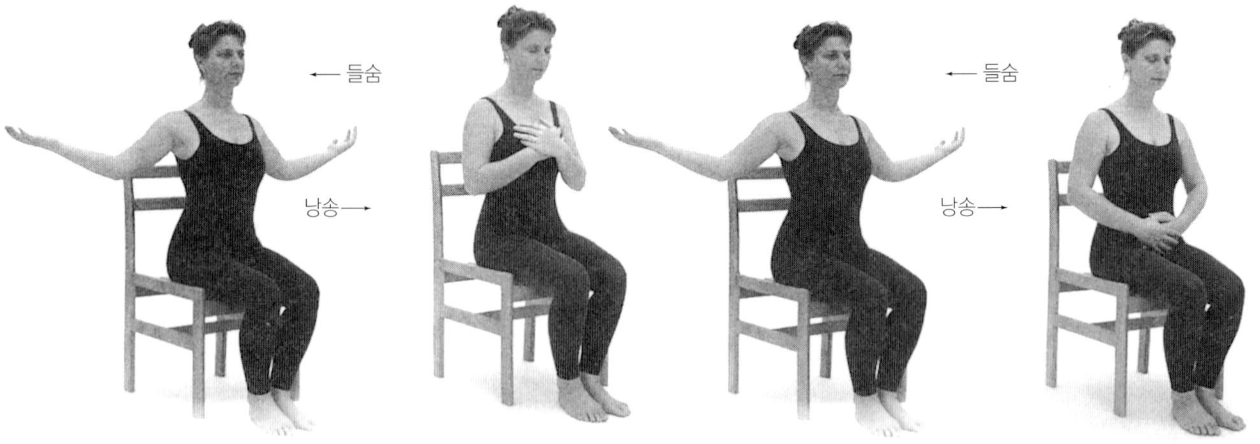

날숨에서 '옴-' 가슴을 3회 접촉 날숨에서 '옴-' 배를 3회 접촉

9

- 자세: 의자에 앉기
- 강조점: 똑바로 앉아 이완하면 감정을 키우고 살아 있음을 느껴 본다.
- 방법: 편안한 의자에 앉되 자세가 꺼지지 않게 한다.
- 반복 횟수: 약 5분

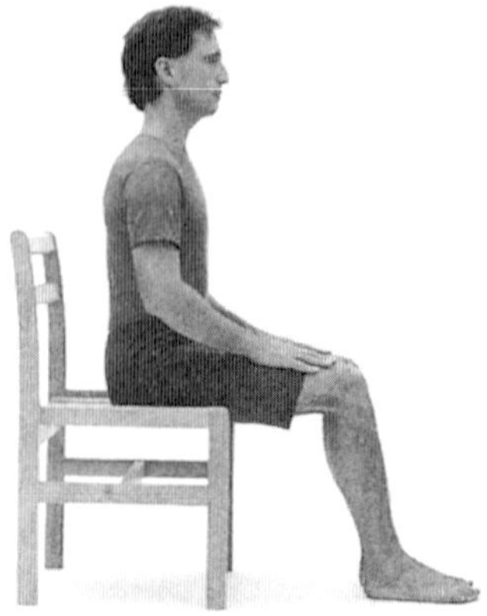

비뇨 및 생식계

비뇨계

소화계 및 호흡계와 마찬가지로 비뇨계는 우리 대사 과정의 노폐물을 제거하는 데 결정적인 역할을 한다. 아울러 이 시스템은 혈액 속의 미네랄 농도를 조절하고 혈량 및 혈압을 조절하는 데 도움을 주며 신체가 독소를 해독하는 데도 도움을 준다.

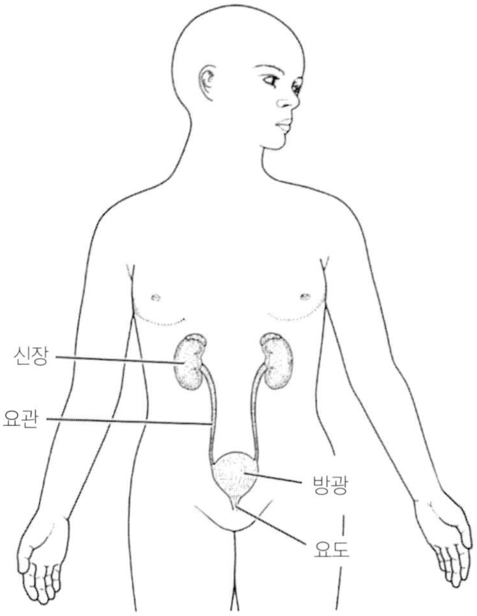

비뇨계는 신장, 요관, 방관, 요도로 구성되어 있다. 혈액이 신장을 통과해서 흐를 때 노폐물이 걸러진다. 신장은 또한 소변을 생성하는데, 소변은 요관을 통과해서 방광으로 흐르고, 요도를 통해 신체를 떠날 때까지 방광에 저장된다.

비뇨기와 관련된 주요 문제는 심각한 상태를 유발한다. 신장이 여과 및 배설 기능을 수행할 수 없으면 신체 전체가 심각한 영향을 받는다. 만성 신장장애는 고혈압과 빈혈을 포함한 수많은 대사장애를 일으킨다. 급성 신장장애는 혼수상태, 심지어 죽음을 초래하기도 한다.

덜 심각한 상태로는 요도(요도염)와 방광(방광염)에 영향을 줄 수 있는 매우 흔한 염증과 감염이 있다. 이런 상태는 보통 어떤 형태의 의학적 치료뿐만 아니라 식단을 바꿈으로써 잘 개선된다. 이런 상태에 있는 사람은 전문적인 치료를 받아야 하는데, 그렇지 않으면 만성이 되어 종종 더 심각해지기 때문이다.

비뇨기를 위한 요가치료 프로그램은 신장에 혈류를 높이고, 방광을 조절하는 근육을 강화시키는(요실금을 돕기 위해) 방향으로 구성되어 있다. 비뇨계와 생식계의 밀접한 관계로 인해 양쪽 시스템 모두를 개선시키기 위해 고안된 수련을 함께 제시할 것이다.

생식계

생식계는 남녀 신체 모두에서 생식세포와 체액을 생성하고, 자양분을 주며, 저장하고 운반한다. 양쪽 모두에 있어 생식계는 생식기관(생식샘), 다양한 선, 도관 및 외부 성기를 포함하고 있다. 그러나 이런 근본적인 유사성 이외에는 남성과 여성 시스템은 매우 다른 방식으로 기능한다.

남성의 생식샘(고환)은 엄청난 양의 정자를 생성하는데, 이는 비교적 긴 도관계를 통과해서 부속선(정액낭, 전립선, 요도구선)에서 분비되는 분비물과 혼합되어 정액을 생성한다. 이 정액은 사정반응을 통해 몸 밖으로 배출된다. 생식샘이 사정 후에 자신의 정액공급을 재구

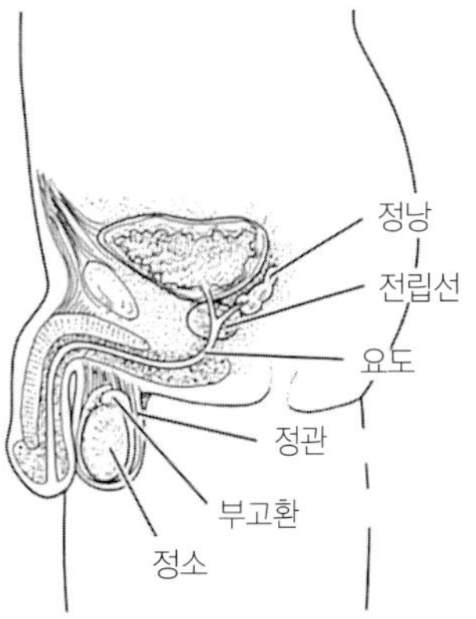

축하기 위해서는 얼마간의 시간이 걸리는데, 그 시간은 사람마다 다르고 스트레스 및 연령에 따라 다르다. 공급이 보충되면 호르몬을 기초로 사정하려는 강한 충동이 일어난다. 여성의 월주기 배란과는 달리, 남성의 정액주기는 매달 3~4회 정도 일어난다. 일반적으로 잘 고려하지 않는 이런 생물학적 사실은 중요한 심리학적 의미를 갖는다.

반면에 여성의 생식샘(난소)은 한 달에 단 하나의 난자를 생성한다. 이 난자는 비교적 짧은 도관계를 지나 자궁에 머무는데, 정자에 의해 수정되어 새로운 인간의 발달을 개시하거나 혹은 다음 생리주기 동안에 시스템에서 배출된다.

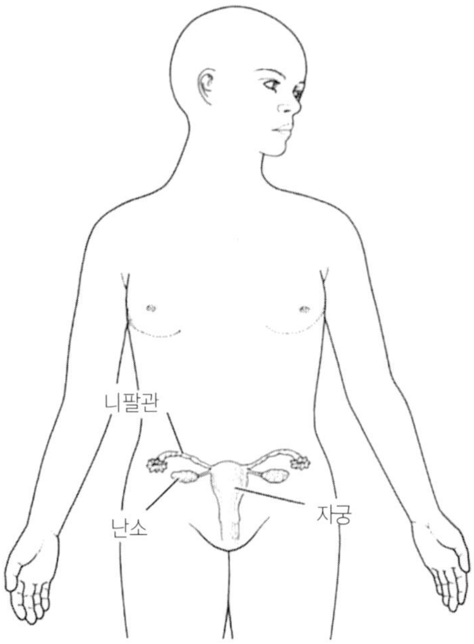

남성과 여성 모두에 있어 성적 기능은 의식적인 마음, 정서 상태, 감각적 자극, 교감신경계와 부교감신경계의 통합된 활동이라는 복잡한 상호관계를 포함하고 있다. 그러므로 적절한 기능에 영향을 미칠 수 있는 수많은 요인이 존재한다.

임신은 남성과 여성의 생식계가 갖고 있는 생물학적 기능을 충족시키는 사건이다. 요가전통에는 이런 과정에서 여성을 도와줄 수 있는 가치 있는 것이 상당히 많다. 역설적이게도 이 과정은 여성 신체의 가장 급격한 변화인 동시에 생물학적 프로그램의 충족이기도 하다. 그러나 이 주제는 또 다른 책을 위해 남겨 둘 것이며 이번 연구는 잘 짜인 요가치료 프로그램을 통해 도움을 줄 수 있는 일상적인 문제 상황에 초점을 둘 것이다.

생식계와 관련된 심각한 문제로는 성적으로 전염되는 질병, 흔한 감염, 골반 염증 질환, 호르몬 문제, 불임, 전립선 비대증, 유섬유종, 다양한 형태의 암(예: 유방암, 전립선암)이 있다. 이 모든 상태에는 일부 전문적인 치료가 필요하지만, 좋은 요가치료 프로그램은 다른 형태의 치료에 유익한 보완책이 될 수 있다.

남성에서 나타나는 흔하지만 덜 심각한 생식계 문제로는 발기부전이나 조루와 같은 성기능 문제가 있다.

여성에게 나타나는 생식계 문제로는 월경전 증후군, 무월경이나 월경과다가 있다. 이런 상태는 육체적·심리적 증상이 복합적으로 나타나는데, 이에는 짜증, 우울, 기분의 두드러진 변화, 두통, 복부팽만, 피로가 포함된다. 월경과 관련된 문제에 더해서 여성은 성교 시 통증을 경험하거나(성교 통증) 오르가슴을 느끼지 못할 수 있다.

여성에게는 생식주기가 끝나는 갱년기도 중요한 주제가 된다. 갱년기 증상은 다양하나 보통 홍조, 야한증, 체중 증가, 기분의 두드러진 변화가 있다. 이 시기는 중요한 심리적·호르몬적 변화의 시기로, 요가 전통에는 그 과정에서 여성을 도와줄 수 있는 것이 많다.

월경전 증후군을 다루는 데는 시스템 균형에 도움을 주기 위해 사용할 수 있는 수많은 전략이 있다. 가능한 경우 당신 신체에서 일어나고 있는 것을 지원하는 외부 상황을 제공하도록 한다. 한 달에 한 번 하루를 잡아 길게 산책하거나, 하이킹을 가거나, 자연 속에서 수영을 하는 등 달력에 계획을 세우는 것도 한 예가 된다. 생리통이 있는 여성은 종종 움직이기 싫어하지만, 그럼에도 움직임은 상황을 크게 개선시킬 것이다. 우리는 여성에게 천천히 시작해서 점차 속도를 늘리다가 얼마 동안 시간이 흐른 후에 속도를 늦추면서 보행할 것을 권한다. 그 밖에 식습관의 변화, 적절한 음악, 오일, 마사지의 사용으로 적응할 수 있다. 당신의 상태를 존중하고 예상하며 그에 대비하는 것이 좋다. 더불어 잘 구성된 요가치료 프로그램은 생리통을 완화하고 에너지에 균형을 주며 기분 변화를 완화하는 데 도움을 줄 수 있다.

남녀 모두에게 흔히 나타나는 호소 증상으로는 성적 활력이나 성적 욕망이 없거나 혹은 지나치게 성적 문제에 사로잡히는 것을 들 수 있다. 과로, 운동 과다나 부족, 정서적 스트레스, 영양실조에 의해 이런 상태가 야기될 수 있다.

배고픔과 마찬가지로 성적 충동은 건강한 사람에게는 자연스러운 현상이다. 생존 자체와 마찬가지로 이는 우리의 심리 기저에 깔린 근본적인 생물학적 본능의 하나다. 그럼에도 성적 행동에 강하게 영향을 미치는 남성과 여성 간의 기본적인 호르몬 차이는 양성 간에 상당한 혼란과 오해를 불러일으킨다.

혼란에 더해서 강한 종교적, 사회적 이상은 혼합된 메시지를 전달한다. 서구의 수많은 종교 전통이 전하는 메시지는 이런 심층적이고 자연스러운 충동은 어쨌든 나쁜 것이며 심지어 죄가 된다는 것이다. 인도와 동양의 요가 전통에는 남성의 정액 보유에 대한 가르침이 있는데, 이는 종종 오해되고 있으며 또 상황에도 맞지 않는다. 한편으로 우리는 죄를 짓고 있으며, 다른 한편으로는 우리의 생명 에너지를 소실하고 있는 것이다. 이로 인해 야기되는 혼합된 메시지와 이상은 종종 심리적인 콤플렉스, 갈등, 생명 에너지의 억압과 억제, 불균형의 발달, 심지어 질병까지 일으킨다.

동시에 성적 이미지가 우리 사회 전반에 퍼져 있는데, 특히 광고와 오락 산업에서 흔하게 나타난다. 남성은 '체격 좋은 섹시한 남자'와 자기 자신을 비교한다. 그의 자기상은 종종 자신의 '성적 기량'과 연관되어 있으며, 이에 따라 성기능 불안이 조루의 흔한 원인이 된다. 여성은 종종 성적 대상으로 그려진다. 여성은 그런 기대에 맞추어 젊고 날씬한 슈퍼모델과 자신을 비교해서 결국 불행, 체중에 대한 콤플렉스, 과도한 훈련, 신경성 식욕부진증과 신경성 식욕항진증과 같은 더 심각한 상태에 이르기도 한다.

요가 전통에 따르면 지나친 행동을 피하고 모든 가르침을 그 맥락에서 이해하는 것은 중요하다. 예를 들어, 정액 보유에 대한 가르침은 그것이 발달한 전통의 맥락에서 이해되어야 하는데, 독신으로 사는 수도승이나 요가 수행자, 그리고 성적으로 적극적인 탄트라라는 두 가지 뚜렷한 수련의 관점에서 이해해야 한다. 양쪽 모두에서 정액을 보유하는 것은 억압과 다르다. 사실상 요가 수행자 자신의 성적 활력과 그 에너지를 순환시키는 수련을 함으로써 에너지를 축적하고, 침체되어 질병의 원천이 되지 않도록 한다. 반면에 이는 이런 생명 에너지의 과도한 소실을 의미하지는 않는데, 그 또한 불균형의 원천이 되고 면역력을 약화시킬 수 있기 때문이다. 이 전통에서의 관점은 양극단을 피하는 것이다. 억압하지 말고 또 지나치게 탐닉하지도 말라. 당신 자신의 성적 에너지와 관련해서 균형 잡힌 길을 찾으라.

생식계와 비뇨계의 자극

위에서 기술한 일부 상태는 생식기관이 위치한 부위를 강화하고 자극하는 수련에 잘 반응한다. 이런 수련에는 회음부 근육을 부드럽게 수축하고 이완하는 훈련(Asvini Mudrā, Mūla Bandha)이 있는데, 이는 분만교실에서 여성에게 가르치는 케겔(Kegel)운동과 유사하다. 아울러 골반 바닥에 위치한 근육을 늘이는 수련을 이용하는데, 이는 수축과 늘리기를 교대로 함으로써 그 부위에 순환을 높여 준다. 이런 접근은 요실금, 성적 활력의 부족, 성적 기능의 불량, 일부 전립선장애가 있는 경우에 도움이 될 수 있다. 여기에서의 전략은 자각과 순환을 높여 주는 기법을 통해서 그 부위에 균형을 잡고 그를 자극하며 활기를 찾아 주는 것이다.

전립선 다루기

H.G.는 수년 동안 나와 함께 하는 세미나와 개인 회기에 때때로 참석해 왔던 39세의 요가교사였다. 그는 매우 강한 수련생이었으며 고급 자세를 수행할 수 있는 역량을 갖추고 있었다.

어느 날 내가 뉴욕에서 가르치고 있을 때, 그는 자신이 갖고 있는 문제에 관해 이야기하고 싶어서 나와 함께 개인 회기를 잡아 놓았다. 나는 거의 1년 동안 그를 보지 못했으며 그가 내게 왔을 때 너무 진이 빠져 보여 깜짝 놀랐다. 그는 내게 지난 6개월 동안 만성 전립선염을 앓고 있으며 아직도 한 차례 항생제를 복용하고 있다고 말하였다. 그는 내가 도움을 줄 수 있는지 궁금해 했다.

또한 그는 자신은 사랑에 빠져 있으며 새 애인과 막 이사를 하려던 참이라는 반가운 소식도 들려주었다. 6개월 동안 전립선염을 앓고 있고 새로운 약혼자를 사귀는 일이 1년 이내에 이루어졌다는 사실은 흥미로웠다.

나는 그에게 에너지를 보존하는 데 도움을 주고, 항생제가 주는 열 효과를 줄이기 위해서 몸을 식혀 주는 란가나 코스를 개발하는 것이 우리의 전략이 될 것이라고 말해 주었다. 동시에 회음부 부위에 에너지 순환을 높여 주는 기법을 포함하고자 하였다. 나는 또한 항생제와 새 여자친구 사이에서 신장에 약간 주의를 기울이면 도움이 될 수 있을 거라고 언급하였다. 나는 그의 에너지를 재구축하는 데 시간이 걸리며 그 상황을 약혼자에게 설명할 것을 권하였다. 그가 기간이 얼마나 걸리느냐고 물었고, 나는 약 3개월을 제안하였다.

H.G.가 고급 수련자였기 때문에 나는 편안하게 다음과 같은 코스를 주었다. 그에게 이것은 자신의 평소 자세 수련을 줄이는 것을 의미했다. 나는 머리서기를 포함시켰는데, 그것이 열을 식히고 에너지를 보존하는 효과가 있을 뿐만 아니라 그가 어려운 자세를 좋아한다는 사실을 알고 있었기 때문이었다. 회음부 바닥으로부터 날숨을 조절하는 일 또한 새로웠으며 도전이 되었다.

그가 명상 수련을 좋아했기 때문에 수련의 마지막에 실시하는 호흡 때는 몸을 식히는 효과가 있는 보름달을 추가로 시각화해 보라고 하였다. 들숨에는 자신의 정수리에서 회음부 바닥까지 달빛을 끌어들이는 것처럼 느껴 보라고 하였다. 날숨에는 그 차가운 달빛을 몸 전체로 퍼뜨리는 것처럼 느껴 보라고 하였다.

H.G.는 몇 달 뒤에 자신의 상태가 깨끗이 해소되었다고 보고하였다. 그는 마지막으로 한 차례 항생제를 복용한 것이 마술처럼 잘 들었다고 생각했지만 그 수련이 자신의 시스템에 균형을 되찾아 주고 에너지를 높여 주는 데 도움이 되었다고 느꼈다. 그는 자신은 여자친구와 함께 행복하게 살고 있으며, 작업할 수 있는 새로운 수단을 갖게 된 것에 대해 감사한다고 말했다.

전립선염을 위한 수련

1

- 자세: 웃따나사나(Uttānāsana)
- 강조점: 등과 다리를 풀어 준다.
- 방법: 서서 팔을 머리 위로 올린다.
  - –날숨: 앞으로 구부려 배와 가슴을 허벅지 쪽으로 내리고 손을 발 쪽으로 내린다.
  - –들숨: 시작 자세로 돌아온다.
- 반복 횟수: 6회

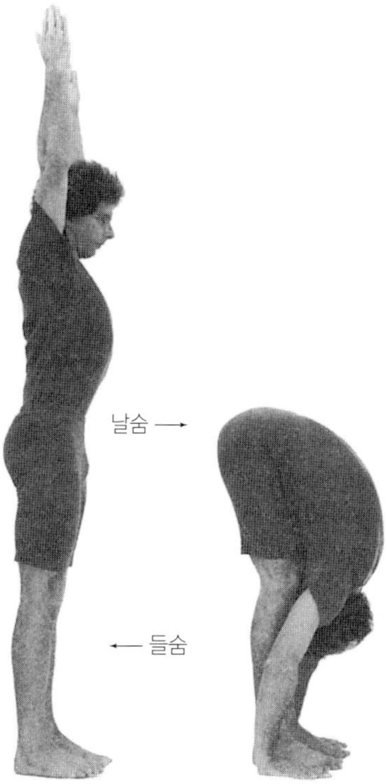

2

- 자세: 웃티따 뜨리코나사나(Utthita Trikoṇāsana)
- 강조점: 몸통을 측면으로 늘여 주어 신장 부위를 자극한다. 머리서기를 위해 목과 어깨를 준비한다.
- 방법
  - A. 발을 어깨너비보다 넓게 벌리고 서서, 왼발은 오른발과 90°가 되도록 밖으로 돌리고, 왼팔은 머리 위로 올린다. 오른팔은 똑바로 허리까지 내리며 바깥쪽으로 약간 돌린다.
    - –날숨: 어깨가 엉덩이와 동일한 평면에 있도록 유지하면서 측면으로 기울여 왼쪽 어깨를 내린다. 머리를 아래 왼손 쪽으로 돌리면서 왼손을 왼쪽 무릎 아래로 내린다.
    - –들숨: 시작 자세로 돌아온다.
    - –반복한다.
  - B. 왼쪽 다리를 따라 왼손을 내린다.
    - –들숨: 오른팔을 앞쪽 위로 가져가고 머리는 오른손 쪽 앞으로 돌린다.
    - –날숨: 오른손을 처음 위치에 두면서 머리를 왼손 쪽 아래로 돌린다.
- 반복 횟수: A는 4회, B는 4회 실시 후 반대쪽을 반복

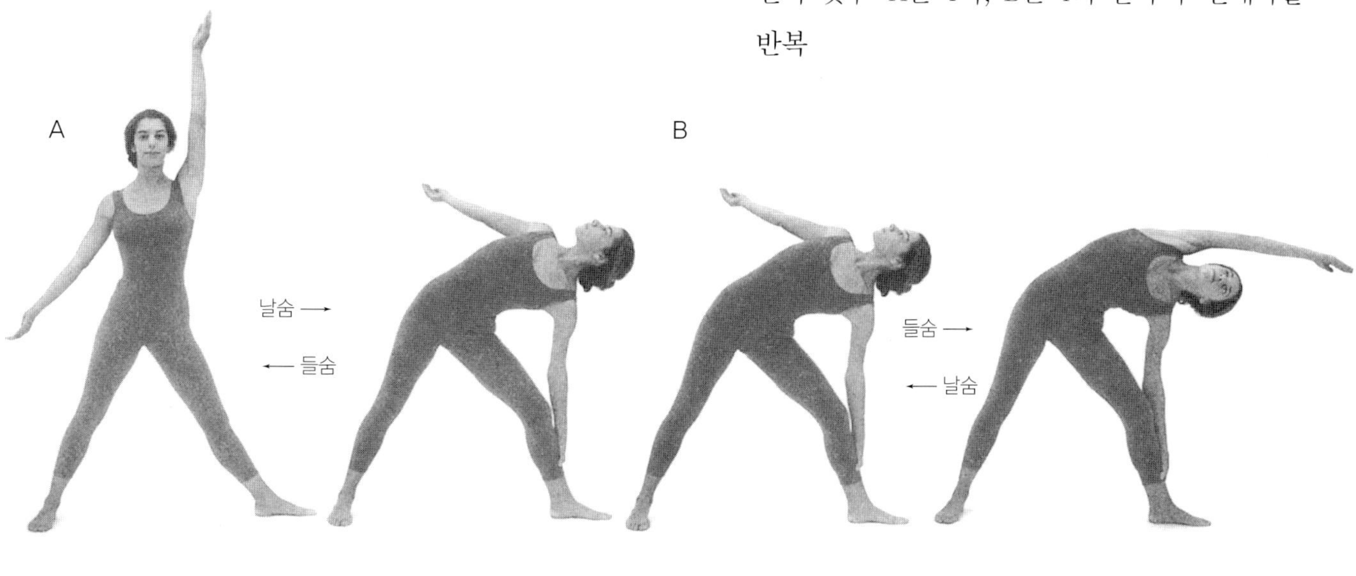

3

- 자세: 쁘라사리따 빠도따나사나(Prasārita Pādottā-nāsana)
- 강조점: 허벅지 안쪽과 사타구니 근육을 늘여 주어 회음부 바닥의 순환을 높인다. 머리서기를 위한 준비로 등을 늘인다.
- 방법: 발을 어깨너비보다 넓게 벌리고 서서 손을 엉덩이에 둔다.
  - 날숨: 앞으로 숙여 가슴을 허벅지 사이에 두고 손은 다리를 따라 발목까지 내린다.
  - 들숨: 발목을 잡고 가슴을 들어 올려 등을 편평하게 한다.
  - 날숨: 앞으로 숙인 자세로 돌아온다.
  - 6회 반복한다.
  - 들숨: 시작 자세로 돌아온다.

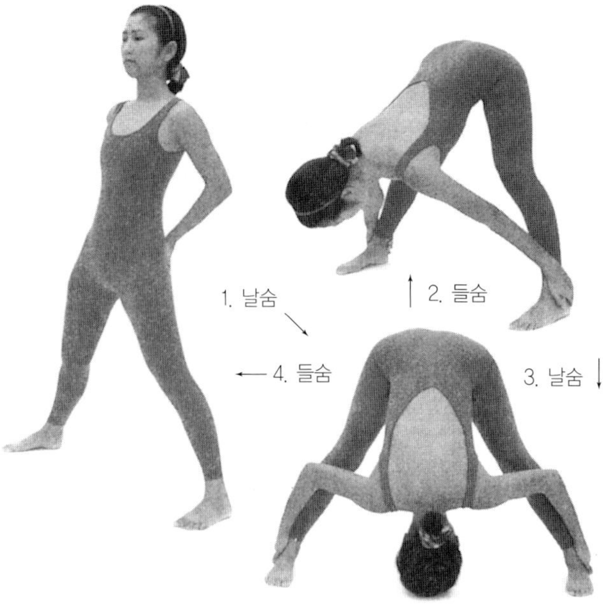

- 세부사항
  - 날숨: 앞으로 숙일 때 무릎을 약간 구부리고 턱은 가슴 쪽으로 내린다.
  - 들숨: 가슴을 들어 올릴 때 턱을 약간 들어 올린다.

4

- 자세: 시르사사나(Śirṣāsana)
- 강조점: 고요하고 차가운 시스템을 심화한다.
- 방법: 팔꿈치를 아래쪽 팔뚝의 길이만큼 벌리고 손가락은 깍지를 낀다. 손으로 머리를 감싸고 발가락으로 서서 무릎을 바닥에서 들어 올린다. 발가락으로 앞쪽으로 걸어가서 엉덩이가 어깨 위에 수직으로 되게 한다. 다리를 수직 위치로 들어 올린다. 자세를 유지한다.
  - 날숨: 회음부 바닥에서부터 위쪽으로 당긴다.
- 반복 횟수: 12~18회 호흡
- 세부사항: 자세는 편안해야 한다. 목에 스트레스가 생기면 내려온다. 들숨과 날숨의 길이가 동일하되 편안한 상태에서 길이를 최대로 한다.

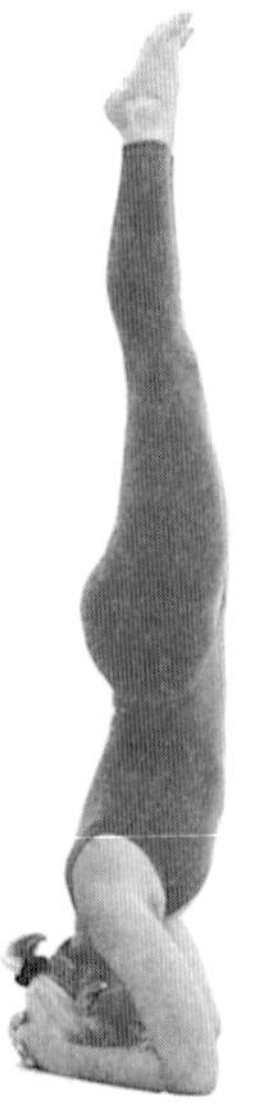

5

- 자세: 드위빠다 삐탐(Dvipāda Pīṭham)
- 강조점: 등과 목을 늘여 주어 머리서기의 효과에 균형을 잡는다.
- 방법
  A. 등을 대고 누워서 팔을 내려 몸통 양옆에 둔다. 무릎을 굽히고 발을 바닥에 둔 채 약간 벌려 편안하게 엉덩이 쪽으로 당긴다.

-들숨: 발을 내리누르고 턱은 아래로 당긴 채 목이 부드럽게 바닥에서 편평하게 될 때까지 골반을 천장으로 들어 올리고 팔은 머리 위로 들어 올린다.

-날숨: 시작 자세로 돌아온다.

B. -들숨: 손가락은 깍지를 끼고 골반 아래 바닥에 둔 채 자세를 유지한다. 어깨를 부드럽게 당겨 등 위쪽과 목을 늘인다.

- 반복 횟수: A는 6회, B는 자세를 유지하면서 6회 호흡
- 세부사항
  - -들숨: 아래에서 위까지 척추를 하나하나 들어 올린다.
  - -날숨: 척추를 하나하나 풀면서 내려온다.

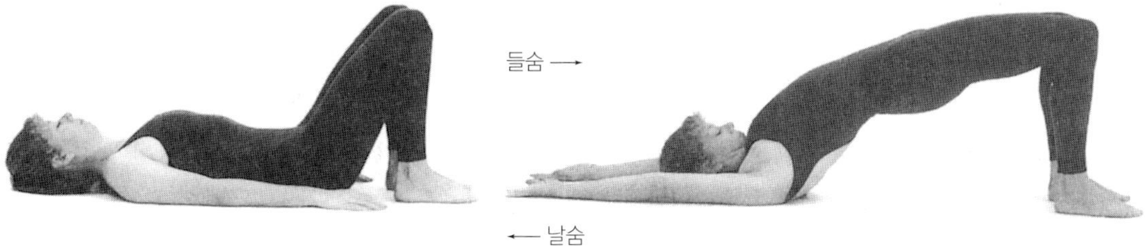

6

- 자세: 숩따 쁘라사리따 빠당구스타사나(Supta Prasārita Pādāṅguṣṭhāsana)
- 강조점: 허벅지 안쪽과 골반 바닥의 근육을 늘이고 수축함으로써 골반 바닥의 순환을 높여 준다.
- 방법: 등을 대고 누워 무릎을 가슴 쪽으로 들어 올린다. 손을 무릎 뒤에 놓는다.
  - -들숨: 손으로 무릎 뒤에서 다리를 잡고 발꿈치를 위로 들어 올려 다리를 편다.
  - -날숨: 손바닥을 밖으로 한 채 손은 무릎 안쪽에 두면서 자세를 유지한다.
  - -들숨: 다리를 넓게 벌려 두 팔로 다리를 부드럽게 밀어서 벌린다.
  - -날숨: 팔로 약간 저항하면서 다리를 모은다.
  - -6회 반복한다.
  - -그런 다음 다리를 벌린 상태를 유지하면서 6회 호흡한다.
- 세부사항: 움직임이 일어나는 동안 천추, 턱, 어깨는 계속 아래로 내린다. 마지막 자세에서 머물 때 다리가 느슨해지면 엄지발가락 밑 둥근 부분을 잡는다.

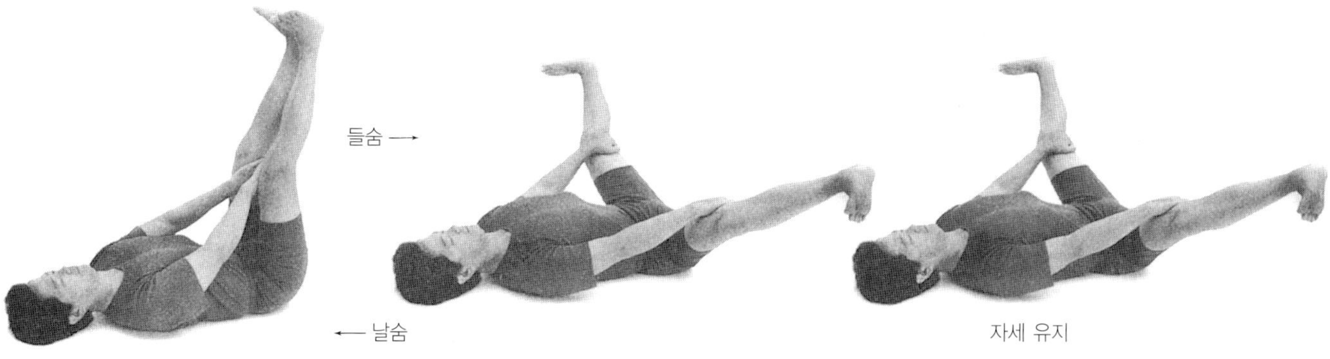

7

- 자세: 자타라 빠리브르띠(Jaṭhara Parivṛtti)
- 강조점: 신장 부위를 자극한다.
- 방법: 등을 대고 납작하게 누워 팔을 옆으로 뻗는다. 이때 왼발을 몸통과 수직이 되도록 위로 뻗는다.
  - 날숨: 비틀어서 왼쪽 발을 오른쪽으로 내리고 머리는 왼쪽으로 돌린다.
  - 들숨: 시작 자세로 돌아온다.
  - 4회 반복한다.
  - 그런 다음 오른손으로 왼쪽 발을 잡은 채 비튼 상태를 유지하면서 8회 호흡한다.
  - 반대쪽도 반복한다.
- 세부사항: 자세를 유지할 때 등과 어깨를 비틀린 다리와 반대로 적극적으로 회전시켜 신장 부위가 비틀리는 것을 느껴 본다.

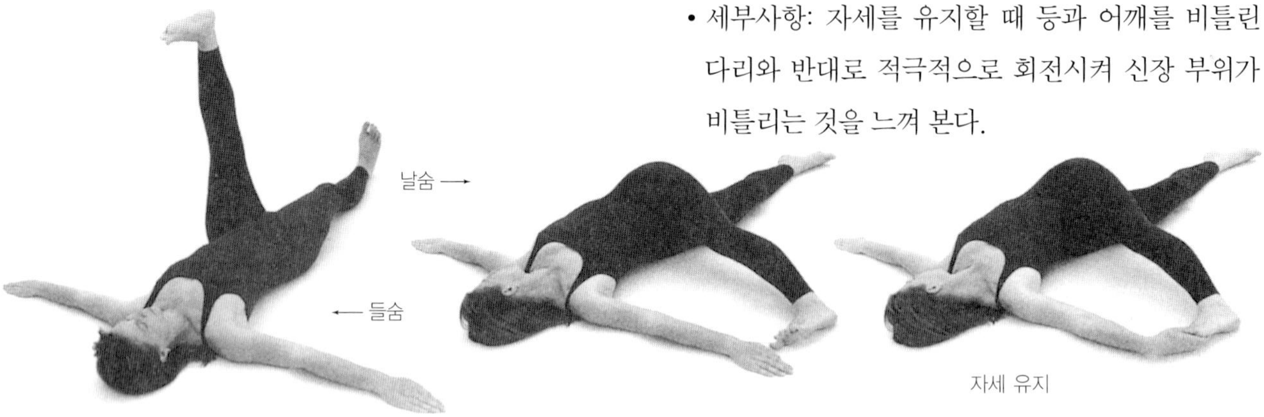

8

- 자세: 우빠비스타 꼬나사나(Upaviṣṭha Koṇāsana)
- 강조점: 허벅지 안쪽과 회음부 바닥을 늘여 회음부 바닥의 순환을 높인다.
- 방법
  A. 앉아서 두 다리를 벌리고 앞쪽으로 뻗는다. 팔은 머리 위로 들어 올린다.
    - 날숨: 앞으로 구부려 손은 발쪽으로, 가슴은 허벅지 사이에 둔다.
    - 들숨: 시작 자세로 돌아온다.
  B. 앞으로 숙인 자세에서
    - 들숨: 발을 잡고 가슴을 들어 올려 등을 편평하게 한다.
    - 날숨: 다시 앞으로 숙인다.
- 반복 횟수: A는 4회, B는 6회
- 세부사항
  - 날숨: 가슴이 배 위로 무너지지 않도록 무릎을 구부린다. 고관절이 느슨해지면 좌골을 바닥 쪽으로 누른다.

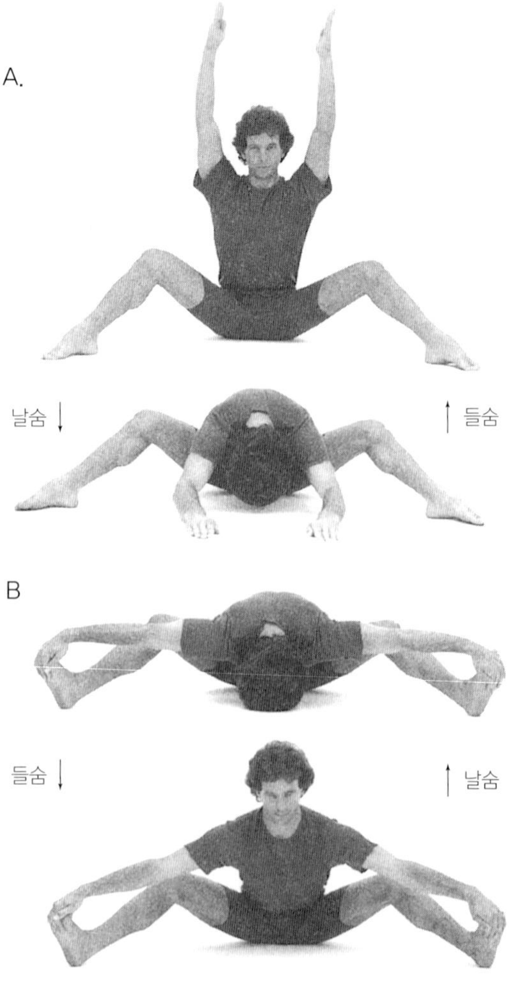

9

- 자세: 마하무드라(Mahāmudra)와 자누 시르사사나(Jānu Sirsāsana)
- 강조점: 물라반다(Mula Bandha)를 도입한다. 회음부 바닥의 순환을 높여 준다.
- 방법: 앉아서 오른쪽 다리를 접어 발꿈치가 사타구니에 닿게 한다. 왼쪽 다리는 앞으로 뻗은 채 양손으로 왼쪽 발을 잡는다.
  - 들숨: 척추를 위쪽으로 뻗어 가슴을 확장시키고 등을 편평하게 하면서 몸통의 앞면을 늘인다.
  - 날숨: 회음부 바닥을 위쪽으로 당기고 배를 단단히 끌어당기면서 자세를 유지한다. 4~6초 유지한다.
  - 8회 반복한다.
  - 그런 다음 날숨에 배와 가슴을 허벅지 쪽으로 내린다.
  - 그 자세에서 4회 호흡하면서 휴식한다.
  - 반대쪽도 반복한다.
- 세부사항
  - 들숨: 가슴을 확장하고 나서 처음에는 배를, 그 다음에는 회음부 바닥을 점차 이완한다.

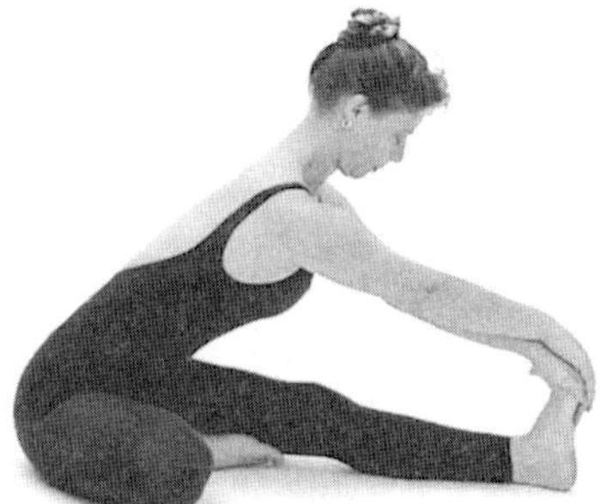

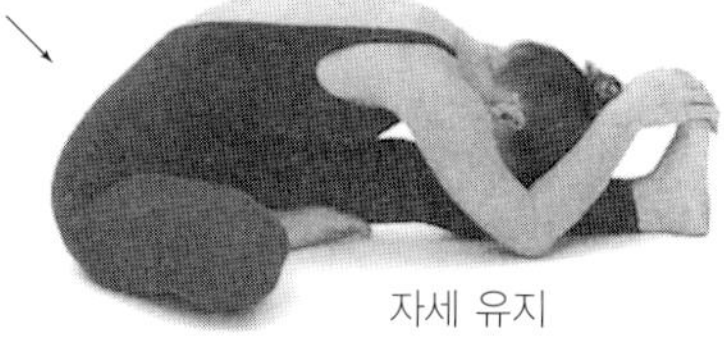

10

- 자세: 밧다 꼬나사나(Baddha Koṇāsana)
- 강조점: 허벅지 안쪽과 사타구니 부위를 계속 늘인다.
- 방법: 앉아서 발바닥을 마주하고 발꿈치를 사타구니 가까이에 둔다.
  - 들숨: 두 손으로 발바닥을 잡고 척추를 위쪽으로 뻗어 주어 등을 편평하게 한다.
  - 날숨: 회음부 바닥에서부터 위로 당겨 주고 배는 단단히 안쪽으로 당긴다. 4~6초 유지한다.
  - 8회 반복한다.
- 세부사항
  - 들숨: 가슴을 확장하고 나서 처음에는 배를, 그다음에는 회음부 바닥을 점차 이완한다.

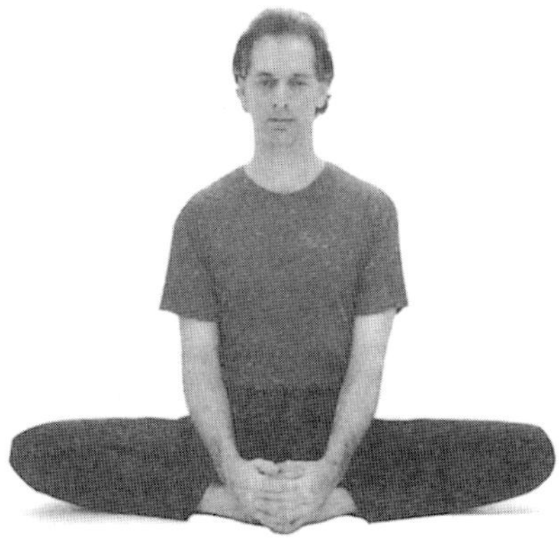

11

- 자세: 숩따 밧다 꼬나사나(Supta Baddha Koṇāsana)
- 강조점: 회음부 바닥의 순환을 높여 준다.
- 방법: 등을 대고 누워 무릎을 굽히고 발을 엉덩이 가까이에 둔다. 들숨에 다리를 넓게 벌려 발바닥을 맞댄다. 무릎을 모으는 데 최대 60초까지 걸리게 한다. 다리를 자연스럽게 다시 벌린다.

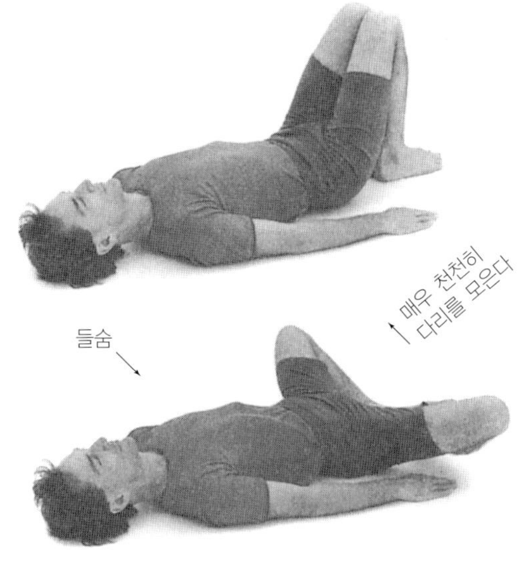

- 반복 횟수: 6회
- 세부사항: 다리를 모을 때 허리가 바닥에 닿게 한다. 일어날 수 있는 다리의 떨림을 그대로 허용한다.

12

- 자세: 사바사나(Savāsana)
- 강조점: 휴식한다.
- 방법: 등을 대고 납작하게 누워서 팔은 손바닥을 위로 한 채 몸통 옆에 둔다. 다리를 약간 벌리고 눈을 감는다. 마음을 이완하면서 몸을 충분히 휴식한다. 신체에서 일어나는 감각에 주의를 기울인다.
- 기간: 최소 3~5분

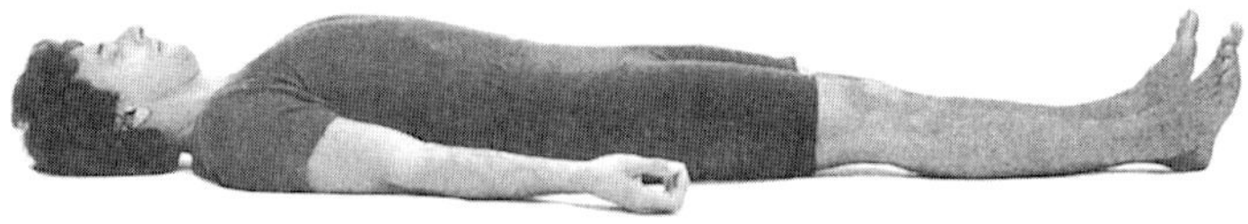

13

- 자세: 쁘라나야마(Prāṇāyāma)/윌로마 끄라마(Viloma Krama), 시각화와 함께 숨을 내쉬며 3단계
- 강조점: 회음부 바닥의 근육을 강화한다. 식히는 시스템을 돕기 위해 심상화를 도입한다.
- 방법
  - –충분히 깊게 숨을 들이쉰다.
  - –3초 동안 1/3의 호흡을 내쉰다.
  - –3초 동안 멈춘다.
  - –3초 동안 다음 1/3의 호흡을 내쉰다.
  - –3초 동안 멈춘다.
  - –3초 동안 완전히 내쉰다.
  - –3초 동안 멈춘다.
  - –깊이 들이쉬고 반복한다.
- 반복 횟수: 9회
- 세부사항
  - –들숨: 첫 단계에서는 회음부에서 치골까지 수축한다. 두 번째 단계에서는 치골에서 배꼽까지 수축한다. 세 번째 단계에서는 배꼽에서 태양신경총까지 수축한다.
  - –들숨: 가슴을 확장한 후에 태양신경총에서 배꼽, 회음부까지 점차 이완한다.

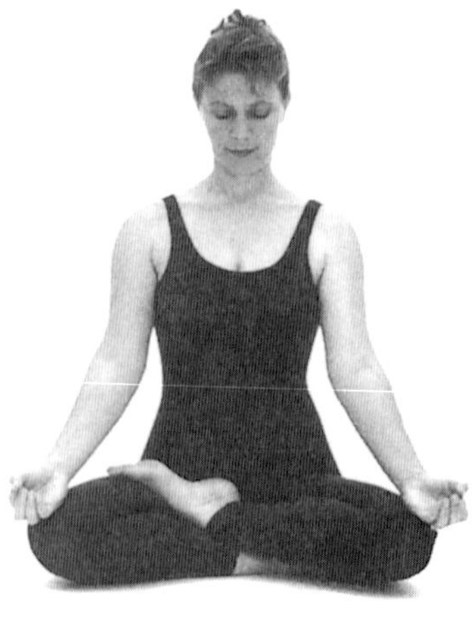

생식계와 비뇨계를 진정시키기

위에서 설명한 그 밖의 상태는 생식기관 부위를 완화시키고 진정시키는 수련에 잘 반응한다. 염증이 생기고, 고통스러우며, 경련이 일어나고, 긴장된 상태에는 이완이 필요하다. 이런 질환을 다루는 데 우리는 저음의 '마-'나 '소-'처럼 열을 식히고 진정시키는 음을 낭송하는 소리기법을 이용할 수 있다. 이런 소리는 효과가 있는데, 저음의 소리는 하복부에 진동을 높여 생리통의 경우 처럼 생식기 부위에 열이 지나칠 때는 시스템을 식혀 주기 때문이다. 또한 우리는 날숨 후에 가볍게 숨을 멈추고 허벅지, 배, 허리를 동시에 부드럽게 이용하는 심호흡을 강조하길 바란다. 그런 질환이 있는 경우에는 보통 나바사나(Nāvāsana)와 심한 후굴처럼 복부 부위에 스트레스를 주는 자세는 피한다.

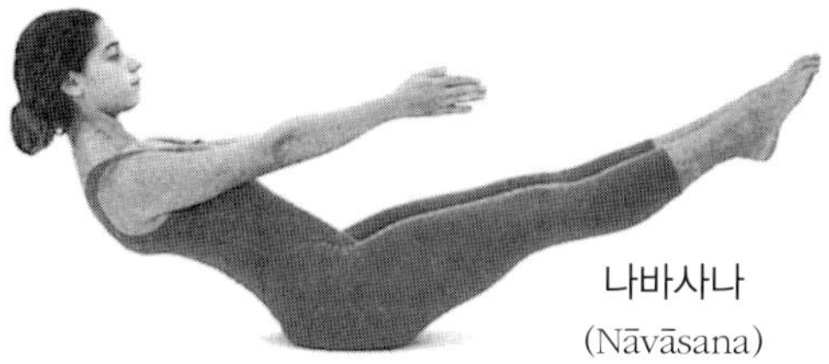

나바사나
(Nāvāsana)

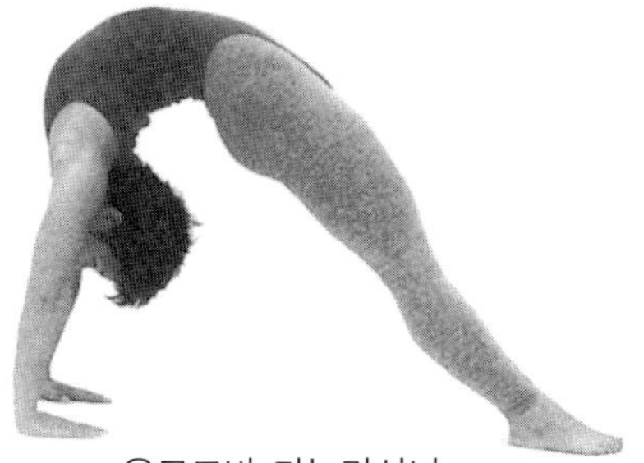

우르드바 다누라사나
(ŪrdhvaDhanurāsana)

다음에 제시되는 수련은 월경장애, 갱년기, 오르가슴을 느끼지 못하는 여성과 지나치게 성적인 데 몰입하는 문제가 있는 남녀 모두에게 도움이 될 수 있다.

월경전 증후군 다루기

F.D.는 내가 이탈리아 북부에서 실시한 요가치료 대담에 참석한 40세 여성이었다. 대담 후에 그녀는 내게 다가와서 반복되는 질환을 앓고 있는 자신을 도울 수 있는지 물었다. 우리는 만날 약속을 잡았으며, 그녀는 내게 피로와 우울이 수반되는 끔찍한 월경 전 생리통을 앓고 있다고 했다. F.D.는 영어를 할 줄 몰랐으며 그 당시 나의 이탈리아어 실력은 아주 기본적인 수준이었다.

나는 그녀에게 2개월 간 이탈리아에 머물게 될 거라고 말하고 내가 떠나기 전 적어도 4회는 나를 보러 올 수 있겠는지 물었다. 그녀는 동의를 했으며 우리는 함께 작업하기 시작했다.

F.D.는 결혼했지만 아이가 없었다. 그녀는 은행에서 금전출납원으로 일하고 있었다. 그녀와 말하면서 나는 그녀가 신앙심이 깊으며 규칙적으로 미사에 간다는 사실을 알게 되었다. 그녀는 소심하고 다소 두려워하는 것 같았다.

나는 그녀와 4회기만 갖게 될 것을 알고 있었으므로 그녀에게 아주 간단한 수련을 제공하고 싶었다. 그녀의 하복부에 순환을 높이고, 그 부위가 이완되도록 도우며, 동시에 에너지를 얻는 데 도움을 주는 것이 나의 전략이었다. 그녀와 함께 작업하면서 생리통뿐만 아니라 경미한 우울과 공포에도 소리기법이 도움이 될 거라고 느끼기 시작했다.

이탈리아에서는 성모마리아에 대한 믿음이 강하게 존재한다는 사실을 알고서 나는 그녀가 그것을 믿는지 요령 있게 물어보았다. 그녀가 그렇다고 대답했을 때, 그녀와 같은 경우에 도움이 되었던 경험이 있는 소리기법을 시도해 볼 의향이 있는지 물었다. 그녀는 동의해 주었다. 나는 그녀에게 우리는 '오-'와 '마-' 두 개의 소리만을 이용할 거라고 했다. 나는 그녀에게 '오- 마- 오-'는 성모마리아에게 보호를 요청하는 주문이라고 말하였다. 그녀는 그 이미지를 좋아했으며 우리는 다음에 제시한 수련에 소리를 통합시켰다. 이 수련은 우리가 함께 한 네 번의 회기에 걸쳐 개발된 것이다.

다음 해에 나는 다시 이탈리아로 갔다. 나는 똑같은

도시에서 또 다른 대담을 가졌는데 F.D.가 참석하였다. 대담의 마지막에 그녀가 일어서서 작년에 나와 함께 매우 짧은 시간을 가졌노라고 말하였다. 그녀는 청중에게 내가 그녀에게 소개해 준 수련이 자신에게 엄청난 도움이 되었다고 말하였다. 그녀는 감사를 표하면서 자신이 어머니에게 똑같은 수련을 가르쳐 주었으며 그것이 어머니가 앓고 있는 만성 위장장애에도 도움이 되었다고 보고하였다.

월경전 증후군을 위한 수련

1

- 자세: 아빠나사나(Apānāsana)
- 강조점: 날숨을 점차 늘이면서 배를 부드럽게 압박한다.
- 방법: 등을 대고 누워서 양 무릎을 가슴 쪽으로 굽히되 발을 바닥에서 뗀다. 각 손은 해당 무릎에 둔다.
  - 날숨: '오- 마- 오-'를 낭송하면서 허벅지를 부드럽게 점차 가슴 쪽으로 당긴다.
  - 들숨: 시작 자세로 돌아온다.
- 반복 횟수: 12회
- 세부사항
  - 날숨: 팔로 부드럽게 당기면서 어깨는 이완한 채 바닥에 둔다. 허리는 바닥으로 내리고 턱은 약간 떨어뜨려 목구멍 쪽으로 당긴다. 매번 반복할 때마다 날숨을 점차 길게 한다.

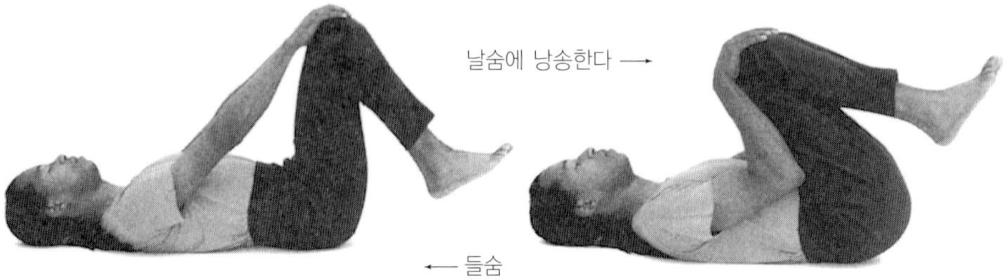

2

- 자세: 짜끄라바까사나(Cakravākāsana)
- 강조점: 움직이면서 진정시키는 소리를 도입한다.
- 방법: 손과 무릎을 바닥에 댄다. 어깨는 팔목과, 고관절은 무릎과 일직선이 되게 한다.
  - 들숨: 가슴을 복부에서 멀리 들어 올린다.
  - 날숨: 복부를 부드럽게 수축하고 허리를 둥글게 말면서 가슴을 허벅지 쪽으로 당긴다. 동시에 '오- 마- 오-'를 낭송한다.
- 반복 횟수: 8회
- 세부사항
  - 들숨: 가슴이 주도하게 하면서 턱은 약간 아래로 내린다. 가슴이 확장되는 것을 느껴 본다.

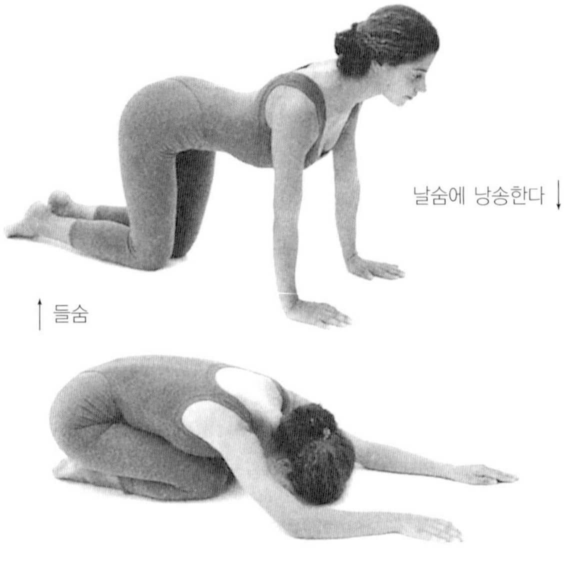

–날숨: 엉덩이가 발꿈치에 닿기 전에 가슴을 허벅지 쪽으로 내린다. 편안한 저음으로 '오– 마–오–'를 낭송하되 '마–'는 약간 더 낮게 한다.

3

- 자세: 드위빠다 삐탐(Dvipāda Pīṭham)
- 강조점: 등을 이완하고, 복부를 부드럽게 늘려 주며, 엉덩이를 들어 올림으로써 골반 부위의 순환을 높여 준다.
- 방법: 등을 대고 누워서 팔을 내려 몸통 양옆에 둔다. 무릎을 굽히고 발을 바닥에 둔 채 약간 벌려 편안하게 엉덩이 쪽으로 당긴다.
  –들숨: 발을 내리누르고 턱을 아래로 당긴 채 목이 부드럽게 바닥에서 편평하게 될 때까지 골반을 천장으로 들어 올린다.
  –날숨: 시작 자세로 돌아온다.
- 반복 횟수: 6회

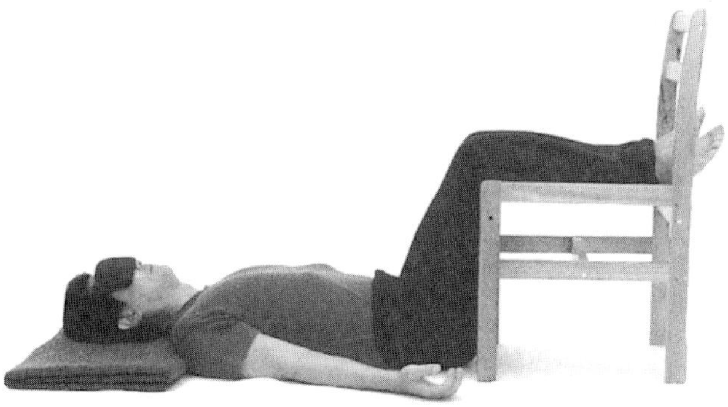

날숨의 길이를 늘인다

- 세부사항
  –들숨: 척추 하나하나를 아래에서 위로 들어 올린다.
  –날숨: 척추 하나하나를 풀면서 내려온다.

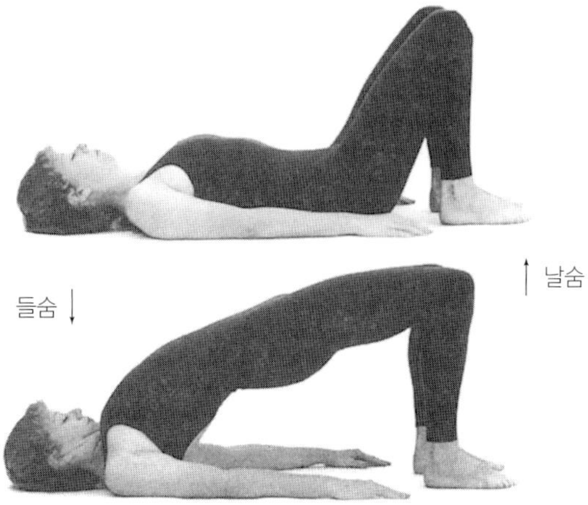

4

- 자세: 지지물이 있는 사바사나(Savāsana)
- 강조점: 등을 대고 누워 이완하면서 날숨을 길게 한다.
- 방법: 아래쪽 다리를 의자 위에 놓고 등을 대고 눕는다. 숨을 들이쉬고 내쉬되 날숨을 점차 길게 한다.
- 반복 횟수: 그 자세에서 3~5분 유지
- 세부사항: 목을 이완하기 위해 머리 밑에 작은 베개를 두고 눈을 덮는다.

5

- 자세: 숩따 밧다 꼬나사나(Supta Baddha Koṇāsana)
- 강조점: 회음부 바닥의 순환을 높여 준다.
- 방법: 등을 대고 누워 무릎을 굽히고 발을 엉덩이 가까이에 둔다. 다리를 넓게 벌려 발바닥이 서로 닿게 한다.
  - 날숨: 천천히 '오– 마– 오–'를 낭송하면서 다리를 1/3 정도 오므린다.
  - 들숨: 자세를 유지한다.
  - 날숨: 천천히 '오– 마– 오–'를 낭송하면서 다리를 1/3 정도 더 오므린다.
  - 들숨: 자세를 유지한다.
  - 날숨: 천천히 '오– 마– 오–'를 낭송하면서 마지막 1/3을 오므린다.
  - 들숨: 다리를 자연스럽게 벌린다.
- 반복 횟수: 6회
- 세부사항: 다리를 오므릴 때 허리가 바닥에 닿게 한다. 다리에서 떨림이 일어나도록 허용한다. 편안한 저음으로 '오– 마– 오–'를 낭송하되 '마–'는 약간 더 낮게 한다.

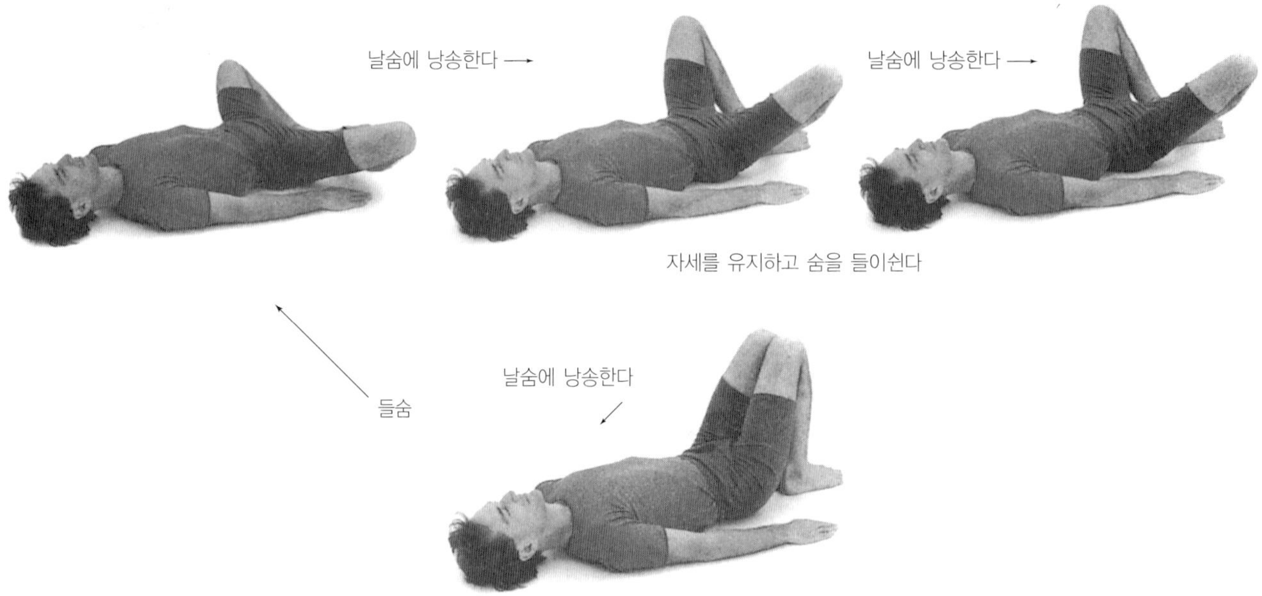

6

- 자세: 아빠나사나(Apānāsana)
- 강조점: 날숨을 점차 늘이면서 배를 부드럽게 압박한다.
- 방법: 등을 대고 누워서 양 무릎을 가슴 쪽으로 굽히되 발을 바닥에서 뗀다. 각 손은 해당 무릎에 둔다.
  - 날숨: 허벅지를 부드럽게 점차 가슴 쪽으로 당긴다.
  - 들숨: 시작 자세로 돌아온다.

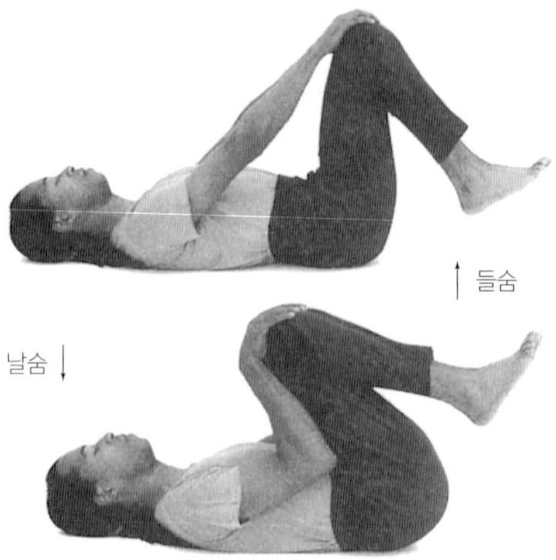

• 반복 횟수: 12회
• 세부사항
 –날숨: 팔로 부드럽게 당기면서 어깨는 이완한 채 바닥에 둔다. 허리는 바닥으로 내리고 턱은 약간 떨어뜨려 목구멍 쪽으로 당긴다. 매번 반복할 때마다 날숨을 점차 길게 한다.

7

• 자세: 양쪽 콧구멍으로 교대로 날숨하는 씨딸리 쁘라나야마(Sītalī Prāṇāyāma)
• 강조점: 시스템을 식히고 진정시킨다.
• 방법: 편안하게 앉는다.
 –턱을 약간 들면서 마치 스트로를 통과하는 것처럼 혀를 말아 입 밖으로 내밀며 숨을 들이쉰다. 입을 닫고 혀를 뒤쪽으로 만다. 턱을 떨어뜨리고 오른팔을 들고 오른쪽 콧구멍을 막는다.
 –왼쪽 콧구멍으로 숨을 내쉰다.
 –말아 올린 혀를 통해 숨을 들이쉰다.
 –그런 다음 동일한 절차를 따라 오른쪽 콧구멍을 통해 숨을 내쉰다.
• 반복 횟수: 한 쪽씩 교대로 9회

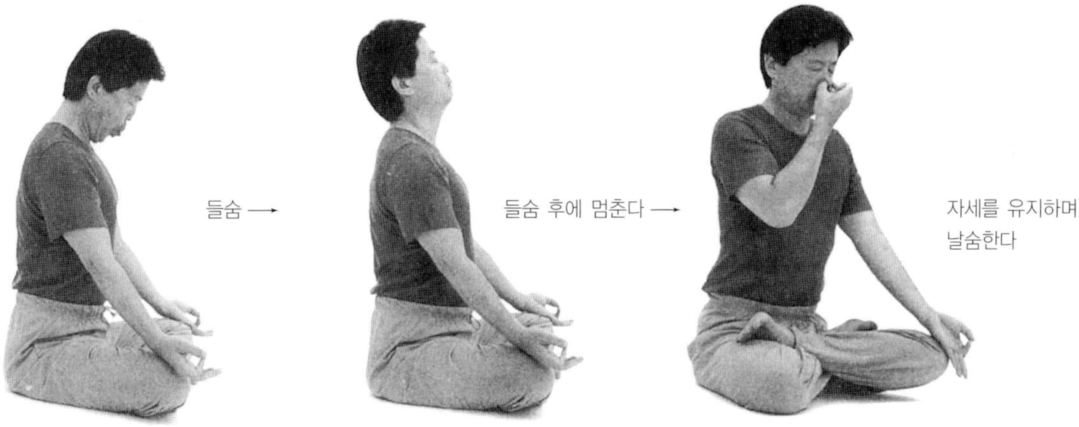

제5장

정서적 건강

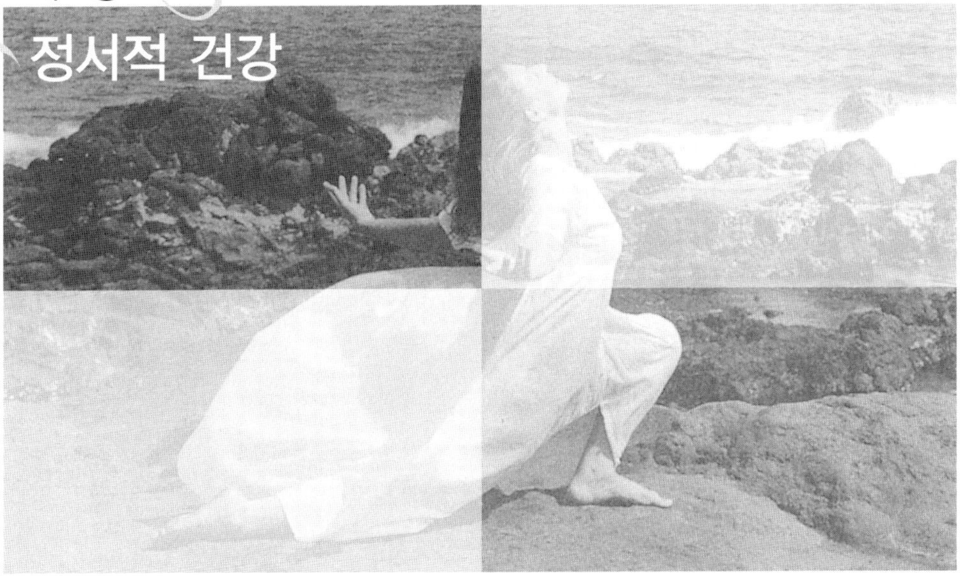

우리가 이미 보았듯이, 요가 수련을 치료로 이용하는 열쇠는 우리의 의식적인 마음을 신체의 무의식적인 리듬과 연결시키는 능력에 달려 있다. 이 경우 요가연구를 위해서는 신체, 마음, 정서가 어떻게 상호작용하는지에 관한 이해가 꼭 필요하다.

요가이론에 따르면 마음과 신체는 항상 하나의 유기적 전체로서 기능한다. 지적, 정서적 과정은 물질적 과정으로서의 생리적, 구조적 과정과 상당히 동일하게 생각된다. 이런 관점에 따르면 현시된 모든 형태는 사실상 단일한 보편적인 물질적 질료(prakṛti)가 분화된 것일 뿐이다. 이런 분화는 바위와 나무 같은 가장 거친 외적 대상에서부터 변화하는 우리의 정서적 상태와 자기 이미지같이 가장 정묘한 내적 대상에까지 걸쳐 있다.

반면에 요가이론은 '보이는 대상'으로 불리는 영원히 변화하는 이런 질료와 '보는 자'로 불리는 순수하면서 변함이 없고 미분화된 의식(puruṣa)을 중요하게 구분하고 있다. 사실상 요가이론은 가장 거친 것에서 가장 정묘한 것에 이르는 계속 변화하는 질료의 분화와의 동일시를 무지(avidyā)의 소산으로 보며, 그것은 다시 고통의 원인이 된다. 요가 수련에는 정서적 드라마를 영속화시키는 마음의 성질을 낳는 무지의 제거(위요가[viyoga]로 알려진 과정을 통해)와 우리에게 최상의 잠재력을 가능하게 해 주는 마음의 성질을 낳는 분별(viveka)의 각성(쌍요가[saṃyoga]로 알려진 과정을 통해)이라는 두 가지 목표가 존재한다.

우주선 보이저

수년전 PBS에서 방영한 우주선 보이저가 태양계를 벗어나는 과정에 관한 프로그램을 보면서 그 미션의 목표와 도전이 고통을 극복하고 자신의 최고 잠재력을 달성하고자 하는 모든 사람의 목표 및 도전과 매우 비슷해서 충격을 받은 적이 있다.

로켓 과학자의 문제는 우주선이 태양계를 빠져나갈 정도로 충분한 추동력을 얻기 위한 방법을 찾아내는 데 있었다. 그들은 사실은 우주선을 태양에서 벗어나게 추동하는 충분한 추진력을 얻어 마침내 태양계의 중력을 넘어서기 위해서는 각 행성의 중력을 이용할 수 있다는 사실을 깨달았다. 행성으로 추락하지 않고 행성 주변 궤도를 돌게 만들기 위해서 행성을 향해 정확한 속도와 각도를 갖도록 우주선을 프로그래밍하는 것이 문제였다. 한쪽으로 접근을 잘못 계산하면 우주선이 그 행성으로 추락하여 행성의 중력장 속에서 타버린다. 다른 식으로 접근을 잘못 계산하면 우주선이 영원한 궤도로 진입하게 된다. 그러나 제대로 된 접근인 경우 우주선은 계속 각 행성으로부터 힘을 받아 마침내 탈출 속도를 달성하여 태양계를 벗어나 나아가게 된다. 아주 유사하게도 우리는 우리 자신의 개인적 태양계라는 한계를 벗어나는 것을 학습할 수 있는데, 여기에는 우리 개인적 삶의 모든 특정한 환경이 포함되어 있다. 우리는 우리의 성격으로 떨어지거나 그 주변을 맴돌지 않도록 배울 수 있고, 마치 우주선처럼 우리 자신 속에 존재하는 '중력'을 이용하여 탈출 속도를 달성하고 우리 조건화의 한계를 넘어 개인적 진화의 새로운 차원으로 나아갈 수 있다.

빠딴잘리 요가경에 대한 그의 유명한 주석에서 위야사(Vyāsa)[1]는 다섯 가지 가능한 마음의 수준 혹은 상태를 다음과 같이 서술하고 있다.

- 끄십따(Kṣipta): 심하게 불안하고 매우 산만하며 단속적인 마음 상태
- 무다(Mūdha): 어둠에 덮이고 희망이 없는 심하게 우울한 마음
- 위끄십따(Vikṣipta): 산만함과 주의가 교차되는 '정상적인 노이로제 상태'의 마음
- 에까그라(Ekāgra): 한 점에 집중한 상태에 있는 초점이 잡히고 산만하지 않은 마음
- 니로다(Nirodha): 최고의 잠재력이 구현된 마음. 이는 조건화된 반응에서 해방된 마음의 상태이기 때문에 '보는 자'가 왜곡 없이 지각하는 것이 가능하다.

정신적 발달의 처음 세 수준에서 자기 몰입이 매우 높게 나타날 가능성이 있기 때문에 우리 자신의 성격이라는 중력장으로 추락하거나 주변에 형성된 영원한 궤도로 떨어진다. 이런 수준의 정신적 발달에서 일어날 수 있는 또 다른 가능성은 어떤 다른 '중력 중심'(예: 애인, 사회 혹은 스승)으로 자석과 같이 끌려가서 그 질량으로 흡수되거나 그 주변 궤도에 고정되는 것이다. 사실상 중력장으로 떨어지거나 궤도를 도는 것은 이 세 수준의 정신적 발달에서는 필연적인데, 우리의 개인 시스템 내에서 '탈출 속도'에 도달하도록 도움을 줄 만큼 '중력적으로 끌어당기는 몸체'를 이용할 수 있도록 스

1) 역주: 힌두 전통의 중심되는 인물로서 빠딴잘리 요가경의 주석서를 저술한 것으로 알려져 있다. 그는 또한 베다의 편찬자로서 단일한 베다를 4개의 베다로 범주화하였으며, 인도의 대서사시 '마하바라타'의 저자로도 알려져 있다.

스로를 프로그램화하지 못하기 때문이다. 에까그라의 수준에서 우리는 개인 수련에 전념하고 이를 지속시킴으로써 조건화된 마음 주변을 도는 함정을 인식하고 개인적 진화의 여정을 지속할 수 있게 된다. 마지막으로 니로다 상태에서는 인간으로서의 최고 잠재력 수준에서 기능하기 시작한다.

보는 자의 성질과 영적 발달과정은 이 책의 초점이 아니므로 다음에 출판될 책에서 충분히 다룰 것이다. 그러나 보는 자와 보이는 대상을 구분하는 일은 우리의 마음(우리의 모든 지적, 정서적 역량을 포함)과 신체(생리학과 해부학 모두를 포함) 간의 관련성을 정확하게 이해하는 데 중요하다. 이렇게 구분하는 능력은 보는 자를 이제 우리가 설명하게 될 복잡한 뇌, 보이는 대상의 일부가 되는 뇌의 미세한 기능과 동일시하는 오류를 피하기 위해 특히 중요하다.

변연계

마음과 신체 간의 이런 관련성을 고려하면서 우리는 뇌를 3개의 주요 부분으로 나눌 것이다.

1. **뇌간과 소뇌**는 신체의 감각, 정서, 자율신경, 호르몬, 운동 기능을 조절하는 기계적이면서 보통은 무의식적으로 일어나는 과정을 포함하고 있다.

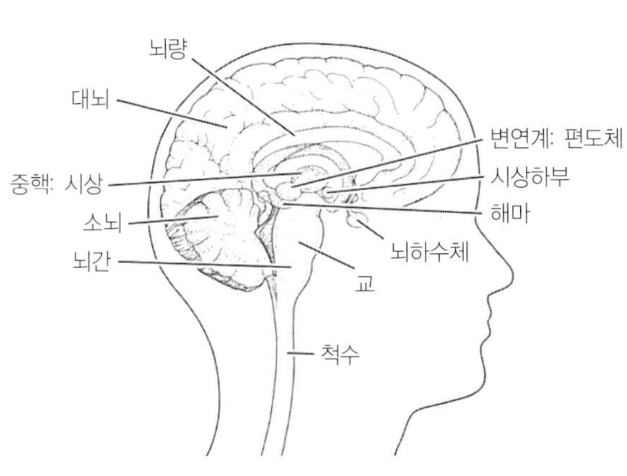

2. **대뇌**는 지적 사고, 감각입력의 처리와 이해, 수의적 운동명령의 조정, 의식적인 감각 및 운동 기억뿐만 아니라 장기기억의 저장과 처리와 같은 의식적인 과정을 포함하고 있다.

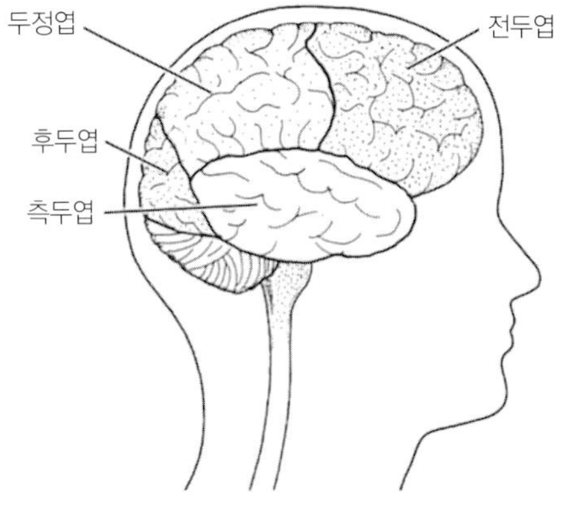

대뇌는 두 개의 반구로 구분되며 각각은 네 개의 엽(전두엽, 두정엽, 후두엽, 측두엽)을 갖는다. 각 반구는 신체의 반대쪽으로부터 상승하는 감각적 입력을 받으며 하강하는 운동명령을 발생시켜 오른쪽 반구는 신체의 왼쪽을, 왼쪽 반구는 오른쪽을 조절한다. 이에 더해서 각각의 엽은 특정한 감각정보(접촉, 시각, 소리, 냄새, 맛의 형태)에 대한 의식적 지각과 운동명령(골격근의 수의적 조절을 포함)과 연관된 기능 영역을 포함하고 있다.

대뇌의 전전두엽은 감각으로부터 받아들인 엄청난 양의 자료를 조정하고 분석할 뿐 아니라 정상적인 상황에서는 우리의 반응을 지시하고 우리가 스스로에 대해 갖고 있는 관점과 우리를 둘러싼 외부세계를 담고 있다.

3. **변연계**는 특히 학습, 기억과 관련되어 있으며 정서 및 정서와 연관된 행동적 충동과 관련되어 있다. 그러나 요가치료와 관련해서 더 중요한 점은 변연계가 뇌의 의식적이고 지적인 기능과 신체의 무의식적이고 기계적인 기능 간의 연결고리를 제공한다는 점이다.

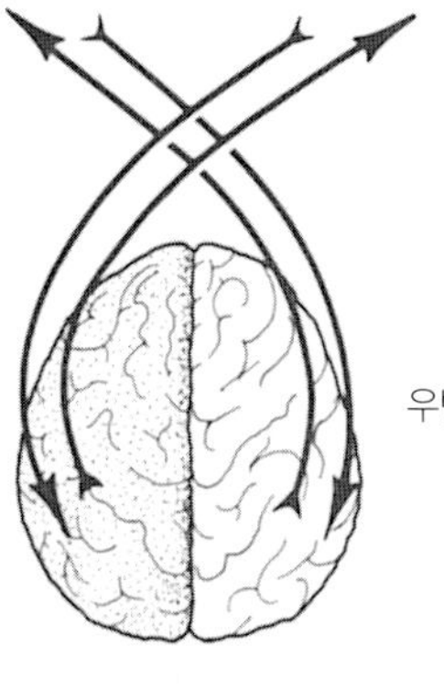

구조적으로 볼 때, 변연계는 의식적 기능의 자리(대뇌)와 무의식적 기능의 자리(뇌간과 소뇌) 간의 경계선에 위치하고 있다. 변연계의 한 부위(해마와 편도체 포함)는 대뇌와 직접적으로 연결되어 있고, 다른 부위(시상과 시상하부 포함)는 뇌간 및 소뇌와 직접적으로 연결되어 있다.

뇌는 해마, 편도체와 연합하여 기능하며 이들과 대뇌와의 연결은 다음과 같은 것으로 보인다. 해마는 정보와 관련된 기억을 새기고 결과적으로 그런 기억을 검색한다. 편도체는 정서와 관련된 기억을 새기고 결과적으로 그런 기억을 검색하며, 정서적 반응을 조절하고 촉발한다. 편도체와 대뇌의 전전두엽피질과의 연결로 생성된 회로를 통해 사고와 정서가 연결되어 있다. 어떤 경우에는 편도체와 시상 간에 직접 연결된 회로를 통해 정서적 반응이 대뇌를 우회하여 각각의 입력에 의해 직접 촉발되기 때문에 의식적 마음의 과정을 전부 피하게 된다.[2)]

뇌는 시상, 시상하부와 관련되어 기능하며, 이들과 대뇌와의 연결은 다음과 같다. 시상은 상승하는 감각정보를 받아 대뇌피질의 적당한 부위에서 처리한다. 시상하부는 정서 상태 및 그와 관련된 행동적 충동과 관련된 정보를 처리한다. 시상하부는 뇌간과의 연결을 통해 변화하는 정서 상태를 신경계와 내분비계와 직접 연결시키고, 이는 신체의 다른 유기적 과정을 통제하고 조절한다. 이렇게 연결된 결과, 신체의 다른 시스템에서 생긴 불균형이 시상하부 활동에도 영향을 미쳐 강한 감정을 일으키고 사고에 영향을 미친다.

뇌회로 지도, 특히 뇌 속의 정서적 반응통로의 지도를 그리는 데 신경과학자들이 점차 더 정교해짐에 따라 변연계의 구조와 기능에 관한 우리의 이해는 계속 성장하고 있다. 그러나 이제 우리는 모든 감각입력(외적으로 연관된 시각, 청각, 촉각, 미각, 후각과 내적으로 연관된 내장 및 그 밖의 내적인 신체 부위를 포함)이 변연계를 거쳐 대뇌로 가면서 분석되고 다시 변연계로 돌아와 시상하부에 의해 적절한 반응으로 조절된다는 사실을 확실히 알게 되었다. 현재의 신경과학자들에게는 뇌와 신경계의 모든 부위가 변연계와 연결되어 있고 변연계로 모여든다는 사실이 분명해졌다.[3)]

스트레스와 질병

투쟁-도피 반응으로 알려진 시상하부에서 개시되는 스트레스에 대한 신체 반응에는 혈류로 분비되는 화학물질이 일으키는 일련의 반응이 포함된다. 이는 다음과 같다. 부신피질 자극 호르몬 방출인자(corticotropin-releasing factor: CRF)가 시상하부에서 분비된다. 그다음 CRF는 뇌하수체에서 부신피질 자극 호르몬(adreno-corticotropin hormone: ACTH)을 작동한다. 마지막으로 ACTH는 부신으로부터 아드레날린과 코르티솔의 분비를 촉발한다. 이런 연쇄반응의 결과 각성도, 근긴장도, 심박률, 혈압이 증가하고, 모든 감각반사가 고조되며, 호흡이 깊어지고, 소화가 멈춘다. 그리고 혈류가 위와 장에서 멀리 흘러감에 따라 말초혈액순환이 증가

2) Daniel Goleman, *Emotional Intelligence* (New York: Bantam Books, 1995), pp. 15-32.
3) Ridhar E. Cytowic, *The Man Who Tasted Shapes* (New York: Tarcher/Putnam, 1993), p. 161.

하고, 이자로부터 적혈구가 혈류로 방출되어 증가된 산소가 근육으로 공급되도록 돕고 잔여 이산화탄소의 제거를 도우며, 그 밖의 전반적인 신체 변화가 일어난다.

이런 기전을 통해 신체는 스트레스에 대처할 수 있으며 이로 인해 생존이 가능해진다. 그러나 만성적인 신체적 · 정신적 스트레스로 인해 이런 기전이 습관적으로 일어나면 결국 면역반응이 저하되고 시스템 전체가 약화된다.[4] 우리 각자에게는 주어진 상황을 어떻게 지각할 것인가와 관련해서 고유한 일련의 작동장치가 존재한다. 이로 인해 사람들이 왜 동일한 상황에서 서로 다르게 반응하는지를 설명하는 것이 가능하다. 빠딴잘리가 지적했듯이 우리 각자는 서로 다른 기억과 연상의 다발을 지닌 채 경험에 접근하기 때문이다. 모든 경험은 이런 특정한 기억과 연상에 의존하여 즐거움에서 공포까지의 감정의 전체 범위를 불러일으킨다. 예를 들어, 어느 날 밤 나는 한 친구와 어둡고 고요하며 친숙한, 숲이 우거진 지역을 산책하면서 이완되고 편안했던 기억이 떠오른다. 그러나 도시에서 온 그 친구는 나와는 달리 낯선 장소에서 불빛과 자신에게 익숙한 소리로부터 멀리 떨어져 있는 것에 대해 매우 불안하게 느꼈다. 스트레스의 원인이 내적이든, 외적이든, 심리적이든, 물리적이든, 혹은 이런 요인의 조합이든 간에(보통의 경우처럼) 의식적인 마음과 무의식적인 신체의 반응이 양쪽으로 작용한다는 사실은 분명하다. 한편으로 대뇌 활동은 정서반응을 직접적으로 일으키고 정서는 자율신경계에서의 반응을 자극한다. 다른 한편으로는 가령 호르몬 순환, 질병, 독성 효과, 혹은 약물로 인한 생리적인 변화가 정서반응을 일으키고 이는 또 사고에도 영향을 미친다.

이런 사실에 대한 인식을 바탕으로 정신신경면역학(psychoneuroimmunology)이라는 비교적 새로운 분야가 발달했는데, 이는 마음(사고와 정서를 포함), 생리학(신경계와 내분비계로 시작), 면역계 간의 연결을 연구하는 학문이다. 이 분야에서 수행된 연구 결과는 마음 상태(사고 및 감정 반응의 습관)와 신체적 건강 간에는 강한 연결이 있음을 지적하고 있으며, 만성적인 스트레스 상태와 정서적 혼란을 겪는 사람들은 소화계, 호흡계, 심혈관계를 포함한 질환에 걸릴 확률이 아주 높다는 사실을 암시하는 증거가 쌓이고 있다.

현대 치유에 대한 고대의 통찰

정신신경면역학이라는 새로운 분야의 발달과 함께 현대과학은 수천 년 동안 고대 요가 수행자들이 인식했던 사실을 확인하기 시작하고 있다. 즉, 불안한 정서는 질병에 주된 역할을 하기 때문에 정서적 건강이 물리적 신체 건강 유지에 근본적이라는 것이다. 요가이론에 따르면 감각의 대상은 마치 음식과 같다. 제대로 된 감각적 자극은 자양분을 주지만 좋지 않은 자극은 독성을 갖고 있다. 우리가 탐색하는 복잡한 상호작용의 최종 결과가 즐거운 감각인 경우 신체, 정서, 사고를 고요하게 하고 그것들을 자라게 만드는 효과가 있다. 그것들이 불쾌한 경우에는 혼란스러워진다. 예를 들어, 노래하는 새나 부드럽게 속삭이는 시냇물은 보통 이완감을 주고 원기를 회복시키는 반면, 격렬하게 진동하는 압축 드릴이나 지나치게 시끄러운 음악은 종종 불안과 스트레스를 야기한다.

고대 스승들은 감각과 관련하여 불균형을 수정하고 우리 시스템에 자양분을 주는 데 도움이 되는 완전한 과학을 개발하였다. 미각과 관련된 아유르베다 음식예술, 후각과 관련된 향기치료, 시각과 관련된 색채치료, 청각과 관련된 챈팅과 음악 전통이 그 예다. 이에 더해서 고대 스승들은 다음과 같은 부정적인 태도를 특히

4) Deane Juhan, *Job's Body* (Stanton Hill Press, 1987), pp. 309-330.

불가항력적이면서도 역기능적인 행동으로 이끌 수 있는 것으로 인식하였다.

- 까마(Kama): 강박적인 욕망, 욕정
- 끄로다(Krodha): 분노, 적개심
- 로바(Lobha): 탐욕, 소유욕
- 모하(Moha): 망상, 자기기만
- 맛사리아(Matsarya): 질투, 분개
- 마다(Mada): 교만심
- 바야(Bhaya): 공포, 불안

끄리슈나마짜리야의 가르침에 따르면 이런 모든 부정적인 감정은 아함(aham: '내가 행위자다')과 마마(mama: '이것은 나를 위한 것이다')라는 두 가지 기본 태도에서 파생되어 나온다. 나마마(namama: '내가 하거나 나를 위한 것이 아니다')의 태도가 될 때는 부정적인 정서가 일어나지 않는다. 보이저 비유와 관련시켜 다시 말하면, 끝이 없는 정서적 드라마를 선회하고 조건화된 마음의 제한된 자기개념 주변에서 잘못 지각하고 있는 것을 멈출 때까지 우리는 작은 '나'라는 협소한 한계로 떨어지거나 그 속에 갇히게 되며, 근본적으로 우리 자신의 높은 잠재력을 성취할 수 없게 된다.

이런 태도와 그것이 부과하는 한계를 상쇄시키기 위해서 고대 요가 수행자들은 또한 믿음(śraddhā)의 중요성을 가르쳤으며, 믿음이 없다면 좋은 사람들(sat sangha)과 교류하는 것의 가치를 가르쳤다. 아울러 행복한 사람들에게는 친근감을, 고통을 받는 사람들에게는 자비를, 타인의 훌륭한 행동에 대해서는 기쁨을, 그리고 타인의 잘못된 행동에 대해서는 평정심을 포함한 올바른 태도의 개발을 강조하였다.

모든 사물이 서로 관련되어 있음에 대한 이해를 바탕으로 할 때 가장 중요한 것으로 그들은 자세법, 호흡법, 암송, 명상을 포함한 요가의 다양한 기법을 통해 우리 시스템 전체의 변화에 영향을 미칠 수 있는 예술과 과학을 개발하였다. 사고와 정서 습관이 생화학에 미치는 직접적인 영향을 이해하고, 긍정적인 상태가 시스템 전반에 원기를 깊게 회복시키는 영향을 미친다는 사실을 알고 있는 그들은 마음의 부정적인 성질을 변화시키고 영적 발달을 위한 초석으로서 일반적인 웰빙을 개선하는 특정한 수련을 개발할 수 있었다.

그들이 개발한 기술의 효과는 과학적 연구에 의해 반복적으로 입증되고 있다. 예를 들어, 깊은 명상 상태에서는 심박률과 호흡률이 지속적으로 느려지고 전반적인 대사율이 저하된다. 대사율이 저하되면 근육긴장이 감소하여 근육으로 흐르는 혈류가 증가한다. 그 결과 생화학에 긍정적인 영향을 미치며 건강 상태가 전반적으로 개선된다. 이 모든 것은 우리의 마음 상태를 바꿔 줌으로써 우리 삶의 전반적인 질적 변화에 영향을 줄 수 있다는 점을 강하게 시사하고 있다.[5)]

호흡(쁘라나야마)

신경과학이론에 따르면 변연계 진화의 기원은 후각과 관련이 있으며 후엽으로 알려진 변연계 부위로 거슬러 올라갈 수 있다.[6)] 동물은 위험, 음식, 성적 대상을 주로 후각을 통해 확인하며, 후엽을 통해 그런 반사적 메시지들을 가장 원시적인 형태로 나머지 신경계로 보내고 적합한 행동반응을 일으킨다. 변연계는 우리 자신의 훨씬 복잡한 뇌인 '정서적 핵심'을 구성하고 있으며, 우리가 이미 보았듯이 대뇌피질이 담당하는 이성에 강력하게 영향을 미칠 뿐 아니라 그것을 무력화시키기까지 한다.[7)]

5) Juhan, *Job's Body*, pp. 309-330.
6) Goleman, *Emotional Intelligence*, p.11.

고대 스승들은 정서의 균형을 잡고, 정신적 과정을 명료하게 하며, 궁극적으로는 이들을 효율적으로 기능하는 하나의 전체로 통합시키기 위해 쁘라나야마(호흡의 조절)라는 호흡법을 개발하였다. 변연계의 다양한 구조와 대뇌피질의 전전두엽 간의 밀접한 연결에 대해 우리가 현재 알고 있는 바에 비추어 볼 때, 호흡의 위력에 대해 고대인이 실제로 정확히 무엇을 이해하고 있었는지를 생각해 보는 것은 흥미롭다.

요가 호흡법인 쁘라나야마라의 복잡하고 매우 발달된 과학을 충분히 다루는 것은 이 책의 범위를 넘어서지만 호흡 수련이 후엽에 지대한 영향을 미치고 이에 따라 변연계에도 영향을 미친다는 사실에 주목하는 일은 흥미롭다. 사실상 고대 스승들은 신체적이고 정서적인 각성이나 비각성 상태를 콧구멍에서 일어나는 호흡의 통제로 조절할 수 있다고 가르쳤다. 특히 오른쪽 콧구멍을 통해 숨을 들이쉬고 왼쪽 콧구멍을 통해 숨을 내쉬면(sūrya bhedana) 우리의 시스템이 자극되고 활성화되며, 왼쪽 콧구멍을 통해 숨을 들이쉬고 오른쪽 콧구멍을 통해 숨을 내쉬면(candra bhedana) 우리의 시스템이 고요해지고 진정되며 평화로워진다. 우리의 시스템을 자극하거나 진정시키기 위해서는 들숨(브라흐마나)과 날숨(란가나) 기법 모두를 각각 이용할 수 있다. 자극과 진정의 매우 구체적인 수준과 유형을 달성하기 위해서는 다양한 호흡주기 요소, 예를 들어 들숨, 들숨 후의 보유, 날숨, 날숨 후의 멈춤의 서로 다른 비율을 이용한다. 이 매혹적이고 심오한 과학을 자세하게 탐구하는 것이 후속 작업의 주제가 될 것이다.

고대 스승들은 "마음의 빛을 덮고 있는 것을 제거하기 위해서"(요가경 2장 52절) 호흡을 이용하는 방법을 알고 있었다는 한 가지 사실만은 확실하다. 달리 표현하면, 그들은 정서의 균형을 잡고 이를 정화하여 우리가 지닌 최고의 잠재력의 전개를 차단하기보다 지원하기 위한 쁘라나마야의 위력을 알고 있었다.

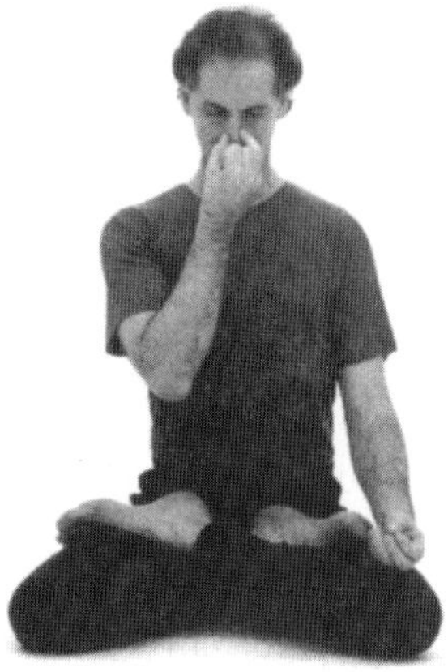

요가치료와 정신적 질환

전반적인 정신적 문제는 매우 복잡하고 여기에서의 주된 초점이 아니지만 정신적 일탈에 관해 일반적으로 인식되는 다음의 질환을 통해 종종 다루어지는 문제의 유형과 효과의 범위를 알 수 있을 것이다.

- 신경증: 불안이 공통점인 광범위한 심리적, 행동적 반응으로, 심각성의 정도는 다양하며 직장생활, 사회적 적응, 건강을 해친다.
- 정신분열증: 현실로부터 점차 멀어지고, 극도로 부적절한 행동을 보이며, 사고가 비정상적이고, 사고 내용과 기분이 일치하지 않으며, 망상이나 환각 등의 특징을 지닌 정신병이다.
- 우울증: 삶에서 겪는 슬픔에 대한 정상적인 반응부터 자살로까지 이끌 수 있는 심각한 기분장애까지 다양하다. 완전히 진행된 우울증에는 몸무게 감소, 성욕 감퇴, 수면장애, 지나친 피로, 만성통증이나 통증 호소, 두통, 무가치감, 집중력 저하가 포함된다.

7) Cytowic, *The Man Who Tasted Shapes*, p. 162.

많은 경우 정신적, 정서적 질환의 원인은 뇌 화학물질에 있다. 이런 경우 문제는 종종 뇌에서 일어나는 운동 및 감각 입력의 흐름이나 조절과 관련된 충동을 촉발하고 차단하는 화학물질인 신경전달물질의 비정상적인 농도와 관련이 있다. 그 밖의 생물학적 원인으로는 신경계, 내분비계, 심혈관계, 호흡계의 특정 질환, 감염성 질환, 약물 사용(불법적인 약물, 약국에서 구입할 수 있는 약물, 또는 처방된 약물), 불량한 식습관, 환경적 유독성과 그 밖의 환경적 요인을 들 수 있다.

언젠가 어떤 정신과 의사가 내게 문제의 정서 상태 원인이 심리학적인 것이라면 다양한 심리치료 기법 중 하나가 적절한 치료법이지만 그 상태의 원인이 생화학적인 것이라면 심리치료 기법이 도움이 될 수는 있어도 약물이 가장 적합한 치료라고 말했다. 요가 자세, 요가 호흡, 명상의 수련을 통해 신체, 호흡, 마음 수준에서 작동하는 요가치료의 통합적 접근이 모든 치료계획의 보완법으로서 아주 효과적이라는 것이 우리의 관점이다. 사실상 과학은 이 점에서 명상의 효과를 입증하고 있다. 과학은 요가 호흡법에 거의 관심을 기울이고 있지 않지만 우리는 정신적 장애가 있는 사람들이 정서에 균형을 되찾고 정신과 약물에 대한 의존도마저 줄여 주는 데 호흡이 가진 힘을 거듭 확인하고 있다.

잘 고안된 요가치료 수련이 유전적이거나 질병으로 인한 생화학적 장애가 있는 모든 질환에 도움이 되지만, 우리는 전문적인 정신과적 · 의료적 치료를 추천한다. 정서적 건강을 다루는 이 장에서 우리는 경미한 정도에서 심각한 정도까지 정서적으로 균형이 깨진 수많은 '보통 신경증적인' 사람들을 주로 다룰 것이다. 그들에게 요가치료는 증상 감소라는 일시적인 방법으로서의 기능을 하기 때문에 그들이 갖고 있는 문제의 원인을 영원히 제거하기 위한 작업을 시작하는 출발점이 될 수 있다. 더 심화된 작업에 대한 고대의 가르침은 빠딴잘리가 끄리야 요가(Kriya Yoga) 과학에서 제공하고 있으며 다음 책에서 우리는 이것을 자세하게 탐구할 것이다.

세 가지 주요 에너지

요가이론에 따르면 우리 정서 상태는 균형, 과도, 부족 상태 사이를 오가며 요동친다. 고대 요가 수행자들은 이런 상태를 '보이는 대상'의 세계를 구성하고 있는 세 가지 기본 에너지(guṇas)인 싸뜨와(sattva, 균형 잡힌), 라자스(rajas, 과도한), 따마스(tamas, 부족한) 중 한 가지가 우세한 결과라고 설명하고 있다. 그들은 또한 건강 및 질병과 관련해서 각각의 상태에 맞춰 고도로 진화된 과학을 개발하였다.

싸뜨와 성질은 균형, 조화, 평형의 에너지라는 특징을 갖고 있다. 이것이 우세하면 우리 신체와 마음의 모든 시스템은 균형 상태에 놓이며 정신적 명료함, 신체적 건강, 정서적 고요함, 창조적 영감이 최적의 수준을 유지한다. 마음의 싸뜨와적인 성질은 중립적이고 이완된 현존의 상태로서 요가 전통은 이를 빛을 발하는 선명한 상태라고 기술하고 있다. 그것은 요가 수련의 가장 중요한 목표 중 하나다.

싸뜨와적이라고 생각할 수 있는 태도와 정서에는 감사, 경외감, 지복, 자비, 만족, 용기, 용서, 호의, 선, 행복, 솔직함, 기쁨, 친절함, 사랑, 인내, 평화, 고요함, 안정성, 부드러움, 관용, 경이로움이 있다. 사실상 행복과 기쁨의 정서는 백혈구의 존재와 면역글로블린 A(IgA)라는 항체의 수준을 높여 준다고 과학적으로 입증되었는데, 이 둘은 모두 면역반응에 반드시 필요하다.[8)]

8) Doc Lew Childre, *Freeze Frame* (Boulder Creek, California: Planetary Publication, 1994), pp. 48-53.

분노와 불안

라자스 성질은 활동과 창조 에너지를 특징으로 하고 있다. 그러나 이 성질이 우세한 경우 과잉활동, 공격적 행동이 야기되고 어렵고 불쾌한 상황에서 에너지를 통제하지 못하게 된다. 마음의 라자스 성질은 동요 상태로 설명할 수 있다. 균형이 깨진 라자스 에너지는 우리 자신뿐 아니라 타인 모두를 고통으로 몰아넣는 폭력이나 그 밖의 과도한 행동으로 이끌 수 있기 때문에 균형이 깨진 라자스 상태를 수정하는 방법을 아는 것은 중요하다.

분노는 라자스적 정서의 한 예로 간주할 수 있다. 속으로 잠잠하게 곱씹는 분노에서 폭발적인 격노, 심지어 폭력에 이르기까지 다양한 수준과 종류의 분노가 있다. 적의감, 짜증, 혐오, 비판, 잔인함, 적대감, 공격성, 미움, 성급함, 분개, 격앙, 격노, 분개, 폭력, 노여움과 같은 태도들은 분노라는 일반적인 범주에 포함시킬 수 있다. 어떤 형태이든 강한 분노 상태는 투쟁-도피 반응을 촉발시켜 주어진 상황에 적절하거나 부적절하게 반응하도록 화학물질을 급히 공급하고 수송하여 신체를 준비시킨다.

분노는 충동적이며 반응역치가 짧다. 분노는 또한 인간관계와 우리 건강에 부정적인 영향을 종종 미친다. 연구들에 따르면 만성적인 분노와 적개심 상태의 직접적인 결과로 심장병이 생긴다. 그런 상태는 심장병을 이미 앓고 있는 사람들에게는 특히 위험하며, 남성에게 분노와 적개심은 특히 위험한 요소로 작용한다. 연구들은 또한 분노가 면역반응에 필수적인 면역글로블린 A(IgA) 항체의 수준을 낮춘다는 사실을 보여 주고 있다.[9)]

우리가 분노한 상태에 있음을 알게 되면 진정시키는 것이 가능해진다. 한 가지 방법은 란가나 호흡 수련을 이용하여 호흡을 조절하는 것이다. 예를 들어, 앉아서 호흡이 어디서 시작하고 어디서 끝나는지에 주의를 기울여 날숨을 길게 하고 날숨 후에 잠시 호흡을 멈춤으로써 충동적 반응이 일어나는 경향성을 줄일 수 있다. 이는 정서를 억압하지 않고 조절하는 기법이므로, 이 기법을 적용하면서 자신의 시스템에서 실제로 어떤 일이 일어나는지 주목해 보라. 일반적으로는 이 기법의 효과는 진정시키는 것이다. 마지막으로 분노가 가라앉으면 호흡기법을 지속하면서 분노를 야기한 상황을 되돌아보고 재평가해 본다. 이는 쁘라띠빡사(pratipakṣa) 기법(현대 심리학 언어로는 '인지적 재구성')으로, 재조건화가 포함되어 있기 때문에 일단 반응이 지나가고 당신의 마음속에서 반응이 재구성되면 당신에게 일어난 최초의 분노는 우습게 여겨질 수 있다.

불안은 라자스적인 정서의 또 다른 예다. 만성적으로 진행되는 경미한 걱정에서부터 강박충동장애, 본격적인 공황발작에 이르기까지 불안의 정도와 종류는 아주 다양하다. 흥분, 우려, 행동통제의 어려움, 걱정, 무서움, 초조함, 공포, 경악, 불안정, 소심함, 강박증, 공황, 편집증, 공포증, 놀람, 두려움, 불쾌감, 경계심, 걱정거리들은 불안이라는 일반적인 범주에 포함시킬 수 있다. 강한 분노 상태와 마찬가지로 어떤 형태든 강한 불안 상태는 투쟁-도피 반응을 촉발시켜 땀, 심박률 증가, 복부긴장, 근육긴장, 사지의 떨림, 가만히 있거나 집중하지 못함, 가쁜 호흡, 불면증과 같은 증상으로 드러날 수 있다. 근육긴장의 증가와 긴장된 부위에서의 순환 감소는 모세혈관에 압력이 가해지기 때문에 일어나며 이는 젖산을 증가시킬 수 있다.[10)] 젖산은 근육피로와 근육경련이 일어날 경향성을 낳으며 간에 가해지

9) Doc Lew Childre, *Freeze Frame*, pp. 48-53.
10) Juhan, *Job's Body*, p. 321.

는 스트레스를 높인다. 광범위한 연구들은 면역기능의 저하, IBD[11)]와 IBS[12)] 같은 위장장애, 감기나 독감 같은 전염성 질환, 천식 같은 호흡기 질환, 제I, II형 당뇨병, 전이성 암까지 각종 질환에 대한 취약성의 증가가 불안 상태와 관련 있다고 결론짓고 있다. 남성에 있어서 분노 및 적대감과 심장질환 간의 관련성을 지지하는 증거가 있지만 여성에 있어서 심장질환은 공포 및 불안 상태와 더 강하게 관련이 있다. 아울러 많은 경우에 불안은 유전적 요소를 갖고 있으며 생화학적 불균형에 기반을 두고 있다는 증거도 있다.[13)]

실제로 우리는 정상적인 긴장 및 불안과 심리적 장애보다는 생물학적 장애를 반영하는 병리적 상태를 구분해야만 한다. 예를 들어, 불안, 강박장애, 공황발작이나 외상후 스트레스 장애 같은 심각하면서도 끊임없이 지속되는 질병을 앓고 있는 경우 전문적인 정신과적 도움을 구하는 것이 최선이다.

불안을 감소시키는 한 가지 방법은 브라흐마나/란가나 전략을 사용하여 마음의 과도한 각성을 줄여서 신체에 가해지는 스트레스를 줄이는 것이다. 우선 정신적 불안으로 생긴 신체적 자극 수준에 상응하는 신체적 활동 수준을 만든다. 일단 근육 및 호흡 활동이 충분한 수준에 이르면, 점차 움직임을 늦추고 깊고 느린 호흡을 도입한다. 우리는 또한 불안감을 주는 생각으로부터 주의를 돌리도록 도와주는 소리를 사용하기를 추천한다. 그다음 각자 취향에 따라 명상이나 기도를 할 것을 권한다.

이에 더해서 라자스 성질이 우세한 모든 상황에서는 사랑하는 사람들의 지지나 돌봄, 그리고 접촉이 매우 유용한 처방이 된다. 마지막으로 이런 질환에 대해서 우리는 술, 담배, 카페인을 피하고 자연에서 시간을 보내라고 제안한다. 햇빛이 거의 없는 경우 매일 적어도 20분 동안은 전 영역 스펙트럼 광선치료실에서 앉아 있는 것도 추천한다.

불안 상태는 앓고 있는 사람의 수효만큼이나 다양하며, 우리가 이미 살펴본 것처럼 요가치료 수련은 각 개인의 독특성에 알맞게 맞춰져 있다. 다음에 제시되는 연속 자세는 만성 불안을 다루는 것으로, 처방은 아니지만 접근의 한 예를 보여 주고 있다.

만성 불안 다루기

C.S.는 40세 화가로서 요가를 공부하려고 수년 전 우리 학교에 처음 오게 되었다. 그녀는 오랫동안 결혼한 상태였지만 아이는 없었고, 수년 동안 집단수업에 지속적으로 참여하였다. C.S.는 항상 수업에 참석하는 다른 사람들의 요구에 주의를 기울였으며, 친절한 성품이어서 모든 사람이 그녀의 친절을 느끼고 고마움을 표시하였다. 그녀는 작은 소리로 말을 했으며 자신을 내세우지 않는 성격이었다.

어느 날 그녀가 사적으로 더 이상 수업에 올 수 없다고 말했을 때 나는 매우 놀랐다. 그녀는 낯선 표정을 지었으며 조용한 목소리로 수업을 더 이상 할 수 없다고 말하였다. 나는 그녀가 무슨 말을 하는지 이해할 수 없었다. 그런 다음 그녀는 수업의 다른 구성원이 자신을 나쁘게 생각하고 뒤에서 자신의 험담을 늘어놓는 걸 느낀다고 털어놓기 시작했다. 다행히도 그 집단에 나는 포함되어 있지 않았다. 그녀는 내게 자신이 도착했을 때 방 안의 대화가 어떻게 변하며, 다른 사람이 어떤 식으로 거의 알아채지 못할 정도의 미소로 서로를 바라보는지 내가 알아야 한다고 말했다.

11) 역주: IBD는 Inflammatory Bowel Disorder의 약자로 염증성 장질환을 말한다.
12) 역주: IBS는 Irritable Bowel Syndrome의 약자로 과민성 대장질환을 말한다.
13) Mark. S. Gold, *The Good News About Panic, Anxiety, and Phobias* (New York: Bantam Books, 1990), p. 45.

나는 C.S.에게 나와 함께 사적으로 수업을 계속하는 데 관심이 있는지 물었고, 그녀는 수락하였다. 그녀는 약 1년 동안 일주일에 한 번씩 내게 왔다. 시간이 흐르면서 전에도 수년 동안 한 화가 집단에 참여했으며 마침내 똑같은 이유로 떠나야 했던 사실이 밝혀졌다. 나는 그녀에게 이 집단의 모두가 그녀를 아주 높이 평가하고 있으며 그녀는 그들의 사랑과 존경을 받고 있다고 확신시켜 주었다. 그녀의 최초 반응은 거의 약간 화난 듯했으며 내가 왜 사실을 숨기는지 이해할 수 없다고 하였다. 그래서 몇 달 동안 우리는 대화를 중지하고 그녀의 개인 수련에 집중하였다.

수년 동안 그녀는 자신의 신체에서 일어나는 불편함에 대해 결코 불만을 토로한 적이 없었다. 그녀는 때때로 자신의 호흡이 얕으며 잠을 자는 데 어려움이 있다고 불평하였다. 어떤 신체적 고통도 없었지만 강인하지 않고 자신감도 부족하였다. 그녀는 사람들이 많은 대집단에 있는 것이 어려우며 혼자 있기를 좋아한다고 말했다. C.S.는 다른 사람이 자신에 대해 무엇을 말하고 서로 어떻게 이야기하는지에 대해 불안해하지 않으면서 시장에 갈 수 없다고 고백하였다. 또한 자신의 일도 교착 상태에 빠졌으며 그 이상 나갈 수 없다고도 했다.

그녀의 신체를 강화하고 호흡역량을 심화시키는 브라흐마나 자세 수련과 정서 상태에 균형과 안정을 주는 란가나 호흡 수련을 포함시키는 것이 나의 최초 전략이었다. 나는 그녀의 신체를 강화시키면 자신감을 높이는 데 도움이 될 것이라는 희망을 가졌다.

C.S.는 국유림을 경계로 하는 골짜기에 살고 있었다. 그녀의 집 근처에는 산으로 올라가는 길들이 있었다. 우리는 다음의 수련을 개발하여 그녀에게 아침 일찍 수련을 실시하도록 하였으며 그 후에는 하루를 시작하기 전에 숲 속을 빠르게 걸으라고 하였다.

C.S.와 대화하면서 나는 그녀가 독실한 가톨릭 신자였던 돌아가신 할머니에 대한 강한 긍정적인 기억을 갖고 있다는 사실을 알게 되었다. 어느 날 그녀는 내게 자신이 어린 소녀로 돌아가 할머니와 함께 있었고 할머니가 그녀에게 책을 읽어 주는 꿈을 꾸었다고 말했다. 나는 할머니가 무엇을 읽어 주고 있었는지 기억할 수 있느냐고 물었고, 그녀는 할머니가 좋아하는 시편이라고 대답하였다.

나는 C.S.에게 다음번에는 성경책을 가져오라고 청하였고, 우리는 함께 시편을 읽었다. 그것은 "여호와는 나의 목자시니 부족함이 없으리라."로 시작하는 유명한 시편 23절이었다. 시편의 중간에는 "죽음의 어두운 골짜기를 걸어갈지라도 당신이 나와 함께하기에 악을 두려워하지 않으리라."라는 글귀가 있었다. 우리는 그 시편을 수련에 통합시키기로 하였다. 나는 그녀에게 매번 수련하기 전에 시편을 읽고, 수련하는 내내 호흡의 일부를 세는 만뜨라로 '당신이 나와 함께한다'는 글귀를 이용하여 그녀가 혼자가 아닌 것처럼 느껴 보라고 하였다. 그녀는 이런 식으로 추가한 내용이 자신의 수련을 얼마나 깊게 만들며 그 의미 또한 얼마나 큰지를 말해 주었다.

나는 미국과 유럽에서 일하느라 하와이에 있는 집을 4개월 동안 떠나 있었다. 내가 떠나 있는 동안 그녀는 아래에 제시한 연속 자세를 수련하였다. 내가 집으로 돌아온 어느 날 저녁, 약 5개월 동안 볼 수 없었던 C.S.가 집단수업을 하러 들렀다. 그 수업은 그녀가 참석하곤 했던 수업이었으며 수많은 친구가 그녀를 보고 아주 행복해했다. 수업이 끝난 후에 그녀는 내게 한 미술관에서 직업을 구했으며 그 연줄로 인해 그녀 자신의 작품으로 엄청난 수수료를 받게 되었노라고 말했다.

만성 불안을 위한 수련

1

- 자세: 드위빠다 삐탐(Dvipāda Pīṭham)
- 강조점: 허벅지와 엉덩이를 움직여 몸을 풀어 준다.
- 방법: 등을 대고 누워서 팔을 내려 몸통 양옆에 둔다. 무릎을 굽히고 발을 바닥에 둔 채 약간 벌려 편안하게 엉덩이 쪽으로 당긴다.
  - 들숨: 발을 내리누르고 턱은 아래로 당긴 채 목이 부드럽게 바닥에서 편평하게 될 때까지 골반을 천장으로 들어 올린다.
  - 날숨: 시작 자세로 돌아온다.
- 반복 횟수: 6회
- 세부사항
  - 들숨: 척추 하나하나를 아래에서 위로 들어 올린다.
  - 날숨: 척추 하나하나를 풀면서 내려온다.

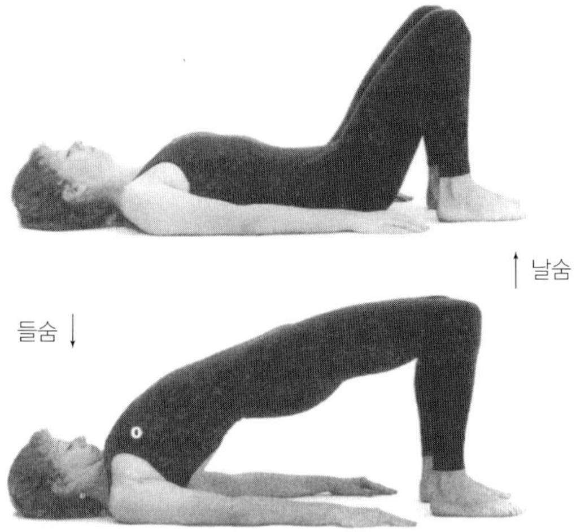

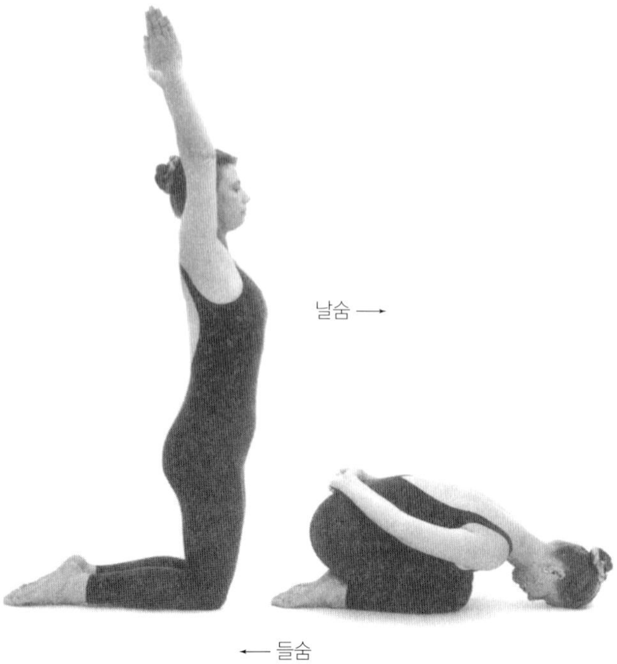

2

- 자세: 와즈라사나(Vajrāsana)
- 강조점: 누운 자세에서 선 자세로 이동한다. 허리를 늘인다.
- 방법: 무릎을 꿇고 몸을 세운 채 팔을 머리 위로 들어 올린다.
  - 날숨: 몸을 앞으로 숙여 팔을 등 뒤로 내리고 손은 손바닥을 위로 한 채 천추에 둔다.
  - 들숨: 시작 자세로 돌아온다.
- 반복 횟수: 8회
- 세부사항
  - 날숨: 엉덩이가 발뒤꿈치에 닿기 전에 가슴을 허벅지 쪽으로 내린다. 팔을 돌려서 손은 손바닥을 위로 한 상태에서 천추에 둔다.
  - 들숨: 팔을 넓게 벌리면서 가슴을 확장하는 동시에 무릎에서 멀리 들어 올린다.

3

- 자세: 위라바드라사나(Vīrabhadrāsana)
- 강조점: 에너지를 구축하고, 등근육을 강화하며, 가슴과 등 위쪽을 편평하게 하고, 들숨 후의 멈추는 시간을 늘리고, 다리근육을 강화한다.
- 방법: 발을 고관절너비만큼 벌리고 왼발을 앞으로 한 채 선다. 팔은 옆에 둔다.
  - 들숨: 왼쪽 무릎을 굽히는 동시에 가슴을 약간 앞쪽으로 내밀며, 고관절은 약간 뒤쪽으로 당긴다. 그리고 팔은 벌려 옆에 두고 팔꿈치는 약간 굽히고, 어깨는 뒤로 젖힌다.
  - 들숨 후의 멈춤: 속으로 '당신이 나와 함께한다'를 암송한다.
  - 날숨: 시작 자세로 돌아온다.
- 반복 횟수: 한쪽당 6회
- 세부사항
  - 들숨: 손, 팔꿈치를 어깨와 일직선에 둔다. 가슴이 열리고 등이 편평해지는 것을 느끼되 허리가 압착되지 않게 한다. 머리는 계속 앞쪽을 향한다. 뒷발 발꿈치에 몸무게를 싣는다.
  - 들숨 후의 멈춤: 만뜨라를 처음 두 번은 2회, 두 번째 두 번은 3회, 마지막 두 번은 4회 암송한다.

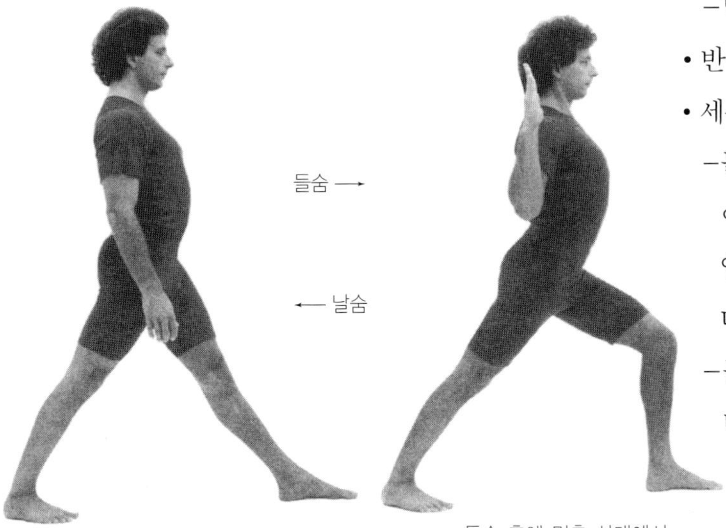

들숨 후에 멈춘 상태에서
만뜨라를 속으로 암송한다

4

- 자세: 웃따나사나(Uttānāsana)
- 강조점: 복부를 압박하고 날숨을 길게 한다.
- 방법: 발을 약간 벌리고 서서 팔을 머리 위로 올린다.
  - 들숨: 무릎을 약간 구부린 채 앞으로 숙여 가슴을 허벅지로 내린다. 손바닥은 발 옆에 둔다.
  - 날숨: 시작 자세로 돌아온다.
- 반복 횟수 : 8회
- 세부사항
  - 날숨: 매번 반복할 때마다 날숨을 점차 길게 한다. 무릎을 굽혀 허리가 잘 늘어나게 한다. 턱을 목 쪽으로 내린다.
  - 들숨: 가슴을 허벅지에서 멀리 들어 올리고 등을 편평하게 한다. 움직임의 끝까지 무릎은 굽힌 상태를 유지한다.

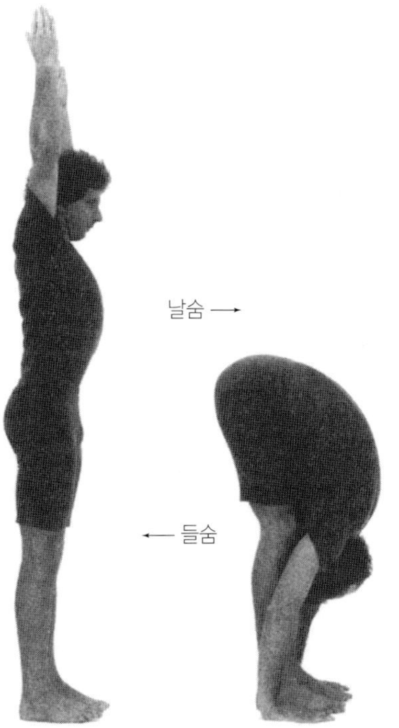

5

- 자세: 와즈라사나(Vajrāsana)/우르드바 무카 스와나사나(Ūrdhva Mukha Svānāsana) 결합
- 강조점: 상체 근육을 움직이고, 가슴을 열어 주고, 배를 늘여 시스템에 에너지를 공급한다.

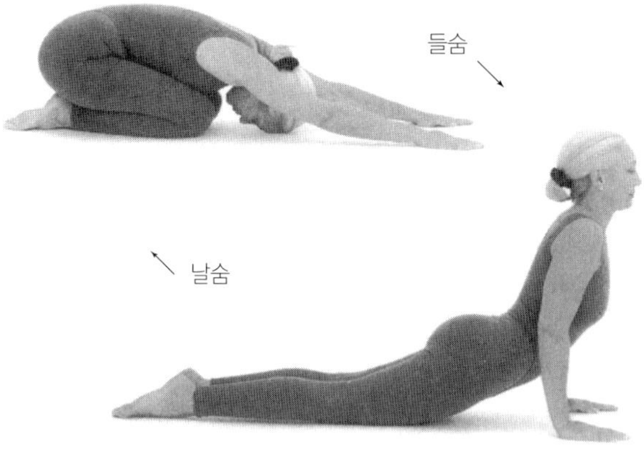

들숨 후에 멈춘 상태에서 만뜨라를 속으로 암송한다

- 방법: 무릎을 꿇고 앞으로 숙인 자세에서 손을 몸 앞쪽 바닥에 둔다.
  - 들숨: 몸을 앞으로 늘여 허리를 휜다. 손과 무릎에서 발까지만 바닥에 닿게 한다.
  - 들숨 후의 멈춤: '당신이 나와 함께한다'를 속으로 암송한다.
  - 날숨: 시작 자세로 돌아온다.
- 반복 횟수: 6회
- 세부사항
  - 들숨: 가슴을 확장시키고 배를 늘이되 허리를 압박하지 않는다.
  - 들숨 후의 멈춤: 만뜨라를 처음 두 번은 2회, 두 번째 두 번은 3회, 마지막 두 번은 4회 암송한다. 앞으로 숙인 자세에서 마무리한다.

6

- 자세: 부장가사나(Bhujaṅgāsana)
- 강조점: 등의 큰 근육을 움직여 신체의 에너지 움직임을 자극한다.
- 방법
  - A. 배를 대고 누워 머리는 오른쪽으로 돌린다. 손바닥은 위로 한 채 손을 교차시켜 천추 위에 놓는다.
    - 들숨: 가슴과 오른쪽 팔을 들어 올리고 머리는 중앙으로 돌린다.
    - 날숨: 팔을 등 위로 내리면서 가슴을 낮춘다. 머리는 왼쪽으로 돌린다.
    - 반대쪽도 반복한다.
  - B. 시작 자세에서
    - 들숨: 양팔을 들어 올린다.
    - 날숨: 팔꿈치를 갈비뼈 쪽으로 굽히고 가슴은 더 높이 올린다.
    - 들숨: 팔을 다시 똑바로 뻗는다.
    - 날숨: 시작 자세로 돌아온다.
- 반복 횟수: A는 한쪽당 4회씩 교대로 반복, B는 4회
- 세부사항
  - 들숨: 무릎과 발을 바닥에 둔다. B에서는 날숨에 손바닥과 팔꿈치를 어깨 높이로 유지한다.

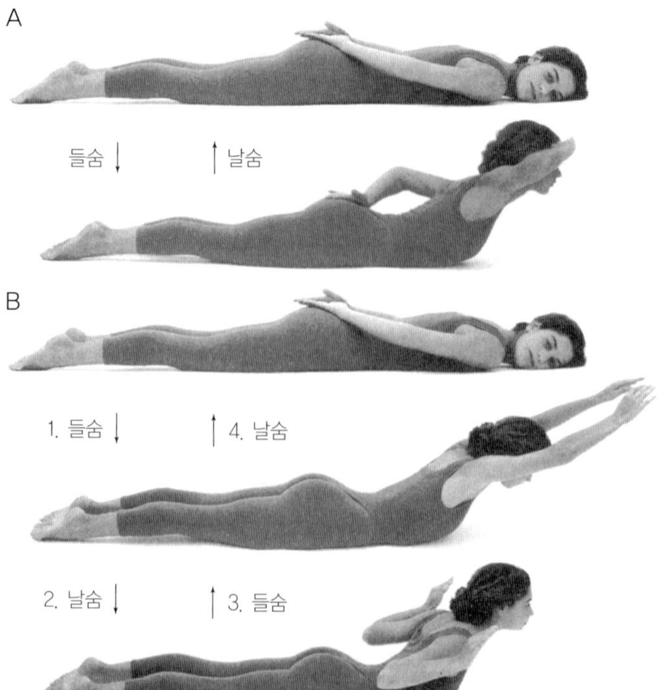

7

- 자세: 다누라사나(Dhanurāsana)
- 강조점: 가슴을 뻗고 확장시킨다. 들숨을 심화하고 등과 다리를 강화한다.
- 방법: 배를 대고 누워 이마를 바닥에 대고 쉰다. 무릎을 굽히고 손으로 발목을 잡는다.
  - 들숨: 뒤쪽 발을 잡는 동시에 어깨를 뒤로 당긴다. 가슴을 들어 올리고 무릎을 바닥에서 들어 올린다.
  - 들숨 후의 멈춤: '당신이 나와 함께한다'를 속으로 암송한다.
  - 날숨: 시작 자세로 돌아온다.
- 반복 횟수: 6회
- 세부사항
  - 들숨: 머리를 앞쪽으로 들어 올리되 뒤쪽으로 떨어지지 않게 한다. 두 무릎을 너무 넓게 벌리지 않는다.
  - 들숨 후의 멈춤: 만뜨라를 처음 두 번은 2회, 두 번째 두 번은 3회, 마지막 두 번은 4회 암송한다.

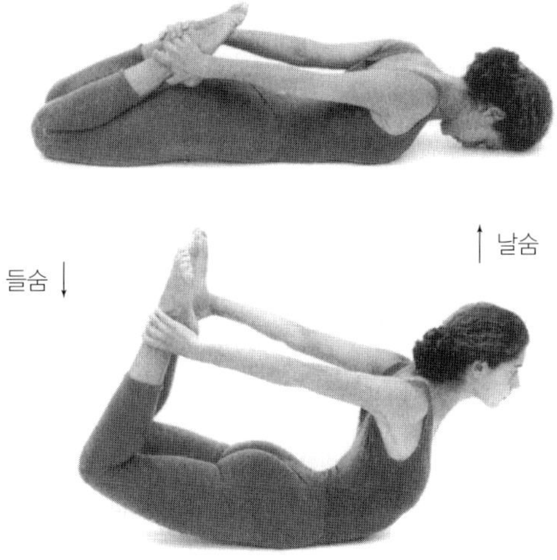

들숨 후에 멈춘 상태에서
만뜨라를 속으로 암송한다

8

- 자세: 짜끄라바까사나(Cakravākāsana)
- 강조점: 허리를 늘인다. 엎드린 자세에서 앉은 자세로 이동한다.
- 방법: 손과 무릎을 바닥에 댄다. 어깨는 팔목과, 고관절은 무릎과 일직선이 되게 한다.
  - 들숨: 가슴을 복부에서 멀리 들어 올린다.
  - 날숨: 복부를 부드럽게 수축하고 허리를 둥글게 말면서 가슴을 허벅지 쪽으로 내린다.
- 반복 횟수: 8회
- 세부사항
  - 들숨: 가슴부터 움직이며 턱은 약간 아래로 내린다. 허리를 압박하지 않고 가슴이 확장되는 것을 느껴 본다.
  - 날숨: 엉덩이가 발꿈치에 닿기 전에 가슴을 허벅지 쪽으로 내린다.

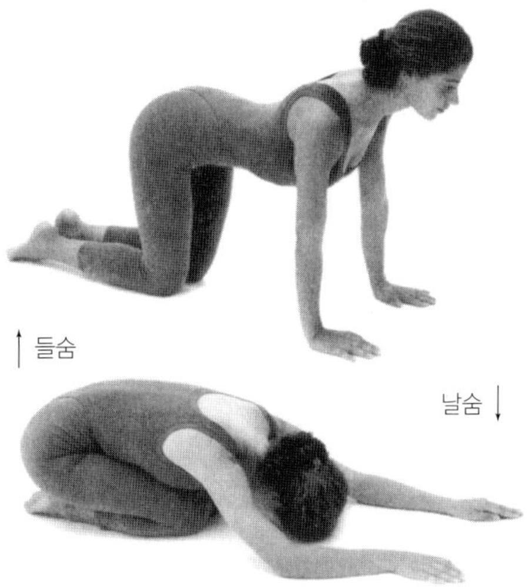

9

- 자세: 나바사나(Nāvāsana)/빠스치마따나사나(Pascimatānāsana) 결합
- 강조점: 복부와 허리를 자극하고 강화한다. 허리와 다리를 늘인다.
- 방법: 앉아서 다리를 앞으로 뻗는다. 등을 똑바로 하고 팔을 머리 위로 올린다.
  - 날숨: 뒤로 몸을 기울여 다리를 바닥에서 떨어뜨리고 손바닥을 붙여 팔을 내려서 바닥과 평행하게 한다.
  - 날숨 후의 멈춤: '당신이 나와 함께한다'를 속으로 암송한다.
  - 들숨: 시작 자세로 돌아온다.
  - 날숨: 무릎을 약간 구부린 채 앞으로 숙여 가슴을 허벅지 쪽으로 내린다. 손바닥은 발의 둥근 부위에 둔다.
  - 자세를 유지하면서 2회 호흡한다.
  - 들숨: 시작 자세로 돌아온다.
- 반복 횟수: 3회
- 세부사항
  - 나바사나: 허리를 둥글게 유지하고 눈과 발가락은 같은 높이에 둔다. 몸통과 다리의 각도는 90° 이상을 유지한다.
  - 날숨 후에 멈추면서 만뜨라를 처음은 2회, 두 번째는 3회, 마지막은 4회 암송한다.
  - 빠스치마타나사나: 허리와 복부를 이완한다.

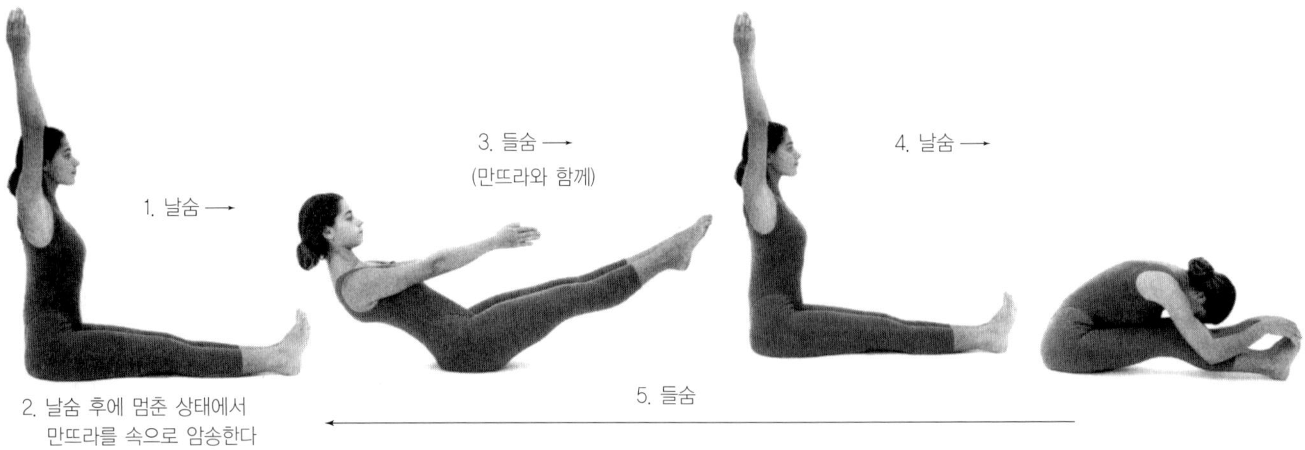

1. 날숨 →
3. 들숨 →
(만뜨라와 함께)
4. 날숨 →
5. 들숨
2. 날숨 후에 멈춘 상태에서
만뜨라를 속으로 암송한다

10

- 자세: 지지물이 있는 사바사나(Savāsana)
- 강조점: 휴식한다.
- 방법: 등을 대고 납작하게 누워서 팔은 손바닥을 위로 한 채 몸통 옆에 둔다. 다리는 의자 위에 편안하게 둔다. 눈을 덮는다. 몸을 이완하고 마음을 이완한 상태에서 신체에서 일어나는 감각에 주의를 기울인다.
- 기간: 최소 3~5분
- 강조점: 들숨 후에 멈추는 시간을 점차 늘렸다가 줄여 간다.

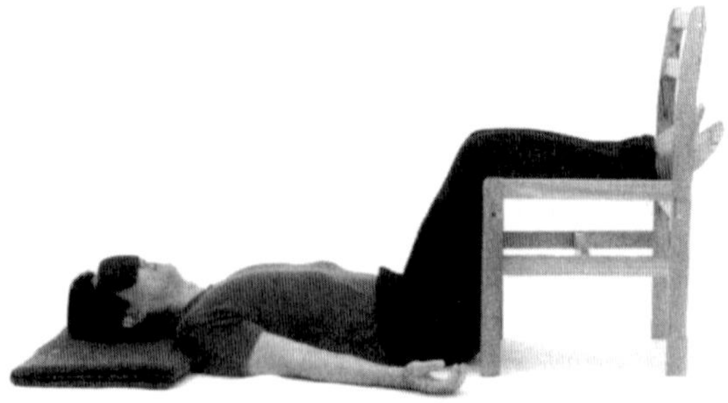

11

- 자세: 쁘라나야마(Prāṇāyāma), 안따 꿈바까(Antaḥ Kumbhaka)
- 강조점: 들숨 후에 멈출 때 숨을 멈추는 시간을 점차 늘린 다음 줄여 간다.
  -들숨 후에 '당신이 나와 함께한다'를 이용한다.
- 방법
  A. 깊이 들이쉬고 내쉬되 들숨과 날숨의 길이를 동일하게 한다.
  B. 들숨 후에 유지길이를 늘이되, 두 번 호흡할 때마다 매번 만뜨라를 두 번 더 속으로 암송하면서 2회에서 6회까지 점차 늘려 간다.
  C. 6회 반복에서 2회 반복까지 거꾸로 과정을 거친다.
  D. A를 반복한다.
- 세부사항

들숨	들숨 후 보유	날숨	날숨 후 멈춤	반복 횟수
8	0	12	0	4
8	2	12	0	4
8	4	12	0	4
8	6	12	0	4
8	4	12	0	4
8	2	12	0	4
8	0	12	0	4

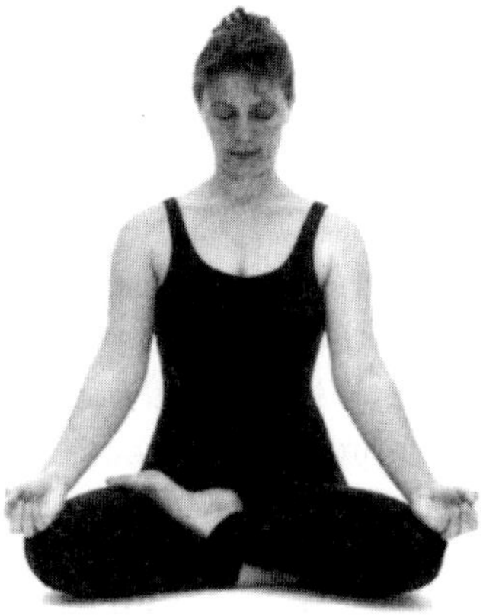

만뜨라와 함께

우울증

따마스적 성질은 안정성을 주는 힘을 그 특징으로 하고 있다. 그러나 이 성질이 우세하면 엄청난 타성이 몰려온다. 이런 일이 생기면 어렵거나 불쾌한 상황이 무력감, 우울감을 유발하고 극단적인 경우에는 약물중독이나 죽음까지 몰고 간다. 마음의 따마스적 성질은 둔한 상태라고 할 수 있다. 이 상황에서는 움직임이 없고 무엇이든 할 동기가 생기지 않기 때문에 우리의 에너지를 활성화할 수 있도록 주의의 초점을 옮기고 흥미를 일깨울 필요가 있다.

우울증은 따마스적 감정의 한 예라고 볼 수 있다. 삶의 방향과 목적의 부족, 상실로 인한 슬픔, 만성적인 슬픔, 낮은 자존감이나 무력감에서부터 자살로까지 몰고 갈 수 있는 급성의 임상적 우울에 이르기까지 우울증의 정도와 종류는 다양하다. 현 상태에 안주하는 것, 실의, 절망, 실망, 공허감, 침울, 희망 없음, 외로움, 비애, 슬픔, 비탄, 자기연민, 수치감이라는 태도와 정서는 우울이라는 일반 범주에 속한다. 우울은 분노나 불안과는 근본적으로 다르다. 분노와 불안 상태에서 신체는 투쟁-도피 반응으로 특징지어지는 화학물질을 대량 분비하지만 우울에서는 노르에피네프린과 세로토닌 같은 특정 신경전달물질의 수준이 낮아진다. 유전적 연구에 따르면 어떤 유형의 우울증은 유전되지만 그 원인이 무엇이든 간에 우울은 질병, 질환, 수술 절차로부터 회복되는 것을 억제한다는 증거가 엄청나다. 우울증 및 위에서 언급한 그 밖의 정서는 에너지, 식욕, 관심, 열정의 상실을 그 특징으로 하며, 더불어 신체 대사율을 늦추는 특징이 있다.

어느 정도의 우울증은 우리가 삶에서 겪어 가는 불가피한 상실에 대한 정상적인 반응이다. 그러나 비정상적이거나 임상적인 우울증은 사실상 심각한 질환으로서 종종 자살로 이끌어 가기도 한다. 그러므로 자살에 대한 생각이 반복적으로 일어나면 전문적인 정신과 도움을 구하는 것이 최선이다.

우울증을 다루는 한 가지 방법은 브라흐마나/란가나 전략을 쓰는 것이다. 우선 신체적 활동과 신체에서의 에너지를 높이고 기분을 높이기 위해 브라흐마나 자세를 사용한다. 그런 다음 정신적인 활동, 특히 부정적인 사고의 흐름을 줄여 주고 마음을 진정시켜 주기 위해 란가나 호흡을 이용한다. 특히 우울과 함께 불안이 수반되는 경우 이런 방법은 도움이 된다. 또 하나의 적당한 방법은 다른 관점을 취하는 방법인 쁘라띠빡사인데 이는 인지적 재구성에 해당하는 것으로 빠딴잘리가 제안한 방법이다. 예를 들어, 보통 자기를 비판하는 사람은 자신의 긍정적인 성질을 인식하고 그에 초점을 둘 수 있다.

또 다른 제안으로는 자선사업에 관여하는 것, 불운한 다른 사람을 돕기, 보통 밝고 행복한 어린아이와 놀아 주거나 가르치기, 신앙이 있는 경우에는 기도나 영적 단체에 더 깊이 관여하기가 있다. 이에 더해서 분노 및 불안과 마찬가지로 사랑하는 사람의 지지, 돌봄, 접촉은 따마스적 성질이 우세한 모든 상태에 매우 귀중한 처방이 된다. 마지막으로 우리는 우울증을 앓고 있는 사람들은 술과 정제된 설탕을 피하고, 자연에서 시간을 보내기를 권하며, 햇볕이 부족한 환경에 있다면 전 영역 스펙트럼 광선을 사용할 것을 권한다.

불안과 마찬가지로 우울증 상태는 그것을 앓고 있는 사람들과 마찬가지로 다양하다. 우리가 이미 살펴본 바와 같이 요가치료 수련은 각 개인의 독특성에 알맞게 이상적으로 맞춰져 있다. 다음에 제시되는 연속 자세는 만성 우울 상태를 다루는 것으로 처방은 아니지만 접근의 한 예다.

만성 우울증 다루기

S.H.는 45세 기혼 여성이다. 그녀는 때때로 내가 로스앤젤레스에서 가르친 세미나에 참석하였다. 그녀는 1년에 한두 번 워크숍에서 나를 보면서 약 5년이 지난 후 내게 다가와 나와 개인적으로 작업하기 위해 하와이로 올 결심을 굳혔다고 말했다.

나는 수년에 걸쳐 그녀의 몸이 유연하다는 사실을 알게 되었다. 그녀는 많은 자세를 큰 어려움 없이 실시할 수 있었다. 그러나 나는 그녀가 강하지 못하고 호흡이 얕다는 사실을 기억했다. S.H.는 자신이 스태미너가 부족하고 쉽게 피로해진다고 호소하였다. 게다가 종종 잠을 청하기 어렵고 집중도 잘 안 된다고 하였다.

우리가 함께 작업을 시작하자 그녀는 수년 동안 자신을 괴롭혀 온 깊은 절망감을 극복할 수 없다고 털어놓았다. 그녀는 또한 에너지나 동기가 많지 않으며, 기본적으로 아무것도 할 수 없는 지경이 되었다고 말했다.

S.H.는 내게 처음에는 남편과 매우 좋은 관계를 유지하고 있었으며, 남편은 성공적인 경력을 갖고 있고 경제적인 어려움에서도 해방되었다고 하였다. 하지만 아이는 없었다.

우리가 좀 더 길게 작업해 감에 따라 S.H.는 남편이 일에 매우 몰두해 있기 때문에 두 사람은 수년간 함께 '귀중한 시간'을 갖지 못했다고 말했다. 그들은 오랫동안 함께 그저 즐기기 위해 외출하거나 휴가를 가지 못했다고도 하였다. 남편은 훌륭한 부양자이기는 하지만 자신은 정서적으로 버려진 것 같은 느낌이라고 말했다.

S.H.는 친구도 거의 없다고 말했으며, 자신의 우울한 상태에 대해 죄책감을 느끼기 때문에 친구들을 만나는 것을 중단했다고 하였다.

S.H.는 또한 자신이 요리에 대한 정열이 사라졌으며, 자신과 남편은 외식하는 습관에 빠져 있다고 말했다. 두 사람은 와인을 마시는데, 자신은 '너무 많이 마시는' 것 같다고 하였다. 아침은 먹지 않고 보통은 아침 늦게까지 자리에서 일어나지 않는다고도 했다. 낮에는 두어 개의 막대사탕 이외에는 많이 먹지 않는다고 하였다!

S.H.와 대화하면서 나는 그녀가 어렸을 때 걸스카우트로 자연 속에서 상당한 시간을 보냈음을 알게 되었다. 그녀는 그때를 행복한 시절로 기억한다고 말했다. 하와이에 온 것은 그녀에게 그 시절을 떠오르게 하였으며 그녀는 자연으로 나가 좋은 친구들과 함께하는 것을 얼마나 그리워하는지 깨닫게 되었다.

S.H.가 하와이에 머무는 동안 그녀를 위해 내가 개발한 전략에는 개선된 식사, 늘어난 신체 활동, 자연과의 재연결, 개인 수련의 개발이 포함되어 있었다.

우리는 그녀가 하와이에 머무는 한 달 동안만이라도 아침 일찍 일어나서 해가 떠오를 때 해변을 산책한 후 건강한 아침을 먹기 전에 수련을 하는 것에 동의하였다. 나는 그녀에게 걸으면서 일출에 주의를 집중하고 자신의 개인 수련을 하면서 마음속에 일출을 간직해 보라고 하였다. 그녀가 수련하는 동안 가슴에서 해가 떠오르고 그녀의 삶에 새로운 하루가 동터오는 것처럼 느껴 보라고 하였다. 또한 침대에 들기 전에 밤에 별을 바라보며 얼마 동안 시간을 보내고 더 행복한 미래를 마음속에 그려 보라고 하였다.

아울러 적어도 그녀가 하와이에 있는 동안은 막대사탕과 와인을 포기하라고 하였다. 나는 그녀에게 시에라 클럽과 접촉해서 그 집단과 함께 산으로 하이킹을 가라고 격려하였다. 어느 날 그녀는 흥분에 가득 차서 나를 보러 왔다. 그녀는 내게 하이킹에서 만난 몇몇 사람이 그녀를 고래 관광여행에 초청했다고 말했다. 그리고 한 마리의 고래가 그녀가 타고 있는 배에 매우 가까이 다가왔을 때 그녀가 수년 동안 느끼지 못했던 가슴이 열리는 느낌을 받았다고 말하였다. 그녀는 '아주 신난다'는 단어를 사용하였다. 그녀는 그 순간 오랫동안 느끼지 못했던 행복감을 느꼈다고 말했다.

함께 작업한 한 달 동안, 우리는 아래와 같은 수련을

개발하였다. 그녀의 신체를 강화하고, 호흡을 심화하며, 집중력을 개선하고, 에너지를 높여 주며, 수면을 돕고, 삶에 대한 흥미를 자극하는 것이 나의 의도였다. 그녀의 에너지를 높여 주기 위해 간단한 것에서 점차 복잡해지는 일련의 서로 연결된 움직임(빈야사)을 고안하였다. 그녀의 호흡을 심화시키기 위해 호흡 수련을 고안하였다. 삶에 대한 그녀의 관심을 자극하기 위해서는 일출에 대한 명상을 고안하였다.

내가 다음번 로스앤젤레스에 갔을 때 다시 S.H.를 보았으며, 그다음 해 그녀는 남편과 함께 하와이로 왔다. 그녀는 내게 하와이로 온 마지막 여행 이후로 자신의 삶의 질이 크게 개선되었다고 하였다. 그녀는 웃으면서 그것이 요가 수련 덕분인지 고래 덕분인지 모르겠다고 말했다! 그녀는 남편과 더 많은 시간을 보내고 더 잘 자고 있다고 하였다. 또한 하와이에 있는 꽃들이 영감을 주었으며 아침 일찍 일어나 시내로 가서 그녀의 새로운 취미가 된 꽃을 사러 꽃시장에 가고 꽃꽂이를 하고 있다고도 하였다. 그리고 꽃꽂이를 좋아하는 친구들에게 선물을 한다고도 하였다. 그러고 나서 '가슴속에 일출을 그리는' 명상에 대해 감사를 표했으며 매일 아침 그 명상을 하고 있다고 장담하였다.

만성 우울증을 위한 수련

1

- 자세: 아빠나사나(Apānāsana)
- 강조점: 허리를 늘이면서 복부를 부드럽게 압박한다. 부드러운 움직임으로 몸을 풀어 준다.
- 방법: 등을 대고 누워서 양 무릎을 가슴 쪽으로 굽히되 발을 바닥에서 뗀다. 각 손은 해당 무릎에 둔다.
  - 날숨: 허벅지를 부드럽게 점차 가슴 쪽으로 당긴다.
  - 들숨: 시작 자세로 돌아온다.
- 반복 횟수: 12회
- 세부사항
  - 날숨: 팔로 부드럽게 당기면서 어깨는 이완한 채 바닥에 둔다. 허리를 바닥으로 내리고 턱을 약간 떨구어 목구멍 쪽으로 당긴다.

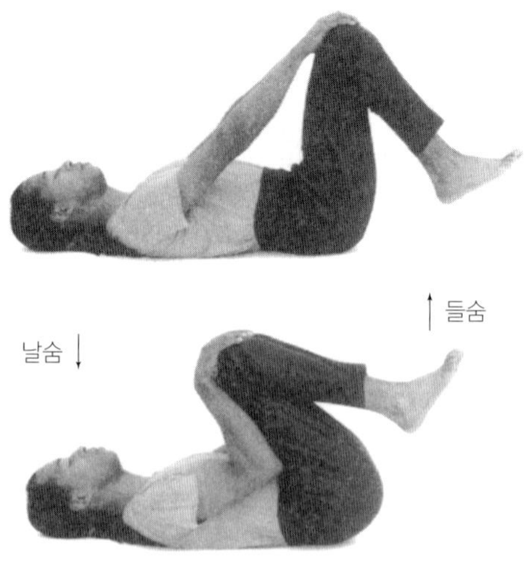

2

- 자세: 드위빠다 삐탐(Dvipāda Pīṭham)
- 강조점: 허벅지와 엉덩이를 움직여 몸을 좀 더 풀어 준다.
- 방법: 등을 대고 누워서 팔을 내려 몸통 양옆에 둔다. 무릎을 굽히고 발을 바닥에 둔 채 약간 벌려 편안하게 엉덩이 쪽으로 당긴다.
  - 들숨: 발을 내리누르고 턱을 아래로 당긴 채 목이 부드럽게 바닥에서 편평하게 될 때까지 골반을 천장으로 들어 올린다.
  - 날숨: 시작 자세로 돌아온다.
- 반복 횟수: 6회
- 세부사항
  - 들숨: 척추 하나하나를 아래에서 위로 들어 올린다.
  - 날숨: 척추 하나하나를 풀면서 내려온다.

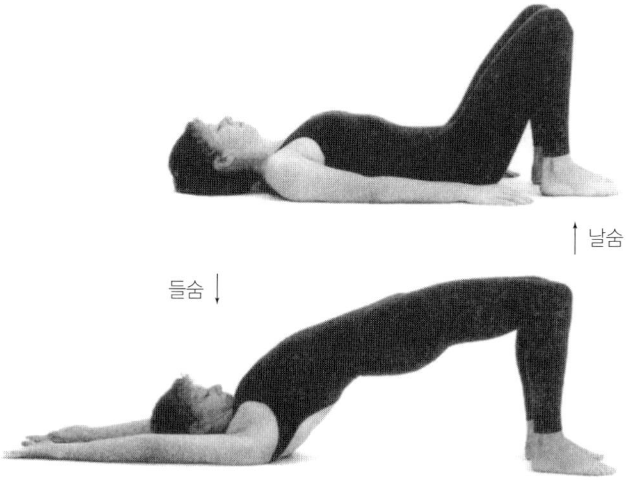

3

- 자세: 우르드바 쁘라사리따 빠다사나(Ūrdhva Prasārita Pādāsana)
- 강조점: 척추를 뻗어 바닥 쪽으로 밀어내어 편평하게 한다. 다리를 뻗어 준다. 더 큰 근육을 점차 더 움직인다.
- 방법: 등을 대고 누워 팔은 내려서 양옆에 둔다. 다리를 구부려 무릎을 가슴 쪽으로 당긴다.
  - 들숨: 팔을 위로 들어 올려 머리 위 바닥에 둔다. 다리를 천장 쪽으로 들어 올린다.
  - 뻗은 상태를 유지하면서 2회 호흡한다.
  - 날숨: 시작 자세로 돌아온다.
- 반복 횟수: 4회
- 세부사항
  - 들숨: 다리를 위쪽으로 들어 올릴 때 발을 당긴다. 무릎을 약간 구부려 다리와 몸통이 이루는 각도를 90° 이하가 되게 한다. 허리와 천추를 바닥으로 누른다. 턱은 아래로 내린다.
  - 자세를 유지할 때는 날숨에 무릎과 팔꿈치를 약간 구부린다. 들숨에는 팔과 다리를 더 곧게 뻗어 준다.

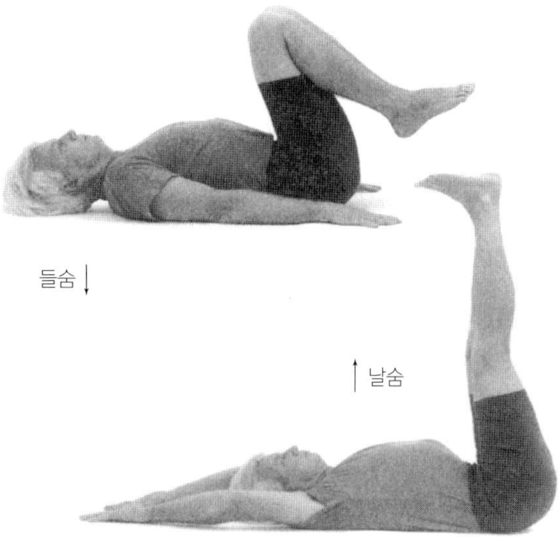

4

- 자세: 와즈라사나(Vajrāsana)/짜끄라바까사나(Cakravākāsana) 빈야사
- 강조점: 두 자세를 결합시켜 신체 활동을 높인다. 들숨을 길게 늘이는 방법을 도입한다.
- 방법: 무릎을 바닥에 대고 몸을 세운 채 팔을 머리 위로 들어 올린다.
  - 날숨: 앞으로 구부려 팔을 몸 앞 바닥에 둔다.
  - 들숨: 가슴을 복부에서 멀리 들어 올리고 몸을 앞쪽 두 손 쪽으로 당긴다.
  - 날숨: 배를 수축하고 허리를 둥글게 말아 가슴을 허벅지 쪽으로 내린다.
  - 들숨: 시작 자세로 돌아온다.
- 반복 횟수: 8회
- 세부사항
  - 들숨: 매번 반복할 때마다 들숨을 점차 길게 한다. 엉덩이가 발꿈치에 닿기 전에 가슴을 허벅지로 내린다. 머리로 척추를 잡아당겨 목이 지나치게 휘지 않게 한다. 턱을 약간 아래로 내린 채 가슴이 주도하게 한다. 허리가 지나치게 휘지 않게 하며 배가 늘어나는 것을 느낀다.
  - 날숨: 가슴이 배 위로 무너지지 않도록 허리를 둥글게 한다. 등의 커브가 심해지지 않게 한다.

5

- 자세: 웃따나사나(Uttānāsana)/아르다 웃까타사나(Ardha Utkaṭāsana) 결합
- 강조점: 신체의 대근육을 활성화하고 심혈관과 호흡기능을 자극한다.
- 방법: 발을 약간 벌리고 서서 팔을 머리 위로 들어 올린다.
  - 날숨: 무릎을 약간 구부린 채 앞으로 숙여 가슴을 허벅지로 손바닥을 발 옆으로 내린다.

엉덩이가 발꿈치에 닿기 전에 가슴을 허벅지 쪽으로 내린다.

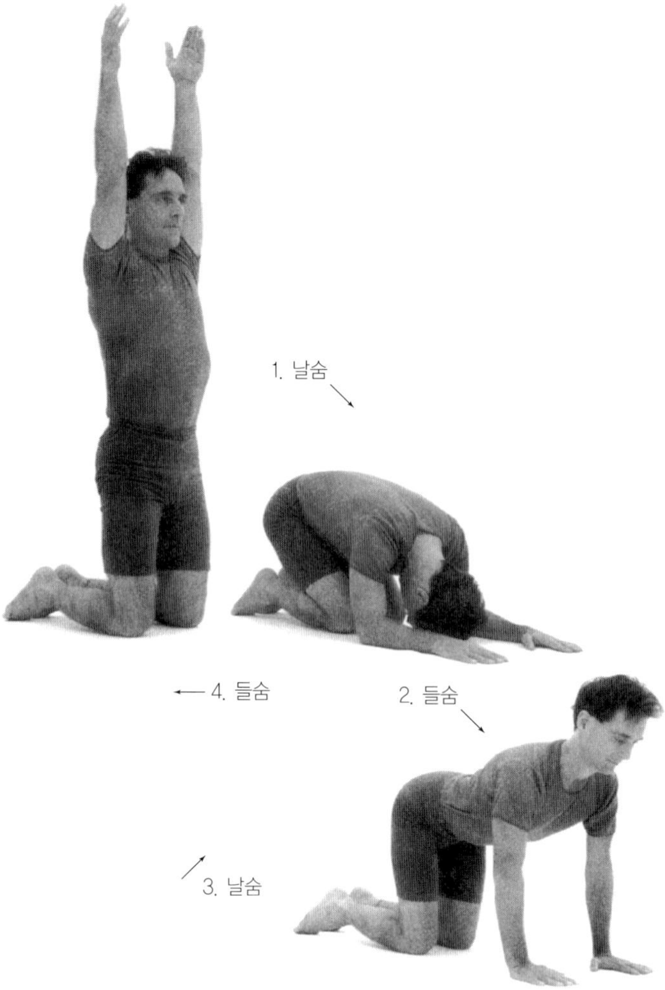

  - 들숨: 시작 자세로 돌아온다.
  - 날숨: 앞으로 숙여 허벅지가 지면과 평행이 될 때까지 무릎을 구부린다. 엉덩이는 무릎높이까지 둔다. 가슴을 허벅지로, 손바닥은 발 옆으로 내린다.
  - 들숨: 시작 자세로 돌아온다.
- 반복 횟수: 8회
- 세부사항
  - 날숨: 매번 반복할 때마다 날숨을 점차 길게 한다. 허리가 늘어나는 것을 돕기 위해 무릎을 구

부린다. 발바닥을 단단하게 밀어내서 팔을 앞쪽에 닿게 한다.

–들숨: 가슴을 허벅지에서 멀리 들어 올리고 요추 커브가 과도하지 않도록 등을 편평하게 한다. 움직임의 마지막까지 무릎은 굽힌 상태를 유지한다.

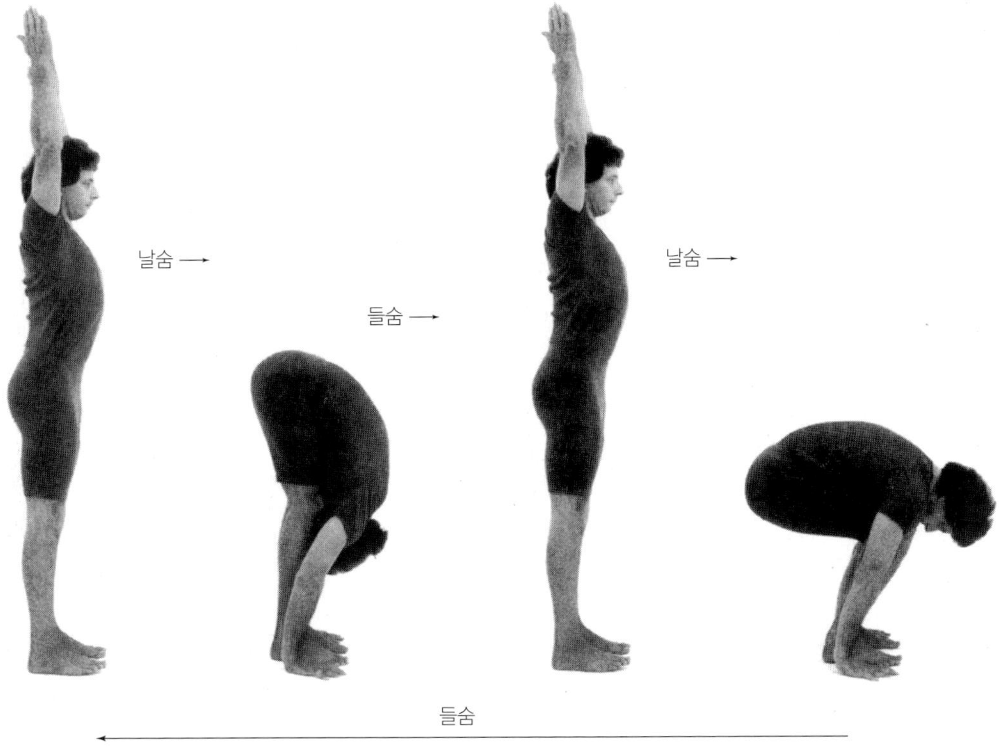

6

• 자세: 빠르스보따나사나(Pārsvottaṇāsana)/위라바드라사나(Vīrabhadrāsana) 결합

• 강조점: 등과 다리 근육을 늘이고 강화한다. 가슴을 확장하고 등을 편평하게 한다. 들숨 후에 멈추는 시간을 늘린다. 심혈관과 호흡 기능을 계속 자극한다.

• 방법: 왼발을 앞쪽에 두고 선다. 오른발은 약간 바깥쪽으로 돌리고 발은 엉덩이너비만큼 벌린다. 팔은 머리 위로 들어 올린다.
  –날숨: 왼쪽 무릎을 굽히고 앞으로 숙여 가슴을 왼쪽 허벅지로, 손은 왼쪽 발 양옆으로 내린다.
  –들숨: 왼쪽 무릎을 굽힌 채 몸통을 2/3 정도 들어 올리면서 등을 휜다. 팔을 양옆으로 들어 올리고 어깨를 뒤쪽으로 젖힌다.
  –들숨 후: 4초 동안 호흡을 멈춘다.
  –날숨: 자세를 유지한다.
  –들숨: 팔을 머리 위로 곧게 뻗는다.
  –날숨: 앞으로 숙인 자세로 돌아온다.
  –들숨: 시작 자세로 돌아온다.

• 반복 횟수: 한쪽당 4회

• 세부사항: 뒤쪽에 놓인 발꿈치는 안정되게 유지하고 움직이는 동안 어깨는 단단하게 유지한다.
  –위라바드라사나: 들숨에는 손과 팔꿈치가 어깨와 일직선이 되게 한다. 가슴이 열리고 등 상부가 편평해지는 것을 느낀다. 허리가 압박되지 않게 한다. 머리는 계속 앞쪽을 향한다.

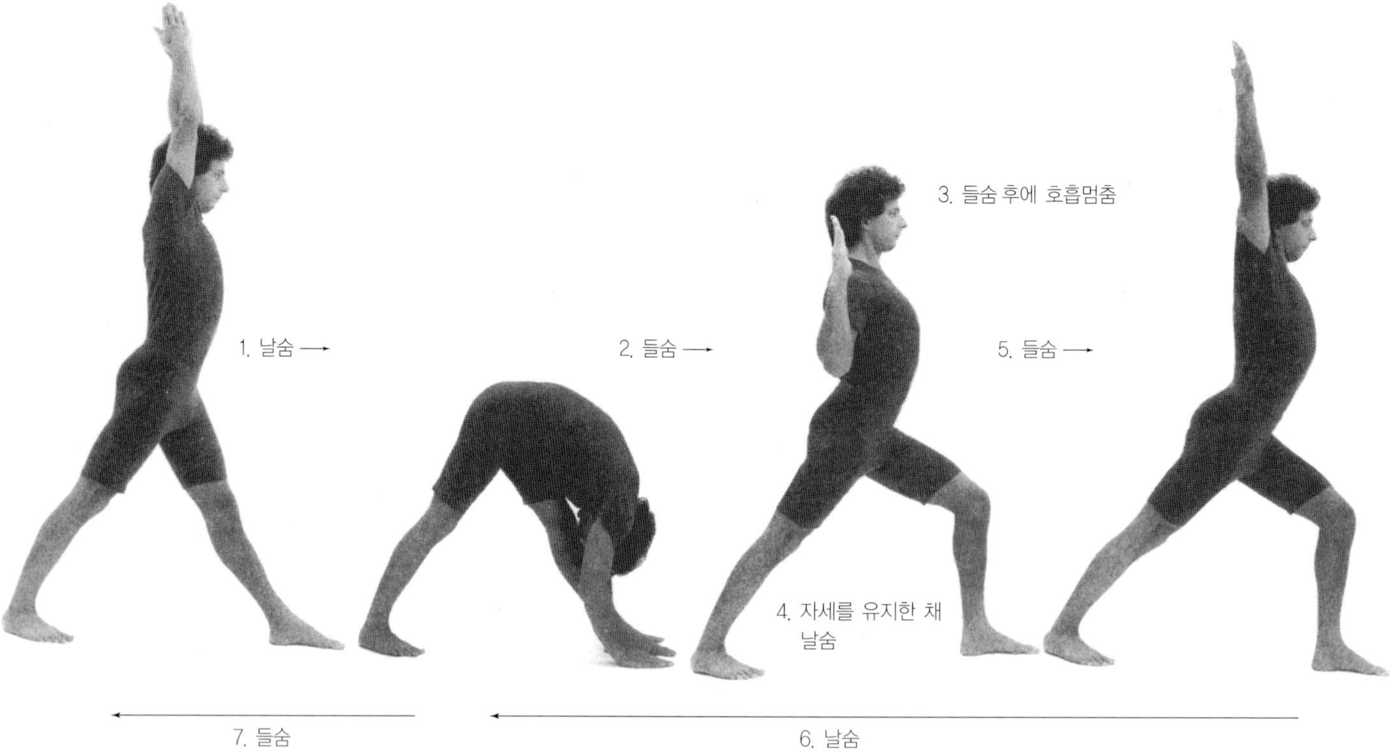

7

- 자세: 와즈라사나(Vajrāsana)/우르드바 무카 스와나사나(Ūrdhva Mukha Śvānāsana) 결합
- 강조점: 상체 근육을 움직이고, 가슴을 열어 주고, 배를 늘려 시스템에 더 많은 에너지를 준다.
- 방법: 무릎을 꿇고 앞으로 숙인 자세에서 손을 몸 앞쪽 바닥에 둔다.
  - 들숨: 몸을 앞으로 늘려 허리를 휜다. 손과 무릎에서 발까지만 바닥에 닿게 한다.
  - 자세를 유지하면서 1회 호흡한다.
  - 날숨: 시작 자세로 돌아온다.
- 반복 횟수: 6회
- 세부사항
  - 들숨: 가슴을 확장시키고, 배를 늘여 주되 허리를 압박하지 않는다.
  - 날숨: 몸을 휜 자세에서 흉추 중간을 앞으로 밀어낸다. 앞으로 숙인 자세에서 끝낸다.

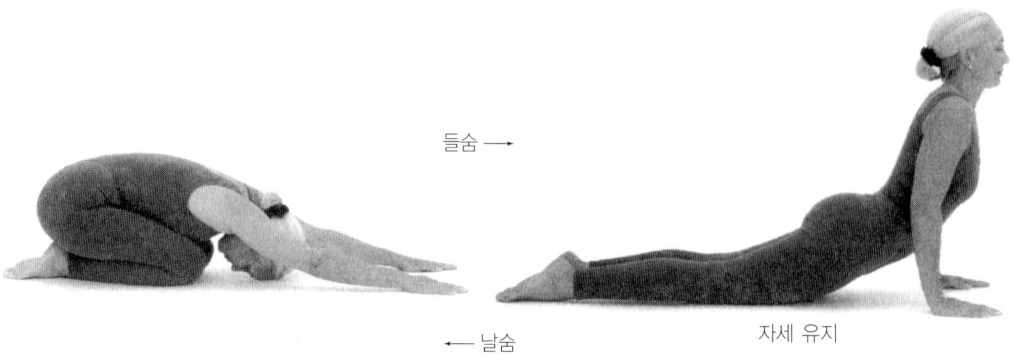

8

- 자세: 드위빠다 삐탐(Dvipāda Pīṭham)
- 강조점: 등, 어깨, 목을 이완한다.
- 방법: 등을 대고 누워서 팔을 내려 양옆에 둔다. 무릎을 굽히고 발을 바닥에 둔 채 약간 벌려 편안하게 엉덩이 쪽으로 당긴다.
  - 들숨: 발을 내리누르고 턱은 아래로 당긴 채 목이 부드럽게 바닥에서 편평하게 될 때까지 골반을 천장으로 들어 올린다.
  - 날숨: 시작 자세로 돌아온다.
- 반복 횟수: 6회
- 세부사항
  - 들숨: 척추 하나하나를 아래에서 위로 들어 올린다.
  - 날숨: 척추 하나하나를 풀면서 내려온다.

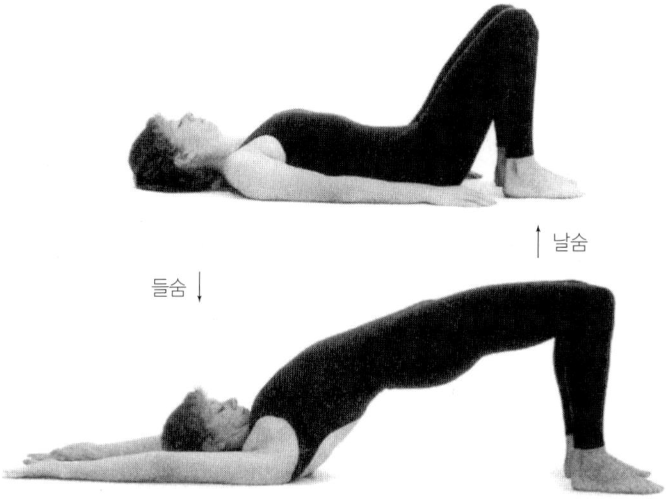

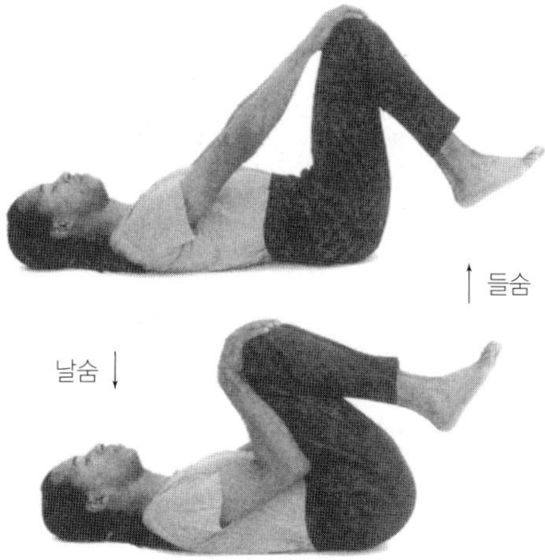

9

- 자세: 아빠나사나(Apānāsana)
- 강조점: 허리를 이완한다.
- 방법: 등을 대고 누워서 양 무릎을 가슴 쪽으로 굽히되 발을 바닥에서 뗀다. 각 손은 해당 무릎에 둔다.
  - 날숨: 허벅지를 부드럽게 점차 가슴 쪽으로 당긴다.
  - 들숨: 시작 자세로 돌아온다.
- 반복 횟수: 12회
- 세부사항
  - 날숨: 팔로 부드럽게 당기면서 어깨를 이완한 채 바닥에 둔다. 허리를 바닥으로 내리고 턱을 약간 떨구어 목구멍 쪽으로 당긴다.

10

- 자세: 쁘라나야마/아누로마 끄라마(Prāṇāyāma/Anuloma Krama), 2단계
- 강조점: 가슴을 열어 주고 들숨의 역량을 심화한다. 에너지와 자신감을 높인다.
- 방법
  - 숨을 충분히 깊게 내쉰다.
  - 4~5초 동안 1/2만 들이쉰다.
  - 4~5초 동안 멈춘다.
  - 4~5초 동안 나머지 호흡을 들이쉰다.
  - 4~5초 동안 멈춘다.
  - 천천히 충분하게 내쉰다.
  - 반복한다.
- 반복 횟수: 8회
- 세부사항
  - 들숨: 목구멍에서 흉골까지 가슴을 확장시킨다. 그런 다음 태양신경총에서 치골까지 복부를 확장시킨다.

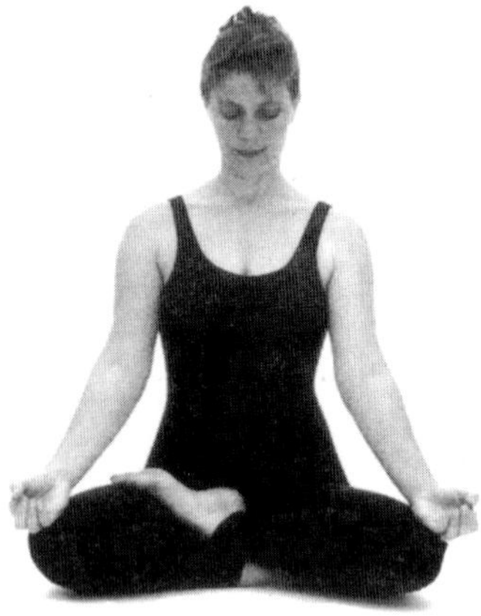

11

- 자세: 앉아서 휴식
- 강조점: 눕지 않고 휴식한다.
- 방법: 눈을 감고 편안하게 앉는다. 마음을 이완한 상태로 수련으로 인해 자극된 웰빙 감각에 주목한다.
- 지속시간: 약 5분

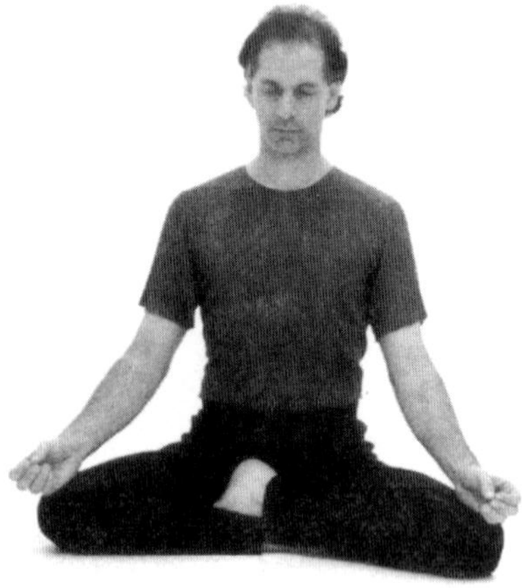

치료를 넘어

요약해 보면, 요가 전통의 치료방법은 위요가(바람직하지 않은 것을 제거)와 쌍요가(바람직한 것과 연결)라는 생각에 근거를 두고 있다. 정서의 관점에서 위요가란 동요하는 라자스적 상태(예: 일반적으로 분노와 불안의 범주에 넣을 수 있는 정서 상태)와 둔한 따마스적 상태(예: 일반적으로 우울의 범주에 넣을 수 있는 정서 상태)를 감소시키는 것을 말한다. 쌍요가란 명료함과 만족이라는 싸뜨와적 상태를 우리 안에서 개발하려는 지속적인 노력을 말한다. 사람들의 정서적 삶을 안정시키도록 도와 요가를 영적 변용의 과정으로 이용할 수 있는 출발점으로 사용하기 위해 요가치료를 실시한다. 더 심한 문제를 가진 사람들에게 요가치료는 거친 파도에서 빠져나오는 과정에서 '생명의 뗏목'으로서의 기능을 할 수 있다. 그러나 요가치료는 개인 진화의 새로운 가능성으로 향하는 '발사대'로서의 기능을 하는 요가의 진정한 목적을 위한 준비에 불과하다. 이 책은 요가의 개발적, 치료적 측면에 초점을 두고 있지만 다음 책에서는 영적 수련으로서의 요가에 초점을 둘 것이다.

저자소개

⊙ Gary Kraftsow

개인의 구조와 생리에 따라 요가를 맞춤식으로 적용하는 비니요가(Viniyoga)의 개척자 Gary Kraftsow는 지난 30년 동안 건강, 치유, 개인적 변용을 위해 요가를 개발하고 적용시켜 온 미국의 대표적 요가치료사다. 그는 1974년 인도의 T. K. V. Desikachar 아래서 요가를 시작했으며, 1988년 프랑스 파리에서 비니요가 특별자격증을 받았다. 1976년 미국 콜게이트 대학교를 졸업한 후 1983년 캘리포니아 대학교에서 심리학 및 종교 전공으로 석사학위를 취득하였다. 1999년에 미국 비니요가협회를 창설하였으며, 현재 협회 회장이자 선임교사를 맡고 있다. 저서로 이 책 외에 『변용을 위한 요가(Yoga for Transformation)』가 있으며, 요가인과 일반인 모두에게 널리 알려진 DVD〈허리, 천추, 골반을 위한 비니요가치료(Viniyoga therapy for low back, sacrum and hips)〉와 〈등, 목, 어깨를 위한 비니요가치료(Viniyoga therapy for upper back, neck and shoulder)〉를 제작하였다.

역자소개

⊙ 조옥경

고려대학교에서 심리학으로 문학박사를 취득하고 인도 뿌나(Pune) 대학교에서 요가심리학을 수학했다. 인도 아엥가(Iyengar) 센터와 미국 히말라야 요가연구소(The Himalayan Institute)에서 요가를 수련하였으며, 가톨릭대학교 의과대학 외래교수를 역임하였다. 현재 서울불교대학원대학교 심신통합치유학과 교수로 재직 중이며 한국통합의학회, 한국명상치유학회, 한국요가학회 이사를 맡고 있다. 역서로 『마음챙김 요가』 『바디워크 테라피』 『세상에서 가장 아름다운 용기』 『에덴을 넘어』 『요가: 첫걸음』 『통합심리학』 등이 있다.

웰니스를 위한 비니요가: Kraftsow의 요가치료입문

Yoga for Wellness:
Healing with the Timeless Teachings of Viniyoga

2011년 8월 30일 1판 1쇄 발행
2019년 8월 7일 1판 4쇄 발행

지은이 • Gary Kraftsow
옮긴이 • 조 옥 경
펴낸이 • 김 진 환
펴낸곳 • (주) 학지사
04031 서울특별시 마포구 양화로 15길 20 마인드월드빌딩 5층
대표전화 • 02) 330-5114 팩스 • 02) 324-2345
등록번호 • 제313-2006-000265호
홈페이지 • http://www.hakjisa.co.kr
페이스북 • https://www.facebook.com/hakjisabook

ISBN 978-89-6330-732-9 13510

정가 20,000원

역자와의 협약으로 인지는 생략합니다.
파본은 구입처에서 교환하여 드립니다.